□明清名医全书大成

缪希雍医学全书

主　　编　任春荣
副 主 编　张印生
编　　委　赵明君　薛俊梅　杜晓泉
　　　　　杨安府　任　庆

中国中医药出版社

·北　京·

图书在版编目（CIP）数据

缪希雍医学全书/任春荣主编 . —2 版 . —北京：中国中医药出版社，2015.1（2020.4 重印）
（明清名医全书大成）
ISBN 978 – 7 –5132 – 2064 – 4

Ⅰ . ①缪…　Ⅱ . ①任…　Ⅲ . ①中国医药学 – 古籍 – 中国 – 明代
Ⅳ . ①R2 – 52

中国版本图书馆 CIP 数据核字（2014）第 227246 号

中 国 中 医 药 出 版 社 出 版
北京经济技术开发区科创十三街 31 号院二区 8 号楼
邮政编码　100176
传真　010 64405750
山东临沂新华印刷物流集团有限责任公司印刷
各地新华书店经销
*
开本 787 × 1092　1/16　印张 49.75　字数 1140 千字
2015 年 1 月第 2 版　2020 年 4 月第 4 次印刷
书　号　ISBN 978 – 7 – 5132 – 2064 – 4
*
定价　238.00 元
网址　www.cptcm.com

明清名医全书大成丛书编委会

审定委员会 （按姓氏笔画排列）

马继兴　史常永　李今庸　李经纬　余瀛鳌

张灿玾　俞长荣　郭霭春　裘沛然

总　主　编　胡国臣

副总主编　傅　芳　宋志恒　张年顺　樊正伦　吴少祯

编　　　委 （按姓氏笔画排列）

于　杰　于淑芬　王　燕　王　键　王　璟

王兴华　王国辰　王岱平　王育学　王咪咪

王振国　王晓平　包来发　田思胜　成肇仁

朱立专　乔海法　竹剑平　任春荣　齐　昉

刘　炜　刘　虹　刘　洋　刘华东　刘宏光

刘学义　刘明礼　刘振荣　孙中堂　孙洽熙

李　林　李　颖　李玉清　李世华　李庆和

李刘坤　李刘周　李志庸　李桂兰　李继明

李敬林　苏　礼　杨　利　杨　震　杨金萍

汪正宜　汪幼一　汪桂范　张　敏　张玉杰

张东超　张印生　张民庆　张志斌　张朝阳

陆　拯　　陆小左　　陈　钢　　陈　熠　　邵金阶

林慧光　　欧阳斌　　招荸华　　易　杰　　罗根海

周玉萍　　姜典华　　郑　林　　郑怀林　　郑洪新

项长生　　柳长华　　胡思源　　俞宜年　　施仁潮

祝建华　　姚昌绥　　秦建国　　袁红霞　　徐　麟

徐又芳　　徐春波　　高　萍　　高尔鑫　　高传印

高新民　　郭君双　　黄英志　　曹爱平　　盛　良

盛维忠　　盛增秀　　韩学杰　　焦振廉　　傅沛藩

傅海燕　　薛　军　　戴忠俊　　魏　平

学术秘书　芮立新

前　言

　　《明清名医全书大成》系列丛书是集明清30位医学名家医学著作而成。中医药学是一个伟大的宝库，其学术源远流长，发展到明清时期，已日臻成熟，在继承前代成就的基础上，并有许多发展，是中医的鼎盛时期。突出表现在：名医辈出，学派林立，在基础学科和临床各科方面取得了很大成就，特别是本草学和临床学尤为突出。同时著书立说很活跃，医学著作大量面世，对继承发扬中医药学起到了巨大的推动作用。

　　本草学在明代的发展达到了空前的高峰，其著述之多，内容之丰，观点之新，思想之成熟，都是历代难以与之媲美的。尤其是明代李时珍的《本草纲目》被誉为"天下第一药典"。全书52卷、62目，载药1892种，附本草实物考察图谱1110幅，附方万余首。他"奋编摩之志，僭纂述之权"，"书考八百余家"，"剪繁去复，绳谬补遗，析族区类，振纲分目"，在药物分类、鉴定、生药、药性、方剂、炮制、编写体例等许多方面均有很大贡献，其刊行以来，受到国内外医药界的青睐，在中国药学史上起到了继往开来的作用，多种译本流传于世界诸多国家，其成就已远远超出医药学的范围，曾被英国生物学家达尔文誉为"中国的百科全书"。除时珍之卓越贡献之外，还有缪希雍的《神农本草经疏》，是对《神农本草经》的阐发和注释，与其一生药学经验的总结，详明药理及病忌、药忌，为明代本草注疏药理之先。更有清代张璐的《本经逢原》，其药物分类舍弃《神农本草经》三品窠臼，而遵《本草纲目》按自然属性划分，体例以药物性味为先，次以主治、发明，内容广泛，旁征博引，参以个人体会。全书以《神农本草经》为主，引申发明，凡性味效用，诸家治法以及药用真伪优劣的鉴别，都明确而扼要地作了叙述，使"学人左右逢源，不逾炎黄绳墨"而"足以为上工"也。另外，尚有薛己的《本草约言》，汪昂的《本草备要》，徐灵胎之《神农本草经百种录》，陈修园之《神农本草经读》，张志聪之《本草崇原》等，这些书也都各具特点，流传甚广。

　　明清时期基础理论的研究仍以《内经》以来所形成的自发唯物论和朴素辩

证法理论体系为基础，不断地总结医疗实践经验，有所发明，有所创造，从不同方面丰富和发展了中医学的理论。如明代的张景岳等十分强调命门在人体的重要作用，把命门看成是人体脏腑生理功能的动力，并受朱震亨相火论的影响，把命门、相火联系起来，在临床上对后世医学有相当影响。清代叶天士、吴鞠通、王孟英等对温热病发生、发展规律的探讨，以及对卫气营血辨证和三焦辨证的创立等。关于人体解剖生理的认识：有些医家对脑的功能有新的记述。如李时珍有"脑为元神之府"，汪昂记有"人之记性在脑"，喻嘉言有"脑之上为天门，身中万神集会之所"等记述，对于中医学理论体系的丰富和发展，都作出了很大的贡献。

临床各科在明清时期得到了很大发展，因此时医学十分注意临床观察，临床经验丰富。很多医家都非常重视辨证论治及四诊八纲，如李时珍的《濒湖脉学》，是这一时期重要的脉学著作，该书以歌诀形式叙述介绍了27种脉象，便于学习、理解、诵读和记忆，流传甚广。孙一奎在《赤水玄珠·凡例》中概括地指出："凡证不拘大小轻重，俱有寒热、虚实、表里、气血八个字。苟能于此八个字认得真切，岂必无古方可循？"张景岳在《景岳全书》中强调以阴阳为总纲，以表里、虚实、寒热为六变。他使中医基础理论和临床实践结合得更加紧密，形成了理、法、方、药的完整理论体系。

内科医著明清时期很多。薛立斋的《内科摘要》一书，首开中医"内科"书名之先河。也正式明确中医内科的概念，使内科病证的诊治有了很大提高。具有代表性的著作有王肯堂的《证治准绳》，张景岳的《景岳全书》等。从学术理论方面，以温补学派的出现和争论为其特点。其主要倡导者有薛立斋、孙一奎、张景岳、李中梓等，主要观点是重视脾肾。薛立斋注重脾肾虚损证，重视肾中水火和脾胃的关系，因而脾肾并举，注重温补。温补派的中坚张景岳的《类经附翼》《景岳全书》，原宗朱震亨说，后转而尊崇张元素和李杲，反对朱说，力倡"阳非有余，阴常不足"。极力主张温补肾阳在养生和临床上的重要性。李中梓则在薛立斋、张景岳的影响下，既重视脾胃，也重滋阴养阳。温补之说，成为明清时期临床医学发展上的一大特点。

温病学派的兴起是明清时期医学的突出成就之一。叶天士的《温热论》，创温病卫气营血由表入里的传变规律，开卫气营血辨证论治法则。吴鞠通的《温病条辨》，乃继承叶氏温病学说，但提出了温病的传变为"三焦由上及下，由浅入深"之说，成为温病三焦辨证的起始。其他如王孟英的《温热经纬》等著作都丰富了温病学说。

骨伤科、外科在明清时期也有了一定的发展。这一时期外科闻名的医家和医学专著空前增多。如薛立斋的《外科枢要》，汪石山的《外科理例》等，记述外科病证，论述外科证治，各有特点。骨伤科有王肯堂的《疡医证治准绳》，是继《普济方》之后对骨伤科方药诊治的进一步系统归纳。

妇产科在明清时期发展很快，成就比较显著。如万密斋的《广嗣纪要》对影响生育的男女生殖器畸形、损伤，以及妊娠等做了记述。薛立斋在《保婴撮要》中强调妇科疾病之养正，记述有烧灼断脐法，以预防脐风；王肯堂的《女科证治准绳》收录和综合前人对妇产科的论述。武之望的《济阴纲目》列述了经、带、胎、产等项，纲目分明，选方实用。

儿科在明清时期内容较前更加充实，专著明显增多。如万密斋的《全幼心鉴》《幼科发挥》《育婴秘诀》《广嗣纪要》《痘疹世医心法》等儿科专著，继承了钱乙之说，强调小儿肝常有余，脾常不足的特点，治疗重视调补脾胃，除药物外，还注意推拿等法。王肯堂的《幼科证治准绳》综合历代儿科知识，采集各家论述，对麻痘、热症等多种小儿疾病论述颇详，流传甚广。

眼、耳鼻咽喉及口腔科在这一时期也有一定的进展。如王肯堂的《证治准绳》论述眼疾171症，详述证治，是对眼病知识的较好汇集。薛立斋的《口齿类要》记述口、齿、舌、唇、喉部的疾患，注重辨证治疗，简明扼要，介绍医方604首，为现存以口齿科为名的最早专书之一。

气功及养生方面，在此期也较为重视，出现了不少有影响、有特色的养生学专著。如万密斋的《养生四要》。张景岳在《类经·摄生》中也阐发了《内经》的有关养生论述，对养神和养形做了精辟论述，富有唯物辩证精神。另如叶天士在《临证指南医案》中记述300例老年病的验案，强调颐养功夫，寒温调摄和戒烟酒等。

清朝末年，西方医学开始传入中国，因此，西医学术对中医学术产生很大影响，在临床上中西医病名相对照，并以此指导临床诊治，中西医汇通学派形成。如其代表人物唐容川，立足中西医汇通，发扬祖国医学，精研中医理论，遵古而不泥古，建立了治疗血证的完整体系。

综上所述，明清时期名医辈出，医学确有辉煌成就，在中医药学发展的长河中占有重要的位置，这就是我们编辑出版《明清名医全书大成》之目的所在。

全书共收录了30位医家，集成30册医学全书，其中明代13位，清代17

位。收录原则为成名于明清时期（1368～1911）的著名医家，其医学著作在两部以上（包括两部）；每位医家医学全书的收书原则：医家的全部医学著作；医家对中医经典著作（《内经》《难经》《神农本草经》《伤寒论》《金匮要略》）的注疏；其弟子或后人整理的医案。整理本着搞清版本源流、校注少而精，做到一文必求其确。整理重点在学术思想研究部分，力求通过学术思想研究达到继承发扬的目的。

　　本书为新闻出版署"九五"重点图书之一，在论证和编写过程中，得到了马继兴、张灿玾、李今庸、郭霭春、李经纬、余瀛鳌、史常永等审定委员的指导和帮助，在此表示衷心感谢。本书30位主编均为全国文献整理方面有名望的学科带头人，经过几年努力编撰而成。虽几经修改，但因种种原因，如此之宏篇巨著错误之处在所难免，敬请各位同仁指正。

编著者

1999年5月于北京

　　缪希雍是我国明代末年的著名医家。本书收录了他现存的三部医学著作，即《神农本草经疏》三十卷、《本草单方》十九卷、《先醒斋医学广笔记》四卷。

　　缪希雍，字仲淳，号慕台，别号觉休居士。约生于明嘉靖三十五年（1546年），卒于天启七年（1627年）。祖籍江苏常熟，侨居浙江长兴，老于江苏金坛，葬常熟虞山东麓。

　　《神农本草经疏》一书凡三十卷，集录药物1400余种。该书以《证类本草》为蓝本，目录编次均一袭此作。卷一、卷二为"续序例上、下"。卷一载读经疏引和"续序例上"，包括原本药物气味生成指归、药性主治参互指归、药性简误指归、论七方本义、论十剂本义、五脏苦欲补泻论、治法提纲、药性差别论等三十三首医论。卷二载诸病应忌药总例和"续序下"，包括阴阳表里虚实、五脏六腑虚实、六淫、杂证、妇人、小儿、外科七门病证的病机和用药宜忌。卷三至卷三十，则按《证类本草》将药物分为玉石部、草部、木部、人部、兽部、禽部、虫鱼部、果部、米谷部、菜部等十类。每味药分别介绍其性味功效、疏、主治参互和简误。发其隐微、论其奥义，反映了缪氏尤精本草的医学成就，实为研究药学理论、指导临证用药的重要参考。

　　《本草单方》凡十九卷。书中记载内、外、妇、儿各科199种病证，录方4005个，引用医著400余种。所载方剂均言其出处、处方配伍、药物炮制、加减禁忌等。书中所载方剂，大都为古代和当时实用而有效的名方、单方、秘方，并有缪氏"得秘授，悟真诀"的秘方和验方。是一部有很高临床参考价值的方书。

　　《先醒斋医学广笔记》共四卷。卷一至卷三汇集了缪氏对内、外、妇、儿等科常见病的治疗心得、临床验案及所用效方。其中中风治法大略、伤寒治法大要、吐血三要法和甘寒滋润滋阴治脾等，突出反映了缪氏的学术思想。卷四收载的炮炙大法和用药凡例，记述了439种常用药物的炮炙方法、畏恶禁忌，以及丸散膏丹汤的制法、煎服法等。为一部切合实用的中医临床参考书。

校 注 说 明

　　《神农本草经疏》，又名《本草经疏》。是缪希雍"检讨《图经》，求其本意"，并"于会心处，辄札记之"，历三十年积累而成。惜"刻之金陵，未竟而遗"。缪氏遂命吴澄先"检其存稿若干卷，按部选类，汇得全帙"，早夜孜孜，细复检阅，以为完本。凡《续序例》二卷，药四百九十味，总题之曰：《神农本草经疏》。

　　此次校勘是以明刻本为底本，以周学海本为主校本，以中国中医药出版社 1997 年本和所引原著作参校而成。

　　《本草单方》是在《本草经疏》和《广笔记》流传海内几遍，而缪氏谢世已十载余后，于执侯欣然愿捐资剞劂，康文初、庄钦之遂遵缪氏遗嘱，对先生手摘《本草单方》和自藏奇秘，分类编次，历时一年，于明崇祯六年（1633 年）工竣付梓，"以救贫寒之不辨医药者"，"按病对治者也。"

　　《本草单方》一书，自崇祯六年（1633 年）华阴堂刻本面世后，未见重刻本流传。此次校勘，以华阴堂刻本为底本，以所引原著作和《本草纲目》为主校而成。

　　《先醒斋医学广笔记》初名《先醒斋笔记》，成书于明万历四十一年癸丑（1613 年），是丁元荐搜集缪氏三十余年临证处方，取奇中者编辑而成。刊行近十年间，版留岩邑，未便流通，而索此书者，多无以应。缪氏便"增益群方，兼采本草常用之药，增至四百余品，详其修事，又增入伤寒、温病、时疫治法要旨"，并更名为《先醒斋医学广笔记》，"镂版流行，传之远迩"。

　　此次校勘是以明天启三年（1623 年）刊本为底本，明崇祯十五年（1642 年）虞山李枝刊本为主校本，并参照 1983 年江苏科技出版社铅印本和 1998 年中国医药出版社铅印核校而成。

　　华阴堂刻本有九处脱失，今从清顺治十五年（1658 年）本补得八处，尚缺"不得卧"条末一处待补。

　　此次校注，尽量保持底本原貌，不作冗繁校注。凡底本与校本有异，而文义均通者，悉依底本，不分注；底本于义不通者，以校本改，并出注说明。凡属异体字、古今字、繁简字、通假字，一律予以径改。

　　因时间仓促，加之校注者学识水平有限，错缪之处在所难免，敬请匡正。

总 目 录

神农本草经疏

明·缪希雍 撰

梓行《本草疏》题辞

　　药性之道，具在本草，虽代有哲匠，演其奥义，然去古弥远，浸失其旨。予以绵质，性复疏戆，本不堪尘俗。年方弱冠，值门户衰冷，世累纠缠，以是多见愤激碍膺之事，十常八九。自兹数婴疾病，于是检讨《图经》，求其本意，积累既久，恍焉有会心处，辄札记之。历三十余年，遂成此《疏》。学士大夫见而奇之，欲予付诸梓人，予未之许也。予以昔人尝云："切忌说破，恐塞断后学悟门，将兹是咎。"外孙毛凤苞文学曰："不然，世间上根人少，中下人多，设使上根人出，自得无师智获，睹此书当不言而喻，默默相契；下根人读之，如盲人谈五色，总不能别；惟中人以上之资，得窥其概，则所得多矣。其为利济，宁有量耶！请亟登梓，以拯夭枉。"予曰："善"。且曰："舅祖许可，凤苞愿力任其役。"乃悉检《疏》稿付之，即集予同里门人李枝，通家子云间康元浤、松陵顾澄先二文学，并其舅氏隐沧戈汕辈董督校雠，早夜孜孜，惟恐或后，其用意可谓勤矣。志存及物，有君子之嗜尚焉，良足多也。予年已耄，倘书成而得早行于世，亦足以副海内求明斯道者之企望也。

时天启乙丑暮春海虞遗民缪希雍题于吴江舟次，吴兴晚学姚凝之书

自　序

　　《神农本草经》者，古"三坟"之一也。其成于黄帝之世乎？观其尝药别味，对病主治，施之百世，无可逾越。其为开天大圣，悯生民疾苦，于饮食衣服之外，复设针石药物，用拯夭札，俾得尽其天年是已。原夫药之生也，气禀乎天，味承乎地，性在其间，气为阳，味为阴，五味四气，各归其类，斯亲上亲下之义也。既述之以本性，又制之以君臣，合之以佐使，以成其攻邪已疾之能，遂使无情之用，同诸有识。自非生而神灵，冥契万物者，其孰能与于斯乎！去古滋远，民性滋漓，心识粗浮，莫能研精殚思，深入玄要，而不察乎即象即理，物物昭然，弭疾延年，功力自著。正以"三坟"之书，言大道也，言其然而不言其所以然，言亦象也。予因据经以疏义，缘义以致用，参互以尽其长，简误以防其失；而复详列病忌药忌，以别其微；条析诸药，应病分门，以究其用；刊定七方十剂，以定其法；阐发五脏苦欲补泻，以畅其神；著论三十余首，以通古今之变。始悉一经之趣，命之曰《神农本草经疏》。读之者宜因疏以通经，因经以契往，俾炎黄之旨，晦而复明，药物之生，利而罔害，乃予述疏意也。余生也晚，亲年已衰，得于禀者固薄，故少善病，长嗜方伎，僻耽药妙。顾念自昔仙人道士，靡不悉由药道，以济群生。加之友生协赞，后先不一。驯届耳顺，良友凋丧，百念灰冷，惟兹一事，尚用婴怀，手所论著，哀然成帙，倘典则可师，幽隐可显，试用于世，有广来学，固所愿也，不敢必也。采真同好，其相证诸。

凡 例

一《本经》为"三坟"之书，后增入《名医别录》，有朱字墨字之分，总言药之主治，从未有发其所以然者。兹《疏》直接神圣立言之旨，故总题之曰：《神农本草经疏》。

一药物治疗：《本经》、《别录》业已备悉，间有未尽者，参之以各名家主治，故小字附列于经文之下，或即于疏内叙述，俾采用易稽。

一药类一千二百余种，品类浩繁，今简治疗之必不可缺，暨近地所产，得于睹记者，备为具疏。余非必用之药，及罕识难致者，存而不论。

一种类随土异形，甚且称名未核，矧近来市肆，饰伪似真，若令误服，遗害非浅，故详辨种类，以正其讹。

一畏忌制使，物性自然，非可以意求者，俱照《本经》列之条下。至其制用之宜，古法俱在，兹复采入，俾得遵守。

一《证类本草》所载诸方，俱录入"主治参互"，有未当于用者，已为删去。其外诸书所录良方甚多，必详记述，以便采取。

一简误以防误用之失，故有证同而药不宜同者，每条后详书其害，至于性淳功良，有益无损，一药只堪治一病者，悉不复著。

一目录次序，悉从《证类本草》，有部分混杂，如木部之藿香，菜部之假苏，今为移正。

一本文悉遵《证类》善本，但是书流传已久，字画谬讹颇多，兹逐条参订，有一二意义难通者，稍为厘正，如伤作疡，动作痛之类。

一《证类本草》第十三卷，俱载有名未用之药，今有常用之药，而《本经》未载，有《拾遗》载之而未详者，兹列为三十卷"补遗"。

一本文顶行立款，其附入之条，有正文者仍从顶行，原系附入者，低字加圈，以别正文。

一《续序例》下卷，俱系病药宜忌，今总列应忌诸药于前，以见必不可轻用。

先生殚一生精力，发千古神圣之奥，以利万世。门人李季虬氏几经参录，悉以付新安吴康虞氏刻之金陵，未竟而遗焉。流传于知交者，西吴朱氏集而刻之，不及其半，然且序次弗伦，考核未审也。先生以医为司命，一字有讹，遗祸无极。遂命澄先检其存稿若干卷，按部选类，汇得全帙，细复检阅，以为定本。凡《续序例》二卷，药四百九十味，用识年月，书此凡例云。

时天启五年岁在乙丑六月十有一日松陵通家子顾澄先谨识

目 录

卷　一

读 经 疏 引[①]

予之作是《疏》也，该括经文，义难概述，求其宗趣，宜有裁节。是以或先经而阐义，或随文而畅旨，或断章以相比，或因源以导流，或从末而会本，或根性以知非，凡兹数者，期在发明经旨，适当于用。然俱偏见多遗，难为准的，必欲使纤悉洞了，小大靡遗，开扩来学，臻乎无惑，尚有望于明哲之助焉。

《续序例》上

原本药性气味生成指归

夫物之生也，必禀乎天，其成也，必资乎地。天布令，主发生，寒热温凉，四时之气行焉，阳也；地凝质，主成物，酸苦辛咸甘淡，五行之味滋焉，阴也。故知微寒微温者，春之气也；大温热者，夏之气也；大热者，长夏之气也；凉者，秋之气也；大寒者，冬之气也。凡言微寒者，禀春之气以生，春气升而生；言温热者，盛夏之气以生，夏气散而长[②]；言大热者，感长夏之气以生，长夏之气化；言平者，感秋之气以生，平即凉也，秋气降而收；言大寒者，感冬之气以生，冬气沉而藏。此物之气得乎天者也。天一生水，地六成之；地二生火，天七成之；天三生木，地八成之；地四生金，天九成之。天五生土，地十成之。水曰润下，润下作咸；火曰炎上，炎上作苦；木曰曲直，曲直作酸；金曰从革，从革作辛；土爰稼穑，稼穑作甘。本乎天者亲上。本乎地者亲下。气味多少，各从其类也。凡言酸者，得木之气；言辛者，得金之气；言咸者，得水之气；言苦者，得火之气；言甘者，得土之气。惟土也，寄旺于四季，生成之气皆五，故其气平，其味甘而淡，其性和而无毒。土德冲和，感而类之，莫或不然，固万物之所出，亦万物之所入乎。此物之味，资乎地者也。

气之毒者必热，味之毒者必辛，炎黄言味而不加气性者何也？盖古文尚简，故只言味。物有味，必有气，有气斯有性，自然之道也。气味生成，原本乎是，知其所自，则思过半矣。

药性主治参互指归

今夫医，譬诸兵焉。料敌出奇者，将之谋也；破军杀贼者，士之力也。审度病机者，医之智也；攻邪伐病者，药之能也。非士无以破敌，非药无以攻邪。故良将养士，上医蓄药。然不知士，何以养？不知药，何以蓄？夫士犹有情实可考，才略可试，尚曰难知。以孔明之明，一马谡用违其才，卒致败衄，悔不可追。况乎药石无情，才性莫测，既非言论之可考，又

---

① 读经疏引：原本无。此据目录补。
② 言温热者……夏气散而长十五字，原本脱，今据周本补。

非拟议之可及，而欲知其的然不谬，非神圣之智，其孰能与于斯。假令尝试漫为，则下咽不返，死生立判，顾不大可惧耶！上古之人，病生于六淫者多，发于七情者寡。故其主治，尝以一药治一病，或一药治数病。今时则不然，七情弥厚，五欲弥深，精气既亏，六淫易入，内外胶固，病情殊古，则须合众药之所长，而又善护其所短，乃能苏凋瘵而起沉疴，其在良医善知药性，剂量无差，庶得参互旁通，彼此兼济，以尽其才，而无乖刺败坏之弊矣。故作"主治参互"，俾后之医师循而求之，共收平定之功，期无夭枉之患，斯作《疏》意也。昔人云："用药如用兵"，旨哉言乎！旨哉言乎！

药性简误指归

夫药石禀天地偏至之气者也。虽醇和浓懿，号称上药，然所禀既偏，所至必独脱也，用违其性之宜，则偏重之害，势所必至。故凡有益于阳虚者，必不利乎阴；有益于阴虚者，必不利乎阳。能治燥者，必不宜于湿；能治湿者，必不宜于燥。能破散者，不可以治虚；能收敛者，不可以治实。升不可以止升，降不可以疗降。寒有时而不宜于热，热有时而不宜于寒。古人半夏有三禁，谓渴家、汗家、血家。仲景呕家忌甘，酒家亦忌甘。王好古论肺热忌人参之属。诸如此类，莫可胜数。苟昧斯旨，吉凶贸焉。人命至重，冥报难逃，医为司命，其可不深思详察也哉！此与"十剂"互证。"十剂"对治，反则为误，故作"简误"，以防其失。

论七方本义

夫方者，法也。法乃所以制物者也。故大、小、缓、急、奇、偶、复七者，为法制之变且尽也。七方不同，同归已疾，其制各异。异以从宜，岐伯言之已详，后人演之弥悉。凡制方者，必本乎是。苟悖其制，则非法矣。非法则不能所施合辙，而反致乖刺，恶在其能攻邪已疾耶！

附录七方

岐伯曰：气有多少，形有盛衰，治有缓急，方有大小。又曰：病有远近，证有中外，治有轻重。近者偶之，远者奇之。汗不以奇，下不以偶。补上治上制以缓，补下治下制以急。近而偶奇，制小其服；远而奇偶，制大其服。大则数少，小则数多。多则九之，少则一之。奇之不去则偶之，偶之不去则反佐以取之，所谓寒热温凉，反从其病也。

王冰曰：脏位有高下，腑气有远近，病证有表里，药用有轻重。单方为奇，复方为偶。心肺为近，肝肾为远，脾胃居中。肠、膀、胞、胆，亦有远近。识见高远，权以合宜。方奇而分两偶，方偶而分两奇。近而偶制，多数服之；远而奇制，少数服之。则肺服九，心服七，脾服五，肝服三，肾服一，为常制也。方与其重也宁轻，与其毒也宁良，与其大也宁小。是以奇方不去，偶方主之；偶方不去，则反佐以同病之气而取之。夫微小之热，折之以寒；微小之冷，消之以热。其大寒热，则必能与异气相格，声不同不相应，气不同不相合。是以反其佐以同其气，夏令寒热参合，使其始同终异也。

逆者正治，从者反治。反佐，即从治也。谓热在下而上有寒邪拒格，则寒药中入热药为佐，下膈之后，热气既散，寒性随发也。寒在下而上有浮火拒格，则热药中入寒药为佐，下膈之后，寒气既消，热性随发也。此寒因热用，热因寒用之妙也。温凉仿此。

完素曰：流变在乎病，主病在乎方，制方在乎人。方有七：大、小、缓、急、奇、偶、复也。制方之体，本于气味。寒、热、温、凉，四气生于天；酸、苦、辛、咸、甘、淡，六味成于地。是以有形为味，无形为气。气为阳，味为阴。辛甘发散为阳，酸苦涌泄为阴；咸味涌泄为阴，淡味渗泄为阳。或收或散，或缓或急，或燥或润，或软或坚，各随脏腑之证，而施药之品味，乃分七方之制也。故奇、偶、复，三方也，大、小、缓、急，四制之法也。故曰：治有缓急，方有大小。

大方

岐伯曰：君一、臣三、佐九，制之大也；君一、臣三、佐五，制之中也；君一、臣二，制之小也。又曰：远而奇偶，制大其服；近而偶奇，制小其服。大则数少，小则数多。多则九之，小则一之。完素曰：身表为远，里为近。大小者，制奇偶之法也。假如小承气汤、调胃承气汤，奇之小方也；大承气汤、抵当汤，奇之大方也，所谓因其攻里而用之也。桂枝、麻黄，偶之小方也；葛根、青龙，偶之大方也，所谓因其发表而用之也。故曰：汗不以奇，下不以偶。张从正曰：大方有二。有君一、臣三、佐九之大方，病有兼证而邪不一，不可以一二味治者宜之；有分两大而顿服之大方，肝肾及下部之病道远者宜之。王太仆以心肺为近，肾肝为远，脾胃为中。刘河间以身表为远，身里为近。以予观之，身半以上其气三，天之分也，身半以下其气三，地之分也。中脘，人之分也。

小方

从正曰：小方有二。有君一、臣二之小方，病无兼证，邪气专一，可一二味治者宜之；有分两少而频服之小方，心肺及在上之病者宜之，徐徐细呷是也。完素曰：肝肾位远，数多则其气缓，不能速达于下；必大剂而数少，取其迅急下走也。心肺位近，数少则其气急下走，不能升发于上；必小剂而数多，取其易散而上行也。王氏所谓肺服九，心服七，脾服五，肝服三，肾服一，乃五脏生成之数也。

缓方

岐伯曰：补上治上制以缓，补下治下制以急。急则气味厚，缓则气味薄，适其至所，此之谓也。病所远而中道气味之者，食而过之，无越其制度也。王冰曰：假如病在肾，而心气不足，服药宜急过之，不以气味饲心，肾药凌心，心复益衰矣。余上下远近例同。完素曰：圣人治上不犯下，治下不犯上，治中上下俱无犯。故曰：诛伐无过，命曰大惑。好古曰：治上必妨下，治表必违里。用黄芩以治肺必妨脾，用苁蓉以治肾必妨心，用干姜以治中必僭上，服附子以补火必涸水。从正曰：缓方有五。有甘以缓之之方，甘草、糖、蜜之属是也，病在胸膈，取其留恋也；有丸以缓之之方，比之汤散，其行迟慢也；有品件众多之缓方，药众则递相拘制，不得各骋其性也；有无毒治病之缓方，无毒则性纯功缓也；有气味俱薄之缓方，气味薄则长于补上治上，比至其下，药力已衰矣。

急方

完素曰：味厚者为阴，味薄者为阴中之阳，故味厚则下泄，味薄则通气；气厚者为阳，气薄者为阳中之阴，故气厚则发热，气薄则发汗是也。好古曰：治主宜缓，缓则治其本也；治客宜急，急则治其标也。表里汗下，皆有所当缓、所当急。从正曰：急方有四。有急病急攻之急方，中风、关格之病是也；有汤散荡涤之急方，下咽易散而行速也；有毒药之急方，毒性能上涌下泄以夺病势也；有气味俱厚之急方，气味俱厚直趋于下而力不衰也。

奇方

王冰曰：单方也。从正曰：奇方有二。有独用一物之奇方，病在下而远者宜之；有药合阳数一、三、五、七、九之奇方，宜下不宜汗。完素曰：假如小承气，奇之小方也；大承气、抵当汤，奇之大方也，所谓因其攻下而为之也。桂枝、麻黄，偶之小方也；葛根、青龙，偶之大方也，所谓因其发散而用之也。故曰：汗不以奇，下不以偶。

偶方

从正曰：偶方有三。有两味相配之偶方；有古之二方相合之偶方，古谓之复方，皆病在上而近者宜之；有药合阴数二、四、六、八、十之偶方，宜汗不宜下。王太仆言汗药不以偶，则气不足以外发；下药不以奇，则药毒攻而致过。意者下本迅利，故单行则力专，专则直下不旁及而速；汗或难出，故并行则物众而力微乎？乃仲景制方，桂枝汗药，反以三味为奇；大承气下药，反以四味为偶，何也？岂汗下缓急，在力之大小，而不以数之奇偶为重乎？

复方

岐伯曰：奇之不去则偶之，是谓重方。好古曰：奇之不去复以偶，偶之不去复以奇，故曰复。复者，再也，重也。所谓十补一泄，数泄一补也。又伤寒见风脉，伤风得寒脉，为脉主证不相应，宜以复方主之。从正曰：复方有三。有二方、三方及数方相合之复方，如桂枝二越婢一汤、五积散之属是也；有本方之外，别加余药，如调胃承气加连翘、薄荷、黄芩、栀子为凉膈散之属是也；有分两均齐之复方，如胃风汤各等分之属是也。王太仆以偶为复方，今七方有偶又有复，岂非偶乃二方相合，复乃数方相合之谓乎？

论十剂本义

剂者，从齐从刀，用以齐其不齐，而成其所以齐也。夫独用之谓药，合用之谓剂，而其才有长短、大小、良毒之难齐，故用有相益、相济、相畏、相恶、相忌、相制之不同，则剂有宣、通、补、泻、轻、重、滑、涩、燥、湿十者对治之各异。譬夫良相剂量群才，以成治世之功，类良医剂量群药，以成治病之功，其义一也。岐伯论之详矣！凡和剂者必本乎是。苟昧其旨而违其道，即失对治之义，求疾之瘳，其可得乎！

附录十剂

刘完素曰：制方之体，欲成七方、十剂之用者，必本于气味也。寒、热、温、凉，四气生于天；酸、苦、辛、咸、甘、淡，六味成于地。是以有形为味，无形为气。气为阳，味为阴。阳气出上窍，阴味出下窍。气化则精生，味化则形长。故地产养形，形不足者，温之以气；天产养精，精不足者，补之以味。辛甘发散为阳，酸苦涌泄为阴；咸味涌泄为阴，淡味渗泄为阳。辛散、酸收、甘缓、苦坚、咸软，各随五脏之病，而制药性之品味。故方有七，剂有十。方不七，不足以尽方之变；剂不十，不足以尽剂之用。方不对证，非方也；剂不蠲疾，非剂也。此乃太古先师，设绳墨而取曲直；叔世方士，乃出规矩以为方圆。夫物各有性，制而用之，变而通之，施于品剂，其功用岂有穷哉！如是有因其性而为用者，有因其用而为使者，有因其所胜而为制者，有气相同则相求者，有气相克则相制者，有气有余而补不足者，有气相感则以意使者，有质同而性异者，有名异而实同者。故蛇之性上窜而引药，蝉之性外脱而退翳，虻饮血而用以治血，鼠善穿而用以治漏，所谓因其性而为用者如此。弩牙速产，以机发而不栝也；杵糠下咽，以杵筑下也，所谓因其用而为使者如此。浮萍不沉水，可以胜湿；独活不摇风，可以治风，所谓因其所胜而为制者如此。麻，木谷而治风；豆，水谷而治水，所谓气相同则相求者如此。牛，土畜，乳可以止渴疾；豕，水畜，心可以镇恍惚，所谓因其气相克则相制也如此。熊肉振赢，兔肝明视，所谓因其气有余补不足也如此。鲤之治水，鹜之利水，所谓因其气相感则以意使者如此。蜜成于蜂，蜜温而蜂寒；油生于麻，麻温而油寒，兹同质而异性者也。蘼芜生于芎䓖，蓬蔂并于覆盆，兹名异而实同者也。如斯之类，不可胜举。故天地赋形，不离阴阳，形色自然，皆有法象。毛羽之类，生于阳而属于阴；鳞甲之类，生于阴而属于阳。空青法木，色青而主肝；丹砂法火，色赤而主心；云母法金，色白而主肺；磁石法水，色黑而主肾；黄石脂法土，色黄而主脾。故触类而长之，莫不有自然之理也。欲为医者，上知天文，下知地理，中知人事，三者俱明，然后可以语人之疾病。不然，则为无目夜游，无足登涉，动致颠殒，而欲愈疾者，未之有也。

徐之才曰：药有宣、通、补、泻、轻、重、滑、涩、燥、湿十种，是药之大体，而《本经》不言，后人未述。凡用药者，审而详之，则靡所遗失矣。

宣剂

之才曰：宣可去壅，生姜、橘皮之属是也。杲曰：外感六淫之邪，欲传入里，三阴实而不受，逆于胸中，天分气分室塞不通，而或哕或呕，所谓壅也。三阴者，脾也。故必破气，药如姜、橘、藿香、半夏之类，泻其壅塞。从正曰：俚人以宣为泻，又以宣为通，不知十剂之中，已有泻矣。仲景曰：春病在头，大法宜吐，是宣剂即涌剂也。经曰：高者因而越之，木郁则达之。宣者，升而上也，以君召臣曰宣是矣。凡风痫、中风，胸中诸实，痰饮寒结，胸中热郁，上而不下，久则喘嗽满胀，水肿之病生焉，非宣剂莫能愈也。吐中有汗，如引涎、追泪、嚏鼻，凡上行者，皆吐法也。完素曰：郁而不散为壅，必宣以散之，如痞满不通之类是矣。攻其里，则宣者上也，泄者下也。涌剂则瓜蒂、栀子之属是矣。发汗解表亦同。好古曰：经有五郁，木郁达之，火郁发之，土郁夺之，金郁泄之，水郁折之，皆宣也。敩曰：宣，扬制曰宣明，君召臣曰宣唤，臣奉召命宣布上意，皆宣之意也。

通剂

之才曰：通可去滞，通草、防己之属是也。完素曰：留而不行，必通以行之，如水病为痰澼之类。以木通、防己之属攻其内，则留者行也。滑石、茯苓、芫花、甘遂、大戟、牵牛之类是也。从正曰：通者，流通也。前后不得溲便，宜木通、海金沙、琥珀、大黄之属通之。痹病郁滞，经隧不利，亦宜通之。

补剂

之才曰：补可去弱，人参、羊肉之属是也。杲曰：人参甘温，能补气虚；羊肉甘热，能补血虚。羊肉补形，人参补气。凡气味与二药同者皆是也。从正曰：五脏各有补泻，五味各补其脏，有表虚、里虚、上虚、下虚、阴虚、阳虚、气虚、血虚。经曰：精不足者补之以味，形不足者温之以气。五谷、五菜、五果、五肉，皆补养之物也。

泻剂

之才曰：泄可去闭，葶苈、大黄之属是也。杲曰：葶苈苦寒，气味俱厚，不减大黄，能泄肺中之闭，又泄大肠。大黄走而不守，能泄血闭，肠胃渣秽之物。一泄气闭利小便，一泄血闭利大便。凡与二药同者皆然。从正曰：实则泄之。诸痛为实，痛随利减。芒硝、大黄、牵牛、甘遂、巴豆之属，皆泻剂也。其催生下乳，磨积逐水，破经泄气，凡下行者，皆下法也。

轻剂

之才曰：轻可去实，麻黄、葛根之属是也。从正曰：风寒之邪，始客皮肤，头痛身热，宜解其表，《内经》所谓轻而扬之也。痈疮疥痤，俱宜解表，汗以泄之，毒以熏之，皆轻剂也。凡熏、洗、蒸、灸、熨、烙、刺、砭、导引、按摩，皆汗法也。

重剂

之才曰：重可去怯，磁石、铁粉之属是也。从正曰：重者镇坠之谓也。怯则气浮，如丧神失守，而惊悸气上。朱砂、水银、沉香、黄丹、寒水石之伦，皆镇重也。久病咳嗽，涎潮于上，形羸不可攻者，以此坠之。经曰：重者因而减之，贵其渐也。

滑剂

之才曰：滑可去着，冬葵子、榆皮之属是也。完素曰：涩则气着，必滑剂以利之。滑能养窍，故润利也。从正曰：大便燥结，宜麻仁、郁李之类；小便癃闭，宜葵子、滑石之类。前后不通，二阴俱闭也，名曰三焦约。约者，束也。宜先以滑剂润养其燥，然后攻之。

涩剂

之才曰：涩可去脱，牡蛎、龙骨之属是也。完素曰：滑则气脱，如开肠洞泄，便溺遗失之类，必涩剂以收敛之。从正曰：寝汗不禁，涩以牡蛎、五味、五倍之属；滑泄不已，涩以肉豆蔻、诃黎勒、没食子、亚芙蓉、龙骨之属。凡酸味同乎涩者，收敛之义也。然此种皆宜先攻其本，

而后收之可也。

燥剂

之才曰：燥可去湿，桑白皮、赤小豆之属是也。完素曰：湿气淫胜，肿满脾湿，必燥剂以除之，桑皮之属。湿胜于上，以苦吐之，以淡渗之是也。从正曰：积寒久冷，吐利腥秽，上下所出水液澄彻清冷，此大寒之病，宜姜、附、胡椒辈以燥之。若病湿气，则陈皮、白术、木香、苍术之属除之，亦燥剂也。而黄连、黄柏、栀子、大黄，其味皆苦，苦属火化，皆能燥湿，此《内经》之本旨也，岂独二术之类为燥剂乎？好古曰：湿有在上、在下、在中、在经、在皮、在里。

湿剂

之才曰：湿可去枯，白石英、紫石英之属是也。从正曰：湿者，润湿也。虽与滑类，少有不同。经云：辛以润之。辛能走气，能化液故也。盐、硝味虽咸，属真阴之水，诚濡枯之上药也。人有枯涸皴揭之病，非独金化，盖有火以乘之，故非湿剂不能愈。完素曰：津耗为枯。五脏痿弱，荣卫涸涩，必湿剂以润之。好古曰：有减气而枯，有减血而枯。

十剂补遗

十剂之后，陶隐居续入寒热二剂。岂知寒有时而不可以治热，热有时而不可以治寒，何者？阴虚内热，当用甘寒滋肾家之阴，是益水以制火也。设有芩、连、栀子苦寒之剂以攻热，则徒败胃气。苦寒损胃而伤血，血愈不足而热愈炽。胃气伤则后天之元气愈无所养，而病转增剧也。阳虚中外俱寒，当以人参、黄芪以益表里之阳气，而少佐桂、附以回阳，则其寒自解。是益火以祛寒也。设专用辛热，如吴茱萸、干姜、麻黄、葫芦巴、荜茇、胡椒之属以散寒，则辛能走散，真气愈虚，其

寒愈甚。王安道所谓辛热愈投而沉寒愈滋也。二者非徒无益，而又害之，顾不悖欤！况寒热二剂，摄在补泻，义不重出。今当增入升降二剂，升降者，治法之大机也。经曰：高者抑之，即降之义也。下者举之，即升之义也。是以病升者用降剂，病降者用升剂。火空则发，降气则火自下矣，火下是阳交于阴也，此法所宜降者也。劳伤则阳气下陷，入于阴分，东垣所谓阴实阳虚。阳虚则内外皆寒，间有表热类外感者，但不头疼口渴、及热有时而间为异耳，法当升阳益气，用参、芪、炙甘草益元气以除虚寒虚热，佐以升麻、柴胡引阳气上行，则表里之寒热自解，即甘温除大热之谓，此法所宜升者也。

五脏苦欲补泻论

五脏苦欲补泻，乃用药第一义。好古为东垣高足，东垣得之洁古，洁古实宗仲景，仲景远师伊尹，伊尹原本炎黄，圣哲授受，百世一源，靡或少异。不明乎此，不足以言医矣。何则？五脏之内，各有其神，神各有性，性复各殊。故《素问》命十二官之名，厥有旨焉。盖形而上者，神也，有知而无质；形而下者，块然者也，五脏之体也，有质而无知。各各分断者也。肝藏魄，肺藏魄，心藏神，脾藏意与智，肾藏精与志，皆指有知之性而言，即神也。神也者，阴阳不测之谓也。是形而上者，脏之性也。惟其无形，故能主乎有形。故知苦欲者，犹言好恶也。违其性故苦，遂其性故欲。欲者，是本脏之神之所好也，即补也。苦者，是本脏之神之所恶也，即泻也。补泻系乎苦欲，苦欲因乎脏性，不属五行，未落阴阳，其神用之谓欤！自虚则补其母以下，乃言脏体之虚实，始有补母泻子之法，斯则五行之性也。明乎此，斯可以言药道矣。

附录　五脏苦欲补泻并续解五条

肝　苦急，急食苦以缓之，甘草。欲散，急食辛以散之，川芎。以辛补之，细辛。以酸泻之，芍药。虚以生姜、陈皮之类补之。经曰：虚则补其母，水能生木，肾乃肝之母。肾，水也。苦以补肾，熟地黄、黄柏是矣。如无他证，钱氏地黄丸主之。实则白芍药泻之，如无他证，钱氏泻青丸主之。实则泻其子，心乃肝之子，以甘草泻心。

肝为将军之官，言不受制者也。急则有摧折之意焉，故苦而恶之。缓之，是使遂其性也。甘可以缓，甘草之属是已。扶苏条达，木之象也；升发开展，魂之用也。故其性欲散，辛以散之，解其束缚也，是散即补也。辛可以散，川芎之属是已。若其太过，则屈制之，毋使逾分，酸可以收，芍药之属是已。急也，敛也，肝性之所苦也，违其性而苦之，肝斯虚矣。补之以辛，是明以散为补也，细辛、生姜、陈皮之属是已。

心　苦缓，急食酸以收之，五味子。欲软，急食咸以软之，芒硝。以咸补之，泽泻。以甘泻之，人参、黄芪、甘草。虚以炒盐补之，虚则补其母，木能生火，肝乃心之母。肝，木也，以生姜补肝，如无他证，钱氏安神丸主之。实则甘草泻之，如无他证，钱氏方中重则泻心汤，轻则导赤散。

心为形君，神明之性恶散缓而喜收敛，散缓则违其性，敛则宁静清明，故宜酸以收其缓也。软者，和调之意也。心君本自和调，邪热乘之则躁急，故复须芒硝之咸寒，除其邪热，以软其躁急坚劲之气，使复其平也。以咸补之，泽泻，导心气以入肾也。烦劳则虚而生热，故须人参、黄芪、甘草之甘温，以益元气而虚热自退，故谓之泻也。心以下交于肾为补，炒盐之咸以润下，即得心与肾交也。火空则发，盐为水味，得之俾心气下降，是既济之道也，有补之义焉，故软即补也。

脾 苦湿，急食苦以燥之，白术。欲缓，急食甘以缓之，甘草。以甘补之，人参。以苦泻之，黄连。虚以甘草、大枣之类补之，如无他证，钱氏益黄散主之。心乃脾之母，以炒盐补心。实则以枳实泻之，如无他证，以泻黄散泻之。肺乃脾之子，以桑白皮泻肺。

脾为仓廪之官，主运动磨物之脏，燥，其性也，宜健而不宜滞，湿，斯滞矣，违其性，故苦而恶之，急食苦以燥之，使复其性之所喜，脾斯健矣。白术之苦温是已。过燥则复欲缓之以甘，甘草之属是已。稼穑之化，故甘先入脾，性欲健运，气旺则行，补之以甘，人参是已。长夏之令，湿热主之，脾气斯困，故当急食苦以泻之，黄连之苦寒是已。虚则宜补，炙甘草之甘以益血，大枣之甘温以益气，乃所以补其不足也。

肺 苦气上逆，急食苦以泄之，诃子皮，一作黄芩。欲收，急食酸以收之，白芍药。以辛泻之，桑白皮。以酸补之，五味子。虚则五味子补之，如无他证，钱氏阿胶散补之。脾乃肺之母，以甘草补脾。实则桑白皮泻之，如无他证，以泻白散泻之。肾乃肺之子，以泽泻泻肾。

肺为华盖之脏，相傅之官，藏魄而主气者也。气常则顺，气变则逆。逆则违其性矣，故宜急食苦以泄之，黄芩之属是已。肺主上焦，其政敛肃，故其性喜收，宜急食酸以收之，白芍药之属是已。贼肺者，热也，肺受热邪，急食辛以泻之，桑白皮之属是已。不敛，则气无所管束，是肺失其职也，故宜补之以酸，使遂其收敛之性，以清肃乎上焦，是即补也，五味子之属是已。

肾 苦燥，急食辛以润之，知母。欲坚，急食苦以坚之，黄柏。以苦补之，地黄。以咸泻之，泽泻。虚则熟地黄、黄柏补之。肾本无实，不可泻，钱氏只有补肾地黄丸，无泻肾之药。肺乃肾之母，以五味子补肺。

肾为作强之官，藏精与志，主五液，属真阴，水脏也。其性本润，故恶涸燥，宜急食辛以润之，知母之属是已。欲坚，急食苦以坚之，盖肾非坚，则无以称作强之职。四气以遇湿热即软，遇寒冷即坚，五味以得咸即软，得苦即坚，故宜急食苦以坚之，黄柏味苦气寒，可以坚肾，故宜急食，以遂其欲坚之性也。以苦补之，是坚即补也，地黄、黄柏是已。咸能软坚，软即泻也，泽泻是已。虚者，精气夺也，藏精之脏，苦固能坚，然非益精，无以为补，故宜熟地黄、黄柏之属以补之是已。

治 法 纲

阴阳寒热、脏腑经络、气血表里、标本先后、虚实缓急

病在于阴，毋犯其阳；病在于阳，毋犯其阴。犯之者，是谓诛伐无过。

病之热也，当察其源。火苟实也，苦寒咸寒以折之；若其虚也，甘寒酸寒以摄之。病之寒也，亦察其源。寒从外也，辛热辛温以散之；动于内也，甘温以益之，辛热辛温以佐之。

经曰：五脏者，藏精而不泻者也。故曰满而不能实。是有补而无泻者，其常也。脏偶受邪，则泻其邪，邪尽即止。是泻其邪，非泻脏也。脏不受邪，毋轻犯也。世谓肝无补法，知其谬也。六腑者，传导化物糟粕者也。故曰实而不能满。邪客之而为病，乃可攻也。中病乃已，毋尽剂也。

病在于经，则治其经；病流于络，则及其络。经直络横，相维辅也。

病从气分，则治其气。虚者温之，实者调之。病从血分，则治其血。虚则补肝、补脾、补心，实则为热、为瘀，热者清之，瘀者行之。因气病而及血者，先治其气；因血病而及气者，先治其血。因证互异，宜精别之。

病在于表，毋攻其里；病在于里，毋虚其表。邪之所在，攻必从之。

受邪为本，现证为标；五虚为本，五邪为标。譬夫腹胀由于湿者，其来必速，当利水除湿，则胀自止，是标急于本也，当先治其标。若因脾虚，渐成胀满，夜剧昼静，病属于阴，当补脾阴；夜静昼剧，病属于阳，当益脾气，是病从本生，本急于标也，当先治其本。举一为例，余可类推矣。

病属于虚，宜治以缓。虚者精气夺也。若属沉痼，亦必从缓。治虚无速法，亦无巧法。盖病已沉痼，凡欲施治，宜有次第，故亦无速法。病属于实，宜治以急。实者，邪气胜也。邪不速逐，则为害滋蔓，故治实无迟法，亦无巧法。此病机缓急一定之法也。

药性差别论

药有五味，中涵四气。因气味而成性，合气与味及性而论。其为差别，本自多途。其间厚薄多少，单用互兼，各各不同，良难究竟。是故经曰：五味之变，不可胜穷。此方剂之本也。阴阳二象，实为之纲纪焉。咸味本水，苦味本火，酸味本木，甘味本土，辛味本金，此五味之常也。及其变也，有神明之用焉。今姑陈其略以明之。

第准经文，同一苦寒也，黄芩则燥，天冬则润，芦荟能消，黄柏能补，黄连止泻，大黄下通，柴胡苦寒而升，龙胆苦寒而降。同一咸也，泽泻则泻，苁蓉则补，海藻、昆布则消而软坚，马茎、鹿茸则补而生齿。同一酸也，硫黄味酸而热，空青味酸而寒。甘合辛而发散为阳，甘合酸而收敛为阴。人参、黄芪阳也，甘温以治大热；地黄、五味阴也，甘酸以敛阴精。聊采数端，引以为例，如斯之类，难以枚举。良由气味互兼，性质各异，参合多少，制用全殊。所以穷五味之变，明药物之能，厥有旨哉！顾其用纷错，其道渊微，可以意知，难以言尽。非由妙悟，则物不从心。固将拯烝民于夭枉，宜寤寐乎兹篇。

脏气法时并四气所伤药随所感论

夫四时之气，行乎天地之间，人处气交之中，亦必因之而感者，其常也。春气生而升，夏气长而散，长夏之气化而软，秋气收而敛，冬气藏而沉。人身之气，自然相通，是故生者顺之，长者敷之，化者坚之，收者肃之，藏者固之。此药之顺乎天者也。春温夏热，元气外泄，阴精不足，药宜养阴；秋凉冬寒，阳气潜藏，勿轻开通，药宜养阳。此药之因时制用，补不足以和其气者也。

然而一气之中，初中末异；一日之内，寒燠或殊。假令大热之候，人多感暑，忽发冰雹，亦复感寒。由先而感则为暑病，由后而感则为寒病。病暑者投以暑药，病寒者投以寒药。此药之因时制宜，以合乎权，乃变中之常也。此时令不齐之所宜审也。假令阴虚之人，虽当隆冬，阴精亏竭，水既不足，不能制火，则阳无所依，外泄为热，或反汗出，药宜益阴，地黄、五味、鳖甲、枸杞之属是已；设从时令，误用辛温，势必立毙。假令阳虚之人，虽当盛夏，阳气不足，不能外卫其表，表虚不任风寒，洒淅战栗，思得热食，及御重裘，是虽天令之热，亦不足以敌其真阳之虚，病属虚寒，药宜温补，参、芪、桂、附之属是已；设从时令，误用苦寒，亦必立毙。此药之舍时从证者也。假令素病血虚之人，不利苦寒，恐其损胃伤血，一旦中暑，暴注霍乱，须用黄连、滑石以泄之；本不利升，须用葛根以散之。此药之舍证从时者也。从违之际，权其轻重耳。至于四气所伤，因而致病，则各从所由。是故经曰：春伤于风，夏生飧泄。药宜升之、燥之，升麻、柴胡、羌活、防风之属是已。夏伤于暑，秋必痎疟。药宜清暑益气，以除寒热。石膏、知母、干葛、麦门冬、橘皮、参、苓、术之属是已。邪若内陷，必便脓血，药宜祛暑消滞，专保胃气，黄连、滑石、芍药、升麻、莲实、人参、扁豆、甘草之属是已。秋伤于湿，冬生咳嗽。药宜燥湿清热，和表降气保肺，桑白皮、石膏、薄荷、杏仁、甘草、桔梗、苏子、枇杷叶之属是已。冬伤于寒，春必病温。邪初在表，药宜辛寒、苦温、甘寒、苦寒，以解表邪，兼除内热，羌活、石膏、葛根、前胡、知母、竹叶、柴胡、麦门冬、荆芥、甘草之属是已。至夏变为热病，六经传变，药亦同前，散之贵早，治若后时，邪结于里，上则陷胸，中下承气，中病乃已，慎毋尽剂，勿懵勿忒，能事必矣。

以上皆四时六气所伤致病，并证重舍时，时重舍证，用药主治之大法，万世遵守之常经，圣哲复起，不可改已。所云六气者，即风寒暑湿燥火是也。过则为淫，故曰六淫。淫则为邪，以其为天之气，从外而入，故曰外邪。邪之所中，各有其地，在表治表，在里治里，表里之间，则从和解。病有是证，证有是药，各有司存，不相越也。此古人之定法，今人之轨

则也。

论制方和剂治疗大法

夫虚实者，诸病之根本也；补泻者，治疗之纲纪也。何谓虚？五脏六腑虚所生病也。何谓实？五脏六腑实所生病也。经曰：真气夺则虚，邪气胜则实。虚则补之，实则泻之。此万世之常经也。以补为泻，是补中有泻也；以泻为补，是泻中有补也。譬夫参、芪、甘草之退劳倦气虚发热；地黄、黄柏之滋水坚肾，以除阴虚潮热，是补中之泻也。桑根白皮之泻肺火，车前子之利小便除湿，是泻中之补也。举斯为例，余可类推矣。

升降者，病机之要最也。升为春气，为风化，为木象，故升有散之之义；降为秋气，为燥化，为金象，故降有敛之之义。饮食劳倦，则阳气下陷，宜升阳益气。泻利不止，宜升阳益胃。郁火内伏，宜升阳散火。滞下不休，宜升阳解毒。因湿洞泄，宜升阳除湿。肝木郁于地中，以致少腹作胀、作痛，宜升阳调气。此病宜升之类也。阴虚则水不足以制火，火空则发而炎上，其为证也，为咳嗽，为多痰，为吐血，为鼻衄，为齿衄，为头痛，为齿痛，为眼痛，为头眩，为晕，为眼花，为恶心，为呕吐，为口苦舌干，为不眠，为寒热，为骨蒸，是为上盛下虚之候。宜用苏子、枇杷叶、麦门冬、白芍药、五味子之属以降气，气降则火自降，而气自归元。而又益之以滋水添精之药，以救其本，则诸证自瘳。此病宜降之类也。设宜降而妄升，当升而反降，将使轻变为重，重必毙矣。

论塞因塞用、通因通用、寒因热用、热因寒用、用热远热、用寒远寒

经曰：寒因寒用者，譬夫脾虚中焦作

胀，肾虚气不归元，致上焦逆满，用人参之甘以补元气，五味子之酸以收虚气，则脾得补而胀自消，肾得补而气自归元，而上焦清泰，则逆满自平矣。通因通用者，譬夫伤寒挟热下利，或中有燥粪，必用调胃承气汤，下之乃安，滞下不休，得六一散清热除积而愈。皆其义也。寒因热用，是药本寒也，而反佐之以热。热因寒用，是药本热也，而反佐之以寒，则无拒格之患。故曰：必先其所主，而伏其所因也。用热远热者，是病本于寒，法应热治，所投热剂，仅使中病，毋令过焉，过则反生热病矣。用寒远寒，义亦同此。

论天地风气渐薄，人亦因之渐弱，用药消息亦必因之而变，不可执泥古法轻用峻利

夫人在气交之中，其强其弱，卒莫逃乎天地之气明甚。是以上古之人，度百岁乃去，今则七十称古稀矣；身形长大，常过七尺，今则世鲜六尺之躯矣。其寿数精神，既已渐减，则血气脏腑，亦应因之渐薄，乃天地之风气使然，有非人力所能挽回者。又况时丁末造，众生识昏见陋，五欲炽然，难解难遏，斫丧戕贼，日惟不足。于是疾病丛生，虚多实少，临证施治，多事调养，专防克伐，此今日治法之急务也。设使病宜用热，亦当先之以温；病宜用寒，亦当先之以清。纵有积滞宜消，必须先养胃气；纵有邪气宜祛，必须随时逐散，不得过剂，以损伤气血。气血者，人之所赖以生者也。气血一亏，则诸邪辐辏，百病横生。世人之病，十有九虚；医师之药，百无一补。宁知用药之误，则实者虚，虚者死，是死于药，而非死于疾病也。其慎其难，属诸司命，临证之顷，宜加战兢，勉之哉！毋执己见而轻人命也。

通评虚实论

经曰：邪气盛则实，精气夺则虚。又曰：邪之所凑，其气必虚。凡言虚者，精气夺也；凡言实者，邪气胜也。是故虚则受邪，邪客为实，法先攻邪，邪尽治本。邪犹未尽，勿轻补益。犯之者，是谓实实。精者，阴也；气者，阳也。设被削夺，是五脏六腑之阴精阳气皆虚也。宜从其类以补之。阴精虚者，补阴精；阳气虚者，益阳气。一切克伐攻击之药，概勿使用。犯之者，是谓虚虚。经曰：实实虚虚，损不足而益有余。如是者，医杀之耳！戒之哉！

论治阴阳诸虚病皆当以保护胃气为急

夫胃气者，即后天元气也，以谷气为本。是故经曰：脉有胃气曰生，无胃气曰死。又曰：安谷则昌，绝谷则亡。可见先天之气，纵有未尽，而他脏不至尽伤。独胃气偶有伤败，以至于绝，则速死矣。谷气者，譬国家之饷道也。饷道一绝，则万众立散。胃气一败，则百药难施。若阴虚，若阳虚，或中风，或中暑，乃至泻利滞下，胎前产后，疔肿痈疽，痘疮瘰疬惊疳，靡不以保护胃气、补养脾气为先务，本所当急也。故益阴宜远苦寒，益阳宜防泄气，祛风勿过燥散，消暑毋轻下通，泻利勿加消导；滞下之忌芒硝、巴豆、牵牛，胎前泄泻之忌当归，产后寒热之忌芩、连、栀子，疔肿痈疽之未溃忌当归，痘疹之不可妄下。其他内外诸病，应投药之中，凡与胃气相违者，概勿使用。投药之顷，宜加三思。

论诸病惟虚与火为难治

经曰：精气夺则虚。又曰：邪之所

凑，其气必虚。虚者，空也，无也。譬诸国内空虚，人民离散，则百祸易起，镇抚为难。非委任贤智，安靖休养以生息之，未可保其无事也。病之虚者，亦犹是已。医非明哲，孰能镇之以静，久而勿摇，卒成收合散亡，克复故物之功哉！是故经曰：不能治其虚，安问其余。盖言虚为百病之本，宜其首举以冠诸证也。

夫火者，阳也，气也，与水为对待者也。水为阴精，火为阳气。二物匹配，名曰阴阳和平，亦名少火生气，如是则诸病不作矣。设不善摄养，以致阴亏水涸，则火偏胜；阴不足，则阳必凑之，是谓阴虚阳盛，亦曰壮火食气。是知火即气，气即火也。故《仙经》谓：药即火，火即药，一而二，二而一者也。东垣亦曰：火与元气不两立。亦指此也。譬诸水性本流、本寒，过极则凝而不流，为层冰矣。解则复常，非二物也。盖平则为水火既济，当斯时也，火即真阳之气矣。及其偏也，则即阳气而为火也。始于元气不两立，而成乖否之象矣。故戴人亦曰：莫治风，莫治燥，治得火时风燥了。言苟能解此，则已达阴阳水火之原。曲畅旁通，何施不可。正指火之变态多端，其为病也非一，了此则余皆可办。然学者非心领神会，讵足喻于斯乎。

论阳常有余，阴常不足，药必因之以为损益，误则杀人

人身之有阴阳也，水一而已，火则二焉。是秉受之始，阳常有余，阴常不足。天地且然，况于人乎！故自小至老，所生疾病，靡不由于真阴不足者，其恒也。若夫真阳不足之病，千百而一二矣。阳者气也，火也，神也；阴者血也，水也，精也。阴阳均平，气血和调，是为平人气象之常候。苟失所养，或纵恣房室，或肆情

喜怒，或轻犯阴阳，或嗜好辛热，以致肾水真阴不足，不能匹配阳火，遂使阳气有余。气有余，即是火，故火愈盛而水愈涸。于是发为吐血、咳嗽、吐痰、内热、骨蒸、盗汗，种种阴虚等病。医师不察，不揆其本。凡见前证，不分阴阳，类施温补。参、芪、二术，视同食物，佐以姜、桂，若啖五辛；倘遇危剧，辄投附子。于是轻者重，重者毙，累累相踵，死而不悟，良可悯也。然使其术得售者，不独医师之罪，亦病家不明有以致之耳！何则？难成易亏者，阴也。益阴之药，纵医师选用无差，亦必无旦夕之效；助阳之药，能使胃气一时暂壮，饮食加增，或阳道兴举，有似神王。医师藉以要功，病者利其速效，彼此固执，莫辨厥由。故知阴虚真水不足之病，十人而九；阳虚真火不足之病，百不得一。医师之药，补助阳火者，往往概施；滋益阴精者，未尝少见。宜乎服药者之多毙，无药者之反存也。予见世医以此伤人者甚众，兹特著其误，以为世戒。

论上盛下虚本于肾水真阴不足

人身以阴阳两称为平，偏胜则病，此大较也。水不足则火有余，阴既亏则阳独盛。盖阴阳之精，互藏其宅，是阴中有阳，阳中有阴也。故心，火也，而含赤液；肾，水也，而藏白气。赤液为阴，白气为阳，循环往复，昼夜不息，此常度也。苟不知摄养，纵恣情欲，亏损真阴，阳无所附，因而发越上升，此火空则发之义，是周身之气，并于阳也。并于阳则阳盛，故上焦热而咳嗽生痰，迫血上行而吐衄，为烦躁，为头痛，为不得眠，为胸前骨痛，为口干舌苦，此其候也。阳愈盛则阴愈虚，阴愈虚则为五心烦热，为潮热骨蒸，为遗精，为骨乏无力，为小水短赤；

丹田不暖，则饮食不化，为泄泻，为卒僵仆，此其候也。治之之要，当呕降气，当益阴精，气降即阳交于阴，是火下降也。精血生即肾阴复，是水上升也。此既济之象，为坎离交也。坎离交，即是小周天，至此则阴阳二气复得其平矣，病何自而生哉？

论阴精阳气补益不同

经曰：形不足者，温之以气。人参、羊肉、黄芪、人胞、红铅之属是已。益阳气也，乃可以却沉寒。经曰：精不足者，补之以味。人乳、鳖甲、地黄、黄柏、枸杞、牛膝、天门冬之属是已。补阴精也，乃可以除伏热。

论治气三法药各不同

一、补气：气虚宜补之，如人参、黄芪、羊肉、小麦、糯米之属是已。

二、降气、调气：降气者，即下气也。虚则气升，故法宜降。其药之轻者，如紫苏子、橘皮、麦门冬、枇杷叶、芦根汁、甘蔗。其重者，如番降香、郁金、槟榔之属。

调者，和也。逆则宜和，和则调也。其药如木香、沉水香、白豆蔻、缩砂蜜、香附、橘皮、乌药之属。

三、破气：破者，损也。实则宜破，如少壮人暴怒气壅之类，然亦可暂不可久。其药如枳实、青皮、枳壳、牵牛之属。

盖气分之病，不出三端。治之之法，及所主之药，皆不可混滥也。误则使病转剧。世多不察，故表而出之。

论治血三法药各不同

血虚宜补之。虚则发热、内热。法宜甘寒、甘平、酸寒、酸温，以益荣血。其药为熟地黄、白芍药、牛膝、炙甘草、酸枣仁、龙眼肉、鹿角胶、肉苁蓉、甘枸杞子、甘菊花、人乳之属。

血热宜清之，凉之。热则为痈肿疮疖，为鼻衄，为齿衄，为牙龈肿，为舌上出血，为舌肿，为血崩，为赤淋，为月事先期，为热入血室，为赤游丹，为眼暴赤痛。法宜酸寒、苦寒、咸寒、辛凉，以除实热。其药为童便、牡丹皮、赤芍药、生地黄、黄芩、犀角、地榆、大小蓟、茜草、黄连、山栀、大黄、青黛、天门冬、玄参、荆芥之属。

血瘀宜通之。瘀必发热发黄，作痛作肿，及作结块癥积。法宜辛温、辛热、辛平、辛寒、甘温以入血通行，佐以咸寒，乃可软坚。其药为当归、红花、桃仁、苏木、桂、五灵脂、蒲黄、姜黄、郁金、京三棱、延胡索、花蕊石、没药、䗪虫、干漆、自然铜、韭汁、童便、牡蛎、芒硝之属。

盖血为荣阴也，有形可见，有色可察，有证可审者也。病既不同，药亦各异。治之之法，要在合宜。倘失其宜，为厉不浅。差剧之门，可不谨乎。

论治吐血三要

宜降气，不宜降火。

气有余，即是火。气降则火降，火降则气不上升，血随气行，无溢出上窍之患矣。降火必用寒凉之剂，反伤胃气。胃气伤则脾不能统血，血愈不能归经矣。

今之疗吐血者，大患有二。一则专用寒凉之味，如芩、连、山栀、青黛、柿饼灰、四物汤、黄柏、知母之类，往往伤脾作泄，以致不救。一则专用人参，肺热还伤肺，咳逆愈甚。亦有用参而愈，此是气虚喘嗽。气属阳，不由阴虚火炽所致，然亦百不一二也。宜以白芍药、炙甘草制肝，枇杷叶、麦门冬、薄荷、橘红、贝母清肺，薏苡仁、怀山药养脾，韭菜、番降香、真苏子下气，青蒿、鳖甲、银柴胡、牡丹皮、地骨皮补阴清热，酸枣仁、白茯神养心，山茱萸、枸杞子、牛膝补肾。此累试辄验之方。然阴无骤补之法，非多服药不效。病家欲速其功，医者张皇无主，百药杂试，以致殒命，覆辙相寻而不悟，悲夫！

宜行血，不宜止血。

血不循经络者，气逆上壅也。夫血得热则行，得寒则凝，故降气行血，则血循经络，不求其止而自止矣。止之则血凝，血凝必发热恶食，及胸胁痛，病日沉痼矣。

宜补肝，不宜伐肝。

经曰：五脏者，藏精气而不泻者也。肝为将军之官，主藏血。吐血者，肝失其职也。养肝则肝气平而血有所归，伐之则肝不能藏血，血愈不止矣。

论肾泄多在黎明所由

凡人之生，二五妙合之顷，识神依托是中，即揽父精母血，以为立命之基，遂成左右两肾。肾间动气，即道家所谓先天祖气是也，藏乎两肾之中，以肾属水，故称坎宫。以平人气象言之，此气至子后一阳生，生即渐渐上升，历丑、寅、卯、辰、巳，而六阳已极，则入离宫；午后一阴生，即白气变为赤液，渐渐降下至坎宫，复为白气。昼夜循环，升降不息。此即医家所谓真阳之火，道家所谓君火，即先天祖气，医家谓为相火者是也。方此火之自下而上也，行过中焦，必经脾胃，则能腐熟水谷，蒸糟粕而化精微。脾气散精，上归于肺，通调水道，下输膀胱，气化而出，是谓清升浊降，即既济之象也。苟不慎摄生之道，不明正性之理，则必务

快其心，逆于生乐，忧患以伤心，寒热以伤肺，饥饱以伤脾，多怒以伤肝，多欲以伤肾，则真气渐衰，精神日损。驯至子后，一阳不以时生，不能上升腐熟水谷，则糟粕无由而化；寅为三阳之候，阳气微则不能应候而化物，故天黎明而泄，其泄亦溏，俗名鸭溏，是为肾泄，亦名大瘕泄。昔人以四神丸治之，予加人参、莲肉，辄获奇效。盖人参补五脏之阳气故也。

论少年人阳痿因于失志不宜补阳

经曰：肾为作强之官，技巧出焉。藏精与志者也。夫志从士从心，志主决定，心主思维。思维则或迁或改，决定则一立不移，此作强之验也。苟志意不遂，则阳气不舒。阳气者，即真火也。譬夫极盛之火，置之密器之中，闭闷其气，使不得发越，则火立死而寒矣。此非真火衰也，乃闷郁之故也。宜其抑郁，通其志意，则阳气立舒，而其痿立起矣。若误谓阳精不足，过投补火之剂，多致痈疽而殁，可不戒哉！

论似中风与真中风治法迥别误则杀人

凡言中风，有真假内外之别。差之毫厘，谬以千里。何者？西北土地高寒，风气刚烈，真气空虚之人，猝为所中，中脏者死，中腑者成废人，中经络者可调治而瘳。治之之道，先以解散风邪为急，次则补养气血，此治真中外来风邪之法也。其药如小续命汤，桂枝、麻黄、生熟附子、羌独活、防风、白芷、南星、甘草之属为本。

若夫大江以南之东西两浙、七闽、百粤、两川、滇南、鬼方，荆、扬、梁三州之域，天地之风气既殊，人之所禀亦异。

其地绝无刚猛之风，而多湿热之气，质多柔脆，往往多热多痰。真阴既亏，内热弥甚，煎熬津液，凝结为痰，壅塞气道，不得通利，热极生风，亦致猝然僵仆类中风证。或不省人事，或语言謇涩，或口眼歪斜，或半身不遂。其将发也，外必先显内热之候，或口干舌苦，或大便秘涩，小便短赤，此其验也。刘河间所谓此证全是将息失宜，水不制火。丹溪所谓湿热相火，中痰中气是也。此即内虚暗风，确系阴阳两虚，而阴虚者为多，与外来风邪迥别。法当清热、顺气、开痰以救其标；次当治本，阴虚则益血，阳虚则补气，气血两虚则气血兼补，久之自瘳。设若误用治真中风药，如前辛热风燥之剂，则轻变为重，重则必死。祸福反掌，不可不察也。初清热，则天门冬、麦门冬、甘菊花、白芍药、白茯苓、瓜蒌根、童便；顺气则紫苏子、枇杷叶、橘红、郁金；开痰则贝母、白芥子、竹沥、荆芥、瓜蒌仁、霞天膏。次治本，益阴则天门冬、甘菊花、怀生地、当归身、白芍药、枸杞子、麦门冬、五味子、牛膝、人乳、白胶、黄柏、白蒺藜之属；补阳则人参、黄芪、鹿茸、大枣、巴戟天之属。与时消息，则因乎证。

似中风问答

或问：有患似中风证，眠不竟夕而易惺，心脉弦而不洪，多怒，肝脉弦而不长，语言謇涩不利，多痰声重，小便疾速不能忍，且有余沥，大便燥结，左尺脉浮洪，饮食少，不易消，此何以故？

答曰：眠不竟夕而易醒者，心血不足也，故其脉弦而不洪。东垣云：胃虚者多怒，多怒者肝气必不和。经曰：怒则气上逆。加以久病多郁，故益易怒，故肝脉亦弦而不长。弦为血少，此非以智慧观察，

以慈忍静定之力和之，未可以药石瘳也。肾属水，冬脉沉，故曰：诸浮者，肾不足也。肾主五液，又主二便。肾家有火，则真阴日亏，津液日少，不能荣养于舌络，舌络劲急，故语言不利。火性急速，故小便疾出而不能忍，且有余沥，而大便亦多燥结也。故其脉应沉实而反浮洪，失常候也。肺者，五脏之华盖，位乎上，象天而属金，喜清肃而恶烦热。热则津液干枯，无以下滴而通水道，或煎熬浓稠而成痰矣。肺热则人参反助邪热而伤肺，故往往声重多痰，壅塞气道，而升降不利也。脾为土脏，胃为之腑，乃后天元气之所自出。胃主纳，脾主消。脾阴亏则不能消，胃气弱则不能纳，饮食少则后天元气无自而生，精血坐是日益不足也。经曰：损其脾者，调其饮食，节其起居，适其寒温，此至论也。不如是则不足以复其脾阴。然其要又在戒暴怒，使肝无不平之气，肝和则不贼脾土矣。命门者，火脏也。乃先天真阳之气之所寄，即道家所谓先天祖气，医家所谓真火是也。其壮也有三：一者元禀过厚。二者保啬精气，不妄施泄。三者志气无所怫郁，则年虽迈而犹壮也。不尔则子后一阳不生，不能上升熏蒸糟粕而化精微，以滋后天之元气，是火不生土，而脾胃因之日弱也。法当降气和肝滋肾，降气是阳交于阴也。肝和则脾胃不被贼邪所干，故能纳而能消也。脾胃无恙，则后天元气日益生长矣。肾足则真阴自生，津液自足，舌络有所荣养，则舌之伸缩自如而言语自利矣。且世无不阴虚而中风者，第须拨去烦恼，一切放下，使心火不炎，则肾亦因之而不燥，此又治之之本也。

论痰饮药宜分治

夫痰之生也，其由非一。其为治也，药亦不同。由于阴虚火炎，上迫乎肺，肺

气热则煎熬津液，凝结为痰，是为阴虚痰火。痰在乎肺而本乎肾，治宜降气清热，益阴滋水。法忌辛温燥热、补气等药。由于脾胃寒湿生痰，或兼饮啖过度，好食油面猪脂，以致脾气不利，壅滞为痰，浓厚胶固，甚至流于经络，及皮里膜外，或结为大块，或不思食，或彻夜不眠，或卒尔眩仆，不省人事，或发癫痫，或昔肥今瘦，或叫呼异常，或身重腹胀，不便行走，或泄泻不止，及成瘫痪，种种怪证，皆痰所为。故昔人云：怪病多属痰。暴病多属火。有以夫！此病在脾胃，无关肺肾，治宜燥脾行气，散结软坚。法忌滞泥、苦寒、湿润等药，及诸厚味。由于风寒郁闭，热气在肺，而成痰嗽齁喘，病亦在肺，治宜豁痰除肺热药中，加辛热、辛温，如麻黄、生干姜之属，以散外寒，则药无格拒之患。法忌温补、酸收等药。病因不齐，药亦宜异。利润利燥，及利发散，各有攸当，非可混施也。

世以痰饮混称，药亦混投。殊不知痰之与饮，其由自别，其状亦殊。痰质稠粘，饮惟清水，特其色有异，或青或黄，或绿或黑，或如酸浆，或伏于肠胃，或上支胸胁，刺痛难忍，或流于经络四肢，则关节不利，支饮上攻为心痛，为中脘痛，甚则汗出，为呕吐酸水、苦黄水等，种种各异，或发寒热，不思饮食，及不得眠，皆其候也。此证皆因酒后过饮茶汤，则水浆与肠胃饮食湿热之气，凝而为饮；或因情抱抑郁，饮食停滞，不得以时消散，亦能成饮。总之必由脾胃有湿，或脾胃本虚，又感饮食之湿，则停而不消，此饮之大略也。治宜燥湿利水，行气健脾，乃为得也。其药大都以半夏、茯苓、参、术为君，佐以猪苓、泽泻以渗泄之，白豆蔻、橘皮以开散之，苏梗、旋覆花以通畅之。东垣五饮丸中有人参，其旨概可见矣。

论疟痢宜从六淫例治

风寒暑湿燥火，此天之六淫。其邪自外而入，感之而病，宜随其邪之所在以攻治之。经曰：夏伤于暑，秋必痎疟。乃暑邪为病也。虽有山岚瘴气发疟一证，治稍不同。然其证大都多热多寒，或热多寒少，或寒多热少，或单热不寒，或单寒不热，头疼骨疼，大渴引饮，口苦舌干，呕吐不思食，或烦躁不得眠，必用白虎汤二三剂，随证增损，解表以祛暑邪，而后随经消息，以除其苦可也。

滞下者，俗呼为痢疾，皆缘暑湿与饮食之积滞胶固而成。其证类多里急后重，数登圊而不便，或发热，或口渴，或恶心，不思食，何莫非暑之标证也。必用六一散、黄连、芍药为主，而后随其所苦，为之增损。伤气分则调气益气；伤血分则行血和血。然未有不先治暑而可获效者矣。治病必求其本，其斯之谓欤！

论病由七情生者只应养性怡神发舒志气以解之，不宜全仗药石攻治

夫喜怒忧思悲恐惊七者，皆发于情者也。情即神识，有知不定，无迹可寻，触景乃发，滞而难通。药石无知，焉能消其妄执，纵通其已滞之气，活其已伤之血。其默默绵绵之意，物而不化者，能保无将来复结之病乎？只宜以识遣识，以理遣情，此即心病还将心药医之谓也。如是庶可使滞者通，结者化，情与境离，不为所转，当处寂然，心君泰定，其何七情之为累哉！

论伤寒温疫、痈疽痘疹、疟疾诸病皆由实邪所发，自里发出于表者吉，由表陷入于里者凶

伤寒、温疫初发，邪在于表，必头疼

身热，病属三阳，即于此时急表散之。冬月即病，宜用辛温、辛热以汗之；春温夏热，宜用辛凉、辛寒、甘寒以汗之。汗后身凉脉静，无所伤犯，病不复作而愈。如投药濡滞，或病重药轻，不散之于表，致邪热内结，病属三阴，须下乃愈。内虚之人，不胜下药，多致危殆。又有少阴咽痛等证，则又不宜于下，或成狐惑，虫蚀肛门，种种难治之条，皆失于不早散故也。

痈疽皆由荣家实热，气逆所结。急宜凉血活血，散结解毒，大剂连进，内外夹攻，务使消散。即势大毒盛，一时不能散尽，亦必十消七八，纵使溃胀，保无大害。若失于救治，使热毒内攻，其膜必坏，膜坏则神人不能救矣。

痘疮之害，多在血热。解于一二日内者，十全八九。若迟则热毒内攻，陷入于里，肠胃当之，必致大便作泄，乳食不化，或神昏闷乱，便秘腹胀，则十不救一。除是禀受虚寒，方堪补托，济以温热，可救危急。

若夫疹家，便须速用辛寒、甘寒、苦寒之剂，清凉发散，十不失一。假令病重药轻，或治疗后期，或误投温热，则邪热内攻，烦躁闷乱，不可救药矣。

疟本暑邪，法当解肌。若元气先虚之人，脾胃薄弱，误投破气消食克伐之药，则中气愈虚，邪反内陷，必便脓血。治或失宜，多成腹胀，驯至不救，往往而是。

此之四证，皆须急治。要以自里达表者吉；自表陷里者凶。故药宜解散通利，最忌收涩破气，及诸温补。其关乎死生者最大，故特表而出之，俾世人知所先务也。

论五运六气之谬

原夫五运六气之说，其起于汉魏之后乎！何者？张仲景，汉末人也，其书不载

也。华元化，三国人也，其书亦不载也。前之则越人无其文，后之则叔和鲜其说。予是以知其为后世所撰，无益于治疗，而有误乎来学。学者宜深辨之。

予见今之医师，学无原本，不明所自，侈口而谈，莫不动云五运六气。将以施之治病，譬之指算法之精微，谓事物之实有，岂不误哉！殊不知五运六气者，虚位也。岁有是气至则算，无是气至则不算。既无其气，焉得有其药乎？一言可竟已。其云必先岁气者，譬夫此年忽多淫雨，民病多湿，药宜类用二术苦温以燥之，佐以风药如防风、羌活、升麻、葛根之属，风能胜湿故也。此必先岁气之谓也。其云毋伐天和者，即春夏禁用麻黄、桂枝，秋冬禁用石膏、知母、芩、连、芍药之谓。即春夏养阴、秋冬养阳之义耳！乃所以遵养天和之道也。昔人谓不明五运六气，检遍方书何济者，正指后人愚蒙，不明五运六气之所以，而误于方册所载，依而用之，动辄成过，则虽检遍方书，亦何益哉！

予少检《素问》中载有是说。既长游于四方，见天下医师与学士大夫，在在谈说其义，于时心窃疑之。又见性理所载，元儒草庐吴氏于天之气运之中，亦备载之。予益自信其为天运气数之法，而非医家治病之书也。后从歙邑见赵少宰家藏宋版仲景《伤寒论》，皆北宋善版，始终详检，并未尝载有是说；六经治法之中，亦并无一字及之。予乃谛信予见之不谬，而断为非治伤寒外感之说。予尝遵仲景法治一切外邪为病，靡不响应。乃信非仲景之言，不可为万世法程。杂学混滥，疑误后人，故特表而出之，俾来学知所抉择云。

祝医五则

凡人疾病，皆由多生不惜众生身前，

竭用人财，好杀鸟兽昆虫，好箠楚下贱，甚则枉用毒刑，加诸无罪，种种业因，感此苦报。业作医师，为人司命，见诸苦恼，当兴悲悯。详检方书，精求药道，谛察深思，务期协中。常自思维，药不对病，病不对机，二旨或乖，则下咽不返。人命至重，冥报难逃，勿为一时衣食，自贻莫忏之罪于千百劫。戒之哉！宜惧不宜喜也。

凡为医师，当先读书。凡欲读书，当先识字。字者，文之始也。不识字义，宁解文理，文理不通，动成窒碍。虽诗书满目，于神不染，触途成滞，何由省人。譬诸面墙，亦同木偶。望其拯生民之疾苦，顾不难哉。故昔称太医，今曰儒医太医者，读书穷理，本之身心，验之事物，战战兢兢，求中于道，造次之际，罔敢或肆者也。外此则俗工耳，不可以言医矣。

凡为医师，先当识药。药之所产，方隅不同，则精粗顿异。收采不时，则力用全乖。又或市肆饰伪，足以混真。苟非确认形质，精尝气味，鲜有不为其误者。譬诸将不知兵，立功何自。医之于药，亦犹是耳。既识药矣，宜习修事。《雷公炮炙》，固为大法。或有未尽，可以意通。

必期躬亲，勿图苟且。譬诸饮食，烹调失度，尚不益人，反能增害，何况药物关乎躯命者也，可不慎诸。

凡作医师，宜先虚怀。灵知空洞，本无一物。苟执我见，便与物对。我见坚固，势必轻人。我是人非，与境角立。一灵空窍，动为所塞，虽日亲至人，终不获益。白首故吾，良可悲已。执而不化，害加于人，清夜深思，宜生愧耻。况人之才识，自非生知，必假问学。问学之益，广博难量。脱不虚怀，何由纳受。不耻无学，而耻下问。师心自圣，于道何益。苟非至愚，能不儆者乎！

医师不患道术不精，而患取金不多。舍其本业，专事旁求。假宠贵人，翼其口吻，以希世重。纵得多金，无拔苦力。于当来世，岂不酬偿。作是思惟，是苦非乐。故当勤求道术，以济物命。纵有功效，任其自酬，勿责厚报。等心施治，勿轻贫贱。如此则德植厥躬，鬼神幽赞矣。

上来所祝五条，皆关切医师才品道术，利济功过。仰愿来学，俯从吾祝，则进乎道而不囿于技矣。讵非生人之至幸，斯道之大光也哉！

卷 二

诸病应忌药总例

补气

人参 黄芪 二术 人胞 红铅

温补

人胞 红铅 白胶 鹿茸 巴戟天 人参 黄芪 二术 淫羊藿 肉苁蓉 补骨脂 当归 狗阴茎 菟丝子 蛇床子

大热

附子 肉桂 仙茅 阳起石 乌头 硫黄 海狗肾 羊肉 雀肉 天雄 葫芦巴

破气

青皮 枳实 枳壳 槟榔 厚朴 牵牛

闭气

银杏 米面食 猪脂油 二术 黄芪

降气

降真香 苏子 郁金 枇杷叶 橘红 沉香 乌药

破血

桃仁 红花 苏方木 延胡索 干漆 五灵脂 花蕊石 乳香 没药 姜黄 三棱 蓬莪 水蛭 虻虫 蟅虫 肉桂 桃枭 穿山甲 骐驎竭

升提发散

升麻 柴胡 川芎 紫苏 麻黄 干葛 羌活 独活 防风 白芷 生姜 细辛 荆芥 前胡 藁本 葱白 薄荷

辛温辛热发散

吴茱萸 干姜 桂枝 麻黄 细辛 羌活 独活 防风 藁本 川芎 白芷 葱白

吐

瓜蒂 栀子 豉 皂荚 藜芦 常山 人参芦 虾汁 盐汤

下

大黄 芒硝 巴豆 牵牛 玄明粉 枳实 厚朴

降泄

山栀 知母 天门冬 玄参

利水

猪苓 泽泻 木通 瞿麦 车前子 葶苈 滑石 海金沙 商陆 茯苓 扁蓄 乌桕根皮 琥珀 芫花 甘遂 大戟 续随子 汉防己 郁李仁

损津液

郁李仁 白矾 矾红 半夏

敛摄

白芍药 五味子 醋 乌梅 白梅 酸枣仁

固涩

龙骨 牡蛎 粟壳 诃黎勒 益智子 山茱萸 桑螵蛸 蛇床子 肉果 莲须 阿芙蓉 金樱子 原蚕蛾

消导

山楂 麦芽 草果 槟榔 三棱 蓬莪 神曲 枳壳 枳实 绿矾 莱菔子 红曲 橘红 砂仁

开窍

龙脑香 麝香 苏合香 檀香 安息香

香燥

沉香　麝香　龙脑香　缩砂蜜　豆蔻
藿香　香附　丁香　乌药　木香

辛燥

火酒　蒜　半夏　南星　二术

辛热

干姜　吴茱萸　胡椒　蒜　茴香　生
姜　巴豆　龙脑香

湿润

地黄　当归　肉苁蓉　天门冬　知母
猪脂油　麻仁　栝楼仁

滞腻

猪羊犬肉　鹅　地黄　南面　油腻
炙煿

滑利

冬葵子　榆皮　牛乳　椿根白皮　柿
瓜　李　桃　梨　蜜　青菜　莼菜　酥
茄子

发湿

鳜鱼　南面

苦寒伤胃

山栀　黄柏　黄芩　黄连　大黄　苦
参　玄参　知母　芦荟

补命门相火

鹿茸　巴戟天　附子　人胞　红铅
白胶　肉桂　仙茅　阳起石　腽肭脐　淫
羊藿　补骨脂　狗阴茎　菟丝子　原蚕蛾

补肾水苦寒

黄柏　天门冬　玄参　知母

酸寒

白芍药　牛膝　乌梅

咸寒

童便　芒硝　玄参　秋石

生冷

菱　梨　菜　李

甘

甘草　饴糖　大枣　蜜

咸

食盐　商陆　碱水　鹿茸　蛤蜊　蛎
黄蛭

《续序例》下

阴阳表里虚实门

阳虚　即真气虚。其证恶寒，或发热
自汗，汗多亡阳。阳虚不发热，单恶寒者
居多。

【忌】破气，降泄，利水，苦寒；又
忌辛热发散。

青皮　枳壳　厚朴　牵牛　槟榔以上
破气　大黄　石膏　山栀　知母　天门冬
生地黄　栝楼以上降泄　泽泻　木通
瞿麦　葶苈　猪苓　滑石以上利水　海金
沙　商陆　黄芩　黄连　黄柏　玄参　槐
花以上苦寒　芍药　乌梅　醋以上酸敛　吴
茱萸　麻黄　羌活　独活　前胡　防风
荆芥以上辛热发散

【宜】补，甘，温，热。

人参　黄芪　二术　炙甘草　当归
白胶　淫羊藿　人胞　红铅　补骨脂　巴
戟天　桂　附子　仙茅　鹿茸　大茴香
阳起石　羊肉　雀肉

阴虚　即精血虚。其证为咳嗽多痰，
吐血，咯血，嗽血，鼻衄，齿衄，盗汗，
自汗，发热，寒热，潮热，骨乏无力，不
眠，气息，腰背痛。

【忌】补气，复忌破气、燥热辛温；
又忌大寒大苦伤胃，并升提发散、利水。

人参　黄芪　二术　人胞以上补气
南星　半夏　附子　官桂　桂枝　仙茅
鹿茸　干姜　硫黄　阳起石　海狗肾　丁
香　胡椒　乌头　火酒　吴茱萸　乌药
生姜以上燥热辛温　山栀　黄芩　黄连　大
黄　芒硝　玄明粉以上大寒大苦伤胃　麻黄
升麻　柴胡　羌活　独活　藁本　川芎

防风以上升提发散 破气利水药见前

【宜】生精补血，兼清虚热，敛摄，酸寒，甘寒，甘平，咸寒，略兼苦寒。

地黄 柏子仁 人乳 沙苑蒺藜 枸杞子 牛膝 麋角胶 阿胶 沙参 酸枣仁 白芍药 五味子 山茱萸 石斛 麦门冬 薯蓣 牡丹皮 续断 地骨皮 车前子 溺白垽 鳖甲 黄柏 知母 青蒿

表虚 其证自汗恶风，洒淅寒热，喜就温暖，脉浮无力。

【忌】破气，升发，辛热。

麻黄 升麻 防风 柴胡 羌活 独活 前胡 干葛 紫苏 薄荷 白芷 生姜 荆芥以上升发 吴茱萸 桂枝表虚而中寒者不忌 干姜以上辛热 破气药见前

【宜】补敛，益气实表，甘，酸。

人参 黄芪 白芍药 甘草 桂枝有热者勿用 五味子

里虚 其证洞泄，或完谷不化，心腹痛，按之即止，或腹胀，或伤寒下后痞满。

【忌】破气，下，苦寒。

大黄 芒硝 巴豆 玄明粉 牵牛以上下 黄芩 黄连 山栀 知母 黄柏 天门冬 茗以上苦寒 破气药见前

【宜】温补，甘，佐以辛热。

人参 炙甘草 术 大枣 糯米 肉桂 附子有热者勿用 干姜

阳实 即表邪热盛。其证头痛发热，遍身痛，无汗。

【忌】补敛，下，大热。

黄芪 人参 二术 桂枝 芍药 五味子 米面食 猪羊犬肉 醋以上补敛 附子 胡椒 干姜 肉桂 蒜 吴茱萸以上大热 下药见前

【宜】辛寒发散，天寒略加辛热、辛温佐之。

石膏 知母 葛根 麦门冬 前胡 柴胡 黄芩 紫苏 薄荷 升麻 防风 葱白 荆芥 羌活 麻黄冬月可用，春夏忌之

阴实 即里实。外感证属邪热内结者，其证胸腹硬痛，手不可近，大便七八日不行，或挟热下痢。

【忌】辛温发散，补敛。

诸药俱见前。

【宜】下，苦寒，咸寒，甘辛。

大黄 厚朴 枳实 滑石 山栀 黄芩 黄连 蓝 茵陈 芒硝 桃仁

阳厥 即热厥。其证四肢厥逆，身热面赤，唇燥，大渴，口干舌苦，目闭或不闭，小便赤涩短少，大便燥结，不省人事。

【忌】升发，补敛，燥热辛温。

诸药俱见前

【宜】下，清热，甘寒，苦寒，咸寒。

大黄 芒硝 石膏 黄芩 黄连 山栀 知母 童便

如挟虚有痰者，宜麦门冬、竹沥、芦根汁、梨汁、牛黄、童便。

如妇人热入血室因而厥者，药中以童便为君，加赤芍药、生地黄、牛膝、牡丹皮、桃仁。甚者大便结燥，加芒硝、大黄下之。通即止，勿尽剂。

阴厥 即寒厥。其证四肢厥逆，身冷，面青蜷卧，手指爪青黯，腹痛，大便溏，或完谷不化，小便自利，不渴，不省人事。

【忌】下，破气，苦寒，咸寒，酸寒。

食盐 太阴玄精石 童便以上咸寒 芍药 醋以上酸寒 下、破气、苦寒诸药俱见前

【宜】补气，温中，甘温，辛热。

人参 干姜 附子 桂 吴茱萸

上盛下虚 属阳盛阴虚。

【忌】升散，下，助阳补气；复忌破气，燥热辛。

诸药俱见阴虚条下。

【宜】降，益阴，甘寒，酸寒，佐以咸寒，苦寒。

苏子　枇杷叶　麦门冬　枸杞子　生地　沙参　白芍药　山茱萸　五味子　牛膝　童便　玄参　黄柏　天门冬

五脏六腑虚实门

心虚八证

【忌】升发，破气，苦寒，辛燥，大热。

诸药俱见前。

【宜】补血，甘温，酸敛，佐以咸寒，镇坠。

生地黄　龙眼肉　人参　炙甘草　石斛　酸枣仁　五味子　柏子仁　丹参　茯神　远志　鹿茸　炒盐　丹砂

惊邪属心气虚。

【忌】升，破气。

诸药俱见前。

【宜】降，清热，豁痰，平。经曰：惊者平之。

犀角　丹砂　琥珀　真珠　龙齿　金箔　牛黄　代赭石　羚羊角　麦门冬　石斛　桔梗　胆星　麝香　竹沥　天竺黄　远志　鬼臼

癫痫属心气虚有热。

【忌】补敛，升。

诸药俱见前。

【宜】降，清热，豁痰

诸药见惊邪条，加贝母、丹参、钩藤钩、郁金、铅丹、神水、白矾。

不得眠属心血虚有热。

【忌】升，辛燥，热。

诸药俱见前。

【宜】敛，养阴血，清热。

酸枣仁　五味子　龙眼内　丹参　芍药　人参　石斛　竹叶　生地黄　茯神

远志　黄连　玄参　麦门冬　辰砂　六一散　竹茹　木通　生甘草

心烦属心家有热。

【忌】升，破气，燥热。

诸药俱见前。

【宜】清热，生津液，甘寒，甘平，辛酸。

参用不得眠中诸药：

竹叶　麦门冬　生甘草　石斛　丹参　龙眼肉　生地黄　玄参　沙参　茯神　远志　知母　酸枣仁

怔忡属心血不足。

【忌、宜】俱同心虚。

心澹澹动

【忌、宜】俱同心虚。

盗汗属心血虚。汗者，心之液也。

【忌】破气，辛散，燥热。

诸药俱见前。

【宜】补敛，清虚热，甘酸，甘平，甘寒，苦寒，咸寒。

生地黄　当归　茯神　龙眼肉　黄芪　五味子　白芍药　酸枣仁　黄芩　黄柏　黄连　牡蛎

伏梁属心经气血虚，以致邪留下去。

【忌】破血，汗，下。

三棱　蓬莪　姜黄　虻虫　䗪虫　红蓝花　水蛭　桃仁以上破血　汗，下

诸药俱见前。

【宜】活血，凉血，散热通结，辛咸。

郁金　五灵脂　乳香　没药　当归　延胡索　赤芍药　远志　菖蒲　茯神　牡蛎　参用东垣杖梁丸治之。

肝虚十证

【忌】收敛，破气，升散，苦寒，下。

诸药俱见前。

【宜】辛散，甘缓。

当归　陈皮　生姜　地黄　甘菊　甘

草 胡麻 谷精草 决明子 刺蒺藜 羊牛兔肝

因郁而虚者，加细辛、木香、缩砂蜜、沉木香、川芎、香附。

胸胁痛 属肝血虚，肝气实，因而上逆。

【忌】敛，补气，破血。

诸药俱见前。

【宜】降气，养血，和肝，辛苦，平缓。

苏子 郁金 番降香 川通草 当归 生地黄 橘皮 甘草 白芍药 续断 鹿角胶

转筋 属血虚。

【忌】下，复忌升，燥热，闭气，苦寒，破气。

二术 黄芪 银杏 猪脂 羊肉 面以上闭气 余忌药俱见前。

【宜】酸，辛，甘平。

木瓜 牛膝 当归身 白芍药 石斛 续断 炙甘草 陈皮 缩砂蜜

目光短 属肝血虚，及肾水真阴不足。

【忌】破气，升，燥热。

诸药俱见前。

【宜】补肝兼滋肾，甘温益血，甘寒除热。

甘枸杞 生地黄 甘菊花 沙苑蒺藜 谷精草 五味子 决明子 天门冬 麦门冬

目昏 属肝血虚有热，兼肾水真阴不足。

【忌】同前目光短。

【宜】同目光短，加：

黄柏 羚羊角

目翳 属肝热兼肾水不足。

【忌】破气，升，燥热，苦寒。

诸药俱见前。

【宜】补肝血，除热，退翳。

甘菊花 生地黄 决明子 石决明 沙苑蒺藜 女贞实 青羊胆 羚羊角 犀角 空青 黄连 天龙 伏翼粪 木贼 谷精草 蜜蒙花 人爪 蝉蜕 玛瑙 石蟹 珊瑚 真珠 琥珀 马目毒公 贝子

亡血过多角弓反张 属肝血虚有热。

【忌】风燥，升，破气，下。

诸药俱见前。

【宜】补血清热，甘寒，甘温，酸寒，咸寒，辛润。

当归 生地黄 白芍药 炙甘草 牛膝 麦门冬 牡丹皮 甘菊花 童便

有汗加人参、黄芪、五味子、酸枣仁。

少腹连阴作痛 按之则止，属足厥阴经血虚。

【忌】同角弓反张。

【宜】同角弓反张，加白胶。

偏头痛 属血虚肝家有热，不急治，久之必损目。

【忌】升，燥热，苦寒。

诸药俱见前。

【宜】养血清虚热，甘寒，酸寒，辛寒。

生地黄 天门冬 甘菊花 白芍药 当归 川芎 乌梅 炙甘草 土茯苓 金银藤 黑豆

有实火者，可加黄芩酒炒、大黄酒蒸、芎䓖、雨前茶、石膏。

目黑黯眩晕 属血虚兼肾水真阴不足。

【忌】破气，燥热，辛温。

诸药俱见前。

【宜】养血补肝，清热，甘寒，甘平，酸寒，苦寒。

生地黄 枸杞子 甘菊花 当归 薯蓣 五味子 白蒺藜 甘草 山茱萸 白

芍药　天门冬　黄柏

肥气　属气血两虚，肝气不和，逆气与瘀血相并而成。

【忌】破气，下，苦寒。

诸药俱见前。

【宜】和肝散结气，兼行气血凝滞，甘温，甘平。

川芎　当归　沉香　干姜　肉桂　橘皮　红花　郁金　延胡索　香附　山楂　赤芍药　红曲　砂仁

参用东垣肥气丸治之。

腹虚十二证

【忌】下，降泄，破气，苦寒。

诸药俱见前。

【宜】甘温，佐以辛香，酸平。

人参　大枣　黄芪　薯蓣　炙甘草　莲肉　白茯苓　白扁豆　缩砂蜜　橘红　白豆蔻　藿香　木瓜　白芍药　酸枣仁

饮食劳倦伤脾发热

【忌】破气，发散，下，苦寒。

诸药俱见前。

【宜】补中益气，甘温，升，酸。

人参　黄芪　术　炙甘草　大枣　柴胡　升麻　石斛　麦门冬　橘红　白芍药　酸枣仁

饮食不消化　属脾气虚。

【忌】破气，消导克伐，苦寒；复忌燥。

草果　枳实　槟榔　蓬茂　三棱　绿矾以上消导　余忌药见前。

【宜】益真气，香，甘温，甘辛。

同脾虚，加谷芽、麦芽、肉豆蔻。

伤食　必恶食。

【忌】润湿，苦寒。

当归　肉苁蓉　锁阳　天门冬　地黄　知母　玄参　猪脂　茄子　酒糟　面食以上湿润　苦寒诸药见前。

【宜】健脾消导，甘温，辛香。

橘皮　薯蓣　莲肉　白扁豆　白芍药　白茯苓　草果　山楂

如腹痛大便不通，宜下之，枳实、槟榔、厚朴、大黄。元气虚人不可下，宜加参术。

伤肉食，轻者宜蒜、山楂，兼黄连；重者宜矾红，枣肉为丸。服二钱，不可过，终身忌荞麦。

伤面食，宜炒莱菔子。

停饮　为恣饮汤水，或冷茶、冷酒所致。

【忌】下，酸敛，湿润，滞腻。

诸药俱见前，加栝楼根及仁　桃仁　郁李仁

【宜】健脾利水，淡渗，兼辛散。

人参　白术　半夏　茯苓　橘皮　泽泻　猪苓　木通　桑白皮　旋覆花　紫苏　白豆蔻

水肿　属脾气虚。

【忌】破气，下泄，湿润，咸，苦寒。

食盐　商陆以上咸　余忌药俱见前。

【宜】补脾益气，燥湿，利水，辛香，甘温，佐以淡渗。

人参　二术　橘皮　薯蓣　木瓜　薏苡仁　桑白皮　茯苓　赤小豆　香薷　乌蠡鱼　车前子　猪苓　泽泻　姜皮　乌芋　缩砂蜜　通草

脾虚中满　属脾气虚兼脾阴虚。

【忌】破气，下，消导，利水，甘。

饴糖　大枣　蜜　甘草以上甘　余忌药俱见前。

昼剧夜静，属脾气虚。

【宜】补气健脾，甘温，淡渗，佐以辛香。

人参　二术　白芍药　桑白皮　茯苓　车前子　橘红　姜皮　藿香　缩砂蜜　无热证者佐以桂

夜剧昼静，属脾阴虚。

【宜】补脾阴，兼制肝清热，甘平，酸寒，淡渗。

酸枣仁 白芍药 石斛 白扁豆 莲肉 橘皮 山药 苏子 五味子 木瓜 桑白皮 车前子 茯苓

噎膈 属气血两虚。由于血液衰少，而非痰气逆气致。

【忌】破气，升；复忌下，消导，燥，苦寒，辛热。

诸药俱见前。

【宜】降，清热润燥，甘温甘平以益血，略佐辛香以顺气。

苏子 橘红 枇杷叶 人参 白芍药 酸枣仁 龙眼肉 人乳 牛乳 蔗浆 梨汁 韭汁 芦根汁 姜汁 白豆蔻仁

脾泄 属气虚。

【忌】破气，下，消导，苦寒。

诸药俱见前。

【宜】温中补气，升清，甘温，甘平，佐以辛香。

人参 术 炙甘草 薯蓣 莲肉 白扁豆 茯苓 车前子 白芍药 升麻 柴胡 肉豆蔻 缩砂蜜 橘皮 木香 丁香 藿香 白莱菔 兼有湿及痰，经年不愈，粪色白者，须服九制松脂。

健忘 属气血两虚。

【忌】升，燥热；复忌苦寒，辛散。

诸药俱见前。

【宜】益脾阴兼补气，酸敛，甘温，甘寒，辛平以通窍。

酸枣仁 白芍药 五味子 人参 炙甘草 黄芪 龙眼肉 柏子仁 麦门冬 丹参 茯苓 茯神 石菖蒲 远志

倦怠嗜卧 属脾气不足。

【忌】破气，消导，苦寒。

诸药俱见前。

【宜】补气，兼健脾，甘温，辛香。

人参 白术 黄芪 茯苓 薯蓣 炙

甘草 谷蘖 白扁豆 缩砂蜜 橘皮 藿香 白豆蔻

脾虚腹痛 按之则止，属血虚。

【忌】破气，破血，香燥，苦寒。

诸药俱见前。

【宜】益气补血，苦温，酸平。

人参 炙甘草 龙眼肉 大枣 酸枣仁 石斛 麦门冬 白芍药

痞气 属脾气虚及气郁所致。

【忌】破气，下，湿润，苦寒。

诸药俱见前。

【宜】健脾，兼散结滞，甘温，辛香。

人参 白芍药 橘红 缩砂蜜 藿香 吴茱萸 谷蘖 麦蘖 红曲 香附 木香 参用东垣痞气丸治之。

肺虚七证

【忌】补气，升散，辛燥，温热。

诸药俱见前。

【宜】清热，降气，酸敛，润燥。

天门冬 麦门冬 苏子 枇杷叶 贝母 沙参 百部 百合 桑白皮 五味子 杏仁 五倍子 蜜 梨 柿

无热者，加人参。

齁喘 属肺虚有热，因而痰壅。

【忌】破气，升，发散，收涩。

诃子 亚芙蓉 粟壳以上收涩 余忌药俱见前。

【宜】降气，消痰，辛凉，甘寒，苦平。

苏子 枇杷叶 贝母 桑根白皮 栝楼根 竹沥 天门冬 麦门冬 百部 百合 薄荷 马兜铃 款冬花 沙参 前胡 白前 射干

咳嗽吐血痰 属肺热甚。

【忌】升，破气，复忌补气，破血，辛燥，温热，收涩。

诸药俱见前。

【宜】降气清热，润肺生津液，凉

血益血，甘寒，甘平，咸寒，佐以苦寒。

郁金　生地黄　蒲黄　侧柏叶　茅根
剪草　白及　阿胶　童便　知母　余
药肺虚条内参用。

声哑　属肺热甚。

【忌、宜】俱同咳嗽。

咽喉燥痛　属水涸水炎，肺热之极。
此证法所难治。

【忌、宜】俱同咳嗽。

肺痿　属肺气虚有热。

【忌、宜】俱同肺虚。

龟胸　属肺热有痰。

【忌、宜】俱同齁喘咳嗽。

息贲　属肺气虚，痰热壅结所致。

【忌】破气，辛热，补敛。
诸药俱见前。

【宜】降气，清热开痰，佐以散结。

橘皮　白豆蔻　白芥子　射干　桔梗
旋覆花　桑白皮　参用东垣息贲丸治
之。

肾虚　即肾水真阴不足。

【忌】升，破气，利水，温热，辛燥，
补命门相火。

仙茅　巴戟天　葫芦巴　人参　补骨
脂　鹿茸　人胞以上补命门相火
余忌药俱见前。

【宜】滋阴，润，生精补血，除热，
甘寒，酸寒，苦寒，咸寒。

地黄　枸杞子　牛膝　人乳　肉苁蓉
柏子仁　胡麻　沙苑蒺藜　杜仲　续断
天门冬　麦门冬　五味子　山茱萸　薯
蓣　牡丹皮　菟丝子　车前子　地骨皮
知母　黄柏　鳖甲　青蒿　童便

肾虚腰痛　属精气虚。

【忌】破气，燥热。
诸药俱见前。

【宜】同肾虚。

骨乏无力　属阴精不足，肾主骨故

也。

【忌、宜】俱同肾虚。

骨蒸潮热　属真阴精血虚极，以致阳
无所附，火空上炎。

【忌、宜】俱同肾虚。

传尸劳

【忌】同肾虚。

【宜】除热益阴，杀劳虫，兼清镇。
诸药同肾虚，加：

鬼臼　干漆　漆叶　芦荟　象胆　獭
肝　胡黄连　安息香　丹砂　磁石　神水

五心烦热　属真阴不足。

【忌、宜】俱同肾虚。

梦遗泄精　属肾虚有火。

【忌】同肾虚。

【宜】滋阴，生津补血，除热，酸敛，
佐以涩精。

莲花蕊　生甘草　石斛　缩砂蜜　龙
骨　覆盆子　鱼胶　莲肉　牡蛎　远志
韭子　桑螵蛸　余药同肾虚条。

小便短涩、热赤频数　属肾虚有火。

【忌、宜】俱同肾虚。

溺有余沥　属气虚。

【忌】同肾虚。

【宜】同肾虚，以五味子、黄柏、人
参为君，加菟丝子、覆盆子为臣，益智为
佐。如觉平日肺家有热，或咳嗽有火者，
忌人参，用沙参。

溺血、血淋　属肾虚有火，热伤血
分。

【忌】同肾虚。

【宜】同肾虚，加：

侧柏叶　阿胶　茅根　韭白　干地黄
戎盐　蒲黄

伤精白浊　属房劳过度，以致精伤流
出似白浊证。

【忌】利小便，燥，辛热。
诸药俱见前。

【宜】同肾虚。

五淋　属肾虚兼有湿热。

【忌】同肾虚。

【宜】同肾虚，加清湿热。

茯苓　黄柏　车前子　石斛　萆薢
薏苡仁

精塞水窍不通　属房欲不竟，或思欲
不遂，或惧泄忍精，或老人气不足以送精
出窍。

【忌】破气，下，利小便，燥热。

诸药俱见前。

【宜】行败精，壮实人宜兼泄火，老
人宜兼补气血。外治用吮法。

牛膝　生地黄　当归　桃仁　红花
车前子　鹿角霜

齿浮、真牙摇动，及下龈软或齿衄
属肾虚有热。

【忌】同肾虚，又忌当归、芎藭。

【宜】益阴，凉血，固肾。

诸药略同肾虚，应以地黄、黄柏、五
味子为君，桑椹、牛膝、沙苑蒺藜、鹿
茸、天门冬为臣，龙骨、牡蛎为使。

下消　属肾阴虚，火伏下焦。

【忌】同肾虚。

【宜】清热，及峻补真气，润，酸敛。

诸药同肾虚，宜以黄柏、五味子、生
地黄、天麦门冬、人参为君，石斛、牛
膝、知母、人乳、童便为臣，地骨皮、青
蒿、侧柏叶为佐。

善恐　属肾藏志故也。

【忌】破气，苦寒。

诸药俱见前。

【宜】补气强志，辛平，甘温，佐以
辛香。

人参　远志　茯苓　鹿茸　酸枣仁
柏子仁　石斛　沉水香

阴窍漏气　属肾气虚不固。肾主纳
气，虚则不能纳，故见是证。

【忌】破气，降，香燥，辛热。

苏子　郁金　降香　沉水香　橘皮
通草以上降　白豆蔻　木香　香附以上香燥
余忌药俱见前。

【宜】补真气，酸敛，固涩。

人参　五味子　山茱萸　沙苑蒺藜
覆盆子　枸杞子　益智子　远志　龙骨
牡蛎　金樱子　莲须　参用肾虚条内诸
药。

疝　属肾虚，寒湿邪乘虚客之所致。
丹溪谓与肾经绝无相干者，误也。又有先
因湿邪为病，后成湿热者，药宜分寒热、
先后二途。

【忌】升，破气，苦寒，湿润。

诸药俱见前。

【宜】补气，通肾气，除湿。又有阴
虚有热之人病此，兼宜除热。

人参　黄芪　橘核　合欢子　荔枝核
川楝子　牛膝　木瓜　杜仲　萆薢　巴
戟天

虚寒而痛，加桂、怀香、补骨脂、仙
茅。虚热而痛，加黄柏、车前子。湿盛
者，加术。

奔豚　属肾虚，脾家湿邪下传客肾所
致。

【忌】同疝，兼忌燥。

诸药俱见前。

【宜】补气，健脾，辛温，散结。

人参　薯蓣　桂　山茱萸　牛膝
茴香　蛇床子　参用东垣奔豚丸治之。

命门虚　即元阳真火不足。四证

【忌】下泄，破气，发散，辛寒，苦
寒，淡渗，燥，补肾水苦寒药。

黄柏　知母　生地黄　天门冬以上补
肾水苦寒药　余忌药俱见前。

【宜】益真阳之气，甘温，咸温，甘
热，酸敛。

人参　红铅　人胞　鹿茸　白胶　肉

苁蓉 菟丝子 枸杞子 覆盆子 五味子 巴戟天 山茱萸 附子 补骨脂 仙茅 阳起石

阴萎 属命门火衰，下焦虚寒。

【忌】同命门虚。

【宜】同命门虚，加海狗肾、天雄、蛇床子、原蚕蛾、狗阴茎、雀卵、牛膝、白马阴茎。

精寒、精薄 属命门火衰，阳气不足。

【忌、宜】俱同阴痿。

肾泄 即五更及黎明泄泻者是也。亦名大瘕泄。属命门真火不足。

【忌】同命门虚。

【宜】益气，甘温，酸敛。

人参 薯蓣 莲肉 肉豆蔻 砂仁 补骨脂 木香 吴茱萸 五味子

畏寒足冷

【忌、宜】俱同命门虚。

小肠虚一证

【忌】破气，辛散，燥热。诸药俱见前。

【宜】补气，甘温，酸温。

人参 黄芪 麦门冬 五味子 山茱萸

遗尿 属小肠虚，兼肾气虚。

【忌】同小肠虚。

【宜】同小肠虚，兼固涩。

牡蛎 益智子 龙骨 金樱子

胆虚二证

【忌】汗，吐，下，苦寒，破气，燥。山栀 瓜蒂 藜芦 盐汤 常山以上吐 余忌药见前。

【宜】甘温，甘平，酸敛，佐以微辛。

人参 当归 谷精草 决明子 木贼草 甘草 竹叶 竹茹 白芍药 酸枣仁

易惊 属胆气虚。

【忌】破气，升发，燥热。

诸药俱见前。

【宜】补胆气，甘温，辛温，酸平。

人参 酸枣仁 甘草 竹叶 当归 白芍药 竹茹 橘皮

病后不得眠 属胆虚。

【忌、宜】俱同胆虚。

胃虚七证

【忌】下，破气，苦寒，燥热。

诸药俱见前。

【宜】益气，甘平，甘淡，酸。

人参 白术 白扁豆 莲肉 石斛 橘皮 白茯苓 木瓜 白芍药

兼寒加生姜、白豆蔻、缩砂蜜。

兼热加竹茹、枇杷叶、麦门冬、芦根汁、蔗浆。

骨弱不纳食及不思饮食

【忌】同胃虚。

【宜】同胃虚，仍分寒热治。

胃虚呕吐 宜分寒热。

【忌、宜】俱同胃虚。

霍乱转筋 属胃虚，猝中邪恶气及毒气，兼有停滞所致。转筋与肝经血虚不同。

【忌】闭气，滞腻，收敛，温补，大热。

诸药俱见前。

【宜】调气和中，辛散，消导。

由于暑，必口渴，或口干、齿燥、口苦、小便短赤。

白梅 白扁豆并叶 丝瓜叶 滑石 石膏 甘草 橘皮 香薷 木瓜 石斛 童溺 食盐 泥浆 缩砂蜜 厚朴

由于寒，则小水清白，不渴不热。

缩砂蜜 丁香 橘皮 藿香 甚者加：吴茱萸、肉桂。

外治用杉木、楠材，煎汤浸洗。

绞肠痧 属胃气虚，猝中天地邪恶污秽之气，郁于胸腹间，上不得吐，下不得泻，以致肠胃绞痛异常，胸腹骤胀，遍体紫黑，头顶心必有红发，急寻出拔去之。急以三棱镵针刺委中，挤出热血，可立苏。次用新汲凉水，投入盐两许，恣饮，得吐泻即止。委中穴在两膝下湾横纹中间，两筋之中，刺入一分。

【忌】温补，敛。

诸药俱见前。切忌火酒、生姜、蒜及谷气米饮热汤，入口即死。

【宜】通窍辟恶，辛散，咸寒。

龙脑香　苏合香　藿香　檀香　乳香　芒硝　童便　煎药亦宜冷服。

中恶腹中绞痛　属胃气虚，恶气客之所致。

【忌】补，酸敛。

诸药俱见前。

【宜】辟恶气，通畅胃气，辛散。

龙脑香　檀香　麝香孕妇忌服　牛黄　乳香　苏合香　丹砂　雄黄　鬼臼　藿香　橘皮　木香　沉水香　白豆蔻　远志　石菖蒲　干姜　桂

反胃　属胃气虚。

【忌】破气，升，苦寒，甘，燥热。

诸药俱见前。

【宜】补气，降气，和胃，清热，酸敛以制肝。

人参　苏子　橘皮　枇杷叶　木瓜　竹茹　麦门冬　芦根汁　石斛　白茯苓　白芍药　梅酱　蔗浆

若因虚寒而得者，加生姜、术、白豆蔻。

中酒　属胃弱。

【忌】闭气，升，甘温，燥热，收涩。

诸药俱见前。

【宜】养胃，酸，辛散，淡渗。

人参　麦门冬　白扁豆　葛花　五味子　梅酱　橘皮　白豆蔻　黄连　缩砂蜜　白茯苓　泽泻

大肠虚四证

【忌】破气，下，燥热。

诸药俱见前。

【宜】补气，润燥，甘温。

人参　黄芪　麦门冬　五味子　白芍药　炙甘草

虚热便闭不通　属血虚，津液不足。

【忌】破气，下，燥热，苦温，损津液。

郁李仁损津液　余忌药俱见前。

【宜】生津液，润燥，凉血，益血。

五味子　麦门冬　芝麻　麻仁　生蜜　天门冬　肉苁蓉　生地黄　当归　芦荟　炙甘草

虚寒滑泄不禁　属气虚

【忌】破气，下，湿润，苦寒。

诸药俱见前。

【宜】补气，升，甘温，酸敛。

人参　黄芪　白术　莲肉　升麻　炙甘草　吴茱萸　肉豆蔻　补骨脂　五味子　木瓜　赤石脂

肠鸣　属气虚。

【忌】破气，下，苦寒。

诸药俱见前。

【宜】同大肠虚，加：升麻、柴胡以佐之。

脱肛　属气虚兼有湿热。

【忌】同大肠虚。

【宜】补气，升提，除湿热。

人参　黄芪　炙甘草　白术　莲肉　白扁豆　升麻　干葛　柴胡　黄柏　防风　黄连　黄芩　樗根白皮　白芍药

外用五倍子傅之。

膀胱虚三证

【忌】破气，燥，利小便。

诸药俱见前。

【宜】补气，酸敛。

人参　五味子　山茱萸　益智子　金樱子

小便不禁　属气血虚。

【忌】降下，湿润，燥热。

诸药俱见前。

【宜】同膀胱虚，加：

牡蛎　龙骨　鹿茸　桑螵蛸　鸡胵胵

频数不能少忍，加麦门冬、五味子、黄柏、山茱萸、天门冬、鳖甲、牛膝、柏子仁、甘枸杞子。

遗尿　属本经气虚，见小肠虚条内。因膀胱虚亦能致遗尿，故复列此。

【忌、宜】俱见小肠虚。

膀胱气

【忌、宜】俱同疝。

三焦虚二证

【忌】破气，降；复忌升发，苦寒。

诸药俱见前。

【宜】补中益气，佐以辛温。

人参　黄芪　白术　益智子　沉香

五味子

腹寒　属中气虚。

【忌、宜】俱同三焦虚。

短气、少气　属气虚。

【忌】同三焦虚。

【宜】补气益精，甘温，甘寒，酸温。

人参　黄芪　麦门冬　五味子

心实　即实火实热。五证

【忌】补敛，升，热，温燥。

诸药俱见前。

【宜】降火清热，苦寒以折之，辛寒以散之，甘寒以缓之，咸寒以润之。

黄连　犀角　石膏　丹砂　牡丹皮

滑石　生甘草　麦门冬　竹叶　童便

大便结燥，加芒硝、大黄。发狂亦如之。

谵语　属心家邪热。

【忌、宜】俱同心实。

舌破　属心火。

【忌、宜】俱同心实。

烦躁　属心家邪热及心火内炎。烦属心，躁属肾

【忌、宜】俱同心实。

自笑　属心家有热邪。

【忌、宜】俱同心实。

发狂　属心家有邪，热甚。

【忌、宜】俱同心实。

肝实五证

【忌】补气，升，酸敛，辛热，辛温，燥。

诸药俱见前。

【宜】清热降气，苦寒，辛寒，甘寒，酸寒。

橘皮　青皮　苏子　黄连　黄芩　龙胆草　柴胡　生甘草　赤芍药　竹叶　青黛

善怒　怒则气上逆，甚则呕血及飧泄。

【忌】补，升，热燥，闭气。

诸药俱见前。

【宜】降气，清热，甘寒，酸寒，咸寒，佐以辛散。

苏子　郁金　番降香　生甘草　青黛

麦冬　生地黄　赤芍药　橘皮　蒲黄

当归　延胡索　砂仁　香附　童便

善太息，忽忽不乐

【忌、宜】俱同善怒。

胁痛呕血　属肝气逆，肝火盛，肝血虚。

【忌、宜】俱同善怒。

发瘛　属肝家邪热。热则生风，风主掉眩故也。

【忌】同善怒。

【宜】清热，降气，利小便，缓中。

生地黄　白芍药　黄连　丹砂　羚羊角　童便　苏子　麦门冬　生甘草　竹叶

甘菊花　白茯苓　木通

目赤肿痛　属血热。

【忌】同肝实善怒。

【宜】凉血清热，甘寒，苦寒，酸寒。

生地黄　赤芍药　甘草　甘菊　谷精草　蜜蒙花　荆芥　黄柏　大黄　黄连　连翘　玄参　山栀　竹叶　龙胆草　空青　曾青　木通　童便

外治：铜青、芒硝、石胆、蕤核。急者宜以三棱针刺破眼眶肿处，捋出热血，立解。迟则血贯瞳人，目损矣。

脾实　即湿热邪。六证

【忌】湿润，收涩，滞腻，热，咸，甘。

诸药俱见前。

【宜】除湿清热，利小便，辛散，风燥，苦。

术　山栀　猪苓　泽泻　滑石　车前子　茯苓　白豆蔻　防风　干葛　黄连　枳实

蛊胀　由于脾家湿热积滞，或内伤瘀血停积而成。

【忌】补气，甘温，燥热。

诸药俱见前。

【宜】除湿，清热，利小便，消积。

木通　防己　车前子　猪苓　泽泻　茯苓　葶苈　乌蠡鱼　桑白皮　山楂　红曲　三棱　蓬术

易饥　属脾家邪火。

【忌】升，辛温，大热，香燥。

沉香　麝香　龙脑　缩砂蜜　豆蔻　藿香以上香燥　余忌药俱见前。

【宜】清火除热，生津液，益脾阴，甘寒，苦寒，酸寒。

黄连　青黛　连翘　山栀　石膏　竹叶　麦冬　石斛　白芍药　酸枣仁

口唇生疮

【忌】温燥，热。

诸药俱见前。

【宜】甘寒，酸寒，苦寒，辛寒。

麦门冬　生地黄　甘草　白芍药　乌梅　黄连　黄柏　玄参　连翘　栝楼根　干葛　石膏　龙胆草　大青　竹叶

口糜

【忌、宜】俱同口唇生疮。

中消　属脾家实火。

【忌】破气，下，温燥，热。

诸药俱见前。

【宜】服诸药同口唇生疮，加人参。

湿热腹痛　按之愈甚。

【忌】闭气，酸敛，温热，燥。

诸药俱见前。

【宜】利小便，兼升提，苦寒。

滑石　车前子　木通　黄连　黄芩　升麻　柴胡　葛根　防风

不愈加熟大黄，即土郁则夺之之义也。

肺实八证

【忌】敛涩，补气，升，燥热，酸，咸。

诸药俱见前。

【宜】降气，润，甘寒，苦寒，佐以辛散。

苏子　枇杷叶　桑白皮　天门冬　贝母　栝楼根　杏仁　白前　前胡　知母　车前子　桑黄　石膏　黄芩

喘急　属肺有实热，及肺气上逆。

【忌】同肺实。

【宜】同肺实，加桔梗、甘草、栝楼仁、玄参、青黛。

气壅　属肺热气逆。

【忌、宜】俱同肺实。

声重痰稠　属肺热。

【忌】同肺实。

【宜】同肺实，加薄荷、竹沥。

肺痈　属肺热极。

【忌】同肺实。

【宜】清热，消痰，降火，解毒散结，

甘寒，辛寒。

桑白皮　桑黄　黄芩　贝母　栝楼根
薏苡仁　蕺菜　虎耳草　鼠粘子　连翘
甘草　败酱草　百年腌芥菜汁

肺胀闷　属肺热。

【忌】同肺实。

【宜】同肺实，并参用肺痈诸药。

吐脓血，血痰，咳嗽嗽血　属肺家火
实热甚，此正邪气胜则实之谓。

【忌】同肺实。

【宜】清热降气，凉血，豁痰。

童便　苏子　枇杷叶　桑白皮　麦门
冬　剪草　蒲黄　生地黄　天门冬　百部
桑黄　百合　薏苡仁　甘草　贝母　白
芍药　白及　桔梗　款冬花　紫菀

喉癣　属肺热。

【忌】同肺实。

【宜】同肺实，加鼠粘子、玄参、射
干。

上消　属肺家实火，及上焦热。

【忌】同肺实。

【宜】降气，清热，补肺，生津，甘
寒，苦寒，酸寒，辛寒。

苏子　麦门冬　枇杷叶　桑白皮　桔
梗　百部　百合　黄芩　天门冬　沙参
黄连　栝楼根　葛根　知母　玄参　石膏
甘草　五味子　白芍药　篁竹叶　芦根
冬瓜　人乳　天酒

肾无实，故无泻法。

命门实二证

【忌】补气，温，热。
诸药俱见前。

【宜】苦寒、甘寒、咸寒。

黄柏　知母　玄参　天门冬　麦门冬
牡丹皮　车前子　木通　泽泻

强阳不倒　属命门火实，孤阳无阴所
致。此证多不治。

【忌】同命门实。

【宜】同命门实，加五味子、童便、
生地黄。

水窍涩痛　属命门实火。

【忌】同命门实。

【宜】清热，利窍，甘寒，苦寒，咸
寒，佐以淡渗。

黄柏　知母　车前子　生地黄　天门
冬　生甘草　黄芩　牛膝　麦门冬　童便
茯苓　木通

小肠实一证

【忌】敛涩，补气。
诸药俱见前。

【宜】通利，淡渗，苦寒，甘寒，咸
寒。

车前子　白茯苓　木通　生甘草　黄
柏　知母　黄芩　黄连　牛膝　麦门冬
生地黄　童溺

小水不利及赤，或涩痛尿血。

【忌、宜】俱同小肠实。

胆实二证

【忌】汗、吐、下。
诸药俱见前。

【宜】和解，辛寒，甘寒，苦寒，辛
温。

柴胡　黄芩　半夏　生姜　甘草　橘
皮　龙胆草

口苦耳聋胁痛，往来寒热。

【忌】同胆实。

【宜】用仲景小柴胡汤，随所见兼证
加减。

鼻渊　属胆移热于脑。

【忌】辛温，燥热。
诸药俱见前。

【宜】清热，补脑，甘寒，甘平，佐
以辛寒。

天门冬　甘菊花　生地黄　沙苑蒺藜
山茱萸　沙参　薄荷　柴胡　辛夷　黄
芩　玄参　知母

胃实六证

【忌】升，补敛，辛温，燥热，湿润。诸药俱见前。

【宜】下。如邪未结，宜清热发散，苦寒，辛寒，甘寒。

大黄　枳实　知母　石膏　葛根　竹叶　大青　小青　青黛　麦冬　甘草

谵语发狂，发斑，弃衣而走，登高而歌属胃家邪热实。

【忌】同胃实。

【宜】同胃实。如大便结者，加芒硝亟下之；发斑者，加鼠粘子、玄参、栝楼根，多用石膏为君。便结者亦加大黄。

口臭，数欲饮食　属胃火。

【忌】同胃实。

【宜】清热降火，苦寒，甘寒，辛寒。

黄连　青黛　连翘　麦门冬　石斛　芦根汁　竹叶　石膏

嘈杂　属胃火。

【忌】同口臭。

【宜】同口臭，略兼消导。

山楂　麦芽　橘红　神曲

口淡　属胃热。

【忌、宜】俱同口臭。

呕吐　属胃火者，必面赤，小便短赤或涩，大便多燥，口苦或干渴。

【忌】同胃实。

【宜】同胃实，加枇杷叶、竹茹、木瓜、芦根、橘皮、通草、白茯苓。

吞酸　属胃火。

【忌】同胃实。

【宜】同嘈杂。

大肠实四证

【忌】补敛，燥热。

诸药俱见前。

【宜】润下，苦寒，辛寒。

生地黄　麻仁　桃仁　黄连　黄芩　槐花　大黄　石膏　知母　枳壳

便硬闭

【忌】同大肠实。

【宜】同大肠实，加芒硝、猪胆、槟榔、郁李仁、石蜜。

肠风下血　属大肠湿热。

【忌】下，燥热。

诸药俱见前。

【宜】清热凉血，兼升，甘寒，苦寒。

生地黄　槐花　地榆　黄连　黄芩　荆芥　防风　甘草　红曲　白芍药　侧柏叶　白头翁　蒲黄　鸡子　葛谷

脏毒　属血热。

【忌】同肠风下血。

【宜】同肠风下血，加忍冬、麦门冬，倍加地榆、蒲黄。

肠痈　属大肠实火。

【忌】同肠风下血。

【宜】下，苦寒，解毒。

大黄　白药子　白芷　白及　白敛　连翘　忍冬藤　天明精　甘草　黄芪　生地黄　明矾　黄蜡　生蜜以上三味作丸

膀胱实一证

【忌】燥热，收涩。

诸药俱见前。

【宜】润，淡渗。

知母　黄柏　车前子　木通　瞿麦　滑石　茯苓　猪苓　泽泻

癃闭　属膀胱实热。

【忌】破气，发散，燥热。如属水液不足，兼忌利小便。

诸药俱见前。

【宜】同膀胱实，佐以升提。

升麻　柴胡

三焦实三证

【忌】补敛，升，燥热。

诸药俱见前。

【宜】降，清热，调气，甘寒，苦寒，咸寒。

苏子　麦门冬　知母　黄柏　玄参　山栀　黄芩　黄连　童便

喉痹　即缠喉风，属少阳相火、少阴君火并炽。经曰：一阴一阳结为喉痹。一阴者，少阴君火也。一阳者，少阳相火也。

【忌】同三焦实。

【宜】辛散，佐以苦寒，咸寒。急则有针法，吹法，吐法。

鼠粘子　山豆根　射干　黄连　黄柏　知母　玄参　童便　苏子　麦门冬　贝母　甘草　生犀角　山慈菇　苦桔梗　续随子

急治用胆矾、朴硝、牛黄为末，和匀吹入喉中。又法：用明矾三钱、巴豆七粒去壳，同矾煅，矾枯去巴豆，即取矾为细末，吹入喉中，流出热涎即宽。

头面赤热　属上焦火升。

【忌】同三焦实。

【宜】降，清热，甘缓，佐以酸敛。

苏子　枇杷叶　天门冬　麦门冬　玄参　薄荷　栝楼根　梨　柿　蔗　童便　白芍药　五味子

赤白游风　属血热。热则生风，故善游走。俗名火丹，小儿多患此，大人亦时有之。

【忌】同三焦实。

【宜】清热，凉血，兼行血，辛寒，甘寒，苦寒，咸寒。

生地黄　黄连　黄柏　生甘草　牡丹皮　蒲黄　红蓝花　连翘　玄参　鼠粘子　牛膝　蓝汁　苎根　童便　赤芍药

宜兼外治，砭出热血，及用漆姑草、慎火草捣烂敷之，即易愈。

六　淫　门

风　诸暴强直，支痛经戾，里急筋缩，皆属于风。

真中风　猝僵仆，口噤不言，不省人事。如遗尿，直视，口开，手撒，汗出如珠，属不治证。西北高寒之地有之，东南无。

【忌】破气，下，吐，苦寒，酸敛。诸药俱见前。

【宜】辛甘发散，峻补真气。

桂枝　附子　甘草　独活　羌活　天麻　麻黄　防风　芎䓖　细辛　藁本　蔓荆实　牛黄　辛夷　牡荆实　白芷　人参　黄芪

有痰，加竹沥　南星　半夏　姜汁

类中风　口眼歪斜，语言謇涩，半身不遂，口噤不言，四肢不举，痰涎壅盛，昏眊不省人事。

【忌】汗，吐，下，大忌破气，温热，苦寒，及一切治风湿辛燥发散，并开窍走真气，行血诸药，慎勿犯之，犯之则轻必重，重必毙。

麝香　苏合香　檀香　龙脑香　安息香以上开窍走真气　余忌药俱见前。

【宜】滋补，阳虚者补气，阴虚者补血，阴阳两虚则气血双补，兼宜清热、降气、豁痰，及保脾胃。

天门冬脾胃薄弱者勿多用　麦门冬　荆沥　苏子　栝楼根　贝母　橘红　枇杷叶　甘草　竹沥　童便　霞天膏　梨汁　黄柏

次益血，于前药中加胡麻仁、石斛、牛膝、生地黄、五味子、甘菊花、枸杞子、何首乌、薯蓣、菟丝子、白芍药、丹参、山茱萸、白蒺藜、酸枣仁、柏子仁、车前子、竹叶、羚羊角、鳖甲、木瓜、青蒿、远志、栝楼仁、沙参、巴戟天、茯苓、茯神。

如便秘，加肉苁蓉、当归，倍麻仁。

如兼气虚，加人参、黄芪。有肺热者勿入人参。

感冒风寒 俗名伤风。其证或头疼身热，轻者则否，鼻必塞，兼流清涕，必恶风寒，或声重，或声哑，甚者痰壅气喘咳嗽。

【忌】补气，酸敛，闭气。

诸药俱见前。

【宜】发散，辛甘，温。

芎劳 细辛 藁本 防风 甘草 荆芥 白芷 前胡 桑白皮 桔梗 紫苏 薄荷 杏仁 石膏

伤风热

【忌】同感冒风寒。

【宜】辛寒，甘寒，发散。

石膏 知母 甘草 竹叶 麦门冬 前胡 桔梗 薄荷 葛根 桑白皮

久而不愈者属虚，阳虚者加人参、黄芪；阴虚者，加五味子、地黄，倍门冬、白芍药。

寒 诸病上下所出水液，澄澈清冷，癥瘕癫疝坚痞，腹满急痛，下利清白，食已不饥，吐利腥秽，屈伸不便，厥逆禁固，皆属于寒。

凡中寒，必本于阳虚。

【忌】破气，苦寒，下，甘寒，辛寒。

诸药俱见前。

【宜】补气，散寒，辛甘，温热，轻者解表，重者温补。

桂枝 干姜 麻黄 人参 附子 黄芪

伤寒 冬月即病，宜从仲景法。

伤寒古今时地不同
因之六经治法宜异

夫伤寒者，大病也。时者，圣人所不能违者也。以关乎死生之大病，而药不从时，顾不殆哉！仲景医门之圣也，其立法造论，后之明师，如华佗、孙思邈辈，莫不宗之。汉末去古未远，风景犹厚，形多壮伟，气尚敦庞，其药大都为北方感寒即病而设。况南北地殊，厚薄不侔，故其意可师也，其法不可改也。循至今时，千有余年，风气浇矣，人物脆矣。况在荆、扬、交、广、梁、益之地，与北土全别，故其药则有时而可改，非违仲景也。实师其意，变而通之，以从时也。如是则法不终穷矣，故作斯议。条列其方，稍为损益，以从时地。俾后之医师，知所适从。庶几患斯疾者，可免于夭枉尔！

辨验外感真伪法

凡外感必头疼，其疼也不间昼夜。探其舌本，必从喉咙内干出于外。多兼烦躁，不烦躁者，即轻证也。不头疼而发热，不发热而头疼，头虽疼而有时暂止，口虽干而舌本不燥，骨虽疼而头不疼，虽渴而不欲引饮，至夜或偶得寐，遇食不好亦不恶，居处虽若怔忡，而神气安静。凡若此者，皆非伤寒也。

三阳治法总要

太阳病 其证发热，恶寒恶风，头痛项强，腰脊强，遍身骨痛，脉虽浮洪而不数，多不传经；烦躁脉急者，是欲传经。宜先发汗以解表邪。其药以羌活汤为主：

羌活三钱 前胡二钱 甘草八分 葛根二钱 生姜三片 枣二枚 杏仁九粒，去皮尖，研烂。

水煎服。

秋深冬月，应用此方，亦可量加紫苏、葱白。如冬月天气严寒，感邪即病，服此方不得汗，本方加麻黄一钱，生姜四片，（共前七片），得汗，勿再服。如病人自觉烦躁，喜就清凉，不喜就热，兼口渴，即欲传入阳明也。若外证头疼，遍身骨疼不解，或带口渴，鼻干，目疼，不得卧，即系太阳阳明证。羌活汤中加石膏、知母、麦冬，大剂与之，得汗即解。如自汗、烦躁、头疼、遍身骨疼不解者，羌活一钱，桂枝七分，石膏一两二钱，麦冬六钱，知母三钱，竹叶一百二十片，白芍药二钱，甘草八分。如冬月即病太阳证，恶寒、畏风、头疼、遍身骨疼、自汗、不渴，宜用桂枝八分，芍药二钱，甘草一钱，大枣二枚，生姜一片。太阳病不解，热结膀胱，其人如狂，血自下，下之愈。其外证不解者，不可下，当先解表；表证罢，少腹急结者，乃可下之，桃仁承气汤。无蓄血证，大承气汤。

正阳阳明病 正阳阳明者，胃家实热是也。其证不大便，自汗，潮热，口渴，咽干、鼻干、呕或干呕，目眴眴不得眠，畏人声，畏木声，畏火，不恶寒反恶热，或先恶寒不久旋发热，甚则谵语，狂乱，循衣摸床，脉洪大而长。宜急解其表，用竹叶石膏汤，大剂与之。不呕，无汗，与葛根汤，亦须大剂。若表证已罢，脉缓，小便利，是病解矣。若表证罢后，邪结于里，大便闭，小便短赤，宜用调胃承气汤或小承气汤下之。下后，按其腹中不作痛而和，病即已解；如作痛，是燥粪未尽也。再用前药下之，以腹中和，二便通利为度。阳明病，不能食，若其人本虚，勿轻议下。阳明病头眩，咳而咽痛者，用葛根、甘草、桔梗、麦冬四味浓煎，数数与之。阳明病无汗，小便不利，心中懊憹者，当发黄。急用栀子、麦冬、淡豆豉，大剂浓煎与之。如已见身黄，急加茵陈为君主之。

阳明病衄血，此缘失于发汗，宜用荆芥二钱，葛根三钱，麦门冬五钱，牡丹皮一钱五分，蒲黄二钱，茅根二两，侧柏叶二钱，生地黄三钱，浓煎与之，兼饮童便。阳明病，心下硬满者，此邪未入于腹中，慎勿下之。用竹叶石膏汤，加栝楼一个，捣碎，桔

梗二钱，黄连一钱。阳明病邪结于里，汗出身重，短气，腹满而喘，潮热，手足濈然汗出者，此大便已硬也。六七日以来，宜下之，用小承气汤；不行，换大承气汤，勿大其剂。若大便不硬者，慎勿轻下。阳明病，发汗不解，腹满急者，亟下之。伤寒六七日，目中不了了，睛不和，无表证，大便难，宜承气汤下之。阳明病，下之早，外有热，手足温，不结胸，心中懊憹，不能食，但头汗出，栀子豉汤主之。阳明病，发潮热，大便溏，胸满不去者，与小柴胡汤去人参，加栝楼、黄连。阳明病自汗出，或发汗后，小便利，津液内竭，大便虽硬，不可攻之。须俟其自大便，或用蜜导、胆导法通之。大下后，六七日不大便，烦不解，腹满痛，本有宿食，宜再用承气汤下之。食谷欲呕，属阳明，非少阳也。胸中烦热者，竹茹汤主之。竹茹三钱，麦门冬五钱，枇杷叶三大片，芦根三两。内无热证者，小便利，口不渴，此为阳明虚也，吴茱萸汤主之。吴茱萸二钱，人参三钱，生姜一钱五分，大枣三枚，水煎，日三服。凡阳明病多汗，津液外出，胃中燥，大便必硬，硬则谵语，以小承气汤下之。若一服谵语止者，勿再服。阳明病谵语，发潮热，脉滑而数者，小承气汤主之。服药后腹中转气者，更与一服；若不转气者，勿更与之；若服药后次日不大便，脉反微涩者，里虚也。为难治，勿复议下。阳明病，下血谵语者，此为热入血室，汗止在头。用荆芥三钱，葛根三钱，黄芩一钱五分，麦冬五钱，牡丹皮一钱五分，生蒲黄二钱，浓煎，以童便兑饮之。阳明病，脉浮紧，咽燥口苦，腹满而喘，发热汗出，恶热身重。若下之，则胃中空虚，客气动膈，心中懊憹，舌上有苔者，栀子豉汤主之；若渴欲饮水，舌燥者，白虎汤加人参主之；若脉浮，发热，口渴，小便不

利者，猪苓汤主之。阳明病，胁热下利者，宜六一散；心下痞者，以黄连栝楼汤调服之；脉浮迟，表热里寒，下利清谷者，四逆汤主之。附子、干姜、甘草。趺阳脉浮而涩，小便数，大便硬，其脾为约，麻子仁丸主之。麻仁十三两，芍药四两，枳实四两，大黄八两，厚朴三两，杏仁六两，蜜丸如梧子大。每用十丸，日三服。阳明实则谵语，虚则郑声。郑声者，重语也。直视，谵语，喘满者死。下利者亦死。发汗多，若重发其汗，谵语，脉短者死；脉和者不死。若下后不解，不大便五六日，或至十余日，日晡时发潮热，不恶寒，独语如见鬼状；若剧者，发则不识人，循衣妄撮，惕而不安，微喘直视，脉弦者生，涩者死涩者阳证见阴脉也。微者但发热谵语者，大承气汤下之。利，勿再服。阳明病发狂，弃衣而走，登高而歌，此阳明实也。以承气汤亟下之；如便不结者，大剂白虎汤灌之。石膏四两，麦冬二两，知母一两五钱，加大青一两，甘草七钱。太阳阳明病，胁热下利者，宜六一散，以黄连煎汤调服之。太阳阳明并病，六七日表证仍在，其人发狂者，以热在下焦，少腹当硬满，小便自利，下其血乃愈，当用桃仁承气汤。又二阳并病，太阳证罢，潮热，汗出，大便难，谵语者，宜大承气汤。

少阳病　其证口苦，咽干，目眩，往来寒热，胸胁痛，胸满或痛，耳聋。脉法弦细。头痛发热者，属少阳。少阳不可发汗，发汗则谵语。胃和者，当自愈；不和者，则烦而悸。伤寒三日，少阳脉小者，欲已也。凡太阳病不解，传入少阳者，胁下硬满，干呕不能食，往来寒热，未经吐下，脉沉紧者，与小柴胡汤。柴胡二钱四分，人参九分，黄芩九分，甘草九分，半夏一钱五分，生姜九分，大枣二枚，水煎，温服，日三。加减法：若胸中烦而不呕，去半夏、人参，加栝楼实一枚；若心下痞硬，去大枣，加牡蛎二钱半；若渴者，去半夏，加人参、栝楼根；若腹中痛者，去黄芩，加芍药三钱；若心下悸，小便不利者，去黄芩，加茯苓二钱；若不渴，外有微热者，去人参，加桂二钱，夏勿用。温服，取微汗愈；若咳者，去人参、大枣，加五味子一钱，少佐以干姜。阳明少阳并病，必下利，脉滑而数，有宿食也。当承气汤下之。若吐、下、发汗、温针，谵语，柴胡汤证罢，此为坏病。知犯何逆，以法治之。三阳合痛，脉大，上关上，但欲睡眠，目合则汗。药用百合一两，麦门冬五钱，炙甘草一钱，知母二钱，竹叶五十片，栝楼根二钱，鳖甲如法，三钱，白芍药二钱。三阳合病，腹满身重，谵语遗尿，白虎汤加百合主之。伤寒六七日，无大热，其人烦躁者，此以阳去入阴故也。伤寒三日，三阳为尽，三阴当受邪。其人反能食而不呕，此为三阴不受邪也。

三阴治法总要

三阴病　其证有二。一者病发于三阳，不时解表，以致邪热传入于里，虽云阴分，病属于热。粪结宜下；腹满不可按宜下；有燥粪协热下利宜下。腹痛下利，宜芍药、黄芩、炙甘草以和之；如便脓血，即加滑石、黄连，佐以升麻、干葛；如邪虽入里，粪犹未结，宜清其热。渴者用白虎汤、竹叶石膏汤；不渴或心下痞者，宜黄连、黄芩、芍药、枳壳、麦冬、栝楼辈以清之。或邪未结于下焦，少腹不坚痛，而误用芒硝以伐真阴，洞泄不已，元气将脱，宜用人参、白术、炙甘草、大枣、干姜、芍药，大剂与之；不止，佐以升提，升麻、葛根、柴胡之类。

若从无阳邪表证，从不头疼发热，寒邪直中阴经，此必元气素虚之人，或在极北高寒之地，始有是证。法宜温补以接其阳，附子、人参、干姜、官桂，大剂与之。阳回寒退，即以平补之剂调之。勿过用附、桂，以防其毒。

三阴各经见证，悉从仲景《伤寒》法治之。如少阴咽痛，咽中生疮，声不出，用苦酒汤，到咽即效。故知古人立法，非今人所及也。

春温夏热病大法

冬伤于寒，至春变为温病，大都头疼、发热，或渴或不渴。三阳证俱然。亦间有先微寒后即发热者，大抵发热其常也。药用辛温，佐以辛寒，以解表邪。太阳宜羌活汤；阳明宜白虎汤；无汗不呕者，间用葛根汤；少阳往来寒热等证，不可汗、吐、下，宜和解，小柴胡汤。渴者，去半夏，加栝楼根；耳聋，热盛，去人参，加麦冬、知母、栝楼根；渴亦加之。

至夏变为热病，其表证大约与春温同，但热比于温则邪气更烈耳！解表用白虎汤、竹叶石膏汤。有太阳证则加羌活；有少阳证则加柴胡、黄芩。如发斑，白虎汤、竹叶石膏汤，加玄参、栀子、桔梗、鼠粘子、连翘、大青、小青、青黛，大剂与之。二证若大便秘，宜按之。其邪已结于内，便硬，宜察邪结中焦，小承气汤、调胃承气汤下之。邪结下焦，少腹坚痛，始用大承气汤下之。

伤寒、温疫，其不可治及难治者，皆属下元虚。

伤寒、温疫，三阳证中，往往多带阳明者，以手阳明经属大肠，与肺为表里，同开窍于鼻；足阳明经属胃，与脾为表里，同开窍于口。凡邪气之人，必从口鼻，故兼阳明证者独多。

邪在三阳，法宜速逐，迟则胃烂发斑。或传入于里，则属三阴。邪热炽者，令阴水枯竭，于法不治矣。此治之后时之过也。

伤寒阴阳易之为病，其人身体重，少气，少腹里急，或引阴中拘挛，热上冲胸，头重不欲举，眼中生花，膝胫拘急者，烧裈散主之。取妇人中裈近阴处，剪烧灰，以水和服方寸匕，日三。小便即利，阴头微肿则愈。妇人病，取男子裈裆烧灰。

大病瘥后，劳复者，枳实栀子汤主之。

枳实三枚 栀子十四枚 豉一升，绵裹

以清浆水七升，空煮取四升，纳枳实、栀子，煮取二升，下豉，更煮五六沸，去滓，温分再服。覆令微似汗；若有宿食者，加大黄，如博棋子大五六枚。

伤寒瘥已后，更发热者，小柴胡汤主之。脉浮者，以汗解之；脉沉实者，以下解之。

百合病者，百脉一宗，悉致其病也。其证神思常默然，饮食不美亦不恶，如寒无寒，如热无热，口苦，小便赤，百合地黄汤主之。汗后者，百合知母汤。下后者，滑石代赭汤。吐后者，百合鸡子汤。

近代医师鲁莽，既不明伤寒治法，又不识杂证类伤寒，往往妄投汗、下之药，以致虚人元气，变证丛生。元气本虚之人，未有不因之而毙者矣。戒之哉！汗、下之药，焉可尝试也？

时气伤寒 除阴证不可服。

苦参一两，水、酒各一碗，煎八分；重者水、醋各半服之。一汗而愈。不论伤寒久近，立效。《本草》云：天行尤良。

暑 诸病喘呕，暴注下迫，霍乱转筋，身热瞀郁，小便浊赤，皆属于暑。

【忌】破气，升，复忌下，湿润，辛温，辛燥，热，发散，闭气。

诸药俱见前。

【宜】清暑益气，健脾，甘寒，甘温，辛寒，酸寒，苦寒。

黄连 香薷 葛根 石膏 知母 甘草 人参 黄芪 白术 白扁豆 神曲 橘皮 白茯苓 木瓜 麦门冬 五味子 白芍药 白梅 乌梅

大约用清暑益气汤、香薷饮、生脉散。凡病暑之人，其气必虚。伤气，无气以动，故当补气为本。惟肺热多火者，忌人参、术。

中暑 猝昏晕，急以童便灌入即省。

【忌、宜】俱同暑。

又方：用丝瓜叶一片，白盐梅肉一枚，并取核中仁，共研如泥，新汲水调灌，立瘥。兼治中暑霍乱有神。

太阳病中暍

【忌】同暑。

【宜】人参白虎汤。有肺热火病人，不能服参者，用竹叶石膏汤。脾胃作泻者，水调六一散。

霍乱 见胃虚条内。

【忌、宜】俱同。

疰夏 由于脾胃薄弱，胃家有湿热，及留饮所致。

【忌】同前。

【宜】益气健脾，酸寒，苦寒，淡渗。

人参 白术 半夏 橘皮 白茯苓 白扁豆 白芍药 木瓜 泽泻 兼服生脉散。

湿 诸痉强直，积饮痞膈，中满霍乱，吐下体重，胕肿肉如泥，按之不起，皆属于湿。经曰：地之湿气，感则害人皮肉筋脉。故其病筋骨疼痛，腰重痛不可转侧，身重，四肢不利。湿在上，病呕吐，头重，胸满；湿在中，病腹胀，中满，泄泻；湿在下，病足胫跗肿，脚气，臁疮久不愈。

【忌】湿润，甘，咸。

诸药俱见前。

【宜】散，渗泄，燥，辛，苦。

木瓜 薏苡仁 术 石斛 萆薢 石菖蒲 茯苓 佐以防风 葛根 寒湿加半夏、五加皮；风湿加独活；湿热加黄柏、车前子、木通，甚者加汉防己。

脚气 由于湿热。

【忌】温燥，湿热，补气，复忌破气，升。

诸药俱见前。

【宜】清热，除湿，利小便，甘平，酸寒，苦寒，辛温，淡渗。

黄柏 石斛 麦门冬 木瓜 石菖蒲 车前子 茯苓 木通 泽泻 萆薢 防己

燥 诸涩枯涸，干劲皴揭，皆属于燥。角弓反张，筋挛急不舒，舌强不能言，二便闭涩，口渴口干，舌苦，皮肤皴揭，毛发脆折，津液不生，血枯胃槁，以致饮食不化，噎膈吐食。

【忌】升散，破气，下，辛燥，大热，温。

诸药俱见前。

【宜】润，益血，辛，甘寒，酸寒，咸寒，有热证者宜兼清热。

麦门冬 当归 地黄 肉苁蓉 酥 人乳 牛乳 蜜 胡桃 甘菊花 麻仁 胡麻 柏子仁 人参 松实 天门冬 五味子 酸枣仁 白芍药 蔗浆 芦根汁 童便 梨汁 韭汁 佐以姜汁

火 诸热瞀瘛，暴瘖冒昧，躁扰狂越，骂詈惊骇，胕肿疼酸，气逆上冲，禁栗如丧神守，嗳呕，疮疡，喉痹，耳鸣及聋，呕涌溢食不下，目昧不明，暴注，瞤瘛，暴病暴死，皆属于火。

【忌】补敛，升发，闭气，辛燥，温热。

诸药俱见前。

【宜】降折，下，咸寒，苦寒，辛寒，甘寒。

大黄　童便　芒硝　黄芩　黄连　黄柏　连翘　石膏　山栀　玄参　生甘草　知母　天门冬　麦门冬　生地黄　蓝汁

虚者宜甘寒、咸寒以滋水，不宜用苦寒伤胃。

猝眩仆、九窍流血　多不治。

【忌】同火。

【宜】服童便　盐汤　竹沥　蓝汁　梨　生犀角汁

猝心痛

【忌】同火。

【宜】服山栀　白芍药　延胡索　生甘草　盐汤　苏子

目暴赤肿痛甚　见肝实条内。

【忌、宜】俱同。

二便忽闭　以利小便为先。

【忌】同火。

【宜】降润，苦寒，甘寒，辛寒，利窍。

大黄　苏子　生蜜　麻仁　桃仁　石膏　贝母　天门冬　麦门冬　黄芩　山栀　滑石　泽泻　猪苓　车前子　木通　海金砂

头面赤肿

【忌】同火。

【宜】清热解毒，发散，苦寒，辛寒，甘寒，咸寒。

甘菊花　鼠粘子　连翘　荆芥　薄荷　蝉蜕　大黄　玄参　石膏　知母　竹叶　生甘草　童溺

忽大渴思冰水

【忌】同火。

【宜】润，生津液，辛寒，甘寒，咸寒。

石膏　知母　玄参　麦门冬　竹叶　栝楼根　五味子　梨汁　蔗浆　童便　凉水　冰

口干舌苦

【忌、宜】俱同火。

暴暗

【忌】同火。

【宜】降气，发声音，苦，甘寒，辛凉，咸寒。

苏子　枇杷叶　贝母　桔梗　百部　竹沥　梨汁　天门冬　麦门冬　甘草　薄荷　玄参　桑白皮　童便

暴注

【忌】同火。

【宜】利水，苦寒，酸寒。

茯苓　黄连　黄芩　白芍药　生甘草　葛根　滑石　木通

虚者，加人参、莲肉、白扁豆。

躁扰狂越，骂詈惊骇

【忌】同火。

【宜】清镇，苦寒，辛寒，咸寒。

丹砂　牛黄　黄连　黄芩　山栀　滑石　知母　童便

大便闭者，加大黄下之，不行加芒硝。

禁栗如丧神守

【忌】同火。

【宜】同躁扰狂越。

气逆冲上

【忌】同火。

【宜】降气，酸敛，甘寒，苦寒，咸寒。

苏子　枇杷叶　橘红　五味子　番降香　山茱萸　白芍药　麦门冬　石斛　黄柏　牛膝　桑白皮　童溺

瞤瘛瞀瘛

【忌】同火。

【宜】清热和肝，酸寒，苦寒，辛寒，甘寒。

白芍药　生甘草　竹叶　玄参　黄连
黄柏　生地黄　甘菊花　麦门冬　知母
石膏

杂 证 门

疟　经曰：夏伤于暑，秋必痎疟。其
证大都多热多寒，或热多寒少，或寒多热
少，或单热不寒，或单寒不热，或先寒后
热，或先热后寒，或有汗、无汗，或汗
少、汗多，或自汗、盗汗，或头疼骨痛，
或大渴引饮，口苦舌干，或呕吐不思食，
或烦躁不得眠，或大便燥结，或泻利，或
连发，或间发，或三日发，或发于阳，或
发于阴。要皆中气不足，脾胃虚弱，暑邪
乘虚客之而作。虽随经随证投药解散，必
先清暑益气，调理脾胃为主，有食者兼消
导夺食，有风兼散风，有老痰伏饮者兼豁
痰逐饮，感瘴疠者兼消瘴疠，汗多者固
表，无汗者解表，泄利者升发兼利小便，
便燥者兼益阴润燥。病有阴阳，药分气
血，证有缓急，治因先后，人有虚实，法
异攻补。久而不解，必属于虚。气虚者补
气，血虚者补血，两虚者气血兼补。非大
补真气，大健脾胃不得瘳也。

【忌】破气，下，吐。诸药俱见前。

疟必由于中气虚。破气则伤中气，邪
不得解，甚则中满不思食，作泄，恶寒，
口干。惟伤食宜消，不同此法。

误下则邪气陷于内，变为滞下，或腹
满肿胀，呕恶不思食。凡属破气、下泄
药，切戒勿施！

【宜】清暑益气，健脾开胃兼消痰。

宜分脏腑手足六经所见证施治。

先清暑：热多者，宜服白虎汤加减。
硬石膏自一两至四两，知母自四钱至二两
四钱，竹叶自一百片至四百片，麦门冬自
八钱至三两二钱，粳米自一小撮至二大
撮。病人素虚或作劳者，加人参自三钱至

一两。有痰加广橘红三钱，竹沥一杯。大
渴者，加栝楼根三钱至六钱。

不渴者，用清暑益气汤。兼饮食停滞
者，加枳实、青皮、草果，一二剂，食消
即止。勿多服，多服则损中气。

其药俱宜黄昏煎，以井水澄冷，须露
一宿，五更进温服。盖疟乃暑邪为病，暑
得露则散也。

足太阳经属膀胱，其证令人腰痛，头
痛头重，寒从背起，先寒后热，熇熇暍暍
然，热止汗出难已，或遍身骨痛，小便短
赤。羌活一钱至三四钱，广陈皮去白，二
钱五分，黄芩二钱，前胡二钱，甘草炙五
分，猪苓一钱，知母二钱五分；若口渴
者，即兼阳明，宜加石膏、麦门冬，倍知
母；渴而汗少，或无汗，并加葛根；若涉
深秋或入冬，无汗，宜多加姜皮；因虚而
无汗，或汗少者，加人参三五钱，麦门冬
四五钱，佐以姜皮二三钱，露一宿，发日
五更服；因虚汗多者，加黄芪三四钱，桂
枝七八分，汗止，即去桂枝，不可多服；
若病人素有热者，勿服桂枝，以芍药、五
味子代之。若发于阴，并加当归；小便短
涩或赤者，与六一散二三服；有湿者，以
猪苓、茯苓代滑石。

下午服理脾健胃药：橘红二钱五分，
白豆蔻五分，白茯苓三钱，山楂三钱，麦
芽炒三钱，藿香一钱，人参三钱，白术二
钱，白芍药三钱，白扁豆三钱。有肺火
者，去人参、白术，加麦门冬五钱，石斛
三钱，乌梅肉一枚；停食者必恶食，加山
楂；伤肉食者加黄连、红曲；伤谷食者加
枳实、草果各七分；伤面食者加炒莱菔
子。食消即已，不可多服，多服则损中
气。胃家素有湿痰者，其证不渴，寒多，
方可用半夏、橘红、二术，大剂与之；呕
甚者兼用姜皮。

足阳明经属胃，其证发热头疼，鼻

干，渴欲引饮，目眴眴不得眠，甚则烦躁，畏火光，人声，木声，宜服大剂竹叶石膏汤。无汗或汗少不呕者，可加干葛二三钱；病人虚而作劳者，加人参。汗多，加白术；痰多，加贝母、橘红，得汗即解；寒热俱甚，渴甚，汗多，寒时指爪皆紫黯者，加桂枝七八分；久而不解属气虚，用人参两许，姜皮两许，煎成露一宿，五更温服。下午服理脾健胃药如前方，加减亦如之。

足少阳经属胆，其证往来寒热，口苦，耳聋，胸胁痛，或呕，宜服小柴胡汤。渴者，去半夏，加石膏、麦门冬；肺家有热者，去人参，加知母，倍门冬；有痰不渴者，本方加贝母三钱至八钱，术、茯苓各三钱，姜皮一钱至三四钱。病人阴虚而有热者，虽呕吐忌用半夏、生姜，误投则损人津液，令人声哑，宜用竹茹、橘皮、麦门冬、白茯苓、乌梅以代之。

以上三阳经疟邪客之者，其证多热多渴，亦易得汗，药宜大剂急逐暑邪，毋得迟留，则病易愈，继以理脾开胃，大补真气，蔑不瘳矣。邪在三阳，药宜辛寒，如石膏、知母、柴胡；甘寒，如葛根、麦门冬、竹叶、粳米；苦寒，如黄芩之属为君，乃可以散暑邪，除热渴，坠头痛，兼寒甚者，则间用辛温，如姜皮、桂枝以为向导，以伏其邪，则病易退。凡寒甚者，病因于虚；或作劳者，亦因于虚，皆宜甘温，以人参、黄芪、术为君，佐以辛甘，如桂枝、姜皮之属。脾胃虚弱，饮食不消者，则补之以参、术，佐以消导，如白豆蔻、麦芽、砂仁、草豆蔻、枳实、橘皮、山楂之属。在阴分者，则以当归、牛膝为君，佐以姜、桂，如热甚而渴者去姜、桂，加知母、麦门冬、竹叶、牛膝、鳖甲。

足厥阴经属肝，其证先寒后热，色苍苍然，善太息，甚者状如欲死，或头疼而渴。宜先服三黄石膏汤加柴胡、鳖甲、橘皮，以祛暑邪。后用当归两许，橘皮三四钱，鳖甲四五钱，牛膝两许，柴胡一二钱，浓煎露一宿，发日五更温服。如热甚而渴，加栝楼根三四钱，麦门冬四五钱，竹叶一百片，知母三四钱，鳖甲五六钱；如脾胃薄弱，或溏泄，去当归，加人参三五钱；如有肺火不可服参者，只照本方，多服自愈。寒多或寒甚，指爪青黯者，加桂枝、姜皮、人参。

足太阴经属脾，其证先寒后热，或寒多。若脾疟必寒从中起，善呕，呕已乃衰，然后发热，热过汗出乃已，热甚者或渴，否则不渴喜火。宜服桂枝汤、建中汤。病人虚者，以人参、姜皮各两许浓煎，露一宿，五更温服。有痰者，宜加术、橘皮各三四钱。

足少阴经属肾，其证寒热俱甚，腰痛脊强，口渴，寒从下起，小便短赤。宜先服人参白虎汤加桂枝，以祛暑邪，后用鳖甲四五钱，牛膝两许，热甚者加知母、麦门冬各四五钱，寒甚者加桂枝钱许。呕则兼加姜皮三四钱，如热甚而呕者，去桂枝、姜皮，加竹茹三钱，人参、橘皮各三四钱。用牛膝、桂枝者，肝肾同一治故也。

疟病多夹痰。如痰热，须用贝母为君，自三钱至八钱，竹沥、竹茹、栝楼根、橘红、白茯苓称是以佐之，甚者可加霞天膏。如寒痰发疟，寒多不渴者，用半夏、白术、橘皮为君，多加生姜皮。

疟病多夹风。有风者必用何首乌为君，白术、橘皮为臣，葛根、姜皮、羌活以佐之，不头痛者除羌活。

暑邪盛，解散不早，陷入于里，则变为滞下，急投黄芩、黄连、芍药、滑石、红曲、甘草，佐以葛根、升麻、柴胡，以表里分消之。脾胃薄弱者，加人参、扁豆、莲肉，大剂与之，以愈为度。滞下若愈，疟亦随止，即不止，其热必轻，仍随经随证以治之，不烦多药而自止也。

又：暑热湿之邪内伏，百药不效者，独雄黄丸立愈。

凡劳疟，病人阴不足，或作劳，或房劳，病发于阴，或间日一发，或三日一发，三日一发为病深，须以鳖甲、牛膝、何首乌为君，橘皮为佐。发于夜而便燥者，加当归，脾胃薄弱者勿加，佐以姜皮，热甚勿入，大剂与之，日三，乃瘥。

附录诸疟主治

热多

【宜】贝母 石膏 麦门冬 橘红 干葛 滑石 竹叶 牛膝 知母 黄芩 柴胡 白茯苓 乌梅 牡蛎 何首乌 鳖甲

寒多

【宜】桂枝 姜皮 人参 二术 黄芪 当归 橘红 半夏 草豆蔻 白豆蔻 炙甘草

汗多

【宜】人参 白术 黄芪 秋冬加桂枝

无汗

【宜】干葛 柴胡 石膏 羌活 姜皮 人参 苍术

疟母

【宜】鳖甲 射干 牡蛎 三棱 缩砂蜜 桂 橘皮 青皮 人参

凡疟疾多热，久不解者，其人必本阴虚，法当益阴除热，非鳖甲、牛膝不能除也。多寒而久不解者，其人必本阳虚，非人参、白术、黄芪不能除也。

〔按〕疟有山岚瘴气，停痰留饮而发者，古方类用常山、砒霜等吐之。今人误执其方，见疟辄用，不知二药有大毒，损人真气，犯之多致危殆。慎之！慎之！

滞下 俗呼痢疾。其证腹痛便脓血，或赤，或白，或赤白相杂，或下纯血，或下紫黑血块，或如豆汁，或如鱼冻，或如屋漏水，或下纯黄积，类多里急后重，数登圊而不得便，小便短赤不利，或发热，或口渴，甚则呕恶不思食。此皆暑湿之邪与饮食积滞胶固肠胃而作，必先祛暑渗湿安胃为主，伤气分则调气益气，伤血分则和血补血，夹瘀血则行血。药虽因证而设，要皆以补养胃气为急。故其证以噤口痢为最重，胃气一绝则不可治矣。故曰：安谷则昌，绝谷则亡。俗治多借口"迎而夺之"之说，轻用大黄、朴硝，及误用巴豆、牵牛，以致洞泄肠开而毙。又有妄投诃子、粟壳、亚芙蓉、肉豆蔻收涩之剂，以致便闭腹胀，或湿热上攻，肢节肿胀拘挛，痛不可忍，难以救疗。慎之！慎之！

【忌】破气，闭气，收涩，燥，温热，咸寒，滑腻。

诸药俱见前。

【宜】清热消积，开胃气，升，利小便。

黄连 黄芩 白芍药 红曲 山楂 广橘红 升麻 葛根 甘草 滑石 莲肉 白扁豆 乌梅

如胃弱，加人参三四钱，莲子四十粒，橘红二钱，升麻七分；如腹痛，以黄连四钱，白芍药三钱，炙甘草一钱五分，黄柏一钱，升麻七分，煎服；如里急，同上药加当归二钱；如后重甚，加槟榔一钱五分，枳壳一钱五分，木香汁一字；如口渴，去木香，倍滑石；如小便赤涩短少，或不利，亦倍之；赤多，倍乌梅、山楂、红曲；白多，加吴茱萸七分；恶心欲呕，即噤口痢，多用人参、莲肉、扁豆、白芍药，以绿色升麻七分佐之；久痢不止，加肉豆蔻一钱，人参三钱，砂仁一钱五分，白茯苓二钱。

凡滞下，非元气壮实，多啖能食之人，慎勿轻用大黄、巴豆、牵牛等下药。

复有毒痢一证，或痧毒内陷下脓血，各药不效者，加忍冬藤为君，地榆、丹砂、犀角汁饮之。

凡产后滞下，积滞虽多，腹痛虽极，不可用大黄等药行之，致伤胃气，遂不可救。但用人参、白芍、当归、红曲、升麻、益母草、炙甘草、滑石末足矣。若恶露未净，兼用乳香、没药各七分五厘，炒砂仁一钱，久之自愈，血虚可加阿胶三钱。

凡胎前滞下，宜用黄芩、黄连、白芍、炙甘草、橘红、赤曲、枳壳、莲肉、略用升麻，未满七月，勿用滑石。

泻利　俗呼泄泻，因于湿。

【忌】湿润，破气，下，苦寒，滑利。诸药俱见前。

【宜】安胃补脾，升，利小便。

人参　白茯苓　莲肉　白扁豆　白术　车前子　升麻　橘红　藿香　木瓜　干葛　炙甘草　白莱菔

虚寒者，加肉豆蔻、补骨脂、吴茱萸。

虚热者，去白术，加川黄连，倍芍药、莲肉。

暑湿为病则小水短赤，或口渴。倍用姜炒黄连为君，佐以干葛、升麻。

由于感风寒者，二术、吴茱萸、砂仁、陈皮、干姜、紫苏主之。

若由于饮食停滞者，兼消导，山楂、麦芽、神曲、陈皮、肉豆蔻。

五疸　方书所载五疸[①]，酒、食、大饥后、过饱、女劳失治而成。然其证必由湿热伤脾及饮食停滞。又有瘀血发黄一证，方所不载，分别一误，则药不对证，多致不救。慎之！慎之！

【忌】破气，闭气，下，咸，滑利，滞腻，润，燥热。有瘀血者，兼忌酸寒。诸药俱见前。

【宜】清热，利水，除湿，养胃气。有停滞者宜消积滞，有瘀血者宜行血。

茵陈蒿　黄连　苜蓿酒疸非此不愈　栀子　紫草　栝楼根　秦艽　黄芩　滑石　车前子　白鲜皮　仙人对坐草　白茯苓　连钱草一名蟹壳草，一名九里香，取汁，入姜汁少许，饮之良。

虚者，加人参。停滞者，加红曲、橘红、谷麦蘖、山楂。瘀血，加琥珀、牡丹皮、红曲、红花、桃仁、延胡索、蒲黄、五灵脂、韭。元气壮实者，服前药瘀血不行，可加熟大黄，虚者勿用。

痰

由于热者。

【忌】燥，温热，补敛，升。诸药俱见前。

【宜】降，润，清热，苦寒，辛寒，佐以咸寒。

苏子　橘红　天门冬　枇杷叶　麦门冬　黄芩　桑白皮　薄荷　百部　栝楼根　栝楼仁　桔梗　贝母　蛤粉　竹沥　童便

胶固者，加霞天膏，并用猫儿刺。

由于风寒者。

【忌】补敛，湿润，酸，咸。诸药俱见前。

【宜】降气，辛散。

橘红　苏子　杏仁　天麻　前胡　半夏　南星　葛根　桑白皮　薄荷　白前　生姜汁

由于湿者。

————————

① 五疸：病证名，有诸说。一般指黄疸、谷疸、酒疸、女劳疸、黑疸等，出《金匮要略》。

【忌】润，咸，酸，滞腻，发湿。

诸药俱见前。

【宜】健脾，燥湿，辛散，佐以淡渗。

人参 二术 橘红 半夏 桑白皮
白茯苓 泽泻

饮 如涎而薄者，或如涎而稠者，伏于胸中及脾胃间，或吐酸水、苦水、黄水、绿水，或伏而不吐，上支心胸胃脘，作痛不可忍，按之不得下，或发寒热，呕吐不能饮食。

【忌、宜】俱同脾虚证内停饮条。

诸气 气有余即是火。

【忌】升，闭气，酸敛，滞腻。

诸药俱见前。

虚者。

【宜】降，补敛，调，温，酸，辛，甘。

苏子 枇杷叶 橘红 麦门冬 芦根
汁 甘蔗 番降香 沉水香 白豆蔻 郁
金 甘草 童便 白芍药 五味子

因虚极而气不得行者，加人参。

实者。

【宜】破散，香燥，辛苦，辛寒。

枳壳 青皮 槟榔 厚朴 木香 沉
香 香附 乌药 降香 藿香 缩砂蜜

郁

【忌】酸敛，滞腻，补气，闭气。

诸药俱见前。

属情抱者。

【宜】开发志意，调气散结，和中健脾。

远志 贝母 郁金 石菖蒲 香附
苏子 橘红 白豆蔻 木香 苏合香 缩
砂蜜 麦门冬

属五脏者，木郁达之。

【宜】升，吐。

升麻 柴胡 川芎 瓜蒂 人参芦
火郁发之。

【宜】散。

升麻 葛根 柴胡 防风 羌活
土郁夺之。

【宜】下。

槟榔 枳实 厚朴 大黄
金郁泄之。

【宜】降。

橘红 苏子 桑白皮 猪苓 泽泻
木通 赤小豆 车前子 乌鳢鱼

关格 不得大小便为关，是热在丹田也；吐逆水浆不得下为格，是寒反在胸中也。是阴阳易位，故上下俱病。先投辛香通窍下降之药以治其上，次用下泄苦寒之药以通二便。此急证，法难缓治，纵有里虚，通后再补。

【忌】升，补敛，闭气，酸。

诸药俱见前。

【宜】降下，辛寒，辛温。

沉香 白豆蔻 丁香 苏子 龙脑香
苏合香 橘红 生姜 藿香 次用大黄
黄柏 知母 滑石 木通 车前子 牛
膝

哕 俗呼呃逆。久病沉痼而发者，属真气虚，多不治。

【忌】破气，升，散。

诸药俱见前。

【宜】补敛，甘温，甘寒。

人参 黄芪 炙甘草 麦门冬 五味
子 益智子 白芍药 石斛

伤寒失下而发者。

【忌】补敛，酸，燥热，滞腻。

诸药俱见前。

【宜】下。大小承气之类，便不硬闭，按之腹中和软，未经汗吐者，宜辛寒解表，白虎汤之类。

因气逆冲上而发者。

【忌】升，补。

诸药俱见前。

【宜】降气，甘寒，咸寒。

苏子　橘红　枇杷叶　竹茹　芦根汁　麦门冬　童便

因痰水停膈而发者。

【忌】升，润，苦寒，甘寒，酸寒。

诸药俱见前。

【宜】降气，开痰，辛散。

橘红　苏子　贝母　桑白皮　半夏　旋覆花　生姜　白豆蔻

吐血、咯血、鼻衄、齿衄、耳衄、舌上出血

【忌】升提发散，下，破血，补气，闭气，破气，温热，辛燥；复忌极苦寒伤胃。

诸药俱见前。

【宜】降气，清热，凉血益阴，兼行血，咸寒，酸寒，甘寒。

苏子　麦门冬　橘皮　枇杷叶　降香　郁金　天门冬　沙参　牛膝　阿胶　生地黄　枸杞子　五味子　鳖甲　白芍药　犀角汁　牡丹皮　青蒿　剪草　白药子　童便　侧柏叶　小蓟　茅根　棕灰　藕节　当归　蒲黄

蓄血　俗名内伤。或积劳，或多怒，或饱后行房，或负重努力，或登高坠下，或奔逐过急，皆致蓄血。其证多发热，其热类外感而不头疼，不作渴，天明少间，至午复剧，有汗，汗多齐颈而还，自汗无气以息，目光短，不思饮食，不得眠，二便自利，小便或赤，大便或泄。

【忌】破气；复忌补气，下，苦寒，辛燥。

诸药俱见前。

【宜】行血，辛温，佐以咸寒。瘀血行后宜补血，益脾，和肝。

桃仁　红蓝花　延胡索　桂有火之人勿用　郁金　当归尾　苏方木　乳香　番降香　没药　穿山甲　䗪虫　赤芍药　五灵

脂　蒲黄　红曲　骐麟竭　韭汁　童便　桃枭

甚者用大黄、花蕊石。瘀行则止，勿过剂。如元气虚，脾胃素弱者，勿轻用大黄。如瘀血行后，宜生地黄、川续断、白胶、当归身、麦门冬、牛膝、白芍药、炙甘草、酸枣仁、大枣、龙眼肉、枸杞子、山茱萸。

头痛

夹风寒者。

【忌】补敛。

诸药俱见前。

【宜】辛温发散。

羌活　防风　细辛　荆芥　薄荷　川芎　藁本　升麻　白芷　蔓荆子　生姜　葱白

夹邪热者。

【忌】同夹风寒。

【宜】辛寒，苦寒，解散。

石膏　薄荷　黄芩酒炒　芽茶　黑豆　乌梅　甘菊花　土茯苓

热极目昏便燥者，加酒蒸大黄。

夹痰者。

【忌】升，补敛，酸甘，滞腻。

诸药俱见前。

【宜】豁痰降气，辛燥。

苏子　橘红　贝母　半夏　前胡　竹沥　术　天麻

阴虚者。

【忌】辛热发散。

诸药俱见前。

【宜】补血益阴，甘寒，酸寒。

生地黄　甘菊花　当归　天门冬　麦门冬　枸杞子　黄柏　白芍药　忍冬　五味子　乌梅

眉棱骨痛

【忌、宜】俱同阴虚头痛。

齿痛

【忌】升，补敛，燥热，辛温。

诸药俱见前。

【宜】清热凉血，苦寒，辛寒，甘寒，咸寒。

麦门冬　生地黄　赤芍药　牡丹皮
竹叶　知母　黄连　黄芩　黄柏　玄参
石膏　薄荷　苏子　甘草　童便

上下龈痛，属胃与大肠火。

【宜】

石膏　熟大黄　麦门冬　黄芩　黄连
赤芍药　生地黄　生甘草　青黛　细辛
西瓜皮灰　薄荷　枇杷叶　苏子　木通

真牙浮动及黑烂，属肾虚有火，已见肾虚条内。

【忌、宜】俱同。

胃脘痛

因火者。

【忌】补敛，燥热。

诸药俱见前。

【宜】降，苦寒，甘寒，咸寒，辛寒。

苏子　橘红　黄连　山栀　麦门冬
炙甘草　石膏　知母　玄参　童便

因寒者。

【忌】破气，滞腻，苦寒。

诸药俱见前。

【宜】辛温发散。

橘皮　草豆蔻　益智子　丁香　桂
白术　藿香　白豆蔻　缩砂蜜　吴茱萸
厚朴　香附　干姜

因宿食者。

【忌】升，补敛，苦寒。

诸药俱见前。

【宜】消导，兼降气。

山楂　橘皮　草果　红曲　枳实　术
槟榔　草豆蔻　青皮　厚朴　谷麦⑰
缩砂蜜

因脾胃虚弱以致食停者。

消导药中加人参。

因瘀血者。

【忌】补气，酸敛。

诸药俱见前。

【宜】辛温、苦温以行血。

桃仁　延胡索　红曲　红花　山楂肉
牡丹皮　韭菜　通草　番降香　郁金
肉桂　三棱　童溺　琥珀　蕙闾子　牛膝
赤芍药

因血虚者，按之则痛止。

【忌】破气，复忌补气，燥热，辛温。

诸药俱见前。

【宜】润，补敛，甘寒，甘温。

麦门冬　炙甘草　酸枣仁　石斛　白
芍药　生地黄　当归

因虫者。

【忌】补，升，发散，甘。

诸药俱见前。

【宜】杀虫，苦，酸。

锡灰　苦楝根　槟榔　鹤虱　雷丸
使君子　芜荑　薏苡仁根　大黄　乌梅

因恼怒者。

虚弱人【忌】破气；壮实人【忌】补
气；总忌酸敛，升。

诸药俱见前。

【宜】降气，辛温。

苏子　枇杷叶　白豆蔻　番降香　缩
砂蜜　木香　橘红　延胡索　五灵脂

因痰饮者。

【忌、宜】俱见痰饮证下。

腹痛

因于寒。

【忌】苦寒，下利。

诸药俱见前。

【宜】温中，辛散。

白术　厚朴　干姜　吴茱萸　桂　炙
甘草　木香　缩砂蜜　橘皮

因于热，火在少腹则绞痛。

【忌】辛热，香燥，补敛。

诸药俱见前。

【宜】甘，苦寒。

山栀仁　麦门冬　石斛　白芍药　甘草　桔梗　黄芩　黄连　滑石　木通　戎盐

诸痛不可按，属实。

【忌】补气，大热。

诸药俱见前。

【宜】破散，疏利，苦寒。

枳实　青皮　槟榔　三棱　滑石　蓬莪茂　木通　大黄有积滞宜用，无者勿用

诸痛可按，属虚。

【忌】破气，破血，下利，发散。

诸药俱见前。

【宜】补气血，甘温，酸敛。

人参　黄芪　二术　生地黄　当归　炙甘草　白芍药　薯蓣　酸枣仁　五味子

痹　拘挛而痛也。因风寒湿三者合而成。风气胜者为行痹，寒气胜者为痛痹，湿气胜者为着痹。

【忌】下，收敛，酸寒，苦寒，咸寒。

诸药俱见前。

【宜】辛散，行气，燥湿，甘温，淡渗。

漆叶　续断　黄芪　甘草　甘菊花　萆薢　防己　白术　防风　羌活　独活　秦艽　牛膝　木瓜　天麻　茯苓　泽泻　菖蒲　车前子　桑寄生　狗脊　蔓荆实　杜仲　白鲜皮　石斛　细辛　松叶　松节　苍耳　原蚕沙　威灵仙　海风藤

痿　属湿热。经曰：治痿独取阳明。

【忌】破气，升，辛热发散。

诸药俱见前。

【宜】大补气血，清热除湿，甘寒。甘温，苦寒，酸寒。

人参　黄芪　二术　炙甘草　生地黄　麦门冬　白芍药　木瓜　石斛　薏苡仁　黄柏　茯苓　泽泻　车前子　木通　黄

连　黄芩

交肠　其病大小便易位而出。或因大怒，或因醉饱，遂至脏气乖乱，不循常道。法当宣吐以开提其气，使阑门清利，得司泌别之职，则愈矣。

【忌】破气，燥热。

诸药俱见前。

【宜】升清降浊，兼补气，淡渗。

升麻　柴胡　苏子　降香　橘红　人参　术　茯苓　泽泻　猪苓　木通　滑石　车前子

鬼疰、尸疰、飞尸、客忤　此系天地阴邪杀厉之气乘虚中人，或遍身青暗，或忽消瘦声哑，面色青黄不定，或忽惊厥，目直视，手握拳，或遍身骨节疼痛非常。

【忌】破气，复忌补气，升，燥热，酸敛。

诸药俱见前。

【宜】辟恶气，安神镇心，辛香发散，金石镇坠。

牛黄　丹砂　苏合香　天竺黄　琥珀　沉水香　龙脑香　乳香　安息香　檀香　木香　麝香　真珠　雄黄　鬼臼　龙齿　犀角　金银箔　虎骨　代赭石　天灵盖　獭肝　生地黄　菖蒲　远志

妇 人 门

赤白带下　妇人多忧思郁怒，损伤心脾，肝火时发，血走不归经，可以多患赤白带也。白带多是脾虚，盖肝气郁则脾受伤，脾伤则湿土之气下陷，是脾精不守，不能输为荣血，而下白滑之物矣，皆由风木郁于地中使然耳。法当开提肝气，补助脾元。宜以补中益气汤，加酸枣仁、茯苓、山药、黄柏、苍术、麦门冬之类，浓煎，不时饮之。再用六味地黄丸中加牡蛎粉、海螵蛸、杜仲、牛膝，蜜丸，光大如豆。空心饥时吞下五六钱。阳虚火炽加枸

杞子、五味子、黄柏。白带多属气虚，补气健脾，治法之要领也。

带下如浓泔而臭秽特甚者，湿热甚也，且多有湿痰下坠者，宜苍术、白术、黄柏、黄芩、车前子为主，佐以升提。

带下如鸡子清者，脾肾极虚也。面色必不华，足胫必浮，腰腿必酸，宜五味子八味丸，间用开脾养心之剂，如归脾汤之类。阴虚有火，宜八味丸中加五味子、菟丝子、车前子、黄柏。叔和云：崩中日久为白带，漏下多时肾水枯。盖言崩久气血虚脱，而白滑之物下不止耳。此证虽有气血寒热之分，要归总属于虚。

赤淋多因于心火、肝火时炽不已，久而阴血渐虚，中气渐损，遂下赤矣。治宜养心为主，兼以和肝缓中，凉血清气。

赤带久不止，则血虚，宜胶艾四物汤，加煅牡蛎粉、酸枣仁、麦门冬。

标急而元气不甚惫者，先救其标；标急而元气衰剧者，则当本而标之也。

【忌】破气，降，温热。

诸药俱见前。

【宜】补敛，清热，辛甘，苦寒，佐以淡渗。

生地黄 人参 白芍药 阿胶 山茱萸 黄柏 五味子 麦门冬 白胶 枸杞子 续断 杜仲 牛膝 白茯苓 车前子 泽泻 蛇床子 香附 补骨脂 牡蛎 艾 二术

血枯经闭 由于脾胃薄弱，气血不生。

【忌】破气，破血，燥热，腻膈滑肠，升发，苦寒。

诸药俱见前。

【宜】补脾胃，甘温，甘平。

人参 莲肉 酸枣仁 白扁豆 甘草 茯苓 薯蓣 橘红 白芍药 缩砂蜜 菟丝子 牛膝 牡丹皮 白胶 阿胶 艾

实 麦门冬

经行先期 为血热。

【忌】升，补气，辛温，燥热。

香附 当归 乌药 艾以上辛温
余忌药俱见前

【宜】凉血清热，补肝肾，兼降气，甘寒，酸寒，苦寒。

生地黄 牡丹皮 白芍药 天门冬 麦门冬 枸杞 杜仲 青蒿 枇杷叶 苏子 鳖甲 阿胶 黄柏 黄芩 知母

经行后期 为血虚。

【忌】行血，破气，燥热，苦寒。

诸药俱见前。

【宜】补肝肾，甘温，酸温。

熟地黄 薯蓣 人参 菟丝子 山茱萸 杜仲 续断 阿胶 艾 五味子 当归 枸杞子 白胶 牛膝

月事过多 属心火盛，脾气弱。

【忌】破气，降，辛温，苦寒。

诸药俱见前。

【宜】凉血，敛摄，酸平，甘寒。

麦冬 生地泄泻禁用 青蒿 生甘草 牡丹皮 白芍药 酸枣仁 五味子

崩中 属气血两虚有热。

【忌】破气，行血，降，温热，辛燥，苦寒。

诸药俱见前。

【宜】补气血，兼清热，甘温，甘寒，酸敛。

人参 黄芪 生地黄 熟地黄 地榆 芍药 白胶 阿胶 香附 续断 甘草 麦门冬 山茱萸 杜仲 五味子 白茅根 蒲黄炒 桑耳灰 侧柏叶 艾叶 木耳灰

热入血室 其证类伤寒，或经事适来忽住，或届期不行，忽发大热、口渴，或厥，但不头疼为异于伤寒耳。

【忌】补气，温燥，辛燥，收敛，下

泄，大热，升发。

诸药俱见前。

【宜】行血清热，甘寒，咸寒，苦寒。

生地黄　牡丹皮　蒲黄　苏木　牛膝　延胡索　麦门冬　犀角　白芍药　黄芩　童溺　荆芥穗

如便秘，加大黄。

种子内分男、女，气虚、血虚、精寒、血热、火炽、精滑，因证选用。

【忌】破气，破血，燥，过用辛热。

诸药俱见前。

【宜】调气补血，男子宜固精。

桑螵蛸温平，治男子精滑　柏实甘温，治男子精滑、精寒　海狗肾咸热，治男子精寒　鱼胶平，治男子精滑　阳起石热，治男子精寒　覆盆子甘温，治男子精滑　车前子咸寒，治男、女火炽

鹿茸温咸，治男子精寒　莲须甘温，治男子精滑　巴戟天温，治男子精寒　何首乌苦温，益男子气血　牛膝苦平，治男子血虚及阴痿　补骨脂辛温，治男子精寒阴弱　沙苑蒺藜甘平，男子固精益血　白胶温平，治男、女气血两虚，精寒　肉苁蓉温酸咸，治男、女血虚精寒　黄柏苦寒，治男、女火炽　人参微温，治男、女气虚、脾胃薄弱

麦门冬甘寒，男、女血热　五味子酸温，治男、女精滑、精寒　山茱萸酸温，治男、女精滑、精寒　天门冬苦寒，治男、女火炽　莲肉甘平，治男、女胃弱，精滑　熟地黄甘寒，男、女益血生精　白薇温平，女　当归辛温，女　白芍药酸寒，女　紫石英温，女　艾叶辛温，女

妊娠恶阻

【忌】破气，升散，燥热，苦寒，滑肠，腻膈。

诸药俱见前。

【宜】顺气，甘寒，酸寒。

苏子　橘红　枇杷叶　白茯苓　麦门冬　芦根　竹茹　木瓜　白芍药　竹叶　人参　缩砂蜜　白梅　乌梅

安胎

【忌】破气，破血，升散，辛热，辛燥。

诸药俱见前。

八月以后及胎前滞下者，方可用枳壳。气虚者勿用。

三月以前【宜】养脾胃，四月以后【宜】壮腰肾，补血益阴，顺气，总【宜】清热。

茯苓　麦门冬　薯蓣　人参　芍药　白术　橘红　炙甘草　缩砂蜜　艾叶　杜仲　生地黄　益母草　白胶　阿胶　续断　黄芩　枸杞子　青蒿子　桑寄生　鲤鱼　乌雌鸡　葱白

胎漏　属气血虚有热。

【忌、宜】俱同安胎条。

难产

【忌】破气，破血，收敛。

诸药俱见前。

【宜】补气血，滑利，润。

人参　柞树枝　鱼胶　冬葵子　千里马　白芷梢　牛膝　桂心　当归　芎劳　益母草　百草霜　石燕　弓弩　麻油　猪脂　酒　生鸡子　兔头　滑石　麝香

预防血晕　腹痛坐草[①]时，即用苏木菊花心者一两，生地黄一两，降香末二钱，水二碗，煎一碗，加童便半碗，儿堕地即饮之，永无恶血冲心之患。房中常打醋炭，万一血晕亦须此药。更以家宝丹一丸，灌下神效。

凡妇人气弱者，无气力送子出产门，须服人参。此药能兼治横生、侧产，世医不知也。

凡临产交骨不开，惟浓煎柞木枝汤，饮之则自开。柞木俗名一叶一刺，其木枝干直上，一叶必发一刺。

胞衣不下，用乳香、没药末各七分五厘，麝香一分，芒硝一钱五分，研细。以

---

① 坐草：即"坐蓐"。昔时妇女临产称"坐蓐"，蓐系草席之谓，故亦称"坐草"。

酒调服，立下。饮热童便以滋药力，更妙。

产后诸病

【忌】破气，升，汗，吐，下，燥，苦寒，大热。

诸药俱见前。

【宜】行血，次宜补血清热，总【宜】补养肝脾肾，辛温，甘寒，酸寒。

苏木 黑豆 鹿角末 红花 乳香 没药 牛膝 炮姜 当归脾胃弱者勿用 桃仁胃弱者禁用，亦不可过用 桂天寒无火之人可用 益母草 泽兰 干地黄 续断 白胶 杜仲 山茱萸 人参 青蒿 麦门冬 白芍药 五味子

产后少腹痛按之痛甚有结块，名儿枕痛

【忌】酸敛，补气，破气，升，下，汗，燥。

诸药俱见前。

【宜】行血活血散结，兼健脾。

延胡索 红蓝花 牡丹皮 苏方木 山楂肉 益母草 蓬莪茂 蒲黄 白胶 当归 黑豆 生地黄 泽兰 牛膝 五灵脂 缩砂蜜 橘红 童便 桃仁 干姜

痛极，加乳香、没药各六七分。天寒加桂，暑月勿用，肺热有火勿用。

产后少腹痛，按之即止者，属血虚。

【忌】行血，破气，汗，吐，下，燥，苦寒，大热。

诸药俱见前。

【宜】补血，补脾，和肝。

干地黄 白芍药 当归 续断 白胶 阿胶 牛膝 人参 酸枣仁 麦门冬 炙甘草 大枣 薯蓣 橘皮

产后泄泻

【忌】消导，滑肠，腻膈，发散，生冷，破气，苦寒。

诸药俱见前。

【宜】温中补气，健脾开胃。

人参 甘草 薯蓣 莲肉 扁豆 茯苓 白芍药 橘皮 车前子 肉豆蔻内热 津液不足者少用 藿香 五味子 补骨脂内热火烁者勿用 缩砂蜜

产后发热或自汗盗汗

【忌】苦寒，发散，升提，破气，破血，下，辛燥，大热，寒滑伤脾。

诸药俱见前。

【宜】补血，凉血，补肝，补心，生津液，兼敛摄实表。

干地黄 炙甘草 白芍药 五味子 麦门冬 酸枣仁 牡丹皮 童便 青蒿 鳖甲 泽兰 黑豆 黄芪 人参肺热者禁用

产后头痛由于血虚

【忌】发散，破血，升提，辛燥，大热。

诸药俱见前。

【宜】益血，凉血，降，甘温，甘寒，佐以酸寒。

生地黄 甘菊花 乌梅 麦门冬 苏子 童便 甘草 当归 白芍药 黑豆 五味子 鳖甲

产后发渴由于血虚有热

【忌】同产后发热。

【宜】同产后发热，加蔗浆，倍麦门冬、五味子。

产后气喘由于气血两虚

【忌】同产后发热。

【宜】补气血，润肺，下降。

人参 橘红 生地黄 天门冬 麦门冬 苏子 枇杷叶 栝楼仁 栝楼根 童便 五味子 竹茹

产后恶寒由于气血两虚

【忌】同产后发热

【宜】补气血，温中，甘温，佐以辛温。

人参 黄芪 炙甘草 干地黄 龙眼

肉　当归　炮干姜

产后小便不利或短赤由于肾水真阴不足

【忌】利小便，余忌同产后发热。

诸药俱见前。

【宜】生津液，益阴，补血，凉血，清热，甘温，甘寒，酸寒。

天门冬　麦门冬　生地黄　枸杞子　山茱萸　白芍药　车前子　牛膝　五味子　青蒿子　鳖甲　竹叶

产后大便闭结由于血枯内热

【忌】补气，行血，辛热，燥下，升，苦寒。

诸药俱见前。

【宜】益血，凉血，润燥，滋肝肾，生津液。

生地黄　熟地黄　天门冬　麦门冬　五味子　蔗浆　牡丹皮　肉苁蓉　当归　麻仁　人乳　蜜

产后不得眠

【忌】同产后大便闭结。

【宜】补心，降心火，补肝，补脾阴，兼清内热。

生地黄　麦门冬　茯神　丹参　沙参　酸枣仁　白芍药　竹叶　远志　莲肉　龙眼肉

产后腹胀由于阴血虚、脾阴虚。

【忌】破气宽中，升提发散，消导，吐，下，甘，苦寒，咸寒，大热，温燥，滞腻。

诸药俱见前。

【宜】益脾阴，补脾，和肝，酸寒，收敛，甘温。

白芍药　酸枣仁　人参　茯苓　石斛　橘皮　薯蓣　五味子　木瓜　莲实　车前子　芡实

产后恶心欲呕或吐由于胃虚

【忌】升提发散，湿润，滞腻，苦寒，生冷，燥热。

诸药俱见前。

【宜】降气，补气，安胃，酸寒，佐以辛温。

苏子　枇杷叶　竹茹　人参　橘红　麦门冬　白芍药　藿香　石斛　木瓜　白豆蔻　生姜

由于寒，倍生姜、白豆蔻、藿香。由于热，倍竹茹，去生姜、白豆蔻、藿香。

下乳汁

漏芦　狗四足　猪四足　麦门冬　人参　栝楼仁　土瓜根　葵子　猪胰　木通

小 儿 门

痘疮

血热证。

【忌】温补，燥热。

天灵盖　鸡冠血　桑蠹①　鲮鲤甲　人齿　官桂　附子　丁香　木香　冰片　以上燥热　余忌药俱见前。

【宜】凉血，活血，解毒，甘寒，苦寒。

犀角　生地黄　人中黄　紫草　黄连　麦门冬　牡丹皮　白芍药　蝉童　连翘　金银花　玄参　贝母　蝉蜕　鼠粘子

虚寒证。

【忌】汗，吐，下，苦寒，酸寒。

诸药俱见前。

【宜】辛甘发散，补气，温，疮密者佐以解毒。

人参　红铅　黄芪　甘草　桂枝　丁香　当归胃弱大便不闭者禁用　莲肉　糯米　大枣　龙眼肉　干葛　木香　忍冬藤

痧疹　此证多有呕吐者，勿治呕吐，但治痧毒则呕自止，况呕中便有发散之

---

① 桑蠹：桑蠹虫，又名"桑蝎"。甘温，无毒。《别录》治心暴痛，金疮肉生不足。

义。

【忌】破气，温补，酸敛，燥热，辛温，滞腻。

诸药俱见前。

【宜】清热透肌，辛寒，甘寒，苦寒。

石膏　鼠粘子　赤柽木即西河柳　知母　甘草　玄参　麦门冬　连翘　薄荷　竹叶　黄连　黄芩　葛根　黄柏　蝉蜕　栝楼根　青黛　蔗浆　贝母

如冬月，佐以辛散，荆芥、麻黄去节沫，蜜酒炒，只可用一剂。

痧疹者，手太阴肺、足阳明胃二经之火热，发而为病者也。小儿居多，大人亦时有之。殆时气瘟疫之类欤！其证类多咳嗽，多嚏，眼中如泪，多泄泻，多痰，多热，多渴，多烦闷，甚则躁乱，咽痛，唇焦神昏，是其候也。治法当以清凉发散为主。药用辛寒、甘寒、苦寒以升发之。惟忌酸敛，最宜辛散。误施温补，祸不旋踵。辛散如荆芥、西河柳、干葛、石膏、鼠粘子、麻黄，清凉加玄参、竹叶、栝楼根、青黛、薄荷，甘寒加麦门冬、生甘草、蔗浆，苦寒加黄芩、黄连、黄柏、贝母、连翘。随证轻重，制剂大小，中病则已，毋太过焉。

痧疹乃肺胃邪热所致。初发时必咳嗽，宜清热透毒，不得止嗽。疹后咳嗽，但用贝母、苦梗、甘草、薄荷、栝楼根、玄参、麦门冬，以清余热、消痰壅则自愈，慎勿用五味子等收敛之剂。多喘，喘者邪热壅于肺故也，慎勿用定喘药，惟应大剂竹叶石膏汤加西河柳两许，玄参、薄荷各二钱。如冬天寒甚，痧毒郁于内，不得透出者，加蜜酒炒麻黄，一剂立止。凡热势甚者，即用白虎汤加西河柳，忌用升麻，服之必喘。多泄泻，慎勿止泻，泻则阳明之邪热得解，是亦表里分消之义也。痧后泄泻及便脓血，皆由邪热内陷故也，

大忌止涩，惟宜升散，仍用升麻、甘草、干葛、黄连、白芍药、白扁豆。便脓血则加滑石末，必自愈。

疹后牙疳最危，外用牡黄牛粪尖煅存性，研极细，加片脑一分，研匀吹之；内用连翘、干葛、荆芥穗、升麻、玄参、黄连、甘草、生地黄，水煎，加生犀角汁二三十匙，调服。缓则不可救药。

疹后元气不复，脾胃薄弱者，宜用白芍药、炙甘草为君，莲肉、山药、白扁豆、麦门冬、青黛、龙眼肉为臣。多服必渐强，慎勿轻用参、术。

疹后生疮不已，余热未尽故也。宜用金银花、荆芥穗、连翘、玄参、甘草、怀生地、鳖甲、胡麻、黄连、木通，浓煎饮之良。

疹不宜依证施治，惟当治本。本者，手太阴、足阳明二经之邪热也。解其邪热，则诸证自退矣。

呕吐

因伤乳食者。

【忌】苦寒。

诸药俱见前。

【宜】温中，消导。

橘皮　缩砂蜜　枳实　厚朴　谷麦蘖　草果　山楂　红曲　半夏　人参

因寒者。

【忌】破气，升，苦寒。

诸药俱见前。

【宜】辛热、温中。

藿香　橘皮　丁香　人参　白术　生姜　半夏　白豆蔻

因暑者。

【忌】升，破气，温热。

诸药俱见前。

【宜】清暑，补气，安胃，兼利小便。

黄连　香薷　人参　木瓜　茯苓　竹

茹　石斛　橘皮　甘草　白扁豆　麦门冬
白梅　滑石　木通　泽泻
　　有虫者。
　　【忌】升，甘。
　　诸药俱见前。
　　【宜】酸敛，佐以苦寒。
　　白芍药　五味子　木瓜　黄连　楝根
乌梅　槟榔　榧子肉　木香　使君子
　　总之，数呕吐宜安胃，久则宜补气。
　　泄泻
　　【总忌】破气，下，滑利，滞腻。
　　诸药俱见前。
　　因食者。
　　【宜】和胃消食。
　　橘皮　草果　红曲　谷麦蘖　白豆蔻
白术　山楂　白茯苓　肉豆蔻　缩砂蜜
　　因湿者。
　　【宜】燥脾，利水。
　　二术　橘皮　木瓜　茯苓　泽泻　车
前子　石斛　黄连　薯蓣　猪苓　升麻
葛根
　　因暑者。
　　【宜】前药中加人参、莲肉、白扁豆。
　　总之，当补脾胃，兼升，兼利小便。
　　急惊
　　【忌】补敛，升，燥热。
　　诸药俱见前。
　　【宜】降，清热，镇坠，豁痰，和肝。
　　丹砂　琥珀　牛黄　天竺黄　贝母
竹沥　钩藤钩　僵蚕　茯神　犀角　金箔
　　胆星　真珠　全蝎　龙脑　麝香　白檀
香
　　慢惊　多因久吐泻、大病后阴阳两虚
而成。
　　【忌】破气，下，升，苦寒，及治急
惊药。
　　诸药俱见前。
　　【宜】补脾健胃，和肝益气，甘温，

酸平，佐以辛热。
　　人参　黄芪　茯苓　白芍药　甘草
龙眼肉　酸枣仁　石菖蒲　远志　麦门冬
　　茯神　冬瓜仁　橘红
　　疳积
　　【忌】破气，酸敛，燥热。
　　诸药俱见前。
　　【宜】除疳热，兼消导，苦寒，甘寒，
佐以辛寒，辛温。
　　胡黄连　川黄连　肉豆蔻　谷麦蘖
神曲　山楂　木香　橘皮　白芜荑　使君
子　芦荟　白术　白芙蓉花　五谷虫　雷
丸　青黛　厚朴
　　诸虫
　　【忌】升，甘。
　　诸药俱见前。
　　【宜】杀虫，酸寒，苦寒，佐以辛寒。
　　槟榔　雷丸　使君子　苦楝根　锡灰
鹤虱　芦荟　芍药　乌梅　黄连　黄芩
牵牛
　　胎毒
　　【忌】补敛，燥热，辛温。
　　诸药俱见前。
　　【宜】凉血清热，解毒，兼发散于外，
勿从外治以致热毒内攻。
　　生地黄　玄参　牡丹皮　黄柏　黄连
忍冬藤　甘草　连翘　麦门冬　贝母
犀角　荆芥　鼠粘子　牛黄

外　科

　　厉风
　　【忌】破气，酸敛，燥热，下。
　　诸药俱见前。
　　【宜】凉血，杀虫，祛风，苦寒，佐
以辛寒、辛平。
　　豨莶　天门冬　甘菊花　生地黄　青
黛　漆叶　苦参　何首乌　鳖虱胡麻仁
白芷　荆芥　天麻　续断　羌独活　半枝

莲 白花蛇 乌梢蛇 皂角刺

痈疽先后发渴

【忌】升，破气，辛温，燥热，吐，下。

诸药俱见前。

【宜】活血，凉血，解毒散结。

生地黄 连翘 忍冬藤 白芷 白及 白蔹 茜草 夏枯草 紫花地丁 甘菊花 地榆 贝母 鼠粘子 黄柏 栝楼根 乳香 没药 芍药 生绿豆 半枝莲 白药子 红药子 黄蜡 明矾

已溃者，加人参、黄芪、麦门冬、五味子。

肿疡

【忌、宜】俱同痈疽先后发渴，更忌当归。

痈疽毒气攻心发谵语

【宜】以生绿豆粉、丹砂、乳香，为丸服。之。

溃疡

【忌】闭气，苦寒，破气，又忌燥。

诸药俱见前。

【宜】补气血，甘，酸温，佐以解毒。

人参 红铅 胎骨 黄芪 当归 地黄 芍药 甘草 白及 白蔹 忍冬藤 甘菊花 贝母 薯蓣 大枣 五味子 麦门冬

散毒外傅

雄黄 雌黄 粉锡 矾石 龙脑香 松脂 地榆 水银粉 铁锈 白及 白蔹 漏芦 柏木 青葙子 楝实 蒟蒻 石灰 铁浆 苦参 菖蒲 槲皮 葵根 柳华 五加皮 梓叶 苎根 紫草 马鞭草 艾灸

止痛排脓外傅

白及 白蔹 大黄 乳香 没药 丹砂 红药子 龙脑

金华 白药子 麦饭石 米醋 蜜

去瘀肉外傅

巴豆膏 轻粉 粉霜 乌梅肉灰

蚀脓外傅

蛀竹屑 蒟蒻 雄黄 白芷 大黄 巴豆 地榆 枯矾

长肉收口外傅

仙人杖烧油 人参 金华 白蜡 黄蜡 血竭 蛀竹屑 枯矾末 黄芩末 珠末 象牙末 铅丹 红粉霜 胡粉 芝麻油 猪蹄汤

疔疮

【忌】补敛，温热。

诸药俱见前。

【宜】凉血活血，解毒，祛风，汗，下。

生甘草 辟虺雷 茜草 生地草 贝母 紫花地丁 白药子 大黄 金银花 苍耳草 连翘 夏枯草 鼠粘子 矾石以上内 半枝莲 牛黄 蟾酥 红药子 白及 白蔹以上内外 龙脑 铁锈 桑砌 铜青 雄黄以上外

瘰疬马刀疮附 同属少阳胆经，治法亦同。

【忌】补气，辛热，酸敛。

诸药俱见前。

【宜】清热散结，和肝凉胆，苦寒，甘寒，咸寒，佐以辛寒。

连翘 玄参 忍冬藤 紫背天葵 乳香 麝香 夏枯草 鼠粘子 贝母 天明精 没药 薄荷 肥皂荚 皂角子 何首乌 柴胡 黄芩 甘草 昆布 牡蛎 鳖甲 栝楼根 恶实 漏芦 守宫煅 猫头 天荷叶 映山红 海藻 海蛤 苏合油 雄黄 矾石 斑猫 蟾酥 鳖虱胡麻 回燕窝泥

瘿瘤

【忌、宜】俱同瘰疬，兼宜薜荔、半夏、文蛤、南星、通草、生姜。

痔有内外二证

【忌】破气，降，燥热，辛温。

诸药俱见前。

【宜】凉血，活血，除大肠热，兼升。去血过多者宜补血，甘寒，苦寒，酸寒，佐以辛寒。

生地黄　五倍子　黄连　黄芩　白芍药　地榆　猬皮　大小蓟　黄柏　侧柏叶　槐实　皂荚灰　熊胆　升麻　鳖甲　红蓝花　龙脑香　茜草　黄芪　赤石脂　猪悬蹄　蛇蜕　榧实　白矾　金银花　青黛　象牙末　蛀竹屑　牛角䚡　白蜡

通肠漏

【忌】破气，下，发散，温燥，辛热。

诸药俱见前。

【宜】凉血，清利湿热，解毒，消漏管，补气血，长肉。

槐实　黄连　黄芩　青黛　地榆　白及　忍冬藤　半枝莲　生地黄以上凉血解毒　猪悬蹄　刺猬皮　黄牛角䚡　蛀竹屑　明矾　金头蜈蚣以上消漏管　黄芪　熟地黄　当归　人参　白芍药　五味子　牛膝　山药　枯矾　黄蜡　白蜡　麻皮灰　铅华　月经布　没食子以上补气血长肉　天明精　地骨皮俱要鲜者　皮硝　文蛤以上煎浓汤熏洗

乳岩、乳痈、内外吹

【忌】补气，升，温补，辛热，燥，酸敛。

【宜】散结气，和肝，凉血活血，清热解毒。

贝母　橘叶　连翘　栝楼根　山慈菇　山豆根　蒲公英　紫花地丁　黄连　甘草　柴胡　白芷　青皮　橘皮　牡鼠粪　王不留行　乳香　没药　漏芦　夏枯草　忍冬藤　栝楼仁　头垢　人爪　鲮鲤甲　半枝莲　茜根

阴蚀即下部匿疮

【忌】同乳岩。

【宜】凉血活血，除热散毒，苦寒，辛寒。

青黛　茜草　苦参　鲜地骨皮　黄柏　小蓟　艾叶　马鞭草　木瓜　牛膝　木通　全蝎　蛇床子外　橄榄核外　蛀竹屑外　猪脊髓外　青葙子外　腻粉外　官粉外　杏仁外　珠末外　皂角末外　铅丹外　象牙末外　龙脑香外　白僵蚕外　粉霜外　烟膏外　天灵盖外　滴乳石外　白蜡外

金疮

【忌】破气，闭气，升散，酸敛，苦寒，冷利，燥，酸寒。

诸药俱见前。

【宜】止血，和血，凉血，甘温，甘寒，佐以辛温。

地黄　䗪虫　当归　续断　牛膝　甘草　麦门冬　地榆　半夏　茜草　白胶　杜仲　芎䓖　乳香　没药　艾叶　水杨花　钓樟根　黄荆子炒黑　王不留行　古钱　自然铜　狗头骨　黄麻皮灰　芦竹①拓②　韭　大小蓟内外　刘寄奴内外　花蕊石内外　骐麟竭内外　古石灰外　白蜡外　降香外　海螵蛸外　桑柴灰外　人骨灰外　紫檀末外　三七外

破伤风

【忌】同金疮

【宜】同金疮，佐以祛风药，如白芷、荆芥、防风、柴胡之属。

跌扑损伤

【忌】同金疮。

【宜】同金疮，有瘀血停滞者，宜加行血药，如桃仁、红花、苏木、自然铜、䗪虫、千年灰、古文钱之属。

蹉折挫闪

_____

① 芦竹：疑为䈽竹。

② 拓：疑为柘。

【忌、宜】俱同金疮、跌扑。

火灼

【忌】燥热，及寒物涂腌。

井泥　冰　凉水　芭蕉根　醋以上寒物涂　余忌药俱见前。

【宜】拔散火毒，辛散，润，甘寒，辛寒，苦寒。

柴胡　葛根　甘草　升麻　黄连　麦门冬　连翘　栝楼根　石膏　黄柏　鸡子油　柏白皮　生胡麻　食盐　豆酱　黄芩

地榆　山栀

外用好酒满浸伤处，温即易之，如遍体被伤，用酒满浸，时时易之即不死。一方用蜜水润之。一方石灰水和生芝麻油敷，治已烂臭甚者，神验。一方用粘米炒黑，为末，将菜汁调敷，神效。

漆疮

【宜】蟹　茱萸皮　鸡子白　杉材　石蟹　漆姑草　韭菜炒热上　井中苔萍

卷　三

玉石部上品

总七十三种，今疏其要者一十四种。

丹砂　云母　石钟乳　矾石　芒硝
朴硝　玄明粉　滑石　空青　紫石英　赤
石脂　无名异　绿矾　铁锈

丹　砂

味甘，微寒，无毒。主身体五脏百病，养精神，安魂魄，益气明目，通血脉，止烦满消渴，益精神，悦泽人面。杀精魅邪恶鬼，除中恶腹痛，毒气疥瘘诸疮。久服通神明不老，轻身神仙。能化为汞，作末名真珠。光色如云母可析者良。恶磁石，畏碱水。

疏：丹砂本禀地二之火气以生，而兼得乎天七之气以成。色赤法火，中含水液，为龙为汞，亦曰阴精。七为阳火之少，故味甘微寒而无毒，盖指生砂而言也。《药性论》云：丹砂为清镇少阴君火之上药，辟除鬼魅百邪之神物。安定神明则精气自固，火不妄炎则金木得平，而魂魄自定，气力自倍。五脏皆安则精华上发，故明目。心主血脉，心火宁谧则阴分无热而血脉自通，烦满自止，消渴自除矣。杀精魅邪恶鬼，除中恶腹痛者，阳明神物，故能辟除不祥，消散阴恶杀厉之气也。久服通神明不老者，古之真人，飞丹炼石，引纳清和，配以金铅，按之法象，自能合丹道而成变化也。《青霞子》及

《太清服炼灵砂法》云：能重能轻，能暗能明，能黑能白，能神能灵。一斛人擎，力难举升。万斤遇火，轻速上腾。鬼神寻求，莫知所在。先禀气于甲，受气于丙，出胎见壬，结魄成庚，增光归戊。阴阳升降，各本其原。非虚语矣！

主治参互

丹砂研飞极细，令状如飞尘，以甘草、生地黄浓煎，调分许，与儿初生时服之，能止胎惊，解胎毒。同真珠、琥珀、金箔、牛黄、生犀角、天竺黄、滑石末，治小儿急惊，有神。入六一散，治暑气伏于心经，神昏口渴，及泄泻如火热。入补心丹，镇心神，定魂魄。入乳香托里散，散痈疽热毒，发热疼痛，及毒气攻心发谵语。

简误

丹砂为八石之主，故列石部之首。体中含汞，汞味本辛，故能杀虫、杀精魅。宜乎《药性论》谓其有大毒，若经伏火，及一切烹炼，则毒等砒、硇，服之必毙。自唐以来，上而人主，下而缙绅，曾服斯药，鲜克免者。戒之！戒之！

云　母

味甘，平，无毒。主身皮死肌。中风寒热，如在车船上。除邪气，安五脏，益子精。明目，下气坚肌，续绝补中，疗五劳七伤，虚损少气，止痢。久服轻身延年，悦泽不老，耐寒暑，志高神仙。一名云珠，色多赤；一名云华，五色具；一名

云英，色多青；一名云液，色多白；一名云砂，色青黄；一名磷石，色正白。泽泻为之使，忌羊血，用矾石则柔烂。

疏： 云母《本经》载其味甘，气平，详其主治亦应有温。韩保升曰：云母色白而主肺，此石药中温良之品也。以其法金，故主身皮死肌，及中风寒热，如在车船上。甘能缓，温能和，故除邪气。石性镇坠，能使火下，火下则水上，是既济之象也，故安五脏，益子精，明目，久服轻身延年。《别录》主下气，坚肌，续绝补中，疗五劳七伤，虚损少气，久服悦泽不老，耐寒暑，志高神仙，皆此意也。其曰止痢者，久痢则肠胃俱虚，甘温足以回其虚，下坠足以去其积，故亦主之也。

主治参互

云母得铅丹熬成膏，可贴一切痈疽疮毒。和以升丹细末，更著奇效。《经验方》云：青城山丈人观主康道丰，治百病云母粉方：用云母一斤，析开揉入大瓶内，筑实封固，以十斤顶火煅赤取出，却拌香葱、紫连翘草二件，合捣如泥，后以夹绢袋盛，于大水盆内摇取粉，余滓未尽，再添草药重捣取粉。于木盆一面贮灰，于灰上印一浅坑，铺纸倾粉在内，候干焙之，以面糊丸梧子大。遇有疾者，服之无不效，知成都府辛谏议，曾患大风，众医不愈，道丰进此，服之神验。《千金方》服食云母法：上白云母二十斤，薄劈，以露水八斗作汤，分半淘净二次；又作二斗汤，纳芒硝十斤，木器中浸二十日，取出绢袋盛，悬屋上，勿见风日，令燥。以鹿皮为囊揉之，从旦至午，筛滓复揉，得好粉二十斤，搅糊，入竹筒内，薄削封口漆固，埋北垣南下，入地六尺，覆土。春夏四十日，秋冬三十日出之，当成水。若洞洞不消，更埋三十日。此水能治万病，及劳气风疼。每以温水一合和服之，日三

服。十日小便当变黄，二十日腹中寒澼消，三十日龋齿更生，四十日不畏风寒，五十日诸病皆愈，颜色日少，长生神仙。《深师方》：治痰饮头痛，往来寒热。云母粉二两，炼过，常山一两，为末。每服方寸匕，汤服取吐。忌生葱、生菜。仲景《金匮》方：治牝疟多寒。云母烧二日夜，龙骨、蜀漆烧去腥，等分为末。发前浆水服半钱。《千金方》治赤白痢，积年不愈。饮调云母粉方寸匕服，神效。《积德堂方》治妇人难产，经日不生。云母粉半两，温酒调服，入口即产，不顺者即顺，万不失一。陆氏云：此是何德扬方也。已救三五十人。《千金方》治风疹遍身，百计不愈。煅云母粉，清水调服二钱良。又方：治一切恶疮，用云母粉傅之。《圣惠方》治火疮败坏。云母粉和生羊髓傅之。《事林广记》治金疮出血，云母粉傅之。绝妙。《千金翼》治风热汗出，水和云母粉服三钱，不过再服立愈。

简误

云母性虽甘平，终属石种，与脏腑气血，实非同类，只宜用以治病取效。若夫益精明目，轻身延年，耐寒暑，志高神仙，皆必不然之论也。始俟世人试过，乃敢信耳。

石钟乳

味甘，温，无毒。主咳逆上气，明目益精，安五脏，通百节，利九窍，下乳汁，益气补虚损，疗脚弱疼冷，下焦伤竭，强阴。久服延年益寿，好颜色、不老，令人有子。不炼服之令人淋。蛇床为之使。恶牡丹、玄参、紫石英。

疏： 石钟乳禀石之气而生。《本经》谓其味甘，气温，无毒。吴普曰：《神农》：辛。斯言近之。甄权以为：有大毒，或是经火之故。应云：味甘辛，气大温，

其性得火则有大毒，乃为得之。其主咳逆上气者，以气虚则不能归元，发为斯证，乳性温而镇坠，使气得归元则病自愈，故能主之也。通百节，利九窍，下乳汁者，辛温之力也。疗脚弱疼冷者，亦是阳气下行之验也。甄权：主寒嗽，通声者，辛以散邪结，温以祛寒气故也。其他种种补益之说，当是前人好事者溢美之辞，夷考其性，恐无是理，未足信也。

主治参互

石钟乳得牛黄、白蜡、象牙末、真珠、乳香、没药、桦皮灰、龟板灰，俱存性细研，枯白矾、蚛竹屑、红铅，治广疮结毒，烂坏鼻梁，及阴蚀阳物，有神。孙真人《千金翼》钟乳煎：治风虚劳损，腹脚无力，补益强壮。用钟乳粉炼成者三两，以夹绢袋盛之，牛乳一大升，煎减三之一，去袋饮乳，分二服，日一作。不吐不利，虚冷人微溏无所苦。一袋可煮三十度，力尽别作袋。每煎迄，须濯净，令通气。其滓和面、煨鸡子食之，此崔尚书方也。《宣明方》治一切劳嗽，胸膈痞满。焚香透膈散：用鹅管石、雄黄、佛耳草、款冬花等分，为末。每用一钱，安香炉上焚之，以筒吸烟入喉中，日二次。《圣济总录》治肺虚喘急，连绵不息。生钟乳粉光明者五钱，蜡三两化和，饭甑内蒸熟，研丸如梧子大。每水下一丸。《外台秘要》治乳汁不通，气少血衰，脉涩不行，故少乳。炼成钟乳粉二钱，浓煎漏芦汤调下。或通草等分为末，米饮服方寸匕，日三服。

简误

石钟乳辛温，若加火炼，有毒无疑，纵治虚寒，尚须审察，况病涉温热者耶！世人病阴虚有热者十之九，阳虚内寒者百之一。是以自唐迄今，因服钟乳而发病者不可胜纪；服之而获效得力者不闻一二。

其于事理，可以烛照。经曰：石药之性悍。味斯言也，则其大略可概见已。慎毋轻信方士之言，致蹈前人覆辙。尊生之士，宜安常处，顺以道理，自持修短有命，无惑乎长年之说，庶不为所误矣。

矾 石

味酸，寒，无毒。主寒热，泄痢，白沃，阴蚀恶疮，目痛。坚骨齿，除固热在骨髓，去鼻中息肉。炼饵服之，轻身不老增年。岐伯云：久服伤人骨，能使铁为铜。生河西山谷，及陇西武都石门。甘草为之使。恶牡蛎，畏麻黄。

疏：矾石味酸，气寒而无毒，其性燥急，收涩解毒，除热坠浊。盖寒热泄痢，皆湿热所为；妇人白沃，多由虚脱。涩以止脱故也。阴蚀恶疮，亦缘湿火，目痛多由风热，除固热在骨髓，坚齿者，髓为热所劫则空，故骨痿而齿浮。矾性入骨除热，故亦主之。去鼻中息肉者，消毒除热燥湿之功也。

主治参互

矾石即白矾，得巴豆同煅令枯，取矾研末，以鹅翎管吹入喉中，流出热涎立解喉痹。其证俗呼为缠喉风是也。皮肤疥癣，脓窠，坐板，肥疮等疮，皆资其用，各合所宜以施之。得硫黄、雄黄、白附子、海金沙、蜜陀僧，擦汗斑殊效。一年者去皮一次，十年者去皮十次。擦后坐卧勿当风，勿行房摇扇。

制半夏，能散湿痰及食积痰，兼除五饮。

同芒硝可烧水银成粉，治一切疮中有虫。

得黄腊和丸，名腊矾丸，治一切疮毒有神。凡治痈疽，当服之以护膜，膜苟不破，虽剧必瘥。陈师古方：大风痰厥，四肢不收，气闭膈塞者。白矾一两，牙皂角五钱，为末。每服一钱，温水调下，吐痰为度。《简要济众方》：牙齿肿痛。白矾一两烧灰，大露蜂房一两微炙，每二钱水煎，含漱去涎。《千金方》鼻中息肉：用明矾一两，蓖麻仁七粒，盐梅肉五个，麝香一字，捣丸，绵裹塞之，化水自下也。夏子益《奇疾方》：发斑怪证，有人眼赤鼻张，大喘，浑身出斑，毛发如铜铁，乃热毒气结于下焦也。白矾、滑石各一两为末。水三碗，煎减半，不住服尽即安。《永类钤方》：烂弦风眼。白矾煅一两，铜青三钱，研末，汤泡澄清，点洗。《千金方》：脚气冲心。白矾三两，水一斗五升，煎沸浸洗。张仲景《金匮》方：女劳黄疸，日晡发热而反恶寒，膀胱急，少腹满，目尽黄，额上黑，足下热，因作黑疸。其腹胀如水状，大便必黑，时溏，此女劳之病，非水也。自大劳大热交接后入水所致。腹满者难治。用矾石烧，硝石熬黄，等分为散。以大麦粥汁和服方寸匕，日三服。病从大小便去。又《金匮》方：妇人白沃，经水不利，子脏坚癖，中有干血，下白物。用矾石烧，杏仁一分，研匀，蜜丸枣核大，纳入肠中，日一易之。《千金翼》：妇人阴脱作痒。矾石烧研，空心酒服方寸匕，日三。刘禹锡《传信方》：蛇咬蝎螫。烧刀矛头令赤，置白矾于上，汁出热滴之，立瘥。此神验之方也。

简误

白矾，《本经》主寒热泄痢，此盖指泄痢久不止，虚脱滑泄，因发寒热。矾性过涩，涩以止脱，故能主之。假令湿热方炽，积滞正多，误用收涩，为害不一，慎之！妇人白沃，多由虚脱，故用收涩以固其标，终非探本之治。除固热在骨髓，仅可资其引导，若谓其独用，反有损也。矾性燥急而能劫水，故不利齿骨，齿者骨之余故也。岐伯云：久服伤人骨。故凡阴虚内热，火炽水涸，发为咽喉痛者，不宜含此。目痛由阴虚血热者，亦不宜用劫水损骨之药。岂可炼服，轻身不老增年，徒虚语耳。

芒　硝

味辛，苦，大寒。主五脏积聚，久热胃闭，除邪气，破留血，腹中痰实结搏，通经脉，利大小便及月水，破五淋，推陈致新。生于朴硝。

疏：芒硝禀天地至阴极寒之气所生，故味苦辛，性大寒，乃太阴之精。以消物为性，故能消五金八石，况乎五脏之积聚，其能比之金石之坚哉！久热即是邪热，伤寒热邪结中焦，或停饮，食则胃胀闭，少少投之，可立荡除。除邪气者，寒能除热故也。破留血者，咸能软坚，辛能散结也。邪热盛则经脉闭。热淫于内，治以咸寒，结散热除则经脉自通，二便自利，月水复故。五淋中惟石淋、膏淋为胶结难解，病由于积热，非得辛苦大寒之药，以推荡消散之，不能除也。推陈致新，总述其体用之功耳。由朴硝再煎而成，故曰生于朴硝。

主治参互

入仲景大承气汤，治伤寒七八日后，邪结下焦，少腹按之坚痛，下之愈。又治伤寒邪热失汗，蓄血少腹，或先因内伤留血下焦，入桃仁承气汤，下之愈。《千金方》疗漆疮，用汤渍芒硝令浓，涂之，如干即易之。《子母秘录》治小儿赤游，行于体上下，至心即死。以芒硝纳汤中，取浓汁以拭丹上。《百一选方》治疗关格，大小便不通，胀满欲死，两三日则杀人。以芒硝三两，纸裹三四重，炭火烧之，令纳一升汤中尽服，当先饮汤一升已，吐出乃服之。孙真人《食忌》：主眼有翳。取芒硝一大两，置铜器中，急火上炼之，放冷后，以生绢细罗，点眼角中。每夜欲卧时一度点，妙。姚和众方：治小儿重舌。马牙硝涂于舌上下，三日效。《简要济众方》治小儿鹅口。用马牙硝擦舌上，日五度，效。《梅师方》治火焰丹毒。水调芒硝末涂之。《信效方》治死胎不下。用芒硝末二钱，童便温服。《三因方》治风热喉痹及缠喉风。玉钥匙：用焰硝一两半，白僵蚕一钱，白硼砂半两，脑子一字，研匀，取少许数数吹之。《普济方》治重舌、鹅口。用竹沥同焰硝点之。

朴　硝

味苦、辛，寒、大寒，无毒。主百病，除寒热邪气，逐六腑积聚，结固留癖，胃中食饮热结，破留血闭绝，停痰痞满，推陈致新。能化七十二种石。炼饵服之，轻身神仙。炼之白如银，能寒能热，能滑能涩，能辛能苦，能咸能酸。入地千岁不变色。青白者佳，黄者伤人，赤者杀人。

疏：朴硝乃初次煎成者，其味气烈于芒硝，主治皆同。总为除邪热，逐六腑积聚，结固留癖，胃中食饮停滞因邪热结，停痰痞满，破留血闭绝之要药。与芒硝功用曾无少别，文具芒硝条下，兹不复疏。

主治参互

《圣惠方》治时气头痛不止。用朴硝二两，捣罗为散，用生油调涂于顶上。又方：治乳石发动烦闷，及诸风热。用朴硝炼成者半两，细研如粉，每服以蜜水调下一钱匕，日三四服。《简要济众》治小便不通膀胱热。白花散：朴硝不以多少，研为末，每服二钱匕，温茴香酒调下，无时服。入紫雪：疗伤寒，温疫，温疟，一切积热烦热，狂呼叫走，瘴疫毒疠，卒死脚气，五尸五注，心腹诸疾，疔刺切痛，解诸热毒，邪热发黄，蛊毒鬼魅，野道热

毒，小儿惊痫百病。黄金一百两，石膏、寒水石、磁石、滑石各三斤，捣碎，水一斛，煮四斗，去滓。入犀角屑、羚羊角屑、青木香、沉香各五两，玄参洗焙、升麻各一斤，炙甘草八两，丁香一两，入前汁中煮取一斗五升，去滓。入炼朴硝十斤，硝石三十二两，于药汁中，微火煎之，用柳木不住搅至水气欲尽，倾水盆中。待欲凝，入麝香一两二钱半，朱砂末三两，搅匀收之。每服一二钱，凉水服。临时加减，甚者一两。碧雪：治一切积热，天行时疾，发狂昏愦，或咽喉肿塞，口舌生疮，心中烦躁，或大小便不通。胃火诸病，朴硝、芒硝、马牙硝、石膏水飞、寒水石水飞各一斤，以甘草一斤，煎水五升，入诸药同煎，不住手搅，令消熔得所，入青黛一斤，和匀，倾盆内，经宿结成雪，为末。每含咽，或吹之，或水调服二三钱。欲通利，则热水服一两。刘禹锡《传信方》治热壅。甘露饮：凉胸膈，驱积滞。芒硝末一大斤，用蜜十二两，和匀，入新竹筒内，半筒以上即止，不得令满。却入炊甑中，令有药处在饭内，其虚处出其上，蒸之。候饭熟，取出，绵滤入磁钵内，竹篦搅匀勿停手，待凝，取入磁盒。每卧时含半匙，渐渐咽之。如要通利，即多服之。《简便方》治赤眼肿痛。朴硝置豆腐上蒸化，取汁收点。

《外台秘要》治喉痹肿痛。用朴硝一两，细细含咽立效。或加丹砂一钱。气塞不通，加生甘草二钱半，吹之。孙真人方：治口舌生疮，用朴硝含之良。夏子益《奇疾方》：灸疮飞蝶，因艾灸火疮痂退落，疮内鲜肉片子飞如蝶状，腾空飞去，痛不可言，是血肉俱热怪病也。用朴硝、大黄各半两，为末。水调下，微利即愈。《史记·仓公传》：菑川王美人，怀子不乳，来召淳于意。意往，饮以莨菪药一撮，以

酒饮之。旋乳。意复诊其脉躁，躁者，有余病，即饮以硝石一剂，出血，豆比五六枚而安。此去蓄血之验也。《炮炙论》治头痛欲死。用硝石末吹鼻中即愈。《圣惠方》治赤眼肿痛。用硝石末，临卧时，以铜箸点黍米大入目眦，至旦，以盐水洗去之。

玄明粉

味辛、甘，性冷，无毒。治心热烦躁，并五脏宿滞癥结，明目，退膈上虚热，消肿毒。此即朴硝炼成者。

疏：玄明粉，即芒硝投滚汤沸化，夜置冰霜之下，结起在水面上者。用白莱菔切片，煮汁投硝，以结起多次者为上，其色莹白，其味辛咸，沉而降，阴也。入手少阴、足厥阴、阳明经。其治邪热在心烦躁者，经曰：热淫于内，治以咸寒，佐之以苦。并主五脏宿滞瘀结者，即燥粪、结痰、瘀血、宿食之谓，辛能散结，咸能软坚，兼能润下，苦能下泄，故主之也。目为血热所侵，必赤肿作痛异常，硝物峻利，加以苦辛咸寒之极，故能散热结，逐热血，目病既去，必自明矣。退膈上虚热者，当作实热，邪解心凉，故热退也。消肿毒者，即软坚散结之功也。

主治参互

《集简方》：热厥气痛。玄明粉三钱，热童便调下。《伤寒蕴要》：伤寒发狂。玄明粉二钱，朱砂一钱，末之，冷水服。《圣济总录》：鼻血不止。玄明粉二钱，冷水服。

简误

硝者，消也。五金八石其坚莫比，惟硝能消之。苟非大辛至咸极苦最烈之味，其能消化之乎？消石朴硝，一经澄炼，便名芒硝、马牙硝、风化硝、甜硝；若经煅过即名玄明粉。究其功用，无坚不磨，无

结不散，无热不荡，无积不推，可谓直往无前，物无留碍之性也。《别录》谓炼饵服之，轻身神仙，失其本矣。故仲景于诸承气汤用之，非邪结下焦，坚实不可按者，不用。恐其误伐下焦真阴故也。病不由于邪热深固，闭结难通，断不可轻投。至于血涸津枯，以致大肠燥结，阴虚精乏，以致大热骨蒸；火炎于上，以致头痛目昏，口渴耳聋咽痛，吐血衄血，咳嗽痰壅，虚极类实等证，切戒勿施！庶免虚虚之咎，而无悔不可追之大错也。至如唐玄宗所召道士刘玄真谓服玄明粉，遂无病长生中所载有益精壮气，助阳补阴，不拘丈夫妇人，幼稚襁褓，不问四时冷热，俱治之说，乃是荒唐不经之语，不识《本章》何缘载入，岂历代董修儒臣，本不知医，但广异闻，未暇核实而误收之耶！正所谓尽信书，则不如无书也。

滑 石

味甘，寒、大寒，无毒。主身热泄澼，女子乳难，癃闭，利小便，荡胃中积聚寒热；益精气，通九窍六府津液，去留结，止渴，令人利中。久服轻身耐饥长年。石韦为之使，恶曾青。

疏：滑石，石中之得冲气者也。故味甘淡，气寒而无毒。入足太阳膀胱经，亦兼入足阳明，手少阴、太阳、阳明经。用质之药也。滑以利诸窍，通壅滞，下垢腻；甘以和胃气，寒以散积热。甘寒滑利以合其用，是为祛暑散热，利水除湿，消积滞，利下窍之要药。《本经》用以主身热泄澼，女子乳难，荡胃中积聚寒热者，解足阳明胃家之热也。利小便癃闭者，通膀胱，利阴窍也。其曰：益精气，久服轻身，耐饥长年，此则必无是理矣。《别录》：通九窍津液，去留结，止渴，令人利中者，湿热解则胃气和而津液自生，下

窍通则诸壅自泄也。丹溪用以燥湿，分水道，实大肠，化食毒，行积滞，逐瘀血，解燥渴，补脾胃，降心火，偏主石淋，皆此意耳。

主治参互

和甘草为益元散，又名天水散、六一散、太白散。解中暑、伤寒、疫疠，并汗后遗热劳复诸疾，兼解两感伤寒，百药酒食邪热毒，烦满短气，腹胀闷痛，淋闷涩痛，疗身热呕吐泄泻，肠澼下痢赤白，除烦热，胸中积聚寒热，止消渴蓄水，妇人催生下乳，治吹乳，乳痛，牙疮，齿疳。此药大养脾胃之气，通九窍六腑，去留结，通经脉，消水谷，安魂定魄，乃神验之仙药也。刘河间《伤寒直格》本方：白滑石水飞过六两，粉甘草一两，为末。每服三钱，蜜少许，温水调下。实热则用新汲水调下，解利则葱豉汤下，通乳用猪肉面汤调下，催生用香油浆水调下。凡难产或死胎不下，皆由风热燥涩，结滞聚敛，不能舒缓故也，此药力至，则结滞顿开而瘥矣。如用以治痢，照雷公炮制：用牡丹皮同煮过，加丹砂水飞细末，每两一钱，名辰砂六一散。治心经伏暑，下痢纯血，烦躁口渴，神昏不爽。《圣惠方》治膈上烦热多渴，利九窍，滑石二两捣，水三大盏，煎二盏，去滓，入粳米煮粥食。《千金方》治女劳黄疸，日晡发热恶寒，少腹急，大便溏黑，额黑。滑石、石膏等分，研末。大麦汁服方寸匕，日三，小便大利，愈。腹满者难治。《圣惠方》治乳石发动，烦热烦渴。滑石粉半两，水一盏，绞白汁，顿服。《广利方》：气壅关格不通，小便淋急，脐下妨闷兼痛。滑石粉水调服一两。杨氏《产乳》：小便不通。滑石末一升，车前汁和涂脐之四畔，方四寸，干即易之。冬月水和。《圣惠方》治妇人转胞，因过忍小便而致。滑石末，葱

汤服二钱。《普济方》：伏暑水泄。白龙丸：滑石火煅过一两，硫黄四钱，为末，面糊丸绿豆大。每用淡姜汤随大小服。又方：治伏暑或吐，或泻，或疟，小便赤，烦渴。玉液散：用桂府滑石烧四两，藿香一钱，丁香一钱，为末，米汤服二钱。亦治霍乱。王氏《痘疹方》治痘疮狂乱，循衣摸床，大渴引饮。用益元散一两，加朱砂二钱，冰片三分，麝香一分，用灯心汤调二三钱服。《普济方》治风毒热疮，遍身出黄水。桂府滑石末傅之，次日愈。先以虎杖、豌豆、甘草等分，煎汤洗后乃搽。《集简方》治脚指缝烂。滑石一两，石膏煅半两，枯矾少许，研掺之。

夏子益《奇疾方》，载白矾石条内。

简误

滑石本利窍去湿，消暑除热，逐积下水之药。若病人因阴精不足内热，以致小水短少赤涩或不利，烦渴身热，由于阴虚火炽水涸者，皆禁用。脾肾俱虚者，虽作泄，勿服。

空　青

味甘、酸，寒、大寒，无毒。主青盲耳聋，明目，利九窍，通血脉，养精神，益肝气，疗目赤痛，却浮翳，止泪出，利水道，下乳汁，通关节，破坚积。久服轻身延年不老，令人不忘，志高神仙。能化铜铁铅锡作金。生益州山谷，及越嶲山有铜处。铜精熏则生空青，其腹中空。三月中旬采，亦无时。

疏：空青感铜之精气而结，其味甘酸，其气大寒，无毒可知已。色青法木，故入肝而主目盲。目者肝之窍，瞳子神光属肾，肝肾虚则内热，怒则火起于肝，故生内外障翳，此目病所由成也。甘寒能除积热，兼之以酸则火自敛而降矣。热退则障自消，目自明。耳者肾之窍，水涸火炎

耳聋，肾家热解则火息水生而听复聪矣。九窍不和，无非火壅。肝家有火则血热气逆，故血脉不通，凉肝除热则精气自益，阴足火清，则窍自利而血脉自通，精神自长矣。目赤痛，浮翳泪出，皆肝气不足之候，益肝气则诸证自除矣。其曰利水道，下乳汁，通关节，破坚积者，皆以热除则气血和平，阴气自复，五脏清宁则诸证自解。圣药神功，于斯显矣。

主治参互

空青得真珠、贝子、珊瑚、石决明，点目中内外障翳有神。《千金方》：眼目眊眊不明，空青少许，渍露一宿，点。《圣济总录》：浮翳昏暗，空青二钱，蕤仁去皮一两，片脑三钱，细研，日点。明目去障翳。

上珍之药，一时难购，明目外，无别用，故不著"简误"。

紫　石　英

味甘、辛，温，无毒。主心腹咳逆邪气，补不足，女子风寒在子宫，绝孕十年无子，疗上气，心腹痛，寒热邪气结气，补心气不足，定惊悸，安魂魄，填下焦，止消渴，除胃中久寒，散痈肿，令人悦泽。久服温中，轻身延年。

疏：紫石英禀土中之阳气以生，《本经》：味甘，气温，无毒。《别录》加辛。雷公言：大温。独李当之言大寒者，昧其性矣。味厚于气，阳中之阴，降也。入手少阴、手厥阴、足厥阴经。少阴主心，属阳而本热，虚则阳气衰而寒邪得以乘之，或为上气咳逆，或为气结寒热心腹痛，此药温能除寒，甘能补中，中气足，心得补，诸证无不瘳矣。惊悸属心虚，魂魄不安亦由心君怯弱，无以镇压诸经，兹得镇坠之力，而心君有以镇摄，即重以去怯之义也。其主女子风寒在子宫，绝孕无子

者，盖女子系胎于肾及心包络，皆阴脏也，虚则风寒乘之而不孕，非得温暖之气，则无以怯风寒而资化育之妙。此药填下焦，走肾及心包络，辛温能散风寒邪气，故为女子暖子宫之要药。补中气，益心肝，通血脉，镇坠虚火使之归元，故又能止消渴，散痈肿，令人悦泽，及久服轻身延年也。凡入丸散，用火煅醋淬七次，研末水飞过，晒干入药。

主治参互

同白薇、艾叶、白胶、当归、山茱萸、川芎、香附，治女人子宫虚寒，绝孕无子。

张文仲《备急方》：虚劳惊悸，补虚止惊，令人能食。紫石英五两，打细豆大，水淘一遍，以水一斗，煮取三升，细细服。仲景《金匮》方，治风热瘛疭及惊痫。风引汤：紫石英、白石英、寒水石、石膏、干姜、大黄、龙齿、牡蛎、甘草、滑石等分，㕮咀，水一升，煎去三分，食后温呷，无不效者。

简误

紫石英其性镇而重，其气暖而补，故心神不定，肝血不足，及女子血海虚寒不孕者，诚为要药。然而只可暂用，不宜久服，凡系石药皆然，不独石英一物也。妇人绝孕由于阴虚火旺，不能摄受精气者，忌用。

赤　石　脂

味甘、酸、辛，大温，无毒。主养心气，明目益精，疗腹痛泄澼，下痢赤白，小便利，及痈疽疮痔，女子崩中漏下，产难胞衣不出。久服补髓好颜色，益智不饥，轻身延年。白石脂功用大略相同，石脂有五色，旧经同一条，今用唯赤、白二者，余皆不用。

疏：赤石脂禀土金之气，而色赤则象火，故其味甘酸辛，气大温无毒。气薄味

厚，降而能收，阳中阴也。入手阳明大肠，兼入手足少阴经。经曰：涩可去脱。大小肠下后虚脱，非涩剂无以固之，故主腹痛肠澼，及小便利，女子崩中漏下也。赤者南方之色，离火之象，而甘温则又有入血益血之功，故主养心气，及益精补髓，好颜色也。血足则目自明，心气收摄则得所养而下交于肾，故有如上功能也。痈疽因荣气不从所生，疮痔因肠胃湿热所致，甘温能通畅血脉，下降能涤除湿热，故主之也。其主难产胞衣不出者，以其体重下降，而酸辛能化恶血，恶血化则胞胎无阻滞之患矣。东垣所谓：胞衣不出，涩剂可以下之。此之谓也。不饥轻身延年，乃方士炼饵之法耳。凡泄利肠澼，久则下焦虚脱，无以闭藏，其他固涩之药性多轻浮，不能达下，惟石脂体重而涩，直入下焦阴分，故为久利泄澼之要药。

主治参互

《和剂局方》：冷痢腹痛，下白冻如鱼脑者，桃花丸主之。赤石脂煅研，干姜炮，等分为末，蒸饼为丸。量大小服，日三服。仲景方：伤寒下利便脓血不止，桃花汤主之。赤石脂一斤，一半全用，一半末用，干姜一两，粳米半斤，水七升，煮米熟，去滓。每服七合，纳末方寸匕，日三服，愈乃止。《千金翼方》：痰饮吐水无时节者，其原因冷饮过度，遂令脾胃气弱，不能消化饮食，饮食入胃，皆变成冷水，反吐不停，赤石脂散主之。赤石脂一斤，捣筛，服方寸匕，酒食自任，稍加至三匕。服尽一斤，则终身不吐痰水，又不下利，补五脏，令人肥健。有人患痰饮，服诸药不效，用此遂愈。病人虚者宜之。

简误

火热暴注者，不宜用。滞下全是湿热，于法当忌。自非的受寒邪，下利白积者，不宜用。崩中法当补阴清热，不可全仗收涩。滞下本属湿热积滞，法当祛暑除积，止涩之药定非所宜。慎之！慎之！

无 名 异

味甘，平，无毒。主金疮折伤内损，止痛，生肌肉。

疏： 无名异禀地中阴水之气以生，《本经》味甘，气平无毒，苏颂：咸寒。咸能入血，甘能补血，寒能除热，故主金疮折伤内损，及止痛生肌肉也。苏颂：醋摩傅肿毒痈疽者，亦取其活血凉血之功耳。

主治参互

《集验方》：打伤肿痛。无名异为末，酒服，赶下四肢，瘀血皆散矣。《多能鄙事》：损伤接骨。无名异、甜瓜子各一两，乳香、没药各一钱，为末。每服五钱，热酒调服，小儿三钱。服毕，以黄米粥涂纸上，掺左顾牡蛎末裹之，竹篦夹住。谈野翁《试验方》：临杖预服无名异末，临时温酒服三五钱，则杖不甚痛，亦不甚伤。

除折伤肿毒外，无他用，故不著"简误"。

绿 矾

凉，无毒。治喉鰽，蚛牙，口疮，及恶疮疥癣。酿鲫鱼烧灰和服，疗肠风泻血。一名皂矾，煅赤醋淬为矾红，又名青矾。

疏： 绿矾气味所禀与白矾同，其酸涌涩收，燥湿解毒，化涎之功，亦与白矾相似而力差缓。《本经》主喉痹者，酸涌化涎之功也。蚛牙口疮，恶疮疥癣者，燥湿除热解毒之功也。肠风泻血者，消散湿热之后复有收涩之功也。然而诸治之外，又善消积滞，凡腹中坚，肉积，诸药不能化者，以矾红同健脾消食药为丸，投之辄消。

主治参互

得红曲、山楂、肉豆蔻，消肉积。加麦芽、橘皮、草果、槟榔、三棱、蓬莪，消一切肉积，及米面食坚积。脾病黄肿，用绿矾四两，煅成赤珠子，当归四两，酒浸七日焙，百草霜三两，为末，以浸药酒打糊丸梧子大。每服五丸至七丸，温水下。一月后黄去，立效。杨真人《济急方》：酒黄水肿，黄肿积痛。青矾半斤，醋一大碗，和匀，瓦盆内煅干为度，平胃散、乌药顺气散各半两，为末，醋煮糊丸梧子大。姜汤下二三十丸。

《救急方》：食劳黄病，身目俱黄。青矾锅内安，炭煅赤，米醋拌为末，枣肉和丸，梧子大。每服二三十丸，食后姜汤下。《圣惠方》：腹中食积。绿矾二两研，米醋一大碗，瓷器煎之，柳条搅成膏，入赤脚乌一两研，丸绿豆大。每空心温酒下五丸。谈野翁《试验方》：走马疳疮。绿矾煅红，以醋拌匀，如此三次，为末，入麝香少许，温浆水漱净，掺之。应加龙脑、雄黄、蓬砂、芒硝。

简误

绿矾、矾红，虽能消肉食坚积，然能令人作泻，胃弱人不能多用。服此者终身忌食荞麦，犯之立毙。

铁 锈

主恶疮疥癣，和油涂之。蜘蛛虫等咬，和蒜磨傅之。一名铁衣。

疏：铁锈得金器之英华，其味应辛、苦，气应寒。恶疮疥癣，湿热所生；蜘蛛虫咬，毒气伤血。辛苦能除湿热，寒能解热毒气，故主之也。又秘法：取露天入土者，研极细，同蟾酥、脑、麝，以金针刺入疔疮中，令至根，然后以药塞入，针能拔疔根，辄效。盖疔肿未有不因肝经风热所致，此药属金，善能平木，故有如是之功。《普济方》：疔肿初起。多年土内锈钉，火煅醋淬，刮下锈末，研细。每用少许，人乳和，挑破傅之。

卷　四

玉石部中品

总八十七种，今疏其要者一十八种。

雄黄　石硫黄　食盐　水银　石膏　金屑　灵砂　水银粉　磁石　凝水石　阳起石　蜜陀僧　铁落　珊瑚　玛瑙　太阴玄精　土蜂窝上细土　胡燕窝内土

雄　黄

味苦、甘、平、寒、大温，有毒。主寒热，鼠瘘恶疮，疽痔死肌，疗疥虫蜃疮，目痛，鼻中息肉，及绝筋破骨，百节中大风，积聚癖气，中恶腹痛，鬼疰，杀精物恶鬼邪气，百虫毒，胜五兵，杀诸蛇虺毒，解藜芦毒。悦泽人面。炼食之，轻身神仙。饵食之，皆飞入人脑中，胜鬼神，延年益寿，保中不饥。得铜可作金。

疏：雄黄禀火金之性，得正阳之气以生。《本经》：味苦，平，气寒，有毒。《别录》加甘，大温。甄权言：辛，大毒。察其功用，应是辛苦温之药，而甘寒则非也。气味俱厚，升也阳也。入足阳明经。其主杀精物恶鬼邪气，及中恶腹痛鬼疰者，盖以阳明虚则邪恶易侵，阴气胜则精鬼易凭，得阳气之正者，能破幽暗，所以杀一切鬼邪，胜五兵也。寒热鼠瘘恶疮，疽痔死肌，疥虫蜃疮诸证，皆湿热留滞肌肉所致，久则浸淫而生虫，此药苦辛，能燥湿杀虫，故为疮家要药。其主鼻中息肉者，肺气结也；癖气者，大肠积滞也；筋

骨断绝者，气血不续也。辛能散结滞，温能通行气血，辛温相合而杀虫，故能搜剔百节中大风积聚也。虺蛇阴物，藜芦阴草，雄黄禀纯阳之气，所以善杀百虫蛇虺毒，及解藜芦毒也。《别录》复有目痛及悦泽人面之语，悉非正治。炼饵之法，出自《仙经》。以铜为金，亦黄白术中事耳。

主治参互

同红白药子、白及、白敛、乳香、没药、冰片，傅一切肿毒痈疽。研细末，入猪胆内，套指头上，治天蛇疗毒发于中指。同金头蜈蚣、牛角䚡、猪悬蹄、猬皮、象牙末、黄蜡、白矾，治通肠漏。同漆叶、苦参、刺蒺藜、白芷、荆芥、天麻、鳖虱胡麻、半枝莲、豨莶、百部、天门冬，治大麻风眉毛脱落。治暑毒疟痢，百法不效。用雄黄研细，水飞九次，竹筒盛，蒸九次，再研，蒸饼和丸梧子大。每服甘草汤下七丸，日三服。其辞云：暑毒在脾，湿气连脚，不泄则痢，不痢则疟。独炼雄黄，蒸饼和药。别作治疗，医家大错。此昔人梦中所得之方，今试之辄效。《圣惠方》：伤寒狐惑，虫食下部，痛痒不止。雄黄半两，烧于瓶中，熏其下部。《肘后方》：五尸疰病，发则变痛无常，昏恍沉重，缠结脏腑，上冲心胁，即身中尸鬼接引为害也。雄黄、大蒜各一两，杵丸弹子大。每热酒服一丸。夏氏《奇疾方》：筋肉虫，有虫如蟹走于皮下，作声如小儿啼，为筋肉之化。雄黄、雷丸各一两，为末，掺猪肉上炙熟，吃尽自安。《积德堂

方》：广东恶疮。雄黄一钱半，杏仁三十粒去皮，轻粉一钱。为末，洗净，以雄猪胆汁调上，二三日即愈。百发百中，天下第一方也。出武定侯府内。入龙脑少许尤良。

简误

雄黄杀蛇虫咬毒，及傅疥癣、恶疮、疔肿，辟鬼魅邪气，在所必用。然而性热有毒，外用易见其所长，内服难免其无害。凡在服饵，中病乃已，毋尽剂也。

石硫黄

味酸，温、大热，有毒。主妇人阴蚀，疽痔恶血，坚筋骨，除头秃，疗心腹积聚邪气，冷癖在胁，咳逆上气，脚冷疼弱无力，及鼻衄，恶疮，下部䘌疮，止血，杀疥虫。能干汞，中其毒者，黑铅煎汤解之。或食冷猪血。

疏：石硫黄禀火气以生。《本经》：味酸，气温，有毒。《别录》：大热。黄帝、雷公：咸，有毒。气味俱厚，纯阳之物也，入手厥阴经。经曰：寒淫于内，治以温热。冷癖，咳逆上气，寒邪在中也，非温剂无以除之。又曰：硬则气坚，咸以软之。心腹积聚邪气，坚积在中也，非咸剂无以软之。命门火衰，则为脚冷疼弱无力；下焦湿甚，则为阴蚀，疽痔，䘌疮。酸温能补命门不足，大热能除下焦湿气，故主之也。其主头秃，恶疮，疥癣者，悉取其除湿杀虫之功耳。《本经》又主坚筋骨，及《别录》疗鼻衄止血者，皆非所宜。夫热甚则骨消筋缓，火载血上则错经妄行，岂有大热之物反能疗是证哉？无是理也！

主治参互

入鸡子，同艾叶煮食，治妇人白带因于虚寒者。《圣惠方》：诸疮弩肉，如蛇出数寸。硫黄末一两，肉上薄之，即缩。

《急救良方》：疥疮有虫。硫黄末，以鸡子煎香油调搽，极效。

简误

硫黄，古方未有服饵者。《本经》所用，止于治疮蚀，攻积聚，冷气脚弱等，而近世遂为常服，丸散如来复丹、半硫丸、金液丹、黑龙丹，及诸方书所载者，不可缕指，称其功用亦未能殚述。然而人身之中，阳常有余，阴常不足，病寒者少，病热者多。苟非真病虚寒，胡可服此大热毒药。假令果系虚寒证，法当补气以回阳，亦何须藉此毒石哉？世人徒知其取效良捷，而不知其为害之酷烈也。戒之！戒之！

食盐

味咸，温，无毒。主杀鬼蛊邪疰毒气，下部疮，伤寒寒热，吐胸中痰癖，止心腹卒痛，坚肌骨。多食伤肺喜咳。

疏：盐禀水气以生。《洪范》：润下作咸。《素问》：水生咸。此盐之根源也。《本经》：味咸。《别录》：咸温无毒。察其本具气味则是咸寒，而非温也。气薄味厚，阴也，降也。入足少阴，亦入手少阴，足阳明，手太阴、阳明经。其主肠胃结热，喘逆胸中病，及伤寒寒热者，皆热邪在阳明也。经曰：热淫于内，治以咸寒。正此之谓也。《五脏苦欲补泻》云：心欲软，急食咸以软之，以咸补之。心虚则邪热客之而卒痛，咸寒能除热补心，故主心腹卒痛也。凡湿热在下焦，则为䘌疮；留著经络，则肌骨软。咸寒能除湿热，故主之也。或以为咸能软坚，又何以坚肌骨？不知肌骨软缓皆湿热所致，经曰：热则骨消筋缓。又曰：体重胕肿，肉如泥，皆属于湿。如夏月湿热大盛，则肉食易于溃散，得盐性之咸寒，乃能坚久不腐也。咸味涌泄，所以能吐胸中痰癖，及鬼蛊邪疰毒气，悉皆吐出也。多食作肺喜咳者，肺主清肃，多食则咸味渍入肺窍，故令咳也。《日华子》以助水脏，及霍乱，心痛，金疮，明目，止风泪邪气，一切虫伤，疮肿火灼，通大小肠，疗疝气。诸治悉取其入肾，入心，走血软坚，除热润下之功耳。

主治参互

炒盐三钱，以炒砂仁五钱，为末泡汤，井水澄冷，灌下。治霍乱心腹绞痛，有效。一味炒，作汤，治心经火热作痛。柳柳州纂《救三死方》治霍乱上不得吐，下不得泻，气绝欲死者。用盐一大匙，熬令黄，童子小便一升，合和温服，少顷吐下，即愈也。孙真人方：卒中尸遁，服盐汤取吐，效。甄权《药性论》：中恶心痛，盐如鸡子大，青皮裹，烧赤，纳酒中，顿服。当吐恶物愈。唐瑶《经验方》：风热牙痛，以槐枝煎浓汤二碗，入盐一斤，煮干炒研，日用揩齿，以水洗目。《梅师方》：蜈蚣咬人，嚼盐涂之，或盐汤洗之，炒。《经验方》：蚯蚓咬毒，形如大风，眉鬓皆落，惟浓煎盐汤，浸身数遍即愈。浙西将军张韶病此，每夕蚯蚓鸣于体，一僧用此方而安，蚯蚓畏盐故也。

简误

《内经》曰：咸走血，血病无多食咸，多食则脉凝涩而色变。凡血病，及喘嗽、水肿、消渴，法所大忌。以其或伤肺引痰，或涩血脉，或助水邪，或走精液故也。

水　银

味辛，寒，有毒。主疥瘘痂疡，白秃，杀皮肤中虱，堕胎除热。以傅男子阴，阴消无气。杀金银铜锡毒，熔化还复为丹，久服神仙不死。一名汞。得铅则凝，得硫则结，并枣肉、人唾研则散。别法煅为腻粉、粉霜，得紫河车则伏，得川椒则收。

疏：水银从石中迸出为石汞，从丹砂中出者为朱里汞，即丹砂中液也。禀至阴之气而有汞，故其味辛，其气寒而有毒，善能杀虫，其气下走无停歇。故《本经》以之主疥瘘痂疡，白秃，杀皮肤中虱及堕胎除热也。至阴之精，能消阳气，故不利男子阴也。神仙不死之说，必得铅华相合，乃能收摄真气，凝结为丹。即道家所谓太阳流珠常欲去，人卒得金华，转而因之旨也。伏炼五金为泥，以其性能杀金银铜锡毒也，熔化还复为丹，亦出仙家烹炼耳。

主治参互

得矾石、丹砂、芒硝、雄黄、黑铅，入阳城罐内，如法升炼，名红粉霜。能止痛生肌。少加冰片，研匀擦广疮有效。制法：白矾、轻粉，同大风子、蛇床子、樟脑、轻粉、枯矾、雄黄、胡桃油，治疥癣虫疮。《肘后方》：一切恶疮。水银、黄连、胡粉熬黄，各一两，研匀傅之，干则以唾调。

简误

陈藏器曰：水银入耳，能食人脑至尽；入肉令百节挛缩，倒阴绝阳。人患疥疮，多以水银涂之。性重直入肉，宜谨之。头疮切不可用，恐入经络，必缓筋骨。寇宗奭云：水银入药，虽各有法，极须审谨，有毒故也。历举学士大夫惑于方士之说，服煅炼水银暴卒者，不可胜数。妇人误服，多致绝孕。其为毒害昭昭矣。惟宜外傅，不宜内服，入口为厉，可不戒哉！

石　膏

味辛、甘，微寒、大寒，无毒。主中风寒热，心下逆气惊喘，口干舌焦，不能息，腹中坚痛，除邪鬼，产乳金疮。除时气头痛身热，三焦大热，皮肤热，肠胃中膈气，解肌发汗，止消渴烦逆，腹胀暴气，喘息咽热，亦可作汤浴。坚白明莹者良，浙人呼为寒水石者真。

疏：石膏禀金水之正，得天地至清至寒之气，故其味辛甘，其气大寒而无毒。阴中之阳，可升可降。入足阳明，手太阴、少阳经气分。辛能解肌，甘能缓热，大寒而兼辛甘则能除大热。故《本经》主中风寒热，热则生风故也。邪火上冲，则心下有逆气及惊喘。阳明之邪热甚，则口干舌焦不能息。邪热结于腹中，则腹中坚痛。邪热不散，则神昏谵语，同乎邪鬼。肌解热散汗出，则诸证自退矣。惟产乳金疮，非其用也。《别录》：除时气头痛身热，三焦大热，皮肤热，肠胃中膈气。解肌发汗，止消渴烦逆，腹胀暴气，喘息咽热者，以诸病皆由足阳明胃经邪热炽盛所致。惟喘息咽热，略兼手太阴病。此药能散阳明之邪热，降手太阴之痰热，故悉主之也。甄权亦用以治伤寒头痛如裂，壮热如火。日华子用以治天行热狂，头风旋，揩齿。东垣用以除胃热，肺热，散阳邪，缓脾益气者，邪热去则脾得缓，而元气回也。洁古又谓：止阳明经头痛，发热恶寒，日晡潮热，大渴引饮，中暑，及牙痛者，无非邪在阳明经所生病也。理阳明则莫不济矣。足阳明主肌肉，手太阴主皮毛，故又为发斑、发疹之要品。起死回生，功同金液。若用鲜少，则难责其功。世医罔解，兹特表而著之。

主治参互

仲景白虎汤，专解阳明邪热，其证头疼壮热，口渴烦躁，鼻干，目眴眴不得眠，畏人声、木声，畏火。若劳役人病此，元气先虚者，可加人参，名人参白虎汤。发斑阳毒盛者，白虎汤加竹叶、麦门冬，以石膏为君，自一两至四两，麦门冬

亦如之。知母自七钱至二两，竹叶自百片至四百片，粳米自一大撮至四大撮。甚则更加黄连、黄芩，名三黄石膏汤。自一剂至四剂，妇人妊娠病此者，亦同。伤寒汗后烦热不解，竹叶石膏汤主之。小儿瘄疹发热，口渴唇焦，咳嗽多嚏，或多痰，或作泄，竹叶石膏汤加赤桎木枝两许，贝母、栝楼根各二三钱主之。发斑亦同，甚则加三黄。疟疾头痛，壮热多汗，发渴，亦用竹叶石膏汤二三剂主之。虚者加人参，后随证施治。中暑用白虎汤，虚者加人参。太阳中暍，亦用竹叶石膏汤。胃家实热，或嘈杂，消渴善饥，齿痛，皆须竹叶石膏汤主之。

简误

石膏本解实热，祛暑气，散邪热，止渴、除烦之要药。温热二病多兼阳明，若头痛，遍身骨痛，而不渴不引饮者，邪在太阳也，未传阳明不当用。七八日来邪已结，里有燥粪，往来寒热，宜下者勿用。暑气兼湿作泄，脾胃弱甚者，勿用。疟邪不在阳明则不渴，亦不宜用。产后寒热由于血盛，或恶露未尽；骨蒸劳热由于阴精不足，而不由于外感；金疮下乳更非其职。宜详察之，并勿误用。

金　屑

味辛，平，有毒。主镇精神，坚骨髓，通利五脏，除邪毒气。服之神仙。寇宗奭曰：不曰金而更屑字者，是已经磨屑可用之义。必须烹炼煅屑为箔，方可入药。苏颂曰：金屑古方不见用，惟作金箔入药甚便，又古方有金石凌、红雪、紫雪辈，皆取金银煮汁，此通用经炼者，假其气尔。生金有毒能杀人，且难解，有中其毒者，惟鹧鸪肉可解之。性恶锡，畏水银。

疏：金屑禀西方刚利之性，善能制木。体重而降，亦能镇心。心气怯则惊邪易入，精神不安，五脏皆为之病。肝经风热则为惊痫失志，魂魄飞扬，肝属木而畏

金，与心为子母之脏，故其病同一源，治亦同法。《本经》主镇惊，通利五脏邪气，及甄权疗小儿惊伤五脏，风痫失志，镇心安魂魄者，亦兼实则泻其子之义也。《本经》又主坚骨髓者，以肝心平，风热退，则精生血，骨髓自坚矣。服之神仙，乃出之仙经，非医方所述也。

主治参互

入至宝丹，治中风不语气绝，中恶蛊毒尸疰，难产血晕等证。入牛黄清心丸，治诸风缓纵不随，语言謇涩，恍惚怔忡，痰涎壅塞，惊恐怕怖，或喜怒无时，癫狂昏乱。入紫雪，治内外烦热，口舌生疮，狂呼叫走，瘴疫毒疠卒死，温疟，五尸，五疰，蛊毒，卒黄，小儿惊痫百病。红雪治疗略同。金箔镇心丸：治小儿风壅痰热，惊悸谵妄，心神不宁。磨细屑，挑开疔疮头上没入，能拔疔根。作针，针疗疮，纳药拔疔。

简误

《太清法》云：金禀中宫阴己之气，性本刚，服之伤肌损骨。予见今之以难求死者，服金一二分，则心腹剜痛，肠胃如裂而毙。其为损伤肌骨，概可见矣。惟作箔入药，可为镇心安神之用。如或止因心气虚，以致神魂不安，并无惊邪外入者，当以补心安神为急，而非金箔所能定矣。

灵　砂

味甘，温，无毒。主五脏百病，养神安魂魄，益气明目，通血脉，止烦满，益精神，杀精魅恶鬼气。久服通神明，不老轻身神仙，令人心灵。一名二气砂。

疏：灵砂，硫汞制而成。及水火既济，二气交合，夺造化之功，窍阴阳之妙，可以变化五行，升降气血，为除邪养正，扶危救急之灵丹也。故能主五脏百病，益精神，安魂魄，及益气养神也。其

主明目，通血脉，止烦满，杀精魅恶鬼气者，特其余事耳。得阴阳之妙，故能令人心灵，心灵则神明自通，不老轻身神仙，所自来矣，又能主上盛下虚，痰涎壅盛，头旋吐逆，霍乱反胃，心腹冷痛诸证，更为镇坠之神丹也。

修治：用水银一两，硫黄六铢，细研，炒作青砂头，后入水火既济炉，抽之如束钱纹者，成就也。又按：胡演《丹药秘诀》云：升灵砂法：用新锅安逍遥炉上，蜜揩锅底，文火下烧，入硫黄二两熔化，投水银半斤，以铁匙急搅作青砂头。如有焰起，喷醋解之。待汞不见星，取出细研，盛入水火鼎内，盐泥固济，下以自然火升之。于水十二盏为度，取出束针纹者，成矣。

主治参互

钱氏《小儿方》：霍乱吐逆，不问虚实冷热。二气散，一名青金丹。用水银、硫黄等分，研不见星。每服一字，生姜汤调下。《直指方》：冷气心痛。灵砂三分，五灵脂一分，为末，稀糊丸麻子大。每服二十丸，食前石菖蒲、生姜汤下。又方：九窍出血，因暴惊而得，其脉虚者。灵砂丹三十粒，人参汤下，三服愈。此证不可认作血得热则妄行，而用凉药，误矣！何者？惊则气浮，神魂发越，阳气暴壅故也。得镇坠则神魂复安，而血自循经矣。《和剂局方》有养正丹，又名交泰丹。用黑铅、朱砂、水银、硫黄炒成，即灵砂意也。其用亦与灵砂略同。

简误

灵砂虽称水火既济，阴阳配合，然而硫汞有毒，性亦下坠，止可借其坠阳交阴，却病于一时，安能资其养神益气，通灵于平日哉？凡胃虚呕吐，伤暑霍乱，肺热生痰，非关骤发者，咸在所忌。

水 银 粉

味辛，冷，无毒。主通大肠，傅小儿
疳痹瘰疬，杀疮疥癣虫，及鼻上酒皶，风
疮瘙痒，又名汞粉，轻粉，腻粉。畏磁石、
石黄，忌一切血。本出于丹砂故也。土茯苓、黑铅、
铁浆，可制其毒。

疏：水银粉，升炼水银而成。其味本
辛，气冷，无毒。疗体与水银相似，第其
性稍轻浮尔。大肠燥热则不通。小儿疳
痹，因多食甘肥，肠胃结滞所致。辛凉总
除肠胃积滞热结，故主之也。其主瘰疬疮
疥癣虫，及鼻上酒皶，风疮瘙痒者，皆从
外治，无非取其除热杀虫之功耳。

升炼轻粉法：用水银一两，白矾二
两，食盐一两，同研不见星，铺于铁器
内，以小乌盆覆之，盐泥封固盆口，以炭
火打三炷香取开，则粉升于盆上矣。

主治参互

《活幼口议》：小儿呃乳不止，服此立
效。腻粉一钱，盐豉七粒去皮，研匀，丸
麻子大。每服三丸，藿香汤下。《经验
方》：小儿吃泥及攮肚。用腻粉一分，砂
糖和丸，麻子大。空心米饮下一丸，良久
泄出泥土瘥。《圣惠方》：大小便闭，胀闷
欲死，二三日则杀人，腻粉一钱，生麻油
一合，相和空心服。万表《积善堂方》：
下疳阴蚀疮。轻粉末干掺之，即结屬而
愈。《永类钤方》：攮疮不合。葱汁调轻粉
傅之。又秘法升丹灵药方：治痈疽恶疮，
杨梅诸疮，拔毒长肉，神验。水银一两，
黑铅七钱，朱砂、雄黄各三钱，白矾、火
硝各二两半。其法先用铅化开，投水银，
凝成饼，入朱砂、雄黄研匀，将硝、矾熔
化，投前四味末入内，离火急搅令匀，用
阳城罐盛之，铁盏盖口，上架，然后铁
梁、铁线扎紧，盐泥固济，神仙炉内文武
火升炼，盏中时时以水擦之，火渐加，以

三分为率，每焚官香一炷，则加一分，如
是炼三炷香为度，候冷，取开于盏底刮
取。研如飞面，甘草汤飞过三次，入龙脑
香少许，点广疮上。数数以指蘸药按之。
三日自脱，神方也。

简误

水银粉，下膈涎，消积滞，并小儿涎
潮瘈疭药多用。然而其性有毒，走而不
守，若服之过剂，或不得当，则毒气熏
蒸，窜入经络筋骨，莫之能出。痰涎既
去，血液随亡，筋失所养，营卫不从，变
为筋挛骨痛，或结肿块漏疮，或手足皲裂
顽痹等证，遂成痼疾，贻害无穷。盖此物
本成于汞，则汞之毒尚存，又得火煅，则
火之毒气未出。《本经》言其无毒，误也。
凡闭结由于虚，血不能润泽，小儿疳病脾
胃两虚，小儿慢惊痰涎壅上，杨梅结毒发
于气虚久病之人，咸不宜服。宗奭有云：
病属于惊，尤须审谨。盖惊为心气不足，
不可下。下之里虚，惊气入心不可治。其
人本虚，便须禁此。慎之至也。

磁 石

味辛、咸，寒，无毒。主周痹风湿，
肢节中痛，不可持物，洗洗酸消，除大热
烦满，及耳聋。养肾脏，坚骨气，益精除
烦，通关节，消痈肿，鼠瘘颈核，喉痛，
小儿惊痫。炼水饮之，亦令人有子。一名
玄石。即吸铁石。入药须火烧醋淬，研末水飞，或
醋煮三日夜。

疏：磁石生于有铁处，得金水之气以
生。《本经》：味辛，气寒，无毒。《别
录》、甄权：咸，有小毒。《大明》：甘、
涩，平。藏器：咸，温。今详其用，应
是辛咸微温之药，而甘寒非也。气味俱
厚，沉而降，阳中阴也。入足少阴，兼入
足厥阴经。其主周痹风湿，肢节中痛，不
可持物，洗洗酸者，皆风寒湿三气所致，

而风气尤胜也。风淫末疾，发于四肢，故肢节痛不能持物。风湿相搏，久则从火化，而骨节皮肤中洗洗酸也。辛能散风寒，温能通关节，故主之也。咸为水化，能润下软坚；辛能散毒，微温能通行除热，故主大热烦满，及消痈肿，鼠瘘颈核。喉痛者，足少阳、少阴虚火上攻所致，咸以入肾，其性镇坠而下吸，则火归元而痛自止也。夫肾为水脏，磁石色黑而法水，故能入肾养肾脏。肾主骨，故能强骨。肾藏精，故能益精。肾开窍于耳，故能疗耳聋。肾主施泄，久秘固而精气盈溢，故能令人有子。小儿惊痫，心气怯，痰热盛也，咸能润下，重可去怯，是以主之。甄权云：补男子肾虚，风虚身强，腰中不利，加而用之。宗奭云：养肾气，填精髓，肾虚耳聋目昏者，皆用之。

主治参互

《直指方》：耳卒聋闭。吸铁石半钱，入病耳内，铁砂末入不病耳内，自然通透。《千金方》：阳事不起。磁石五斤，研，清酒渍二七日。每服三合，日二夜一。倪维德《原机启微》：眼昏内障，神光宽大渐散，昏如雾露中行，渐睹空花，物成二体，久则光不收及内障。磁朱丸：真磁石火煅醋淬七次，二两，朱砂一两，神曲生用三两，为末。更以神曲末一两煮糊，加蜜丸梧子大。每服二十丸，空心饭汤下。《千金方》：金疮血出。磁石末傅之，止痛断血。

诸药石皆有毒，且不宜久服，独磁石性禀冲和，无猛悍之气，更有补肾益精之功，故不著"简误"。大都渍酒优于丸散，石性体重故尔。

凝水石

味辛、甘，寒、大寒，无毒。主身热，腹中积聚邪气，皮中如火烧，烦满。水饮之，除时气热盛，五脏伏热，胃中热烦满，止渴，水肿，小腹痹。久服不饥。一名寒水石，一名白水石。色如云母可析者良。盐水精也。石膏亦名寒水石，与此不同。

疏：凝水石生于卤地，禀积阴之气而成。《本经》：味辛气寒。《别录》加甘，大寒无毒。经曰：小热之气，凉以和之；大热之气，寒以取之。又曰：热淫于内，治以咸寒。大寒微咸之性，故主身热邪气。皮中如火烧，烦满，及时气热盛，五脏伏热，胃中热也。易饥作渴，亦胃中伏火也。甘寒除阳明之邪热，故能止渴。不饥水肿者，湿热也。小便多不利，以致水气上溢于腹，而成腹痹。辛咸走散之性，故能除热利窍消肿也。疗腹中积聚者，亦取其辛散咸软之功耳。

主治参互

《永类钤方》：男女转脬不得小便。寒水石二两，滑石一两，葵子一合，为末，水一斗，煮五升，每服一升，即利。《经验方》：小儿丹毒，皮肤热赤。寒水石半两，白土一分，为末，米醋调涂之。

简误

凝水石，按本文云：盐之精，则与石膏、方解石，大相悬绝矣。因石膏有寒水石之名，而王隐君复云：寒水石又名方解石。以致混淆难辨。其功能各不相同，用者自宜分别。生卤地，味辛咸，碎之如朴硝者，是凝水石。其气大寒，能除有余邪热。凡阴虚火旺，咳嗽吐血多痰，潮热骨蒸，并脾胃作泄者，不宜服。经曰：诸腹胀大，皆属于热者，宜之。诸湿肿满，属脾土者，忌之。大宜详审，慎勿有误。

阳 起 石

味咸，微温，无毒。主崩中漏下，破子脏中血，癥瘕结气，寒热腹痛，无子，阴痿不起，补不足，疗男子茎头寒，阴下湿痒，去臭汗，消水肿。久服下饥，令人有子。白色莹明若狼牙者为上。凡用，火煅酒淬七次，研细水飞，日干。

疏：阳起石禀纯阳之气以生。《本经》：味咸，气微温，无毒。观《图经》所载：齐州阳起山，其山常有暖气，虽盛冬大雪遍境，独此山无少积，盖石气熏蒸也。其为气之温暖，当不甚微矣。味咸而气温，入右肾命门，补助阳气，并除积寒宿血留滞下焦之圣药，故能主崩中漏下，及破子脏中血，癥瘕结气，寒热腹痛，及男子茎头寒，阴痿不起，阴下湿冷，令人有子也。真阳足则五脏之气充溢，邪湿之气外散，故久服不饥，并去臭汗也。《别录》又主消水肿者，盖指真火归元，则能暖下焦，熏蒸糟粕化精微，助脾土以制水也。

主治参互

同破故纸、鹿茸、腽肭脐、菟丝子、狗阴茎、肉苁蓉、巴戟天，治命门寒，阴痿不起，精寒无嗣。服之能令阳道丰隆，使人有子，总治男子九丑之疾。

简误

阴虚火旺者，忌之。阳痿属于失志，以致火气闭密，不能发越而然，及崩中漏下由于火盛，而非虚寒者，并不得服。

蜜 陀 僧

味咸、辛，平，有小毒。主久痢，五痔，金疮，面上瘢黯，面膏药用之。旧出南闽中银铜冶处，今甚难得，但取煎销银铺炉底用之。

疏：蜜陀僧感银铜之气而结，故其味咸辛，气平有小毒。久痢，五痔，大肠湿热积滞也。辛主散结滞，咸主润下除热，大肠清宁，则久痢、五痔自瘳矣。体重，能消磨坚积；味咸，能入血凉血，故又主金疮，及灭面上瘢黯也。

主治参互

《圣惠方》：鼻皶赤皰。蜜陀僧二两，细研，人乳调，夜涂旦洗。《活人心鉴》：夏月汗癍如疹。用蜜陀僧八钱，雄黄四钱，先以姜片擦热，仍以姜片蘸末擦之，次日即焦。《寿域方》：骨疽出骨，一名多骨疮，不时出细骨，乃母受胎未及一月，与六亲骨肉交合，感其精气，故有多骨之名。以蜜陀僧末，香油调匀，摊贴之，即愈。

简误

蜜陀僧惟治黯黵傅面外，今人无复用以服食者，大都可外傅，不可内服。此药难得真者，销银炉底，乃销铜之气所结，能烂一切物，益不宜轻用。

铁 落

味辛、甘，平，无毒。主风热恶疮，疡疽疮痂，疥气在皮肤中，除胸膈中热气，食不下，止烦，去黑子，可以染皂。

疏：铁落是煅家烧铁赤沸，砧上煅之，如皮甲落下者。本出于铁，不离金象，体重而降。故《素问》有生铁落饮，以疗病狂怒者，云生铁落，下气疾也。又狂怒属肝气暴升，故取金气以制之也。其主气在皮肤中，及除胸膈中热气，食不下，止烦者，皆制木散热之功也。《本经》又主风热恶疮，疡疽疮痂疥者，皆肝心火热所致，辛平能除二经之火热，故主之也。苏恭以之炒热投酒中饮，疗贼风痉。《大明》治惊邪癫痫，小儿客忤，并煮服之。悉此意耳。

主治参互

铁称锤烧红，淬入米泔中百次，乘热熏洗阴癣顽疮，皆有效。别傅杀虫凉血药弥佳。

珊 瑚

味甘，平，无毒。主宿血，去目中

翳。鼻衄，末吹鼻中。

疏：珊瑚得水中阴气以生，味甘气平，性主消散，故能去目中翳，及消宿血，止鼻衄也。

主治参互

同贝子、真珠、玛瑙、琥珀、石蟹，为极细末，点入目中去浮翳。

甘平无毒，主疗亦稀，故无"简误"。

玛 瑙

味辛，寒，无毒。主辟恶，熨目赤烂。

疏：玛瑙，玉之属也。观陈藏器云：研木不热。其性寒可知矣。寒而兼辛，故能辟恶，及熨目赤烂也。同珊瑚辈为末点目，去障翳尤妙。

太阴玄精

味咸，温，无毒。主除风冷邪气湿痹，益精气，妇人痼冷漏下，心腹积聚冷气，止头痛，解肌。其色青白，龟背者良。

疏：太阴玄精出于盐卤之地及至阴之精凝结而成。故其形皆六出，象老阴之数也。《本经》：味咸，气温无毒。然详其所主，味应带辛，气应作寒。非辛寒则不能除风冷邪气湿痹，及止头痛、解肌等证。咸能软坚，故主心腹积聚。咸能润下，入肾滋水，故主益精气。《本经》误认为温，故有妇人痼冷漏下冷气之治，皆非所宜也。

主治参互

《图经本草》正阳丹：治伤寒三日，头痛壮热，四肢不利。太阴玄精石、硝石、硫黄各二两，蓬砂一两，细研，入瓶固济，以炭半斤，于瓶子周一寸烟之，约近半日，候药青紫色，住火。待冷取出，用腊月雪水拌匀，入罐子中，屋后北阴下阴干。又入地埋二七日，取出研细，曲糊丸鸡头实大。先用热水浴后，以艾汤研下一丸。以衣盖，汗出为瘥。入来复丹，治缓急诸病，但有胃气，无不获安。

简误

伤寒阴证不宜服。咸能走血，用以引经入肾则可，多则反泻肾伤血矣。血病无多食咸，戒之。

土蜂窝上细土

《本经》无气味，云主肿毒，醋和为泥傅之。亦主蜘蛛咬。必是甘平无毒之物。甘为土化，故能解诸毒也。

胡燕窝内土

无毒。主风瘙瘾疹及恶刺疮，浸淫疮遍身至心者死，并水和傅之。

疏：胡燕，即玄鸟，春分后至，窠取四方湿土为之。其气味必甘寒，故藏器以之疗诸疮疡，盖诸痛痒疮疡，皆属心火。而甘寒最能解火毒，土性能化一切毒故也。

主治参互

入回燕膏，贴瘰疬有效。回燕者，朝北燕窠土。

卷 五

玉石部下品

总九十三种，今疏其要者二十三种。

伏龙肝 石灰百草霜附 砒霜 铛墨 硇砂 铅丹 铅 粉锡 东壁土 赤铜屑 铜青 井底泥 戎盐 地浆 自然铜 梁上尘 礞石 麦饭石 花乳石 蓬砂 铅霜 古文钱

伏 龙 肝

味辛，微温，主妇人崩中，吐血，止咳逆，止血，消痈肿毒气。此灶中对釜月下黄土，以年久发赤色石，中黄者佳，研细水飞用。

疏：伏龙肝得火土之气而成。《本经》：味辛，气微温，无毒。甄权言：咸。其质本土，味应有甘，以灶有神，故古方多以之治颠狂痵魇，及卒中邪恶等证。《本经》主妇人崩中，吐血，止咳逆，止血者，盖以失血过多，中气必损，甘能补中，微温能调和血脉，故主之也。消痈肿毒气者，辛散咸软之功也。《日华子》主催生下胞，及小儿夜啼者，取其土中有神，而性本冲和，复能镇重下坠也。

主治参互

《千金方》：卒中恶气，伏龙肝末一鸡子大，小服取吐。《救急方》：产后血气攻心痛，恶露不下。灶中心土研末，酒服二钱，泻出恶物，立效。《伤寒类要》：妊娠热病。伏龙肝末鸡子许大，水调服之，仍以水和涂脐上方寸，干则再傅。《外台秘要》：一切痈肿。伏龙肝以蒜和作泥，贴之，再易。或鸡子黄亦可。

简误

阴虚吐血者不宜用，以其中有火气故也。痈肿毒盛难消者，不得独用。

石 灰

味辛，温。主疽疡疥瘙，热气恶疮，癫疾死肌坠眉，杀痔虫，去黑子息肉，疗髓骨疽。

疏：石灰烧青石而成，故其味辛，气温。《本经》不言其毒。观其主，皆不入汤，其为毒可知矣。火气未散，性能灼物，故主去黑子、息肉，及坠眉也。其主疽疡疥瘙，热气恶疮，癫疾死肌，髓骨疽者，皆风热毒气浸淫于骨肉皮肤之间。辛温能散风热毒气，且能蚀去恶肉而生新肌，故为诸疮肿毒要药也。辛而燥，故又能杀痔虫。古方多用合百草团末，治金疮殊胜者，以其性能坚物，使不腐坏，且血见石灰则止，而百草又能活血凉血故也。

附：古墓中石灰，名地龙骨。火毒已出，燥烈大减，故主顽疮瘘疮，脓水淋漓，及敛诸疮口尤效。

附：艌船油灰，名水龙骨。得油气之润，复得水气之阴，故主金疮跌扑伤损，破皮出血，及诸疮瘘，血风臁疮也。

主治参互

入三仙膏，点一切痈疽肿毒，轻者可消，重者势亦减。《普济方》：疣痣瘤赘。石灰一两，用桑灰淋汁，熬成膏，刺破点之。又方：去痈疽瘀肉。石灰半斤，麦杆灰半斤，淋汁煎成霜，密封。每以针划破涂之，自腐落。

有毒不入汤丸，故无"简误"。

附：百草霜，乃烟气结成。其味辛，气温，无毒。辛主散，故能消化积滞及下食也。凡血见灰则止，此药性能止血，复能散瘀滞，故主上下诸血，及崩中带下，胎前产后诸病。

主治参互

《笔峰杂兴方》：胎动下血，或胎已死。百草霜二钱，棕灰一钱，伏龙肝五钱，为末，每服二钱，白汤入酒及童便调下。《杜壬方》：治横生倒逆，胎前产后虚损，月候不调，崩中带下。百草霜、白芷等分，为末。每服二钱，童子小便、醋各少许调匀，热汤化服，不过二服瘥。

简误

虽能止血，无益肠胃，救标则可，治本则非，故不宜多服。

砒霜

味苦、酸，有毒。主诸疟，风痰在胸膈，可作吐药。不可久服，能伤人。飞炼砒黄而成。畏绿豆，冷水入药，醋煮杀毒用。

疏：砒霜禀火之毒气，得兼煅炼。《本经》虽云味苦、酸，而其气则大热，性有大毒也。酸苦涌泄，故能吐诸疟，风痰在胸膈间。大热大毒之物，故不可久服，能伤人也。更善落胎，及枯痔杀虫。

简误

按砒黄既已有毒，见火则毒愈甚，而世人多用砒霜以治疟。不知《内经》云：夏伤于暑，秋必痎疟。法当消暑益气健脾，是为正治，岂宜用此大热大毒之药。如果元气壮实有痰者，服之必大吐，虽获暂安，而所损真气实多矣。初烧霜时，人在上风十余丈外立，下风所近草木皆死。

以之毒鼠，鼠死；猫犬食之亦死。人服至一钱许，则立毙。若得酒及烧酒服，则肠胃腐烂，顷刻杀人。虽绿豆、冷水亦难解矣。其于钩吻、射罔之毒，殆又甚焉。奈何今人用之治疟，是以必死之药，治必不死之病，岂不误哉！除枯痔杀虫用于外傅之药，此外慎毋服之。切戒！切戒！

铛墨

主蛊毒中恶，血晕吐血，亦涂金疮，生肌止血。

疏：铛墨，釜月中墨也。《本经》无气味。然观其所主，大约与伏龙肝相似，而其用则少劣也。凡血见灰见墨则止，蛊毒恶气得辛温则散，故《本经》主蛊毒中恶，吐血血晕，以酒或水细研，温服，亦涂金疮，生肌止血也。慎勿入傅面疮药中，其墨入肉如黥不能去也。血晕宜用米醋研服。

硇砂

味咸、苦，辛，温，有毒。不宜多服。主积聚，破结血，烂胎，止痛，疗咳嗽宿冷，去恶肉，生好肌。柔金银，可为焊药。形如牙硝光洁者良。凡用，水飞去尘秽，入瓷器中，重汤煮干。

疏：硇砂乃卤液所结，秉阴毒之气，含阳毒之精。其味极咸，极苦，极辛，气温有毒。甄权：酸咸，有大毒。能消五金八石，腐坏人肠胃，生食之化人心为血，其毒之猛烈如此，可畏矣！其治聚积结血宿冷者，以咸能入血软坚，辛能散结，温能除冷故也。积聚散则痛自止，气自下。因寒以致顽痰壅结则咳嗽作，故暂用以散之。柔金化石之性，故能烂胎去恶肉也。金石见之即化，其能生好肌乎？此前人之误耳！

主治参互

《普济方》：损目生瘀，赤肉弩出不退。杏仁百粒，蒸熟去皮尖研，滤取净汁，入硇砂末一钱，水煮化，日点一二次自落。白飞霞方：鼻中息肉。硇砂点之，即落，此方须入明矾、牛黄、铅粉、象牙末、真珠末，乃佳。《集效方》：面上疣目。硇砂少许，硼砂、铁锈、麝香等分研，搽三次自落，急以甘草汁浸洗。

简误

按硇砂大热有毒之物，近出于唐世，而方书著古人单服一味伏火作丸子，亦有兼硫黄、马牙硝辈合饵者，不知方出何时？殊非古法，此物虽能攻积聚凝结，化有形癥块，然多食腐坏人肠胃。观其柔化金银铜锡，及庖人煮硬肉，入硇少许即烂，可以类推矣。惟去恶肉，及恶疮息肉，目翳弩肉，是其所长，亦须与真牛黄、龙脑、铅华、象牙末等同用。其内服诸方，虽唐慎微已收附《本草》末，然服必害人命 悉不敢载，一名狄盐，一名北庭砂，一名气砂，一名透骨将军。中其毒者，生绿豆研汁一二升饮之。畏浆水，忌羊血。

铅　丹

味辛，微寒。主吐逆胃反，惊痫癫疾，除热下气，止小便利，除毒热脐挛，金疮溢血。炼化还成九光，久服通神明。
自炒成者佳，市中多杂砂土、矾红，不堪用。

疏：铅丹即熬铅所作黄丹，故其味辛，气微寒，性应无毒。铅禀先天壬癸之气，得火成丹，则又有灵通变化之神。其体重而降。胃反吐逆，火气上升也。惊痫癫疾，心气虚怯也。得润下镇重之性，则火不上炎，热气自下，心肾得交，而前证除矣。禀天一所生之气，故能除热毒，及金疮溢血也。止小便利者，心与小肠为表里，心神宁敛 则小便自有节也。脐挛者，

即小儿脐风也。风热入肝则筋自挛急，辛寒镇重能散风热，金液之性能平肝木，故主之也。久服通神明者，以其得先天之气，故能镇心安神也。今世又用以解散热毒，长肉去瘀，治恶疮肿毒，及入膏药，为外科必用之物。

主治参互

单用傅疮，能止痛长肉生肌。入一切膏药，贴恶疮肿毒。仲景柴胡加龙骨牡蛎汤：治伤寒八九日下之，胸满烦惊，小便不利，谵语身重者。铅丹、龙骨、柴胡、牡蛎、黄芩、生姜、人参、桂枝、茯苓各一两半，半夏二合半，大黄二两，枣六枚，以水八升，煮取四升，纳大黄更煮一二沸，去渣，温服一升。《集验方》治吐逆不止。碧霞丹：黄丹四两，米醋半升，煎干，炭火三秤，就铫内煅红，冷定为末，粟米饭丸梧子大。每服七丸，醋汤下。《刘涓子鬼遗方》：小儿瘴疟，壮热不寒。黄丹二钱，蜜水和服，冷者酒服，名鬼哭丹。《痘疹方》：痘疹生翳。黄丹、轻粉等分，为末。吹少许入耳内，左患吹右，右患吹左。《子母秘录》：小儿重舌。黄丹一豆大，安舌下。《普济方》：小儿口疮糜烂。黄丹一钱，生蜜一两，相和蒸黑。每以鸡毛蘸搽，甚效。《集玄方》：金疮出血不止，以药速合，则内溃伤肉。只以黄丹、滑石等分，为末傅之。陆氏《积德堂方》：血风臁疮。黄丹一两，黄蜡一两，香油五钱，熬膏。先以葱、椒汤洗，贴之。

《集效方》；远近臁疮。黄丹水飞炒，黄柏酒浸七日，焙，各一两，轻粉半两，研细。以苦茶洗净，轻粉填满，次用黄丹护之，外以柏末摊膏贴之，勿揭动，一匕见效。

简误

吐逆由于胃虚，及因寒发吐者，皆不

宜服。

铅

味甘，无毒。镇心发神，治伤寒毒气，反胃呕哕。蛇蝎所咬，炙熨之。

疏： 铅禀先天壬癸之气以生，一者数之始，水者物之初，故曰天一生水。中含生气，为万物之先，金丹之母，八石之祖，五金之宝。壬金为清，癸水为浊。清为阳气，浊为阴质。阳气为生，阴质有毒。范以法象，招摄阴阳，烹炼得宜，是成丹药，饵之仙去。生气之初，味固应甘；润下之性，无毒可知。心藏神而法火，宁谧则安，妄炎则病。重而润下，使水火既济而不妄炎，故主镇心安神。伤寒毒气者，即阳证热毒也。先天真水，性含生气，而属至阴，故能解之也。反胃呕哕者，火气上浮，阴阳将离，故气逆升，而发呕哕也。兹得镇坠以下之，则阳火归元而前病自止矣。蛇蝎之毒，无非热气诸毒，得水则解，故亦主之也。五行万物之中，能解一切毒气者，无过先天生气、土中冲气，铅兼有之，故为解诸毒之首药也。

主治参互

黑铅入养正丹，治一切上盛下虚，孤阳发越上浮，烦躁面赤，恍惚惊惕，呕吐反胃等证。用此以镇坠阳气，使火入阴分，则上焦得宁，而后可以随证施治。入黑锡丹，治一切下元虚冷，阳气垂绝，阴阳将离，及沉寒痼冷诸病。《圣济录》治小儿惊热，心肺积热，夜卧多惊。铅霜、牛黄各半分，铁粉一分，研匀。每服一字，竹沥调下。《普济方》：惊风痫疾，喉闭牙紧。铅白霜一字，蟾酥少许，为末。乌梅肉蘸药于龈上搐之，仍吹通关药，良久便开。《圣济总录》治消渴烦热。铅白霜、枯白矾等分，为末，蜜丸芡实大。绵裹含化咽汁。又方：铅白霜一两，黄消石一两，为末，每冷水服一钱。喉痹肿痛：铅白霜、甘草各半两，青黛一两，为末，醋糊丸芡子大。每含咽一丸，立效。《宣明方》治口疮龈烂，气臭血出，不据大人小儿。铅白霜、铜绿各二钱，白矾豆许，为末扫之。《普济方》：梳发令黑，铅霜包梳，日日梳之，胜于染者。

简误

铅性沉重，未经烹炼，癸水之阴质尚存。多服能损伤心脾，盖金石与人身气血异。《悟真篇》云：非类难为巧，是已。凡脾胃虚寒，阳火不足，饮食不化，下部阴湿诸证，法咸忌之。

粉　锡

味辛，寒，无毒。主伏尸，毒螫，杀三虫，去鳖瘕，疗恶疮，堕胎，止小便利。一名铅粉，一名胡粉，一名官粉。

疏： 粉锡。陶隐居云：即化铅所作胡粉也。其味辛，气寒，无毒。体用与铅相似。性善杀虫，故去伏尸、三虫、鳖瘕。寒能解热毒，故疗恶疮，毒螫。重而下降，故能堕胎。涩而粘腻，故止小便利。甄权主积聚不消，炒焦，止小儿疳痢。藏器主久痢成疳，和鸡子白服，以粪黑为度。皆为其消积杀虫止痢也。

附： 李时珍云：胡粉即铅之变黑为白者也。其用虽与铅及黄丹同，内有豆粉、蛤粉杂之。只能入气分，不能入血分，此为稍异。人服食之则大便色黑者，此乃还其本质，所谓色坏还为铅也。亦可入膏药，代黄丹用。

主治参互

《肘后方》：劳复、食复欲死者，水调胡粉少许与之。《子母秘录》：小儿腹胀，或腹皮青色，不速治，须臾死。胡粉，盐熬色变，以摩腹上。《救急方》：杖疮肿痛。水粉一两，赤石脂生一钱，水银一分，以麻油杵成膏，摊油纸贴之。肉消者填满紧缚。《备急方》：阴股常湿，胡粉掺之。邵真人方：黄水脓疮。官粉煅黄、松香各三钱，黄丹一钱，飞矾二钱，为末，香油二两，熬膏傅之。《备急方》：小儿疳疮，熬胡粉猪脂和涂。《集简方》：炉精阴疮。铅粉二钱，银杏七个，铜铫内炒至杏黄，去杏取粉，出火毒，研搽效。《圣惠方》：翻花恶疮。胡粉一两，胭脂一两，为末。盐汤洗净傅之，日五次。孙氏《集效方》：血风臁疮。官粉四两，水调入碗内，以蕲艾烧烟熏干，入乳香少许同研，香油调作隔纸膏，反复贴之。《千金方》：小儿丹毒。唾和胡粉，从外至内傅之。又方：疮伤水湿。胡粉、炭灰等分，脂和涂疮上，水即出也。又方：螻蛄尿疮。醋和胡粉涂之。《直指方》：发背恶疮，诸痈肿。好锡粉二两，真麻油三两，慢火熬，以柳条急搅，至滴水成珠，入白胶末少许，入瓷器水浸二日，油纸摊贴，名神应膏。

简误

胡粉虽能消疳逐积，杀虫止痢，然其性冷，走而不守。脾胃虚弱者不宜用。娠妇忌之。

东 壁 土

主下部疮，脱肛。

疏：东壁土先得太阳真火之气，其气温和，其味甘，无毒。脾主四肢而恶湿，下部生疮，湿气侵脾也。得阳气之壮，故能燥湿除疮。脱肛亦大肠湿热所致，甘温而燥，故亦主之。藏器止泄痢霍乱烦闷者，取其土能补脾胃，温能和中也。得太阳初气，能祛暑湿之邪，故又主温疟及猝中暑热，搅土浆与之即解。

主治参互

甄权法：同蚬壳为末，傅豌豆疮。《肘后方》：药毒烦闷欲死者。东壁土调水三升，顿饮之。《通变要法》：解乌头毒，不拘川乌、草乌毒。用多年陈壁土，泡汤服之。《外台秘要》：肛门凸出。东壁土一升，研末，傅肛门头出处，以长皂荚炙熟，互熨之。

气味甘温，性无偏至，故不著"简误"

赤 铜 屑

主贼风反折，烧赤铜五斤，内酒二斗中，百遍服。

疏：赤铜屑，《日华子》云：苦平微毒，亦能接骨理伤，功用与自然铜相等。第其性有毒耳。《本经》主贼风反折者，风气通于肝，肝属木，金能平之故也。藏器曰：赤铜屑能焊人骨，及六畜有损，细研酒服，直入骨损处。六畜死后，取骨视之。犹有焊痕可验。《朝野金载》云：定州崔务堕马折足，医者取铜末，和酒服之，遂瘥。及亡后十年改葬，视其胫骨折处，又有铜束之也。打熟铜不堪用。

铜 青

平，微毒。治妇人血气心痛；合金疮，止血，明目，去肤赤息肉。生铜皆有青，青则铜之精华，淘洗用。

疏：铜禀土中阴气以生，青则其英华秀出于外所结。凡铜入地久，或沃以咸、酸之味，乃生青，其义可见矣。《本经》：气平无毒。然观今人用入吐风痰药，应是酸苦涩之味，而气则微寒也。酸入肝而能敛，故能止血合金疮。风热入肝经，则目生浮翳息肉，或赤烂泪出。苦寒能除风热，则所苦去而目自明矣。《本经》又主妇人血气心痛者，盖苦能泄结，而平则又兼辛散之义也。

主治参互

《经验方》碧林丹：治痰涎潮盛，卒中不语，及一身风瘫。用生绿二两，研细，水化去石，慢火熬干，取辰日、辰时、辰位上修合，再研入麝香一分，糯米粉糊丸弹子大，阴干。卒中者，每丸作二服，薄荷酒研下，吐出青碧涎，上恶物，大效。又方：口鼻疳疮，人中白一钱，铜绿三分，研傅之。《卫生易简方》：烂弦风眼。铜青水调涂碗底，以艾熏干，刮下，涂烂处。

简误

目痛浮翳不由风热外侵，而因于肝虚血少者，非所宜用。

井 底 砂 作泥

至冷。主治汤火烧疮用之。

疏：井底砂禀地中至阴之气，味甘而大寒者也。故《本经》主汤火烧伤用。又能疗妊娠热病，取傅心下、脐及丹田，可护胎无失。《肘后方》：卧忽不寤，勿以火照，火照之杀人，但痛啮其踵及足蹈指甲际，而多唾其面，以井底泥涂其目，令人垂头于井中，呼其姓名便苏。

代 赭 石

味苦、甘，寒，无毒。主鬼疰，贼风蛊毒。杀精物恶鬼，腹中毒邪气，女子赤沃漏下，带下百病，产难，胎衣不出，堕胎，养血气，除五脏血脉中热，血痹，血瘀，大人小儿惊气入腹，及阴痿不起。入药煅赤醋淬三次，研，水飞过用。畏天雄、附子，干姜为之使。

疏：代赭石禀土中之阴气以生。《本经》：味苦气寒。《别录》加甘，无毒。气薄味厚，阴也，降也。入手少阴、足厥阴经。少阴为君主之官，虚则气怯而百邪易入，或鬼疰邪气，或精物恶鬼，或惊气入

腹所自来矣。得镇重之性，则心君泰定而幽暗破，邪无从着矣。其主五脏血脉中热，血痹，血瘀，贼风，及女子赤沃漏下，带下百病，皆肝心二经血热所致。甘寒能凉血，故主如上诸证也。甘寒又能解毒，故主蛊毒，腹中毒也。经曰：壮火食气，少火生气。火气太盛则阴痿反不能起。苦寒泄有余之火，所以能起阴痿也。重而下坠，故又主产难，胞不出及堕胎也。

主治参互

仲景旋覆花汤：治伤寒汗吐下后，心下痞硬，噫气不除者。代赭一两，旋覆花三两，人参二两，生姜五两，大枣十二枚，半夏半升，甘草三两，水一斗，煮取六升，去滓再煮，取三升，温服一升，日三。《直指方》：急慢惊风，吊眼撮口搐搦不定。代赭石火烧醋淬七次，细研水飞，日干。每服一钱或半钱，煎真金汤调下，连进三服。儿脚胫上有赤斑，即是惊气已出，病当安也，无者不治。如慢惊，用冬瓜仁煎汤调，亦妙。《普济方》：妇人血崩。代赭石煅为末，白汤服二钱。

简误

下部虚寒者不宜用，阳虚阴痿者忌之。

戎 盐

味咸，寒，无毒。主明目，目痛，益气坚肌骨，去蛊毒心腹痛，溺血，吐血，齿舌出血。一名胡盐，一名青盐。

疏：戎盐禀水中至阴之气凝结而成，不经煎炼而生于河崖山坂之阴。其味咸，气寒，无毒。入手足少阴经。经曰：热淫于内，治以咸寒。血热则目痛不明，咸寒能入血除热，故主目痛明目也。心腹痛者，心虚而邪热客之也。吐血，齿舌上出血者，火迫血妄行，溢出于上也。咸主润

下，俾火气不上炎，则有坎离交之象焉，故能主诸证也。溺血者小肠热也。心与小肠为表里，心火降则小肠热自除也。经曰：热伤气。又曰：肾主骨。热则气散骨消筋缓。咸能入肾，寒能除热，故主益气坚肌骨也。咸为水化，诸毒得水则解，故又能去毒盅。《日华子》云：助水脏，益精气，除五脏癥结，心腹积聚者，取其入肾及软坚除热之功耳。

主治参互

仲景《金匮》方：戎汤盐，治小便不通。用戎盐弹丸大一枚，茯苓半斤，白术二两，水煎服之。唐氏《经验方》：风热牙痛。青盐一斤，槐枝半斤，水四碗，煎汁二碗，煮盐至干，炒研。日用揩齿洗目。《普济方》：风眼烂弦，戎盐水化点之。

"简误"同食盐。

地　浆

寒，主解中毒烦闷。

疏：地浆。弘景云：此掘地作坎，以水沃其中，搅令浊，俄顷取之，以解中诸毒。盖取土为万物之母，诸毒遇土则化故也。山中有毒菌，人不识煮食之，无不死。又枫树菌，食之令人笑不止。惟饮地浆皆瘥，余药不能救也。

主治参互

《圣惠方》：热渴烦闷。地浆一盏，饮之。《千金方》：中暑霍乱，不吐不利，胀痛欲死。地浆三五盏，服即愈，大忌米汤。《金匮》方：中闭口椒毒，吐白沫，身冷欲死者，地浆饮之。《集玄方》：中砒霜毒。地浆调玄明粉服之，立解。

自　然　铜

味辛，平，无毒。疗折伤，散血止痛，破积聚。生邕州山岩中出铜处，于坑中及石间采得，方圆不定。其色青黄如铜，不从矿炼，故号自然铜。入药火煅醋淬七次，研细水飞过用。

疏：自然铜禀土金之气以生，故其味辛，气平，无毒。乃入血行血，续筋接骨之神药也。凡折伤则血瘀而作痛。辛能散瘀滞之血，破积聚之气，则痛止而伤自和也。《大明》：主消瘀血、脓，续筋骨，治产后血邪，安心止惊悸。以酒磨服者，可谓悉其用矣。寇宗奭云：有人以自然铜饲折翅胡雁，后遂飞去。今人打扑损伤，研细水飞过，同当归、没药各半钱，以酒调服，仍以手摩痛处，即时见效。

主治参互

同乳香、没药、䗪虫、五铢古钱、麻皮灰、血竭、胎骨作丸，煎当归、地黄、续断、牛膝、牡丹皮、红花浓汤送下。治跌扑损伤，或金刃伤骨断筋，皆效。

简误

雷公云：石髓铅即自然铜也。凡使勿用方金牙，其方金牙真似石髓铅。若误饵，吐杀人。石髓铅似干银泥，味微甘也。凡使中病乃已，不可过服。以其有火金之毒，走散太甚。

梁　上　尘

主腹痛，噎，中恶，鼻衄，小儿软疮。

疏：梁上尘乃是空中烟气结成。《本经》无气味，应是辛苦之物。辛能散，苦能泄，故主腹痛，噎膈，中恶也。体轻而上腾，故入肺。味辛而清热，故又主鼻衄，及小儿软疮也。一名倒挂尘，一名乌龙尾。

主治参互

孙氏《集效方》：喉痹、乳蛾。乌龙尾、枯矾、猪牙皂荚以盐炒黄，等分，为末。或吹或点皆妙。一法：用灯心以盐中苦卤浸过，入鸡子壳中，煅存性，取出研细，加龙脑香一二分，研匀，明矾末五分，同梁上倒尘五分，青鱼胆调，点入喉。治喉痹咽痛有效。

礞 石

治食积不消，留滞脏腑，宿食癥块久不瘥，及小儿食积羸瘦，妇人积年食癥，攻刺心腹。一名青礞石。

疏：礞石禀石中刚猛之性，体重而降。能消一切积聚痰结。其味辛咸，气平无毒。辛主散结，咸主软坚，重主坠下，故《本经》所主诸证，皆出一贯也。今世又以之治小儿惊痰喘急。入滚痰丸治诸痰怪证。

主治参互

王隐君《养生论》滚痰丸：通治痰为百病，惟水泻，娠妇不可服。礞石、焰硝各二两，煅过研飞晒干，一两，大黄酒蒸八两，前胡八两，沉香五钱，为末，水丸梧子大。常服一二十丸，欲利大便则服一二百丸，温水下。

简误

礞石消积滞，坠痰涎，诚为要药。然而攻击太过，性得沉坠，凡积滞癥结，脾胃壮实者可用，虚弱者忌之。小儿惊痰食积，实热初发者可用，虚寒久病者忌之。如王隐君所制滚痰丸，谓百病皆生于痰，不论虚实寒热概用，殊为未妥。不知痰有二因。因于脾胃不能运化，积滞生痰，或多食酒面湿热之物，以致胶固稠粘，咯唾难出者，用之豁痰利窍，除热泄结，应如桴鼓。由于阴虚火炎，煎熬津液凝结为痰，或发热声哑，痰血杂出者，如误投之，则阴气愈虚，阳火反炽，痰热未退，而脾胃先为之败矣。可见前人立方，不能无敝。是在后人善于简择耳。

麦 饭 石

疏：麦饭石出自苏颂《图经》，附于姜石条内。因姜石有疗肿之用，故引及之。其味、气必与姜石相似，但得火煅醋淬之后，复有温暖收敛之功。昔《吕子华秘方》：麦饭石膏治发背疮神效。取此石碎如棋子，炭火烧赤，投米醋中浸之，良久。又烧又浸，如此十次，研末极细如飞尘。鹿角一具连脑骨者，二三寸截之，炭火烧令烟尽即止。白蔹末与石末等分，鹿角倍之，用三年米醋，入银石器内，煎令鱼目沸，即下前药，不住手搅，熬一二时，稀稠得所，倾出待冷。以鹅翎拂膏于肿上四围赤处，中留肿头泄气。如未脓即内消，已作头即撮小，已溃即排脓。若病久肌肉烂落，见出筋骨者，即涂细布上贴之，干即易，逐日疮口收敛，但中膈不穴者，即无不瘥。已溃者，用时先以猪蹄汤洗去脓血，挹干，然后上药。其疮切忌手触动嫩肉，仍不可以口气吹风，及腋气、月经、孕妇见之。合药时亦忌此等。初时一日一换，十日后二日一换。此药要极细方有效。若不细，涂之即痛也。煅久亦无效。临用方煅，煅过即研若飞尘一二两，可治一切痈疽矣。

花 乳 石

主金疮止血，又疗产妇血晕恶血。出陕、华诸郡。色正黄，形之大小方圆无定。欲服者，当以大火烧之。金疮止血，刮末傅之即合，仍不作脓溃。或名花蕊石。

疏：花乳石，《本经》无气味。详其所主，应是酸辛温之药。其功专于止血，能使血化为水。妇人血晕，恶血上薄也。消化恶血，则晕自止矣。以酸敛之气，复能化瘀血，故傅金疮即合，仍不作脓也。

主治参互

葛可久《十药神书》：花乳石散：治五内崩损，喷血出升斗，用此治之。花蕊石煅存性，研如粉，以童子小便一盏，男人酒一半，女人醋一半，令温，食后调服三钱，甚者五钱，能使瘀血化为黄水，后以独参汤补之。按：此石性温，味辛，又加火煅，虚劳吐血多是火炎迫血上行，于药性非宜。除是膈上原有瘀血停凝者，乃可暂用，亦须多服童便。独参汤乃肺热咳嗽所忌，尤不宜于虚劳内热火炎之人。戒之！戒之！《和剂局方》：花蕊石散：治一切金刃箭镞伤，及打扑损伤，狗咬至死者，急以药掺伤处，其血化为黄水，再掺便活，更不疼痛。如内损血入脏腑，热童便入酒少许，热调一钱服，立效。妇人产后败血不尽，血晕，恶血奔心，胎死腹中，胞衣不下，至死，但心头温暖者。急以童便调服一钱，取下恶物愈。若膈上有血，化为黄水，即时吐出，或随小便出，甚效。用硫黄四两，花蕊石一两，并为粗末，以胶泥固济，日干，瓦罐一个盛之，泥封口，烘干，安在四方砖上，砖上书八卦五行字。炭一秤簇匝，从巳午时自下生火，煅至炭消冷定，取出为细末，瓷瓶收贮封固，取用无时。

简误

无瘀血停留者不宜内服。不由内伤血凝胸膈板痛，而因火炎血溢以致吐血者，忌之。

蓬　砂

味苦，辛，暖，无毒。消痰止嗽，破癥结喉痹，及焊金银用。一名硼砂。

疏：蓬砂出于西南番，采取煎淋而结。亦如硝石、硇砂之类。《本经》：味苦辛，气暖无毒。然详其用，味应有咸，气亦微暖。色白而体轻，能解上焦胸膈肺分之痰热。辛能散，苦能泄，咸能软，故主消痰止嗽，喉痹，及破癥结也。寇宗奭云：含化咽津，治喉中肿痛，膈上痰热。初觉便治，不能成喉痹也。兼能去口气，消障翳，除噎膈反胃，积块瘀肉，阴㿉，骨哽，恶疮，折伤，及口齿诸病。

主治参互

同龙脑香、人中白、青黛为末，傅口舌疮效。《经验方》：咽喉肿痛。破棺丹：用蓬砂、白梅等分，捣丸芡子大。每噙化一丸。《集玄方》：小儿阴㿉肿大不消，硼砂一分，水研涂之，大效。《直指方》：胬肉瘀突。南硼砂黄色者一钱，龙脑香少许，研末。灯草蘸点之。

简误

蓬砂其性参柔五金，去垢腻，克削为用，消散为能，宜攻有余，难施不足。此暂用之药，非久服之剂。

铅　霜

冷，无毒。消痰，止惊悸，解酒毒，疗胸膈烦闷，中风痰实，止渴。一名铅白霜。用铅杂水银十五分之一，合炼作片，置醋瓮中密封，经久成霜。

疏：铅霜乃铅假汞气交感，因醋以拔其英华所结。道家谓之神符白雪。其味甘酸，气大寒，无毒。凡中风惊悸，未有不因痰热所生。胸膈烦闷多渴，亦火热炎灼所致。甘寒能除热生津，则痰结消，惊悸平，风自愈也。其主解酒毒者，亦取其除热生津之意耳。并治吐逆，镇惊去怯，黑须发。

主治参互

诸方俱见铅条下。《简要济众》治室女月露滞涩，心烦恍惚。铅白霜细研为散，每服一钱，地黄汁一合调下。《十全普救方》治鼻衄。铅白霜为末，取新汲水，调服一字。

简误

铅霜，坠痰去热，定惊痫，止吐逆，皆有奇效。然其性极冷，非久服常用之物，病已即去之。胃弱脾虚肠滑者，不宜用。风寒咳嗽多痰者，并忌之。

古 文 钱

平。治翳障，明目，疗风赤眼，盐卤浸用。妇人横逆产，心腹痛，月隔，五淋，烧以醋淬用。

疏： 古文钱，其金毒火毒悉去，性应平无毒，而寇宗奭云：古钱其铜焦赤有毒。不知本草内赤铜之毒已微，况古钱又多于古穴坑堑中得之。历年既久，毒性必失，甚则有但存形质者。其味辛，气平，平即凉也。目赤翳障，肝经风热也。辛凉能散风热，则翳障赤痛除，目自明矣。妇人生产横逆者，血气壅塞，道路不开也。心腹痛者，亦气血结聚也。月隔者，月事不来胞脉闭也。五淋者，冲任热壅也。此药能走下焦阴分，散凝滞之气血，开壅塞之道路，则诸证无不除矣。又能主跌扑损伤，其为散凝滞之药无疑。

主治参互

同自然铜、胎骨、䗪虫、血竭、无名异、黄荆子、没药、乳香、狗骨，治跌扑损伤，及金刃伤，神效。《青囊录》：跌扑损伤。半两钱五个，火煅醋淬四十九次，甜瓜子五钱，真珠二钱，研末。每服一字，好酒调，随上下，食前后。古方麦斗散：治一切伤损。自然铜煅一两，古文钱煅一两，麝香五分，为末。每服五分，酒下。

简误

其味辛凉，但能治风热眼。有佐以姜汁点眼者，即从治之意，借其热以拔出火毒也。如肝肾虚而内障生花者，必不宜用。

卷　六

草部上品之上

总八十七种，今疏其要者三十二种。

黄精　菖蒲　甘菊花　人参　天门冬　甘草　干地黄　术　菟丝子　牛膝　茺蔚子　萎蕤　茈柴字胡　麦门冬　独活羌活附　升麻　车前子　木香　薯蓣今呼山药　薏苡仁　泽泻　远志　草龙胆　细辛　石斛　巴戟天　菴䕡子　卷柏　辟虺雷　药王　草犀根　百草花

黄　精

味甘，平，无毒。主补中益气，除风湿，安五脏。久服轻身延年不饥。黄帝曰：太阳之草名曰黄精，饵之可以长生。

疏：黄精君，纯得土之冲气，而禀乎季春之令，故味甘气和性无毒。其色正黄，味厚气薄。土位乎中，脾治中焦，故补中。脾土为后天生气之源，故益气。中气强，脾胃实，则风湿之邪不能干，故除风湿。五脏之气皆禀胃气以生。胃气者，即后天之气也。斯气盛则五脏皆实，实则安，故安五脏。脏安则气血精三者益盛，气满则不饥。久服轻身延年，著其为效之极功也。虽非治疗之所急，而为养性之上药。故《仙经》累赞其能服饵驻颜，久而弥胜矣。

主治参互

黄精同漆叶、桑椹、何首乌、茅山术，作丸饵，可以变白。久之杀三虫。能使足温而不寒。同术久服，可轻身，涉险不饥。

同地黄、天门冬酿酒，可去风益血气。

简误

雪公云：凡使勿用钩吻，真似黄精，只是叶有毛钩子二个，是别认处，若误服害人。黄精叶似竹叶，以溪水洗净后蒸，从巳至子，竹刀薄切爆干用。

菖　蒲

味辛，温，无毒。主风寒湿痹，咳逆上气，开心孔，补五脏，通九窍，明耳目，出音声。主耳聋，痈疮，温肠胃，止小便利，四肢湿痹不得屈伸，小儿温疟，身积热不解。可作浴汤。久服轻身，聪明耳目，不忘，不迷惑，延年，益心智，高志不老。一寸九节者良，露根者不可用。忌饴糖、羊肉。不可犯铁，令人吐逆。

疏：菖蒲君，正禀孟夏六阳之气，而合金之辛味以生者也。其味苦辛，其气大温。阳精芳草故无毒。阳气开发，外充百骸。辛能四达以散邪结，此通利心脾二经之要药也。盖苦可燥湿，温能辟寒，辛可散结，风寒湿三者合而成痹，去此三邪痹自愈矣。阳气开发，芬芳轻扬。气重于味，辛兼横走，故能下气开心。咳逆者，气逆之候也。下气则咳逆上气可去。五脏之壅遏既彻，则九窍应之而通，故聪明耳目，出音声，主耳聋。辛以散之，故治痈疮。气味辛温，气厚发热，故温肠胃。膀胱虚寒则小便不禁，肠胃既温则膀胱兴焉，故止小便。脾主四肢，脾湿既祛，则四肢湿痹不得屈伸自利。山岚瘴气最能使小儿发疟，寒湿之甚莫过山岚。既散其邪则病本已拔，疟焉得而不已焉？作浴汤，及久服轻身者，除湿之验也。不迷惑，益心智，高志者，心窍开利也。其曰补五脏延年者，单指岩栖修炼之士，辟谷服饵之用，以其助发阳气，辟除阴岚。兼可参合养性诸药，如黄精、青粘、地黄、天门冬之属，资其宣导，臻乎太和，故亦为《仙经》要药。至于世俗之人，五欲炽然，六淫迭至，讵可穷年卒岁，久饵偏燥之物乎！

主治参互

菖蒲同熟地黄、黄柏作丸，治肾虚耳聋。若中年预服，可使老而听聪。同二术、木瓜、薏仁、石斛、萆薢、黄柏，为除湿强步之要药。兼治下部脓窠湿疮如神。佐人参、麦门冬、酸枣仁、茯神、远志、生熟地黄，为补心之剂。如心气郁结者，加沉香，能益火以开心。兼辟蚤虱。

简误

雪公云：凡使勿用泥菖、夏菖。其二件相似，如竹根硬，形黑气秽味腥，不堪用。凡使采石上生者，根条嫩黄紧硬，节一寸有九节者，是真也。采得后用铜刀刮去黄黑皮硬节一重了，用嫩桑条相拌蒸，出爆干，去桑条锉用。

菊　花

味苦、甘，平，无毒。主风头眩肿痛，目欲脱，泪出，皮肤死肌，恶风湿痹，疗腰痛去来陶陶，除胸中烦热，安肠胃，利五脉，调四肢。久服利血气，轻身耐老延年。

疏： 菊花生发于春，长养于夏，秀英于秋，而资味乎土。历三时之气，得天地之精，独禀金精，专制风木，故为去风之要药。苦可泄热，甘能益血，甘可解毒，平则兼辛，故亦散结。苦入心、小肠，甘入脾胃，平辛走肝胆，兼入肺与大肠。其主风头眩肿痛，目欲脱，泪出，皮肤死肌，恶风湿痹者，诸风掉眩皆属肝木。风药先入肝，肝开窍于目。风为阳邪，势必走上。血虚则热，热则生风，风火相搏故也。腰痛去来陶陶者，乃血虚气滞之候。苦以泄滞结，甘以益血脉，辛平以散虚热也。其除胸中烦热者，心主血，虚则病烦，阴虚则热收于内，故热在胸中，血益则阴生，阴生则烦止。苦辛能泄热，故烦热并解。安肠胃，利五脉，调四肢，利血气者，即除热祛风益血，入心、入脾、入肝之验也。久服轻身耐老延年者，物久则力专，力专则气化，化则变常，其酿酒延龄，和药变白，皆服饵专气之功，故亦为《仙经》所录矣。生捣最治疔疮，血线疔犹为要药。疔者，风火之毒也。三、六、九、十二月，采叶、茎、花、根四物，并阴干百日，等分捣末，酒调下钱许。又可蜜丸如桐子大，每七丸，日三服，皆酒吞。一年变白，二年齿生，三年返老。仙人王子乔方也。

主治参互

甘菊花祛风要药。风本通肝，肝开窍于目，故为明目之主。同地黄、黄柏、枸杞子、白蒺藜、五味子、山茱萸、当归、羚羊角、羊肝，治肝肾俱虚目痛；加决明子、木贼草、谷精草、柴胡，可以去外翳。同黄连、玄参、甘草、生地黄、荆芥穗、决明子、连翘、桔梗、柴胡、川芎、羌活、童便，可治风热目痛。君川芎、细辛、藁本、当归、生熟地黄、天麦门冬、白芍药、甘草、童便，治血虚头痛。亦主头眩晕，因痰结而作者，无痰，药不效。与枸杞子相对蜜丸久服，则终身无目疾，兼不中风及生疔疮。连根生用为君，加紫花地丁、益母草、金银花、半枝莲、贝母、连翘、生地黄、栝楼根、白芷、白及、苍耳子、夏枯草，可治疗疮。甚者以蟾酥丸发汗。大便闭者，汗后以玉枢丹下之。如无玉枢丹，以大戟加蚤休、枣肉丸，服三钱必下矣。忌甘草，犯之则死，为大戟也。

人　参

味甘，微寒、微温，无毒。主补五脏，安精神，定魂魄，止惊悸，除邪气，明目，开心益智，疗肠胃中冷，心腹鼓痛，胸胁逆满，霍乱吐逆，调中止消渴，通血脉，破坚积，令人不忘。久服轻身延年。茯苓为之使。

疏： 人参得土中清阳之气，禀春升少阳之令而生。故味甘微寒而无毒，气味均齐，不厚不薄，升多于降。洁古谓：其气味俱薄，浮而升，阳中之阳也。又曰：阳中微阴，盖亦指其生长真元之气而言欤。《神农》：微寒，《别录》：微温，二义相蒙，世鲜解者，盖微寒者，春之寒也；微温者，亦春之温也。《神农》直指所禀，故曰：微寒。《别录》兼言功用，故又曰：微温。既云微矣，寒不甚寒，则近于温，温不甚温，则近于寒，故知寒温虽别，言微则一也。以言乎天，则得其生生升发之气，以言乎地，则得其清阳至和之精。状类人形，上应瑶光，故能回阳气于垂绝，却虚邪于俄顷。功魁群草，力等丸丹矣。其主治也，则补五脏。盖脏虽有五，以言乎生气之流通则一也。益真气则五脏皆补矣。其曰：安精神，定魂魄，止惊悸，开心益智者，以心藏神，肝藏魂，肺藏魄，肾藏精与志，脾藏意与智故也。心肾虚则精神不安矣。肝肺虚则魂魄不定矣。惊悸者，心脾二经之病也。心脾虚则惊悸。心

脾之气强则心窍通利，能思而智益深矣。邪气之所以久留而不去者无他，真气虚则不能敌，故留连而不解也。兹得补而真元充实，则邪自不能容。譬诸君子当阳，则小人自退。清阳之气下陷，则耳目不聪明。兼之目得血能视，阳生则阴长，故明目。真气内虚，故肠胃中冷。气旺阳回则不冷矣。心腹鼓痛者，心脾虚故也。二脏得补，其痛自止，所谓按之快然者是也。故经曰：可按者虚也。不可按者实也。不可按者勿用。胸胁逆满者，气不归元也。得补则气实而归元也。脾胃俱虚则物停滞而邪客之，故霍乱吐逆也。补助脾胃之元气，则二证自除。调中者，脾治中焦，脾得补则中自调矣。消渴者，津液不足之候也。气回则津液生，津液生则渴自止矣。通血脉者，血不自行。气壮则行，故通血脉。破坚积者，真气不足则不能健行而磨物，日积月累遂成坚积。譬夫磨管纳物无力则不转，不转则停积矣。脾主消化，真阳之气回则脾强而能消，何坚积之不磨哉？令人不忘者，心主记，脾主思，心脾二脏之精气满，则能虑而不忘矣。久服轻身延年者，纯阳则充举，气积则身轻，五脏皆实，延年可知矣。斯皆敦本之论也。

主治参互

人参，补五脏阳气之君药，开胃气之神品。

同大枣、白芍药、龙眼肉、甘草、酸枣仁，补脾阴。肾气衰阳痿，以之为君，加鹿茸、肉苁蓉、巴戟天、五味子、麦门冬、菟丝子、山茱萸、地黄、枸杞、杜仲、柏子仁，乃扶衰之要剂，兼令人有子。君藿香、木瓜、橘红，治胃虚弱，呕吐反胃。如妊娠呕吐，加竹茹、枇杷叶。同白术、吴茱萸，治脾泄久不止。君五味子、吴茱萸、补骨脂、肉豆蔻，治肾泄。同白芍药、炙甘草，治血虚腹痛鼓痛。同

干姜、白术、炙甘草，治中寒泄泻，下利清谷，甚则加肉桂、附子。

同附子、干姜、肉桂，治寒厥指爪青黯，便清蜷卧。同附子、五味子，治阳气脱，温肠胃中冷。君五味子、麦门冬，治肺虚气喘。夏月服之，益气除热止消渴，名生脉散。加白术，又治中暑伤气倦怠。同沉水香、白芍药，治真气虚，气不归元，因而胸胁逆满。同茯苓、远志、益智、枣仁、麦门冬，治精神恍惚，魂魄不定惊悸。同沉水香、茯神，治心虚邪客之作痛。同鹿角胶、杜仲、续断、当归、地黄、苏木，治负重努力、内伤失血。去苏木，加生地黄，治胎漏不安。同黄芪、白芍药、五味子，治汗多亡阳。同苏木、麦门冬，治产后气喘。

在白虎汤，治劳伤元气人，患热病渴甚并头疼。在败毒散，治气虚人，患四时不正伤寒。

在参苏饮，治肺虚人伤风。同鳖甲、青皮、干漆、䗪虫、肉桂、牡蛎、射干，消疟母。同甘菊花、当归、地黄、枸杞子、蒺藜、甘草、柴胡，则明目。同黄连、红曲、白芍药、滑石末、升麻，治带下腹痛赤色。同黄连、乌梅、莲肉、升麻、滑石末、肉豆蔻，治滞下久不止。同白术、木瓜、茯苓、藿香、炙甘草，止虚烦躁。同牛黄、犀角、天竺黄、钩藤钩、丹砂、雄黄、真珠、茯神、远志，治惊痫。同地黄、阿胶、麦门冬、山茱萸、五味子、续断、杜仲，治血崩。加牛膝、大蓟、鹿角胶，治血淋。同橘皮、紫苏、木瓜、白术、竹茹，治恶阻安胎。热多者去术、紫苏，加麦门冬。同五加皮、白鲜皮、石南叶、石斛、秦艽、木瓜、薏苡仁、萆薢、牛膝、沉香、菖蒲、二术，治痹。同黄柏、黄芪、白术、五味子、麦门冬、木瓜、白芍药、薏苡仁、白茯苓，治

痿。同附子、白术、芍药、甘草、茯苓，治慢惊慢脾风。同白术、黄芪、芍药，治自汗。同生姜皮各两许，水煎露一宿，五更温服，治气虚久疟不止。同苏木、当归、童便，治产后血晕。同石菖蒲、莲肉等分水煎，治产后不语。同乳香、丹砂、鸡子白、姜汁三匙调匀，别用当归两许煎浓，同吞，治横生倒养难产，神效。同附子、肉桂、麦门冬、五味子，治房劳过度，脱阳欲绝，下部虚冷。同黄芪、天门冬、五味子、牛膝、枸杞子、菖蒲，治中风不语。

简误

人参论其功能之广，俱如《本经》所说，信非虚语。第其性亦有所不宜，世之录其长者，或遗其短；摘其瑕者，并弃其瑜。是以或当用而后时，或非宜而妄设，不蒙其利，徒见其害。二者之误，其失则一，遂使良药不见信于世。粗工互胜其口说，惜哉！岂知人参本补五脏真阳之气者也。若夫虚羸尪怯，劳役饥饱所伤，努力失血，以致阳气短乏，陷入阴分，发热倦怠，四肢无力；或中热伤暑，暑伤气，无气以动；或呕吐泄泻，霍乱转筋，胃弱不能食，脾虚不磨食；或真阳衰少，肾气乏绝，阳道不举，完谷不化，下利清水，中风失音，产后气喘，小儿慢惊，吐泻不止，痘后气虚，溃疡长肉等证，投之靡不立效。惟不利于肺家有热咳嗽，吐痰吐血，衄血齿衄，内热骨蒸，劳瘵阴虚火动之候。盖肺者，华盖之脏也。位乎上，象天属金，喜清肃而恶烦热。真气无亏则宁谧清净，以受生气之熏蒸而朝百脉。苟纵恣情欲，亏损真阴，火空则发，热起于下，炎烁乎上，则肺先受之。火乃肺之贼邪。邪气胜则实，实则肺热郁结为痰，喉痒而发嗽，血热妄行，溢出上窍。王好古所谓肺热还伤肺是已。又有痧疹初发，身

虽热而斑点未形；伤寒始作，形证未定而邪热方炽，若误投之，鲜克免者。斯皆实实之害，非药可解。经曰：实实虚虚，损不足而益有余。如是者，医杀之耳。可不戒哉！可不慎哉！

天门冬

味苦、甘，平、大寒，无毒。主诸暴风湿偏痹，强骨髓，杀三虫，去伏尸，保定肺气，去寒热，养肌肤，益气力，利小便，冷而能补。久服轻身益气，延年不饥。忌鲤鱼。

疏： 天门冬正禀大寒初之气以生，得地之阴精独厚。味虽微苦甘而带辛。其气大寒，其性无毒。要以甘多者为胜，味厚于气，阴也，降也。除肺肾虚热之要药也。其主诸暴风湿偏痹，杀三虫，去伏尸，保定肺气，去寒热者，盖以热则生风，暴则属火。其言湿者乃湿热之谓。苦以泄湿，寒以除热，热去则风止，湿泄则痹瘳。偏痹者湿热所致也。强骨髓者，肾为作强之官而主骨，湿热不去，下流客肾，能使人骨痿。肾欲坚，急食苦以坚之，天门冬、黄柏之属是已。且肾者水脏也。平则温而坚，虚则热而软。味苦气寒，正入肾而除热坚软，故强骨也。三虫伏尸，必生于脾肾俱虚、内热气弱之人。若能杀虫，辛能散结，故杀三虫而除伏尸也。肺为华盖之脏，喜清肃而恶烦热，亦畏湿热。平则安和，发声清亮。一受火热，则为贼邪所干，而痰壅咳逆、气喘吐血、寒热声哑之证出焉。热泄则痰散而肺清，肺清则津液流通，气得下降，而诸证自止矣。养肌肤，益气力，利小便者，肺主皮毛，脾气散精，上归于肺，通调水道，下输膀胱；又肺为水之上源，朝百脉而主气。热邪退则肺得所养，故能养肌肤，益气力，利小便也。冷而能补者，热盛则肺肾俱虚，除虚热即补肺肾也。久服轻身益气，延年不饥者，热退则水足，水足则精固，精固则肾气益实。肾为先天真气之源，肾实骨强，延龄可知已。要之道书所录，皆指遗世独立，辟谷服饵之流者设，非谓恒人亦可望此也。

主治参互

痰之标在脾胃与肺，其本在肾。若非肾家有火，炎上薄肺，煎熬津液而成粘腻，则痰何自而生耶？天门冬味苦，气大寒，能清热保肺，下通于肾，故同麦门冬、百部、桑白皮、枇杷叶、玄参、贝母、童便、竹沥，为清肺消痰止嗽必用之药。同地黄、麦门冬、五味子、黄柏、车前子、枸杞、牛膝为丸，补阴除热，滋肾家燥。脾胃弱者加山药、白茯苓、砂仁以佐之。同麦门冬、五味子熬膏，入炼蜜，益肺甚妙，亦治消渴。同甘菊花酿酒，除一切风，能愈大风病。水煮则除风热，兼除烦闷。同生地黄、麦门冬、白芍药、鳖甲、牛膝、杜仲、续断、童便，治吐血。同干膝、百部、鳖甲、青黛、獭肝、象胆，杀三虫而除劳瘵。同薏苡仁、桑黄、白及、紫菀、百部、百合，能治肺痿吐脓血。同青蒿、鳖甲、麦门冬、银柴胡、牛膝、白芍药、地骨皮、五味子，能治妇人骨蒸。同麻子仁、麦门冬、生地黄、童便，能除大肠热燥；胃强者，略加桃仁。同熟地黄、胡麻仁，和蜜久服，驻颜不饥。

简误

天门冬，味苦平辛，其气大寒。若因阴虚水涸，火起下焦，上炎于肺，发为痰喘者，诚哉要药也。然大寒而苦，不利脾胃阴虚之人。脾胃多弱，又以苦寒损其胃气，以致泄泻恶食则危殆矣。何者？后天元气生于胃气，五脏之气皆因之以为盛衰者也。强则喜食而甘味，弱则恶食而不甘味。阴虚精绝之病，正赖脾胃之气强，能纳能消以滋精气。若脾胃先困，则是后天生气之源绝矣。丸饵虽佳，总统于食；汤液虽妙，终属于饮。若非胃气无损，焉能纳而消之以各归其根，奏平定之功哉？必不得已，当以薏苡仁、白茯苓、山药、甘草、白芍药同用，或用麦门冬以代之可也。误用之必泄。

甘 草

味甘，平，无毒。主五脏六腑寒热邪气，坚筋骨，长肌肉，倍力，金疮肿，解毒，温中下气，烦满短气，伤脏咳嗽，止渴，通经脉，利气血，解百药毒。为九土之精，安和七十二种石，一千二百种草。久服轻身延年。二月、八月除日采根，暴干十日成。术、苦参为使。反大戟、芫花、甘遂、海藻，恶远志。忌猪肉，令人阴痿。

疏： 甘草味甘，气平无毒，正禀土中冲和之阳气以生，故《别录》称之为九土之精。可升可降，阴中阳也。主五脏六腑寒热邪气，坚筋骨者，以其得土中冲阳之气，味甘平，性和缓，故能解一切毒气，安脏腑，除邪热也。五脏之寒热邪气既解，则脏气和而真气生，气日以盛，故筋骨坚。长肌肉倍力者，甘能益脾，脾主肌肉，兼主四肢，脾强则四肢生力，故长肌肉倍力也。主金疮肿者，甘入血分而能缓中，且伤则热，热而后肿，甘温益血而除热，烦热解，故肿散也。温中下气者，甘味属土，土位乎中，故温中。甘能缓中散结，故下气。烦满短气者，是劳伤内乏，阳气不足，故虚而烦满短气。甘温能益血，除大热助气，故烦满短气并除也。甘平且和，和能理伤，故治伤脏。肺苦气上逆，嗽乃肺病。甘以缓之，故治咳嗽。血不足则内热，内热则津液衰少而作渴。甘能入脾益血，故止渴。血虚则经脉不通，

能益血则经脉自通矣。甘能益血而温气分，故利血气。其解一切金石草木虫鱼禽兽之毒者，凡毒遇土则化。甘草为九土之精，故能解诸毒也。久服轻身延年者，为其益血安和五脏也。

主治参互

诸毒遇土则化，甘草为土精，故能化毒解一切邪气。佐黄芪、防风，能运毒走表，为痘疹气血两虚者，首尾必资之剂。得白芍药则补脾，甲己化土故也。同人参、黄芪、白术、大枣、当归身、麦门冬，加升麻、柴胡，为补中益气药，专理饥饱劳役内伤，阳气下陷发热。同人参、干姜、肉桂，则温中。同麦门冬、苏子、枇杷叶，则下气。同黄连、芍药、升麻、滑石，解热毒滞下。同桔梗、玄参、鼠粘子、栝楼根，清利咽喉虚热。同人参、菖蒲、益智、龙眼肉、远志，治健忘。同麦门冬、石膏、竹叶、知母，除烦闷躁渴头痛，解饥。同紫花地丁、金银花、甘菊、夏枯草、贝母、白及、白芷，消一切疗肿。同川黄连，止小儿胎毒惊痫。同黄连、木通、赤芍药、生地黄，泻心经有余之火。同预知子、贯众，解一切蛊毒。单用水炙百遍，煎熬斤许，治悬痈如神。炙则补伤寒病瘥后血虚。

简误

甘能缓中，故中满者忌之。呕家忌甘，酒家亦忌甘。诸湿肿满，及胀满病咸不宜服。

干 地 黄

味甘、苦，寒，无毒。主折跌绝筋，伤中，逐血痹，填骨髓，长肌肉。作汤除寒热积聚，除痹，主男子五劳七伤，女子伤中胞漏下血，破恶血，溺血，利大小肠，去胃中宿食，饱力断绝，补五脏内伤不足，通血脉，益气力，利耳目。生者尤

良。

生地黄 大寒。主妇人崩中血不止，及产后血上薄心闷绝，伤身胎动下血，胎不落，堕坠踠折，瘀血吐血，鼻衄吐血，皆捣饮之。久服轻身不老。采得即用者为生，晒干收者为干，以法制过者为熟。

疏：干地黄禀仲冬之气以生。黄者，土之正色，兼禀地之和气，故味甘气寒而无毒。《别录》又云苦者，以其兼入心脾也。此乃补肾家之要药，益阴血之上品。《本经》主折跌绝筋伤中，逐血痹者，肝藏血而主筋，补肝则荣血调，荣血调则伤中自去。痹者血分之病，因虚而风寒湿邪客之，故筋拘挛而痛，养血和肝，痹必瘳矣。作汤除寒热积聚除痹者，血和则结散，故诸证自除也。其曰填骨髓，长肌肉，主男子五劳七伤者，地黄为至阴之药，正补肾水真阴而益血，血王则髓满，阴足则肌肉自长。五劳七伤皆阴虚内热，真阴不足之候。甘寒能除内热而益精髓，故劳伤自除也。女子伤中胞漏下血者，阴虚则火炽而血热，火能销物，造化自然之道也。凉血益血则胞漏自止矣。下血者，血热也。凉血则下血自愈。荣血滞则为恶血。生地黄能行血，故破恶血。溺血者，肾与小肠热也。益阴凉血则溺血自止，二便自利矣。胃为足阳明，胃家湿热盛则食不消。生地黄能泻脾胃中湿热，湿热去而脾胃安，则宿食自去。饱而努力则肠胃筋脉有绝伤之患。形属血，故行血益血则诸伤自理矣。五脏咸属阴，阴即精血。补精血，则五脏内伤不足自愈矣。通血脉，益气力，利耳目者，皆脏安之验也。又主妇人崩中血不止，及产后血上薄心闷绝，伤身胎动下血，胎不落，堕坠踠折，瘀血留血，衄血吐血，生者捣汁饮之，皆凉血行血之功也。久服轻身不老，则益阴填髓补五脏之能事毕矣。又按《日华子》云：助

心胆气，强筋骨，长志安魂定魄，除惊悸者，胆为五脏六腑之首，行春升之气，故十一脏皆取决于胆，为中正之官。地黄入手足少阴，亦入足厥阴。心与肝为子母之脏，胆为肝之腑，肝主筋，肾主骨，肾藏精与志，肝藏魂，肺藏魄，心胆二经虚则病惊悸。生地黄为手少阴之要药，能凉心助胆补肝。心凉则热不薄肺，肝肺清宁则魂魄自定，胆气壮则惊自除，肝肾足则筋骨自强，心肾交济则志自长矣。

主治参互

生地黄同大小蓟各半，俱捣取自然汁，和童便饮，治一切血热妄行，吐血，齿、鼻衄，神效。取汁和面作怀饦冷淘，治虫心痛。同苎麻根捣汁碗许，加炒砂仁末三钱，治胎动下血。同麦门冬，治产后烦闷。同当归、赤芍药、乳香、没药、肉桂、炒黄荆子末，治一切跌打折伤，瘀血作痛。同金银花、甘草、荆芥穗、玄参、连翘、黄柏、地榆、白芷、木通，治血分湿热生脓疮痛甚者，浓煎恣饮，立差。入琼玉膏，为阴阳两补之要剂。干地黄同沙苑蒺藜、肉苁蓉、鹿茸、山茱萸、五味子，能益男子精。同人参、枸杞、五味子、麦门冬、鹿茸、车前子、覆盆子、菟丝子，多服令人有子。得青蒿子、鳖甲、银柴胡、沙参、天麦二冬、黄柏、甘草、地骨皮、牡丹皮、白芍药、牛膝能治骨蒸劳热。同人参、远志、麦门冬、酸枣仁、柏子仁、茯神、甘草，治心虚惊悸怔忡健忘。同黄芪、黄连、黄柏、酸枣仁、五味子、白芍药、麦门冬、龙眼肉、牡蛎粉，治盗汗久不止。得麦门冬、五味子、牛膝、枸杞子、车前子、阿胶、天门冬，治溺血。同人参、麦门冬、五味子、牛膝，渍酒，能益气力，逐及奔马。同当归、白芍药、川芎、阿胶、鹿角胶，能益母安胎。同砂仁，治胎动下血腰痛。同青蒿、

地骨皮、麦门冬、白芍药、山茱萸、枇杷叶，治妇人月事先期。同生姜，治产后中风。同当归、川芎、蒲黄、黑豆、炒炮姜、泽兰、益母、牛膝、续断、杜仲、鹿角胶，治一切产后血虚发热。得肉桂及乳香、没药、五灵脂，治儿枕痛；夏月去桂。同芍药、当归、川芎、阿胶、蕲艾、香附，治经事不调。同甘菊花、女贞实、枸杞子、白蒺藜，能明目益精。同黄连、连翘、薄荷、甘草、甘菊花、木通，治目暴赤痛。同鹿茸、五味子、人参、人乳粉、白茯苓，能生齿。同何首乌、桑椹、甘菊、鳢肠、蜀椒，能乌须发。

简误

生地黄，性大寒。凡产后恶食作泻，虽见发热，恶露作痛，不可用。误用则泄不止。胃气者，后天元气之本也。胃困则饮食不运，精血不生，虚热何自而退，故并当归忌之。凡见此证，宜多加炮姜、桂心、人参，必自愈。凡阴虚咳嗽，内热骨蒸，或吐血等候，一见脾胃薄弱，大便不实，或天明肾泄，产后泄泻，产后不食，俱禁用生地黄、当归，误则同于前辙。慎之！凡胸膈多痰，气道不利，升降窒塞，药宜通而不宜滞，汤液中禁入地黄。

术

味苦、甘，温，无毒。主风寒湿痹，死肌痉疸，止汗除热消食。主大风在身面，风眩头痛，目泪出，消痰水，逐皮间风水结肿，除心下急满，及霍乱吐下不止，利腰脐间血，益津液，暖胃消谷嗜食。作煎饵久服，轻身延年不饥。茅山者为胜。忌蛤、雀、桃、李、菘菜、青鱼。

疏： 术禀初夏之气以生。其味苦，其气温，从火化也。正得土之冲气，故《别录》益之以甘，表土德也，故无毒。其气芳烈，其味甘浓，其性纯阳，为除风痹之

上药，安脾胃之神品。《本经》主风寒湿痹，死肌痉疸者，正以风寒湿三者合而成痹，痹者拘挛而痛者是也。经曰：地之湿气，感则害人皮肉筋骨。死肌者，湿毒侵肌肉也。痉者，风寒秉虚客于肝脾肾所致也。疸者，脾胃虚而湿热瘀滞也。如上诸病，莫不由风寒湿而成。术有除此三邪之功，故能祛其所致之疾也。止汗除热消食者，湿热盛则自汗，湿邪客则发热。湿去而脾胃燥，燥则食自消，汗自止，热自除也。又主大风在身面者，术气芳烈而悍，纯阳之物也。风为阳邪，发于阳部，故主之也。风眩头痛目泪出者，阳虚则风客之而眩，痰厥则头痛，风热壅则目泪出也。消痰水，逐皮间风水结肿，除心下急痛，及霍乱吐下不止者，湿客于胃则滞而生痰，客于脾则生水，脾虚湿胜则为水肿，湿客中焦则心下急满，脾胃俱虚则中焦不治，而湿邪客之则为霍乱吐下不止也。利腰脐间血者，血属阴，湿为阴邪，下流客之，使腰脐血滞而不得通利，湿去则诸证无不愈矣。益津液、暖胃、消谷嗜食者，湿去则胃强而津液自生，寒湿散则胃自暖，邪去而脾胃健则消谷而嗜食矣。煎饵久服，轻身延年不饥者，术为阳药，故善除阴湿，湿去则脾胃之气旺；阳主气，气盛则身轻，脾主四肢，湿去则脾健，健则四肢利，故能涉险负重也。《仙经》云：气满不思食，是以延年而不饥也。

主治参互

术为阳草，气胜黄精。除湿祛寒，疏风辟恶，其功能也。单饵则延年，轻身不饥。兼济则观所从何道，故同人参、茯苓、白芍药、甘草、橘皮、莲肉、缩砂，则健脾开胃消饮食，为壮脾胃之要剂，调中之正法。同藿香、橘皮、茯苓、人参、木瓜、猪苓、泽泻、缩砂，则治霍乱吐泻转筋。同干葛、防风、茯苓、炙甘草、车

前子、猪苓、泽泻，则治湿胜作泄若雷奔。同秦艽、萆薢、木瓜、薏苡仁、桑寄生、石斛、黄芪、地黄、石菖蒲、桂枝、甘草、晚蚕砂，则治一切痛痹及关节不利；热者去桂枝、加黄柏。得黄柏、牛膝、木瓜、石斛，能健步潜行。得苦参、牡蛎，治小儿胃家湿热，饮食不生肌肉。君人参、芍药、木瓜、薏苡、茯苓、桑白皮、赤小豆、车前、橘皮，佐以猪苓、泽泻，能治一切水肿。日重倍人参，夜重则加地黄、芍药，俱与术倍。君枳实、橘皮、砂仁、半夏、人参，则除心腹胀痛，消宿食，开胃，去痰涎，除伤食发寒热及泄泻。同人参、橘红、白茯苓、木瓜、藿香，治反胃吐逆；因于寒则加生姜；因于热则加竹茹、枇杷叶、逆水芦根。君黄芪、生地黄，佐以黄柏，治一切臁疮，湿毒攻注足胫成疮久不愈，作丸饵良。倍茯苓，修事如《经验方》，能乌须驻颜。同麦门冬、石斛、黄柏、白芍药、木瓜、薏苡仁、五味子，为治痿要药。同生姜、藿香、槟榔，能治山岚瘴气。同四物汤、麦门冬、荆芥、防风、地榆，能治肠风下血。同雄羊肝，治雀盲。同补骨脂、川椒、茴香、青盐、川楝子、黄柏，治疝。同熟地、桑椹，修事采日精月华，干则蜜丸，日三服，可变白。为末，和芝麻研烂，入水搅匀，绞汁滤净，曝干，每三钱空心酒服，能滋脾肾。

简误

术，《本经》无分别，陶弘景有赤白二种。近世乃有苍白之分，其用较殊。要之，俱为阳草，故祛邪之功胜而益阴之效亏。药性偏长，物无兼力，此天地生物自然之道也。凡病属阴虚血少，精不足，内热骨蒸，口干唇燥，咳嗽吐痰，吐血、鼻衄，齿衄，咽塞，便秘，滞下者，法咸忌之。术燥肾而闭气，肝肾有动气者勿服。

刘涓子《痈疽论》云：溃疡忌白术，以其燥肾而闭气，故反生脓作痛也。凡脏皆属阴，世人但知术能健脾，此盖指脾为正邪所干，术能燥湿，湿去则脾健，故曰补也。宁知脾虚而无湿邪者用之，反致燥竭脾家津液，是损脾阴也，何补之足云。此最易误，故特表而出之。

菟丝子

味辛、甘，平，无毒。主续绝伤，补不足，益气力，肥健。汁去面黚，养肌，强阴，坚筋骨。主茎中寒，精自出，溺有余沥，口苦燥渴，寒血为积。久服明目，轻身延年。得酒良，宜丸不宜煮。

疏：菟丝子君，禀春末夏初之气以生，凝乎地之冲气以成，感秋之气而实。故《本经》言其味辛平，《别录》益之以甘者，正雷公所谓禀中和凝正阳之气而结者也。其为无毒明矣。五味之中，惟辛通四气，复兼四味。经曰：肾苦燥，急食辛以润之。菟丝子之属是也。与辛香燥热之辛，迥乎不同矣。学者不以辞害义可也。为补脾肾肝三经要药。主续绝伤，补不足，益气力。肥健者，三经而俱实，则绝伤续而不足补矣。脾统血，合肌肉而主四肢，足阳明、太阴之气盛则力长而肌健。补脾故养肌。益肝肾故强阴、坚筋骨。暖而能补肾中阳气，故主茎中寒，精自出，溺有余沥。口苦燥渴者，脾肾虚而生内热，津液因之不足也。二脏得补则二病自愈。寒血为积者，劳伤则血瘀，阳气乏绝则内寒，血随气行，气弱不能统血以行，久而为积矣。凡劳伤皆脾肾肝三脏主之。肝脾气王则瘀血自行也。久服明目轻身延年者，目得血而能视，肝开窍于目，瞳子神光属肾，肝肾实则目自明，脏实精满则身自轻，延年可必矣。

主治参互

君莲实、山药、人参，能实脾止泄嗜食；加五味子、肉豆蔻、砂仁，能治肾泄。同五味子、沙苑蒺藜、覆盆子、莲须、山茱萸、巴戟天、车前子、没食子、枸杞子，能益脾肾，固精种子。同甘菊花、沙苑蒺藜、甘枸杞子、熟地黄、羚羊角、谷精草、决明子，能明目。君术、人参、牛膝、胡麻仁，治丈夫腰膝积冷痛，或顽麻无力。单服偏补人卫气，能助人筋脉。王好古云：能补肝脏虚，故去风，专主腰膝。腰膝者，肝肾之所治也。苗生研涂面斑，神效。

简误

肾家多火，强阳不痿者，忌之。大便燥结者，亦忌之。

牛 膝君

味苦、酸，平，无毒。主寒湿痿痹，四肢拘挛，膝痛不可屈伸，逐血气，伤热火烂，堕胎，疗伤中少气，男子阴消，老人失溺，补中续绝，填骨髓，除脑中痛及腰脊痛，妇人月水不通，血结，益精利阴气，止发白，久服轻身耐老。忌牛肉、牛乳。

疏：牛膝君禀地中阳气以生，气则兼乎木火之化也，故其味苦酸平无毒。味厚气薄，走而能补；性善下行，故入肝肾。主寒湿痿痹，四肢拘挛，膝痛不可屈伸者，肝脾肾虚，则寒湿之邪客之而成痹，及病四肢拘挛，膝痛不可屈伸。此药既禀地中阳气所生，又兼木火之化，其性走而下行，其能逐寒湿而除痹也必矣。益补肝则筋舒，下行则理膝，行血则痛止。逐血气，犹云能通气滞血凝也。详药性，气当作痹。伤热火烂，血焦枯之病也。血行而活，痛自止矣。入肝行血，故堕胎。伤中少气，男子阴消，老人失溺者，皆肾不足之候也。脑为髓之海，脑不满则空而痛；腰乃肾之腑，脊通髓于脑。肾虚髓少，则

腰脊痛。血虚而热则发白，虚羸劳顿则伤绝。肝藏血，肾藏精，峻补肝肾则血足而精满，诸证自瘳矣。血行则月水自通，血结自散。久服轻身耐老，悉如上说，不复具疏。

主治参互

君术、仙茅、木瓜、石斛、茯苓、石南叶、五加皮、萆薢、生地黄、黄芪、芍药、虎骨、沉香、桂，治诸痹。同甘菊花、石斛、木瓜、何首乌、生地黄、虎骨、沉水香、人参、术、黄芪、天门冬、麦门冬、杜仲、续断、芍药、橘皮、黄柏、桑寄生、白鲜皮，治一切痿痹，四肢拘挛，筋骨疼痛。君当归、地黄，能下死胎；加朴硝，立下胞衣。君木瓜、石斛、萆薢、生地黄、黄柏、五加皮、骨碎补、续断、金银花、白及、芍药、甘草、甘菊根、紫花地丁、茜草、连翘，治鹤膝风。根苗同用二三两，浓煎，调鳖甲末三钱，空心服，治疟在阴分久不瘥者，三剂必已；胃虚者加人参两许，橘皮去白五钱。君青蒿、生地黄、麦门冬、甘枸杞子，熬膏治妇人血虚发热，内热口干舌苦。治小便不利，茎中痛欲死，兼治妇人血结腹坚痛，鲜牛膝三四两，白酒煎浓，服之立愈。金疮作痛，生捣傅之立瘥。

简误

误用伤胎，经闭未久疑似有娠者勿用。上焦药中勿入。血崩不止者，忌之。

茺 蔚 子

味辛、甘，微温、微寒，无毒。主明目益精，除水气，疗血逆，大热头痛心烦。久服轻身。

茎：主瘾疹痒，可作浴汤。一名益母草。忌铁。

疏：茺蔚子禀地中之阳气以生，兼感乎上天春夏之气而成，亦阳草也。味辛

甘，微温微寒无毒，入手足厥阴经。为妇人胎产调经之要药。此药补而能行，辛散而兼润者也。目者，肝之窍也。益肝行血，故明目益精。其气纯阳，辛走而不守，故除水气。肝脏有火则血逆，肝凉则降而顺矣。大热头痛心烦，皆血虚而热之候也。清肝散热和血，则头疼心烦俱解。微温微寒说，见人参条内。

主治参互

午月五日采紫花益母草，捣汁，分贮瓷器内各少许，晒干，剔取和蜂蜜封固，加人参、琥珀、乳香、没药、血竭、沉香、丹砂、五灵脂，催生及胞衣不下，神效；兼产后血晕，瘀血薄心，恶露不行腹痛，少腹儿枕痛，调经治血闭经阻，经行作痛。单用和童便服，能下死胎，及治热入血室，发热烦躁类伤寒。君四物汤、杜仲、阿胶、真川续断，为丸，安胎止痛。得生地黄、白芍药、麦门冬、枇杷叶、青蒿子、五味子、阿胶，治血热经行先期，及胎漏下血。同生甘菊、苍耳草、金银花、紫花地丁各一握，贝母、鼠粘子、白芷、僵蚕、白及、白蔹、生甘草、连翘、生地黄各三钱，熬夏枯草汁，和药同煎浓，顿饮之，消一切疔肿发背及无名肿毒。

简误

益母草，辛甘为阳，故性善行走，能行血通经，血崩禁用。瞳子散大禁用。惟热血欲贯瞳人者，与凉血药同用则不忌。

萎蕤

味甘、平，无毒。主中风暴热，不能动摇，跌筋结肉，诸不足，心腹结气，虚热，湿毒腰痛，茎中寒，及目痛眦烂泪出。久服去面黑䵟，好颜色润泽，轻身不老。

疏： 萎蕤禀天地清和之气，而得稼穑之甘，故《本经》：味甘平无毒，主诸不足。久服好颜色润泽，轻身不老。《别录》又主心腹结气，虚热，腰痛，茎中寒，目痛眦烂泪出。甄权：主内补不足，去虚劳客热，头痛不安，加而用之良。《日华子》谓其除烦闷，止渴，润心肺，补五劳七伤虚损，腰脚疼痛。详味诸家所主，则知其性本醇良，气味和缓。譬诸盛德之人，无往不利。终始一节，故可长资其利，用而不穷。正如斯药之能补益五脏，滋养气血，根本既治，余疾自除。夫血为阴，而主驻颜；气为阳，而主轻身。阴精不足则发虚热。肾气不固则见骨痿及腰脚痛。虚而火炎则头痛不安，目痛眦烂泪出。虚而热壅则烦闷消渴。上盛下虚则茎中寒，甚则五劳七伤，精髓日枯而成虚损之证矣。以一药而所主多途，为效良多，非由滋益阴精，增长阳气，其能若是乎？迹其所长，殆亦黄精之类欤。其主中风暴热，不能动摇，跌筋结肉湿毒等证，皆是女萎之用。以《本经》二物混同一条故耳。或谓即青粘，理或有之。纯而不驳，和而不偏，有益无损，故无"简误"。昔彭城樊阿，少师事华佗。佗授以漆叶青粘散，服之利五脏，去虫，轻身益气，年至五百余岁。青粘生丰沛彭城及朝歌，一名地节，一名黄芝，主理五脏，益精气。本出于迷人入山，见仙人服之，以告佗，佗以为佳。语阿，阿秘之。人见阿之寿而气力强盛，问之，因醉误说，人服多验。后无复有人识青粘者。或云即黄精之正叶者。又云即萎蕤。同黄精、桑椹、何首乌，能驻颜。

茈胡君

味苦，平、微寒，无毒。主心腹去肠胃中结气，饮食积聚，寒热邪气，推陈致新。除伤寒心下烦热，诸痰热结实，胸中邪逆，五脏间游气，大肠停积水胀，及湿痹拘挛。亦可作浴汤。久服轻身，明目益精。半夏为之使。

疏：柴胡禀仲春之气以生，兼得地之辛味。春气生而升，故味苦平，微寒而无毒。为少阳经表药。主心腹肠胃中结气，饮食积聚，寒热邪气，推陈致新，除伤寒心下烦热者，足少阳胆也。胆为清净之府，无出无入，不可汗，不可吐，不可下。其经在半表半里，故法从和解，小柴胡汤之属是也。其性升而散，属阳，故能达表散邪也。邪结则心下烦热，邪散则烦热自解。阳气下陷则为饮食积聚，阳升则清气上行。脾胃之气行阳道，则饮食积聚自消散矣。诸痰热结实，胸中邪逆，五脏间游气者，少阳实热之邪所生病也。柴胡苦平而微寒，能除热散结而解表，故能愈以上诸病。大肠停积水胀，及湿痹拘挛者，柴胡为风药，风能胜湿故也。

主治参互

仲景小柴胡汤中，同人参、半夏、黄芩，治伤寒往来寒热，口苦，耳聋，胸胁痛，无汗。又治少阳经疟，往来寒热。亦治似疟非疟，大便不实，邪不在阳明者。在大柴胡汤，治伤寒表里俱急。伤寒百合证，有柴胡百合汤。东垣治元气劳伤，精神倦怠，用参、芪、白术、炙甘草、当归，佐以柴胡、升麻，此引脾胃之气行阳道，名补中益气汤；本方去当归，加茯苓、猪苓、泽泻、干葛、神曲，名清暑益气汤。同四物汤去当归，加泽兰、益母草、青蒿，能治热入血室。同升麻、干葛等，能升阳散火。同生地黄、黄柏、黄连、甘草、甘菊、玄参、连翘、羌活、荆芥穗，治暴赤眼。

简误

柴胡性升而发散，病人虚而气升者忌之。呕吐及阴虚火炽炎上者，法所同忌。

疟非少阳经者，勿入。治疟必用柴胡，其说误甚！不可久服，亦无益精明目之理，尽信书则不如无书，此之谓也。按今柴胡俗用有二种。色白黄而大者，为银柴胡，用以治劳热骨蒸；色微黑而细者，用以解表发散。《本经》并无二种之说，功用亦无分别，但云银州者为最，则知其优于升散，而非除虚热之药明矣。《衍义》所载甚详，故并录之。

附：《衍义》曰：柴胡，《本经》并无一字治劳，今人方中鲜有不用者。呜呼！凡此误世甚多。尝原病劳，有一种真脏虚损，复受邪热，邪因虚而致劳，故曰劳者，牢也。当须斟酌用之，如《经验方》中治劳热青蒿煎之用柴胡，正合宜耳。服之无不效，热去即须急已。若或无表热，得此愈甚，虽至死，人亦不悟。目击甚多，可不戒哉！可不慎哉！日华子又谓，补五劳七伤。《药性论》亦谓，治劳乏羸瘦。若此等症，苟无实热，医者执而用之，不死何待？注释本草，一字亦不可忽，万世之后，所误无穷耳。

麦 门 冬君

味甘，平、微寒，无毒。主心腹结气，伤中伤饱，胃络脉绝，羸瘦短气，身重目黄，心下支满，虚劳客热，口干燥渴，止呕吐，愈痿蹶，强阴益精，消谷调中，保神，定肺气，安五脏，令人肥健，美颜色，有子。久服轻身，不老不饥。

疏：麦门冬在天则禀春阳生生之气，在地则正感清和稼穑之甘。《本经》：甘平。平者，冲和而淡也。《别录》：微寒，著春德矣。入足阳明，兼入手少阴、太阴。实阳明之正药，主心腹结气者，邪热之气结于心腹间也，以其清和微寒而平缓，故能散热结而下逆气也。伤中伤饱，以致胃络脉绝者，脾主肌肉，五脏之气皆禀于胃，胃病则脾无所禀，故羸瘦而短气也。身重目黄者，脾胃湿热也。心下支满者，脾虚而湿滞中焦也。虚劳客热，口干燥渴者，因虚劳而热客中焦，故口干而燥渴，阳明之热上冲则兼呕吐也。痿蹶者，阳明湿热病也。阳明湿热盛则上熏蒸于肺，而为痿蹶。治痿独取阳明，治本之道也。阴精生于五味，五味先入脾胃，脾胃得所养，则能散精于各脏，而阴精充满，故能强阴益精也。中焦者，脾胃之所治也。脾胃安则中焦治，故能消谷而调中也。保神定肺气，则兼润乎心肺矣。胃气盛，则五脏之气皆有所禀而安。脾胃俱实则能食而肥健。脾统血，心主血，五脏之英华皆见于面。血充脏安则华彩外发而颜色美矣。脾胃强则后天之元气日盛。下气则阳交于阴，交则虚劳愈而内热不生，内热去则阴精日盛，故有子。断谷固著于《仙经》，却乃已疾之良药，故久服延年轻身，而不老不饥也。

主治参互

同人参、五味子，为生脉散，能复脉通心，夏月暑伤气服之良，酒后饮之解酒毒；肺热者，去人参；加甘枸杞子作饮，治一切虚劳客热。同五味子、枸杞、地黄、牛膝、鳖甲、酸枣仁、天冬，治五劳七伤；胃强者，可加当归；火盛者，可入黄柏、砂仁、甘草，三物俱递减。治阳明疟，大渴引饮烦躁，或呕吐，麦门冬、石膏、知母、竹叶各数两；病人虚者加人参两许；痰多者加贝母、橘红各两许。《药性论》云：麦门冬止烦渴，主大水，面目肢节浮肿，下水，治肺痿吐脓，宜同天门冬、薏苡仁、黄柏、芍药、茯苓、石斛、桑根白皮、五味子、牛膝，煮饮弥佳。止泄精，宜兼覆盆、蒺藜、黄柏、五味子。同茯苓、车前、黄连、石斛、猪苓、泽泻，疗心腹结气，身重目黄。日华子治五劳七伤，安魂定魄，止渴，肥人，时疾热狂头痛，止嗽。故同石膏、知母、竹叶、粳米，专疗时气头痛，大渴烦躁，及发狂甚者，须各数两浓煎，顿饮乃佳；虚羸人因作劳内伤而发者，可量加人参，名人参白虎汤；有肺热者勿入人参。崔元亮《海上方》同黄连治消渴。《衍义》治心肺虚热，虚劳客热，入沙参、五味子。同青蒿、鳖甲、牛膝、地黄、芍药、天门冬、枸杞子、五味子、胡黄连、山药、茯苓、山茱萸，蜜丸。治骨蒸劳热。

简误

麦门冬性寒，虽主脾胃，而虚寒泄泻及痘疮虚寒作泄，产后虚寒泄泻者，咸忌之。

独 活

味苦、甘，平、微温，无毒。主风寒所击，金疮止痛，贲豚，痫痓痉作痓，女子疝瘕，疗诸贼风百节痛风无久新者。久服轻身耐老。一名羌活。

疏：独活禀天地正阳之气以生，故味苦、甘平。甄权、洁古，益之以辛，微温无毒。气味俱薄，浮而升，阳也。足少阴引经气分之药。

羌活性温，辛、苦。气厚于味，浮而升，阳也。手足太阳行经风药，并入足厥阴、少阴经气分。

羌活气雄，独活气细。故雄者治足太阳风湿相搏，头痛肢节痛，一身尽痛者，非此不能除，乃却乱反正之主君药也。细者治足少阴伤风头痛，两足湿痹不能行动，非此不能除，而不治太阳之证。名列君部之中，非比柔懦之主。小无不入，大无不通，故能散肌表八风之邪，利周身百节之痛。其主风寒所击，金疮止痛者，金疮为风寒之所袭击，则血气壅而不行，故其痛愈甚。独活之苦甘辛温，能辟风寒，邪散则肌表安和，气血流通，故其痛自止也。贲豚者，肾之积。肾经为风寒秉虚客之则成贲豚。此药本入足少阴，故治贲豚。痫与痉，皆风邪之所成也。风去则痫痉自愈矣。女子疝瘕者，寒湿乘虚中肾家所致也。苦能燥湿，温能辟寒，辛能发散，寒湿去而肾脏安，故主女子疝瘕，及疗诸贼风，百节痛风无久新也。轻身耐老，定非攻邪发散之药所能，乌可久服哉？《本经》载之误矣！二药本一种，第质有虚实老嫩，气有厚薄之不同耳。

主治参互

君麻黄、甘草，主冬月即病伤寒，太阳经头疼，发汗解表。君麦门冬、前胡、黄芩，佐以甘草，治春时瘟疫，邪在太阳头痛。入葛根汤，治太阳阳明头痛，兼遍身骨痛，口渴，烦热不得眠；若渴甚，烦热甚，头痛甚，则加石膏、知母、竹叶各两许。疟发太阳经头痛者，于治疟药中加之，痛止则去之。同白术、苍术、秦艽、生地黄、薏苡仁、木瓜、石斛、黄柏，治下部一切风湿、湿热。同生地黄、赤芍药、生甘草、牡丹皮、石膏等，水煎治风热上攻牙肿痛。同莱菔子炒香，只取羌活为末，每服二钱，温酒调下，一日一服，二日二服，三日三服，治妊娠浮肿由于风湿，出许学士《本事方》。人睛忽垂至鼻，如黑角塞痛不可忍，或时时大便血出痛，名曰肝胀，羌活一味煎汁，服数盏自愈，出夏子益《夺疾方》。

简误

独活、羌活，阳草中之风药也。本为祛风散寒除湿之要品。风能胜湿，以其性燥故也。《本经》、《别录》并载主中风及诸风。不知真中风惟西北边塞高寒之地，风气刚猛。虚人当之往往猝中，或口眼歪斜，或口噤不语，或手足瘫痪，左右不仁，或刚痉柔痉，即角弓反张，此药与诸风药并用可也。若夫江南、吴、楚、越、闽、百粤、鬼方、梁州之域，从无刚劲之风，多有湿热之患，质脆气虚，多热多痰，其患中风，如前等病，外证虽一一相似，而其中实非，何者？此皆刘河间所谓将息失宜，水不制火。丹溪所谓中湿、中痰、中气是也。此则病系气血两虚，虚则内热煎熬津液，结而为痰；热则生风，故致猝倒亦如真中风状。而求其治疗之方，迥若天渊。外邪之气胜则实，实则泻之，祛风是已；内而真气不足则虚，虚则补之，调气、补血、生津、清热是已。倘误用风药，反致燥竭其津液，血愈不足而病愈沉困，命曰虚虚。攻补既谬，死生遂殊。粗工懵昧，执迷不悟，兹特表而明之。又有血虚头痛，及遍身疼痛骨痛，因而带寒热者，此属内证，误用反致作剧。

升　麻

味甘、苦，平、微寒，无毒。主解百毒，杀百精老物殃鬼，辟瘟疫瘴气邪气，蛊毒入口皆吐出，中恶腹痛，时气毒疠，头痛寒热，风肿诸毒。喉痛口疮。久服不夭，轻身长年。

疏：升麻禀天地清阳之气以生，阳草也。故味甘、苦，平、微寒，无毒。洁古又云：性温，味辛微苦。气味俱薄，浮而升，阳也。为足阳明、太阴引经的药。得葱白、白芷，缓带脉之纵急。亦入手阳明大肠，升阳气于至阴之下。春气生生而上升，升麻正得之，故主解百毒。感清阳之气者必能破幽暗，故杀百精老物殃鬼，辟瘟疫瘴气邪气，蛊毒入口皆吐出。凡云甘者，其气必和，升则必散，和而散，故主中恶腹痛，时气毒疠，头痛寒热。风肿诸毒。喉痛口疮者，手少阳，足阳明、太阴热极故也。散三经之义，则二证愈矣。末

载久服不夭，轻身长年，此岂发散之药所能哉？无是理也。

主治参互

升麻葛根汤，散足阳明之热邪，发手太阴、阳明之斑疹，及天行豌豆疮，水煎，绵沾拭之。引葱白，散手阳明风邪。引石膏，止阳明经齿痛。或加生地黄、麦门冬、知母、牡丹皮、黄柏、连翘、玄参，弥良。醋炒绿色升麻，君莲肉、人参，治噤口痢有神。同石膏、知母、麦门冬、竹叶，治阳明热极，发斑头疼口渴。佐参、芪，引清阳之气上升行阳道，故补脾胃药中不可缺。入升阳散火汤，治阳气郁遏，及元气不足，阳气下陷。同荆芥、防风、黄芩、甘草、白芷，能去皮肤风邪。同葛根、荆芥、菊花、甘草，解肌肉间风热，兼发浮汗。同葛根、连翘、玄参、甘草、生地黄、麦门冬，治牙根浮烂恶臭。为小儿斑疹及天行疮子家圣药。天行疮子即痘也。未见点时可用，见标之后不可用。同郁金服，治蛊毒，不吐则下。同射干，水煎服，治射工溪毒，并以渣涂之。同生地黄、麦门冬、牛膝、蒲黄水煎，治小儿尿血。佐黄连、红曲、滑石、白芍药、莲肉、甘草，为治一切滞下要药。

简误

升麻属阳而性升，其功用俱如经说。凡吐血、鼻衄、咳嗽多痰，阴虚火动，肾经不足，及气逆呕吐，惊悸怔忡，癫狂等病，法咸忌之。误用多致危殆。

车　前　子

味甘、咸，寒，无毒。主气癃止痛，利水道小便，除湿痹，男子伤中，女子淋沥不欲食，养肺强阴益精，令人有子，明目疗赤痛。久服轻身，耐老。

叶及根：味甘，寒。主金疮止血，衄鼻瘀血，血瘕下血，小便赤，止烦下气，除小虫。

疏：车前子禀土之冲气，兼天之冬气以生，故味甘寒而无毒。《别录》兼咸，故走水道，其主气癃止痛，通肾气也。小便利则湿去，湿去则痹除。伤中者必内起烦热。甘寒而润下则烦热解，故主伤中。女子淋沥不欲食，是脾肾交病也。湿去则脾健而思食，气通则淋沥自止，水利则无胃家湿热之气上熏而肺得所养矣。男女阴中俱有二窍，一窍通精，一窍通水。命门真阳之火即系先天之元气，通家谓之君火，后天之精气亦与之合而系焉。膀胱者，湿热浊阴之水渗出下窍为小便，道家谓之民火是也。二窍不并开，故水窍常开，则小便利而湿热外泄，不致鼓动真阳之火，则精窍常闭而无漏泄。久久则真火宁谧而精用益固，精固则阴强，精盛则生子。肾气固即是水脏足，故明目及疗赤痛。轻身耐老，即强阴益精之验。肝肾膀胱三经之要药也。

附：叶及根，味甘寒。金疮必发热，热则痛极，甘寒能凉血除热，故主金疮。血热则妄行溢出上窍，故主吐衄，及尿血便赤，止烦下气。《明医杂录》云：根叶治鼻衄，尿血，热痢，捣汁饮之。子主气癃，利水道，疗肝中有风热冲目。若人服固精药久，服此一泄即有子。

主治参互

同木通、沉香、橘皮、升麻，治气癃。同二术、宣木瓜、石斛、川萆薢、茯苓、五加皮，治湿痹。独用为末，米饮下二钱匕，治暴泻神效。君白芍药、白扁豆、炙甘草，治水泄。同生地黄、牛膝、天门冬、麦门冬、黄柏、五味子、甘枸杞子、人参、白胶，治尿血及妇人血淋。入十子衍宗丸，为生精种子要药。入金匮肾气丸，则固精益阴。独用炒为末，专治湿胜水泻。同五味子、覆盆子、莲子、莲须、山茱萸肉、没食子、沙苑蒺藜、人参、麦门冬、牛膝、白胶、鱼胶，能强阴固精种子。同生地黄、甘菊花、决明子、玄参、蜜蒙花、连翘、黄连、柴胡、生甘草，治暴赤目痛。

简误

车前子性走下窍，虽有强阴益精之功，若遇内伤劳倦，阳气下陷之病，皆不当用。肾气虚脱者忌。与淡渗药同用。

木　香

味辛，温，无毒。主邪气，辟毒疫温鬼，强志，主淋露，疗气劣肌中偏寒，主气不足，消毒杀鬼精物，温疟，蛊毒，行药之精。久服不梦寤魇寐，轻身致神仙。

疏：青木香，味辛温无毒。是禀夏秋之阳气以生，兼得土之阳精，故无毒。性属纯阳，故主邪气，辟毒疫温鬼。阳主清明开发，故强志及不梦寤魇寐。行药之精，皆阳盛气烈之功也。

主治参互

同延胡索，治一切女人血气刺心，痛不可忍。同牵牛、雷丸、槟榔，杀一切虫。佐黄连、芍药，治一切滞下。惟身热作呕逆口渴者，勿用。同橘皮、砂仁、白豆蔻、紫苏叶，调一切气不通顺，及冷气攻痛作泄，大怒后气逆，胸膈胀满，两胁作痛。

简误

详其治疗，与今白木香当是两种。按《图经》谓：生永昌。又云：今惟广州舶上有来者。一云：出大秦国，一云：产昆仑，则所出地土各异，是名同而实异可知已。《药性论》云：当以昆仑来者为胜，此绝不可得。又云：西胡来者劣。今市肆所有，正白木香也。其味辛，其气温，专主诸气不顺，求其能辟毒疫温鬼，杀鬼精

物，恐或未然也。肺虚有热者，慎毋犯之。元气虚脱，及阴虚内热，诸病有热，心痛属火者禁用。《伤寒类要》所载：治天行热病，若发赤豆斑，用青木香水煮服者，盖指昆仑来者一种，定非坊间所市广州舶上世所常用之白木香也。

薯　蓣

味甘，温、平，无毒。主伤中，补虚羸，除寒热邪气，补中益气力，长肌肉。主头面游风，头风眼眩，下气，止腰痛，补虚劳羸瘦，充五脏，除烦热，强阴。久服耳目聪明，轻身不饥延年。

疏：薯蓣得土之冲气，兼禀春之和气以生，故味甘，温平无毒。观其生捣傅痈疮，能消热肿，是微寒之验也。甘能补脾，脾统血而主肌肉，甘温能益血，脾治中焦，故主伤中，补虚羸，补中益气力，长肌肉，充五脏，除烦热，强阴也。其主寒热邪气，及头面游风，头风眼眩，下气，止腰痛者，正以其甘能除大热，甘能益阴气，甘能缓中，甘温平能补肝肾。《药性论》云：薯蓣臣，能补五劳七伤，去冷是也。盖寒热邪气者，阴不足则内热，内虚则外邪客之。热则生风，缓则下气，下气则阳交于阴。五劳既去，五脏既充，则久服耳目聪明，轻身延年之效自著矣。

主治参互

同地黄、枸杞、牛膝、甘菊花、白蒺藜、五味子，则补肝肾，益阴气，治一切虚羸，强阴，长肌，增力，明目。同莲肉、白扁豆、人参、白芍药、茯苓、炙甘草、橘皮，则补脾健胃止泄泻；加木瓜、藿香，安吐逆。同羊肉、肉苁蓉作羹，可扶衰补虚羸。

简误

薯蓣、薯蓣，确系两种。譬诸米谷，

其种有禾、糯、秈、黍、稷之不同是也。入药必以冀州所产者为胜。总之，南方不逭北地，《图经》并载入四明则误矣。不宜与面同食。

薏苡仁

味甘，微寒，无毒。主筋急拘挛，不可屈伸，风湿痹，下气，除筋骨邪气不仁，利肠胃，消水肿，令人能食。久服轻身益气。

疏：薏苡仁正得地之燥气，兼禀乎天之秋气以生，故味甘淡，微寒无毒。阳中阴，降也。经曰：地之湿气，感则害人皮肉筋脉。又曰：风寒湿三者合而成痹。此药性燥能除湿，味甘能入脾补脾，兼淡能渗泄，故主筋急拘挛，不可屈伸及风湿痹，除筋骨邪气不仁，利肠胃，消水肿，令人能食。久服轻身。总之，湿邪去则脾胃安，脾胃安则中焦治，中焦治则能荣养乎四肢，而通利乎血脉也。甘以益脾，燥以除湿，脾实则肿消，脾强则能食，湿去则身轻，如是则以上诸疾，不求其愈而自愈矣。

主治参互

同木瓜、石斛、草薢、黄柏、生地黄、麦门冬，治痿厥。同五加皮、牛膝、石斛、生地黄、甘草，主筋拘急；加二术、菖蒲、甘菊花，可治痹。佐以附子，能治胸痹偏缓。独用数两，淘净煮浓汤，顿饮，可治肺经因湿火所伤吐脓血，一切肺痿、肺疽、咳嗽、涕唾上气。经曰：治痿独取阳明。阳明者，胃与大肠也。二经湿热盛则成痿；熏蒸于肺则发肺痈，及吐血咳嗽涕唾秽浊。盖肺与大肠为表里，腑热必传于脏，大肠与胃家之湿热散则痿自愈，吐脓血咳嗽亦并止矣。

简误

薏苡乃除湿燥脾胃之药。凡病人大便

燥，小水短少，因寒转筋，脾虚无湿者忌之。妊娠禁用。

泽泻

味甘、咸，寒，无毒。主风寒湿痹，乳难，消水，养五脏，益气力，肥健，补虚损五劳，除五脏痞满，起阴气，止泄精，消渴，淋沥，逐膀胱三焦停水。久服耳目聪明，不饥延年，轻身面生光，能行水上。扁鹊云：多服病人眼。

疏：泽泻禀地之燥气，天之冬气以生，故味甘寒。《别录》益之以咸。肾与膀胱为表里，咸能入肾，甘能入脾，寒能去热，盖淡渗利窍之药也。其曰主风寒湿痹，乳难，消水，养五脏，皆以利水燥湿则脾得所养，脾得所养则五脏皆得所养。益气力肥健者，皆水利则湿去，湿去则脾强之功效也。又云：主腹痞满淋沥，逐膀胱三焦停水，其能利水祛湿益无疑矣。泄精者，湿热下流客肾与膀胱，是民火扇君火也，故精摇而泄，病在脾胃，湿热尽则泄精自止矣。止消渴者，单指湿热侵脾，脾为邪所干则不能致津液也。总之，其性利水除湿，则因湿热所生之病，靡不除矣。

主治参互

水肿昼剧夜平者，阳水也。泽泻同猪苓、白茯苓、人参、白术、白芍药、赤小豆、桑白皮、橘皮治之，多服必愈。夜剧昼平者，阴水也。同车前子、赤茯苓、生地黄、白芍药、赤小豆、桑根白皮、木瓜、石斛、薏苡仁治之，多服必愈。入五苓散、四苓散，治一切湿热。入六味地黄丸，除阴虚病有湿热者。同人参、白术、半夏、茯苓、橘皮、紫苏、猪苓，为治饮之要药，一切停饮停水无不效。仲景治心下支饮，泽泻五两，术二两，水二升，煎取半升，分温再服。《素问》：身热懈堕，汗出如浴，恶风少气，名曰酒风。服之以泽泻、术各十分，麋衔五分，合以二指撮，食后服之。饮证，病甚欲眩者，用泽泻五两，炒术二两，水三升，煮浓服必效。仲景治水搐渴烦，小便不利，或吐或泻，五苓散主之。

简误

泽泻，《本经》及《药性论》、《日华子》皆曰：补虚损五劳，久服耳目聪明，不饥延年；及《仙经》：断谷，肾虚精自出，补女人血海，令人有子等条，则悖谬之谈，文不属理，非神农氏之言明矣。扁鹊云：多服病人眼，乃为确论也。泽泻善逐水病，人无湿无饮而阴虚，及肾气乏绝，阳衰精自流出，肾气不固，精滑目痛，虚寒作泄等候，法咸禁用。误犯令人虚极。

远　志君

味苦，温，无毒。主咳逆伤中，补不足，除邪气，利九窍，益智慧，耳目聪明，不忘强志，倍力，利丈夫，定心气，止惊悸，益精，去心下膈气，皮肤中热，面目黄。久服轻身不老，好颜色延年。茎名小草，主益精补阴气，止虚损梦泄。

疏：远志感天之阳气，得地之芳烈而生，故无毒，亦阳草也。其菖蒲之流乎。其味苦温，兼微辛。为手少阴经君药，兼入足太阴经。苦能泄热，温能壮气，辛能散郁，故主咳逆伤中，补不足。养性全神明，故除邪气。阳主发散，故利九窍，心气开通则智慧自益。经曰：心为君主之官，神明出焉。天君既定，五官自明，故耳目聪明，不忘强志。阳气盛则力增长，男子属阳，故利丈夫。定心气，止惊悸者，心脏得补而实，故心气定而惊悸止也。心火不妄动则阳不妄举，精不摇矣，故益精。心下膈气是心气郁而不舒也；皮

肤中热面目黄者，湿热在上部也；苦以泄之，温以畅之，辛以散之，则二证自去矣。久服轻身不老，好颜色，延年者，心主血，心气足则血色华于面，君主强明则十一官皆得职，故延年不老，阳气日积故身轻也。人之心肾，昼夜必交，心家气血旺盛，则肾亦因之而实，肾藏精与志，肾实故志强也。

茎名小草，性味略同，功用相近。故亦主益精补阴气，止虚损梦泄。

主治参互

同茯神、人参、地黄、酸枣仁、丹砂，为镇心定惊要药。同人参、白芍药、酸枣仁、茯神、炙甘草、天竺黄、钩藤钩，治儿心虚易惊；加白檀香，治一切惊及慢惊。同茯神、天竺黄、钩藤钩、丹砂、金箔、真珠、琥珀、胆星、犀角，治小儿急惊。同人参、柏子仁、酸枣仁、麦门冬、五味子、当归身、茯神、茯苓、益智仁、生地黄、甘草、沉香，治心气弱，心血少，馁怯易惊，梦寐多魇，神不守舍，怔忡健忘，失志阳痿。同茯神、人参、白术、龙眼、酸枣仁、木香、炙甘草，能归脾益智。入当归六黄汤，能止阴虚盗汗；加甘草，治妇人口噤失音，小儿客忤。《古今录验》及《范汪方》治胸痹心痛，逆气膈中饮不下，小草丸：小草、桂心、蜀椒去目、干姜、细辛各三两，附子二分炮去皮脐，共为末，蜜丸如梧子大。先食米汁，下三丸，日三。不知稍增，以知为度。禁猪肉、冷水、生葱菜。远志一味煎酒，治一切痈疽发背，病从七情忧郁恼怒而得者，服之皆愈。陈言《三因方》：用远志酒，治一切痈疽发痛，恶候浸大，有死血阴毒在中则不痛，傅之即痛；有忧怒等气积怒攻则痛不可忍，傅之即不痛；或蕴热在内，热逼人手不可近，傅之即清凉；或气虚冷，溃而不敛，傅之

即敛。此本韩大夫宅用以救人方，极验。若七情内郁，不问虚实寒热，治之皆愈。用远志不拘多寡，米泔浸洗，捶去心，为末。每服三钱，温酒一盏调，澄少顷，饮其清，以滓傅患处。

简误

心经有实火为心家实热，应用黄连、生地黄者，禁与参、术等补阳气药同用。

龙 胆

味苦、涩，大寒，无毒。主骨间寒热，惊痫邪气，续绝伤，定五脏，杀蛊毒，除胃中伏热，时气温热，热泄下痢，去肠中小虫，益肝胆气，止惊惕。久服益智不忘，轻身耐老。

疏：草龙胆禀天地纯阴之气以生，故其味大苦涩，其性大寒而无毒，足厥阴、足少阴、足阳明三经药。入足少阴，除本经之热，肾主骨，故主骨间寒热。热极生风则发惊搐，重则变为痫病。湿热邪气之在中下二焦者，非此不去，热去则诸证自解。五脏有热则不安，热除则五脏自定。苦涩而寒，故杀蛊毒。大苦大寒，故能涤除胃中所伏实热，及时气温热，热泄下痢，去肠中小虫。热清则肝胆之气亦清，故益肝胆气而止惊惕也。久服益智不忘，轻身耐老，则非其任矣。

主治参互

草龙胆同白芍药、甘草、茯神、麦门冬、木通，主小儿惊痫入心，壮热骨热，时疾热黄，口疮。同苦参、牛胆治谷疸。同苦参、蛆虫灰、青黛，治小儿一切疳热狂语及疮疥。治蛔虫攻心如刺，吐清水。龙胆二两，去头锉，水二盏，煎取一盏，去滓。隔宿勿进食，平旦时顿服之即瘥。同生地黄等分，治湿热伤血分，浸大肠，以致卒下血，多服必效。

简误

草龙胆味既大苦，性复大寒，纯阴之药也。虽能除实热，胃虚血少之人不可轻试。凡病脾胃两虚，因而作泄者忌之。凡病虚而有热者勿用。亦勿空腹服。饵之令人溺不禁，以其太苦则下泄太甚故也。《炮炙论》以铜刀切去须上头，锉碎，甘草汁中浸一宿，漉出，曝干用。

细 辛

味辛，温，无毒。主咳逆，头痛脑动，百节拘挛，风湿痹痛，死肌，温中，下气，破痰，利水道，开胸中，除喉痹，齆鼻，风痫疾，下乳结，汗不出，血不行，安五脏，益肝胆，通精气。久服明目，利九窍，轻身长年。

疏：细辛禀天地阳升之气以生，故其味辛温而无毒。入手少阴、太阳经。风药也。风性升，升则上行，辛则横走，温则发散，故主咳逆，头痛脑动，百节拘挛，风湿痹痛死肌。盖痹及死肌，皆是感地之湿气，或兼风寒所成。风能除湿，温能散寒，辛能开窍，故疗如上诸风寒湿疾也。《别录》又谓：温中下气，破痰开胸中，除喉痹齆鼻，下乳结，汗不出，血不行，益肝胆，通精气，皆升发辛散开通诸窍之功也。其曰：久服明目，利九窍，轻身长年者，必无是理。盖辛散升发之药，其可久服哉？

主治参互

同石膏，能治阳明火热上攻以致齿痛。得当归、芍药、芎藭、牡丹、藁本、甘草、白薇，通治妇人子宫冷不受孕。得鲤鱼胆、青羊肝、甘菊花、决明子，疗目痛。得甘草，疗伤寒少阴咽痛。得藁本、芎藭、白芷、荆芥、防风，治风头痛。得紫苏、防风、甘草、桔梗、杏仁、薄荷、桑白皮，能解利伤风寒鼻塞。

简误

细辛，风药也。其性升燥发散，故凡病内热，及火升炎上，上盛下虚，气虚有汗，血虚头痛，阴虚咳嗽，法皆禁用。即入风药亦不可过五分，以其气味俱厚而性过烈耳。

石斛

味甘，平，无毒。主伤中，除痹下气，补五脏虚劳羸瘦，强阴益精，补内绝不足，平胃气，长肌肉，逐皮肤邪热痱气，脚膝疼冷痹弱。久服厚肠胃，轻身延年，定志除惊。

疏： 石斛禀土中冲阳之气，兼感春之和气以生，故其味甘平而无毒。气薄味厚，阳中阴也。入足阳明，足少阴，亦入手少阴。甘能除热，甘能助脾，甘能益血，平能下气，味厚则能益阴气，故主伤中，下气，补五脏虚劳羸瘦，强阴益精，补内绝不足，平胃气，长肌肉，久服厚肠胃，轻身延年。定志除惊者，以其入胃，入肾，入心、脾，补益四经，则四经所生病皆得治疗。盖皆益脾、益胃、益肾、益心之功力也。又主除痹逐肌肤邪热痱气，脚膝疼冷痹弱者，兼能除脾胃二经之湿故也。

主治参互

同麦门冬、白茯苓、橘皮、甘草，则益胃强四肢。同麦门冬、五味子、人参、炙甘草、白芍药、枸杞、牛膝、杜仲，则理伤中，补五脏虚劳羸瘦，强阴益精。同枇杷叶、麦门冬、橘皮，则下气。得木瓜、牛膝、桑白皮、石南叶、白鲜皮、黄柏、茯苓、菖蒲，则主诸痹及逐皮肤邪热痱气冷痹弱。夏月一味酒蒸，泡汤代茶，顿健足力。

简误

宜入汤酒，不宜入丸。其味不苦而带甘，其形长而细，中坚实者良。酒洗蒸晒干用，慎毋误用木斛，味太苦，饵之损人，亦不入上焦药。

巴戟天

味辛，甘，微温，无毒。主大风邪气，阴痿不起，强筋骨，安五脏，补中，增志，益气。疗头面游风，少腹及阴中相引痛，下气，补五劳，益精，利男子。

疏： 巴戟天禀土德真阳之精气，兼得天之阳和。阳主发散，散则横行，是当木之令而兼金之用也，故其味辛。《别录》益之以甘，而《本经》又曰：微温无毒，宜其然也。其主大风邪气，及头面游风者，风为阳邪，势多走上。经曰：邪之所凑，其气必虚。巴戟天性能补助元阳而兼散邪，况真元得补，邪安所留？此所以愈大风邪气也。主阴痿不起，强筋骨，安五脏，补中增志益气者，是脾肾二经得所养而诸虚自愈矣。其能疗少腹及阴中引痛，下气并补五劳，益精利男子者，五脏之劳肾为之主，下气则火降，火降则水升，阴阳互宅，精神内守，故主肾气滋长。元阳益盛，诸虚为病者，不求其退而退矣。

主治参互

得黄柏、橘核、荔枝核、牛膝、川草薢、木瓜、金铃子、怀生地黄，治疝气因于肾虚。得五味子、肉苁蓉、鹿茸、山茱萸、柏子仁、补骨脂、枸杞子，治阴痿；去鹿茸、肉苁蓉，加黄柏、牛膝、麦门冬、生地黄、车前子，治阴虚白浊久不愈。得鹿角、柏子仁、天门冬、远志、莲须、覆盆、黄柏，治夜梦鬼交泄精。同甘菊花、石菖蒲、何首乌、刺蒺藜、黑豆、山茱萸、天门冬，治头面上风。得熟大黄，治饮酒人脚弱。

简误

巴戟天性温属阳，故凡病相火炽盛，思欲不得，便赤口苦，目昏目痛，烦躁口渴，大便燥闭，法咸忌之。

菴䕡子

味苦，微寒，微温，无毒。主五脏瘀血，腹中水气，胪胀留热，风寒湿痹，身体诸痛。疗心下坚，膈中寒热，周痹，妇人月水不通，消食，明目。久服轻身，延年不老。

疏：菴䕡子得土之烈气，而微感天之阴气，味厚气薄，故味苦，微寒，微温，无毒。察其功用，必应兼辛。《药性论》加辛是也。何者？苦以泄下，温以开通。使非兼辛，胡能主五脏瘀血及腹中水气，胪胀留热，风寒湿痹，身体诸痛，疗心下坚，膈中寒热，周痹，妇人月水不通，消食明目耶？正以其散中有补，补而能行，故列上经也。

主治参互

同牛膝、茜草、白及，消腹痛，去留血；又主瘀血。腹胀俗呼为单腹胀，四肢不肿者，是其候也。善辟蛇，蛇着之即烂。

简误

此行血散结之药。妇人月事不以时至，审察未定者，不可轻用。瘀血病见之，不审者勿试。

卷柏

味辛、甘，温，平，微寒，无毒。主五脏邪气，女子阴中寒热痛，癥瘕血闭绝子。止咳逆，治脱肛，散淋结，头中风眩，痿蹶，强阴益精。久服轻身，和颜色，令人好容颜。

疏：卷柏禀石之气，兼感天之阳气以生，故味辛温。《别录》益之以甘平，微寒，无毒。入足厥阴、少阴。血分药也，故主五脏邪气，女子阴中寒热痛，癥瘕血闭绝子。又主痿蹶，强阴益精。久服轻身，

和颜色，当是理荣血之要药，行而能补者也。《别录》又谓：止咳逆，治脱肛，散淋结，头中风眩，其亦辛能散结，辛能润燥，甘能缓中，甘能益血之谓欤！

简误

孕妇禁用。

辟虺雷

味苦，大寒，无毒。主解百毒，消痰，祛大热，疗头痛，辟瘟疫。其状如粗块苍术，节中有眼。

疏：辟虺雷感天地阴寒之精，其味苦，气大寒无毒，故主解百毒，消痰，祛大热，疗头痛，辟瘟疫。豫章人专以此和诸草捣汁，治疗疮有神。

药王

味甘，平，无毒。解一切毒，止鼻衄，吐血，祛烦躁。苗茎青色，花黄色，叶摘之有汁，捣汁饮验。

疏：药王禀天地清和生发之气以生，故其味甘平，无毒。甘能解毒，故主解一切毒。平能凉血清热，故止鼻衄、吐血，祛烦躁也。

草犀根

味辛，平，无毒。主解诸药毒。岭南及睦婺间如中毒草，此药及千金藤并解之。亦主蛊毒、溪毒、恶刺、虎狼虫虺等毒，天行疟瘴寒热，咳嗽痰壅，飞尸，喉闭，疮肿，小儿寒热丹毒，中恶疰忤，痢血等，并煮汁服之。其功用如犀，故名草犀，解毒为最。

疏：草犀根得地之辛味，感天之寒气以生。本草只言辛平，详治疗功能，专主解药毒，亦主蛊毒、溪毒、恶刺、虎狼虫虺等。天行疟瘴寒热，咳嗽痰壅，飞尸，喉闭，疮肿，小儿寒热丹毒，中恶疰忤，

痢血，并煮汁服之。其功用如犀，故名草犀。解毒为最，生衢婺江饶间。苗高二三尺，独茎，根如细辛。研服更良。生水中者，名水犀也。

百 草 花

主百病，长生神仙。亦煮花汁酿酒服之。《异类》云：凤刚者，渔阳人也。常采百花水渍，封泥埋之百日，煎为丸。卒死者，纳口中即活。刚服药百余岁，入地肺山。《列仙传》云：尧时赤松子服之得仙。

疏：百草花，当取群草中之芳烈者。

大都百花必在春时，春者天地发生万物之气也。花者，华也。因得天地发生之和气，抽其精英而为花，故主百病，长生神仙。亦煮花汁酿酒服。昔有采百花水渍，泥封埋之百日，煎为丸。卒死者，纳口中即活，其功固可验矣。

以上三种，一种《唐本》，余二种陈藏器。余以下却有旱藕、石蒜、仙人草、会州白药、龙珠锤、胡根、甜藤、孟娘菜、吉祥草、郎耶菜、蕈菜、蓼荞等，功效虽多，所产土地不一，罕识难致，坊间无有。故皆存而不论，以俟后之博物君子。

卷　七

草部上品之下

总五十三种，今疏其要者二十五种。

蓝实　芎䓖　黄连　络石 木莲附　蒺
藜　黄芪　肉苁蓉　防风　蒲黄　续断
漏芦　营实　天名精　决明子　丹参　茜
根　五味子　兰草　忍冬　蛇床子　景天
茵陈蒿　沙参　王不留行　长松

蓝　实

味苦，寒，无毒。主解诸毒，杀蛊蚑
疰鬼螫毒。久服头不白，轻身。其叶汁杀
百药毒，解狼毒，射罔毒。

疏：蓝实禀天地至阴之精，故其味苦
寒而无毒。其用主解诸毒，杀蛊蚑疰鬼螫
毒，久服头不白。头白者，血热也。蓝能
凉血而解热，故令发不白也。热去而血得
所养，故身轻。其叶汁解百药毒，解狼
毒，射罔毒。《药性论》云：蓝实味甘，
能填骨髓，益心力。汁止心烦躁。由此观
之，苦寒而兼甘可知矣。《日华子》又云：
治天行热狂，疔疮，游风，热毒，肿毒，
风疹，除烦止渴，杀疳，解毒药毒箭，金
疮血闷，排脓，小儿热疳，小儿丹热，最
为要药。其功用之广，俱如本草所载。蓼
蓝最堪入药，甘蓝人食去热黄。

主治参互

蓝汁入麝香、雄黄，治蜘蛛咬，有
神。干蓝为末，同犬肉空腹食之，主长
肉，内塞。

简误

虚寒人及久泄畏寒，腹中觉冷者，勿
服。

芎　䓖

味辛，温，无毒。主中风入脑头痛，
寒痹筋挛缓急，金疮，妇人血闭无子，除
脑中冷动 动宜作痛，面上游风去来，目泪
出，多涕唾，忽忽如醉，诸寒冷气，心腹
坚痛，中恶卒急肿痛，胁风痛，温中内
寒。

疏：芎䓖禀天之温气，地之辛味。辛
甘发散为阳，是则气味俱阳而无毒。阳主
上升，辛温主散，入足厥阴经，血中气
药。扁鹊言酸，以其入肝也。故主中风入
脑头痛，寒痹筋挛缓急，金疮，妇人血闭
无子。《别录》：除脑中冷动，面上游风去
来，目泪出，多涕唾，忽忽如醉，诸寒冷
气，心腹坚痛，中恶卒急肿痛，胁风痛，
温中内寒。以上诸病，皆病在血分，正以
其性走窜，而绝无阴凝粘滞之性，故入血
药上行，而不可多用耳。

主治参互

同地黄、当归、芍药，为四物汤。通
主入血分补益。同荆芥、白芷、当归、地
黄、芍药、术、甘草，治破伤风；冬月加
桂枝。同当归、地黄、干漆、延胡索、五
灵脂、芍药、牡蛎粉、京三棱，治血瘕。
同白芷、茜根、黄芪、金银花、生地黄，
能排脓消瘀血。同甘菊花、当归、地黄、
天门冬、白芍药、炙甘草，专主血虚头

痛；火盛者，加童便服。同当归尾、桂心、牛膝，治子死腹中。同续断、怀熟地、白胶、杜仲、山茱萸、五味子、人参、黄芪、酸枣仁，治血崩久不止。

简误

芎䓖性阳，味辛。凡病人上盛下虚，虚火炎上，呕吐，咳嗽，自汗，易汗，盗汗，咽干口燥，发热作渴烦躁，法并忌之。

黄　连

味苦，寒，无毒。主热气。目痛眦伤泪出，明目，肠澼腹痛下痢，妇人阴中肿痛，五脏冷热，久下泄澼脓血，止消渴大惊，除水利骨，调胃厚肠益胆，疗口疮。久服令人不忘。

疏：黄连禀天地清寒之气以生，故气味苦寒而无毒。味厚于气，味苦而厚，阴也。宜其下泄，欲使上行须加引导。入手少阴、阳明，足少阳、厥阴，足阳明、太阴。为病酒之仙药，滞下之神草。六经所至，各有殊功。其主热气。目痛眦伤泪出，明目，大惊益胆者，凉心清肝胆也。肠澼腹痛下痢，《别录》兼主泄澼。泄者，泻利也；澼者，大肠下血也。俗名为脏毒。除水利骨，厚肠胃，疗口疮者，涤除肠、胃、脾三家之湿热也。久服令人不忘者，心家无火则清，清则明，故不忘。禅家习定多饮苦茗，亦此义尔。

主治参互

同赤柽木叶，入三黄石膏汤，治瘀疹已透而烦躁不止，有神。入当归六黄汤，加枣仁、龙眼，治盗汗，有神。同地黄、甘菊、荆芥穗、甘草梢、芎䓖、柴胡、蝉蜕、木通，治风热上攻目赤痛。黄连末一两，同雄羊肝一具，生捣匀，众手丸如梧子。每服以滚浆水吞二十一丸。诸眼目疾，及障翳、目疾皆主之。禁食猪肉，虽

油汁亦勿入口，作六剂必效矣。同当归、甘菊花，人乳浸蒸，入明矾、铜绿各少许，洗目甚效。同芍药、莲子、扁豆、升麻、甘草、滑石、红曲，治一切滞下脓血。同槐花、枳壳、乳香、没药，治滞下纯血腹痛，煮服神效。同五谷虫、芦荟、白芜荑、青黛、白槿花、白芙蓉花，治小儿一切疳热，如神。同赤小豆，为细末，傅痔疮妙。同干葛、甘草、升麻、芍药，治瘀疹后泄泻。同五味子、麦门冬、干葛，治酒病酒伤，如神。同五味子、甘草，煮浓汁漱口，治口糜口疮良。同麦门冬、五味子，治卒消渴，小便多，良。同人参、莲子，治虚人患滞下，及老人、产妇滞下不止。

简误

黄连味大苦，气大寒，群草中清肃之物。其处上经，譬犹皋陶之在虞廷，明刑执法以禁民邪，是其职也。稷契夔龙之事，则非其任矣。故祛邪散热，荡涤肠胃，肃清神明，是其性之所长；而于补益精血，温养元气，则其功泊如也。凡病人血少气虚，脾胃薄弱，血不足以致惊悸不眠，而兼烦热躁渴，及产后不眠，血虚发热，泄泻腹痛，小儿痘疮，阳虚作泄，行浆后泄泻，老人脾胃虚寒作泻，阴虚人天明溏泄，病名肾泄。真阴不足，内热烦躁诸证，法咸忌之。犯之使人危殆。大忌猪肉。

络　石

味苦，温、微寒，无毒。主风热，死肌痈伤，宜作痈，口干舌焦，痈肿不消，喉舌肿不通，水浆不下，大惊入腹，除邪气，养肾，主腰髋痛，坚筋骨，利关节。久服轻身，明目，润泽好颜色，不老延年。

疏：络石禀少阴之令，兼得地之阴

气。其味苦，其气温，微寒而无毒。入足阳明、手足少阴、足厥阴、少阳经。故主风热，死肌痈伤，口干舌焦，痈肿不消，喉舌肿，水浆不下，皆苦温通气血，血属阴，阴寒入血而除热之效也。又能除邪气，养肾，主腰髋痛，坚筋骨，利关节，疗蛇毒心闷，刀斧伤，捣封立瘥，皆凉血除热之功也。《本经》：久服轻身明目，润泽好颜色，不老延年。陈藏器以为：能变白，亦指益阴凉血而言也。生石上者良。

主治参互

络石捣汁，入诸解毒药，治发背，痈疽，神验。《外台秘要》治喉痹，喘息不通，须臾欲绝。以络石二两，水一升，煎取一大盏，去滓。细细吃，须臾即通。

简误

阴脏人畏寒易泄者，勿服。

附：木莲，薜荔也。附木而生得木气，故名木莲，俗呼鬼馒头。夤缘树木墙壁，三五十年渐大，枝叶繁茂，叶长二三寸，厚若石苇，生子似莲房，打破有白汁，停久如漆。六七月实内空而红，则满腹细子大如稗子。一子一须，其味微涩，其壳虚轻。一年一熟，子亦入药。颂曰：薜荔、络石极相类，茎叶粗大如藤状，木莲更大于络石。四时不凋，盖禀天地阴寒之气而生者也。故其味酸寒，辛平无毒。用其叶研烂绞汁，和蜜饮数升，并傅痈上，能消背痈，下利即愈。考木莲无经文者，为其与络石相类也。俱以杜仲、牡丹为之使。恶铁落，畏贝母、菖蒲。

蒺 藜 子

味苦、辛，温，微寒，无毒。主恶血，破癥结积聚，喉痹，乳难，身体风痒，头痛，咳逆伤肺肺痿，止烦下气，小儿头疮，痈肿阴癀，可作摩粉。其叶主风痒，可煮以浴。久服长肌肉，明目，轻身。

疏：蒺藜有两种，一种同州沙苑白蒺藜，一种秦州刺蒺藜。白者感马精所生，刺者感地中阳气所生。《本经》：苦温，《别录》加辛及微寒，并无毒。夫苦能泄，温能宣，辛主散，主润。故刺蒺藜主恶血，破癥结积聚，喉痹，乳难，身体风痒，头痛，咳逆，小儿头疮，痈肿，阴癀。叶主风痒，可煮以浴。辛入肝，肝主风也。

《药性论》云：白蒺藜味甘，微腥。甘中必有辛，辛能润，故主咳逆伤肺肺痿，止烦下气，久服长肌肉，明目，轻身，以其入肾益精故也。专饵长年，效可贵矣。单行杂疗，主治良多，本草诸方咸堪选用。形如羊肾圆而细，色如绿豆，嚼之作绿豆腥气，为末煮之则香同新茶者真。

主治参互

刺蒺藜同何首乌、豨莶叶、胡麻、地黄、木瓜、荆芥穗、天门冬、黄柏，治遍身风痒。同州白蒺藜得莲须、山茱萸、五味子、莲肉、覆盆子、鱼胶、龙骨、白胶，能固精益肾，令人有子，兼主小便遗沥。得甘菊花、甘枸杞子、决明子、女贞实、槐角子，能明目。《外台秘要》：单服，能复明三十年目疾。

简误

同州蒺藜性能固精，命门火炽，阳道数举，交媾精不得出者，勿服。

黄 芪

味甘，微温，无毒。主痈疽久败疮，排脓止痛，大风癞疾，五痔鼠瘘，补虚，小儿百病，妇人子脏风邪气，逐五脏间恶血，补丈夫虚损，五劳羸瘦，止渴，腹痛泄痢，益气，利阴气。生白水者冷，补。其茎叶疗渴及筋挛，痈肿疽疮。

疏：黄芪禀天之阳气、地之冲气以生。故味甘微温而无毒。气厚于味，可升可降，阳也。入手阳明、太阴经。甘乃土之正味，故能解毒。阳能达表，故能运毒走表。甘能益血，脾主肌肉，故主久败疮，排脓止痛。风为阳邪，凡贼风虚邪之中人也，则病疠风。经曰：邪之所凑，其气必虚。性能实表，则能逐邪驱风，故主大风癞疾，五痔鼠瘘，补虚，兼主小儿天行痘疮之在阳分，表虚气不足者，小儿胎毒生疮疖。《别录》又主妇人子脏风邪气，逐五脏恶血者，血不自行，随气而行，参合血药则能之矣。补丈夫虚损，五劳羸瘦者，通指因劳阳气乏绝所生病也。甘温益元气，甘温除大热，故通主之。气旺则津液生，故止渴。血虚则腹痛，中焦不治亦腹痛，脾胃之气不足，则邪客之而泄痢，补中气则诸证自除矣。益气利阴气者，阳生阴长故也。

主治参互

黄芪在补中益气汤，甘温能除大热，为治劳倦发热之要剂。同生熟地黄、黄柏、黄芩、黄连、当归，加酸枣仁炒熟研，为治阴虚盗汗之正法。本方去三黄，加人参、五味子、酸枣仁，治表虚自汗。同桂枝、白芍药、防风、炙甘草，能实表，治表虚畏风，伤风自汗。与茅山术、生地黄等分，牛膝、黄柏减半，作丸，治积年湿毒臁疮，百药不效。《外台秘要》：主甲疽疮肿烂，生脚指甲边，赤肉出。黄芪二两，莤茹三两，苦酒渍一宿，猪脂五合，微火上煎取三合，绞去滓，以封疮上，日三度易，其肉即消。同白芷、白及、甘草、金银花、皂角刺，排脓止痛。同人参、甘草，治天行痘疮，阳虚无热证。

简误

黄芪功能实表，有表邪者勿用。能助

气，气实者勿用。能内塞补不足，胸膈气闭闷，肠胃有积滞者勿用。能补阳，阳盛阴虚者忌之。上焦热甚，下焦虚寒者忌之。病人多怒，肝气不和者勿服。痘疮血分热盛者，禁用。

肉 苁 蓉

味甘、酸、咸，微温，无毒。主五劳七伤，补中，除茎中寒热痛，养五脏，强阴，益精气多子，妇人㿉瘕，除膀胱邪气，腰痛，止痢。久服轻身。

疏：肉苁蓉得地之阴气、天之阳气以生，故味甘酸咸，微温无毒。入肾，入心包络、命门。滋肾补精血之要药。气本微温，相传以为热者，误也。甘为土化，酸为木化，咸为水化，甘能除热补中，酸能入肝，咸能滋肾。肾肝为阴，阴气滋长则五脏之劳热自退，阴茎中寒热痛自愈。肾肝足则精血日盛，精血盛则多子。妇人癥瘕，病在血分。血盛则行，行则癥瘕自消矣。膀胱虚则邪客之，得补则邪气自散，腰痛自止。久服则肥健而轻身，益肾肝，补精血之效也。若曰治痢，岂滑以导滞之意乎？此亦必不能之说也。软而肥厚，大如臂者良。

主治参互

肉苁蓉得白胶、杜仲、地黄、当归、麦门冬，主妇人不孕。同人参、鹿茸、牡狗阴茎、白胶、杜仲、补骨脂，主男子阳痿，老人阳衰，一切肾虚腰痛，兼令人有子。同地黄、枸杞、牛膝、鳖甲、天门冬、麦门冬、当归、白胶、杜仲、青蒿、五味子、黄柏、山茱萸，治五劳七伤，茎中寒热痛，妇人癥瘕。独用数两，浸去咸味，并去鳞甲及中心膜，淡白酒煮烂，顿食，治老人便燥闭结，有神。

简误

泄泻禁用。肾中有热，强阳易兴而精

不固者，忌之。

防　风

味甘、辛，温，无毒。主大风，头眩痛，恶风，风邪目盲无所见，风行周身，骨节疼痹，烦满，胁痛胁风，头面去来，四肢挛急，下乳，金疮内痉。久服轻身。

叶：主中风热汗出。

疏： 防风禀天地之阳气以生，故味甘温。《别录》：兼辛而无毒。气厚味薄，升也，阳也。入手阳明，足少阴、厥阴。风药也。治风通用，升发而能散，故主大风，头眩痛，恶风风邪，周身骨节疼痹，胁痛胁风，头面去来，四肢挛急，下乳，金疮因伤于风内痉。其云主目无所见者，因中风邪，故不见也。烦满者，亦风邪客于胸中，故烦满也。风寒湿三者，合而成痹。祛风燥湿，故主痹也。发散之药，焉可久服？其曰轻身，亦湿去耳。《别录》云：刘头者，令人发狂；刘尾者，发痼疾。子似胡荽而大，调食用之香，而疗风更优也。

主治参互

防风同黄芪、芍药，则能实表止汗。同荆芥穗、白芷、生地黄、地榆、黄芪，治破伤风，有神。同甘草、桔梗、紫苏、桑根白皮、杏仁、细辛，解利伤风；去紫苏，换薄荷，加石膏，兼除风热；用麻黄易紫苏，治风寒郁于腠理，皮肤致密无汗。入羌活汤，兼除太阳经伤风寒头痛。亦入治风痹药用。若入治大风厉风药中，须加杀虫药，活血药乃可，不宜纯用风药也。

简误

南方中风，产后血虚发痉，俗名角弓反张。诸病血虚痉急，头痛不因于风寒，溏泄不因于寒湿，二便秘涩，小儿脾虚，发搐，慢惊，慢脾风，气升作呕，火升发

嗽，阴虚盗汗，阳虚自汗等病，法所同忌。犯之者增剧。

蒲　黄

味甘，平，无毒。主心腹、膀胱寒热，利小便，止血，消瘀血。久服轻身益气力，延年神仙。

疏： 蒲黄得地之阴气，兼得金之辛味。其言甘平者，是兼辛而言也，非辛则何以能散邪？又禀天之阳气，故曰微寒而无毒也。如是则甘能和血，辛能散结，微寒能除热。入手少阴、太阳、太阴，足阳明、厥阴。故主心腹、膀胱寒热，利小便，止血，消瘀血。久服轻身，益气力者，是血热、瘀血、伤损之病去，而身轻力长也。欲止血，熟用；欲消血，生用。产泰州。

主治参互

得炒黑干姜、炒黑豆、泽兰、当归、川芎、牛膝、生地黄，治产后诸血病。同车前子、牛膝、生地黄、麦门冬，治溺血。同阿胶、白胶、人参、麦门冬、赤茯苓、车前子、杜仲、川续断，治血崩、血淋。生纳舌下，数数易之，消重舌。治一切跌扑伤损，瘀血停滞腹中，生蒲黄煮浓，和童便饮之良。能破血，故治癥结，五劳七伤停积瘀血，胸前痛，即发吐衄，悉和凉血行血药主之。

简误

一切劳伤发热，阴虚内热，无瘀血者，禁用。

续　断

味苦、辛，微温，无毒。主伤中，补不足，金疮痈伤，折跌续筋骨，妇人乳难，崩中漏血，金疮血内漏，止痛生肌肉，及踠伤恶血腰痛，关节缓急。久服益气力。地黄为之使。

疏：续断得土金之气，而兼禀乎天之阳气以生。《本经》：味苦微温，《别录》益之以辛。曾得蜀中者，尝之其味带甘，应云：味苦甘辛，微温无毒。使非味甘，焉能主伤中，补不足；非辛，焉能主金疮痈伤，折跌，续筋骨，妇人乳难。辛能润，苦温能散，甘能益血，故《别录》又主崩中漏血，金疮血内漏，止痛生肌肉，及踠伤恶血腰痛，关节缓急。《本经》：久服益气力，伤去血生之效也。入足厥阴、少阴，为治胎产，续绝伤，补不足，疗金疮，理腰肾之要药。茎方，叶似苎，相对生。

主治参互

欲行血理伤，当以当归、牛膝、肉桂、延胡索同用。欲止血，补不足，疗崩中，则与白胶、阿胶、地黄、麦门冬、杜仲、五味子、山茱萸、人参、枸杞子、黄芪同用。欲安胎，则与凉血、补血、顺气药同用。欲疗金疮，则与金疮药同用。

简误

禁与苦寒药同用以治血病，及与大辛热药用于胎前。雷公云：草茆根，真似续断，误服之，令人筋软。

漏　芦

味苦、咸，寒，大寒，无毒。主皮肤热，恶疮疽痔，湿痹，下乳汁，止遗溺，热气疮痒如麻豆，可作浴汤。久服轻身，益气，耳目聪明，不老延年。

疏：漏芦得地味之苦咸，禀天气之大寒，故无毒。苦能下泄，咸能软坚，寒能除热。入足阳明、少阳、太阳，手太阴、阳明。寒而通利之药也。故主皮肤热，恶疮疽痔，湿痹，下乳汁。《别录》又主止遗溺，热气疮痒如麻豆，可作浴汤。又《本经》：久服轻身益气，耳目聪明，不老延年者，盖亦通指热散病除，则脏腑自

安，精神自倍，而臻乎寿考也。

主治参互

漏芦同贝母、连翘、甘草、金银花、橘叶、鼠粪、白芷、山豆根、山慈菇、夏枯草，治乳岩、乳痈。同连翘、生甘菊、紫花地丁、贝母、金银花、甘草、夏枯草，治发背，瘰疬，排脓止痛。同黄芪、人参，排脓长肉；加狗蹄、猪蹄汁，能下乳。

简误

妊娠禁用。疮疡阴证，平塌不起发者，真气虚也，法当内塞。漏芦苦寒，非所宜设。

营　实

味酸，温、微寒，无毒。主痈疽恶疮，结肉跌筋，败疮热气，阴蚀不瘳，利关节。久服轻身益气。

根：止泄痢腹痛，五脏客热，除邪逆气，疽癞诸恶疮，金疮伤挞，生肉复肌。

疏：营实华于春而实于夏，味酸得木之化。其气芬芳，宜其有温之义。《别录》：微寒，以其得春之气也，故无毒。其主恶疮，结肉跌筋，败疮热气，阴蚀不瘳，利关节。《别录》：止泄痢腹痛，五脏客热，除邪逆气，疽癞诸恶疮，金疮伤挞，生肉复肌。岂非酸能收敛，温能通畅，微寒能除热，而兼主乎发生之用也。俗名蔷薇，白花野者良。

主治参互

葛洪：治金疮发热，用蔷薇根灰一方寸匕，日三。《外台秘要》治鲠。蔷薇根末，水服方寸匕，日三。又方：治少小睡中遗尿不自觉。以蔷薇根锉，以酒饮之。《肘后方》：治口疮，以根煮浓汁，温含冷易，神验。

用之颇稀，不著"简误"。

天名精

味甘，寒，无毒。主瘀血，血瘕欲死，下血，止血，利小便，除小虫，去痹，除胸中结热，止烦渴，逐水，大吐下。久服轻身耐老。垣衣为之使。

疏：天名精禀天地清阳之气，故味甘辛，气寒而无毒。阴入血，甘亦入血，辛能散结，寒能除热，故主瘀血，血瘕欲死，下血，止血。小便不利由于内热，除热则小便自利也。小虫者，湿热所生也。辛寒能散湿祛热，则小虫自除也。除痹者，去湿之功也。除胸中结实，止烦渴，祛热散结益阴之功也。逐水者，湿热散则水自消也。《唐本》注云：即鹿活草也。《别录》：一名天蔓精。南人呼为地菘，非鹤虱，亦非豨莶，乃荔枝草也。为消痔疮之圣药。味甘辛，故有姜称。其主破血，生肌，利小便，杀三虫，除诸毒肿，疗疮瘘痔，金疮内射，身痒瘾疹不止者，揩之立已，凉血除热散结之力也。

简误

脾胃寒薄，性不喜食冷，易泄，无渴者，勿服。

决明子

味咸、苦、甘，平，微寒，无毒。主青盲，目淫肤赤白膜，眼赤痛泪出，疗唇口青。久服益精光，轻身。

疏：决明子得水土阴精之气，而兼禀乎清阳者也。故其味咸平。《别录》益以苦甘，微寒而无毒。咸得水气，甘得土气，苦可泄热，平合胃气，寒能益阴泄热，足厥阴肝家正药也。亦入胆肾。肝开窍于目，瞳子神光属肾，故主青盲，目淫肤赤白膜，眼赤痛泪出。《别录》：兼疗唇口青。《本经》：久服益精光，益阴泄热轻身者，大补肝肾之气所致也。亦可作枕，

治头风，明目。

主治参互

得沙苑蒺藜、甘菊花、枸杞子、生地黄、女贞实、槐实、谷精草，补肝明目益精，除肝脏热之要药。得生地黄、甘菊花、荆芥、黄连、甘草、玄参、连翘、木通，治暴赤风眼泪痛。

疗目疾外无他用，故无"简误"。

丹 参

味苦，微寒，无毒。主心腹邪气，肠鸣幽幽如走水，寒热积聚，破癥除瘕，止烦满，益气养血，去心腹痼疾结气，腰脊强，脚痹，除风邪留热。久服利人。畏咸水，反藜芦。

疏：丹参，《本经》：味苦，微寒。陶云：性热无毒。观其主心腹邪气，肠鸣幽幽如走水，寒热积聚，破癥除瘕，则似非寒药。止烦满，益气，及《别录》养血，去心腹痼疾结气，腰脊强，脚痹，除风邪留热，久服利人，又决非热药。当是味苦平微温。入手足少阴、足厥阴经。心虚则邪气客之为烦满。结气久则成痼疾。肝虚则热甚风生。肝家气血凝滞，则为癥瘕，寒热积聚，肾虚而寒湿邪客之，则腰脊强，脚痹。入三经而除所苦，则上来诸证自除。苦能泄，温能散，故又主肠鸣幽幽如走水。久服利人，益气养血之验也。北方产者胜，俗名逐马。

主治参互

入天王补心丹则补心。同牛膝、地黄、黄芪、黄柏，则健步。同当归、牛膝、细辛，则下死胎。同鳖甲、牡蛎、牡丹皮、青蒿、延胡索、牛膝、干膝、水赤蓼子，主寒热积聚，破癥除瘕，心腹痼疾结气。同麦门冬、沙参、五味子、甘草、青蒿、栝楼，止烦满。同人参、麦门冬、酸枣仁、地黄，益气养血。同牛膝、草

薢、木瓜、豨莶、杜仲、续断，主腰脊强，脚痹，除风邪留热。《圣惠方》：独用一两为末，热酒每服二钱，主寒疝，少腹及阴阳引痛，自汗出欲死。《千金方》：治堕胎下血，亦独用丹参十二两，酒五升，煮取三升，温服，日三。萧炳云：酒浸服之，治风软脚，可逐奔马，故名奔马草，曾用有效。《梅师方》治中热油及火烧，除外痛，用丹参八两细锉，以水微调，取羊脂二斤，煎三上三下，以傅疮上。

简误

妊娠无故，勿服。

茜　根

味苦，寒，无毒。主寒湿风痹，黄疸，补中，止血，内崩下血，膀胱不足，蹉跌，蛊毒。久服益精气，轻身。

疏：茜根禀土与水之气，而兼得天令少阳之气以生。《本经》：味苦寒。甄权云：甘。洁古：微酸，咸温无毒。盖尽之矣。入足厥阴、手足少阴，行血凉血之要药也。非苦不足以泄热，非甘不足以和血，非咸不足以入血软坚，非温少阳之气不足以通行，故主痹及疸。疸有五，此其为治，盖指蓄血发黄，而不专于湿热者也。痹者血病，行血软坚则痹自愈。甘能益血而补中，病去血和，补中可知已。苦寒能下泄热气，故止内崩及下血。除热故益膀胱。蹉跌则血瘀，血行则蹉跌自安。凉无病之血，行已伤之血，故治蛊毒。《药性论》：味甘，主六极，伤心肺吐血泻血。《日华子》：味酸，止鼻洪，带下，产后血晕，乳结，月经不止，肠风痔瘘，排脓治疮疖，泄精尿血，扑损瘀血，皆取其凉血行血，苦寒泄热之功耳。

主治参互

同地黄、麦门冬、当归身、阿胶、茅根、童便，主吐血，衄血，诸血热妄行溢

出上窍。同牛膝、地黄、黄芪、地榆、芍药、荆芥穗，治肠风下血。佐地榆，治横痃，鱼口，有神。同䗪虫、乳香、没药、桂心、牛膝、地黄，主蹉跌。

简误

病人虽见血证，若加泄泻，饮食不进者，勿服。

五　味　子

味酸，温，无毒。主益气，咳逆上气，劳伤羸瘦，补不足，强阴，益男子精，养五脏，除热，生阴中肌。苁蓉为之使，恶萎蕤，胜乌头。

疏：五味子得地之阴，而兼乎天之阳气，故《本经》：味酸，气温，味兼五而无毒。王好古云：味酸，微苦咸。阴中微阳。入足少阴，手太阴血分，足少阴气分。主益气者，肺主诸气。酸能收，正入肺补肺，故益气也。其主咳逆上气者，气虚则上壅而不归元。酸以收之，摄气归元则咳逆上气自除矣。劳伤羸瘦补不足，强阴益男子精。《别录》：养五脏，除热，生阴中肌者，五味子专补肾，兼补五脏。肾藏精，精盛则阴强。收摄则真气归元，而丹田暖。腐熟水谷蒸糟粕而化精微，则精自生。精生则阴长，故主如上诸疾也。《药性论》云：五味子君能治中下气，止呕逆，补诸虚劳，令人体悦泽，除热气，病人虚而有气兼嗽者，加而用之。《日华子》云：暖水脏，下气，贲狁冷气，消水肿，反胃，心腹气胀，止渴除烦热，解酒毒，壮筋骨，皆其极功也。

主治参互

同人参、麦门冬，名生脉散，能复脉通心。入八味丸代附子，能润肾强阴。同吴茱萸、山茱萸、肉豆蔻、补骨脂、人参，治肾泄良。同怀干地黄、甘枸杞子、车前子、覆盆子、肉苁蓉、白胶、麦门

冬、人参、杜仲、白蒺藜、黄柏，主令人有子。同天麦二冬、百部、阿胶、薄荷叶，主肺虚久嗽。君干葛、白扁豆，解酒毒良。

简误

痧疹初发，及一切停饮，肝家有动气，肺家有实热，应用黄芩泻热者，皆禁用。

兰　草

味辛，平，无毒。主利水道，杀蛊毒，辟不祥，除胸中痰癖。久服益气，轻身不老，通神明。

疏：兰草禀天地清芬之气以生，故其味辛气平无毒。入手太阴，足阳明经。肺主气，肺气郁结则上窍闭，而下窍不通。胃主纳水谷，胃气郁滞，则水谷不以时化，而为痰癖蛊毒。不祥之气，亦胃中受病。辛平能散结滞，芬芳能除秽恶，则上来诸证自瘳。大都开胃除恶，清肺消痰，散郁结之圣药也。久服等语，亦言其效之极功。

主治参互

同藿香、枇杷叶、石斛、竹茹、橘红，开胃气之神品。加入沉水香、郁金、白豆蔻、真苏子、芦根汁，下气开郁，治噎膈之将成者。同栝楼根、麦冬、黄连、竹叶、芦根汁，治消渴。

忍　冬

味甘，温，无毒。主寒热，身肿。久服轻身，长年益寿。

疏：忍冬，即金银花。藤一名鹭鸶藤。感土之冲气，禀天之春气，故味甘，微寒而无毒。主寒热身肿，久服轻身长年益寿者，甘能益血，甘能和中，微寒即生气也。气味如斯，所主宜矣。

主治参互

同甘菊花、紫花地丁、夏枯草、白及、白敛、贝母、连翘、鼠粘子，治一切肿毒；加辟虺雷，治一切疔疮。君地榆、芍药、黄连、甘草、升麻，治一切血痢。单味熬膏，小儿服之可稀痘。《肘后方》：忍冬藤熬膏，治飞尸、伏尸、遁尸、沉尸、风尸、尸疰。

蛇　床　子

味苦、辛、甘，平，无毒。主妇人阴中肿痛，男子阴痿湿痒，除痹气，利关节，癫痫，恶疮，温中下气，令妇人子脏热，男子阴强。久服轻身，好颜色，令人有子。

疏：蛇床子味苦平，《别录》：辛甘无毒。今详其气味，当必兼温燥，阳也，故主妇人阴中肿痛，男子阴痿湿痒，除痹气，利关节，恶疮。《别录》：温中下气，令妇人子脏热，男子阴强。久服轻身，令人有子。盖以苦能除湿，温能散寒，辛能润肾，甘能益脾，故能除妇人男子一切虚寒湿所生病。寒湿既除，则病去身轻。性能益阳，故能已疾，而又有补益也。雷公云：凡使须用浓蓝汁，并百部自然汁，二味同浸三伏时，漉出日干，却用生地汁拌蒸，从午至亥，日干。用此药只令阳气盛数，号曰鬼考也。

主治参互

蛇床子同巴戟天、远志、牛膝、何首乌、阳起石，治男子阴痿湿痒。同巴戟天、牛膝、杜仲、续断、地黄、黄柏、白胶，治妇人阴中肿痛。同黄柏、山茱萸肉、五味子、茯苓、车前子、香附、川续断、补骨脂，治一切带下；赤者加白胶、阿胶。

简误

蛇床子性温燥，肾家有火，及下部有热者，勿服。

景　天

味苦、酸，平，无毒。主大热，火疮，身热烦，邪恶气，诸蛊毒，痂疕，寒热风痹，诸不足。

花：主女人漏下赤白。轻身明目，久服通神不老。

疏：景天即慎火草也。味苦平，《别录》：酸，无毒。今详其功用，当是大寒纯阴之草也。性能凉血解毒，故主大热，火疮身热烦，邪恶气，诸蛊毒，痂疕，寒热风痹，诸不足。热解则毒散血凉，血凉则阴生故也。

花：功用俱如经说，第大苦寒之药，而云轻身明目，通神不老，未可尝试也。

主治参互

治毒虺蛇伤，取汁饮，并傅伤处，立效。治一切赤游风，各种火丹之神药也。故知其性大寒，其味大苦耳。

简误

一切病得之寒湿，恶寒喜热者，勿服。

茵　陈　蒿

味苦，平，微寒，无毒。主风湿寒热邪气，热结黄疸，通身发黄，小便不利，除头热，去伏瘕。久服轻身，益气，耐老，面白悦，长年。

疏：茵陈蒿感天地苦寒之味，而兼得春之生气以生者也。其味苦平，微寒无毒，故主风湿寒热邪气，热结黄疸，通身发黄，小便不利，及头热，皆湿热在阳明、太阴所生病也。苦寒能燥湿除热，湿热去则诸证自退矣。去伏瘕，及久服轻身，益气耐老，面白悦长年，未有修事者。《日华子》云：石茵陈味苦，凉无毒。即山茵陈也。入足阳明、太阴，足太阳三经。除湿散热结之要药也。

主治参互

茵陈性苦寒，能除一切湿热。五疸虽各有其因，然同为湿热所成。故得黄连、干葛、黄柏、苜蓿、五味子，治酒疸如神。得二术、茯苓、泽泻、车前子、木通、橘皮、神曲、红曲、麦门冬，治谷疸。同生地黄、仙人对坐草、石斛、木瓜、牛膝、黄柏，治疸因酒色而得，病名女劳疸。仲景茵陈汤，治谷疸，寒热不食，食即头眩，心胸不安。茵陈六两，栀子十四枚，大黄二两，以水一斗，先煮茵陈，减六升，纳二味，煮取三升，去渣。分温三服，小便当利，尿如皂角汁状，色正赤，一宿腹减，黄从小便去也。又茵陈五苓散，总治诸疸。

简误

蓄血发黄者，禁用。

沙　参

味苦，微寒，无毒。主血积，惊气，除寒热，补中，益肺气，疗胸痹，心腹痛，结热邪气头痛，皮间邪热，安五脏，补中。久服利人。

疏：沙参禀天地清和之气。《本经》：味苦，微寒，无毒。王好古谓：甘而微苦。苦者，味之阴也；寒者，气之阴也；甘乃土之冲气所化。合斯三者，故补五脏之阴，故主血积，惊气，除寒热，补中益肺气。《别录》又疗胸痹，心腹结热，邪气头痛，皮间邪热者，苦能泄热，寒能除热，甘能缓急，益血补中，故疗诸因热所生病，而其功用驯致安五脏补中，久服利人也。入手太阴经。

主治参互

同天门冬、麦门冬、百部、五味子、桑白皮，治肺痿，肺热。同贝母、枇杷叶、栝楼、甘草、桑白皮、百部、天门冬、款冬花，治久嗽。葛洪治卒得诸疝，少腹及阴中相引痛如绞，自汗出欲死。捣细末，酒服方寸匕，立瘥。

简误

脏腑无实热，肺虚寒客之作嗽者，勿服。

王 不 留 行

味苦、甘，平，无毒。主金疮止血，逐痛出刺，除风痹内寒，止心烦，鼻衄，痈疽，恶疮瘘乳，妇人难产。久服轻身，耐老增寿。

疏：王不留行禀土金火之气，故味苦甘平。平者，辛也。其气应温而无毒。苦能泄，辛能散，甘入血，温能行，故主金疮，止血，逐痛出刺，除风痹内寒，痈疽，恶疮瘘乳，妇人难产，入血活血之要药也。若夫心烦，鼻衄，应是血分热病，非同凉血药用，未见其可也。入足厥阴经。

主治参互

同漏芦、贝母、鲮鲤甲、青皮、没药、山茨菇、山豆根、栝楼根，治乳岩，乳痈。同鲮鲤甲、白芷、通草、猪蹄汁，煮服下乳。为末，和蟾酥，治疔疮，酒服取汗。《千金方》有王不留行汤，治痈疽，妒乳，月蚀，白秃，及面上疮，去虫止痛。王不留行、东南桃枝、东行吴茱萸根皮各五两，蛇床子一升，牡荆子、苦竹叶、刺蒺藜子各三升，大麻子一升，以水二斗半，煮水一斗，频频洗之。

简误

孕妇勿服。

长 松

味甘，温，无毒。主风血冷气宿疾，温中去风。草如松叶，上有脂，山人服之。

疏：长松生太行西北五台诸山，得天地温和之气而生，故性味甘温而无毒。主风血冷气宿疾，温中去风。出陈藏器。治大风恶疾，眉发堕落，百骸腐溃，每一两，入甘草少许，水煎服，旬日即愈。又解诸虫毒。当是祛风之仙药也。

卷　　八

草部中品之上

总六十二种，今疏其要者三十种。

干姜　生姜　菜耳实　干葛　栝楼根　苦参　当归　麻黄　通草　芍药　瞿麦　玄参　秦艽　百合　知母　贝母　白芷　淫羊藿　黄芩　狗脊　茅根　紫菀　紫草　前胡　白鲜　紫参　藁本　萆薢　白薇　大青

干　　姜

味辛，温、大热，无毒。主胸满咳逆上气，温中止血，出汗，逐风湿痹，肠澼下痢，寒冷腹痛，中恶霍乱胀满，风邪诸毒，皮肤间结气，止唾血。生者尤良。

疏： 干姜禀天地之阳气，故味辛而气温，虽热而无毒。辛可散邪理结，温可除寒通气，故主胸满咳逆上气，温中出汗，逐风湿痹，下痢因于寒冷，止腹痛。其言止血者，盖血虚则发热，热则血妄行，干姜炒黑能引诸补血药入阴分，血得补则阴生而热退，血不妄行矣。治肠澼亦其义也。生姜能通神明，辟恶气，故主中恶霍乱胀满，风邪诸毒，皮肤间结气。惟唾血定非寒证，《别录》载之误矣！

主治参互

干姜生用，同橘皮、乌药、白豆蔻，除胸满咳逆上气。同紫苏、桂枝，能温中出汗；加术则能逐风湿痹。同术、茯苓、人参、甘草，治下利寒冷腹痛。炒黑，同生地黄、白芍药、当归、牛膝，治产后恶露不尽，血虚发热。同地黄、地榆、芍药、麦门冬、人参、黄芪、甘草、升麻，治肠澼下血。同藿香、缩砂、橘皮、紫苏、木香，治中恶；去木香，加木瓜，则治霍乱胀满；加桂枝，并治风邪诸毒，皮肤间结气。同橘皮、人参，止胃虚呕逆。同橘皮、术、贝母、茯苓，治痰疟久不愈。同人参、术、桂枝、橘皮，治寒疟。同人参、术、甘草，治虚寒泄泻，中寒作泄。

简误

干姜大辛，辛能散气走血。久服损阴伤目。阴虚内热，阴虚咳嗽吐血，表虚有热汗出，自汗盗汗，脏毒下血，因热呕恶，火热腹痛，法并忌之。

生　　姜

味辛，微温。主伤寒头痛鼻塞，咳逆上气，止呕吐。久服去臭气，通神明。

疏： 生姜所禀与干姜性气无殊。第消痰止呕，出汗散风，祛寒止泄，疏肝导滞，则功优于干者。

“主治”、“简误”，并与前同。

菜　耳　实

味苦、甘，温；叶味苦、辛，微寒，有小毒。主风寒头痛，风湿周痹，四肢拘挛痛，恶肉死肌，膝痛，溪毒。久服益气，耳目聪明，强志轻身。

疏： 枲耳，苍耳也。得土之冲气，兼禀天之春气，故味甘温，而《别录》益之以苦。当是无毒。叶味苦辛，微寒有小毒。苦以燥湿，甘以和血，温则通畅。春气发生而升，故主风寒头痛，风湿周痹，四肢拘挛，恶肉死肌，膝痛，溪毒也。祛风疗湿之药。《食疗》、《圣惠》、《千金》、《外台秘要》诸方，咸堪选用，亦无"简误"。

葛　根

味甘，平，无毒。主消渴，身大热，呕吐，诸痹，起阴气，解诸毒，疗伤寒中风头痛，解肌发表，出汗开腠理，疗金疮止痛，胁风痛。生根汁，大寒，疗消渴，伤寒壮热。

葛谷：主下痢十岁以上。

叶：主金疮，止血。

花：主消酒。

一名鸡齐根，一名鹿藿。杀野葛、巴豆、百药毒。

疏： 葛根禀天地清阳发生之气，其味甘平，其性升而无毒。入足阳明胃经。解散阳明温病热邪之要药也。故主消渴，身大热，热壅胸膈作呕吐。发散而升，风药之性也，故主诸痹。生气升腾，故起阴气。甘者，土之冲气，春令少阳，应兼微寒，故解诸毒，及《别录》疗伤寒中风头痛，解肌发表，出汗开腠理。甘能和血而除热，故又主疗金疮止痛，及胁风痛也。

主治参互

葛根汤，治阳明胃经温病，邪热头痛，发渴烦闷，鼻干不得眠；如渴甚，呕甚，则加石膏、麦门冬、知母、竹叶。葛根升麻汤，治斑疹初发，点粒未形。同一切补肾益精药作丸饵，则起阴，令人有子。同升麻，入升阳散火，升阳除湿，升阳益胃，清暑益气，补中益气等汤用。

简误

伤寒头痛，兼项强腰脊痛，及遍身骨疼者，足太阳也，邪犹未入阳明，故无渴证，不宜服。五劳七伤，上盛下虚之人，暑月虽有脾胃病，不宜服。

栝　楼　根

味苦，寒，无毒。主消渴身热，烦满大热，补虚安中，续绝伤，除肠胃中痼热，八疸身面黄，唇干口燥，短气，通月水，止小便利。

实名黄瓜：主胸痹，悦泽人面。

茎叶：疗中热伤暑。

枸杞子为之使，恶干姜，畏牛膝、干漆，反乌头。

疏： 栝楼根禀天地清寒之气，故味苦气寒而无毒。能止渴清身热，烦满大热。热散则气复，故又主补虚安中。凉血则血和，故主续绝伤，并除肠胃中痼热。苦寒能除热，故主八疸身面黄，唇干口燥，短气。血凉则不瘀，故通月水。膀胱热解则小便不频，故能止小便利。

黄瓜主胸痹及伤寒结胸，悦泽人面。栝楼仁主消痰。茎叶疗中热伤暑者，皆以其清寒散热故也。

主治参互

根同贝母、竹沥、竹茹、荆沥、天门冬，清痰。同金银花、连翘、贝母、白及、甘草，消一切肿毒。实同黄连、枳实，为小陷胸汤，治伤寒结胸。

简误

脾胃虚寒作泄者，勿服。

苦　参

味苦，寒，无毒。主心腹结气，癥瘕积聚，黄疸，溺有余沥，逐水除痈肿。补中，明目止泪，养肝胆气，安五脏，定志，益精，利九窍，除伏热肠澼，止渴醒酒，小便黄赤，疗恶疮下部蜃，平气，令人嗜食，轻身。玄参为之使，恶贝母、漏芦、菟丝子，反藜芦。

疏：苦参禀天地阴寒之气而生，其味正苦，其气寒而沉，纯阴无毒。足少阴肾经君药也。苦以燥脾胃之湿，兼泄气分之热，寒以除血分之热。热则生风，风湿合则生虫，故主心腹结气，癥瘕积聚，黄疸，溺有余沥，逐水，除痈肿，明目止泪，利九窍，除伏热，肠澼，止渴醒酒，小便黄赤，疗恶疮，下部䘌疮。胃家湿热盛，则口淡不思食，食亦不生肌肉。湿热散则胃气平和，而令人嗜食矣。其曰补中养肝胆气，安五脏，定志，益精，轻身者，通指热散湿除，则脏腑气血安和而致然也。味既至苦，性复阴寒，善能杀虫，故《药性论》治热毒风，皮肌烦躁生疮，赤癞眉脱，主除大热嗜睡。

主治参互

腊月，米醋渍入瓮中封固。主一切天行热病，头疼口渴身热；甚者发狂。饮碗许，得吐则愈。汗亦如之。同胡麻、刺蒺藜、荆芥穗、甘菊花、豨莶、白芷、当归、川芎、地黄、天门冬、何首乌、牛膝、漆叶、秦艽、龙胆草，治大麻风。同牡蛎粉、白术、青黛，治童子胃热，羸瘦疳蚘。同龙胆草为末，牛胆和丸梧子大。生大麦汤服五丸，日三。治谷疸，食劳头旋，心怫郁不安，而发黄疸，由失饥大食，胃气湿热冲熏所致。《集验方》：治热毒足肿疼欲脱，酒煮苦参以渍之。

简误

苦参虽能泄血中之热，除湿热生虫为疬，然以其味大苦，气大寒，久服能损肾气，肾虚而无大热者，勿服。

当　归

味甘、辛，温，大温，无毒。主咳逆上气，温疟寒热洗洗在皮肤中，妇人漏下绝子，诸恶疮疡，金疮，煮饮之。温中止痛，除客血，内塞，中风痉作痓，汗不出，湿痹，中恶，客气虚冷，补五脏，生肌肉。恶䕡茹、面。畏菖蒲、海藻、牡蒙。

疏：当归禀土之甘味，天之温气，《别录》：兼辛，大温无毒。甘以缓之，辛以散之润之，温以通之畅之。入手少阴，足厥阴，亦入足太阴。活血补血之要药，故主咳逆上气也。温疟寒热洗洗在皮肤中者，邪在厥阴也，行血则厥阴之邪自解，故寒热洗洗随愈也。妇人以血为主，漏下绝子，血枯故也。诸恶疮疡，其已溃者温补内塞，则补血而生肌肉也。金疮以活血补血为要，破伤风亦然。并煮饮之。内虚则中寒，甘温益血，故能温中。血凝则痛，活血故痛自止。血溢出膜外，或在肠胃，曰客血。得温得辛，则客血自散也。内塞者，甘温益血之效也。中风痉，痉即角弓反张也。汗不出者，风邪乘虚客血分也。得辛温则血行而和，故痉自柔而汗自出也。痹者，血分为邪所客，故拘挛而痛也。风寒湿三者合而成痹，血行则邪不能客，故痹自除也。中恶者，内虚故猝中于邪也。客气者，外来之寒气也。温中则寒气自散矣。虚冷者，内虚血不荣于肉分故冷也。补五脏生肌肉者，脏皆属阴，阴者血也。阴气足则荣血旺而肌肉长也。患人虚冷，加而用之。

主治参互

用川芎、芍药、地黄，名四物汤，主妇人血分百病；加炒黑干姜、炒黑豆、泽兰、牛膝、益母草、蒲黄，治妇人产后百病。同桂枝、术、菊花、牛膝，主痹。同牛膝、鳖甲、橘皮、生姜，治疟在阴分久不止。同酸枣仁、远志、人参、茯神，治心血虚不得眠。同黄芪、生熟地黄、黄芩、黄连、黄柏，治盗汗。同荆芥、白芷、芎䓖、地黄，治破伤风。同续断、牛膝、杜仲、地黄、鹿角屑、桂，治一切折伤蹉跌，挫闪作疼。同川芎、人参，治难产及倒生。同益母草、红蓝花、蒲黄、牛膝，治产后血上薄心。同白胶、地黄、芍药、续断、杜仲，治妇人血闭无子。同地榆、金银花、滑石、红曲，治滞下纯血，里急后重。

简误

当归性辛温，虽能活血补血，终是行走之性，故致滑肠。又其气与胃气不相宜，故肠胃薄弱，泄泻溏薄，及一切脾胃病，恶食不思食，及食不消，并禁用之。即在产后胎前，亦不得入。

麻 黄

味苦，温、微温。无毒。主中风伤寒头痛，温疟，发表出汗，去邪热气，止咳逆上气，除寒热，破癥坚积聚，五脏邪气缓急，风胁痛，字乳余疾，止好唾，通腠理，疏伤寒头疼，解肌泄邪恶气，消赤黑斑毒。不可多服，令人虚。

疏：麻黄禀天地清阳刚烈之气，故《本经》：味苦，其气温而无毒。详其主治，应是大辛之药。《药性论》加甘，亦应有之。气味俱薄，轻清而浮，阳也，升也。手太阴之药，入足太阳经，兼走手少阴、阳明。轻可去实，故疗伤寒，为解肌第一。专主中风伤寒头痛，温疟，发表出汗，去邪热气者，盖以风寒湿之外邪，客于阳分皮毛之间，则腠理闭拒，荣卫气血不能行，故谓之实。此药轻清成象，故能去其壅实，使邪从表散也。咳逆上气者，风寒郁于手太阴也。寒热者，邪在表也。五脏邪气缓急者，五缓六急也。风胁痛者，风邪客于胁下也。斯皆卫实之病也。卫中风寒之邪既散，则上来诸证自除矣。其曰消赤黑斑毒者，若在春夏，非所宜也。破癥坚积聚，亦非发表所能。洁古云：去荣中寒邪，泄卫中风热，乃确论

也。多服令人虚，走散真元之气故也。

主治参互

仲景治伤寒，有麻黄汤、大小青龙汤。治肺病上气，有射干麻黄汤、厚朴麻黄汤。同石膏、杏仁、桑白皮、甘草，治寒邪郁于肺经，以致喘满咳嗽。仲景治少阴病发热，脉沉，有麻黄附子细辛汤及麻黄附子甘草汤。同桂可治风痹冷痛。蜜炒麻黄，治冬月疮疱为风寒所郁，以致倒靥喘闷，一服立解。

简误

麻黄轻扬发散，故专治风寒之邪在表，为入肺之要药。然其味大辛，气大热，性轻扬善散，亦阳草也，故发表最速。若夫表虚自汗，阴虚盗汗，肺虚有热，多痰咳嗽，以致鼻塞；疮疱热甚，不因寒邪所郁，而自倒靥；虚人伤风，气虚发喘，阴虚火炎，以致眩晕头痛；南方中风瘫痪，及平日阳虚，腠理不密之人，皆禁用。汗多亡阳，能损人寿。戒之！戒之！自春深夏月，以至初秋，法所同禁。

通 草

味辛，甘，平，无毒。主去恶虫，除脾胃寒热，通利九窍血脉关节，令人不忘。疗脾疸常欲眠，心烦哕，出音声，疗耳聋，散痈肿诸结不消，及金疮恶疮，鼠瘘，蹉折，齆鼻息肉，堕胎，去三虫。

疏：通草者，即木通也。禀清秋之气，兼得土之甘淡，故其味辛平。《别录》加甘，无毒。又云：微寒，味甘而淡，气平味薄，降也，阳中阴也。入足少阴、太阳，亦入手少阴、太阳。能助西方秋气下降，故利小便，专泻气滞。肺受热邪，津液气化之源绝，则寒水断流；膀胱受湿热癃闭，则约束小便不通，宜此治之。其证胸中烦热，口燥舌干，咽干大渴引饮，小便淋沥，或闭塞不通，胫酸脚热，并宜此

主之。《本经》主除脾胃寒热者，以其通气利湿热也。其曰通利九窍血脉关节，以其味淡渗而气芬芳也。令人不忘者，心主记，心家之热去，则心清而不忘矣。湿热生虫，故又主恶虫。疗脾疸常欲眠，心烦哕者，脾家湿热壅盛则成疸，心脾之热不清则昏昏欲眠而心烦哕。音声出于肺，肺家之湿热去，则肺金之气清而音声出矣。治耳聋者，泄肾家之湿火也。散痈肿诸结不消，及金疮恶疮，鼠瘘，踒折，齆鼻息肉，堕胎。又《药性论》治五淋，利小便，开关格，下水，排脓止痛，及治人多睡，水肿浮大。陈士铎：主理湿热，小便数急疼，少腹虚满。《日华子》：主妇人血闭，月候不匀，乳结下乳者，皆通窍之所致也。

主治参互

同茯苓、泽泻、灯心、车前子、猪苓，治膀胱湿热癃闭，如《疏》中所引东垣所说：入导赤散者，以其能泻丙丁之火，则肺不受邪，能通水道，水源既清，则津液自化，而诸经之湿与热得由小便泻去故也。同牛膝、生地黄、天麦门冬、五味子、黄柏、甘草，治尿血。同牛膝、生地黄、延胡索，治妇人经闭及月事不调。

简误

木通性通利，凡精滑不梦自遗，及阳虚气弱，内无湿热者，禁用。妊娠忌之。

附：通脱木

即今之通草也。禀土之清气，兼得天之阳气，故味甘淡，气寒无毒。东垣：甘平。阳中阴，降也。阳中之阴必下降，故主利阴窍，治五淋，除水肿癃闭，泻肺，解诸毒虫痛，明目退热，下乳催生。以其色白，体轻，气寒，味淡，故入手太阴经，引热下降以利小便。故又入足阳明胃经，通气上达而下乳汁。及除寒热不通

气，以其气寒而降也。

主治参互

佐番降香、红曲、鲮鲤甲、山楂、没药，治上部内伤。

简误

虚脱人禁用。孕妇忌服。

芍　药

味苦、酸，平，微寒，有小毒。主邪气腹痛，除血痹，破坚积，寒热疝瘕。止痛利小便，益气通顺血脉，缓中散恶血，逐贼血，去水气，利膀胱大小肠。消痈肿，时行寒气，中恶腹痛，腰痛。甄权：主妇人血闭不通。《日华子》：主女人一切病，胎前产后诸疾。治风补劳，退热除烦，益气，目赤，肠风泻血。元素：主泻肝安脾肺，收胃气，止泻利，固腠理，和血脉，收阴气，敛逆气。好古：主理中气，治脾虚中满，心下痞，胁下痛，喜噫。肺急胀逆喘咳。太阳衄衊。目涩，肝血不足。阳维病苦寒热。带脉病苦腹痛满，腰溶溶如坐水中。时珍：止下利腹痛后重。

疏：芍药禀天地之阴，而兼得甲木之气。《本经》：味苦平无毒。《别录》加酸，微寒。气薄味厚，升而微降，阳中阴也。又可升可降，阴也，降也。为手足太阴引经药，入肝脾血分。《图经》载有两种：金芍药，色白；木芍药，色赤。赤者利小便散血；白者止痛下气。赤行血，白补血。白补而赤泻；白收而赤散。酸以收之，甘以缓之，甘酸相合用，补阴血通气而除肺燥。故《本经》主邪气腹痛，除血痹，破坚积，寒热疝瘕，通顺血脉，散恶血，逐贼血，消痈肿，妇人血闭不通，目赤，肠风泻血，赤所治也。缓中，去水气，利膀胱大小肠，中恶腹痛，腰痛，女人一切病，胎前产后诸病，治风补劳，退

热除烦，益气，泻肝安脾肺，收胃气，止泻利，固腠理，和血脉，收阴气，敛逆气，理中气，治脾虚中满，心下痞，胁下痛，善噫，肺急胀逆喘咳，太阳衄衄，目涩肝血不足，阳维病苦寒热，带脉病苦腹痛满，腰溶溶如坐水中，止下痢腹痛后重，白所治也。详味《图经》，以金木分赤白，厥有深旨。芍药味酸寒得木化，金色白，故白者兼金气者也。专入脾经血分，能泻肝家火邪，故其所主收而补。制肝补脾，陡健脾经，脾主中焦，以其正补脾经，故能缓中。土虚则水泛滥，脾实则水气自去，故去水气。土坚则水清，故利膀胱大小肠。中焦不治则恶气乘虚而客之，为腹痛，补脾则中自和而邪不能留，腹痛自止矣。脾虚则湿气下流客肾，故腰痛得补则脾气运而上行，故腰痛自愈。女人以血为主，脾统血，故治女人一切病。胎前产后，无非血分所关，酸寒能凉血补血，故主胎产诸病。土实则金肃而木气自敛，故治风除热。益血，故能补劳退热除烦。脾统后天元气，得补则旺，故益气。酸寒能泻肝，肝平则脾不为贼邪所干，脾健则母能令子实，故安脾肺。胃气属土，土虚则缓而散，木化作酸，故收胃气。脾虚则中气下陷而成泻利，东垣以中焦用白芍药，则脾中升阳，又使肝胆之邪不敢犯，则泻利自止矣。肺主皮毛腠理，脾主肌肉，而为肺之母，母能令子实，故固腠理。脾统血，脾和则血脉自和。酸敛入阴，故收阴气，敛逆气，理中气。脾虚则中满，实则满自消。治中则心下不痞，泻肝则胁下不痛。善噫者，脾病也。脾健则不噫。肝脾之火上炎，则肺急胀逆喘咳，酸寒收敛以泻肝补脾，则肺自宁，急胀逆喘咳之证自除。凉血补血则太阳衄衄自愈。脾虚则目涩，得补则涩除。肝家无火则肝血自足。阳维病苦寒热，及带脉病苦

腹痛满，腰溶溶如坐水中，皆血虚阴不足之候也。肝脾和，阴血旺，则前证自瘳矣。

木芍药，色赤。赤者主破散，主通利，专入肝家血分，故主邪气腹痛。其主除血痹，破坚积者，血瘀则发寒热，行血则寒热自止，血痹疝瘕，皆血凝滞而成，破凝滞之血，则痹和而疝瘕自消。凉肝故通顺血脉。肝主血，入肝行血，故散恶血，逐贼血。荣气不和则逆于肉里，结为痈肿，行血凉血则痈肿自消。妇人经行属足厥阴肝经，入肝行血，故主经闭。肝开窍于目，目赤者，肝热也。酸寒能凉肝，故治目赤。肠风下血者，湿热伤血也，血凉则肠风自止矣。

主治参互

白芍药酒炒为君，佐以炙甘草，为健脾最胜之剂，能治血虚腹痛。同黄连、滑石、甘草、升麻、人参、莲肉、扁豆、红曲、干葛，为治滞下之神药。同人参、白术、茯苓、炙甘草、肉豆蔻、橘皮、车前子，治脾虚泄泻。酒炒白芍药二两，炙甘草二钱，莲心去心五十粒，水煎。治痘疮有热作泄，热甚加酒炒黄连一钱。同荆芥、防风、生地黄、黄芪、炙甘草，治肠风下血。同当归、地黄、牛膝、炒黑干姜、续断、麦门冬、五味子，治产后血虚发热。君白芷、炙甘草，治痘疮血虚发痒。同黄芪、防风，治表虚伤风自汗。

赤芍药同藿香、橘皮、木瓜、甘草，治中恶腹痛。同芎䓖、红花、生地黄、当归、白芷、荆芥，治破伤风发热疼痛。同牛膝、当归、地黄、延胡索、山楂、泽兰、红蓝花、五灵脂，治初产恶露不下腹痛；冬月加肉桂。

同金银花、白芷、鲮鲤甲、紫花地丁、夏枯草、茜草、生甘菊，消一切痈肿。同香附、当归、地黄、延胡索、青

皮，治经阻腹痛。加五灵脂、蒲黄，能散恶血，逐败血。

简误

白芍药酸寒。凡中寒腹痛，中寒作泄，腹中冷痛，肠胃中觉冷等证忌之。

赤芍药破血，故凡一切血虚病，及泄泻，产后恶露已行，少腹痛已止，痈疽已溃，并不宜服。

瞿 麦

味苦、辛，寒，无毒。主关格诸癃结，小便不通，出刺，决痈肿，明目去翳，破胎堕子，下闭血，养肾气，逐膀胱邪逆，止霍乱，长毛发。

疏：瞿麦禀阴寒之气而生，故味苦寒。《别录》：兼辛无毒。苦辛能破血，阴寒而降，能通利下窍而行小便，故主关格诸癃结小便不通，因于小肠热甚者。寒能散热，辛能散结，故决痈肿。除湿热，故明目去翳。辛寒破血，故破胎堕子而下闭血也。去肾家湿热，故云养肾气。逐膀胱邪逆者，亦泄湿热故也。湿热客中焦，则清浊不分而为霍乱，通利湿热，则霍乱自解矣。

用蕊壳，不用茎叶。入药先须以堇竹沥浸一伏时，漉出晒干。

主治参互

入八正散，利小肠实热结闭。《千金方》立效散：治下焦结热，小便淋闭，或有血出，或大小便出血。瞿麦穗一两，炙甘草七钱五分，山栀仁炒半两，为末，每服七钱，连须葱白七个，灯心五十茎，生姜五片，水二盏，煎至七分，时时温服。

简误

瞿麦苦寒兼辛，性猛利，善下逐。凡肾气虚，小肠无大热者，忌之。胎前产后，一切虚人患小水不利，法并禁用。水肿、蛊胀脾虚者不得施。

玄 参

味苦、咸，微寒，无毒。主腹中寒热积聚，女子产乳余疾，补肾气，令人明目。主暴中风伤寒，身热支满，狂邪忽忽不知人，温疟洒洒，血瘕，下寒血，除胸中气，下水止烦渴，散颈下核，痈肿，心腹痛，坚癥，定五脏。久服补虚明目，强阴益精。忌犯铜器。甄权：杀瘤、瘘、瘰疬。时珍：解斑毒，利咽喉。

疏：玄参正禀北方水气，而兼得春阳之和，故味苦而微寒无毒。《别录》：兼咸，以其入肾也，为足少阴经君药。黑乃水色，苦能下气，寒能除热，咸能润下软坚，故主腹中寒热积聚，女子产乳余疾。补肾气，令人明目者，益阴除热，故补肾而明目也。热则生风，故主暴中风，及疗伤寒至春变温病，身热支满，狂邪忽忽不知人。主温疟洒洒者，邪热在表也。胸中气亦邪热也。止烦渴，散项下核痈肿者，解热软坚之效也。心腹痛亦热也。坚癥者，内热血瘀而干也。益阴除热，故定五脏，久服补虚强阴益精也。散结气而能软坚，故主瘰疬也。散结凉血降火，故解斑毒，利咽喉也。下寒血三字，疑有误。

主治参互

同升麻、甘草等分，水煎，治发斑咽痛，出《活人书》。同鼠粘子半生半炒，各两许，为末，新汲水服。治急喉痹风。同地黄、甘菊花、蒺藜、枸杞子、柴胡，能明目。同贝母、连翘、甘草、栝楼根、薄荷、夏枯草，治瘰疬。同知母、麦门冬、竹叶，治伤寒阳毒汗下后，热毒不散，心下懊恼，烦不得眠，心神颠倒欲绝。同黄连、大黄等分，蜜丸如梧子，每三四十丸白汤下，治三焦积热。《经验方》烧香治劳：玄参一斤，甘松六两，为末，炼蜜一斤和匀，入瓶中封闭，地中埋窨十日取出，更用灰末六两，炼蜜六两，同和入瓶，更窨五日取出，烧之，尝令闻香，其疾自愈。

简误

血少目昏，停饮寒热支满，血虚腹痛，脾虚泄泻。并不宜服。

秦　艽

味苦、辛，平，微温，无毒。主寒热邪气，寒湿风痹肢节痛，下水利小便。疗风无问新久，通身挛急。

疏：秦艽感秋金之气，故味苦平。《别录》：兼辛，微温而无毒。洁古：气微温，味苦辛，亦可云微寒。阴中微阳，可升可降，降多于升。入手足阳明经。苦能泄，辛能散，微温能通利，故主寒热邪气，寒湿风痹肢节痛，下水利小便。性能祛风除湿，故《别录》疗风无问久新，及通身挛急。能燥湿散热结，故《日华子》治骨蒸及疳热。甄权：治酒疸，解酒毒。元素：除阳明风湿，及手足不遂，肠风泻血，养血荣筋。好古：泄热益胆气。咸以其除湿散结，清肠胃之功也。雷公云：左文列为秦，即治病；右文列为艽，即发脚气。先以布拭上黄肉毛令尽，用还元汤浸一宿，晒干用。

主治参互

秦艽同干葛、山茵陈、五味子、黄连、白扁豆、木通、苜蓿，治酒疸。《圣惠方》治小便难，腹满，不急治之，杀人。用秦艽一两，去苗细锉，以水一大盏，煎取七分，去渣。每于食前分为三服。用薏苡仁、木瓜、五加皮、黄柏、苍术、牛膝，治下部湿热作疼，或生湿疮。孙真人治黄疸，皮肤眼睛如金色，小便赤，取秦艽五两，牛乳三升，煮取一升，去渣，纳芒硝一两，分作三服。《正元广利方》疗黄疸，心烦，烦热口干，皮肉皆黄。以秦艽三两，牛乳一大升，同煮，取七合，去滓，分温再服瘥。此方出许仁则。崔元亮《集验方》：凡发背疑似者，须便服秦艽牛膝煎，当即快利三五行，即瘥。

简误

下部虚寒人及小便不禁者，勿服。

百　合

味甘，平，无毒。主邪气腹胀心痛，利大小便，补中益气，除浮肿胪胀，痞满寒热，通身疼痛，及乳难喉痹，止涕泪。

疏：百合得土金之气，而兼天之清和，故味甘平，亦应微寒无毒。入手太阳、阳明，亦入手少阴，故主邪气腹胀。所谓邪气者，即邪热也。邪热在腹故腹胀，清其邪热则胀消矣。解利心家之邪热，则心痛自瘳。肾主二便，肾与大肠二经有热邪，则不通利，清二经之邪热，则大小便自利。甘能补中，热清则气生，故补中益气。清热利小便，故除浮肿胪胀，痞满寒热，通身疼痛，乳难，足阳明热也。喉痹者，手少阳三焦，手少阴心家热也。涕泪，肺肝热也。清阳明、三焦、心部之热，则上来诸病自除。

主治参互

仲景治伤寒病百合证，有柴胡百合汤。同知母、贝母、天门冬、麦门冬、百部、桑根白皮、薏苡仁、枇杷叶，治肺热咳嗽及吐脓血。同麦门冬、白芍药、甘草、通脱木，利大小便。同知母、柴胡、竹叶，治寒热邪气，通身疼痛。同白芍药、炙甘草、麦门冬、五味子，补中益气。同白芍药、白茯苓、车前子、桑根白皮，治浮肿。

简误

中寒者勿服。

知　母

味苦，寒，无毒。主消渴热中，除邪气，肢体浮肿，下水，补不足，益气。疗伤寒，久疟烦热，胁下邪气，膈中恶，及风汗内疸。多服令人泄。

疏：知母禀天地至阴之气，故味苦气寒而无毒。《药性论》：兼平，《日华子》：兼甘，皆应有之。入手太阴、足少阴经。苦寒能除烦热，至阴能入骨，故主消渴热中，除邪气。脾肾俱虚则湿热客之，而成肢体浮肿。肺为水之上源，肾属水，清热滋肺金，益水脏，则水自下矣。补不足者，清热以滋金水之阴，故补不足。热散阴生，故益气。苦寒至阴之性，烦热得之即解，故疗伤寒，久疟烦热，及胁下邪气。凡言邪者，皆热也。膈中恶，即邪恶之气中于膈中也。风汗者，热则生风，而汗自出也。内疸者，即女劳色疸也。热火既散，阴气即生，故主上来诸证。多服令人泄者，阴寒之物，其味复苦，则必伤脾胃生发之气，故作泄也。

主治参互

入白虎汤，解伤寒阳明证。口渴，头疼烦热，鼻干不得眠，加竹叶、麦门冬，名竹叶石膏汤。治阳明经前证，大渴引饮，头疼欲破，因作劳而得者，加人参，名人参白虎汤。汗后烦热不解亦用之。同麦门冬、石膏、贝母、橘红、鳖甲、青蒿、牛膝，治久疟烦热而渴。同贝母、天门冬、麦门冬、沙参、甘草、桑白皮、枇杷叶、五味子、百部，治阴虚咳嗽。同黄柏、车前子、木通、天门冬、生甘草，治强阳不痿。

简误

阳痿，及易举易痿，泄泻脾弱，饮食不消化，胃虚不思食，肾虚溏泄等证，法并禁用。

贝　母

味辛、苦，平，微寒，无毒。主伤寒烦热，淋沥邪气，疝瘕，喉痹，乳难，金疮风痉，疗腹中结实心下满，洗洗恶风寒。目眩，项直，咳嗽上气，止烦热渴，出汗，安五脏，利骨髓。厚朴、白薇为之使。畏秦艽。反乌头。

疏：贝母在地则得土金之气，在天则禀清肃之令，故味辛平。《别录》：兼苦，微寒无毒。入手太阴、少阴。阴中微阳，可升可降，阴也。色白象金而主肺。肺有热，因而生痰，或为热邪所干，喘嗽烦闷，必此主之。其主伤寒烦热者，辛寒兼苦，能解除烦热故也。淋沥者，小肠有热也。心与小肠为表里，清心家之烦热，则小肠之热亦解矣。邪气者，邪热也。辛以散结，苦以泄邪，寒以折热，故主邪气也。经曰：一阴一阳结为喉痹。一阴者少阴君火也，一阳者少阳相火也。解少阴少阳之热，除胸中烦热，则喉痹自愈矣。乳难者，足厥阴、足阳明之气结滞而不通。辛能散结气，通其结滞则乳难自瘳。热解则血凉，血凉则不痛，故主金疮。热则生风，故主风痉。《别录》又疗腹中结实心下满，洗洗恶风寒者，肺主皮毛也。目眩者，热上攻也。项直即风痉也。咳嗽上气，气上逆也。烦热渴，邪不解，汗不出者，邪热盛也。其性专能散结除热，则上来诸证皆自愈矣。病去则五脏自安，骨髓自利也。

主治参互

同知母、前胡、葛根、麦冬、甘草，治阳明斑疹初发，壮热喘嗽有痰，不得眠，即《本经》所谓：伤寒烦热邪气。君橘皮、前胡、石膏、知母、麦门冬、竹沥，治痰疟。同知母、天麦门冬、桑白皮、枇杷叶、百部、桔梗、甘草，治肺热咳嗽及胸中烦热。同生甘菊、紫花地丁、金银花、白及、白蔹、鼠粘子、甘草、夏枯草，治一切热毒，消一切痈疽。同鼠粘子、玄参、栝楼根、白僵蚕、甘草、桔梗，治风痉。同郁金、橘叶、连翘、栝楼根、鼠粘子、夏枯草、山慈菇、山豆根、玄参，消一切结核、乳岩、瘰疬。同百部、百合、薏苡仁、麦冬、苏子、郁金、童便、竹沥、鱼腥草，治肺热吐脓血。同番降香、郁金、橘红、远志、苏梗、苏子、香附、白豆蔻，开郁痰；加抚芎、神曲，并解一切气郁。

简误

寒湿痰及食积痰火作嗽，湿痰在胃恶心欲吐，痰饮作寒热，脾胃湿痰作眩晕，及痰厥头痛，中恶呕吐，胃寒作泄，法应以辛温燥热之药，如南星、半夏、天麻、苍白术、茯苓之类治之者，并禁用。

白 芷

味辛，温，无毒。主女人漏下赤白，血闭阴肿，寒热，头风侵目泪出，长肌肤润泽，可作面脂。疗风邪，久渴宜作泻呕吐，两胁满，风痛头眩目痒。可作膏药，面脂，润颜色。

疏：白芷得地之金气，兼感天之阳气，故味辛气温，无毒。其气香烈，亦芳草也。入手足阳明，足太阴。走气分，亦走血分，升多于降，阳也。性善祛风，能蚀脓，故主妇人漏下赤白。辛以散之，温以和之，香气入脾，故主血闭阴肿，寒热，头风侵目泪出。辛香散结而入血止痛，故长肌肤。芬芳而辛，故能润泽。辛香温散，得金气，故疗风邪久泻，风能胜湿也。香入脾，所以止呕吐。疗两胁风痛，头眩目痒，祛风之效也。兼可作膏药，面脂，润颜色，乃祛风散结之余事耳。

主治参互

同芍药、黄芪、当归、地黄、续断、杜仲、益母草、香附、白胶，主漏下赤白；加牛膝，主血闭阴肿寒热。同甘菊、细辛、藁本、决明子、蒺藜子、荆芥穗、辛夷，治头风侵目泪出。同黄芪、甘草、地黄、麦冬、五味子，能长肉。同黄芪、甘草、茜草、皂角刺、金银花、夏枯草、地黄、赤芍药，排脓止痛消痈肿。同升麻、柴胡、干葛、羌活，治湿泄。同羌独活、防风、荆芥、蒺藜、胡麻仁、甘菊花、何首乌，治风邪。同贝母、漏芦、连翘、金银花、夏枯草、蒲公英、紫花地丁、橘皮，消乳痈结核。《衍义》蚀脓方：白芷一两，单叶红蜀葵根二两，白芍药、白矾烧枯各半两，别研，余俱为细末，黄蜡丸如梧子大。空腹及饭前米饮下十丸或十五丸。俟脓尽，仍别以他药补之。同雄黄烧，可以辟蛇。同白芍药，治痘疮作痒，及皮肤瘙痒。

简误

白芷性升而温，呕吐因于火者，禁用。漏下赤白，阴虚火炽血热所致者，勿用。痈疽已溃，宜渐减去。

淫 羊 藿

味辛，寒，无毒。主阴痿绝阳，茎中痛，利小便，益气力，强志坚筋骨，消瘰疬赤痈，下部有疮，洗出虫。丈夫久服，令人无子。薯蓣为之使。

疏：淫羊藿本得金土之气，而上感天之阳气，故其味辛甘，其气温而无毒。《本经》言寒者，误也。入手厥阴，为补命门之要药，亦入足少阴、厥阴。可升可降，阳也。辛以润肾，甘温益阳气，故主阴痿绝阳，益气力，强志。茎中痛者，肝肾虚也。补益二经，痛自止矣。膀胱者，州都之官，津液藏焉，气化则能出矣。辛以润其燥，甘温益阳气以助其化，故利小便也。肝主筋，肾主骨，益肾肝则筋骨自坚矣。辛能散结，甘能缓中，温能通气行血，故主瘰疬赤痈，及下部有疮，洗出虫。丈夫久服令人无子者，因阳旺则阳道数举，频御女而精耗伤，故无子也。一名仙灵脾。柳文作毗。毗者，人脐也。脐为命蒂，故主入命门。修事如雷公法。

主治参互

淫羊藿，阳草也。甘温益阳气，辛则走而能补，宜与白蒺藜、甘枸杞、肉苁蓉、五味子、牛膝、山茱萸同用，为补阳之妙剂。渍醇酒饮，益丈夫，兴阳道，理腰膝冷，亦治偏风不遂。大约每藿一斤，渍酒十斤，如常法，勿令过醉。修事时忌鸡犬妇人见。与五味子等分为末，炼蜜丸如梧子大，每三十丸姜茶汤下，治三焦咳嗽，腹满不饮食，气不顺。《圣济总录》：治目昏生翳，用仙灵脾、生王瓜（即小栝楼红色者）等分为末。每服一钱，茶下，日三服。《百一选方》治病后青盲目，日近者可治。仙灵脾一两，淡豆豉一百粒，水一碗半，煎一碗，顿服即愈。《普济方》：治小儿雀盲。仙灵脾、晚蚕蛾各半两，炙甘草、射干各二钱半，为末，羊肝一枚切开，掺药末二钱，扎定，以黑豆一合，米泔一盏，同煮熟。分二次食，以汁送之。痘疹入目，用仙灵脾、威灵仙等分为末，每服五分，米汤下。

简误

虚阳易举，梦遗不止，便赤口干，强阳不痿，并忌之。

黄　芩

味苦，平，大寒，无毒。主诸热，黄疸，肠澼泄痢，逐水，下血闭，恶疮疽蚀，火疡，疗痰热，胃中热，小腹绞痛，消谷，利小肠，女子血闭，淋露下血，小儿腹痛。

其子：主肠澼脓血。山茱萸、龙骨为之使。恶葱实。畏丹砂、牡丹、藜芦。

疏：黄芩禀天地清寒之气，而兼金之性，故味苦平无毒。《别录》益之以大寒。味厚气薄，阴中微阳，可升可降，阴也。入手太阴、少阴、太阳、阳明，亦入足少阳。其性清肃，所以除邪；味苦所以燥湿；阴寒所以胜热，故主诸热。诸热者，邪热与湿热也。黄疸、肠澼泄痢，皆湿热胜之病也。折其本则诸病自瘳矣。苦寒能除湿热，所以小肠利而水自逐，源清则流洁也。血闭者，实热在血分，即热入血室，令人经闭不通。湿热解则荣气清而自行也。恶疮疽蚀者，血热则留结而为痈肿溃烂。火疡者，火气伤血也。凉血除热则自愈也。《别录》消痰热者，热在胸中则生炎火，在少腹则绞痛，小儿内热则腹痛。胃中湿热去，则胃安而消谷也。淋露下血，是热在阴分也。其治往来寒热者，邪在少阳也。五淋者，湿热胜所致也。苦寒清肃之气胜，则邪气自解，是伐其本也。

主治参互

入仲景小柴胡汤，治伤寒寒热邪在少阳。亦治少阳疟往来寒热，伤寒心下痞满。泻心汤凡四方，皆用黄芩，以其主诸热，利小肠故也。又太阳病下之，利不止，喘而汗出者，有葛根黄芩黄连汤。又太阳少阳合病下利，黄芩汤。成无己言：黄芩苦而入心，泄痞热，是黄芩能入手少阴、阳明，手足太阴、少阳六经明矣。盖以苦入心，寒胜热，泄心火，去脾湿，则胃火不熏蒸于肺，乃所以救肺也。同芍药、黄连、炙甘草、车前子、防风、升麻，治湿热作泄腹痛。同芍药、黄连、炙甘草、滑石、升麻，治滞下腹痛。洁古：风热有痰，眉眶作痛，酒浸黄芩，同白芷、天麻等分为末，每服二钱，茶调下。同芍药、麦门冬、白术，能安胎清热。一切火丹，为细末，鸡子清调傅。又治驴马负重伤破，洗净傅之，主生肌肉。

简误

黄芩为苦寒清肃之药，功在除热邪而非补益之品。当与黄连并列。虽能清湿利热消痰，然苦寒能损胃气而伤脾阴，脾肺虚热者忌之。故凡中寒作泄，中寒腹痛，肝肾虚而少腹痛，血虚腹痛，脾虚泄泻，肾虚溏泻，脾虚水肿，血枯经闭，气虚小水不利，肺受寒邪喘咳，及血虚胎不安，阴虚淋露，法并禁用。

狗 脊

味苦、甘，平、微温，无毒。主腰背强，机关缓急，周痹寒湿膝痛，颇利老人，疗失溺不节，男子脚弱腰痛，风邪淋露，少气，目暗，坚脊利俯仰，女子伤中，关节重。草薢为之使，恶败酱。

疏：狗脊禀地中冲阳之气，而兼感乎天之阳气，故其味苦，其气平。《别录》云：甘，微温无毒，兼火化也。苦能燥湿，甘能益血，温能养气，是补而能走之药也。入足少阴。肾主骨，骨者肾之余也。肾虚则腰背强，机关有缓急之病。滋肾益气血，则腰背不强，机关无缓急之患矣。周痹寒湿膝痛者，肾气不足而为风寒湿之邪所中也。兹得补则邪散痹除而膝亦利矣。老人肾气衰乏，肝血亦虚，则筋骨不健。补肾入骨，故利老人也。失溺不节，肾气虚脱故也。经曰：腰者肾之府，动摇不能，肾将惫矣。此腰痛亦指肾虚而为湿邪所乘者言也。气血不足，则风邪乘虚客之也。淋露者，肾气与带脉冲任俱虚所致也。少气者，阳虚也。目得血而能视，水旺则瞳子精明。肝肾俱虚故目暗。女子伤中，关节重者，血虚有湿也。除湿

益肾，则诸病自瘳。坚脊，俯仰利矣。

主治参互

得鹿茸、白薇、艾、茯苓、蛇床子，治室女冲任带脉三经虚寒下白带。得牛膝、菟丝子、地黄、山茱萸、白胶、杜仲，固精强骨壮腰肾。得沉香、牛膝、石斛、木瓜、五加皮、白鲜皮、菊花、漆叶、蒺藜子，能通利关节，除五缓六急。

简误

肾虚有热，小水不利，或短涩赤黄，口苦舌干，皆忌之。

茅 根

味甘，寒，无毒。主劳伤虚羸，补中益气，除瘀血血闭寒热，利小便，下五淋，除客热在胃，止渴坚筋，妇人崩中。久服利人。

疏：茅根正禀土之冲气，而兼感乎春阳生生之气以生，故其味甘气寒而无毒。入手少阴，足太阴、阳明。劳伤虚羸必内热。甘能补脾，甘则虽寒而不犯胃，甘寒能除内热，故主劳伤虚羸。益脾所以补中，除热所以益气，甘能益血。血热则瘀，瘀则闭，闭则寒热作矣。寒凉血，甘益血。热去则血和，和则瘀消而闭通，通则寒热自止也。小便不利由于内热也。热解则便自利。淋者，血分虚热所致也，凉血益血则淋自愈，而肠胃之客热自解。津液生而渴亦止矣。肝藏血而主筋。补血凉肝则筋坚矣。血热则崩。凉血和血，崩自愈矣。血热则妄行，溢出上窍为吐，为咯，为鼻衄，齿衄。凉血和血则诸证自除。益脾补中利小便，故亦治水肿、黄疸，而兼理伤寒哕逆也。

主治参互

同麦冬、生地、枸杞子，治劳伤内热。同生地、麦冬、苏子、枇杷叶、白芍药、甘草、蒲黄、童便，治诸血。同牛

膝、生地黄、童便，治血热经枯而闭。同竹茹、麦冬、石膏、人参，治伤寒胃热哕逆。同芍药、赤小豆、赤白茯苓、车前子、薏苡仁、木瓜、石斛、木通，治水肿。同枇杷叶、竹茹、麦门冬，治火炎内热，反胃上气。同生地、天麦门冬、车前子、牛膝、白茯苓、黄柏、五味子、枸杞子、童便，治溺血。

简误

因寒发哕，中寒呕吐，湿痰停饮发热，并不得服。

紫　菀

味苦、辛，温，无毒。主咳逆上气，胸中寒热结气，去蛊毒，痿蹶，安五脏，疗咳唾脓血，止喘悸，五劳体虚，补不足，小儿惊痫。款冬为之使。恶瞿麦、雷丸、远志。畏茵陈蒿。

疏：紫菀感春夏之气化，而兼得地中之金性，故味苦温。《别录》：兼辛无毒。入手太阴，兼入足阳明。苦以泄之，辛以散之，温以行之。辛先入肺，肺主诸气，故主咳逆上气，胸中寒热结气。去蛊毒，亦辛之力也。痿蹶者，阳明之湿热熏蒸于肺，则肺热而津液不能下滴，伤其气化，以困水之上源，故为痿蹶也。肺为五脏之华盖，而主诸气。肺安则能朝百脉，散精布液于各脏，故云：安五脏也。疗咳逆吐脓血，止喘悸者，散肺气之邪也。能安五脏，故治五劳及体虚不足。小儿惊痫亦虚而有热故也，热散则惊痫自止矣。得蜜蒸焙良。

主治参互

《古今传信方》治久嗽，紫菀、款冬花各一两，百部半两，为末作散。每服三钱，生姜三片，乌梅一枚，同煎汤下，食后、临卧各一服。入噙化丸，治阴虚咳嗽。《千金方》：治妇人卒不得小便，紫菀末，以井花水服三撮，便通。小便血，服五撮便止。《斗门方》：治缠喉风喉闭，饮食不通欲死者，返魂草根一茎，洗净，纳入喉中，取恶涎出即瘥，神效。更以马牙硝津咽之，即绝根。一名紫菀，南人呼为夜牵牛。《全幼心鉴》：治小儿咳嗽声不出者，紫菀末、杏仁泥等分，入蜜同研，丸芡实大，每服一丸，五味子汤化下。

简误

观其能开喉痹，取恶涎，则辛散之功烈矣。而其性温，肺病咳逆喘嗽，皆阴虚肺热证也。不宜专用及多用，即用亦须与天门冬、百部、麦冬、桑白皮苦寒之药参用，则无害。

紫　草

味苦，寒，无毒。主心腹邪气，五疸，补中益气，利九窍，通水道，疗腹肿胀满痛。以合膏，疗小儿疮及面皶。

疏：紫草禀天地阴寒清和之气，故味苦气寒而无毒。入足少阴、厥阴。为凉血之圣药，故主心腹邪热之气。五疸者，湿热在脾胃所成。去湿除热利窍，其疸自愈。邪热在内能损中气。邪热散即能补中益气矣。苦寒性滑，故利九窍而通利水道也。腹肿胀满痛者，湿热瘀滞于脾胃，则中焦受邪而为是病。湿热解而从小便出，则前证自除也。合膏药，疗小儿痘疮及面皶，皆凉血之效也。

主治参互

同红花子、生地黄、甘草、贝母、牡丹皮，浓煎，加生犀角汁，量儿大小，以四十九匙至半盏为度，治痘疮深红色，或紫、或黑陷干枯，便闭，神效。若在一朝及二朝内，稍有元气，虽危可生。痘疔痘毒咸治之。惟痘毒须加黄芪、金银花、鼠粘子；痘疮夹斑疹者，加硬石膏、麦冬、知母、竹叶。一二剂即去之。

简误

紫草苦寒而能通利九窍，痘疮家气虚脾胃弱，泄泻不思食，小便清利者，俱禁用。

前　胡

味苦，微寒，无毒。主疗痰满，胸胁中痞，心腹结气，风头痛，去痰实下气。治伤寒寒热，推陈致新，明目益精。半夏为之使。恶皂荚。畏藜芦。

疏： 前胡得土金之气，而感秋冬之令，故味苦微寒无毒。入手太阴、少阳。阳中之阴，降也。应有甘辛平，寒而能降，所以下气，故除痰满，胸胁中痞，心腹结气，痰厥头风痛，去痰下气，治伤寒寒气，推陈致新，能去实热及时气内外俱热。单煮服之；亦治一切气，破痰结，及邪热骨节烦闷，气喘咳嗽，兼散风邪也。

主治参互

同白前、杏仁、桑白皮、甘草、桔梗，能豁风热痰壅，喘嗽下气。入青礞石滚痰丸中，代黄芩，治一切实痰有殊功，其用黄芩者误也。同羌活、干葛、柴胡、黄芩、栝楼根，治时疫寒热。

简误

前胡苦辛微寒之药也。能散有余之邪热实痰，而不可施诸气虚血少之病。故凡阴虚火炽，煎熬真阴，凝结为痰而发咳嗽；真气虚而气不归元，以致胸胁逆满；头痛不因于痰而因于阴血虚；内热心烦，外现寒热而非外感者，法并禁用。明目益精，厥理亦谬。

白　鲜

味苦、咸，寒，无毒。主头风黄疸，咳逆，淋沥，女子阴中肿痛，湿痹死肌，不可屈伸起止行步，疗四肢不安，时行腹中大热饮水，欲走大呼，小儿惊痫，妇人产后余痛。恶螵蛸、桔梗、茯苓、萆薢。

疏： 白鲜皮禀天地清燥阴寒之气，其味苦寒。《别录》：兼咸无毒。降多于升，阴也。入足太阴、阳明，兼入手太阳。苦能泄热，寒能除热，故主头风有火证。性寒而燥，能除湿热，故主五疸。咳逆者，实火上冲也。得寒而散，则咳逆止矣。淋沥及女子阴中肿痛，亦皆下部湿热乘虚客肾与膀胱所致也。湿痹死肌，不可屈伸起止行步者，地之湿气感则害人皮肉筋脉也。脾主四肢，恶湿而喜燥。今为湿邪所干，故四肢不安也。时行腹中大热，因而饮水。大呼欲走者，邪热盛也。小儿惊痫，亦热则生风之候也。散湿除热，蔑不济矣。妇人产后余痛，应是血虚而热，非所宜也。

主治参互

得牛膝、石斛、薏苡仁、黄柏、苍术，疗足弱顽痹。去下部湿热，多加金银花，佐以汉防己，治下部一切湿疮。

简误

下部虚寒之人，虽有湿证勿用。

紫　参

味苦、辛，寒、微寒，无毒。主心腹积聚，寒热邪气，通九窍，利大小便，疗肠胃大热，唾血衄血，肠中聚血，痈肿诸疮，止渴益精。畏辛夷。甄权：主散瘀血，妇人血闭不通。好古：主狂疟，衄血，血利。苏恭：主金疮。

疏： 紫参禀地之阴气，兼得天之寒气，故味苦辛，气寒而无毒。气味俱厚，阴也，降也。入足厥阴，亦入足太阳、阳明。专入血分，为除热散结逐血之要药，故主心腹积聚，寒热邪气，通九窍，利大小便，略同紫草也。苦以燥湿泄热，辛以散结，寒以除邪气，故疗肠胃大热，唾血衄血，肠中聚血。亦主痈肿诸疮者，荣气热则留瘀而成痈肿，血凉而活，则自散也。能散瘀血，故主妇人血闭不通。疟有血蓄则狂。阳明热则衄血。湿热在肠胃，则血瘀滞而成血痢。除热活血，故亦主金疮。

主治参互

仲景《金匮玉函经》：滞下纯血，紫参汤主之。《圣惠方》：治吐血不止。用紫参、阿胶、甘草等分，为末，乌梅汤或糯米汤服一二钱。

简误

妇人血枯经闭禁用。男子劳伤吐血，阳气虚乏，脾胃弱者禁用。

藁　本

味辛、苦，温、微温、微寒，无毒。主妇人疝瘕，阴中寒肿痛，腹中急，除风头痛，长肌肤，悦颜色，辟雾露，润泽，疗风邪嚲曳，金疮。可作沐药、面脂。

实：主风流四肢。恶闾茹。

疏：藁本感天之阳气，兼得地之辛味，故味辛气温。《别录》：兼苦。从火化也。无毒。入足太阳经。温能通，苦能泄，大辛则善散，气厚则上升，阳也。妇人疝瘕，阴中寒肿痛，腹中急，皆太阳经寒湿邪为病也；风头痛者，风中于太阳经也，此药正入本经，故悉主之。凡痈疮皆血热壅滞，毒气浸淫于肌肉，以致溃烂不收。辛散苦泄则毒散滞消，肌肉自长矣。悦颜色者，即去风作面脂之义也。辟雾露，疗风邪者，辛温芬芳，开发升散之力也。嚲曳，金疮，及甄权治一百六十种恶风鬼疰，流入腰痛冷，能化小便，通血，作沐药面脂。《日华子》：去皮肤疵皰，酒齄粉刺。元素主太阳经头痛，巅顶痛，及大寒犯脑，痛连齿颊。东垣主头面身体皮肤风湿。皆风邪湿气干犯太阳经所致也。好古主督脉为病，脊强而厥者，督脉并足

太阳经夹脊而上故也。

主治参互

用羌活、细辛、川芎、葱白，治寒邪郁于足太阳经，头痛、巅顶痛，非此不能除。与木香同用，治雾露、疗清邪中于上焦。与白芷同作面脂。治小儿疥癣，煎汤浴之，并以浣衣。治风又治湿，各从其类也。

简误

温病头疼发热口渴，或骨疼；及伤寒发于春夏，阳证头疼；产后血虚火炎头痛，皆不宜服。

萆　薢

味苦、甘，平，无毒。主腰背痛强，骨节风寒湿周痹，恶疮不瘳，热气伤中恚怒，阴痿失溺，关节老血，老人五缓。薏苡为之使。畏葵根、大黄、柴胡、前胡。

疏：萆薢得火土之气，而兼禀乎天之阳气，故味苦甘平无毒。阳中之阴，降也。入足阳明、少阴、厥阴。为祛风除湿，补益下元之要药，故主腰背痛强，骨节风寒湿周痹。恶疮不瘳，热气伤中，恚怒，阴痿失溺，关节老血，老人五缓，正以苦能燥湿，甘入脾而益血，故悉主之。甄权又主冷风痹痹，腰脚瘫缓不遂，手足惊掣，男子腰痛久冷，肾间有湿，膀胱宿水。《日华子》主头旋痫疾，补水脏，坚筋骨，益精明目，中风失音。海藏主肝虚。李氏治白浊，茎中痛，痔漏坏疮。已上诸证无非阳明湿热流入下焦，客于肝肾所致。此药祛阳明之湿热以固下焦，故能去浊分清，而疗下元虚冷湿邪为病也。

主治参互

得牛膝、木瓜、薏苡仁、黄柏、骨碎补、续断、杜仲、石斛、生地黄、狗脊，治腰脊痛强骨节；加术、菖蒲、茯苓，治周痹。同黄芪、生地黄、金银花、皂角

刺、皂荚子、牛膝、木瓜、石斛、薏苡仁、海风藤、白僵蚕、胡麻，治恶疮久不瘥。同莲子、茯苓、车前子、木通、泽泻、牛膝、黄柏、甘草，可分清除湿。《杨氏家藏方》：治真元不足，下焦虚寒，小便频数，白浊如膏，有萆薢分清饮。又杨子建《万金护命方》云：凡人小便频数，不计度数，便时茎中痛不可忍者，此疾必先大腑不通，水液只就小肠，大腑愈加干竭，甚则浑身热，心躁，如此即重证也。此疾本因贪酒色，积有热毒，腐物瘀血之类乘虚流入于小肠，故便时作痛也。不饮酒者，必平生过食辛热荤腻之物，又因色伤而然。此乃小便频数而痛，与淋证涩而痛者不同也。宜用萆薢一两，水浸少时，以盐半两同炒，去盐为末。每服二三钱，水一盏煎八分，和滓服之。使水道转入大肠，仍以葱汤频洗谷道，令气得通，则小便数及痛自减也。

简误

萆薢本除风湿，若下部无湿，阴虚火炽以致溺有余沥，茎中痛，此真阴不足之候也。无湿肾虚腰痛，并不宜服。

附：菝葜、土茯苓，与萆薢形虽不同，而主治不甚相远。李氏疑为一物数种，理或然也。总之，皆善除湿祛风消水，去浊分清，固下焦元气，故能兴阳道而主诸痹，及恶疮不瘥也。"主治"及"简误"并同前。忌茗、醋。

白　薇

味苦、咸，平、大寒，无毒。主暴中风身热支满，忽忽不知人，狂惑邪气，寒热酸疼，温疟洗洗，发作有时。疗伤中淋露，下水气，利阴气，益精。久服利人。

疏：白薇全禀天地之阴气以生，《本经》：味苦咸平。《别录》益之以大寒，无毒可知已。暴中风身热支满者，阴虚火旺则内热，热则生风，火气烦灼，故令支满。火旺内热则痰随火涌，故令神昏忽忽不知人也。狂惑邪气，寒热酸疼，皆热邪所致也。阴气不足，则阳独盛而为热。心肾俱虚，则热收于内而为寒，此寒热之所以交作，寒热作则荣气不能内荣，是以肢体酸疼也。先热而后寒者名曰温疟。疟必因暑而发，阴气不足则能冬不能夏，至夏而为暑邪所伤，秋必发为温疟。故知温疟之成未有不由阴精不守而得者。若夫阴精内守，则暑不能侵，疟何自而作耶？上来诸证皆由热淫于内之所发。经曰：热淫于内，治以咸寒。此药味苦咸而气大寒，宜其悉主之也。《别录》疗伤中淋露者，女子荣气不足则血热，血热故伤中，淋露之候显矣。除热益阴，则血自凉，荣气调和，而前证自瘳也。水气亦必因于湿热，能除热则水道通利而下矣。终之以益精者，究其益阴除热功用之全耳。

主治参互

妇人调经种子方中，往往用之。不孕缘于血少血热，其源必起于真阴不足，真阴不足则阳胜而内热，内热则荣血日枯，是以不孕也。益阴除热则血自生旺，故令有孕也。其方以白薇为君，佐以地黄、白芍药、当归、苁蓉、白胶、黄柏、杜仲、山茱萸、天麦门冬、丹参，蜜丸，久服可使易孕。凡温疟、瘅疟，久而不解者，必属阴虚，除疟邪药中，多加白薇主之则易瘳。凡治似中风证，除热药中，亦宜加而用之良。天行热病得愈，或愈后阴虚内热，及余热未除者，随证随经应投药中宜加之。

简误

白薇苦咸大寒之药，凡伤寒及天行热病或汗多亡阳；或内虚不思食，食亦不消；或下后内虚，腹中觉冷；或因下过甚，泄泻不止，皆不可服。

大　青

味苦，大寒，无毒。主疗时气头痛，大热口疮。

疏：大青禀至阴之气，故味苦，气大寒无毒。甄权云：大青臣，味甘，能去大热，治温疫寒热。盖大寒兼苦，其能解散邪热明矣。经曰：大热之气，寒以取之，此之谓也。时行热毒头痛，大热口疮，为胃家实热之证，此药乃对病之良药也。

主治参互

《千金方》：小儿口疮，大青十八铢，黄连十二铢，水三升，煮一升。日二服，以瘥为度。《肘后方》：热病下利困笃者，大青汤。大青四两，甘草、赤石脂各三两，豉八合，水一斗，煮三升，分三服，不过二剂瘥。《保幼大全》方：小儿卒然肚皮青黑，乃血气失养，风寒乘之，危恶之候也。大青为末，纳口中，以酒送下。

简误

大青乃阴寒之物，止用以祛除天行热病，而不可施之虚寒脾弱之人。

卷 九

草部中品之下

总七十八种，今疏其要者三十六种，又移入木部一种，果部一种，菜部四种。

艾叶 恶实 水萍 王瓜 地榆 大小蓟 海藻 泽兰 地笋 昆布 防己 天麻 阿魏 高良姜 百部根 茴香子 款冬花 红蓝花 牡丹 京三棱 姜黄 青黛 郁金 芦荟 延胡索 肉豆蔻 补骨脂 缩砂蜜 蓬莪术 白前 白药子 莎草根 胡黄连 鳢肠 使君子 白豆蔻 剪草

藿香木部移入 豆蔻果部移入

假苏 苏 香薷 薄荷已上菜部移入

艾 叶

味苦，微温，无毒。主灸百病。可作煎，止下痢，吐血，下部䘌疮，妇人漏血。利阴气，生肌肉，辟风寒，使人有子。作煎勿令见风。弘景：捣汁止伤血，杀蛔虫。苏恭：止衄血，下血，脓血痢，主崩血，金疮，安胎。苦酒作煎治癣。《大明》：治妇人带下，霍乱转筋。

疏：艾叶禀天地之阳气以生，故味苦微温，熟则大热。可升可降，其气芳烈，纯阳之草也，故无毒。入足太阴、厥阴、少阴三经。烧则热气内注，通筋入足，故灸百病。性能通窍，辟恶杀鬼精，故止鬼击吐血。芳烈之气必燥，故主下部䘌疮。其治妇人漏血，利阴气，生肌肉者，皆以之导引凉血补血药为用者也。使人有子，盖指气血两虚之人，风寒乘虚入子宫不孕者设也。辟风寒，其性辛温也。捣汁服止伤血者，生寒而兼辛散也。杀蛔虫者，辛而苦也。主衄血者，伤寒邪热郁而不汗则发衄也。风邪入大肠则下血，湿热伤脾胃则下痢脓血。煮则上升，故亦止崩漏也。理金疮，血热则行也。胎为风寒之气所犯则不安，风寒散则胎自安也。苦酒作煎治癣甚良者，杀虫之功也。治妇人带下，温中除湿而升也。止霍乱转筋者，因寒而得也。为治白带之要药，调经之妙品，故妇人方多须之。

主治参互

艾叶能灸百病，陈久者良。入红铅蒸脐，补阳虚，温脾胃。治妇人月事不调，血少无热证者，同香附醋浸，入四物汤加阿胶、枳壳，神效。《金匮要略》：妇人有漏下者，有半产后下血不绝者，有妊娠下血者，并以胶艾汤主之。阿胶二两，艾叶三两，芎䓖、甘草各二两，当归、地黄各三两，芍药四两，水五升，清酒五升，煮取三升，纳胶令消尽。每温酒一升，日三服。妊娠、产后、血虚人作痢下血，用胶艾汤，蕲艾、阿胶、白芍药、人参、橘皮、甘草。胎前加黄芩，产后入当归。烧烟入管中，熏狐惑虫䘌良。非时不正之气伤人，发为头痛壮热，因于寒者，用干艾叶三升，水一斗，煮取一升顿服，取汗，出《肘后方》。《妇人良方》治妊娠风寒卒中，不省人事，状如中风。用熟艾三两，米醋和炒极热，以绢包熨脐下，良久即解。蛔虫咬，或心痛如刺，口吐清水。白熟艾一升，水三升，煮取一升服，吐虫出。或取生艾捣汁，五更先食香脯一片，乃饮一升，当下虫出。鹅掌风，用蕲艾五两，水四五碗，煮五六滚，入大口瓶，覆以麻布二层，熏掌心，如冷，炖热再熏，如神。发背初起，急灸疮头，不痛灸至痛，痛灸至不痛，夺命神方也。纵溃，毒气外泄，不致内攻矣。若未溃，疮头用湿纸贴上，看先干处是也，即于此灸。膁疮年久，口冷不合者，用艾烟熏之。

简误

艾性纯阳，善辟风寒湿气及非时邪气。然性气芳裂而燥热，凡妇人胎动不安由于热，而不由于寒；妊娠下利脓血由于暑湿，肠胃热甚而非单湿为病；崩中由于血虚内热；经事先期由于血热；吐血不由于鬼击中恶；霍乱转筋不由于寒邪，而由于脾胃虚弱停滞，或伤暑所致；不孕由于血虚而不由于风寒入子宫，法并忌之。

恶　实

味辛，平。主明目，补中，除风伤。

疏：恶实至秋而成，得天地清凉之气。《本经》言：辛平，藏器：兼苦。升多于降，阳也。入手太阴、足阳明经。为散风、除热、解毒之要药。辛能散结，苦能泄热，热结散则脏气清明，故明目而补中。风之所伤，卫气必壅，壅则发热。辛凉解散则表气和，风无所留矣，故除风伤。藏器主风毒肿，诸瘘。元素主润肺散结气，利咽膈，去皮肤风，通十二经者，悉此意耳。故用以治瘾疹，痘疮，尤获奇验。

主治参互

同赤柽木，为疹家要药。同浮萍等分为末，治风热瘾疹，薄荷汤下，每服二钱，日进二服。同紫草、犀角、生地黄，治天行痘疮，血热干枯不得出，有神。《痘疹要诀》：治咽喉痘疮。牛蒡子二钱，桔梗一钱五分，粉草节七分，水煎服。《和剂局方》：治痘疮出不快，时壮热狂躁，咽膈壅塞，大便秘涩，小儿咽肿不利。牛蒡子炒一钱二分，荆芥穗二分，甘草四分，水煎，温服。已出亦可服。名必胜散。若大便利者勿用。《延年方》：治风龋牙疼，单用一味煎汤，含漱吐去。《袖珍方》：治便痈肿痛。用牛蒡子二钱，炒研，入蜜一匙，朴硝一匙，空心温酒服。刘禹锡《传信方》：疗暴中风。用紧细牛蒡子根，取时避风，以竹刀或荆刀刮去土，用生布拭了，捣绞取汁一大升，和蜜四大合，温分二服，得汗出，便瘥。

简误

恶实性冷而滑利，痘疮家惟宜于血热便闭之证。若气虚色白，大便自利或泄泻者，慎勿服之。瘊疹不忌泄泻，故用之无妨。痈疽已溃，非便闭不宜服。

水　萍

味辛、酸，寒，无毒。主暴热身痒，下水气，胜酒，长须发，主消渴，下气。以沐浴生毛发。久服轻身。一名水花。

疏：水萍专得水气之清阴，故味辛气寒。《别录》：兼酸无毒。盖其体轻浮，其性清燥，能祛湿热之药也。热气郁于皮肤则作痒。味辛而气清寒，故能散皮肤之湿热也。寒能除热，燥能除湿，故下水气。酒性湿热，而萍之质不沉于水，其气味辛寒，轻清而散，故能胜酒。血热则须发焦枯而易堕。凉血则荣气清而须发自长矣。《别录》主消渴者，以湿热之邪去，则津液自生而渴自止也。其曰：下气，以沐浴生毛发者，亦以寒能除热，凉血之验也。热邪不干，荣气清旺则能获轻身矣。

主治参互

苏颂曰：治恶疾疠疮遍身者，浓煮汁，浴半日，多效。《圣惠方》：少年面皰，挼浮萍盦之，亦可饮汁少许。《千金翼方》治小便不利，膀胱水气流滞。浮萍日干为末，服方寸匕，日二服，良。《子母秘录》：风热丹毒，浮萍捣汁傅之令遍。去风丹：采浮萍诗曰：天生灵草无根干，不在山间不在岸，始因飞絮逐东风，泛梗青青飘水面。神仙一味去沉疴，采时须在七月半。选甚瘫风与大风，些小微风都不算。豆淋酒化服三丸，铁扑头上也出汗。其法：以紫背浮萍晒干，为细末，炼蜜丸弹子大。每服一丸，以豆淋酒化下，治瘫痪，三十六种风，有验。

简误

表气虚而自汗者，勿用。

王　瓜

味苦，寒，无毒。主消渴内疸，瘀血月闭，寒热酸疼，益气愈聋，疗诸邪气热结，鼠瘘，散痈肿留血，妇人带下不通，下乳汁，止小便数不禁，逐四肢骨节中水，疗马骨刺人疮。一名土瓜。

疏：王瓜禀土中清肃阴寒之气，故味苦气寒而无毒。其能除湿热热毒，大约与栝楼性同，故其主治内疸消渴，邪气热结，鼠瘘，痈肿等证，皆与栝楼相似，而此则入血分诸病为多耳。

"简误"、"主治"，与栝楼亦略相当，不复赘。

地　榆

味苦、甘、酸，微寒，无毒。主妇人乳痓痛，七伤，带下，五漏，止痛，除恶肉，止汗，疗金疮，止脓血，诸瘘恶疮，热疮，消酒，除消渴，补绝伤，产后内塞，可作金疮膏。得发良。恶麦门冬。

疏：地榆禀地中阴气，而兼得乎天之微阳，故味苦甘酸，气则微寒而无毒。气薄味厚，沉而降，阴也。入足厥阴、少阴，手足阳明经。妇人乳痓痛者，厥阴肝经有热，以致血分热壅所致也。七情伤于带脉，故带下也。五漏者，阳明大肠湿热伤血病也。血热则肿而作痛。恶肉者，亦血热极则瘀，故肿而成恶肉也。伤则出血，血出必发热而作痛，金疮是也。脓血不止，皆血热所致。诸瘘恶疮，莫不由血热所生。苦寒能凉血泄热，热散则血活肿消，故并主如上诸疾也。性行而带补，味兼甘酸，故补绝伤及产后内塞也。消酒，除渴，明目，止纯血痢、疳痢极效，治肠风者，皆善祛湿热之功也。沉寒入下焦，故多主下部湿热诸病。

主治参互

地榆得金银花等分，佐以芍药、甘草、枳壳、黄连、乌梅，治血痢；如热在心经，下利纯鲜血，则加生犀角汁十五匙，神验。绵地榆四两为君，加金银花两许，鲮鲤甲三片土炒，研细，水酒煎浓，空心温热服。治横痃鱼口，有神。虽甚，四服无不消者；若已成脓，更加盐水炒黄芪五钱，白芷二钱，主速溃易合；去鲮鲤甲，并加牛膝、木瓜、僵蚕、黄柏，治下疳阴蚀极效。《圣惠方》治妇人漏下赤白不止，令人黄瘦。地榆三两，米醋一斤，煮十余沸，去滓。食前稍热服一合。崔元亮《海上方》，治赤痢不止者。地榆一斤，水三升，煎一升半，去滓再煎如稠饧，绞滤，空腹时服三合，日再服。《活法机要》治久病肠风，痛痒不止。地榆五钱，苍术一两，水二钟，煎一钟，空心服，一日一服。《肘后方》：治下血不止二十年者。地榆、鼠尾草各二两，水二升，煮一升，顿服。若不断，以水渍屋尘饮一小杯投之。《宣明方》治结阴下血，腹痛不已。地榆四两，炙甘草三两，每服五钱，水一盏，入缩砂七枚，煎半盏，分二服。《肘后方》治小儿疳痢。地榆煮汁，熬如饴糖，与服便已。《千金方》治大指肿痛，地榆煮汁渍之，半日愈。

简误

地榆性寒而下行。凡脾胃虚寒作泄，白痢久而胃弱，胎产虚寒泄泻，血崩脾虚作泄，法并禁服。

大 小 蓟 根

味甘，温。主养精保血。大蓟主女子赤白沃，安胎，止吐血鼻衄。令人肥健。

疏：大蓟根禀土之冲气，兼得天之阳气，故味甘气温而无毒。《日华子》：凉，当是微寒。陶云：有毒。误也。女子赤白沃，血热所致也。胎因热则不安。血热妄行，溢出上窍则吐衄。大蓟根最能凉血，血热解则诸证自愈矣。其性凉而能行，行而带补。补血凉血则荣气和，荣气和故令肥健也。

主治参互

大蓟叶得地榆、茜草、牛膝、金银花，治肠痈、腹痛，少腹痛。生捣绞汁，入前四味浓汁，和童便饮良。得炒蒲黄、棕皮灰，调汁半升，治崩中下血立瘥。又治瘀血作晕，跌扑损伤作痛，俱生取汁，入酒并童便服。又治恶疮疥癣，同盐捣罨之。《药性论》云：大蓟亦可单用，味苦平，止崩中下血。生取根捣绞汁，半升许立瘥。《日华子》云：大蓟叶凉，治肠痈，腹藏瘀血，血晕，扑损，可生研，酒并小便任服。恶疮疥癣，盐研罨傅。又名刺蓟，山牛蒡。

〔附〕小蓟根苗，气味甘温，微寒，无毒。其所禀与大蓟皆同，得土中冲阳之气，而兼得乎春气者也。故主养精保血。精属阴，气血之所生也。甘温益血而除大

热，故能养精而保血也。陈藏器云：破宿血，生新血，暴下血，血崩出血，呕血等，绞取汁，作煎和沙糖合。金疮及蜘蛛蛇蝎毒，服之亦佳。《日华子》云：小蓟根凉无毒，治热毒风，并胸膈烦闷，开胃下食，退热，补虚损。苗：去烦热，生研汁服。小蓟力微，只可退热，不似大蓟能补养下气。《食疗》云：小蓟根主养气，取生根叶捣取自然汁，服一盏亦佳。又取叶煮食之，除风热。根主崩中。又女子月候伤过，捣汁半升服之。金疮血不止，挼叶封之。夏月热烦闷不止，捣叶取汁半升，服立瘥。《圣惠方》：治心热吐血口干，用刺蓟叶及捣绞取汁，每服一小盏，顿服。又方：乳石发动，壅热心闷吐血。以生刺蓟捣取汁，每服三合，入蜜少许，搅匀服之。《外台秘要》治鼻塞不通。小蓟一把，水二升，煮取一升，去滓分服。《梅师方》治卒吐血及泻鲜血。取小蓟叶捣汁，温服。《简要济众》治九窍出血。以刺蓟一握，绞取汁，以酒半盏，调和顿服。如无鲜汁，只捣干者为末，冷水调三钱。又方：治小儿浸淫疮，痛不可忍，发寒热。刺蓟末新水调傅疮上，干即易之。

简误

大小蓟性下行，以其能下气，故主崩衄多效。惟不利胃弱泄泻，及血虚极，脾胃弱，不思饮食之证。

海 藻

味苦、咸，寒，无毒。主瘿瘤气，颈下核，破散结气痈肿，癥瘕坚气，腹中上下鸣，下十二水肿，疗皮间积聚，暴癀，瘤气热结，利小便。

疏：海藻全禀海中阴气以生，故味苦咸寒而无毒。气味俱厚，纯阴，沉也。苦能泄结，寒能除血热，咸能软坚润下，故《本经》主瘿瘤气，颈下核，破散结气痈

肿、瘕痕坚气，及腹中上下鸣，下十二水肿，疗皮间积聚，暴㿉，瘤气结热，利小便。洁古：专消瘿瘤、马刀、瘰疬诸疮，坚而不溃者。经云：咸能软坚。荣气不从，外为浮肿，随各引经治之，肿无不消。反甘草。一云：有小毒。

主治参互

危氏《得效方》，治蛇盘瘰疬，头项交接者。海藻菜，以荞麦面炒过，白僵蚕等分，为末，以白梅泡汤，和丸梧子大。每服六十丸，米饮下，必泄出毒气。宜加连翘。《范汪方》海藻酒：治瘿气及项下瘰疬。用海藻一斤，绢袋盛之，以清酒二斤浸之，春夏二日，秋冬三日，每服两合，日三，酒尽再作。其滓曝干为末，每服方寸匕，日三服。不过两剂即瘥。雷公云：凡使须用生乌豆，并紫背天葵，同蒸一伏时，曝干用。宜以淡白酒先洗净为佳。

简误

脾家有湿者，勿服。

泽　兰

味苦、甘，微温，无毒。主乳妇内衄，中风余疾，大腹水肿，身面四肢浮肿，骨节中水，金疮，痈肿疮脓，产后金疮，内塞。防己为之使。根名地笋。

疏： 泽兰感土泽之气，故味苦甘而入血。兼得乎春气，故微温而无毒。桐君：兼酸，故入足厥阴、太阴经。苦能泄热，甘能和血，酸能入肝，温通荣血，故又主痈肿疮脓，及妇人吹乳，乳结，止衄血并中风余疾。佐以益脾土之药，而用防己为之使，则主大腹水肿，身面四肢浮肿，骨节中水气。《日华子》云：泽兰通九窍，利关脉，养血气，破宿血，消癥瘕，产前产后百病。通小肠，长肉生肌，消扑损瘀血，治鼻衄吐血，头风目痛，妇人劳瘦，

丈夫面黄。又《药性论》云：泽兰味苦辛，主产后腹痛，频产血气衰冷成劳瘦羸。又治通身面目大肿。主妇人血沥腰痛。总其泄热和血，行而带补之能也。

主治参互

泽兰，妇人方中最为急用。古人治妇人，泽兰丸甚多。泽兰得炒黑豆、炮干姜、当归、芎劳、干地黄、牛膝、益母草、赤芍药、蒲黄、五灵脂，治产后恶露不尽，少腹作痛，俗名儿枕痛；寒月加桂；多热及内热虚劳人，去桂加童便；去五灵脂，加人参、鳖甲、香附、麦门冬，治产后诸虚百病；肺热者去人参。雷公云：凡使须要别识雌雄，其形不同。大泽兰茎叶皆圆眼青黄，能生血调气，养荣气，与小泽兰迥别。采得后看叶上斑根须尖。此药能破血通久积。凡修事，大小泽兰须细锉之，用绢袋盛悬于屋南畔角上，令干用。《子母秘录》：治小儿蓐疮，嚼泽兰心封上。

泽兰气味和平，除妇人产后，他用甚稀，故无"简误"。

昆　布

味咸，寒，无毒。主十二种水肿，瘿瘤聚结气，瘘疮。

疏： 昆布得水气以生，故味咸气寒而性无毒。咸能软坚，其性润下，寒能除热散结，故主十二种水肿，瘿瘤聚结气，瘘疮。东垣云：瘿坚如石者，非此不除，正咸能软坚之功也。详其气味性能，治疗与海藻大略相同。故同一"简误"也。

主治参互

《外台秘要》：项下卒肿，其囊渐大欲成瘿者。昆布、海藻等分，为末，蜜丸杏核大。时时含咽汁。《圣惠方》：瘿气结核，垒垒肿硬。以昆布一两，洗去咸，晒干为散。每以一钱绵裹，好醋浸过，含之

咽汁，味尽再易之。项下五瘰同此。《广济方》治膀胱结气，急宜下气。用昆布一斤，白米泔浸一宿，洗去咸味，以水一斛，煮熟劈细，入葱白一握，寸断之，更煮极烂，乃下盐酢，掺姜、橘、椒末，调和食之。仍食梁米、粳米饭，极能下气。

防　己

味辛、苦，平、温，无毒。主风寒温疟，热气诸痫，除邪，利大小便，疗水肿风肿，去膀胱热，伤寒寒热邪气，中风手脚挛急，止泄，散痈肿恶结，诸病疥癣虫疮，通腠理，利九窍。

疏：防己得土中阳气，而兼感乎秋之燥气以生，故味辛苦平，温无毒。洁古谓其：大苦辛寒，为得之。然性燥而不淳，善走下行，长于除湿。以辛能走散，兼之气悍，故主风寒温疟，热气诸痫，除邪气。除湿下行，故利大小便。此《本经》所载也。《别录》疗水肿风肿，去膀胱热，通腠理，利九窍，止泄者，皆除湿之功也。其曰伤寒寒热邪气，中风手脚挛急，则寒非燥药可除，不宜轻试。又曰：散痈肿恶结，诸病疥癣虫疮，非在下部者，亦不宜用。治湿风口眼㖞斜，手足拘痛，真由中风湿而病者，方可用之。留痰非由脾胃中湿热而得者，亦不宜服。肺气喘嗽，不因风寒湿所郁腠理壅滞者勿用。惟治下焦湿热，肿，泄，脚气，行十二经湿为可任耳。生汉中，内有淡黑纹晕如车辐解者，良。凡修事，以车前草根相对蒸半日，晒干。杀雄黄毒。恶细辛。畏草薢、女菀、卤碱。伏硝石。殷蘖为之使。

主治参互

凡用防己，于下部湿热药中亦必以二术、茯苓、黄柏、甘草、萆薢、木瓜、石斛、薏苡仁等补益之药为主，而使防己为使，乃无瞑眩之患。陶曰：防己是疗风水

要药。洁古曰：去下焦湿肿及痛，并泄膀胱火邪，必用汉防己、龙胆草为君，黄柏、知母、甘草佐之。防己乃足太阳本经药也。本草《十剂》云：通可去滞，通草、防己之属是也。夫防己大苦寒，能泻血中湿热，通其滞塞，亦能泻大便，补阴泻阳，助秋冬泻春夏之药也。比之于人，则险而健者也。辛灾乐祸能首为乱阶，然善用之，亦可敌凶突险，此瞑眩之药也。故圣人存而不废。大抵闻其臭则可恶，下咽则令人身心烦乱，饮食减少。至于十二经有湿，壅塞不通，及下注脚气，暨膀胱积热，非此药不可，真行经之仙药，无可代之者。若夫饮食劳倦，阴虚生内热，元气谷食已亏，以防己泄大便，则重亡其血，此不可用一也。如人大渴引饮，是热在上焦肺经气分，宜渗泄，而防己乃下焦血分药，此不可用二也。外伤风寒，邪传肺经，气分湿热而致小便黄赤，乃至不通，此上焦气病，禁用血药，此不可用三也。大抵上焦湿热者，皆不可用。下焦湿热流入十二经，致二阴不通者，然后审而用之。张仲景方：治皮水胕肿，按之没指，不恶风，水气在皮肤中，四肢聂聂动者，防己茯苓汤主之。防己、黄芪、桂枝各三两，茯苓六两，甘草三两，水一升，煎半升，日二服。又方：治风水恶风，汗出身重，脉浮，防己黄芪汤主之。防己一两，黄芪二两二钱半，白术七钱半，炙甘草半两，锉散，每服五钱，生姜四片，枣一枚，水一盏半，煎八分。温服，良久再服。腹痛加芍药。又：治风湿相搏，关节沉痛，微肿恶风。方同上。

简误

防己固为去下焦血分湿热之要药，然其性悍，其气猛，能走窜决防，大苦大寒，能伤胃气。凡胃虚、阴虚、自汗、盗汗、口苦、舌干、肾虚小水不利，及胎前

产后血虚，虽有下焦湿热，慎毋用之。犯之为害非细。

天麻

味辛，平，无毒。主诸风湿痹，四肢拘挛，小儿风痫惊气，利腰膝，强筋力。久服益气轻身。

疏：天麻得土之辛味，兼感天之阳气以生，故其味辛气平无毒。《大明》云：暖。浮而升，阳也。入足厥阴经。厥阴为风木之脏，诸风湿痹，四肢拘挛，小儿风痫惊气，皆肝脏为邪气所客致病。天麻入肝，味辛气暖，能逐风湿外邪，则肝气平和，前证自瘳矣。肝主筋，位居于下，故能利腰膝，强筋力也。风湿缠注则身重气乏，能除风湿则身自轻，气自益也。凡头风眩晕，与夫痰热上壅，以致头痛及眩，或四肢湿痹麻木，小儿风痫惊悸等证，所必须之药。

主治参互

同术、半夏、黄芩、前胡、橘皮、茯苓，治痰厥头痛。同术、橘皮、茯苓、车前，治饮在心下作支满。同南星、前胡、橘皮、白前，消一切风痰。

简误

风药多燥，风能胜湿故也。凡病人觉津液衰少，口干舌燥，咽干作痛，及南方似中风，皆禁用之。

阿魏

味辛，平，无毒。主杀诸小虫，去臭气，破癥积，下恶气，除邪鬼蛊毒。

疏：阿魏禀火金之气，而兼得乎天之阳气，故其味辛平温而无毒。气味俱厚，阳也。入足太阴、阳明经。其气臭烈殊常，故善杀诸虫，专辟恶气。辛则走而不守，温则通而能行，故能消积利诸窍，除秽恶邪鬼蛊毒也。苏恭曰：体性极臭而能止臭，亦奇物也。

主治参互

同人参、橘红、京三棱、蓬莪术、砂仁，治一切肉食坚积。入膏药，同麝香、硫黄、苏合油，贴一切痞块。同安息香、百部、青黛、丹砂，治尸疰恶气。

简误

阿魏之气臭烈。人之血气闻香则顺，闻臭则逆，故凡脾胃虚弱之人，虽有痞块坚积，不可轻用。当先补养胃气，胃气强则坚积可渐磨而消矣。故古人治大积大聚，消其大半而止，正此谓也。

高良姜

大温。主暴冷，胃中冷逆，霍乱腰痛。

疏：高良姜禀地二之气以生。《本经》：大温，藏器：辛温，元素：辛热。纯阳，浮也。入足阳明、太阴经。二经为客寒所犯，则逆冷，霍乱腹痛诸病生焉。辛温暖脾胃而逐寒邪，则胃中冷逆自除，霍乱腹痛自愈矣。甄权：治腹内久冷气痛，去风冷痹弱。《大明》：主转筋泻痢，反胃，解酒毒，消宿食。苏颂：治恶心呕清水。皆取其暖胃温中，散寒祛冷之功也。

主治参互

《外台秘要》：霍乱吐利。高良姜炙令香，每用五两，以酒一升，煮三四沸，顿服。亦治腹痛中恶。《普济方》：霍乱呕甚不止。用高良姜生锉二钱，大枣一枚，水煎冷服，立定。《永类钤方》：心脾冷痛。用高良姜三钱，五灵脂六钱，为末。每服三钱，醋汤调下。

简误

高良姜辛温大热，惟治客寒犯胃，胃冷呕逆，及伤生冷饮食致成霍乱吐泻之要药。如胃火作呕，伤暑霍乱，火热注泻，心虚作痛，法咸忌之。

百 部 根

微温《蜀本》云：微寒。主咳嗽上气。

疏： 百部根正得天地阴寒之气，故《蜀本》云：微寒。日华子言：苦。《本经》言：微温者，误也。苦而下泄，故善降肺气，升则喘嗽，故善治咳嗽上气。能散肺热，故《药性论》主润益肺。其性长于杀虫，传尸骨蒸劳，往往有虫，故亦主之。疳热有虫，及蛔虫、寸白虫、蛲虫，皆能杀之。又烧熏树木蛀虫，触烟即死。亦杀蝇蠓。《日华子》论之详矣。陶云：杀虱，浓煎，洗牛马虱即去。陈藏器云：火炙酒浸空腹饮，去虫蚕咬，兼疗疥癣疮。

主治参互

同桑根白皮、天麦二冬、贝母、枇杷叶、五味子、紫菀，治一切虚嗽，但不能治食积嗽。《千金方》：单用一味熬膏，入蜜，不时取服，可疗三十年嗽。《杨氏经验方》治遍身黄肿。取鲜百部根，洗捣罨脐上，以糯米饭半升，拌酒半合，揉和，盖在药上，用帛包住。过一二日后，口内作酒气，则水从小便出，肿自消矣。《圣济总录》：百虫入耳。百部炒研细末，生油调傅耳门上。

简误

百部味苦，脾虚胃弱人，宜兼保脾安胃药同用，庶不伤胃气。

茴 香 子

味辛，平，无毒。主诸瘘，霍乱，及蛇伤。

疏： 茴香得土金之冲气，而兼禀乎天之阳，故其味辛平，亦应兼甘无毒。辛香发散，甘平和胃。入足太阴、阳明、太阳、少阴经，故主霍乱。香气先入脾，脾主肌肉，故主诸瘘。脾主四肢，故主脚气。通肾气，膀胱为肾之腑，故主膀胱肾间冷气，及治疝气。胃和则热解，热解则口臭自除。

主治参互

茴香酒炒，得川楝子、荔枝核、橘核、肉桂、苍术、木瓜、牛膝，治寒湿成疝。得炒砂仁、食盐，则主中恶腹痛，霍乱腹痛吐逆。古方：恶毒痈肿，或连阴髀间疼痛急挛，牵入少腹不可忍，一宿则杀人者。用茴香苗叶捣取汁一升，服之，日三四进，用其滓以贴肿上。冬间根皮亦可用。此外国方，永嘉以来用之，起死神效。

简误

茴香辛温，胃肾多火，阳道数举，得热则呕者，勿服。

款 冬 花

味辛、甘、温，无毒。主咳逆上气，善喘，喉痹，诸惊痫寒热邪气，消渴，喘息呼吸。

疏： 款冬花得天地阴寒之气，而兼禀乎金水之性，故凌冰雪而独秀。其味辛甘，温而无毒，阴中含阳，降也。辛能散而能润，甘能缓而能和，温则通行不滞，善能降下。咳逆上气，善喘，喉痹，诸惊痫寒热邪气，消渴，喘息呼吸，一皆气升火炎之病也。气降则火自降，气降则阳交于阴，水火既济，既济则火不上炎，气不逆升，肺不受邪，得清肃之常道，而诸证自退矣。杏仁为之使，得紫菀良。

主治参互

款冬花虽畏贝母，然得贝母、桑根白皮、紫菀、枇杷叶、栝楼根、百部、天麦门冬、杏仁，治喘逆及咳嗽反良，物有相制故也。如半夏畏生姜，得之则制其毒，而愈能奏效也。得麻黄、杏仁、桑根白皮、甘草，治风寒郁实热于上焦，肺分作喘，其效甚速。一味烧烟吸之治喘嗽。俱如《本草》注中所载。《济生方》：痰嗽带血。款冬花、百合蒸焙等分，为末，蜜丸龙眼大。每卧时嚼一丸，薄荷汤下。款冬花，古今方用之为治嗽要药，以其辛温，散而能降，于肺无迕，无分寒热虚实，皆可施用，故无"简误"。

红蓝花

味辛，温，无毒。主产后血晕口噤，腹内恶血不尽绞痛，胎死腹中，并酒煮服。亦主蛊毒下血。堪作燕脂。其苗生捣碎傅游肿。其子吞数颗，主天行疮子不出。其燕脂主小儿聤耳，滴耳中。

疏：红蓝花禀土与火之气，洁古、海藏皆兼甘苦温。阴中之阳，故入心。海藏以为肝经血分药也。入酒良，乃行血之要药。其主产后血晕口噤者，缘恶血不下，逆上冲心，故神昏而晕及口噤。入心，入肝，使恶血下行，则晕与口噤自止。腹内绞痛由于恶血不尽，胎死腹中，非行血活血则不下，瘀行则血活，故能止绞痛，下死胎也。凡蛊药之毒必伤血分，此药能行血，血活则毒可解。子主天行疮子者，痘疮因血分有毒，血行则毒散，故主之也。小儿聤耳亦血凝也，血散则耳肿自消矣。

主治参互

热病胎死腹中，新汲水浓煮红蓝花汁，和童便热饮之立瘥。胞衣不下，产后血晕，并同此法，无不立效。同延胡索、当归、生地黄、牛膝、赤芍药、益母草、川芎，或丸，或煎，治经阻少腹作痛及结块良。

其子：主天行痘疮血热有功，宜同生犀角、紫草、生地黄用。

燕脂：其汁所造也。痘疮初发时以之抹眼眶及眼角，可免疮子入眼。同薄荷、金丝荷叶汁，入矾末少许，滴入耳中，治

聤耳。同冰片、真珠，细末，治痘毒及痘疔，剔破令人吮出恶血，抹入疮眼中良。

简误

红蓝花本行血药也，血晕解，留滞行，即止。过用能使血行不止而毙，世人所不知者。

牡　丹

味辛、苦，寒、微寒，无毒。主寒热，中风瘛疭，痉惊痫邪气，除癥坚瘀血留舍肠胃，安五脏，疗痈疮，除时气头痛，客热五劳，劳气头腰痛，风噤癫疾。

疏：牡丹皮禀季春之气，而兼得乎木之性，阴中微阳，其味苦而微辛，其气寒而无毒，其色赤而象火，故入手少阴、厥阴，足厥阴，亦入足少阴经。辛以散结聚，苦寒除血热，入血分凉血热之要药也。寒热者，阴虚血热之候也。中风瘛疭，痉，惊痫，皆因阴虚内热，荣血不足之故。热去则血凉，凉则新血生阴气复，阴气复则火不炎，而无热生风之证矣，故悉主之。痈疮者，热壅血瘀而成也。凉血行血，故疗痈疮。辛能行血，苦能泄热，故能除血分邪气，及癥坚瘀血留舍肠胃，脏属阴而藏精，喜清而恶热，热除则五脏自安矣。《别录》并主时气头痛，客热五劳，劳气头腰痛者，泄热凉血之功也。甄权又主经脉不通，血沥腰痛，此皆血因热而枯之候也。血中伏火非此不除，故治骨蒸无汗，及小儿天行痘疮血热。东垣谓心虚肠胃积热，心火炽甚，心气不足者，以牡丹皮为君，亦此意也。忌胡荽。赤花者利，白花者补。

主治参互

神不足者，手少阴；志不足者，足少阴。故仲景肾气丸，用之治神志之不足。究竟牡丹皮，乃入心经正药。心主血，凉血则心不热而阴气得宁。用之肾经药中

者，阴阳之精互藏其宅。神志水火藏于心肾，即身中坎离也。交则阴阳和而百病不生，不交则阴阳否而精神离矣。欲求弗夭，其可得乎？入清胃散，治阳明胃经，血热齿痛。洁古曰：叶为阳，发生也；花为阴，成实也；丹者赤色火也，故能泻阴胞中之火。四物汤加之，治妇人骨蒸。又曰：牡丹皮入手厥阴、足少阴，故治无汗之骨蒸，然须与青蒿子、天麦门冬、沙参、地黄、五味子、牛膝、枸杞之属同用，始得其力。

简误

牡丹皮，本入血凉血之药，然能行血。凡妇人血崩，乃经行过期不净，并忌与行血药同用。

京 三 棱

味苦，平，无毒。主老癖癥瘕结块。俗传：昔人患癥癖死，遗言令开腹取之。得病块，坚硬如石，纹理有五色。人谓异物，窃取削成刀柄，后因以刀刈三棱，柄消成水，乃知此可疗癥癖也。黄色体重，状若鲫鱼而小者良。

疏：京三棱禀火土之气，故《本经》：味苦平。洁古：兼甘。亦应兼辛兼甘，故无毒。入足厥阴，亦入足太阴。从血药则治血，从气药则治气。老癖癥瘕积聚结块，未有不由血瘀、气结、食停所致，苦能泄而辛能散，甘能和而入脾，血属阴而有形，此所以能治一切凝结停滞有形之坚积也。又主产后恶血血结，通月水，堕胎，止痛利气者，亦散血行气之功用也。洁古用以治心膈痛，饮食不消。海藏用以通肝经积血，皆与作者之意合也。

主治参互

用蓬莪术、青皮、香附、延胡索、肉桂、牡蛎、鳖甲、人参，则消一切坚癥老癖之积聚。同青皮、红蓝花、当归、川芎、生地黄、芍药、桂心、牛膝、延胡索、五灵脂，则治产后一切恶血停滞留结，及月水凝蓄不通，少腹作痛不可按。同橘皮、青皮、缩砂蜜、红曲、山楂、麦芽、人参、肉豆蔻、黄连，则消一切食积并气壅塞不利。《子母秘录》治小儿气癖。三棱煮汁作羹粥，与奶母食，日亦以枣许与儿食。小儿百日及十岁以下，痫热痃癖皆理之。合人参弥良。

简误

京三棱，洁古谓其辛苦甘，无毒。阴中之阳，能泻真气，真气虚者勿用。此见谛之言也。故凡用以消导，必资人参、芍药、地黄之力，而后可以无弊。观东垣五积方皆有人参，意可知已。何者？盖积聚癥癖，必由元气不足，不能运化流行致之。欲其消也，必借脾胃气旺，能渐渐消磨开散，以收平复之功。如只一味专用克削，则脾胃之气愈弱，后天之气益亏，将见故者不去，新者复至矣。戒之哉！

姜 黄

味辛、苦，大寒，无毒。主心腹结积，瘑忤，下气破血，除风热，消痈肿。功力烈于郁金。

疏：姜黄得火气多，金气少，故其味苦胜辛劣，辛香燥烈，性不应寒，宜其无毒。阳中阴也，降也。入足太阴，亦入足厥阴经。苦能泄热，辛能散结，故主心腹结积之属血分者，兼能治气，故又云下气。总其辛苦之力，破血，除风热，消痈肿，其能事也。《日华子》谓其能治癥瘕血块，又通月经，及扑损瘀血。苏颂谓其祛邪辟恶，治气胀及产后败血攻心。方书用以同肉桂、枳壳，治右胁痛，臂痛，有效。戴元礼云：能入手臂治痛，何莫非下气破血，辛走苦泄之功欤？察其气味治疗，乃介乎京三棱、郁金之药也。

主治参互

得当归、生地黄、牛膝、延胡索、肉桂，治一切积血在腹中作痛。《经验方》治中寒心痛难忍。姜黄一两，桂三两，为末。醋汤服一钱。《产宝方》治产后血痛有块。用姜黄、桂心等分，为末。酒服方寸匕，血下尽即愈。

简误

凡病人因血虚臂痛，血虚腹痛，而非瘀血凝滞，气逆上壅作胀者，切勿误用。误则愈伤血分，令病转剧。慎之！慎之！

青　黛

味咸、寒，无毒。主解诸药毒，小儿诸热，惊痫，发热，天行头痛寒热，并水研服之。亦磨傅热疮，恶肿，金疮下血，蛇犬等毒。染淀亦堪傅热毒恶肿，蛇虺螫毒。

疏：青黛，外国蓝靛之英华也。禀水土阴寒之气以生，故味咸寒而无毒。甄权谓其甘平。以其得土气之厚也。故可解诸药毒；及小儿诸热惊痫发热，天行头痛寒热，并水研服之。亦磨傅热疮恶肿，金疮下血，蛇犬等毒。波斯国来及太原产者胜。如不可得，即用染瓮上沫之紫碧色者，亦可。

主治参互

得芜荑、使君子肉、胡黄连、芦荟，杀虫除热，及小儿一切疳积病。《医学正传》治心口热痛，姜汁调一钱服之。《圣惠方》治内热吐血，青黛二钱，新汲水下。《中藏经》治肺热咯血。用青黛一两，杏仁以牡蛎粉炒过一两，研匀，黄蜡化和，作三十饼子，方名青饼子。每服一饼，以干柿半个夹定，湿纸裹，煨香嚼食，粥饮送下，日三服。《生生编》治小儿夜啼，青黛水研服之。《宫气方》治小儿疳痢歌云：孩儿杂病变成疳，不问强羸

女与男。烦热毛焦鼻口燥，皮肤枯槁四肢瘫。腹中时时更下痢，青黄赤白一般般。眼涩面黄鼻孔赤，谷道开张不可看。此方便是青黛散，孩儿百病服之安。《活人书》治伤寒赤斑，青黛二钱，水研服。

简误

青黛既禀阴寒之气而生，解毒除热固其所长，古方多有用之于诸血证者。使非血分实热，而病生于阴虚内热，阳无所附，火气因之上炎，发为吐衄咯唾等证，用之非宜。血得寒则凝，凝则寒热交作，胸膈或痛，愈增其病矣。医师宜详辨之。

郁　金

味辛、苦，寒，无毒。主血积，下气，生肌，止血，破恶血，血淋，尿血，金疮。

疏：郁金禀天令清凉之气，而兼得土中金火之味，故其味辛苦，其气寒而无毒。洁古论气味俱薄，阴也，降也，入酒亦能升。入手少阴，足厥阴，能通足阳明经。辛能散，苦能泄，故善降逆气。入心、肝、胃三经，故治血积。气降而和，则血凝者散，故主生肌止血。其破恶血，治血淋尿血，主金疮者，调气行血之功也。单用亦治女人宿血气，心痛冷气积聚。温醋磨服之，入心凉血，故洁古用以凉心。入足阳明，故治阳毒入胃，下血频痛。其性轻扬，能开郁滞，故为调逆气，行瘀血之要药。

主治参互

郁金同韭菜、番降香、当归、生地黄、童便，能治怒气伤肝吐血。又治鼻衄、唾血，喉中血腥气，及经脉逆行；有痰，方加竹沥。郁金七两，同明矾三两，为细末，薄米糊为丸，梧子大。每服五十丸，白汤下。昔人曾治妇人癫狂，十年不愈。初服此药，心胸间有物脱去，即神气

洒然，再服而苏。此惊忧痰血总聚心窍所致。此药入心去恶血，明矾化顽痰故也。庞安常《伤寒论》云：痘疹始有白泡，忽搐入腹，渐作紫黑色，无脓，日夜叫乱者。郁金一枚，甘草二钱半，水半碗煮干，去甘草，切片微火烘燥为末，入真片脑半钱。每用一钱，以生猪尾血五七滴，新汲水调下，不过二服，甚者毒气从手足心出如痛状，乃瘥。此乃五死一生之候也。又《范石湖文集》云：岭南有采生之害。其术于饮食中行厌胜法，致鱼肉能反生于人腹中，而人已死，则阴役其家。初得觉胸腹痛，次日刺人，十日则生在腹中也。凡胸膈痛，即用升麻或胆矾吐之；若膈下痛，急以米汤调郁金末二钱服，即泻出恶物；或合升麻、郁金服之。不吐则下。李巽岩侍郎为雷州推官，鞫狱得此方，活人甚多。

简误

郁金本入血分之气药，其治以上诸血证者，正谓血之上行，皆属于内热火炎。此药能降气，气降即是火降，而其性又入血分，故能降下火气，则血不妄行。丹溪不达此理，乃谓其上行，治血则误矣。凡病属真阴虚极，阴分火炎，迫血妄行，溢出上窍，而非气分怫逆，肝气不平，以致伤肝吐血者，不宜用也。即用之亦无效。

芦　荟

味苦，寒，无毒。主热风烦闷，胸膈间热气，明目镇心，小儿癫痫惊风，疗五痔，杀三虫，及痔病疮瘘，解巴豆毒。俗呼为象胆，盖以其味苦如胆故也。生波斯国。似黑锡。

疏： 芦荟禀天地阴寒之气，故其味苦，其气寒，其性无毒。寒能除热，苦能泄热燥湿，苦能杀虫，至苦至寒，故为除热杀虫之要药。其主热风烦闷，胸胁间热

气，明目，镇心，小儿癫痫惊风，疗五痔，杀三虫者，热则生风，热能使人烦闷，热除则风热烦闷及胸膈间热气自解。凉肝故明目，除烦故镇心。小儿癫痫惊风，热所化也，五痔同为内热脾胃停滞之证，三虫生于肠胃湿热，痔病疮瘘亦皆湿热下客肠脏，致血凝滞之所生，故悉主之。能解巴豆毒，亦除热之力也。详其功用，是足厥阴、足太阴二经药，亦可兼入手少阴经。

主治参互

同厚朴、橘红、甘草、青黛、芜荑、百草霜、旋覆花，为末，以砂仁汤吞，治小儿诸疳。一岁一分，甚效。《卫生易简方》治脾疳。与使君子等分，为末。每服一二钱，米饮调下。李珣：用以主小儿诸疳热。甄权：单用杀疳蛔，及吹鼻杀脑疳，除鼻痒。苏颂：研末傅蟹齿甚效。治湿癣出黄水，有神。治大便不通。真芦荟研细七钱，朱砂研如飞面五钱，滴好酒和丸。每服三钱，酒吞。朝服暮通，暮服朝通。须天晴时修合为妙。

简误

其味至苦，其性大寒，主消不主补。凡儿脾胃虚寒作泻及不思食者，禁用。

延　胡　索

味辛，温，无毒。主破血，产后诸病因血所为者，妇人月经不调，腹中结块，崩中淋露，产后血晕，暴血冲上，因损下血。或酒摩及煮服。

疏： 延胡索禀初夏之气，而兼得乎金之辛味，故味辛气温而无毒。入足厥阴，亦入手少阴经。温则和畅，和畅则气行。辛则能润而走散，走散则血活。血活气行故能主破血，及产后诸病因血所为者。妇人月经之所以不调者，无他，气血不和因而凝滞，则不能以时至，而多后期之证

也。腹中结块，产后血晕，暴血冲上，因损下血等证，皆须气血和而后愈，故悉主之也。崩中淋露，利守不利走，此则非与补气血同用，未见其可。

主治参互

君当归、生地黄、牛膝、益母草、童便，则主产后血晕，有神。得四物汤、白胶、牛膝、香附，则主妇人经阻少腹作痛，或结块。《活人书》治小便尿血。用延胡索一两，朴硝七钱半，为末。每服四钱，水煎服。非蓄血瘀滞者，不可用。《胜金方》治膜外气疼及气块。延胡索不限多少，为末，猪胰一具，切作块子，炙熟，蘸末频食之。《圣惠方》治热厥心痛，或发或止，久不愈，身热足寒者。用延胡索去皮，金铃子肉等分，为末。每温酒，或白滚汤下二钱。《济生方》治妇女血气腹中刺痛，经候不调。用延胡索去皮醋炒，当归酒浸炒，各一两，橘红二两，为末，酒煮米糊丸梧子大。每服一百丸，空心艾醋汤下。《圣惠方》治产后诸病，凡产后秽污不尽腹满，及产后血晕心头硬，或寒热不禁，或心闷手足烦热，气力欲绝诸病。并用延胡索炒研，酒服二钱。《直指方》治疝气危急。用延胡索盐水炒，全蝎去毒生用，等分为末，空心盐酒下。又方：治冷气腰痛。用延胡索、当归、桂心，等分为末，温酒服三四钱，随量频进，以止为度。《圣惠方》治坠落车马，筋骨痛不止。延胡索末，豆淋酒服二钱，日二服。

简误

此药性温味辛，能走而不能守。故经事先期，及一切血热为病。凡崩中淋露，皆应补气血，凉血清热则愈。一切辛走之药，法所应禁。

肉豆蔻

味辛，温，无毒。主鬼气，温中，治积冷心腹胀痛，霍乱中恶，冷疰，呕沫冷气，消食止泄，小儿乳霍。糯米粉裹煨，去粉，捣碎。忌铜铁器。

疏：肉豆蔻禀火土金之气，故味辛气温而无毒。入足太阴、阳明经，亦入手阳明大肠。辛味能散能消，温气能和中通畅。其气芬芳，香气先入脾，脾主消化。温和而辛香，故开胃，胃喜暖故也。故为理脾开胃，消宿食，止泄泻之要药。香能辟恶除不祥，又中气不虚则邪恶之气不能入，故主鬼气及温中。脾主中焦，胃为后天生气之本。脾胃之阳气旺，则积冷心腹胀满，霍乱，中恶，冷疰，呕沫冷气，食不消，泄不止，小儿乳霍，诸证自除矣。

主治参互

君人参、补骨脂、吴茱萸、五味子、砂仁，为治肾泄及冷泄之圣药。得缩砂蜜、橘皮、人参、红曲、山楂肉、藿香、麦芽，为开胃进饮食，消宿食止泻之上剂。独用修事为末，以枣肉和丸，或为末，缩砂汤下，名公子登筵散。言服之即可赴席，其开胃进食消导之功烈矣。《百一选方》治久泻不止。用肉豆蔻一两，木香二钱五分，为末，枣肉和丸。米饮下四五十丸。又方：肉豆蔻煨一两，熟附子七钱，为末，糊丸。米饮服四五十丸。《瑞竹堂方》治老人虚泻。肉豆蔻三钱，煨研，乳香一两，为末。《全幼心鉴》治小儿泄泻。用肉豆蔻五钱，乳香二钱半，生姜五片，同炒黑色，去姜研为膏，收入密器，旋丸绿豆大。每量大小，米饮下。《圣惠方》治冷痢腹痛，不能食者。肉豆蔻一两，去皮，醋和面裹煨，捣末。每服一钱，粥饮调下。

简误

大肠素有火热，及中暑热泄暴注，肠风下血，胃火齿痛，及湿热积滞方盛，滞下初起，皆不宜服。

补骨脂

味辛，大温，无毒。主五劳七伤，风虚冷，骨髓伤败，肾冷精流，及妇人血气，堕胎。一名破故纸。忌羊肉、诸血。得胡桃良。

疏： 补骨脂禀火土之气，而兼得乎天令之阳，故其味辛，其气大温，性则无毒。阳中微阴，降多升少。入手厥阴心包络、命门、足太阴脾经。能暖水脏，阴中生阳，壮火益土之要药也。其主五劳七伤，盖缘劳伤之病多起于脾肾两虚，以其能暖水脏，补火以生土，则肾中真阳之气得补而上升，则能腐熟水谷，蒸糟粕而化精微，脾气散精，上归于肺，以荣养乎五脏，故主五脏之劳，七情之伤所生病。风虚冷者，因阳气衰败，则风冷乘虚而客之，以致骨髓伤败，肾冷精流。肾主骨而藏精，髓乃精之本，真阳之气不固，即有证见矣。固其本而阳气生，则前证自除。男子以精为主，妇人以血为主。妇人血气者，亦犹男子阳衰肾冷，而为血脱气陷之病，同乎男子之肾冷精流也。大温而辛，火能消物，故能堕胎。

主治参互

《三因方》治精气不固。用破故纸、青盐，等分同炒，为末。每服二钱，米饮下。《普济方》治小便无度，肾气虚寒。用破故纸十两酒蒸，茴香十两盐炒，为末，酒糊丸梧子大。每服百丸，盐酒下。或以末糁猪肾，煨食之。《婴童百问》治小儿遗尿，膀胱冷也，夜属阴，故小便不禁。用破故纸炒为末，每夜热汤服五分。《和剂方》补骨脂丸：治下元虚败，脚手沉重，夜多盗汗，纵欲所致。此药壮筋骨，益元气。补骨脂四两炒香，菟丝子四两酒蒸，胡桃肉一两去皮，沉香研细一钱半，炼蜜丸如梧子大。每服二三十丸，空心盐汤、温酒任下。自夏至起，冬至止，日一服。此乃唐宣宗时，张寿太尉知广州，得方于南番人。有诗云：三年时节向边隅，人信方知药力殊。夺得春光来在手，青娥休笑白髭须。《经验方》治虚劳，男子女人五劳七伤，下元虚冷，一切风病，四肢疼痛，驻颜壮气，乌髭须。用补骨脂一斤，酒浸一宿，晒干，却用乌油麻一升和炒，令麻子声绝，簸去，只用补骨脂，为末，醋煮面糊丸如梧子大。每服二三十丸，空心温酒、盐汤任下。又方：治肾虚腰痛。用破故纸一两，炒为末，温酒服三钱，神效。或加木香一钱。《和剂局方》青娥丸：治肾虚气弱，风冷乘之。或血气相搏，腰痛如折，俯仰不利，或因劳役伤肾，或湿痹伤腰，或堕跌损伤，或风寒客搏，或气滞不散，皆令腰痛，或腰间如物重坠。用破故纸酒浸炒一斤，杜仲去皮切片姜汁炒一斤，胡桃肉去皮二十个，为末，以蒜捣膏一两，和丸梧子大。每空心温酒服二十丸，妇人淡醋汤下。常服壮筋骨。活血脉，乌髭须，益颜色。夏子益《奇疾方》：治玉茎不痿，精滑无歇，时时如针刺，捏之则脆，此名肾漏。用破故纸、韭子各一两，为末。每用三钱，水二盏，煎六分服，日三次，愈则止。二神丸，治脾肾虚泻。用破故纸炒半斤，肉豆蔻生用四两，为末，肥枣研膏，和丸梧子大。每服五七十丸，空心米饮下。《本事方》加木香二两，名三神丸。《直指方》治打坠腰痛，瘀血凝滞。用破故纸炒，茴香炒，辣桂，等分为末。每热酒服二钱。唐·郑相国自叙云：予为南海节度，年七十五。粤地卑湿，伤于内外，众疾俱作，阳气衰绝，服乳石补药，百端不应。元和七年，有诃陵国舶主李摩诃，知予病状，遂传此方并药。予初疑而未服。摩诃稽首固请，遂服之。经七八日而觉应验。自尔常服，其功神效。十年二月，罢郡归京，录方传之。用破故纸十两，净去皮，洗过，曝干，酒浸蒸，再曝，捣筛令细。胡桃瓤二十两，汤浸去皮，细研如泥。更以好蜜和，令如饴糖，瓷器盛之。旦日以暖酒二合，调药十匙服之，便以饭压。如不饮酒人，以暖熟水调之。饵久则延年益气，悦心明目，补添筋骨。但禁芸苔、羊肉，余无所忌。此物本自外番随海舶而来，非中华所有。番人呼为补骨脂，语讹传为破故纸也。王绍颜《续传信方》载其事颇详，故录之。按白飞霞《方外奇方》云：破故纸属火，收敛神明，能使心包之火与命门之火相通。故元阳坚固，骨髓充实，涩以治脱。胡桃属木，润燥养血，血属阴，恶燥，故油以润之。佐破故纸，有木火相生之妙。故语云：破故纸无胡桃，犹水母之无虾也。

简误

补骨脂，阳药也。凡病阴虚火动，阳道妄举，梦遗，尿血，小便短涩，及目赤，口苦，舌干，大便燥结，内热作渴，火升目赤，易饥嘈杂，湿热成痿，以致骨乏无力者，皆不宜服。

缩 砂 蜜

味辛，温，无毒。主虚劳冷泻，宿食不消，赤白泄痢，腹中虚痛，下气。

疏：缩砂蜜禀天地阳和之气以生，故其味辛，其气温，其性无毒。入足太阴、阳明、少阴、厥阴，亦入手太阴、阳明、厥阴。可升可降，降多于升，阳也。辛能散，又能润，温能和畅通达。虚劳冷泻，脾肾不足也。宿食不消，脾胃俱虚也。赤白滞下，胃与大肠因虚而湿热与积滞客之

所成也。辛以润肾，故使气下行；兼温则脾肾之气皆和，和则冷泻自止，宿食自消，赤白滞下自愈。气下则气得归元，故腹中虚痛自已也。甄权用以止冷气痛，止休息痢，消化水谷，温暖肝肾。陈藏器用以主上气奔豚，鬼疰邪气。鬼疰必由于脾肾两虚，阴阳乏绝故也。《日华子》用以主一切气，转筋霍乱。转筋霍乱必由脾胃为邪所干，胃气壅滞闭塞而成。杨氏用以止痛安胎。气结则作痛，气逆则胎不安。洁古用以治脾胃气结滞不散，皆下气散结，温中和胃，入脾、入肾、入肝、入命门、入大肠之故耳。

主治参互

缩砂蜜，气味辛温而芬芳，香气入脾，辛能润肾，故为开脾胃之要药，和中气之正品。若兼肾虚气不归元，非此为向导不济，殆胜桂附热毒之害多矣。好古谓：得人参、益智则入脾，得黄柏、茯苓则入肾，得赤白石脂则入大小肠也。得人参、橘皮、藿香、白茯苓、白芍药、炙甘草，治泄泻兼呕吐，及不思食。得藿香、橘皮、木瓜，治霍乱转筋，腹痛吐泻。独用两许，炒为末，入食盐三钱，滚汤一碗，泡汤冷服，治干霍乱累效。《药性论》治冷滑下痢不禁，虚羸。以缩砂仁为末，以羊子肝薄切掺之，瓦上焙干，为末，入干姜末等分，饭丸梧子大。每四十丸，白汤下，日二服。《直指方》治遍身肿满，阴亦肿者。用缩砂仁、土狗一个，等分研，和老酒服之。《简便方》治痰气膈胀。用砂仁捣碎，以萝卜汁浸透，焙干为末。每服二钱，食远沸汤服。《简便方》治上气咳逆。用砂仁洗净炒研，生姜连皮，等分捣烂，热酒食远泡服。《陶隐居方》治子痫昏冒。用砂仁和皮炒黑，热酒调下二钱，不饮者米饮下。此方安胎止痛，其效不可尽述。孙尚药方：治妊娠胎动，偶因

所触，或跌堕伤损，致胎不安，痛不可忍者。用砂仁熨斗炒热，去皮用仁，捣碎。每服二钱，热酒调下。须臾觉腹中胎动极热，即胎已安矣。神效。《妇人良方》治妇人血崩。用砂仁于新瓦上焙，研末，米饮服三钱。《直指方》治牙齿疼痛，缩砂仁常嚼之良。《事林广记》治一切食毒，用砂仁末，水服二钱。

简误

缩砂蜜，气味辛温，阳药也。凡腹痛属火，泄泻得之暑热，胎动由于血热，咽痛由于火炎，小儿脱肛由于气虚，肿满由于湿热，上气咳逆由于火冲迫肺，而不由于寒气所伤，皆须详察简别，难以概用。误则有损无益，勿易视也。本非肺经药，今亦有用之于咳逆者，通指寒邪郁肺，气不得舒，以致咳逆之证。若咳嗽多缘肺热，此药即不应用矣。

蓬莪术

味苦，辛，温，无毒。主心腹痛，中恶疰忤鬼气，霍乱冷气，吐酸水，解毒，食饮不消，酒磨服之。又疗妇人血气，丈夫奔豚。

疏：蓬莪术感夏末秋初之气，而得土金之味，故其味苦辛，其气温而无毒。阳中阴，降也。入足厥阴肝经气分，能破气中之血。入气药发诸香。主积聚诸气，为最要之药。与京三棱同用之良。心腹痛者，非血气不得调和，即是邪客中焦所致。中恶疰忤鬼气，皆由气不调和，脏腑壅滞，阴阳乖隔，则疫疠疰忤鬼气得以凭之。术气香烈，能调气通窍，窍利则邪无所容而散矣。解毒之义亦同乎是。其主霍乱，冷气吐酸水，乃饮食不消，皆行气之功也，故多用酒磨。又疗妇人血气结积，丈夫奔豚，入肝破血行气故也，多用醋磨。郁金入心亦入肝，专主血分，亦散肝

郁；术与三棱专能行气破积，姜黄行气破血，入脾为多。

主治参互

得人参、橘皮、缩砂蜜、京三棱、肉豆蔻、青皮、麦蘗、谷蘗、木香，消一切饮食停滞积聚，及小儿癥癖甚良。杨子建《护命方》，治一切冷气抢心切痛，发即欲死，久患心腹痛时发者。蓬莪术醋煮二两，木香煨一两，为末，淡醋汤下半钱。《普济方》治妇人血气游走作痛，及腰痛，术同干漆等分，为末，酒服二钱。腰痛，核桃酒下。《保幼大全》治小儿盘肠内钓痛。以术半两，用阿魏一钱，化水浸周时，焙研。紫苏汤下一字。《十全普救方》治小儿气痛，以术炮熟为末，热酒服一钱。《保幼大全》治初生吐乳不止。用术少许，盐二厘，乳一合，煎三五沸，去滓，入牛黄二厘，服之甚效。《危氏得效方》治浑身燎泡，每个出水，有虫一片，如指甲大，其泡复生，抽尽肌肉，即不可治。用术同三棱，各五钱，为末，分三服，酒调，连进愈。

简误

蓬莪术行气破血散结，是其功能之所长。若夫妇人、小儿气血两虚，脾胃素弱，而无积滞者用之，反能损真气，使食愈不消而脾胃益弱。即有血气凝结，饮食积滞，亦当与健脾开胃，补益元气药同用，乃无损耳。

白前

味甘，微温蜀本云：微寒，无毒。主胸胁逆气，咳嗽上气。

疏：白前感秋之气而得土之冲味，故味甘辛，气微温。苏恭又谓：微寒。性无毒，阳中之阴，降也。入手太阴肺家之要药。甘能缓，辛能散，温能下。以其长于下气，故主胸胁逆气，咳嗽上气二病。皆

气升气逆，痰随气壅所致，气降则痰自降，能降气则病本立拔矣。微温，微寒，见人参条下。

主治参互

寇宗奭曰：白前能保定肺气，治嗽多用，以温药相佐使尤佳。仲景《金匮要略》治嗽而脉浮，用泽漆汤中有白前。苗似细辛而大，根色白，亦似白薇，又似牛膝，脆而易折，不若白薇之可弯而不折也。苦者非是。《外台方》治久嗽吐血。用白前、桔梗、桑根白皮各三两，甘草炙一两，水六升，煮一升，分三服。忌猪肉、菘菜。《深师方》治久咳上气，体肿短气，昼夜倚壁不得卧，常作水鸡声者，白前汤主之。白前二两，紫菀、半夏各三两，大戟七合，以水一斗，渍一宿，煮取三升，分作数十服。第进一服勿相继，以须药力之行。

简误

白前辛温，走散下气之药，性无补益。凡咳逆上气，咳嗽气逆，由于气虚气不归元，而不由于肺气因邪客壅实者，禁用。《深师方》中所主久咳上气，体肿短气胀满，当是有停饮、水湿、湿痰之病乃可用之。病不由于此者，不得轻施。

白药子

味辛，温，无毒。主金疮生肌。

疏： 白药子禀天地清寒之气，而兼金水之性，故味辛。《经》云：气温。《日华子》云：冷。当是辛寒之药无疑。故无毒而能解毒。金疮出血过多必发热，热则作痛不得生肌矣。凉血消热则其痛自止，肌自生也。又《药性论》：亦可单用，味苦能治喉中热塞，噎痹不通，胸中隘塞，咽中常痛肿胀。《日华子》云：性冷，消痰，止嗽，治渴，并吐血喉闭，消肿毒。又云：剪草根，名白药。详味二条所主，皆

解热散结之功，则其为寒明矣。入肺，入胃，不言可知。

主治参互

施州人取白药子，并野猪尾二味，洗净去粗皮，焙干，等分为末，酒调服二钱许，疗心气痛，解热毒，甚效。又诸疮痈肿不散者，取生根烂捣傅贴，干则易之，无生者用细末，水调涂之亦可。崔元亮《海上方》，治一切天行热病，取白药研如面二钱，浆水一大盏，空腹顿服之，使仰卧，一食顷，候心头闷乱，或恶心，腹内如车鸣疗刺痛，良久，当有吐利数行，勿怪。欲服药时，先令煮浆水粥，于井中悬着待冷，若吐利过度，即吃冷粥一碗止之，不吃即困人。《经验方》治妊娠伤寒，护胎。以白药子为细末，鸡子清调摊于棉纸上，可如碗大，自脐贴至脐下胎存生处，干即以湿水润之。《衍义》又为治马肺热药有效。《圣惠方》治风热上壅，咽喉不利。白药三两，黑牵牛五钱，同炒香，去牵牛，一半为末，防风末三两和匀，每一钱水调服。又方：治吐血不止。白药煅存性，糯米饮服三钱。又方：治咽喉肿痛。白药末一两，龙脑香二分五厘，生蜜和丸芡实大。每含咽一丸。又方：名铁罩散，治胎热不安。用白药子一两，白芷五钱，为末。每服二钱，紫苏汤下。心烦热，入白砂糖少许。《经验良方》治衄血不止。红枣肉、白药各煅存性，等分为末，糯米饮调服二钱许。

简误

苦寒辛散之物，凡病虽有血热吐衄等证，若脾胃素弱易于作泄者，勿服。

莎草根

味甘，微寒，无毒。主除胸中热，充皮毛。久服令人益气，长须眉。

疏： 莎草根禀天地温燥之气，而兼得

乎土金之味，故其味甘，应有苦辛微寒，亦应微温无毒。入足厥阴气分，亦入手太阴经。气厚于味，阳中之阴，降也。血中之气药也。能行十二经八脉气分。得童子小便、苦酒渍过良。芎䓖为之使。辛主散，苦温主降泄。肝主怒而苦急。肺苦气上逆而主皮毛。怒则气上逆，逆则胸中热。降则肝气平而胸中热除，肺得安而皮毛自充，须眉自长矣。其云久服益气者，是亦调气之功也。苏颂又谓：治心腹中客热，膀胱间连胁下气妨，常日忧愁不乐，心忪少气。东垣治一切气，霍乱吐泻，腹痛，肾气膀胱冷气。《世医》专用以治妇人崩漏带下，月经不调者，皆降气调气、散结理滞之所致也。盖血不自行，随气而行，气逆而郁则血亦涩，气顺则血亦从之而和畅，此女人崩漏带下，月事不调之病所以咸须之耳。然须辅之，以益血凉血之药，气虚者兼入补气药乃可奏功也。海藏云：本草不言治崩漏，而方中用治崩漏是能益气而止血也。又能逐去瘀血，是推陈也。凡气郁血滞必用之药。童便浸透炒黑，能止血治崩漏。

主治参互

香附一斤，童子小便浸透，砂器中炒，炒时不住手洒童便，火勿过猛，炒三昼夜为度，川木耳四两，纸包裹，以新瓦两片夹定，绳缚泥固，火煅存性，觉烟起良久，急去火取置冷地，候冷取出，同香附研极细如面。每五七分，淡醋汤调空心服。此治血崩秘方，累试有验。交感丹：凡人中年精耗神衰。盖由心血少，火不下降；肾气惫，水不上升，致心肾隔绝，荣卫不和。上则多惊，中则塞痞，饮食不下，下则虚冷遗精。愚医徒知峻补下田，非惟不能生水滋阴，而反见衰悴。但服此方半年，屏去一切暖药，绝嗜欲，然后习秘固溯流之术，其效不可殚述。香附子一

斤，新水浸一宿，炒黄，同茯神四两为末，蜜丸弹子大。每早细嚼一丸，以降气汤下。降气汤用香附半两，茯神二两，炙甘草一两半，为末，点沸汤服前药。《和剂局方》：升降诸气，并一切气病，痞胀、喘、哕、噫酸、烦闷，虚痛走注。常服开胃，消痰，散壅，思食。早行，山行，尤宜服之，去邪辟瘴。香附子炒四百两，沉香十八两，缩砂仁四十八两，炙甘草一百二十两，为末。每服一钱，盐汤点服。又方：香附一片，砂仁八两，炙甘草四两，为末，盐汤服。治一切气疾，心腹胀满，噎塞，噫气，吞酸，痰逆呕恶，及宿酒不解。又方：香附二十两，乌药十两，甘草炒一两，为末。盐汤服二钱。能调中快气，治心腹刺痛。《集简方》：香附二两，蕲艾五钱，以醋汤同煮熟，去艾，炒为末，醋糊丸。白汤服二钱。治心气痛，腹痛，少腹痛，血气痛不可忍。《仁存方》：香附、皂荚水浸，半夏各一两，白矾末半两，姜汁面糊丸。姜汤下一二钱。治停痰宿饮，风气上攻，胸膈不利。同南星等分，为末，姜汁糊丸。治老少痃癖，往来疼痛。《集简方》：香附末二钱，以海藻一钱煎酒，空心调下。并食海藻，治癀疝胀痛及小肠气。《妇人良方》：香附炒一两，荔枝核烧存性半两，为末，每二钱米饮调下，治血气刺痛。《瑞竹堂方》：四制香附丸。香附一斤，分作四分。用酒、醋、盐水、童便，各浸，春三、夏一、秋五、冬七日，淘净晒捣，微焙为末，醋糊丸梧子大，每酒下七十丸。治女人经候不调兼诸病。瘦人加泽兰、赤茯苓末二两；气虚加四君子料；血虚加四物料。《济生方》：香附四两，茯苓、甘草炙各一两，橘红二两，为末。沸汤下二钱。治妇人气盛血衰，变生诸证，头晕、腹满皆宜。独用炒为末，极热酒服二钱，立愈。下血血崩，

或五色漏带。并宜常服滋血调气，乃妇人之仙药也。同赤芍药为末，加盐一捻，煎服。治赤白带下及崩漏不止。君缩砂仁、炙甘草，能临产顺胎，九月、十月服此，永无惊恐。独用为末，童便调下二钱，治气郁吐血。君川芎，治气郁头痛。独用为末，莱菔子煎汤，早夜各服二钱，治耳卒聋闭。

简误

香附香燥，苦温带辛。凡月事先期者，血热也，法当凉血，禁用此药。误犯则愈先期矣。

胡黄连

味苦，平，无毒。主久痢成疳，伤寒咳嗽，温疟骨热，理腰肾，去阴汗，小儿惊痫寒热，不下食，霍乱，下痢。唐本云：大寒，主骨蒸劳热，补肝胆明目，治冷热泄痢，益颜色，厚肠胃，治妇人胎蒸虚惊，治三消五痔，大人五心烦热。恶菊花、玄参、白鲜皮。解巴豆毒。服之忌猪肉，令人漏精。折之尘出如烟者真。肉似鹳鹆眼者良。

疏：胡黄连得天地清肃阴寒之气，故其味至苦，其气大寒，性则无毒。善除湿热，故主久痢成疳，及冷热泄痢，厚肠胃。伤寒咳嗽者，邪热在手太阴、足阳明也。温疟骨蒸者，热在骨间也。理腰肾，去阴汗者，肾虚湿热下流客之，使热伏肾间也。小儿惊痫寒热，不下食者，热则生风，故发惊痫。热在胃口，故不下食也。心主五色，脾胃主肌肉，二经湿热去，则颜色自佳也。三消五痔，大人五心烦热者，无非湿热在肠胃，及火在五脏间也。大寒至苦极清之性，能清热自肠胃以次于骨，一切湿热、邪热、阴分伏热所生诸病，莫不消除。

主治参互

苏颂《图经》，治伤寒劳复，身热，大小便赤如血色者。胡黄连一两，山栀仁二两，入蜜半两，拌和，炒令微焦，二味捣罗为末，用猪胆汁和丸梧子大，每服用生姜二片，乌梅一枚，童便三合，浸半日，去滓，食后暖。童便令温，下十丸，临卧再服，甚效。《全幼心鉴》治小儿疳热，肚胀潮热，发焦，不可用大黄、黄芩伤胃之药，恐生别证。以胡黄连五钱，五灵脂一两，为末，雄猪胆汁和丸绿豆大。米饮服一二十丸。钱乙《小儿直诀》治脾热疳疾。用胡黄连、川黄连各半两，朱砂二钱半，为末，入猪胆内扎定，以杖子钓悬于砂锅内，浆水煮一炊久，取出研烂，入芦荟、麝香各一分，饭和丸麻子大。每服五七丸至一二十丸，米饮下。又方：治小儿黄疸。胡黄连、川黄连各一两，末，用黄瓜一个，去瓤留盖，入药在内，合定，面裹煨熟，去面，捣丸绿豆大。量大小温水下。

简误

胡黄连气味苦寒之至，设使阴血太虚，真精耗竭，而胃气脾阴俱弱者，虽见如上诸证，亦勿轻投。即欲用之，亦须与健脾安胃等药同用，乃可无弊。慎之！

鳢肠

味甘，酸，平，无毒。主血痢，针灸疮发，洪血不可止者，傅之立已。汁涂发眉，生速而繁。

疏：鳢肠正禀北方坎水之气，故其汁玄黑，其味甘酸平而无毒，纯阴之草也。入肾，入肝，亦入胃与大小肠。善凉血。须发白者，血热也。齿不固者，肾虚有热也。凉血益血，则须发变白而齿亦因之而固矣。故古今变白之草，当以兹为胜。《本经》主血痢及针灸疮发，洪血不可止者，傅之立已，涂眉发生速而繁。萧炳又谓：能止血，排脓，通小肠，傅一切疮，膏点鼻中添脑者。盖以血痢由于血分为湿热所伤，针变疮发；洪血不止，亦缘病人素有血热，及如艾火则益炽矣，血凉则不出。荣血热壅则生脓，凉血则自散。小肠属丙火，有热则不通。荣血热解则一切疮自愈。脑为髓之海，热则消，火能消物故也。鼻窍通气于脑，故以膏点鼻中使脑中热散，无邪剥蚀则脑自益之矣。数者，何非凉血益血之功也。

主治参互

孙真人《千金》月令方有金陵煎，能益髭须，变白为黑。金陵草一秤，六月后收，拣青嫩无泥土者。不用洗，抹净，摘去黄叶，烂捣，新布绞取汁，以纱绢滤过，入通油器钵盛之，日中煎五日。又取生姜一斤绞汁，白蜜一斤合和，日中煎，以柳木勿停手搅，待如稀饧，药乃成矣。每早及午后各服一匙，以温酒一盏化下，如欲作丸，日中再煎。令可丸，每服三十丸，及时多合为佳。《摄生众妙》用方：取旱莲草根一斤，用无灰酒洗净，青盐四两，淹三宿，同汁入油锅中炒存性，研末。日用擦牙，连津咽之，能乌须固齿。又方：旱莲一两半，麻枯饼三两，升麻、青盐各三两半，诃子连核二十个，皂角三挺，晚蚕沙二两炒，为末，薄醋面糊丸弹子大，晒干，入泥瓶中火煅，令烟出存性，取出研末，日用揩牙。又方：取汁滴鼻中，治偏正头痛。同蓝叶各一握，油一斤，入浸蜜封四十九日，每卧时以铁匙点一切眼疾，翳膜遮障。凉脑再摩顶上四十九遍，久久甚佳，亦治头痛，能生发。同车前草等分，杵取汁，每空心服三杯，治小便溺血。独用瓦上焙研，每米饮下二钱，治肠风脏毒，下血不止。独用捣汁，冲极热酒饮，治痔漏疮发，外即以渣傅患处，重者不过三服。同盐少许，揉擦掌心，治风牙疼痛。

简误

鳢肠性冷阴寒之质，虽善凉血，不益脾胃。病人虽有血热，一见脾胃虚败，饮食难消，及易溏薄作泄者，勿轻与服。孙真人方用姜汁和剂，盖防其冷而不利于肠胃故也。不用姜汁、椒红相兼修事服之者，必腹痛作泄。宜详审之。

使 君 子

味甘，温，无毒。主小儿五疳，小便白浊，杀虫，疗泻痢。俗传始因潘州郭使君疗小儿，多是独用此物，后医家因号为使君子。

疏：使君子得土之冲气，而兼感乎季春之令以生，故其味甘，其气温，其性无毒。甘入脾，故入足太阴、阳明。为补脾健胃之要药。小儿五疳、便浊、泻利、及腹虫，莫不皆由脾虚胃弱，因而乳食停滞，湿热瘀塞而成。脾健胃开，则乳饮自消，湿热自散，水道自利，而前证俱除矣。不苦不辛而能杀疳蛔，此所以为小儿上药也。

主治参互

得芦荟、芜荑、滑石、麦芽、厚朴、橘皮，治一切疳疾，神效。又方：治小儿脾疳。使君子、芦荟等分，为末，米饮，每服一钱。《全幼心鉴》治小儿蛔痛，口流涎沫。使君子为末，五更米饮调服一钱。《简便方》治小儿虚肿，头面阴囊俱浮。使君子肉一两，蜜五钱，炙尽为末，每食后米汤服一钱。《普济方》治头髓面疮。使君子仁，以香油少许浸三五枚，临卧时细嚼，香油送下，久久自愈。《集简方》治虫牙疼痛，使君子煎汤频漱。

简误

小儿泄痢有赤积，是暑气所伤，禁与肉豆蔻、诃子等涩药同用。亦忌食热物，及饮热茶，犯之即泄。

白豆蔻

味辛，大温，无毒。主积冷气，止吐逆反胃，消谷下气。入药去皮微焙用。

疏：白豆蔻感秋燥之令，而得乎地之火金，故其味辛，其气大温，其性无毒。好古：大辛热，味薄气厚，轻清而升，阳也，浮也。入手太阴，亦入足阳明经。味大辛也，气大温也，宜其主积冷气，及伤冷吐逆，因寒反胃也。暖能消物，故又主消谷。温能通行，故主下气。东垣用以散肺中滞气，宽膈进食，去白睛翳膜，散滞之功也。

主治参互

得人参、生姜、橘皮、藿香，治胃虚反胃，及因寒呕吐，殊验。得半夏、橘红、生姜、白术、茯苓，治寒痰停胃作呕吐似反胃。得橘皮、白术、白蒺藜、决明子、甘菊花、蜜蒙花、木贼草、谷精草，理脾虚白睛生障翳。得藿香、橘皮、木香，理上焦滞气。加乌药、香附、紫苏，治妇人一切气逆不和。佐参、术、姜、橘，治秋深疟发，寒多热少，呕吐胃弱，饮食不进，良。同扁豆、五味子、橘红、木瓜，能解酒毒，及中酒呕吐恶心。张文仲《备急方》治胃冷恶心，食已即欲吐。用白豆蔻三枚，捣细，好酒一盏温服，并饮数服佳。《肘后方》治人忽恶心，多嚼白豆蔻子最佳。《危氏得效方》治小儿吐乳胃寒者。白豆蔻、缩砂蜜各十四个，生、炙甘草各二钱，为末，常掺小儿口中。《济生方》治脾虚反胃。白豆蔻、缩砂蜜各二两，丁香一两，陈廪米一升，黄土炒焦，去土细研，姜汁和丸，每二三钱姜汤下，名太仓丸。

简误

白豆蔻辛温，其治在因寒呕吐反胃，其不因于寒及阳虚者，皆不得入。故凡火升作呕，因热腹痛，法咸忌之。

剪草

凉，无毒。治恶疮、疥癣、风瘙。根名白药。叶如茗而细。

疏：剪草禀天地清寒至阴之气以生，故藏器云：味苦，其气寒凉，性应无毒。主诸恶疮、疥癣、风瘙、瘘蚀者，以诸痛痒疮疡，皆属心火。苦寒能降火而凉血清热，故主之也。湿热生虫，苦能杀虫，寒能除热，故有虫，浸酒服。

主治参互

洁古专以主上部血，而与牡丹皮、天门冬、麦门冬同用。许学士《本事方》云：剪草治痨瘵吐血肺损，及血妄行，名神传膏。其法每用一斤，洗净，晒为末，入生蜜二斤，和为膏，以器盛之，不得犯铁器，九蒸九曝，日一蒸曝。病人五更起，面东坐，不得语言，以匙抄药如粥服之。每服四两，服已良久，以稀粟米饮压之。药只冷服，米饮亦勿太热，或吐或下皆不妨。如久病肺损咯血，只二服愈。寻常咳嗽血妄行，每服一匙可也。有一贵妇病瘵，得此方，九日药成。前一夕，病者梦人戒令翌日勿乱服药，次日将服之，为屋上土坠器中不可服。再合既成，又将服之，为婢覆器，又不得服。又再合未就，而夫人卒矣。此药之异如此。若小血妄行，一啜而愈矣。此药妙绝若此，而世失传，惜哉！《中藏经》治风虫牙痛。剪草、细辛、藁本等分，煎水热漱，少顷自止。《和剂局方》有滑肌散：治风邪客于肌中，浑身瘙痒，致生疮疥，及脾肺风毒，攻冲生疮，干湿日久不瘥。用剪草七两，不见火，轻粉一钱，为末掺之，干者麻油调搽。

简误

剪草，大苦大寒之药，虽治血热妄行

神效。若脾肾俱虚，胃口薄弱，见食欲呕，及不思食，泄泻者，勿遽投之。法当先理脾胃，俟能进食而后施治乃可。

豆蔻

味辛，温，无毒。主温中，心腹痛，呕吐，去口臭气。《开宝》：主下气，止霍乱，一切冷气，消酒毒。东垣：调中补胃，健脾消食，去客寒心与胃痛。自果部移入。

疏：豆蔻得地二之火气而有金，复兼感乎夏末秋初之令以生，故《别录》谓其味辛，气温，而性无毒。海藏又云：大辛热，阳也，浮也。入足太阴、阳明经。盖辛能破滞，香能入脾，温热能祛寒燥湿，故主温中，及寒客中焦心腹痛，中寒呕吐也。脾开窍于口。脾家有积滞则瘀而为热，故发口臭，醒脾导滞则口气不臭矣。辛散温行，故下气。寒客中焦，饮食不消，气因闭滞则霍乱。又散一切冷气，消酒毒者，亦燥湿，破滞，行气，健脾，开胃之功也。产闽之建宁者，气芳烈，类白豆蔻，善散冷气，疗胃脘痛，理中焦。产滇、贵、南粤者，气猛而浊，俗呼草果者是也。善破瘴疠，消谷食，及一切宿食停滞作胀闷及痛。

主治参互

入人参养胃汤，能消一切宿食，开拓中焦滞气。《药性论》云：草豆蔻单用，能主一切冷气。《千金方》治心腹胀满短气。用草豆蔻一两，去皮为末，以木瓜、生姜汤调服半钱。《圣济总录》治霍乱烦渴。草豆蔻、黄连各一钱半，乌豆五十粒，生姜三片，水煎服。《济生方》治气虚瘴疟，热少寒多，或单寒不热，或虚热不寒。用草果仁、熟附子等分，水一盏，姜七片，枣一枚，煎半盏服，名果附汤。《医方大成》亦用治脾寒疟，大便泄而小便多，不能食者。《百一选方》治脾肾不足，虚寒泄泻。草果仁一两，以舶上茴香一两炒香，去茴不用，吴茱萸一两，汤泡七次，同破故纸一两炒香，去故纸不用，葫芦巴一两，同山茱萸一两炒香，去茱萸不用，三味为末，酒糊丸，每六七十丸盐汤下。《肘后方》：香口辟臭。草豆蔻、细辛为末，含之。《直指方》治脾痛胀满。草果仁二个，酒煎服之。

简误

豆蔻性温热，味大辛，本是祛寒破滞，消食除瘴之药。凡疟不由于瘴气；心痛胃脘痛由于火而不由于寒；湿热瘀滞，暑气外侵而成滞下赤白，里急后重，及泄泻暴注，口渴；湿热侵脾因作胀满，或小水不利，咸属暑气湿热，皆不当用，犯之增剧。

藿香

微温。疗风水毒肿，去恶气，疗霍乱心痛。自木部移入。

疏：藿香禀清和芬烈之气，故其味辛，其气微温、无毒。洁古：辛甘，又曰：甘苦。气厚味薄，浮而升，阳也。东垣：可升可降，阳也。入手足太阴，亦入足阳明经。风水毒肿，病在于脾。恶气内侵，亦由脾虚邪入。霍乱心腹痛，皆中焦不治之证。脾主中焦，香气先入脾，理脾开胃，正气通畅，则前证自除矣。苏颂以为脾胃吐逆为要药。洁古谓其助胃气，开胃口，进饮食。海藏谓其温中快气。肺虚有寒，及寒郁热壅于上焦，饮酒口臭，煎汤饮。皆辛温入肺入脾，清上治中之功也。

主治参互

得缩砂蜜、炒盐，治霍乱。得人参、橘皮、木瓜、茯苓、缩砂蜜，治吐泻转筋霍乱。得木香、沉水香、乳香、缩砂蜜，则辟恶气，治中恶心腹疗痛。入顺气乌药散则补肺。入黄芪四君子汤则补脾。入桂苓甘露饮，治中暑吐泻。得木香、丁香、紫苏叶、人参、生姜，治暴中寒邪，吐逆不止。《经效济世方》：升降诸气。藿香一两，香附炒五两，为末，每以白汤点服一钱。《百一选方》治霍乱吐泻垂死者，服之回生。用藿香叶、陈皮各半两，水煎，温服。《禹师经验方》治暑月吐泻。滑石二两，藿香二钱五分，丁香五分，为末。每服二钱，淅米泔调服。

简误

藿香虽能止呕治呃逆，若病因阴虚火旺，胃弱欲呕，及胃热作呕，中焦火盛热极，温病热病，阳明胃家邪实作呕作胀，法并禁用。

假　苏

味辛，温，无毒。主寒热鼠瘘，瘰疬生疮，破结聚气，下瘀血，除湿痹。自菜部移入。

疏：假苏，荆芥也。得春气，善走散，故其气温，其味辛，其性无毒。升也，阳也。春气升，风性亦升，故能上行头目。肝主风木，故能通肝气，行血分。能入血分之风药也，故能发汗。其主寒热者，寒热必由邪盛而作，散邪解肌出汗，则寒热自愈。鼠瘘由热结于足少阳、阳明二经，火热郁结而成。瘰疬为病，亦属二经故也。生疮者，血热有湿也。凉血燥湿，疮自脱矣。破结聚气者，辛温解散之力也。下瘀血，入血分，辛以散之，温以行之之功用也。痹者，风寒湿三邪之所致也。祛风燥湿散寒，则湿痹除矣。

主治参互

得白颈蚯蚓，同捣取汁，解阳明经热病汗出，立已。得童子小便调服，立苏血晕。《千金方》治头项风强。八月后取荆芥穗，作枕及铺床下，立春日去之。又方：治风热牙疼。用荆芥根、乌桕根、葱根，等分煎汤，频含漱之。《经验方》治一切偏风口眼歪斜。用青荆芥一斤，青薄荷一斤，同捣汁，于磁器中熬成膏，留三分之一，将二分日干为末，以膏和丸如梧子大。每三十丸白汤下，早暮各一服，忌动风物。又方：治中风口噤。荆芥穗为末，酒服二钱，立愈，名荆芥散。贾似道云：此方出《曾公谈录》，前后用之甚验。其子名顺者，病已亟，服之立定，真再生丹也。华佗愈风散，治妇人产后中风口噤，手足瘛疭如角弓；或产后血晕不省人事，四肢强直；或心眼倒筑，吐泻欲死。用荆芥穗微焙，为末，每服三钱，豆淋酒调服，或童便服之。口噤则挑齿灌之，龈噤则灌入鼻中，其效如神。大抵产后虚甚则汗出而腠理疏，易于中风也。戴原礼：独行散，治产后迷闷，因怒发热而得者。用荆芥穗，以新瓦半炒半生，为末，童便服一二钱；若角弓反张，以豆淋酒下，或铧散童便煎服极妙。盖荆芥乃产后要药，而角弓反张乃妇人急候，得此证者十存一二而已。《图经本草》治产后血晕，筑心眼倒，风缩欲死者。取荆芥末二钱匕，童便调匀热服，立愈。口噤者灌鼻中皆效。近世名医用之，无不如神也。《保命集》：治产后血眩晕风虚，精神昏冒。荆芥穗一两三钱，桃仁去皮尖五钱，为末，水服三钱；若喘加杏仁去皮尖炒，甘草炙，各三钱。《妇人良方》：治产后鼻衄。荆芥穗末，童便服二钱，海上方也。《简便方》治大便下血。用荆芥二两，槐花一两，同炒紫为末，每三钱，清茶送下。《活法机要》治瘰疬溃烂，牵至胸前，两腋，块如茄子大，或牵至两肩上，四五年不能疗者，皆治之，其效如神。晋陵朱守仁传云：其项不能回顾，用此数日可减。如疮烂破者，用荆芥根下一段剪碎，煎沸待温洗，良久，看烂破处紫黑，以针一刺去血，再洗三四次愈。用樟脑、雄黄，等分为末，麻油调扫上，出水。次日再洗再扫，以愈为度。《普济方》治一切疥疮。荆芥末，以地黄自然汁熬膏，和丸如梧子大。每服三十丸，茶酒任下。《龙木论》治一切眼疾，血劳风气头痛，头旋目眩。用荆芥穗末，每酒服三钱。《普济方》治癃闭不通，小便急痛，无问久新。荆芥、大黄为末，等分，每温水服三钱。小便不通，大黄减半；大便不通，荆芥减半。名倒换散。

简误

荆芥，风药之辛温者也。主升，主散，不能降，亦不能收。病人表虚有汗者忌之。血虚寒热，而不因于风湿风寒者勿用。阴虚火炎面赤，因而头痛者，慎勿误入。

苏

味辛，温。主下气，除寒中。其子尤良。忌与鲤鱼同食；生毒疮。自菜部移入。

疏：苏，紫苏也。得天阳和之气，故温。兼地之金味，故辛。辛则善散，温能通气，故主下气，除寒中也。子尤良者，以其善降气也。入手少阴、太阴，足阳明经。孟诜谓其除寒热，治一切冷气。《日华子》谓其补中益气，治心腹胀满，止霍乱转筋，开胃下食，止脚气，通大小肠。苏颂谓其通心经，益脾胃，煮饮尤胜，与橘皮相宜。时珍谓其解肌发表散风寒，行气宽中，消痰利肺，和血，温中，止痛，定喘，定胎，解鱼蟹毒。

子：味辛，温，无毒。主下气，除寒温中。甄权用以治上气咳逆，冷气，及腰脚中湿气，风结气。研汁煮粥常食，令人肥白身香。日华子谓其能止霍乱，呕吐反胃，消五膈，消痰止嗽，润心肺。寇宗奭

用以治肺气喘急。皆辛温能散结而兼润下之力也。

主治参互

苏，阳草也。解肌散寒，疏表辟恶之要药。入参苏饮，治表虚人伤风久不愈。入苏沉九宝汤，解利伤风寒咳嗽。《肘后方》治感寒上气。苏叶三两，橘皮四两，酒四升，煮一升半，分温再服。又方：治霍乱胀满，未得吐下。生苏捣汁饮之佳，干苏煮饮亦妙。《金匮要略》疗食蟹中毒。紫苏煮汁，饮二升。《普济方》治咳逆上气，苏茎叶二钱，人参一钱，水一钟，煎数沸服。《济生方》：顺气利肠。紫苏子、麻仁等分，研烂，水滤取汁，用米煮粥食之。《圣惠方》治风顺气，利肠宽中。用苏子一升，微炒，杵，以生绢袋盛，于三斗清酒中浸三宿，少炒食之。《药性论》治一切冷气。苏子、良姜、橘皮，等分，蜜丸梧子大。每服十丸，空心酒下。又用治风湿脚气。《简便方》治上气咳逆。紫苏子，入水研，滤汁，同粳米煮粥食。

简误

苏叶，其气芬芳，其味辛，其性温，纯阳之草也，故善发散，解肌出汗。病属阴虚，因发寒热，或恶寒及头痛者，慎毋投之，以病宜敛宜补故也。火升作呕者，亦不宜服，惟可用子。

香 薷

味辛，微温。主霍乱腹痛吐下，散水肿。菜部移入。

疏：香薷，丹溪谓其有金与水，然亦感夏秋之气以生者，故其味辛，其气微温而无毒。可升可降，阳也。入足阳明、太阴，手少阴经。辛散温通，故能解寒郁之暑气。霍乱腹痛吐下转筋，多由暑月过食生冷，外邪与内伤相并而作。辛温通气，则能和中解表，故主之也。散水肿者，除

湿利水之功也。孟诜谓其去热风。卒转筋者，煮汁顿服半斤即止。为末，水调服止鼻衄。《日华子》谓其下气，除烦热，疗呕逆冷气。汪颖谓其夏月煮饮代茶，可无热病。调中温胃。含汁嗽口，去臭气。

主治参互

香薷饮，有十味者，有六味者，有加黄连者。虽同为祛暑之药，然脾、胃、肾俱虚之人，当以十味者为准，除有肺热咳嗽病者，去人参、白术、黄芪。治水肿以之为君，当同人参、术、木瓜、茯苓、橘皮、白芍药、车前子良。《和剂局方》：香薷饮，治一切伤暑，或暑月卧湿当风，或生冷不节，真邪相干，便致吐利，或发热头痛体痛，或心腹痛，或转筋，或干呕，或四肢逆冷，或烦闷欲死。并用香薷一斤，厚朴姜制，扁豆微炒各半斤，锉散，每用五钱，水二盏，煎一盏，水中沉冷，连进二服，立效。《活人书》去扁豆，入黄连四两，姜汁同炒黄色。《外台秘要》治水病，洪肿气胀，食不消。干香薷五十斤，锉入釜中，以水淹过三寸，煮使气尽，去滓澄之，微火煎至可丸，丸如梧子大。一服五丸，日三服，渐加之，以小便利则愈。宜有术同煎。《外台秘要》：薷术丸，治暴水，风水，气水，通身皆肿，服至小便利为效。用香薷叶一斤，熬成膏，加白术末七两，和丸梧子大。每服十丸，米饮下，日五夜一服。《肘后方》治心烦，胁痛连胸欲死者。香薷捣汁二升服。《圣济总录》治鼻衄不止。香薷研末，水服一二钱。《肘后方》治舌上出血，如钻孔者。香薷煎汁服一升，日三进。《千金方》治口臭。香薷一把，煎汁含之。《食医心镜》：主心烦，去热。取煎汤，作羹煮粥，及生食亦得。《子母秘录》治小儿白秃发不生，汁出惨痛。浓煮陈香薷汁，入猪脂少许，和胡粉傅之。《衍义》云：治霍乱

不可缺，用之无不效。雷公云：凡采得，去根留叶，细锉曝干，勿令犯火。服至十两，一生不得食白山桃也。

简误

香薷性温，不宜热饮，故治乘凉饮冷，寒与暑气相搏激，是阳气为阴邪所遏，以致头疼发热恶寒，烦躁口渴，或吐，或泻，或霍乱者，宜用此药以发越阳气，散水和脾则愈。若夫饮食不节，劳役斫丧之人，伤暑热而病大热大渴，汗泄如雨，烦躁喘促，或泻或吐者，乃劳倦内伤之证，宜从东垣人参白虎汤、清暑益气汤、桂苓甘露饮之类，以泻火益元可也。然中热不吐泻者，宜人参白虎汤；吐泻者，宜清暑益气汤、桂苓甘露饮。设用香薷，是重虚其表而又济之以温，则误矣。盖香薷乃夏月解表之药，表无所感，而中热为病，何假于此哉？误则损人表气。戒之！戒之！

薄 荷

味辛，苦，温，无毒。主贼风伤寒，发汗，恶气，心腹胀满，霍乱，宿食不消，下气。煮汁服，亦堪生食。饮汁发汗，大解劳烦。菜部移入。

疏：薄荷感抄春初夏之气，而得乎火金之味，金胜火劣，故辛多于苦而无毒。洁古：辛凉，浮而升，阳也。入手太阴、少阴经。辛合肺，肺主皮毛；苦合心而从火化，主血脉，主热，皆阳脏也。贼风伤寒，其邪在表，故发汗则解风。药性升又兼辛温，故能散邪辟恶。辛香通窍，故治腹胀满霍乱。《食疗》以为能去心家热，故为小儿惊风，风热家引经要药。辛香走散以通关节，故逐贼风。发汗者，风从汗解也。本非脾胃家药，安能主宿食不消？上升之性，亦难主下气。劳乏属虚，非散可解。三疗俱非，明者当自别之。

主治参互

风热上壅，斯为要药。入嚼化丸以为之君，主阴虚肺热咳嗽甚良；加生干姜，并治伤风寒咳嗽。佐漆叶、苦参、何首乌、胡麻仁、荆芥穗、生地黄、蒺藜子、石菖蒲、苍术，治大麻风；去苍术，加赤茎稀莶，治紫云风。同贝母、荆芥穗、玄参、班猫，佐肥皂，能治瘰疬。《外台秘要》治水入耳中，捣汁滴入立验。孙真人用以辟邪毒，除劳气，令人口气香洁。汤洗漆疮。日华子用以治中风失音吐痰。苏颂主伤风，头脑风，通关节，及小儿风涎为要药。东垣用以清头目，除风热，故可疗风瘙瘾疹，及涂蜂螫。《简便单方》：清上化痰，利咽膈，治风热上壅。以薄荷叶为末，炼蜜丸芡实大，每嚼一丸。《医学集成》治舌强语謇。薄荷自然汁，和白蜜姜汁少许，擦之。《明目经验方》治眼弦赤烂。薄荷以生姜汁浸一宿，晒干为末，每用一钱，沸汤泡洗。《济生方》治瘰疬结核，或破，未破。以新薄荷二斤取汁，皂荚一挺，水浸去皮捣取汁，同于银石器内熬膏，入连翘末半两，连白青皮、陈皮、黑牵牛半生半炒，各一两，皂荚仁一两半，同捣和丸梧子大。每服三十丸，煎连翘汤下。张杲《医说》疗火毒生疮，因灸火火气入内，两股生疮汁水淋漓者。用薄荷煎汁频涂，立愈。

简误

病人新瘥勿服，以其发汗虚表气也。咳嗽若因肺虚，寒客之而无热证者勿服，以其当补而愈也。阴虚人发热勿服，以出汗则愈竭其津液也。脚气类伤寒勿服，以其病在下而属脾故也。血虚头痛，非同诸补血药不可用。小儿身热，由于伤食者不可用。小儿身热，因于疳积者不可用。小儿痘疮，诊得气虚者，虽身热初起，亦不可用。

卷　十

草部下品之上

总六十二种，今疏其要者一十六种。

附子　半夏　大黄　葶苈　桔梗　草蒿　旋覆花　藜芦　射干　常山　甘遂　白蔹　白及　大戟　贯众　羊踯躅

附　子

味辛、甘，温、大热，有大毒。主风寒咳逆邪气，温中，金疮，破癥坚积聚血痕，寒湿踒躄，拘挛膝痛，脚疼冷弱，不能行步，腰脊风寒，心腹冷痛，霍乱转筋，下痢赤白，坚肌骨，强阴，又堕胎。为百药长。冬月采为附子，春采为乌头。忌豉汁。得蜀椒、食盐可引之下行。地胆为之使。恶蜈蚣。畏防风、黑豆、甘草、黄芪、人参、童便、犀角。

疏：附子全禀地中火土燥烈之气，而兼得乎天之热气，故其气味皆大辛大热，微兼甘苦而有大毒。气厚味薄，阳中之阴，降多升少，浮中沉无所不至。入手厥阴，命门，手少阳三焦，兼入足少阴、太阴经。其性走而不守，得甘草则性缓，得肉桂则补命门。《本经》主风寒咳逆邪气，寒湿踒躄，拘挛膝痛，脚疼冷弱，不能行步，以此诸病，皆由风寒湿三邪客之所致也。邪客上焦则咳逆，邪客下焦则成踒躄，拘挛膝痛，脚疼冷弱，不能行步。此药性大热而善走，故亦善除风寒湿三邪，三邪祛则诸证自瘳矣。癥坚积聚血

痕，皆血分虚寒，凝而不行所成。血得热则行，故能疗之。其主金疮，亦谓金疮为风寒所郁击，血瘀不活之证，而非血流不止之金疮也。《别录》又主腰脊风寒，脚气冷弱，心腹冷痛，及脾虚寒客中焦为霍乱，客下焦肝肾之分为转筋。借诸补气药则温中，补血药则强阴坚肌骨。火能消物，气性热极，入血善行，故善堕胎，为百药长。引参、术、黄芪、茯苓，则温暖脾胃，除脾湿，祛肾寒，补下焦阳虚。佐之以桂，则除脏腑沉寒，三焦厥逆，湿淫腹痛，胃寒蛔动，气虚经闭，补阳虚，散虚壅。亦可入足太阳、少阴，故治督脉为病，脊强而厥。督脉夹脊而上，并足太阳膀胱经。膀胱者，肾之府，故主之也。天雄、乌头、附子，本是同生，第其形质有异，老嫩或殊，大热大毒则未始有别也。

主治参互

附子得生干姜、桂枝，主伤寒直中阴经，温中散寒而能出汗。佐人参、兼肉桂、五味子，则补命门相火不足，回阳有神。得人参、肉桂，治元气虚人暴寒之气入腹，腹痛作泄，完谷不化，小水不禁。佐白术为除寒湿之圣药。得黄芪、人参、炙甘草、白芍药、橘皮、五味子，主痈疽溃后去脓血过多，以致饮食不进，恶心欲呕，饮食不化，不生肌肉。亦主久漏冷疮。得人参、白芍药、炙甘草、砂仁、橘皮，主小儿慢惊；加莲肉、白扁豆，则治吐泻不止。得术、桂、牛膝、木瓜、橘皮，主寒疝痛极，立止。得术、木瓜、石

斛、萆薢、薏苡仁、橘皮、茯苓，治风湿麻痹，肿痛脚气之无热证者，辄验。得人参、橘皮、主久病呕哕反胃，虚而无热者良。经曰：肾苦燥，急食辛以润之。附子同肉桂之辛，入八味丸以润肾燥，阳虚无热证者宜之。

简误

附子既禀地二之火气，兼得乎天之热气以生，是阴阳凑合，无非火热为性，气味皆然，毒可知已。论其性质之所能，乃是退阴寒，益阳火，兼除寒湿之要药；引补气血药入命门，益相火之上剂。若非阴寒寒湿，阳虚气弱之病，而误用之于阴虚内热，血液衰少，伤寒，温病，热病，阳厥等证，靡不立毙。谨列其害如下。医师司命，宜详玩而深鉴之，亦生人之大幸也。伤寒阳厥，其外证虽与阴厥相类，而其内实不相侔，何者？阳厥之病，若系伤寒温疫，其先必发热头疼口渴，其后虽头不疼而表热已除，然必面赤颧红，二便不利，小水必赤，或短少，是其候也，此当下之病也。产后血虚，角弓反张，病名曰痉。痉者，劲也。是去血过多，阴气暴虚，阴虚生内热，热则生风，故外兼现乎风证，其实乃阴血不足，无以荣养于筋所致，足厥阴肝家大虚之候。此宜益阴补血清热则愈也。故凡病人一见内热口干，咽干口渴，渴欲引饮，咳嗽多痰，烦躁，五心烦热，骨蒸劳热恶寒，阴虚内热外寒，虚火上攻齿痛，脾阴不足以致饮食无味，小便黄赤短涩及不利，大便不通或燥结，腹内觉热闷，喜饮冷浆及鲜果，畏火及日光，兼畏人声木声，虚阳易兴，梦泄不止。产后发热，产后血行不止，及恶疮臭秽，小产憎寒壮热，中暑厥晕，阴虚头晕，中暑暴泄，利下如火，赤白滞下。小儿中暑，伤食作泄，小便短赤，口渴思饮。血虚腹痛，按之即止。火炎欲呕，外

类反胃而恶热焦烦，得寒暂止。中热腹中绞痛。中暑霍乱吐泻，或干霍乱。或久疟寒热并盛。或赤白浊，赤白淋，尿血，便血，血崩，吐衄，齿衄，舌上出血。目昏，神短，耳鸣，盗汗。汗血，多汗恶热。老人精绝阳痿，少年纵欲伤情，以致阴精不守，精滑。脑漏。妇人血枯无子，血枯经闭。肾虚小便余沥，血虚大便燥结，阴虚口苦舌干。心经有热，梦寐纭。下部湿热，行履重滞，湿热痿痹，湿热作泄，湿热脚气。小儿急惊内热，痘疮干焦黑陷，痘疮火闭不出，痘疮皮薄娇红，痘疮因热咬牙，痘疮挟热下利，痘疮余毒生痈。中风僵仆不语，中风口眼歪斜，中风语言謇涩，中风半身不遂，中风痰多神昏。一切痈疽未溃，金疮失血发痉。血虚头痛，偏头风痛。上来内、外、男、妇、小儿共七十余症，病属阴虚及诸火热，无关阳弱，亦非阴寒，法所均忌。倘误犯之，轻变为重，重者必死，枉害人命，此药居多。临证施治，宜谨审之。世徒见其投之阳虚之候，肺肾本无热证者，服之有起死之殊功，而不知其用之阴虚如上诸病，亦复下咽莫救。故特深著其害，以表其非尝试轻用之药也。业医君子，可不慎诸！

半　夏

味辛，平，生微寒，热温，有毒。主伤寒寒热，心下坚，下气，咽喉肿痛，头眩，胸胀咳逆，肠鸣，止汗，消心腹胸膈痰热满结，咳嗽上气，心下急痛坚痞，时气呕逆，消痈肿，堕胎，疗痿黄，悦泽面目。生令人吐，熟令人下。用之汤洗，令滑尽。射干为之使。恶皂荚。畏雄黄、生姜、干姜、秦皮、鳖甲。反乌头。忌羊血、海藻、饴糖。

疏：半夏得土金之气，兼得乎天之燥气，故其味辛平苦温，火金相搏，则辛而

有毒。洁古谓味辛苦，性温，气味俱薄，沉而降。好古谓其辛厚苦轻，阳中阴也。入足太阴、阳明、少阳，亦入手少阴经。柴胡为之使。辛温善散，故主伤寒邪在表里之间，往来寒热。苦善下泄，邪在胸中则心下坚，胸胀咳逆；邪在上焦则头眩；邪在少阴则咽喉肿痛。《别录》亦谓其消心腹胸膈痰热满结，咳逆上气，心下急痛坚痞，时气呕逆，亦皆邪在上焦胸中之所致，故悉主之也。中焦者，足太阴之所治也。有湿有热，清浊不分则肠鸣，湿热胜则自汗，入足太阴故并主之。辛能散结，故消痈肿。脾家湿热则面色痿黄，实脾分水燥湿，则前证俱除，面目因而滑泽矣。辛温有毒，故堕胎也。

主治参互

张仲景《伤寒论》：小结胸痛，正在心下，按之则痛，脉浮而滑者，小陷胸汤主之。半夏半升，黄连一两，栝楼实大者一个，水六升，先煮栝楼至三升，去滓，纳二味，煮取二升，分三服。又：治少阴咽痛生疮，不能言语，声不出者，苦酒汤主之。半夏七枚打碎，鸡子一枚，头开一窍，去黄，纳苦酒令小满，入半夏在内，以环子坐于炭火上，煎三沸，去滓，置杯中，时时咽之，极验。未瘥更作。《金匮要略》治支饮作呕，呕家本渴，不渴者，心下有支饮也。或似喘不喘，似呕不呕，似哕不哕，心下愦愦，并宜小半夏汤。用半夏泡七次，一升，生姜半升，水七升，煮一升五合，分温服。又：治呕、哕、眩、悸，谷不得下。半夏加茯苓汤。半夏一升，生姜半斤，茯苓三两切，以水七升，煎一升半，分温服之。又：心下悸忪，半夏麻黄丸。半夏、麻黄等分，为末，蜜丸小豆大。每服三十丸，日三。又：呕吐反胃，大半夏汤。半夏三升，人参三两，白蜜一升，水一斗二升和，扬之

一百二十遍，煮取三升半，温服一升，日再服。亦治膈间支饮。又：张仲景方。治黄疸喘满，小便自利，不可除热者。用半夏半斤，生姜半斤，水七升，煮一升五合，分温再服。有一人气结而死，心下暖，以此少许入口，其人遂活。洁古《活法机要》方：风痰头晕，呕逆目眩，面青黄色，脉弦者。水煮金花丸。用生半夏、生天南星、寒水石煅，各一两，天麻半两，雄黄二钱，小麦面三两，为末，水和成饼，水煮浮起漉出，捣丸梧子大。每服五十丸，姜汤下，极效。亦治风痰咳嗽，二便不通，风痰头痛。又：治风痰喘逆，兀兀欲吐，眩晕欲倒。半夏一两，雄黄三钱，为末，姜汁浸，蒸饼丸梧子大。每服三十丸，姜汤下。已吐者加槟榔。又：治湿痰咳嗽，面黄体重嗜卧，兼食不消，脉缓者，白术丸：用半夏、南星各一两，白术一两半，为末，薄糊丸梧子大。每服五十丸，姜汤下。又：治气痰咳嗽，面白气促，洒淅恶寒，愁忧不乐，脉涩者，玉粉丸。用半夏、南星各一两，官桂半两，为末，糊丸梧子大。每服五十丸，姜汤下。《和剂局方》治停痰留饮，胸膈满闷，气短恶心，饮食不下，或吐痰水。茯苓半夏汤。用半夏泡五两，茯苓三两，每服四钱，姜七片，水一盏半，煎七分，甚捷径。又：搜风化痰，安神定志，利头目。辰砂化痰丸。用半夏曲三两，天南星炮一两，辰砂、枯矾各半两，为末，姜汁打糊丸梧子大。每服三十丸，食后姜汤下。又：治风痰喘急。千缗汤。用半夏汤洗七个，甘草炙、皂荚炒各寸许，姜三片，水一盏，煎七分，温服。又：治停痰冷饮呕逆。橘皮半夏汤：用半夏水煮熟，陈橘皮各半两，每服四钱，生姜七片，水二盏，煎一盏，温服。又：治胃寒哕逆，停痰留饮，藿香半夏汤。用半夏汤泡炒黄二两，

藿香一两，皮半两，每服四钱，水一盏，姜七片，煎服。又：治伏暑引饮，脾胃不和。消暑丸。用半夏醋煮一斤，茯苓半斤，生甘草半斤，为末，姜汁面糊丸梧子大。每服五十丸，热汤下。又：治中焦痰涎，利咽，清头目，进饮良。半夏泡七次四两，枯矾一两，为末，姜汁打糊，或煮枣肉和丸梧子大。每姜汤下十五丸。寒痰加丁香五钱；热痰加寒水石煅四两，名玉液丸。《御药院方》治膈壅风痰。半夏半斤，酸浆浸一宿，温汤洗五十遍，去恶气，日干，为末，浆水搜作饼，日干再研为末。每五两入生龙脑一钱，以浆水浓煮和丸鸡头子。纱袋盛，避风处阴干。每服一丸，好茶或薄荷汤嚼下。叶氏方：治风炎，湿痰。青壶丸：半夏一斤，天南星八两，各汤泡晒干，为末，姜汁和作饼，焙干，入神曲半两，白术末四两，枳实末二两，姜汁面糊丸梧子大。每服五十丸，姜汤下。作三仙丸，能化痰利气。《斗门方》消痰开胃，去胸膈壅滞。用半夏洗泡焙干为末，自然姜汁和作饼，湿纸裹，煨香，以熟水二盏，同饼二钱，入盐五分，煎一盏，服之，大压痰毒，及酒食伤，极验。《机要》又治结痰不出，语音不清，年久者亦宜。玉粉丸：半夏半两，桂心一字，草乌半字，为末，姜汁浸蒸饼丸芡实大。每服一丸，夜卧含咽。《活幼口议》治小儿痰吐，或风壅所致，或咳嗽发热，饮食即呕。半夏泡七次半两，丁香一钱，以半夏末水和包丁香，用面重包，煨熟，去面为末，生姜自然汁和丸麻子大。每服二三十丸，陈皮汤下。《肘后方》治冒寒霍乱腹胀。用半夏、桂枝等分为末，每服方寸匕。又：治产后晕绝，半夏末，冷水和丸大豆大，纳鼻中即愈。即扁鹊法也。《永类钤方》：打扑瘀痕。水调半夏末涂，一宿即没。魏元君方：卒死不寤。用半夏末

搐鼻中，即活。《子母秘录》治五绝急病：一曰自缢，二曰墙压，三曰溺水，四曰魇魅，五曰产乳。并以半夏末，纳大豆一丸入鼻中，心温者，一日可活也。刘长春《经验方》，治吹奶肿痛。半夏一个煨研，酒服，立验。一方：以末，随左右㗜鼻效。《箧中方》治蝎虿螫人，用半夏末，水调涂之，立止。

简误

半夏，辛温性燥而有毒，虽能祛湿分水实脾，开寒湿痰，气郁结痰，而其所大忌者，乃在阴虚血少，津液不足诸病。故古人立三禁，谓血家、渴家、汗家也。故凡一切吐血、衄血、咯血、齿衄、舌上出血、金疮、产后失血过多、尿血、便血、肾水真阴不足发渴、中暑发渴，阳虚自汗、阴虚盗汗、内热烦躁出汗诸证，皆所当禁者也。然三禁之外，应忌者尚多，兹更详列于后：凡咳嗽由于阴虚火空上炎，烁肺喉痒因而发嗽，内热煎熬津液凝结为痰所致，而不由于寒湿，病本乎肺而不本乎脾。呕吐由于火冲胃热，而不由于寒湿痰壅。饮食不化由于脾阴不足，而不由于因湿脾慢。呕、哕、眩、悸，谷不得下，由于胃气虚弱；见食厌恶，而不由于寒湿邪所干。霍乱腹胀由于脾虚邪热客中焦，而不由于寒湿饮食停滞。咽痛由于阴虚，肾水不足则水涸而阳无所附，故火空上炎而发咽痛，而不由于伤寒少阴病邪热不解。气喘由于气虚，而不由于风寒气郁。头痛由于血虚，而不由于痰厥。小儿吐泻由于伤热，而不由于脾胃。不寐由于心络血少，而不由于病后胆虚。自汗由于表虚腠理不固，而不由于湿热内客自胜。如上诸证，法所同禁。其所最易误而难明者，世医类以其能去痰，凡见痰嗽莫不先投之，殊不知咳嗽吐痰，寒热骨蒸，类皆阴虚肺热津液不足之候，误服此药，愈损津

液，则肺家愈燥，阴气愈虚，脓痰愈结，必致声哑而死。若合参、术，祸不旋踵。盖以其本脾胃家药，而非肺肾药也。寒湿痰饮作嗽，属胃病者固宜，然亦百之一二。其阴虚火炽，煎熬真阴，津液化为结痰，以致喉痒发咳者，往往而是。故凡痰中带血，口渴咽干，阴虚咳嗽者大忌之。又有似中风痰壅失音，偏枯拘挛，及二便闭涩，血虚腹痛，于法并忌。犯之过多，则非药可救，吉凶贸理，悔不可追，责在司命。谨诸！戒诸！

大　黄

味苦，寒，大寒，无毒。主下瘀血，血闭寒热，破㿗瘕积聚，留饮宿食，荡涤肠胃，推陈致新，通利水谷，调中化食，安和五脏，平胃下气，除痰实，肠间结热，心腹胀满，女子寒血闭胀，小腹痛，诸老血留结。黄芩为之使。无所畏。

疏：大黄禀地之阴气独厚，得乎天之寒气亦深，故其味至苦，其气大寒而无毒。入足阳明、太阴、厥阴，并入手阳明经。气味俱厚。味厚则发泄，故其性猛利，善下泄，推陈致新无所阻碍，所至荡平，有戡定祸乱之功，故号将军。味厚则入阴分，血者，阴也，故主下瘀血，血闭寒热，瘕痕积聚，留饮宿食，荡涤肠胃，通利水谷。其曰调中化食，安和五脏者，概指脏腑积滞既去，则实邪散而中自调，脏自和也。《别录》又云：平胃下气，除痰实，肠间结热，心腹胀满，女子寒热，女子因寒血凝闭而作胀，少腹痛因于血闭，及诸老血留结，皆由通利开导之力所致也。总之，此药乃除实热燥结，下有形积滞之要品。随经随证以为佐使，则奏功殊疾矣。

主治参互

大黄君、枳实、厚朴，为小承气汤，治伤寒热病，邪结中焦。治伤寒病发于阴而反下之，心下满而不痛，按之濡，此为痞也，大黄黄连泻心汤主之。大黄二两，黄连一两，以麻沸汤二升渍之，须臾绞汁，分作二次温服。洁古用以泻诸实热不通，及泻心下痞满由于实。皆本仲景法也。亦治滞下赤白初起，壮实之人可用枳壳、槟榔、当归、甘草、滑石，作丸投之。是迎而夺之之法也。然不可过剂，过剂则伤胃气。同碱及白敛、炒陈小粉、没药、乳香、醋、蜜，调傅作痈肿围药。凡实热湿痰为病，以锦纹大黄酒蒸八两，入前胡八两，橘红四两外，另外青礞石二两，同焰硝二两，入砂罐固济，煅红研末二两。上各取末，以水和为丸梧子大。每常服一二十丸，小病五六十丸，缓病七八十丸，急病一百二十丸，温水吞下，即卧勿动，候药逐上焦痰滞，次日先下糟粕，次下痰涎，未下再服。惟妊娠，水泄忌之。仲景《金匮玉函方》云：凡人食已即吐，此胸中有火也。大黄一两，甘草炙二钱五分，水一碗，煮半升，温服。此真方滚痰丸也。治一切因痰发为怪证。若入霞天膏为丸，更妙。西大黄拌蜜及竹沥，九蒸九晒，粉糊为丸如麻子大，薄荷汤吞三钱，治中上二焦有热痰，因发偏头风，诸药不效，目将损者有殊功。又治中焦脾胃湿热下流客肾，以致饱后夜卧即梦遗，临卧以升麻、陈皮汤，吞三四钱，湿热去即止。

简误

经曰：实则泻之。大黄气味大苦大寒，性禀直逐，长于下通，故为泻伤寒、温病、热病实热，热结中下二焦，二便不通，及湿热胶痰滞于中下二焦之要药。祛邪止暴，有拨乱反正之殊功。第具峻利之性，猛烈之气，长驱直捣，一往不返。如武王伐纣，前徒倒戈，血流漂杵，虽应天顺人，救民水火，然亦不免于未尽善之议矣。故凡血闭由于血枯，而不由于热积；寒热由于阴虚，而不由于瘀血；癥瘕由于脾虚胃弱，而不由于积滞停留；便闭由于血少肠燥，而不由于热结不通；心腹胀满由于脾虚中气不运，而不由于饮食停滞；女子少腹痛由于厥阴血虚，而不由于经阻老血瘀结；滞下初起即属胃虚，当以补养胃气，清消湿热为本，而不可以妄加推荡；疟病伤于暑气，而不由于山岚湿热；吐衄血由于阴虚火起于下，炎铄乎上，血热妄行溢出上窍，而不由于血分实热；腰脚风气由于下元先虚，湿热下流，因兹致病，而不专由于风湿外侵；骨蒸积热本于阴精不足，而非实热所致；偏坠由于肾虚，湿邪秉虚客之而成，而不由于湿热实邪所犯；乳痈肿毒由于肝家气逆郁抑不舒，以致荣气不从，逆于肉里，乃生痈肿，而不本于膏粱之变，足生大疔，血分积热所发，法咸忌之。以其损伤胃气故也。故伤寒家，调胃承气汤中用甘草以和之，正谓是也。轻发误投，多致危殆。戒之！戒之！

葶苈

味辛、苦，寒、大寒，无毒。主癥瘕积聚结气，饮食寒热，破坚逐邪，通利水道，下膀胱水，伏留热气，皮间邪水上出，面目浮肿，身暴中风热痱痒，利小腹。久服令人虚。得酒良。

疏：葶苈禀阴金之气以生，故其味辛苦，大寒无毒。气薄味厚，阳中阴也。为手太阴经正药，故仲景泻肺汤用之。亦入手阳明，足太阴经。肺属金，主皮毛；膀胱属水，藏精液。肺气壅塞则膀胱与焉。譬之上窍闭则下窍不通，下窍不通则水湿泛溢，为喘满，为肿胀，为积聚，种种之病生矣。辛能散，苦能泄，大寒沉阴能下行逐水，故能疗《本经》所主诸病。《十剂》云：泄可去闭，葶苈之属是矣。至苦极寒，有泻无补，暂用尚能损真，久服宁不令人虚也。

主治参互

《金匮》方：肺痈喘急不得卧，葶苈大枣泻肺汤主之。葶苈炒黄捣末，蜜丸弹子大。每用大枣二十枚，水三升，煎取二升，入葶苈一丸，更煎取一升，顿服。亦主支饮不得息。《外台秘要》：通身肿满。苦葶苈炒四两，为末，枣肉和丸梧子大，每服十五丸，桑白皮汤下，日三。大效。《千金方》：腹胀积聚。葶苈子一升，熬，以酒五升浸七日，日服三合。《箧中方》：痰饮咳嗽，含奇丸。用葶苈子一两，纸衬炒令黑，知母、贝母各一两，枣肉半两，砂糖一两半，和丸弹子大。每以新绵裹一丸，含之咽津，甚者不过三丸。

简误

葶苈，泻肺利小便，治肿满之要药。然味大寒，走而不守，不利于脾胃虚弱，及真阴不足之人。凡肿满由于脾虚不能制水，水气泛溢；小便不通由于膀胱虚，无气以化者，法所咸忌。犯之则轻病重，重必危，慎之！近世甜、苦二种，据《本经》云：辛苦，则甜者非矣！总之，疗体皆以行水泄闭为用，多服久服，咸不宜耳。

桔梗

味辛、苦，微温，有小毒。主胸胁痛如刀刺，腹满肠鸣幽幽，惊恐悸气，利五脏肠胃，补血气，除寒热风痹，温中消谷，疗喉咽痛，下蛊毒。

疏：桔梗，《本经》：味辛，气微温。《别录》加苦，云有小毒。神农、医和、岐伯、雷公，咸曰：无毒，而复加甘。观其所主诸病，应是辛苦甘平，微温无毒。

入手太阴、少阴，兼入足阳明胃经。味厚气轻，阴中之阳，升也。伤寒邪结胸胁，则痛如刀刺。邪在中焦，则腹满及肠鸣幽幽。辛散升发，苦泄，甘和，则邪解而气和，诸证自退矣。其主惊恐悸气者，心脾气血不足则现此证，诸补心药中藉其升上之力，以为舟楫胜载之用，此佐使之职也。《别录》：利五脏肠胃，补气血者，盖指邪解则脏腑肠胃自和，和则血气自生也。除寒热风痹，温中，疗喉咽痛，下蛊毒者，皆散邪解毒通利之功也。消谷者，以其升载阳气，使居中焦而不下陷，则脾中阳气长浮而谷食自消矣。甄权用以治下痢及去肺热气促者，升散热邪之故也。《日华子》用以除邪辟瘟，肺痈排脓。洁古用以利窍除肺部风热，清利头目咽嗌，胸膈滞气及痛，除鼻塞者，入肺开发和解之功也。好古以其色白，故为肺部引经，与甘草同为舟楫之剂，诸药有此一味，不能下沉也。

主治参互

朱肱《活人书》，治胸中痞满不痛，用桔梗、枳壳，取其通肺利膈下气也。张仲景《伤寒论》，治伤寒实结胸，用桔梗、贝母、巴豆，取其温中散邪，消谷破积也。又治肺痈唾脓，用桔梗、甘草，取其苦辛清肺，甘温泻火，又能排脓血，补内漏也。其治少阴证二三日，咽痛，亦用桔梗、甘草，取其苦辛散邪，甘平除热，合而用之能调寒热也。后人易名甘桔汤，通治咽喉、口舌诸病。《南阳活人书》治伤寒腹胀，阴阳不和者，桔梗半夏汤主之。桔梗、半夏、陈皮各三钱，姜五片，煎服。《简要济众方》：治痰嗽喘急。桔梗一两半，为末，用童子小便半升，煎四合，去滓温服。仲景《金匮玉函方》治肺痈咳嗽，胸满振寒，脉数，咽干不渴，时出浊唾腥臭，久久吐脓如粳米粥者，桔梗一

两，甘草二两，水三升，煮一升，分温再服，朝暮吐脓血则瘥。《千金方》治喉痹毒气，桔梗二两，水三升，煮一升，顿服。仲景《伤寒论》：少阴证二三日，咽痛者，可与甘草汤；不瘥者，与甘桔汤主之。桔梗一两，甘草二两，水三升，煮一升，分服。又可治口舌生疮。《永类钤方》治齿䘌肿痛，桔梗、薏苡仁等分，为末服。《经验方》治骨槽风，牙龈肿痛者。桔梗为末，枣瓤和丸皂子大。绵裹咬之，仍以荆芥汤漱之。《卫生易简方》治牙疳臭烂，桔梗、茴香等分，烧研傅之。《普济方》治鼻衄。桔梗为末，水服方寸匕，日四服。一方加生犀角屑。《古今录验方》治中蛊下血如鸡肝，昼夜出血石余，四脏皆损，惟心未毁，或鼻破将死者。苦梗为末，以酒服方寸匕，日三服。不能下药，以物拗口灌之，心中当烦，须臾自定，七日止。当食猪肝肺以补之。一方加犀角等分。《圣惠方》治妊娠中恶，心腹疼痛。桔梗一两，生姜三片，煎温服。张文仲《备急方》，治小儿客忤死，不能言。桔梗烧研三钱，米汤服之，仍吞麝香豆许。

简误

桔梗之性属阳而升，凡病气逆上升，不得下降，及邪在下焦者勿用。凡攻补下焦药中勿入。雷公云：凡使勿用木梗，真似桔梗，只是咬之腥涩不堪为异。

草蒿

味苦，寒，无毒。主疥瘙痂痒恶疮，杀虱，留热在骨节间，明目，一名青蒿。

疏：草蒿，青蒿也。禀天地芬烈之气以生，故其味苦，其气寒而芬芳，其性无毒。疥瘙痂痒恶疮，皆由于血热所致。留热在骨节间者，是热伏于阴分也。肝胃无热则目明。苦能泄热，苦能杀虫，寒能退热，热去则血分平和，阴气日长，前证自

除，故悉主之也。诸苦寒药多与胃气不宜，惟青蒿之气芬芳可人，香气先入脾，故独宜于血虚有热之人，以其不犯胃气故尔。是以蓐劳虚热，非此不除矣。

主治参互

青蒿得鳖甲、地黄、牛膝、枸杞、麦门冬、五味子，除一切产后虚热，寒热淹延不解。亦治一切虚劳寒热，阴虚五心烦热，肾水真阴不足，以致骨蒸劳热，此为要药。陶隐居谓其生按傅金疮，大止血；生肉，止疼痛，以帛裹之。陈藏器谓其主鬼气尸疰伏留，妇人血气腹内满，及冷热久痢。秋冬用子，春夏用苗。日华子谓其能补中益气，轻身补劳，驻颜色，长毛发，发黑不老，心痛热黄，生捣汁服。《百一方》治蜂螫人。嚼青蒿傅疮上，即瘥。《斗门方》治男妇劳瘦，用青蒿细锉，水三升，童便五升，同煎，取一升半，去滓，入器中煎成膏，丸如梧子大。每空心及临卧，温酒吞二十丸。《灵苑方》治虚劳寒热，肢体倦疼，不拘男妇。八九月青蒿成实时采之，去枝梗，以童便浸三日，晒干为末。每服二钱，乌梅一个，煎汤服。崔元亮《海上方》治骨蒸鬼气。用童便五大斗，澄清，青蒿五斗，八九月采，带子者最好，细锉相和，纳大釜中，以猛火煎取三大斗，去滓，溉釜令净，再以微火煎可二大斗，入猪胆一枚，同煎一大斗半，去火待冷，以磁器盛之。每欲服时，取甘草二三两，炙熟为末，以煎和捣千杵为丸。空腹粥饮下二十丸，渐增至三十丸止。《十便良方》治骨蒸烦热。用青蒿一握，猪胆汁一枚，杏仁四十个去皮尖炒，以童溺一大盏，煎五分，空心温服。《圣济总录》治虚劳盗汗，烦热口干，用青蒿一斤，取汁熬膏，入沙参末，麦冬末各一两，同熬至可丸，丸如梧子大，每食后米饮服二十丸，名青蒿煎。《肘后方》治疟疾寒热。用青蒿一握，水二升，捣汁服之。《仁存方》治温疟痰盛，但热不寒。用青蒿二两，童便浸焙，黄丹半两，为末。每服二钱，白汤调下，《卫生易简方》治鼻衄。青蒿捣汁服之，并塞鼻中，极验。《永类钤方》治酒痔便血。青蒿用叶不用茎，用茎不用叶，为末。血从粪前冷水调，粪后温酒调服。《济急方》治牙齿肿痛。青蒿一握，煎漱之。《圣惠方》治耳中出脓。青蒿为末，绵裹纳耳中。

简误

产后气虚，内寒作泻，及饮食停滞泄泻者，勿用。凡产后脾胃薄弱，忌与当归、地黄同用。

旋覆花

味咸、甘，温、微温、冷，有小毒。主结气胁下满，惊悸，除水，去五脏间寒热，补中下气。消胸上痰结，唾如胶漆，心胁痰水，膀胱留饮，风气湿痹，皮间死肌，目中眵䁾，利大肠，通血脉，益色泽。一名金沸草。五月采花，日干。

疏： 旋覆花，《别录》、甄权、《日华子》、寇宗奭，皆无毒。宗奭又加苦辛，而曰：冷利。其禀冬之气而生者乎，故其味首系之以咸，润下作咸，咸能软坚。《别录》加甘，甘能缓中；微温，温能通行，故主结气胁下满。心脾伏饮则病惊悸，饮消则复常矣。除水去五脏间寒热，及消胸上痰结，唾如胶漆，心胁痰水，膀胱留饮，风气湿痹，皮间死肌，目中眵䁾，利大肠者，皆软坚、冷利、润下、消痰饮、除水之功也。其曰：补中下气者，以甘能缓中，咸能润下故也。通血脉，益色泽者，盖指饮消则脾健，健则能运行，脾裹血又统血故也。

主治参互

仲景治伤寒汗下后，心下痞坚，噫气

不除，有七物旋覆代赭汤。成无己曰：硬则气坚，旋覆之咸以软痞坚也。《金匮要略》治半产漏下，虚寒相搏，其脉弦芤，旋覆花汤。用旋覆花三两，葱十四茎，新绛少许，水三升，煮一升，顿服。胡洽治痰饮在两胁胀满，有旋覆花丸。《总微论》治小儿眉癣，自眉毛眼睫，因癣退不生。用野油花即旋覆花，赤箭即天麻苗，防风，等分为末，洗净。以油调涂之。

简误

丹溪谓为走散之药，病人涉虚者，不宜多服。冷利，大肠虚寒人禁用。

藜　芦

味辛、苦，寒、微寒，有毒。主蛊毒，咳逆，泄痢肠澼，头疡疥瘙恶疮，杀诸虫毒，去死肌，疗哕逆，喉痹不通，鼻中息肉，马刀烂疮。不入汤。

疏：藜芦禀火金之气以生，故其味辛气寒，《别录》：苦微寒，有毒。入手太阴，足阳明经。《本经》主蛊毒咳逆，及《别录》疗哕逆，喉痹不通者，皆取其宣壅导滞之力。苦为涌剂，故能使邪气痰热，胸膈部分之病悉皆吐之也。辛能散结，故主鼻中息肉。苦能泄热杀虫，故主泄痢肠澼，头疡疥瘙，杀诸虫毒也。疮疡皆湿热所生，湿热不去则肌肉溃烂。苦寒能泻湿热，则马刀恶疮，烂疮死肌皆愈也。味至苦，入口即吐，故不入汤。

主治参互

《经验方》：诸风痰饮，藜芦十分，郁金一分，为末。每以一字，温浆水一盏和服，探吐。《简要济众方》：中风不省，牙关紧急者。藜芦一两去苗，浓煎，防风汤洗焙干切片炒，为末。每服半钱，小儿减半，温水调灌，吐出风涎效。《圣惠方》：诸风头痛。以藜芦一茎，日干研末，入麝香少许，吹鼻。《保命集》：久疟痰多不

食，欲吐不吐。藜芦末半钱，温浆水调下，探吐。

简误

藜芦辛苦有大毒，服一匕则令人胸中烦闷，吐逆不止。凡胸中有痰饮，或中蛊毒恶气者，只可借其上涌宣吐之力，获效一时。设病非关是者，切勿沾唇，徒令人闷乱，吐逆不止，亏损津液也。

射　干

味苦，平、微温，有毒。主咳逆上气，喉痹咽痛、不得消息，散结气，腹中邪逆，食饮大热，疗老血在心脾间，咳唾，言语气臭，散胸中热气。久服令人虚。

疏：射干禀金气而兼火，火金相搏则辛而有毒，故《本经》谓其味苦平有毒，平亦辛也。《别录》：微温。保升：微寒。二说一义，并无异云。洁古：味苦。阳中阴也。入手少阳、少阴、厥阴经。苦能下泄，故善降，兼辛故善散，故主咳逆上气，喉痹咽痛不得消息，散结气，胸中邪逆。既降且散，益以微寒，故主食饮大热。《别录》又主老血在心脾间，咳唾言语气臭，散胸中热气。甄权主疰气，消瘀血，主女人月闭。《日华子》主消痰，破癥结，胸膈满，腹胀气喘，疬癖。寇宗奭主脉气喉痹为佳。洁古主胃中痈疮。皆此意也。丹溪主行太阴、厥阴之积痰，使结核自消甚捷。又治足厥阴湿气下流，因疲劳而发为便毒。悉取其泄热散结之力耳。故古方治喉痹咽痛为要药。

主治参互

仲景《金匮》方治咳逆上气，喉中作水鸡声，射干麻黄汤。入鳖甲煎丸，治疟母。《袖珍方》治咽喉肿痛。用生射干、猪脂各四两，合煎令焦，去滓，每噙枣许，即瘥。《医方大成》治喉痹不通。用

扁竹新根，擂汁咽之，大肠动即解；或醋研汁噙，引涎出亦妙。《便民方》亦治喉痹不通。用紫蝴蝶根一钱，黄芩、生甘草、桔梗各五分，为末，水调顿服，立愈。名夺命散。《永类钤方》治乳痈初肿，用扁竹根如僵蚕者，同萱草根为末，蜜调敷之，神效。孙真人《千金方》治喉痹，有乌翣膏。

简误

射干虽能降手少阳、厥阴相火，泄热散结，消肿痛，然无益阴之性。故《别录》云：久服令人虚。凡脾胃薄弱，脏寒气血虚人，病无实热者，禁用。

常　　山

味苦、辛，寒、微寒，有毒。主伤寒寒热，热发温疟鬼毒，胸中痰结吐逆，疗鬼蛊往来，水胀，洒洒恶寒，鼠瘘。畏玉扎。忌菘菜。

疏： 常山禀天地阴寒之气以生，故其味苦寒。《别录》桐君益之以辛，宜其有毒也。苦泄辛散，故善逐饮。阴寒祛热，故善破瘴疠。入口即吐，其性暴悍又可知已。《本经》主伤寒寒热，宜作主山岚瘴气。寒热发为温疟，鬼毒，胸中痰结，古方治疟多用。盖以岭南、西粤、鬼方咸多山岚瘴疠之气，所感邪气充于荣卫皮肤之间，欲去皮肤毛孔中瘴气根本，非常山不可，以其性能祛逐老痰积饮，善散山岚瘴疠之邪故也。

主治参互

治山岚瘴气作疟，百药不效，秘方：常山四两，砂仁四两，槟榔二两，米醋浸入瓷器中二宿，取出，各炒燥为末，鸡子清和丸如绿豆大。五更，新汲水向东吞三五钱，一服可止。九月以后，宜以酒吞。刘长春《经验方》治瘴疟寒热，用常山一寸，草果一枚，热酒一盏，浸一宿，五更

向东饮之，盖卧，酒醒即愈。《肘后方》治三十年老疟，及积年久疟。常山、黄连各一两，酒三升，渍一宿，以瓦釜煮取一升半。发日早服五合，发时再服。热当吐，冷当利，无不瘥者。

简误

常山，阴毒之草也。其性暴悍，虽能破瘴疠，逐积饮，然善损真气，故疟非由于瘴气，及老痰积饮所致者，勿用。经曰：夏伤于暑，秋必痎疟。又曰：邪之所凑，其气必虚。暑邪秉虚客于五脏六腑十二经，疟亦因之而发。《内经》载之详矣。王好古分条立方，殊得仲景遗意，此皆疟之对病正药也。并不得妄用常山，虚人真气，变为危证。戒之！戒之！清暑养胃，健脾消痰，乃治疟之正法。稍久则当分气血施补助，靡不愈者，又安所事常山乎？

甘　　遂

味苦、甘，寒、大寒，有毒。主大腹，疝瘕腹痛，面目浮肿，留饮宿食，破癥坚积聚，利水谷道，下五水，散膀胱留热，皮中痞，热气肿满。瓜蒂为之使。恶远志。反甘草。

疏： 甘遂禀天地阴寒之气以生，故其味苦，其气寒而有毒，亦阴草也。水属阴，各从其类，故善逐水。其主大腹者，即世所谓水蛊也。又主疝瘕腹满，面目浮肿，及留饮，利水道谷道，下五水，散膀胱留热，皮中痞气肿满者，谓诸病皆从水湿所生，水去饮消湿除，是拔其本也。洁古谓其味苦性寒。苦性泄，寒胜热，直达水气所结之处，乃泄水之圣药。水结胸非此不能除，故仲景大陷胸汤用之。但有毒不可轻用，其性之恶可概见已。其根皮赤，肉白，作连珠实重者良。

主治参互

入陷胸汤，治伤寒水结胸，有神。

《圣济总录》治膜外水气。甘遂末、大麦面各半两，水和作饼，烧熟食之，取利。《肘后方》治身面洪肿。甘遂末二钱，以雄猪腰子一枚，分作七片，入末在内，湿纸包煨令熟。每日服一片，至四五服当觉腹鸣小便利，是其效也。张仲景《金匮玉函方》治心下留饮坚满，脉伏，其人欲自利反快。甘遂半夏汤：用甘遂大者三枚，半夏十二枚，以水一升，煮半升，入芍药五枚，水二升，煮半升，去滓。以蜜半升，同煎至八合，顿服之。《笔峰杂兴方》治小便转脬。甘遂末一钱，猪苓汤调下，立通。秘方：治体气。甘遂一钱，同猪肉煮食。于野地中掘一坑，令患人至彼处，向上风站立，以甘草末唾调入脐内，须臾腹中作响，取利下黑汁，亟从上风奔回，可绝。不绝再作一服，仍前用之。

简误

甘遂性阴毒，虽善下水除湿，然能耗损真气，亏竭津液。元气虚人除伤寒水结胸不得不用外，其余水肿臌胀类多脾阴不足，土虚不能制水，以致水气泛滥，即刘河间云：诸湿肿满属脾土。法应补脾实土，兼利小便。不此之图而反用甘遂下之，是重虚其虚也。水既暂去，复肿必死矣。必察病属湿热，有饮有水而元气尚壮之人，乃可一施耳。不然祸不旋踵矣。戒之！戒之！慎之！慎之！

白　蔹

味苦、甘，平、微寒，无毒。主痈肿疽疮，散结气，止痛除热，目中赤，小儿惊痫，温疟，女子阴中肿痛，下赤白，杀火毒。反乌头。

疏：白蔹得金气，故味苦平，平应作辛。《别录》：兼甘。其气微寒无毒。苦则泄，辛则散，甘则缓，寒则除热，故主痈肿疽疮，散结止痛，盖以痈疽皆由荣气不

从，逆于肉里所致。女子阴中肿痛，亦由血分有热之故。火毒伤肌肉即血分有热，目中赤赤血热为病，散结凉血除热，则上来诸苦蔹不济矣。其治小儿惊痫，温疟，及妇人下赤白，则虽云惊痫属风热，温疟由于暑，赤白淋属湿热，或可通用，然病各有因，药各有主，以类推之，恐非其任矣。尚俟后哲详之。总之，为疗肿痈疽家要药，乃确论也。

主治参互

白蔹得白及、红药子，加朱砂、雄黄、乳、没、脑、麝，为傅痈疽止痛散毒之上药。《肘后方》治发背初起，水调白蔹末傅之。《圣惠方》治疔疮初起，同上。陶隐居治一切痈肿。白蔹、赤小豆、茜草，为末，鸡子白调涂之。又方：白蔹二分，藜芦一分，为末。酒和贴之，日三上。《御药院方》治面鼻酒渣，白蔹、白石脂、杏仁各半两，为末。鸡子调涂，日一洗。《肘后方》治面生粉刺，白蔹二分，杏仁半分，鸡屎白一分，为末，蜜和杂水拭面。谈野翁治冻耳成疮。白蔹、黄柏，等分为末，生油调搽。《外台》方治汤火灼烂，白蔹末傅之。《圣惠方》治铁刺诸哽，及竹木哽在咽中，白蔹、半夏泡，等分为末，酒服半钱，日二服。又治刺在肉中，方同上。《千金方》治风痹筋急，肿痛屈转异常处。白蔹二分，熟附子一分，为末。每酒服半刀圭，日二服。以身中热行为候，十日便觉。忌猪肉、冷水。《瑞竹堂方》治诸疮不敛口，白蔹、赤蔹、黄柏各三钱，炒研，轻粉一钱，用葱白浆水洗净，傅之。

简误

痈疽已溃不宜服。

白　及

味苦、辛，平、微寒，无毒。主痈肿

恶疮败疽，伤阴死肌，胃中邪气，贼风鬼击，痱缓不收，除白癣疥虫。紫石英为之使。恶理石。畏李核、杏仁。反乌头。

疏：白及，《本经》：味苦平。《别录》加辛，微寒。李当之：大寒。《日华子》加甘。东垣亦微寒，谓其性涩。阳中之阴，收也。辛为金味，收为金气，其为得季秋之气，而兼金水之性者哉，宜乎入肺理伤有奇效矣。苦能泄热，辛能散结，痈疽皆由荣气不从，逆于肉里所生，败疽伤阴死肌皆热壅血瘀所致，故悉主之也。胃中邪气者，即邪热也。贼风鬼击，痱缓不收，皆血分有热，湿热伤阴之所生也。入血分以泄热散结逐腐，则诸证靡不瘳矣。

主治参互

白及性涩，破散中有收敛，盖去腐逐瘀以生新之药也。得白蔹、红药子，加脑、麝、乳、没，治一切痈疽肿毒，止痛散结排脓，有神。一味为细末，米饮调三钱服，治损肺吐血有奇效。《经验方》治鼻衄不止，津调白及末，涂山根上，仍以水服一钱，立止。《袖珍方》治疔疮肿毒。白及末半钱，以水澄之，去水，摊于厚纸上贴之。《永类钤方》治失跌骨折。酒调白及末二钱服，其功不减于自然铜、古铢钱也。《济急方》治手足皲裂。白及末水调塞之，勿犯水。孙真人方：治汤火伤灼，白及末，油调傅之。

简误

痈疽已溃，不宜同苦寒药服。

大　戟

味苦、甘，寒、大寒，有小毒。主蛊毒，十二水，肿满急痛，积聚，中风，皮肤疼痛，吐逆，颈腋痈肿，头痛，发汗，利大小肠。反甘草。畏菖蒲、芦草、鼠粪。

疏：大戟禀天地阴毒之气以生，故味苦寒而有小毒。甄权、洁古：兼辛。《别录》：兼甘。应是辛多，非辛则无毒矣。苦寒故善下走则入肾肝，辛则横走无所不到矣。洁古又谓泻肺损真气。其主下蛊毒者，以蛊毒必热，必辛，辛则散，走脏腑，故假其辛寒以搜其辛热，是以毒攻毒也。苦寒下泄，故能逐诸有余之水湿热，及留饮在中下二焦则为腹满急痛，或成积聚。苦辛甘寒，故散颈腋痈肿，利大小便，泻毒药，通月水。阴草苦辛有毒，故又堕胎也。天行黄病，非元气实者勿用。经曰：邪之所凑，其气必虚。中风之人其虚必矣。《本经》又谓其主中风，皮肤疼痛，吐逆者，非也！焉有虚病而可施苦寒有毒下泄之药哉？是重虚其虚也。

主治参互

大戟入玉枢丹、紫金锭，则解蛊毒，热毒痈疽疔肿，及蛇虫诸毒，内服外傅，取利为度。百祥丸：治痘疮变黑，干陷不发寒，而大便闭结者。用大戟一两，枣三枚，水一碗，同煮曝干，去大戟，以枣肉焙丸。从三分服至五分，以利为度。《三因方》控涎丹：治痰涎留在胸膈上下，变为诸病，或颈项、胸背、腰胁、手足、胯髀，隐痛不可忍，筋骨牵引，钓痛走易，及皮肤麻痹，似乎瘫痪，不可误作风气风毒，及疮疽施治。又治头痛不可举，或睡中流涎，或咳唾喘息，或痰迷心窍，并宜此药。数服痰涎自失，诸疾寻愈。紫大戟、白甘遂、白芥子微炒，各一两，为末，姜汁打面糊丸梧子大。每服七丸，或二十丸，以津液咽下。若取利则服五六十丸。《千金方》：中风发热。大戟、苦参各四两，白酢浆一斗，煮熟洗之，寒乃止。《生生方》：牙齿摇痛，大戟咬于痛处，良。

简误

大戟阴寒，善走而下泄，洁古谓其损真气。故凡水肿不由于受湿停水，而由于脾虚，土坚则水清，土虚则水泛滥，实脾则能制水，此必然之数也。今不补脾，而复用疏泄追逐之药，是重虚其虚也。宜详辨而深戒之。惟留饮伏饮，停滞中焦，及元气壮实人患水湿，乃可一暂施耳。

贯 众

味苦，微寒，有毒。主腹中邪热气，诸毒，杀三虫。去寸白，破癥瘕，除头风，止金疮。

花：疗恶疮，令人泄。赤小豆为之使。

疏：贯众味苦，而又微寒，止应云有小毒。以其苦寒，故主腹中邪热气诸毒。三虫皆由湿热所生，苦寒除湿热，则三虫自死矣。苦以泄之，亦兼有散之之义，故破癥瘕。苦寒能除风热，故止头风。金疮出血后必发热，泄热散结，则金疮自止。

主治参互

贯众一味为细末，水调一钱匕，治鼻衄有效。疫气发时，以此药置水中，令人饮此水，则不传染。

简误

病人虚寒无实热者，禁用。

羊 踯 躅

味辛，温，有大毒。主贼风在皮肤中淫淫痛，温疟，恶毒，诸痹，邪气鬼疰，蛊毒。

疏：羊踯躅，毒药也。然性能祛风寒湿，故可以治恶痹。痹者，风寒湿所成也。然非元气未虚，脾胃尚实之人，不可用。凡用此等毒药，亦须杂以安胃和气血药同用。

简误

踯躅性发散，气血虚人忌之。不可近眼。

卷 十 一

草部下品之下

总百五种，今疏其要者三十五种。

何首乌　威灵仙　牵牛子　蓖麻子
天南星　豨莶　马鞭草　苎根　白头翁
甘焦根　芦根笋附　鬼臼　马兜铃根附
仙茅　刘寄奴　骨碎朴　连翘　续随子
山豆根　白附子　鹿藿　预知子　木贼
蒲公草　谷精草　夏枯草　山慈菇　灯心
草　马勃　水蓼　海金沙　草三棱　鹿药
草石蚕　漆姑草

何　首　乌

味苦、涩，微温，无毒。主瘰疬，消痈肿，疗头面风疮，五痔。主心痛，益血气，黑髭鬓，悦颜色，久服长筋骨，益精髓，延年不老。亦治妇人产后及带下诸疾。茯苓为之使。与白莱菔相恶，犯之令人髭发早白。

疏：何首乌，本文味苦涩微温，《传》言味甘气温，其禀春深生气无疑。春为木化，入通于肝，外合于风，升也，阳也。入足厥阴，兼入足少阴经，故为益血祛风之上药。雌雄二种，遇夜则交，有阴阳交合之象，故能令人有子。肝主血，肾主精，益二经则精血盛。发者，血之余也，故乌髭鬓。其主瘰疬者，肝胆气郁结则内热，荣气壅逆，发为是病。十一脏皆取决于胆，与肝为表里，为少阳之经，不可出入，气血俱少，乃风木反主，行胆气，益

肝血，则瘰疬自消矣。调荣气则痈肿消。治风先治血，血活则风散，故疗头面风疮。肠澼为痔，痔者湿热下流，伤血分而无所施泄，则逼近肛门肉分，迸出成形为种种矣。风能胜湿，湿热解则痔将自平。心血虚则内热，热则心摇摇而作痛，益血则热解而痛除。益血气，黑髭鬓，悦颜色，久服长筋骨，益精气，延年不老者，皆补肝肾，益精血之极功也。亦治妇人产后及带下诸疾者，妇人以血为主，月事通后，厥阴主之，带下本于血虚而兼湿热，行湿益血，靡不除矣。

主治参互

君甘菊花、枸杞子、地黄、牛膝、天门冬、赤白茯苓、桑椹、南烛子，则益精血，乌须发，驻颜延年。得牛膝、鳖甲、橘红、青皮，治疟邪在阴分，久而不解；如表气已虚，脾胃已弱，则加人参三五钱；肺热者去人参，换入当归如其数。得刺蒺藜、甘菊花、天门冬、胡麻仁、漆叶、白芷、荆芥穗、苦参、地黄、百部，治头面诸风及大麻风。得金银花、地榆、犀角、草石蚕、山豆根、黄连、芍药、干葛、升麻、甘草、滑石，治毒痢下纯血，诸药不效，有神。《经验方》治骨软风，腰膝疼，行履不得，遍身瘙痒。何首乌大而有花纹者，同牛膝，锉，各一斤，以好酒一升，浸一宿，曝干，于木臼内捣末，蜜丸。每日空心食前，酒吞三五十丸。兼可治风痰，久疟不愈。《斗门方》治瘰疬，或破或不破，下至胸前者，皆治之。用何

首乌根洗净，日日生嚼，并取叶捣涂之，数服即止。其药久服延年黑发，用之神效。《何首乌传》：何首乌味甘气温，性则无毒。茯苓为之使。治五痔，腰膝之病，冷气心痛，积年劳瘦，痰癖，风虚败劣，长筋力，益精髓，壮气，驻颜黑发，延年，妇人恶血痿黄，产后诸疾，赤白带下，毒气入腹，久痢不止，其功不可俱述。一名野苗，二名交藤，三名夜合，四名地精，五名首乌。本出虔州，江南诸道皆有之。苗叶有光泽者，又如桃李叶，雄者苗色黄白，雌者黄赤，根远不过三尺，春秋可采，日干，去皮为末，酒下最良。有疾即用茯苓煎汤为使。常杵末，新瓷器盛用，偶日服之。忌猪肉、血，无鳞鱼，触药无力。其根形大如拳连珠，其有形如鸟兽山岳之状者，珍也。掘得去皮生吃，得味甘甜，可休粮，赞曰：神妙胜道，著在仙书。雌雄相交，夜合昼疏。服之去谷，日居月诸。返老还少，变安病躯。有缘者遇，勖尔自知。明州刺史李远传录云：何首乌，所出顺州南河县，及韶州、潮州、恩州、贺州、广州四会县、潘州者为上；邕州、桂州、康州、春州、高州、勒州、循州晋兴县出者次之。真仙草也，五十年者如拳大，号山奴，服之一年，髭鬓青黑。一百年者如碗大，号山哥，服之一年，颜色红悦。一百五十年者如盆大，号山伯，服之一年，齿落更生。二百年如斗栳栳大，号山翁，服之一年，颜如童子，行及奔马。三百年者如三斗栳栳大，号山精，纯阳之体，久服之成地仙也。《衍义》曰：何首乌，兼黑髭鬓。与萝卜相恶，令人髭鬓早白。治肠风热多用。

简误

何首乌为益血之药，忌与天雄、乌头、附子、仙茅、姜、桂等诸燥热药同用。修事以苦竹刀切片，米泔浸，经宿曝干蒸用，勿令犯铁。

威灵仙

味苦，温，无毒。主诸风，宣通五脏，去腹内冷滞，心膈痰水，久积癥瘕痃癖气块，膀胱宿脓恶水，腰膝冷疼，及疔折伤。一名能消。久服之，无温疫疟。忌茗。

疏： 威灵仙感春夏之气，故其味苦，其气温，其性无毒，升也，阳也。入足太阳经。春为风木之化，故主诸风，而为风药之宣导，善走者也。腹内冷滞多由于寒湿，心膈痰水乃停于上中二焦也，风能胜湿，湿病喜燥，故主之也。膀胱宿脓恶水，靡不由湿所成；腰膝冷疼亦缘湿流下部侵筋致之，祛风除湿，病随去矣。其曰久积癥瘕痃癖气块及折伤，则病干血分者多，气分者少，而又未必皆由于湿，施之恐亦无当，取节焉可也。

主治参互

《简便方》治脚气入腹，胀闷喘急。用末二钱，酒下，痛减一分，则药亦减一分。《千金方》治腰脚诸痛。用末，空心温酒服一钱，逐日以微利为度。《集验方》治肾脏风壅，腰膝沉重。用威灵仙末，蜜丸梧子大。温酒吞八十丸。平明微利恶物如青脓胶，即是风毒积滞。如未利，再服百丸，取下后，食粥补之。一月仍常服温补药。孙兆方名放杖丸。《卫生易简方》治破伤风。威灵仙半两，独蒜一个，香油一钱，同捣烂，热酒冲服。汗出即愈。又方：治停痰宿饮，喘咳呕逆，全不入食。威灵仙焙，半夏姜汁浸焙，为末，用皂角水熬膏，丸绿豆大。每服七丸至十丸，姜汤下，日三服，一月验，忌茶、面。又方：治诸骨鲠。威灵仙一两二钱，缩砂蜜一两，沙糖一盏，水二钟，煎一钟。温服。李楼《怪证方》治飞丝缠阴，肿痛欲断，以威灵仙捣汁，浸洗。效。

简误

风药性升而燥，走而不守。凡病非风湿，及阳盛火升，血虚有热，表虚有汗，痎疟口渴身热者，并忌之。

牵牛子

味苦，寒，有毒。主下气，疗脚满水肿，除风毒，利小便。

疏：牵牛子《本经》不载，乃《名医续注本草》谓为苦寒有毒。东垣以为感南方热火之化所生，应是辛热有毒之药。其主下气者，乃损削真气之谓。疗脚满水肿，除风毒，利小便，皆相似语，况前病多属脾胃气虚，此是泻药，今反用之，为害滋大。

主治参互

黑牵牛得白木香、槟榔、使君子，能追虫取积。《普济方》治气筑奔冲不可忍。牛郎丸：用黑牵牛半两，槟榔二钱半，为末。每服一钱，紫苏汤下。追虫取积亦可用。《摘玄方》治面上风刺。黑牵牛酒浸三宿，为末。先以姜汁擦面，后用药涂之。《圣惠方》治面上粉刺，瘤子如米粉。黑牵牛末，兑入面粉药中，日日洗之。

简误

牵牛子，辛热有毒之药。性又迅急，其所主治多是脾胃与肺家湿热之病，理应属虚，何资泻药。况诸证应用药物，寻检《本经》所载，良药不乏，何至舍其万全，而就不可必不可保之毒物哉？宜东垣之谆复其辞，以戒后人之勿轻用也。兹并附录其论，以诏后世云。

〔**附录**〕东垣云：牵牛，非《神农》药也。《名医续注》云：味苦寒，能除湿气，利小便，治下注脚气。此说气味主治俱误矣！何也？凡用牵牛，少则动大便，多则泄下如水，乃泻气之药。其味辛辣，

久嚼猛烈雄壮，所谓苦寒安在哉？夫湿者，水之别称，有形者也。若肺先受湿，湿气少是施化，致大小便不通，则宜暂用之。盖牵牛感南方热火之化所生，火能平金而泄肺，湿去则气得周流。所谓五脏有邪，更相平也。今不问有湿无湿，但伤食或有热证，俱用牵牛克伐之药，岂不误哉？况牵牛只能泄气中之湿热，不能除血中之湿热。湿从下受之，下焦主血，血中之湿，宜苦寒之味，反以辛药泄之，伤人元气。且牵牛辛烈，比之诸辛药，泄气尤甚，其伤人必矣。经云：辛泄气，辛走气，辛泄肺，肺病者无多食辛。况饮食失节，劳役所伤，是胃气不行，心火乘之。肠胃受火邪，名曰热中。脾胃主血，当血中泄火。以黄芩之苦寒泄火，当归身之辛温和血，生地黄之苦寒凉血益血，少加红花之辛温以泄血络，桃仁之辛温除燥润肠。仍不可专用，须于补中益气泄阴火之药内加而用之。何则？上焦元气已自虚弱，若反用牵牛大辛热气味俱阳之药，以泄水泄元气，利其小便，竭其津液，是谓重虚，重则必死，轻则夭人。故张文懿云：牵牛不可耽嗜，脱人元气。见人有酒食病痞者，多服牵牛丸散，取快一时，药过仍痞。随服随效，效后复痞，以致久服脱人元气，犹不知悔也。张仲景治七种湿热，小便不利，无一药犯牵牛者。仲景岂不知牵牛能泄湿利小便乎？为湿病之根在下焦，是血分中气病。不可用辛辣之药，泄上焦太阴之气，是血病泻气，使气血俱损也。经云：毋实实，毋虚虚，毋绝人长命，此之谓也。用者戒之！

牵牛自宋以后，北人常用取快。及刘守真、张子和出，又倡为通用下药。李明之目击其事，故著此说极力辟之。牵牛治水气在肺，喘满肿胀，下焦郁遏，腰背胀重，及大肠风秘、气秘，卓有殊功。但病

在血分，及脾胃虚弱而痞满者，则不可取快一时，及常服暗伤元气也。

蓖 麻 子

味甘、辛，平，有小毒。主水癥，水研二十枚服之，吐恶沫，加至三十枚，三日一服，瘥则止。又主风虚寒热，身体疮痒浮肿，尸疰恶气，榨取油涂之。

叶：主脚气风肿不仁，捣蒸傅之。

疏：蓖麻得土金之气，故其味甘辛，而其气则平，性有小毒。其力长于收吸，故能拔病气出外。其性善收，故能追脓取毒，能出有形之滞物。又能通利关窍，故主水癥。又主风虚寒热，身体疮痒浮肿，尸疰恶气，榨取油涂之。研涂手足心催生。寇氏主瘰疬。李氏主偏风半身不遂，口眼㖞斜，头风脚气毒肿，丹瘤火伤，针刺入肉，女人胞衣不下，及子肠挺出，皆从外治，不经内服，良有见也。子无刺者良，子有刺者毒。

雷公云：凡使勿用黑天赤利子，缘在地萎上，是颗两头尖，有毒。其蓖麻子，节节有黄黑斑。凡使以盐汤煮半日，去皮取子研用。

时珍云：取蓖麻油法，用蓖麻仁五升，捣烂，以水一斗，煮之，沫浮于汤面，即撇起，待沫尽乃止，去水。以沫煎至点灯不乍，滴水不散为度。

李氏曰：凡服蓖麻子者，一生不得食豆，犯之必胀死。其油能伏丹砂、轻粉。

主治参互

蓖麻子去壳，同紫背天葵等分，清水入砂器中煮半日，空腹时与病人嚼下，自十五枚至廿一枚，瘰疬久久自消。李氏云：一人病偏风，手足不举。用此油同羊脂、麝香、鲮鲤甲等药，煎作摩膏，日摩数次，一月余渐复。兼服搜风养血化痰之剂，三月而愈。又：一人病手臂一块肿痛，亦用蓖麻捣膏贴之，一夜而愈。又：一人病气郁偏头痛，用此同乳香、食盐捣傅太阳穴，一夜痛止。又：一妇产后子肠不收，捣仁贴其丹田，一夜而止。此药外用累奏奇功，但内服不可轻率耳。或言捣膏以箸点于鹅马六畜舌根下，即不能食，或点肛内，即下血死，其毒可知矣。又方：治口眼㖞斜，蓖麻子仁捣膏，左贴右，右贴左，即正。又《妇人良方》亦治前证，用蓖麻子仁七七粒，研作饼，右㖞安在左手心，左㖞安在右手心，却以铜盂盛热水坐药上，冷即换，五六次即正也。治风气头痛不可忍者。乳香、蓖麻仁等分，捣饼随左右贴太阳穴，解发出气甚验。又方：蓖麻仁半两，枣肉十五枚，捣涂纸上，卷筒插入鼻中，下清水涕，头痛即止。《圣济录》治鼻塞不通。用蓖麻仁三十粒，大枣去皮一枚，捣匀，绵裹塞之。一日一易，三十日闻香臭也。《摘玄方》治舌上出血。用蓖麻子油纸捻，烧烟熏鼻中自止。《经验良方》治舌胀塞口。用蓖麻子仁四十粒，去壳研油纸上，作捻烧烟熏之。未退再熏，以愈为度。有人舌肿出口外，一村人用此法而愈。治急喉痹，牙关紧急不通，用此即破。以蓖麻子仁研烂，纸卷作筒，烧烟熏吸即通。或只取油作捻尤妙。名圣烟筒。崔元亮《海上集验方》治催生下胞。用蓖麻子七粒，去壳研膏，涂脚心。若胎及衣下，便速洗去，不尔则子肠出，即以此膏涂顶，肠自入也。《肘后方》：产难。取蓖麻子十四枚，每手各把七枚，须臾立下也。《摘玄》治子宫脱下。用蓖麻仁，枯矾等分为末，安纸上托入。仍以蓖麻仁十四枚，研膏涂顶心即入。又：治盘肠生产。涂顶方同上。《肘后方》治一切肿毒，痛不可忍。用蓖麻子捣傅，即止也。

简误

蓖麻子能吸气，又能通窍，体质多油，而又有毒。脾胃薄弱，大肠不固之人，慎勿轻用服饵。

天南星

味苦、辛，有毒。主中风，除痰，麻痹，下气，破坚积，消痈肿，利胸膈，散血堕胎。畏附子、干姜、生姜。

疏： 南星得火金之气，故其味苦辛。火金相搏，故性烈而有毒。阴中之阳，可升可降，入手太阴经。为风寒郁于肺家，以致风痰壅盛之要药也。炎上作苦，苦则善燥，从革作辛，辛则善散，温则开通，故主麻痹，下气破坚积，消痈肿，利胸膈，散血堕胎。

主治参互

南星得牛胆则燥气减，得火炮则毒性缓。得姜、桂、附，主破伤风口噤身强。得牛胆、皂角、川乌、茯神、牛黄、天竺黄、丹砂，治惊痫。加天麻治一切风痰壅盛。同半夏捣细末，入降真香末，傅金疮折伤瘀血。同桂枝、干姜、甘草、细辛，治西北边人真中风，风痰猝壅僵仆。

简误

南星味既辛苦，气复大温而燥烈，正与半夏之性同，而毒则过之，故亦善堕胎也。半夏治湿痰多，南星主风痰多，是其异矣。二药大都相类，故其所忌亦同。非西北人真中风者，勿用。详载半夏条下，兹不重出。

豨　莶

味苦，寒，有小毒。主热䘌烦满不能食，生捣汁服三四合，多则令人吐。

疏： 豨莶，阳草也。感少阳生发之气以生，故其味苦寒，不应有毒。乃入血分祛风除湿，兼活血之要药也。湿热盛则生䘌。湿则烦满不能食。春生之药，本合

风化，风能胜湿，苦寒除热，故主之也。经曰：地之湿气，感则害人皮肉筋脉。故苏颂治肝肾风气，四肢麻痹，骨间疼痛，腰膝无力，及行大肠气。成讷用以疗中风。张泳用以轻身驻颜。效已著于曩代，功复见于今时。妙在走而不泄，香可开脾，邪去身安，功力斯倍矣。

主治参互

豨莶，如法修事：一斤入漆叶四两，亦以蜜酒润过，九蒸九晒，蜜和丸如梧子大。每五钱，空心饥时白汤吞，日三服。治紫云风、烂麻风，有神。江陵府节度使成讷进豨莶丸方表略云：臣有弟讱，年三十一，中风伏枕五年，百医不差。有道人钟针者，因睹此患曰：可饵豨莶丸必愈。其药多生沃壤，高三尺许，节叶相对。其叶当夏五月已来收。每去地五寸翦刈，以温水洗去泥土，摘其叶及枝头。凡九蒸九曝，不必太燥，但取蒸足数为度。仍熬捣为末，炼蜜丸如梧子，空心温酒或米饮下二三十丸。服至二千丸，所患愈加，不得忧虑，是药攻之力；服至四千丸必得复故；五千丸当复丁壮。臣依法修合，令研服之，果如其言。钟针又言：此药与本草所述功效相异。盖出处盛在江东，彼土人呼猪莶，缘此药如猪莶气，故以为名。但经蒸曝，莶气自泯。每当服后，须吃饭三五匙压之。五月五日采者佳。《奉敕宣付医院详录》：如益州张泳进豨莶丸表略云：此草金棱银线，素应是赤字茎紫荄，对节而生。蜀号火杴。茎叶颇同苍耳。谁知至贱之中，乃有殊常之效。臣自吃至百服，眼目清明，积至千服，髭须乌黑，筋力轻健，效验多端。臣本州有都押衙罗守一，曾因中风坠马，失音不语。臣与十服，其病立瘥。又和尚智严，年七十忽患偏风，口眼㖞斜，时时吐涎。臣与十服，亦便得差。今合一百剂，差职员史元奏

进。

简误

凡病人患四肢麻痹，骨间疼，腰膝无力，由于脾肾两虚，阴血不足，不因风湿所中而得者，不宜服之。予少年时晤金坛令公刘蓉川，论及此药，刘太夫人平居常服，在金坛令隶卒取此草，太夫人见之辄曰非是。乃知张益公表中所云金棱、银线、素茎、紫荚，与吴地所产者有异。物随土变，固其性也。

马 鞭 草

主下部䘌疮。

疏：马鞭草，《图经》谓之龙牙。《别录》：味苦，气寒无毒。保升《日华子》咸谓：辛凉，应有之也。本是凉血破血之药。下部䘌疮者，血热之极，兼之湿热，故血污浊而成疮，且有虫也。血凉热解，污浊者破而行之，靡不差矣。陈藏器谓其破血杀虫，亦此意耳。

主治参互

《集验方》治男子阴肿大如升，核痛，人所不能治者，马鞭草捣涂之。《太平圣惠方》治白癞风。用马鞭草为末，每服一钱，食前荆芥、薄荷汤下，日三服。忌铁。萧炳《集验方》治人疥，马疥。马鞭草捣自然汁半盏，饮尽，十日内愈，神效。《医方摘要》治赤白下痢。龙牙草五钱，陈茶一撮，煎服，神效。陈嘉谟《本草蒙筌》，治杨梅恶疮。马鞭草煎汤，先熏后洗，气到便爽，痛肿随减。

简误

病人虽有湿热、血热证，脾阴虚而胃气弱者勿服。

苎 根

寒，主小儿赤丹。其渍苎汁，疗渴。

疏：苎根得土之冲气，而兼阴寒，故味甘气寒而无毒。《别录》专主小儿赤丹，为其寒能凉血也。渍苎汁疗渴者，除热之功也。日华子用以治心膈热，漏胎下血，胎前产后心烦，天行热疾，大渴发狂，及服金石药人心热，闷毒箭、蛇虫咬，皆以其性寒，能解热凉血故也。

主治参互

同生地黄汁，能凉血安胎。《圣惠方》治小便血淋，苎根煎汤频服，大妙；亦治诸淋。《斗门方》治五种淋疾，苎根两茎，打碎，以水一碗半，煎半碗，顿服即通。《梅师方》治妊娠胎动，忽下黄汁如胶，或如小豆汁，腹痛不可忍者，苎根去黑皮切二升，以银一斤，水九升，煎四升。每服入酒半升或一升，分作二服。《圣惠方》同。濒湖《集简方》治肛门肿痛，生苎根捣烂，坐之良。《圣惠方》治脱肛不收，苎根捣烂，煎汤熏洗之。《外台秘要》治五色丹毒，苎根煮浓汁，日三浴之。

简误

病人胃弱泄泻者，勿服。诸病不由血热者，亦不宜用。

白 头 翁

味苦，温，无毒。主温疟，狂阳音羊寒热，癥瘕积聚，瘿气，逐血止痛，疗金疮、鼻衄。

疏：白头翁，《本经》：味苦温无毒。吴绶益以辛寒。详其所主，似为得之。东垣谓其气厚味薄。既能入血主血，应云气味俱厚。可升可降，阴中阳也。入手足阳明经血分。暑伏足阳明经，则发温疟；伏手阳明经，则病毒痢、滞下纯血。狂阳、鼻衄者，血热也。寒热者，血瘀也。癥瘕积聚，瘿气，靡不由血凝而成。积滞停留则腹痛。金疮，血凉则痛自止。苦能下泄，辛能解散，寒能除热凉血，具诸功能故悉主之。殆散热凉血行瘀之要药欤。前人所谓肾欲坚，急食苦以坚之。痢则下焦虚，故以纯苦之剂坚之。男子阴疝偏坠，小儿头秃腥膻，鼻衄，无此不效。毒痢有此获功，热毒下痢紫血鲜血者，宜之。

主治参互

仲景《金匮玉函方》白头翁汤：治热痢下重。用白头翁二两，黄连、黄柏、秦皮各三两，水七升，煎二升，每服一升。不愈更服。妇人产后痢，虚极者，加甘草、阿胶各二两。《圣惠方》治下痢咽肿，春夏病此，宜用白头翁、黄连各一两，木香半两，水五升，煎一升半，分三服。《外台秘要》治阴癞偏肿，用根生捣傅肿处。一宿当作疮，廿日愈。《卫生方》治外痔肿痛。用白头翁草，一名野丈人，以根捣涂之，逐血止痛。《肘后方》治小儿秃疮，白头翁根捣傅，一宿作疮，半月愈。

简误

白头翁苦寒，滞下胃虚不思食，及下利完谷不化，泄泻由于虚寒寒湿，而不由于湿毒者，忌之。

甘 蔗 根

大寒。主痈肿结热。

疏： 甘蔗禀地中至阴之气以生，其味应甘，气大寒，性无毒。入足阳明经。膏粱之变，发为痈肿。甘寒解阳明之结热，则痈肿自除。苏恭：捣傅痈肿，去热毒。捣汁服，治产后血胀闷。《大明》治天行热狂烦闷消渴，患痈毒，并金石发动，燥热口干，并绞汁服之。又治头风游风等证，皆取其甘寒凉血除热之功也。

主治参互

《肘后方》：发背欲死，芭蕉根捣烂傅之。《子母秘录》：小儿赤游，行于上下，至心即死。捣芭蕉汁，煎涂之。《圣惠方》：血淋涩痛，芭蕉根、旱莲草各等分，

水煎服，日二。

简误

蕉性大寒，痈肿阴证，不焮肿，不发热者，忌之。天行病非阳明热甚者，忌之。产后血胀闷，当以行血补血为主，蕉虽味甘，然性大寒，尤非所宜。

芦 根

味甘，寒，无毒。主消渴，客热，止小便利。逆水者良，苏恭：疗反胃呕逆，不下食，胃中热，伤食内热。甄权：解大热，开胃，治噎哕不止。《大明》主时疾烦闷，泻利人渴，孕妇心热。

疏： 芦根禀土之冲气，而有水之阴气，故味甘气寒而无毒。消渴者，中焦有热则脾胃干燥，津液不生而然也。甘能益胃和中，寒能除热降火，热解胃和，则津液流通而渴止矣。客热者，邪热也。甘寒除邪热，则客热自解。肺为水之上源，脾气散精，上归于肺，始能通调水道，下输膀胱；肾为水脏而主二便。三家有热，则小便频数，甚至不能少忍，火性急速故也。肺肾脾三家之热解，则小便复其常道矣。火升胃热，则反胃呕逆，不下食，及噎哕不止。伤寒时疾，热甚则烦闷。下多亡阴，故泻利人多渴。孕妇血不足则心热。甘寒除热安胃，亦能下气，故悉主之也。

附： 笋亦能除热，利小便，解河鲀鱼蟹毒。

主治参互

逆水芦根，得竹茹、枇杷叶、麦门冬、乌梅、木瓜，能止因热呕吐。得竹茹、麦门冬、大青、青黛，能除伤寒热病，烦闷呕吐。《药性论》云：芦根能解大热，开胃，治噎哕不止，皆由甘寒除热之力也。《外台秘要》治骨蒸肺痿不能食者，苏游芦根饮主之。芦根、麦门冬、地骨皮、生姜各十两，橘皮、茯苓各五两，

水二斗，煮八升，去滓，分五服，取汗乃瘥。《肘后方》治劳复，食复欲死。并以芦根煮浓汁饮。又方：治呕哕不止、厥逆者。芦根三斤切，水煮浓汁，频饮二升。必效。若以童子小便煮服，不过三升愈。《金匮玉函方》治五噎吐逆，心膈气滞，烦闷不下食。芦根五两锉，以水三大盏，煎取二盏，温服。《千金方》治反胃上气。芦根、茅根各二两，水四升，煮二升，分服。《太平圣惠方》治霍乱烦闷。芦根三两，麦门冬一两，煎服。《梅师方》治食狗肉中毒，心下坚，或腹胀口干，忽发热妄语。芦根煮汁服。又《圣惠方》治中马肉毒。《千金方》治鳝鲔鱼毒，并食蟹中毒。方俱同。

简误

因寒霍乱作胀，因寒呕吐，勿服。

鬼 臼

味辛，温、微温，有毒。主杀蛊毒鬼疰精物，辟恶气不祥，逐邪，解百毒。疗咳嗽喉结，风邪烦惑，失魂妄见，去目中浮翳，杀大毒，不入汤。

疏：鬼臼得地之金气，而复阴沉，是以辛温有毒，乃阴草中之散结辟邪者也。故能入阴分以辟不祥，及诸蛊毒，鬼疰精物，尸疰传尸，烦惑，失魂妄见。然此诸病，何莫非阴邪尸鬼之所为？凡物以类相从，故惟阴草之异品，乃能治乎阴邪鬼之贼害也。其去目中浮翳，及咳嗽喉结风邪，则辛散之功耳。其药有二种，味甘者胜，苦者稍劣。

主治参互

鬼臼得丹砂、雄黄、云母、生犀角、丹参、远志、射干、百部、菖蒲、天门冬，能治一切怪惑不祥，及诸尸疰、传尸，阴邪为祟诸异证。《妇人良方》治子死腹中，胞破不生。用鬼臼不拘多少，黄

者去毛，为细末，不用筛箩，只捻之如粉为度。每服一钱，无灰酒一盏，同煎八分，通口服，立生如神，名一字散。《千金方》治射工中人，寒热发疮，鬼臼叶一把，苦酒渍捣取汁，服一升，日二次。三十六黄方：治黑黄急病，其证面黑黄，身如土色，不妨食，脉沉，若青脉入口者死。宜烙口中黑脉，耳会、玉泉、章门、心俞。用生鬼臼捣汁一小盏服；干者为末，水服。

简误

凡病属阳，阳盛热极有似鬼魅为祟，及烦惑失魂妄见者，不可用。

马 兜 铃

味苦，寒，无毒。主肺热咳嗽，痰结喘促，血痔瘘疮。

疏：马兜铃感冬气而生，故味苦气寒而无毒，亦应有辛，兼金气也。入手太阴经。苦善下泄，辛则善散，寒能除热，而使气下降。咳嗽者，气升之病也。气降热除，嗽自平矣。痰结喘促，亦肺热病也，宜并主之。血痔瘘疮，无非血热，况痔病属大肠，大肠与肺为表里，清脏热则腑热亦清矣，故亦主之。甄权用以治肺气上急，坐息不得，咳逆连连不止。洁古用以清肺气，补肺，去肺中湿热者，皆除热降气散结之力也。

附：独行根，一名青木香。治鬼疰积聚，诸毒热肿，蛇毒。水磨为泥，封之，日三四易，立瘥。水煮一二两，取汁服，吐蛊毒。又：捣末水调，涂疗肿，大效。

主治参互

马兜铃，得桑根白皮、百部、天门冬、桔梗、苏子、枇杷叶、贝母、紫菀，能治一切喘嗽。《圣惠方》治五种蛊毒。马兜铃根三两，为末。分为三贴，以水一盏，煎五分，去滓顿服，当吐蛊出。未快

再服，以快为度。又方：草蛊术，在西凉之西及岭南，人中此毒，入咽刺痛欲死者。用马兜铃苗一两，为末。以温水调下一钱匕，即消化蛊出，神效。《外台秘要》解蛇蛊毒，饮食中得之，咽中如有物，咽不下，吐不出，心下热闷。马兜铃一两，煎服，即吐出。又服麝香一钱匕，即吐蛊毒尽。《简要济众》治肺气喘嗽。马兜铃二两酥炒，甘草一两水炙，为末。每服一钱，水煎温呷。或以药末含，咽津亦得。雷公云：凡采得实，去叶及蔓，用生绢袋盛，于东屋角畔悬令干，劈作片，取向里子，去革膜，取净子焙用。

简误

肺虚寒作咳嗽，或寒痰作喘者，勿服。

仙　茅

味辛，温，有毒。主心腹冷气不能食，腰脚风冷挛痹不能行，丈夫虚劳，老人失溺无子，益阳道。久服通神强记，助筋骨，益肌肤，长精神，明目。

疏：仙茅禀火金之气，然必是火胜金微，虽云辛温，其实辛热有毒之药也。气味俱厚，可升可降，阴中阳也。入手足厥阴经。命门真阳之火，即先天祖气，天非此火不能生物，人非此火不能有生。故真火一衰，则虚劳无子，阳道痿弱，老人失溺，风冷外侵，为腰脚不利，挛痹不能行，并不能生土，以致脾虚腹冷不能食。此药味辛气热，正入命门补火之不足，则诸证自除，筋骨自利，皮脉自益也。命门之系，上通于心，相火得补则君火益自振摄。故久服能通神强记也。长精神明目者，言真阳足，阴翳消，肝肾俱补之极功耳。

主治参互

《圣济总录》：仙茅丸，壮筋骨，益精

神，明目，黑髭须。仙茅二斤，糯米泔浸五日，去赤水，夏月浸三日，铜刀刮锉，阴干，取一斤，枸杞子一斤，车前子十二两，白茯苓去皮茴香炒、柏子仁去壳各八两，生地黄焙、熟地黄焙各四两，为末，酒煮糊丸如梧子大。每服五十丸，食前温酒下，日二服。

简误

凡味之毒者必辛，气之毒者必热。仙茅味辛，气大热，其为毒可知矣。虽能补命门，益阳道，助筋骨，除风痹，然而病因不同，寒热迥别，施之一误，祸如反掌。况世之人火旺致病者，十居八九；火衰成疾者，百无二三。辛温大热之药，其可常御乎？凡一概阴虚发热咳嗽，吐血，衄血，齿血，溺血，血淋，遗精，白浊，梦与鬼交，肾虚腰痛，脚膝无力，虚火上炎，口干咽痛，失志阳痿，水涸精竭，不能孕育，老人孤阳无阴，遗溺失精，血虚不能养筋，以致偏枯痿痹，胃家邪热不能杀谷，胃家虚火，嘈杂易饥，三消五疸，阴虚内热外寒，阳厥火极似水等证，法并禁用。

刘　寄　奴　草

味苦，温，无毒。主破血下胀。多服令人痢。

疏：刘寄奴草，其味苦，其气温。揉之有香气，故应兼辛。苦能降下，辛温通行，血得热则行，故能主破血下胀。然善走之性，又在血分，故多服则令人痢矣。昔人谓为金疮要药，又治产后余疾，下血止痛者，正以其行血迅速故也。

主治参互

《集简方》治大小便血。刘寄奴为末，茶调空心服二钱，即止。《千金方》治折伤，瘀血在腹内者。刘寄奴、骨碎补、延胡索各一两，水二升，煎七合，入酒及童子小便各一合，顿温服。《本事方》治汤火灼伤。刘寄奴捣末，先以糯米浆鸡翎扫上，后乃掺末。并不痛，亦无痕，大验。此方凡汤火伤，先以盐末掺之，护肉不坏，后乃掺药为妙。《圣惠方》治风入疮口，肿痛。刘寄奴为末，掺之即止。

简误

刘寄奴草，通行走散之性，专入血分。病人气血虚，脾胃弱，易作泄者勿服。

骨 碎 补

味苦，温，无毒。主破血，止血，补折伤。

疏：骨碎补得金气，兼得石气，石者水之母也。味苦气温，亦应有辛。好生阴处，故得阴气为多。宜其入足少阴，而主骨、开耳、入血行伤也。开元命名，其义可思矣。甄权用以主骨中毒气，风血疼痛，五劳六极，手足不收，上热下冷。雷公用以治耳鸣。戴元礼用以治痢风，足痿软。皆入肾强骨之验也。

主治参互

骨碎补，得青盐、槐角，炒研细擦牙，能固齿。《灵苑方》治虚气攻牙，齿痛血出，或时痒痛。骨碎补二两，铜刀细锉，瓦锅慢火炒黑为末。如常揩齿，良久吐之，咽下亦可。刘松石云：此方不独治牙痛，极能坚骨固牙，益精髓，去骨中毒气。疼痛牙动将落者，数擦立住，再不复动，经用有神。《圣济总录》治风虫牙痛。骨碎补、乳香等分为末，糊丸，塞孔中。名金针丸。苏氏《图经》治耳鸣、耳闭。骨碎补削作细条，火炮，乘热塞之。又方：病后发落。胡孙姜、野蔷薇嫩枝，煎汁，刷之。《仁存方》治肠风失血。胡孙姜烧存性五钱，或酒，或米饮服。时珍云：骨碎补，足少阴药也。故能入骨治

牙，及饮泄痢。昔魏刺史子久泄，诸医不效，垂殂。用此药末，入猪肾中煨熟，与食，顿佳。盖肾主大小便，久泄属肾虚，不可专责脾胃也。雷公用治耳鸣，耳亦肾之窍也。戴元礼治痢后下虚，不善调养，或远行，或房劳，或外感，致两足痿软，或痛，或痹，遂成痢风。宜用独活寄生汤吞虎骨四斤丸，仍以骨碎补三分之一，同研取汁，酒和服之。外用杜牛膝、杉木节、萆薢、白芷、南星煎汤，频频熏洗。此亦从肾虚骨痿而治也。雷公云：凡采得，铜刀刮去黄赤毛，细切，蜜拌蒸曝用。

简误

不宜与风燥药同用。

连 翘

味苦，平，无毒。主寒热，鼠瘘瘰疬，痈肿恶疮，瘿瘤结热，蛊毒，去白虫。

疏：连翘感清凉之气，得金水之性，《本经》虽云味苦平无毒，平应作辛，乃为得之。洁古谓其性凉，味苦。气味俱薄，轻清而浮，升也，阳也。海藏以为阴中阳也。入手足少阳，手阳明经，亦入手少阴心经。其主寒热、鼠瘘瘰疬、瘿瘤结热者，以上诸证皆从足少阳胆经气郁有热而成。此药正清胆经之热，其轻扬芬芳之气又足以解足少阳之郁气，清其热，散其郁，靡不瘳矣。痈肿恶疮，无非荣气壅遏，卫气郁滞而成。清凉以除瘀热，芬芳轻扬以散郁结，则荣卫通和而疮肿消矣。蛊毒，非热非辛则不成，热解则蛊自消。湿热盛则生虫，清其热而苦能泄，虫得苦即伏，故去白虫。甄权用以通利五淋，小便不通，除心家客热。《日华子》用以通小肠，排脓治疮疖，止痛通月经。东垣用以散诸经血结气聚，消肿。丹溪用以泻心

火，除脾胃湿热，及治中部血证以为使。海藏用以治气秘火炎之耳聋。一皆清热散结，下气燥湿之功也。

主治参互

得贝母、白芷、甘草、金银花、玄参、薄荷、夏枯草、白及，能消瘰疬。加牡鼠粪、人爪、山豆根、蒲公英，消乳痈、乳岩。《简便方》治瘰疬结核。连翘、脂麻等分，为末，时时食之。洁古治项边马刀，属少阳经，连翘二斤，瞿麦一斤，大黄三两，甘草半两。每用一两，煎，食后热服。十余日后，灸临泣穴二七壮，六十日决效。《集验方》治痔疮肿痛。连翘煎汤熏洗后，以刀上飞过绿矾，入麝香贴之。

简误

连翘清而无补之药也。痈疽已溃勿服。火热由于虚者勿服。脾胃薄弱，易于作泄者勿服。

续 随 子

味辛，温，有毒。主妇人血结月闭，癥瘕痃癖，瘀血，蛊毒鬼疰，心腹痛，冷气胀满，利大小肠，除痰饮积聚，下恶滞物，茎中白汁剥人面皮，去黯䵟。苗如大戟。一名拒冬，一名千金子。

疏：续随之味辛气温，而其性有毒，实攻击克伐之药也。长于解蛊毒鬼疰，以致腹痛胀满，攻积聚，下恶滞物，及散痰饮。至于妇人月闭，癥瘕痃癖，瘀血。大小肠不利诸病，则各有成病之由，当求其本而治，不宜权施。盖此药之为用，乃以毒攻击之功也。

主治参互

《圣济总录》治小便不通，脐腹胀痛不可忍。用续随子一两，铅丹半两，同少蜜捣作团，瓶盛埋阴处，腊月至春末取出，研，蜜丸梧子大。每服二三十丸，木

通汤下。又方：治涎积癥块，续随子三十枚，腻粉二钱，青黛炒一钱，研匀，糯米饭丸芡子大。每服一丸，打碎，以大枣一枚烧熟去皮核，同嚼，冷茶送下。半夜后，取下积聚恶物为效。崔元亮《海上方》，治蛇咬肿闷欲死。用重台六分，续随仁七粒，捣筛为散。酒服方寸匕，兼唾和少许涂咬处，立效。《普济方》治黑子疣赘。续随子于熟时涂之，自落。

简误

病人元气虚，脾胃弱，大便不固着，禁用。

山 豆 根

味甘，寒，无毒。主解诸药毒，止痛，消疮肿毒，人及马急黄，发热咳嗽，杀小虫。生剑南山谷，蔓如豆。

疏：山豆根得土之冲气，而兼感冬寒之令以生，故其味甘苦，其气寒，其性无毒。甘所以和毒，寒所以除热。凡毒必热必辛，得清寒之味，甘苦之味，则诸毒自解。譬大人盛德，与物无竞，即阴毒忮害，遇之不起矣。故为解毒清热之上药。凡痛必在于热，毒解热散则痛自止，疮肿自消。人马急黄乃血热极所发，故必发热，热气上熏则发咳嗽，诸虫亦湿热所化，故悉主之，而多获奇效也。

主治参互

山豆根，入散乳毒药中，能消乳岩。《备急方》解中蛊毒，密取山豆根，水研服少许。未定再服。已禁声音，亦愈。又方：治五般急黄。山豆根末，水服二钱；若带蛊气，以酒下。又方：治赤白滞下。山豆根末，蜜丸梧子大，每服二十丸，空腹白汤下，三服当自止。又方：治头风热痛。山豆根末，油调，涂两太阳。又方：治牙龈肿痛。山豆根一片，含于痛所。《永类钤方》治喉痛。山豆根磨醋噙之，

追涎即愈。势重不能言者，频以鸡翎扫入喉中，即引涎出，立能言语。《经验方》治麸豆诸疮，烦热甚者，水研山豆根汁，服少许。《备急方》治疥癣。山豆根末，腊猪脂调涂。杨清曳外科：治喉风急证，牙关紧闭，水谷不入。山豆根、白药子等分，水煎噙之，咽下二三口即愈。

简误

病人虚寒者，勿服。

白 附 子

主心痛，血痹，面上百病，行药势。

疏：白附子感阳气而生，故其味应辛微甘，气大温有小毒，性燥而升，风药中之阳草也。东垣谓其纯阳，引药势上行而已。其主心痛血痹者，风寒之邪触心，以致痰壅心经则痛，寒湿邪伤血分则成血痹。风能胜湿，辛温散寒，故主之也。风性升腾，辛温善散，故能主面上百病而行药势也。《日华子》用以治中风失音，一切冷风气，面皯皯疵。李珣用以治诸风冷气，足弱无力，疥癣风疮，阴下湿痒，头面斑痕，入面脂用。丹溪用以治风痰，皆祛风燥湿散结之功也。

主治参互

白附子得南星、半夏，能豁风痰暴壅而有寒邪者，为要药。同胆星、全蝎、白僵蚕、钩藤、天竺黄、牛黄，能治小儿急惊。《济生方》治痰厥头痛。同天麻、半夏、南星等分，生姜汁浸，蒸饼丸绿豆大，每服四十丸，食后姜汤下。《简便方》治赤白汗斑。白附子、硫黄等分，为末，姜汁调稀，茄蒂蘸擦，日数次。《卫生易简方》治面上黚黯。白附子为末，卧时浆水洗面，以白蜜和涂纸上，贴之。久久自落。

简误

白附子，燥药也。似中风证，虽痰壅

禁用。小儿慢惊不宜服。

鹿 藿

味苦，平，无毒。主蛊毒，女子腰腹痛不乐，肠痈，瘰疬，疡气。

疏：鹿藿禀地中之阴气以生，故其味苦气平无毒。入足阳明、太阴、厥阴经。解毒凉血之药也。惟其解毒，故主蛊毒。惟其凉血，故主肠痈，瘰疬，疡气。女人以血为主。血虚有热则腰腹痛不乐，得苦凉之气，则热退而血得所养，故主女人腰腹痛不乐也。方药不复用，人亦罕识。故不著"参互"及"简误"。

预 知 子

味苦，寒。无毒。杀虫疗蛊，治诸毒。《传》云：取二枚缀衣领上，遇蛊毒物则闻其有声，当便知之。有皮壳，其实如皂荚子，去皮研服之，有效。

疏：预知子感阴寒之气以生，故其味苦，其气寒，其性无毒。凡蛊毒多辛热之物所造，故宜苦寒以泄其热毒，热毒既解则蛊不灵矣。凡虫皆湿热所生，虫得苦则伏，故杀虫之药多苦多寒也。此草中之有灵性者，故其命名如此。又名仙诏子、圣知子、圣先子。蜀人贵重，云亦难得。采无时。其根味苦，性极冷，其效愈于子，山民目为圣元忧。冬月采，阴干，石臼内捣末，筛细。凡中蛊毒，则水煎三钱匕，温服立已。《日华子》又云：盏合子，温，治一切风，补五劳七伤，其功不可备述。并治痃癖气块，天行温疾，消宿食，利小便，催生，解毒药，中恶，失音，发落，傅一切蛇虫蚕咬。

主治参互

《和剂局方》：预知子丸，治心气不足，精神恍惚，言语错妄，忪悸烦郁，忧愁惨戚，善怒多恐，健忘少睡，夜多异梦，寤即惊魇，或发狂眩，暴不知人，并宜服此。预知子去皮、白茯苓、枸杞子、石菖蒲、茯神、柏实、人参、地骨皮、远志、山药、黄精、丹砂等分，为末，炼蜜丸芡实大。每嚼一丸，人参汤下。《圣惠方》治耳卒聋。八月取石榴，开一孔，留盖，入米醋满中，盖定，面裹煻火中煨熟，取出，入仙诏子、黑李子末，取水滴耳中，脑痛勿惊。如此二夜，又点一耳。

简误

预知子，苦寒能利，凡病人脾虚作泄泻者，勿服。

木 贼

味甘，微苦，无毒。主目疾，退翳膜，又消积块，益肝胆，明目，疗肠风止痢，及妇人月水不断。得牛角䚡、麝香，治休息痢历久不瘥。得禹余粮、当归、芎䓖，疗崩中赤白。得槐鹅、桑耳，肠风下血服之效，又与槐子、枳实相宜，主痔疾出血。

疏：木贼草感春升之气，故应味甘微苦，而性则无毒。入足厥阴、少阳二经血分。故首主目疾，及退翳膜，益肝胆而明目也。又疗肠风止痢，及妇人月水不断，则消之中又有止之义矣。其主积块，疗肠风止痢，及妇人月水不断，崩中赤白，痔疾出血者，皆入血益肝胆之功，肝藏血故也。

主治参互

木贼得谷精草、决明子、白蒺藜、蝉蜕、生地黄、甘菊花、蜜蒙花，治目疾久不愈，消翳障有奇功。得槐角子、桑耳，煅存性，地榆、茜草根，治肠痔下血，多效。《广利方》治泻血不止。木贼十二分，切，以水二升，煎取八合，去滓。空心温二分服，如人行五里再服。《衍义》云：治小肠膀胱气。木贼细锉，微焙，捣为末。沸汤点二钱，食前服，必效。

简误

目疾由于怒气，及暑热伤血暴赤肿痛者，非其所任。

蒲 公 草

味甘，平，无毒。主妇人乳痈肿，水煮汁饮之，又封之，立消。

疏：薄公英得水之冲气，故其味甘平，其性无毒，当是入肝、入胃，解热凉血之要药。乳痈属肝经，妇人经行后肝经主事，故主妇人乳痈肿，乳毒，并宜生啖之良。

主治参互

蒲公草，得夏枯草、贝母、连翘、白芷、橘叶、甘草、头垢、特鼠粪、山豆根、山慈菇，治一切乳毒肿痛，及治乳岩为上药。《图经》治恶刺，及孤尿刺。摘取根茎白汁涂之，惟多涂立瘥。此方出孙思邈《千金方》。其序云：余以贞观五年七月十五日夜，以左手中指背触着庭木，至晓遂患痛不可忍。经十日，痛日深，疮日高大，色如熟小豆色。尝闻长者之论有此方，遂依治之，手下即愈，痛亦作，疮亦即瘥，未十日而平复如故。杨炎《南行方》亦著其效云。《梅师方》治产后不自乳儿，蓄积乳汁结作痈。取蒲公草捣傅肿上，日三四度，易之。此草单治乳痈及肿毒。性既甘平无毒，又乏他用，故无"简误"。

谷 精 草

味辛，温，无毒。主疗喉痹，齿风痛，及诸疮疥。饲马，主虫颡毛焦等病。

疏：谷精草得金气，故味辛，所言气温者，应曰微温，故其性无毒。入足厥阴经，又入足阳明经，补肝气之要药也。辛能散结，微温能通气。喉痹者，手少阴心火与足少阳相火相扇上壅而成。散二经之火，则气通而无所结滞矣。齿风痛者，阳明胃家风火热盛上冲之所致也。热则生风，风火相搏，故发齿风痛也。诸疮疥之生，皆由于血热。诸痛疮疡，皆属心火。药宜辛散，故悉主之。其用以饲马，主虫颡毛焦等病者，以马性多热，又为风热所伤，故主之也。以其入肝，补益肝气，故为治目散翳之上药。而《本经》不载，是谓阙文。

主治参互

谷精草，得决明子、木贼草、甘菊花、蜜蒙花、生地黄，专除目病障翳。《集验方》治偏正头痛。用谷精草一两，为末，以白面粉调摊油纸上，贴痛处，干换。《圣惠方》治鼻衄不止，精草为末，熟面汤服二钱。《明目方》治目中翳膜。谷精草、防风等分，为末。米饮服之，甚验。邵真人《济急方》治痘后目翳，隐涩泪出，久而不退。用谷精草为末，以肺或猪肝片蘸食。一方加蛤粉等分，同入猪肝内煮熟，日食之。《卫生家宝方》治小儿雀盲，至晚或不见物，用羯羊肝一具，不用水洗，竹刀剖开，入谷精草一撮，瓦罐煮熟，日食之，屡效。忌铁器。如不肯食，炙熟捣作丸，绿豆大。每服三十丸，茶下。《保幼大全》治小儿中暑吐泻烦渴。谷精草烧存性，用器覆之，放冷，为末。每冷米饮服半钱。

此药味淡，性无毒，喉痹，齿痛，目翳之外无他用，故不著"简误"。

夏枯草

味苦，辛，寒，无毒。主寒热，瘰疬，鼠瘘，头疮，破癥，散瘿结气，脚肿湿痹，轻身。土瓜为之使。

疏：夏枯草得金水之气，故其味苦辛，而性寒无毒。为治瘰疬、鼠瘘之要药。入足厥阴、少阳经。丹溪谓其补厥阴肝家之血，又辛能散结，苦寒能下泄除热，故治一切寒热，及消瘰疬鼠瘘，破癥散瘿结气。头疮皆由于热，脚肿湿痹无非湿热所成，热消结散湿去，则三证自除而身亦轻矣。

主治参互

夏枯草得连翘、忍冬藤、贝母、玄参、薄荷、栝楼根、紫背天葵、蓖麻子仁、甘草，治一切瘰疬有效。得蒲公英，治一切乳痈、乳岩，方具蒲公草条下，单取数两水煮浓汁，入生甘菊、紫花地丁、忍冬藤、连翘、白及、白敛、甘草、生地黄、白芷、半枝莲，消一切痈疽肿毒，止痛有神。此复方也。《简要济众方》治肝虚目睛疼，冷泪不止，血脉痛，羞明怕日。夏枯草半两，香附子一两，为末，每服一钱，茶调下。《衍义》云：古方用以烧灰，合洁面药。初生嫩时作菜食之，须浸洗淘去苦水。

此草无毒，除治瘰疬鼠瘘，以散瘿结气，消痈肿乳毒之外无别用，故不著"简误"。

山慈菇

有小毒。主痈肿疮瘘，瘰疬结核等。醋磨傅之。亦剥人面皮，除皯黡。

疏：山慈菇，味辛气寒，善散热消结，故主痈肿疮瘘，瘰疬结核等，昔人用醋磨傅，今人亦入服药中。产处州遂昌县，实非金灯花与鹿蹄草，叶似车前。

主治参互

入玉枢丹、紫金锭、大内观音救苦锭，磨傅并服，消一切疔肿痈疽，解一切蛇虫毒，有神。方中有大戟，用此不得服甘草，误则杀人。亦入乳岩、乳毒方，用相宜。

因无别用，故不著"简误"。

灯 心 草

味甘，寒，无毒。根及苗主五淋，生煮服之，败席煮服更良。入药宜用生草。

疏：灯心草，气味甘寒，则无毒可知。入心、小肠药也。其质轻通，其性寒，味甘淡，故能通利小肠热气下行从小便出，小肠为心之腑，故亦除心经热也。

主治参互

灯心草以咸齑浸透，入鸡子壳中封固，煅存性，研细，加梁上倒挂尘，及青鱼胆，明矾，铜青，点咽喉生乳蛾，有神效。《经验方》治小儿夜啼，用灯心烧灰，涂乳上与吃。《胜金方》治破伤，多用灯心草烂嚼，和唾贴之，用帛裹，血立止。又方：治小虫蚁入耳挑不出者，以灯心浸油钓出虫。

简误

性专通利，虚脱人不宜用。

马 勃

味辛，平，无毒。主恶疮，马疥。一名马疕。

疏：马勃感土金之气而生，故味辛气平而无毒。宜其主恶疮马疥，及止冻疮也。《衍义》曰：去膜，以蜜揉拌，少以水调呷，治喉痹痛，则辛散之功也。

主治参互

《经验良方》治走马喉痹。马屁勃（即灰菇）、焰硝各一两，为末。每吹一字，吐涎血，即愈。《普济方》治久嗽不止。马勃为末，蜜丸梧子大。每服二十丸，白汤下即愈。斑疮入眼，马屁勃、蛇皮各五钱，皂角子十四个，为末，入罐内盐泥固济，煅存性，研。每温酒服一钱。此阎孝忠《集效方》也。

因无别用，故不著"简误"。

水 蓼

主蛇毒，捣傅之；绞汁服，止蛇毒入内心闷。煮渍捋脚消气肿。

疏：水蓼感金水之气而兼有土，故味辛性冷而无毒。阴中微阳。冷而辛，所以能解蛇毒入内心闷，及水煮渍捋脚，消气肿也。

主治参互

《集验方》治脚痛成疮。先锉水蓼煮汤，令温热得所，频频淋洗，疮干自安。《衍义》治瘰疬。水蓼子不拘多少，微炒一半，生用一半，同为末，好酒调二钱，日三服，食后、夜卧各一服，破者亦治。

海 金 砂

主通利小肠。得栀子、马牙硝、蓬砂，共疗伤寒热狂。

疏：海金砂味甘淡，气寒，性无毒。甘寒淡渗之药，故主通利小肠。得牙硝、栀子，皆咸寒苦寒之极。又得蓬砂之辛，所以能治伤寒热狂大热，当利小便。此釜底抽薪之义也。淡能利窍，故治热淋、血淋、膏淋等病。乃手太阳小肠经药也。

主治参互

《夷坚志》治热淋急痛。海金沙草，日中曝之，令小干，纸衬以杖击之，有细沙落纸上，旋收之，且曝且击，以沙尽为度，研细。煎生甘草汤，调服二钱。《图经本草》治小便不通，脐下满闷。海金砂一两，腊南茶半两，捣碎。每服三钱，生姜甘草煎汤下，日二服。《仁存方》治膏淋如油。海金砂、滑石各一两，甘草梢二钱半，为末。每服二钱，麦门冬煎汤服，日二次。《普济方》治血淋痛涩，但利水道，则清浊自分。海金砂末，新汲水或沙糖水服一钱。《兰室秘藏》治脾湿肿满，腹胀如鼓，喘不得卧。海金砂散：用海金砂三钱，白术四两，甘草半两，牵牛子一两半。为末。每服一钱，煎倒流水调下，得利为妙。元气虚人，禁服此方。

简误

海金砂，性淡渗而无补益，大便不利，及诸淋由于肾水真阴不足者，勿服。

草三棱根

味甘，平，温，无毒。疗产后恶血，通月水血结，堕胎，破积聚癥瘕，止痛利气，一名鸡爪三棱。

疏： 草三棱，即鸡爪三棱，与京三棱其实一类。但以所产之地与形质不同为别耳。破散克削之性，一同乎京三棱，故"参互"、"简误"亦同，兹不复赘。

鹿药

味甘，温，无毒。主风血，去诸冷，益老起阳，浸酒服之，生姑藏巴西。根苗并似黄精，根鹿好食。俗呼鹿跑草，又名延寿果。

疏： 鹿药得土中阳和之气以生，故其味甘，其气温，其性无毒。甘能益血，甘能入脾，甘温益阳气，故能主风血，去诸冷，而益老起阳也。当与黄精、萎蕤、枸杞之类同科。气味和平，性本无毒，补益之外无别治疗，故不著"主治"、"简误"。

草石蚕

生高山石上，根如箸，上有毛，节如蚕，叶似卷柏。山人取浸酒，除风破血，主溪毒，煮食之。

疏： 按草石蚕，《本经》无气味，予见明州好事者，以水渍羊肚石种之，盘生石上偃类蚕形。得水石之气，性必清寒，故能解毒。予少时见一老医，治毒痢下血久不愈，方中有之。后予按其法，试用良验。

主治参互

草石蚕，同川黄连、白芍药，各酒浸炒，肉豆蔻，糯粉裹煨，莲肉、白扁豆俱炒，橘皮、炙甘草、升麻、山楂，和为末，蜜汤调服，治久痢不止，往往获效。当是凉血，破瘀血，消积滞之功也。

无别用，故不著"简误"。

漆姑草

气辛烈。主漆疮，授研傅之，热更易。亦主溪毒疮。

疏： 漆姑草，藏器云：气辛烈。然观其多生石间及陛墀阴处，必是辛苦寒之药。辛能散，苦能泄，故主漆疮，溪毒疮，及大人小儿丹毒。总之，其气味辛凉，治一切血热为病之要药也。

卷　十　二

木部上品

总七十二种，今疏其要者二十八[①]种。

桂　松脂实、叶、节附　槐实枝、皮、根、花[②]附　枸杞　柏实叶、白皮附　茯苓茯神附　琥珀　酸枣仁　蘗木　楮实　干漆叶附　五加皮　牡荆实　蔓荆实　辛夷　桑上寄生　杜仲　枫香脂　女贞实枸骨附　蕤核　丁香　沉香　檀香　乳香　降真香　苏合香　金樱子　放杖木

桂

味辛、甘，大热，有小毒。主温中，利肝肺气，心腹寒热冷疾，霍乱转筋，头痛，腰痛，出汗，止烦，止唾，咳嗽，鼻衄。能堕胎，坚骨节，通血脉，理疏不足，宣导百药，无所畏。久服神仙不老。元素：补下焦不足，治沉寒痼冷之病。渗泄止渴，去荣卫中风寒，表虚自汗。春夏为禁药，秋冬下部腹痛非此不能止。好古：补命门不足，益火消阴。《日华子》：桂心治一切风气，补五劳七伤，通九窍，利关节，益精明目，暖腰膝，破痃癖癥瘕，消瘀血，治风痹骨节挛缩，续筋骨，生肌肉。甄权：主九种心痛，腹内冷气痛不可忍，咳逆结气壅痹，脚痹不仁，止下利，杀三虫，治鼻中息肉，破血，通利月闭，胞衣不下。

疏： 桂禀天地之阳，而兼得乎土金之气，故其味甘辛，其气大热，亦有小毒。木之纯阳者也。洁古谓其气热，味大辛，纯阳。东垣谓其辛热有毒。浮也，气之薄者，桂枝也；气之厚者，肉桂也。气薄则发泄，故桂枝上行而发表；气厚则发热，故肉桂下行而补肾。此天地亲上亲下之道也。桂枝入足太阳经；桂心入手少阴、厥阴经血分；肉桂入足少阴、厥阴经血分。夫五味，辛甘发散为阳；四气，热亦属阳。气味纯阳，故能散风寒。自内充外，故能实表。辛以散之，热以行之，甘以和之，故能入血行血，润肾燥。其主利肝肺气，头痛出汗，止烦止唾，咳嗽，鼻衄，理疏不足，表虚自汗，风痹骨节挛痛者，桂枝之所治也。以其病皆得之表虚不任风寒，寒邪客之所致，故悉主之，以其能实表祛邪也。其主心腹寒热冷疾，霍乱转筋，腰痛堕胎，温中，坚筋骨，通血脉，宣导百药，无所畏；又补下焦不足，治沉寒痼冷，渗泄止渴，去荣卫中风寒，秋冬下部腹痛因于寒，补命门，益火消阴者，肉桂之所治也。气薄轻扬，上浮达表，故桂枝治邪客表分之为病；味厚甘辛大热而下行走里，故肉桂、桂心，治命门真火不足，阳虚寒动于中，及一切里虚阴寒，寒邪客里之为病。盖以肉桂、桂心，甘辛而大热，所以益阳。甘入血，辛能横走，热则通行，合斯三者，故善行血。命门者，心包络也。道家所谓两肾中间一点明。又曰：先天肾气是也。先天真阳之气，即医

---

① 二十八：底本作"二十九"，今据实数改。
② 花：底本"槐花"别立目，注曰："附槐实条"，今据本书体例改。

家所谓命门相火，乃真火也。天非此火不能生物，人非此火不能有生。若无此真阳之火，则无以蒸糟粕而化精微，脾胃之气立尽而亡矣。心腹寒热，寒邪在里也；冷疾，霍乱转筋者，脾与肝同受寒邪也。行二脏之气则前证自止矣。腰者，肾之府，动摇不能，肾将惫矣！补命门之真阳，则腰痛自作。血热则行，故堕胎也。益阳则温中。筋者肝之余也。骨者，肾之余也。入肝入肾，故坚筋骨也。通血脉，宣导百药，无所畏者，热则通行，辛则善散也。阳长则阴消，气之自然者也。能益阳则消阴必矣。寒邪触心则心痛，阳虚气不归元，因而为寒所中，则腹内冷气痛不可忍。咳逆者亦气不归元所致也。结气壅痹，脚痹不仁者，皆寒湿邪客下焦，荣卫不和之所生也。血凝滞而不行，则月经不通，血瘀不走，则胞衣不下。九窍不通，关节不利者，荣卫不调，血分之病也。消瘀血，破疝癖癥痕，疏导肝气，通行瘀血之力也。补五劳七伤者，盖指阳气虚赢下陷，无实热之候也。其曰：久服神仙不老。甄权又谓：杀三虫，治鼻中息肉。《大明》又谓：益精明目，皆非其性之所宜也。何者？独阳偏热之质，行血破血乃其能事，阴精不长则阳无所附，安所从得神仙不老哉？味既带甘，焉能杀虫？鼻中息肉，由于肺有积热，瞳子神光属肾，肉桂辛而大热，其不利于肺热，肾阴不足亦明矣！益精明目，徒虚语耳。尽信书则不如无书，斯之谓也。

主治参互

得芍药、炙甘草、饴糖、黄芪则建中，兼止荣弱自汗。得石膏、知母、人参、竹叶、麦门冬，治阳明疟，渴欲引饮，汗多，寒热俱甚。得白芷、当归、川芎、黄芪、生地黄、赤芍药、白僵蚕，治金疮为风寒所击，俗名破伤风。得朴硝、当归，下死胎。得蒲黄、黑豆、泽兰、益母草、红花、牛膝、生地黄、当归，治产后少腹儿枕作痛，甚则加乳香、没药各七分。得吴茱萸、干姜、附子。治元气虚人，中寒腹痛不可忍。虚极则加人参。佐参、芪、五味、当归、麦冬，疗疮疡溃后热毒已尽，内塞长肉良。入桂苓甘露饮，治中暑霍乱吐泻，殊验。得姜黄、郁金，治怒气伤肝胁痛。得当归、牛膝，治冬月难产，产门交骨不开。得当归、牛膝、生地黄、乳香、没药、桃仁，治跌扑损伤，瘀血凝滞，腹中作痛，或恼怒劳伤，而致蓄血发寒热，热极令人不得眠，腹不痛，大便不秘，亦不甚渴，脉不洪数，不思食，食亦无味，热至天明得汗暂止，少顷复热，小便赤，此其候也。和童子小便，服之立除。

简误

桂辛甘，其气大热，独热偏阳，表里俱达，和荣气，散表邪出汗，实腠理，则桂枝为长，故仲景专用以治冬月伤风寒，即病邪在表者，寇宗奭、成无己论之详矣。一览可尽，因附之于后。肉桂、桂心实一物也，只去皮耳。此则走里行血，除寒破血，平肝，入右肾命门，补相火不足，其功能也。然大忌于血崩，血淋，尿血，阴虚吐血，咯血，鼻衄，齿衄，汗血，小便因热不利，大便因热燥结，肺热咳嗽，产后去血过多，及产后血虚发热，小产后血虚寒热，阴虚五心烦热，似中风口眼㖞斜、失音不语、语言謇涩、手足偏枯，中暑昏晕，中热腹痛，妇人阴虚少腹痛，一切温病，热病头疼口渴，阳证发斑发狂，小儿痧疹，腹痛作泻，痘疮血热干枯黑陷，妇人血热经行先期，妇人阴虚内热经闭，妇人阴虚寒热往来、口苦舌干，妇人血热经行作痛，男妇阴虚内热外寒，中暑泻利，暴注如火热，一切滞下纯血由于心经伏热，肠风下血，脏毒便血，阳厥似阴，梦遗精滑，虚阳数举，脱阴目盲等三十余证，法并忌之。误投则祸不旋踵！谨察病因，用舍在断，行其所明，无行所疑，其难其慎，毋尝试也！

附寇宗奭曰：桂，辛甘大热。《素问》云：辛甘发散为阳。故汉张仲景桂枝汤，治伤寒表虚，皆须此药，正合辛甘发散之意。本草三种之桂，不用菌桂、牡桂者，此二种性止于温，不可以治风寒之病也。然《本经》止言桂，仲景又言桂枝者，取枝上皮也。好古曰：或问本草言桂能止烦出汗，而张仲景治伤寒有"当发汗"凡数处，皆用桂枝汤。又云：无汗不得用桂枝。汗家不得重发汗，若用桂枝是重发其汗。汗多者用桂枝甘草汤，此又用桂枝闭汗也。一药二用，与本草之义相通否乎？曰：本草言桂辛甘大热，能宣导百药，通血脉，止烦出汗，是调其血而汗自出也。仲景云：太阳中风，阴弱者汗自出。卫实荣虚，故发热汗出。又云：太阳病发热汗出者，此为荣弱卫强。阴虚阳必凑之，故皆用桂枝发其汗。此乃调其荣气，则卫气自和，风邪无所容，遂自汗而解。非桂枝能开腠理，发出其汗也。汗多用桂枝者，以之调和荣卫，则邪从汗出而汗自止，非桂枝能闭汗孔也。昧者不知出汗、闭汗之意，遇伤寒无汗者，亦用桂枝，误之甚矣。桂枝汤下发汗，发字当认作出字，汗自然出，非若麻黄能开腠理，发出其汗也。及治虚汗，亦当逆察其意可也。成无己曰：桂枝本为解肌者，太阳中风，腠理致密，荣卫邪实，津液禁固，其脉浮紧，发热汗不出者，不可与此必也。皮肤疏泄自汗，脉浮缓，风邪干于卫气者，乃可投之。发散以辛甘为主，桂枝辛热，故以为君，而以芍药为臣，甘草为佐者，风淫所胜，平以辛苦，以甘缓之，以酸收之也。

以姜、枣为使者，辛甘能发散，而又用其行脾胃之津液而和荣卫，不专于发散也。故麻黄汤不用姜、枣，专于发汗，不待行其津液也。

松　脂

味苦、甘，温，无毒。主疽恶疮，头疡白秃，疥瘙风气，安五脏，除热，胃中伏热，咽干消渴，及风痹死肌。炼之令白。其赤者主恶痹。久服轻身，不老延年。

疏：松脂感天之阳气，而得乎地之火土之化者也。故其味苦而兼甘，其气则温，其性无毒。得阳气兼火土，则其性燥，燥则除湿散风寒。苦而燥则能杀虫。甘能除热，胃中伏热散则咽干消渴自止。痹者，风寒湿合而为病也。地之湿气，感则害人皮肉筋脉，此死肌之所由来也。湿热之邪散则血不瘀败，荣气通调而无壅滞，故主疽恶疮。荣和热散，则头疡白秃，疥瘙风气俱愈矣。热消则荣血和，风湿去则卫气安，脾胃健，五脏无病。可知湿去则身轻可必。久服不老延年，固可想见。

〔附〕松实：味甘，气温，性和而无毒。《本经》言苦者，误也。以其属阳，故亦主风痹寒气。其主虚羸少年者，精不足补之以味，甘能益血是已。形不足温之以气，温能和气是已。服饵延年轻身不饥，惟此足以当之。然亦久服乃可责效耳。

〔附〕松叶：味苦，温而不甘。宜其主风湿疮，生毛发也。安五脏，守中，不饥，延年。其旨具松脂条内。服之可治恶疾，即癞病。灸冈冻疮风疮佳。

〔附〕松节：味苦，气温，性燥。故能主百节久风，风虚脚痹疼痛。

主治参互

陶弘景以松节酿酒，主脚弱骨节风。丹溪以松节炒焦，用以治筋骨间病，能燥血中之湿。《外台秘要》治历节风痛，四肢如解脱。松节二十斤，酒五斗，浸三七日，每服一合，日五六服。《集简方》治阴毒腹痛，油松木七块，炒焦，冲酒二钟，热服。《谈野翁方》：跌扑损伤，松节煎酒服。

简误

松脂、松叶，其性甚燥，味又苦温，病人血虚有火，及病不关风寒湿所伤而成者，咸不宜服。

槐 实

味苦、酸、咸，寒，无毒。主五内邪气热，止涎唾，补绝伤，五痔，火疮，妇人乳瘕，子脏急痛。以七月七日取之，捣取汁，铜器盛之，日煎令可作丸，大如鼠屎，纳窍中，三易乃愈。又堕胎。久服明目益气，头不白，延年。

枝：主洗疮，及阴囊下湿痒。

皮：主烂疮。

根：主喉痹寒热。

花：苦平无毒。主五痔，心痛，眼赤，杀腹藏虫及热，治皮肤风，并肠风泻血，赤白痢，并炒服。

叶：平无毒，煎汤治小儿惊痫壮热，疥癣，及疔肿。

疏：槐实感天地阴寒之气，而兼木与水之化，故其味苦气寒而无毒。《别录》益以酸咸，宜矣。入手足阳明，兼入足厥阴经。其主五内邪气热者，乃热邪实也。涎唾多者，脾胃有热也。伤绝之病，其血必热。五痔由于大肠火热。火疮乃血为火伤。妇人乳瘕，肝家气结血热所成。子脏急痛，由于血热燥火。槐为苦寒纯阴之药，为凉血要品，故能除一切热，散一切结，清一切火。如上诸病莫不由斯三者而

成，故悉主之。久服明目益气，头不白，延年者，血分无热，则目自明矣。热能伤气，除火热则气自益矣。凉血则发不白，热去则阴精不损，故引年也。其花味以苦胜，故除手足阳明、足厥阴诸热证尤长耳。

主治参互

《外台秘要》疗蛔虫心痛。取槐树上木耳烧灰，末如枣许，正发和水服。若不止，饮热水一升，蛔虫出。《千金方》疗胎赤眼。取槐枝如马鞭大，长二尺，作二段，齐头，麻油一匙置铜钵内，晨使童子一人，以其木研之，至瞑乃止，令仰卧以涂两眼眦，日三度瘥。古方：以子入冬月牛胆中渍之，阴干百日，每日吞一粒。久服明目通神，白发还黑。有痔及下血者，尤宜服之。《千金方》治九种心痛。当太岁上取新生槐枝一握，去两头，水三大升，煎取一升，顿服。《千金翼》治蠼螋疮，槐白皮醋浸半日，洗之。及诸恶疮。《肘后方》疗肠痔，大便常下血。槐树上木耳，取末饮方寸匕，日三服。《经验方》治野鸡痔，用槐柳枝煎汤洗痔上，便以艾灸之，七壮。又方：治下血。槐花、荆芥穗等分，为末。酒调下一钱匕。《梅师方》治痔有虫作痒，或下脓血。多取槐白皮，浓煎汁，安盆内，先熏后洗，良久，欲大便当有虫出，不过三度即愈。仍以其皮为末，绵裹纳下部。孟诜《必效方》疗阴疮湿痒，槐树北面不见日枝，煎水洗三五遍，冷再暖之。《太清草木方》云：槐者，虚星之精。以十月上巳日采子服之，去百病，长生通神。又《梁书》言：痩肩吾常服槐实，年七十余，发鬓皆黑，目看细字，亦其验也。《外台秘要》疗内外痔。用槐角子一斗，捣汁晒稠，取地胆为末，同捣丸梧子大。每服十丸，兼作挺子纳下部。或以苦参末代地胆亦可。《圣济总录》

治目热昏暗。槐子、黄连各二两，为末，蜜丸梧子大。每浆水下二十丸，日二服。杨梅毒疮乃阳明积热所生。《集简方》用槐花四两略炒，入酒二盏，煎十余沸，热服。胃虚寒者勿服。《医方摘要》疗疔疮肿毒，一切痈疽，不问已成未成，但焮痛者，皆用槐花微炒，核桃仁二两，无灰酒一钟，煎十余沸，热服。未成者二三服，已成者一二服见效。《摘玄方》治白带。槐花炒、牡蛎煅等分，为末，酒服三钱。《圣惠方》治风热牙痛，槐枝烧热烙之。《普济方》疗破伤风，用避阴槐枝上皮，旋刻一片，安伤处，用艾灸皮上百壮。不痛灸至痛，痛者灸至不痛，用火摩之。《生生方》治阴囊下湿痒。槐白皮炒，煎水日洗。

简误

槐性苦寒而属纯阴，病人虚寒，脾胃作泄，及阴虚血热而非实热者，外证似同，内因实异，即不宜服。

枸　杞

味苦，寒。根，大寒；子，微寒，无毒。主五内邪气，热中消渴，周痹风湿，下胸胁气，客热头痛，补内伤大劳嘘吸，坚筋骨，强阴，利大小肠。久服坚筋骨，轻身不老，耐寒暑。

疏：枸杞感天令春寒之气，兼得乎地之冲气，故其味苦甘，其气寒而其性无毒。苗叶苦甘，性升且凉，故主清上焦心肺客热。根名地骨，味甘淡，性沉而大寒，故主下焦肝肾虚热，为三焦气分之药。经曰：热淫于内，泻以甘寒者是已。子味甘平，其气微寒，润而滋补，兼能退热，而专于补肾润肺，生津益气，为肝肾真阴不足，劳乏内热补益之要药。《本经》主五内邪气，热中消渴，周痹。《别录》主风湿，下胸胁气，客热头痛。当指叶与地骨皮而言，以其寒能除热故也，至于补内伤大劳嘘吸，坚筋骨强阴，利大小肠。又久服坚筋骨，轻身不老，耐寒暑者，方是子之功用，而非根叶所能力矣。老人阴虚者，十之七八，故服食家为益精明目之上品。昔人多谓其能生精益气，除阴虚内热，明目者，盖热退则阴生，阴生则精血自长。肝开窍于目，黑水神光属肾。二脏之阴气增益，则目自明矣。

主治参互

甘枸杞子，得地黄、五味子、麦门冬、地骨皮、青蒿、鳖甲、牛膝，为除虚劳内热，或发寒热之要药。加天门冬、百部、枇杷叶，兼可治肺热咳嗽之因阴虚者。《千金方》枸杞煎：治虚劳，退虚热，轻身益气，令一切痈疽永不发。用枸杞三十斤，春夏用茎叶，秋冬用根实，以水一石，煮取五斗，以滓再煎，取三斗，澄清去滓，再煎取二斗，入锅煎如饧，收之。每早，酒服一合。《经验方》金髓煎：枸杞子，逐日摘红熟者，不拘多少，以无灰酒浸之，蜡纸封固，勿令泄气。两月足，取入砂盆中擂烂，滤取汁，同浸酒入银锅内，慢火熬之，不住手搅，恐粘滞不匀，候成膏如饧，净瓶密收。每早温酒服二大匙，夜卧再服。百日身轻气壮，积年不辍，可以羽化也。《经验方》枸杞酒：变白，耐老，轻身。用枸杞子二升，十月壬癸日，面东采之，以好酒二升，磁瓶内浸三七日。乃添生地黄汁三升，搅匀密封，至立春前三十日开瓶。每空心暖饮一杯，至立春后髭发却黑。勿食芜菁。葱、蒜。《瑞竹堂方》四神丸：治肾经虚损，眼目昏花，或云翳遮睛。甘枸杞子一斤，好酒浸透，分作四分：一分同蜀椒一两炒，一分同小茴香一两炒，一分同芝麻一两炒，一分同川楝肉一两炒，拣取枸杞，加熟地黄、白术、白茯苓各一两，为末，炼蜜丸，日服。《龙木论》疗肝虚下泪。枸杞子二斤，绢袋盛，浸一斗酒中，密封三七日，饮之。《肘后方》疗目赤生翳。枸杞捣汁，日点三四次，神验。《圣惠方》治面黯𪒟疱，枸杞子十斤，生地三斤，为末。每服方寸匕，温酒下，日三服。久则如童颜。《摄生方》疗注夏虚病。枸杞子、五味子，研细滚水泡，代茶饮效。《千金方》治虚劳客热。枸杞根为末，白汤调服。有痼疾人慎之。又方：治虚劳苦渴，骨节烦热，或寒。用枸杞根白皮切五升，麦冬三升，小麦二升，水二斗，煮至麦熟，去滓。每服一升，口渴即饮。又方：治肾虚腰痛。枸杞根、杜仲、草薢各一斤，好酒三斗渍之。罂中密封，锅中煮一日，饮之任意。《简便方》疗小便出血。鲜地骨皮，洗捣自然汁，无汁则以水煎汁。每服一盏，入酒少许，食前温服。《千金方》治带下，脉数。枸杞根一斤，生地黄五斤，酒一斗，煮五升，日日饮之。《兰室秘藏》治口舌糜烂，因膀胱移热于小肠，则上为口糜，心胃壅热，水谷不下。地骨皮、柴胡各三钱，水煎服之。《卫生宝鉴》疗下疳。先以浆水洗之，后搽地骨皮末。生肌止痛。《永类方》疗妇人阴肿，或生疮。枸杞根煎水，频洗。唐慎微《本草》疗痈疽恶疮，脓血不止。地骨皮洗净，刮去粗皮，取细白瓤，以粗皮同骨煎汤洗，令脓血尽。以细瓤贴之，立效。《千金方》治瘭疽出汗，此证手足肩背累累如赤豆。用枸杞根，葵根叶，煮汁煎如饧。随意服之。《闺阁事宜》治足趾鸡眼作疮作痛。地骨皮同红花研细，傅之，次日即愈。《肘后方》治火赫毒疮，此患急防毒气入心腹。枸杞捣汁，服之立瘥。《十便良方》治目涩有翳。枸杞叶、车前叶挼汁，以桑叶裹，悬阴地一夜。取汁点之，不过三五度。

简误

枸杞虽为益阴除热之上药，若病脾胃薄弱，时时泄泻者勿入，须先治其脾胃，俟泄泻已止，乃可用之。即用尚须同山药、莲肉、车前、茯苓相兼，则无润肠之患矣。

柏　实

味甘，平，无毒。主惊悸，安五脏，益气，除风湿痹，疗恍惚虚损吸吸，历节腰中重痛，益血止汗。久服令人润泽美色，耳目聪明，不饥不老，轻身延年。

叶：味苦，微温，无毒。主吐血、衄血、痢血，崩中赤白，轻身益气，令人耐寒暑，去湿痹，生肌。四时各依方面采，阴干。

柏白皮：主火灼烂疮，长毛发。

疏：柏感秋令得金气，其质坚而气极芬芳，故其实味甘平无毒。甄权加辛，亦应有之。入足厥阴、少阴，亦入手少阴经。其主惊悸者，心藏神，肾藏精与志，心肾两虚则病惊悸。入心故养神，入肾故定志，神志得所养而宁定，则其证自除矣。芬芳则脾胃所喜，润泽则肝肾所宜，故能安五脏，五脏皆安则气自益矣。心主五色，耳为肾窍，目为肝窍，加以久服气专，其力自倍，岂不令人润泽美色，耳目聪明，不饥不老轻身延年哉！惟除风湿痹之功，非润药所能，当是叶之能事耳。《别录》疗恍惚，即惊悸之渐也。虚损吸吸，精气微也。历节腰中重痛，肝肾不足也。汗乃心液，心主血，益阴血则诸证悉瘳矣。

叶：味苦而微温，义应并于微寒，故得主诸血，崩中赤白。若夫轻身益气，令人耐寒暑，则略同于柏实之性矣。惟生肌去湿痹，乃其独擅之长也。

柏白皮：主火灼烂疮，长毛发者，凉血之功也。

主治参互

雷敩云：柏叶，有花柏叶，丛柏叶，及有子圆叶。其有子圆叶成片，如大片云母，叶皆侧叶，上有微赤毛者，宜入药用。柏实，凡使先以酒浸一宿，至明漉出晒干，用黄精自然汁于日中煎之，缓火煮成煎为度。每煎柏子仁三两，用酒五两浸。服柏实法：九月连房取实，曝收去壳，研末。每服二钱，温酒下，一日三服，渴即饮水，令人悦泽。一方加松子仁等分，以松脂和丸。一方加菊花等分，蜜丸服。寇宗奭：治老人虚闭。柏子仁、松子仁、大麻仁等分，同研，熔蜜蜡丸梧子大。以少黄丹汤，食前服二三十丸，日二服。《普济方》治小儿躯啼惊痫，腹满，大便青苔色。用柏子仁末，温水调服一钱。陆氏《积德堂方》治黄水湿疮。真柏油二两，熬稠搽之，如神。叶，甄权用以治冷风历节疼痛，止尿血。日华子用以灸罯冻疮，烧取汁，涂头黑润鬓发。苏颂用以傅汤火伤，止痛灭瘢，服之疗蛊痢，作汤常服杀五脏虫，益人。丹溪云：柏属阴与金，善守，故采其叶，随月建方，取其多得月令之气，此补阴之要药。其性多燥，久得之大益脾土，以滋其肺。神仙服饵方：五月五日采五方侧柏叶三斤，远志去心二斤，白茯苓一斤，为末，炼蜜和丸梧子大。每以仙灵脾酒下三十丸，日再服。并无所忌。《杨氏家藏方》治中风不省人事，得病之日，便进此药，可使风退气和，不成废人。柏叶一握去枝，葱白一握连根研如泥，无灰酒一升，煎一二十沸，温服；如不饮酒，分作四五服，方进他药。《圣惠方》治忧恚吐血，烦满少气，胁中疼痛。柏叶为散，米饮调服二方寸匕。《普济方》治酒血不止。柏叶、榴花，研末吹之。《百一选方》治大肠下血。随四时方向采柏叶，烧研。每米饮服二钱。王涣之舒州病此，陈宜父大夫传方，二服愈。又方：以柏叶一斤，捣令极匀，加蜜丸如梧子大。每五钱，白汤空心吞，治肠风效。《普济方》治酒毒下血，或下痢。嫩柏叶九蒸九晒二两，陈槐花炒焦一两，为末，蜜丸梧子大。每空心温酒下四十丸。《本草图经》治蛊痢下黑血茶脚色，或脓血如靛色。柏叶焙干为末，黄连和煎为汁，服之。《经验方》治小儿洞痢。柏叶煮汁，代茶饮之。《本草图经》治汤火灼烧。柏叶生捣，涂之，系定二三日，止痛灭瘢。姚僧垣《集验方》治鼠瘘核痛未成脓。以柏叶捣涂，熬盐熨之，气下即消。《圣惠方》治大风厉疾，眉发不生。侧柏叶九蒸九晒，为末，炼蜜丸梧子大。每服五丸至十丸，日三夜一，服百日即生。《圣惠方》治头发黄赤。生侧柏叶末一升，猪膏一升，和丸弹子大。每以布裹一丸，纳泔汁中化开，沐之，一月色黑而润矣。

简误

柏子仁，体性多油，肠滑作泻者勿服；膈间多痰者勿服。阳道数举，肾家有热，暑湿作泻，法咸忌之。已油者勿用入药。

茯　苓

味甘，平，无毒。主胸胁逆气，忧恚惊邪恐悸，心下结痛，寒热，烦满，咳逆，口焦舌干，利小便，止消渴，好睡，大腹，淋沥，膈中痰水，水肿淋结，开胸腑，调脏气，伐肾邪，长阴益气力，保神守中。久服安魂养神，不饥延年。

其有抱根者，名茯神。茯神，平，主辟不祥，疗风眩，风虚，五劳，口干，止惊悸，多恚怒善忘，开心益智，安魂魄，养精神。

疏：茯苓生于古松之下，感土木之气而成质，故其味甘平，性则无毒。入手足少阴，手太阳，足太阴、阳明经，阳中之阴也。胸胁逆气，邪在手少阴也。忧恚惊邪，皆心气不足也。恐悸者，肾志不足也。心下结痛，寒热烦满咳逆，口焦舌干，亦手少阴受邪也。甘能补中，淡而利窍。补中则心脾实，利窍则邪热解，心脾实则忧恚惊邪自止，邪热解则心下结痛，寒热烦满咳逆，口焦舌干自除。中焦受湿热则口发渴。湿在脾，脾气弱则好睡。大腹者，脾土虚不能利水，故腹胀大也。淋沥者，脾受湿邪则水道不利也。膈中痰水，水肿，皆缘脾虚所致。中焦者，脾土之所治也。中焦不治故见斯病。利水实脾，则其证自退矣。开胸腑，调脏气，伐肾邪者，何莫非利水除湿，解热散结之功也。长阴益气力，保神守中，久服安魂养神，不饥延年者，补心脾，伐肾邪，除湿利窍之极功也。白者入气分，赤者入血分。补心益脾，白优于赤；通利小肠专除湿热，赤亦胜白。《药性论》云：茯苓臣，忌米醋，能开胃止呕逆，善安心神，主肺痿痰壅，治小儿惊痫，疗心腹胀满，妇人热淋，赤者破结气。《日华子》云：茯苓补五劳七伤，安胎，暖腰膝，开心益智，止健忘。

茯神，抱木心而生，以此别于茯苓。《别录》谓：茯神平。总之，其气味与性，应是茯苓一样。茯苓入脾肾之用多，茯神入心之用多。故主辟不祥，疗风眩风虚，五劳，口干，止惊悸，多恚怒善忘，开心益智，安魂魄，养精神。《药性论》又云：茯神君，味甘无毒。主惊痫，安神安志，补劳乏，主心下急痛坚满，人虚而小肠不利，加而用之。

其心名黄松节，治偏风口面喎斜，毒风筋挛不语，心神惊掣，虚而健忘，其所主与茯苓大同小异耳。

主治参互

白茯苓，得炼蜜、胡麻仁，饵之可以辟谷，延年不饥。入五苓散，利水除湿。暑气胜则去桂。得人参、白术、橘皮、山药、扁豆、芍药、甘草，为补脾胃之上药。得二术、泽泻、车前、白芍药、橘皮、木瓜、猪苓，为消水肿之要剂。入六味地黄丸，能伐肾邪。入补心丹，则补心安魂养神。《百一选方》朱雀丸：治心神不定，恍惚健忘，不乐，火不下降，水不上升，时复振跳。常服，消阴养火全心气。茯神二两去皮，沉香半两，为末，炼蜜丸小豆大。每服三十丸，食后人参汤下。《证治要诀》治血虚心汗，别处无汗，独心孔有汗，思虑多则汗亦多，宜养心血。以艾汤调茯苓末，服一钱。《直指方》治心虚梦泄，或白浊。白茯苓末二钱，米汤调下，日二服，东坡方也。威喜丸：治丈夫元阳虚惫，精气不固，小便下浊，余沥常流，梦寐多惊，频频遗泄。妇人白淫、白带并治之。白茯苓去皮四两，作匮。以猪苓四钱半入内，煮二十余沸，取出日干，去猪苓，为末，化黄蜡搜和，丸弹子大。每嚼一丸，空心津下，以小便清为度。忌米醋。《三因方》治小便淋浊，由心肾气虚，神志不守，或梦遗白浊，赤白茯苓等分为末，新汲水飞去沫，控干，以地黄汁同捣，酒熬作膏，和丸弹子大。空心盐汤嚼下一丸。《禹师方》治妊娠水肿，小便不利恶寒。赤茯苓去皮，葵子各半两，为末。每服二钱，新汲水下。《普济方》治卒然耳聋。黄蜡不拘多少，和茯苓末细嚼，茶汤下。夏子益《奇疾方》，治血余怪证，十指节断坏，惟有筋连，无节肉，虫出如灯心，长数寸，遍身绿毛卷，名曰血余。以茯苓、胡黄连煎汤，饮之愈。《普济方》治水肿尿涩。茯苓皮，椒目等分，煎汤，日饮取效。

简误

病人肾虚，小水自利，或不禁，或虚寒精清滑，皆不得服。

琥 珀

味甘，平，无毒。主安五脏，定魂魄，杀精魅邪鬼，消瘀血，通五淋。

疏：琥珀感土木之气而兼火化，故其味甘平，无毒而色赤。阳中微阴，降也。入手少阴、太阳，亦入足厥阴经。专入血分。五脏有所感触则不安，能杀精魅邪鬼，则五脏自安，而魂魄自定。心主血，肝藏血。入心入肝，故能消瘀血也。《药性论》云：琥珀君，治百邪，产后血瘀作痛。《日华子》云：疗蛊毒，壮心，明目磨翳，止心痛癫邪，破结癥。正以其阳明之物，又消瘀血，故主上来诸病也。若作傅药，能止血，生肌，愈金疮。宋高祖时，宁州贡琥珀枕，碎以赐军士傅金疮，其一证也。出罽宾国。初如桃胶，凝乃成焉。《海药》云：是海松木中津液，初如桃胶，后乃凝结。性温。主止血，生肌，镇心，明目，破癥瘕气块，产后血晕闷绝，儿枕痛等，并宜饵此。以拾草通明而坚轻、色赤者良。

主治参互

得没药、乳香、延胡索、干漆、鳖甲，为散，治产后血晕有神。佐以人参、益母草、泽兰、生地、牛膝、当归、苏木，作汤，送前药，则治儿枕痛，恶露下不尽，腹痛，少腹痛，寒热等证，极效。和大黄、鳖甲作散子，酒下方寸匕，下妇人腹内恶血。同鳖甲、京三棱各一两，没药、延胡索各半两，大黄六铢，熬捣为散，空心酒服三钱。治妇人癥瘕气块，及产后血晕闷绝，儿枕痛甚。虚极者，减大黄。同丹砂、滑石、竹叶、麦冬、木通，

治心家有热，小肠受之，因之小水不利，立效。同人爪、珍珠、玛瑙、珊瑚，除目翳赤障。得丹砂、犀角、羚羊角、天竺黄、远志、茯神，镇惊主诸痫。《直指方》治小儿胎惊，琥珀、防风各一钱，丹砂半钱，为末。猪乳调一字，入口中，最妙。又方：治小儿胎痫。琥珀、丹砂各少许，全蝎一枚，为末。麦门冬汤调一字服。《圣惠方》治小儿转胞。真琥珀一两，为末。用水四升，葱白十茎，煮汁三升，入琥珀末二钱，温服，砂石诸淋，三服皆效。《普济方》：小便淋沥。琥珀为末二钱，麝香少许，白汤服之，或萱草煎汤服。老人虚人，以人参汤下，亦可蜜丸，以赤茯苓汤下。《外台秘要》治从高坠下，有瘀血在内，刮琥珀屑，酒服方寸匕。或入蒲黄二三匙，日服四五次。《鬼遗方》治金疮闷绝不识人。琥珀研粉，童子小便调一钱，三服瘥。

简误

此药毕竟是消磨渗利之性，不利虚人。大都从辛温药则行血破血，从淡渗药则利窍行水，从金石镇坠药则镇心安神。凡阴虚内热，火炎水涸，小便因少而不利者，勿服琥珀以强利之，利之则愈损其阴。

酸 枣 仁

味酸，平，无毒，主心腹寒热，邪结气聚，四肢酸疼湿痹，烦心不得眠，脐上下痛，血转久泄，虚汗烦渴，补中益肝气，坚筋骨，助阴气，能令人肥健。久服安五脏，轻身延年。

疏：酸枣仁得木之气而兼土化，故其实酸平，仁则兼甘。气味匀齐，其性无毒。为阳中之阴。入足少阳，手少阴，足厥阴、太阴之经。专补肝胆，亦复醒脾，从其类也。熟则芳香，香气入脾，故能归

脾。能补胆气，故可温胆。母子之气相通，故亦主虚烦，烦心不得眠。其主心腹寒热，邪结气聚，及四肢酸疼湿痹者，皆脾虚受邪之病，脾主四肢故也。胆为诸脏之首，十一脏皆取决于胆。五脏之精气皆禀于脾。故久服之，功能安五脏，轻身延年也。《别录》主烦心不得眠，脐上下痛，血转久泄，虚汗烦渴，补中益肝气，坚筋骨，助阴气，能令人肥健者，缘诸证悉由肝胆脾三脏虚而发。胆主升，肝藏血，脾统血。三脏得补，久而气增，气增则满足，故主如上功能也。

主治参互

君茯神、远志、麦门冬、石斛、五味子、龙眼、人参，能止惊悸，并一切胆虚易惊。入温胆汤，治病后胆虚不眠。入归脾汤，治脾家气血虚，自汗，不眠，惊悸，不嗜食。《太平圣惠方》治骨蒸不眠心烦。用酸枣仁一两炒研，水二盏，研绞取汁，煮粥熟，下地黄汁一合再煮，匀食。凡服固表药而汗不止者，用枣仁一两炒研，同地黄、白芍药、麦冬、五味子、龙眼肉、竹叶煎服，多服取效，汗乃心液故尔。《简便方》治睡中汗出（即盗汗）。用酸枣仁、白茯苓、人参等分，为末。每服一钱，米饮下。《外台秘要》疗刺入肉，枣仁核烧存性，为细末，水服之立出。

简误

凡肝、胆、脾三经，有实邪热者勿用。以其收敛故也。

檗　木黄柏也

味苦，寒，无毒。主五脏肠胃中结热，黄疸，肠痔，止泄痢，女子漏下赤白，阴伤蚀疮，疗惊气在皮间，肌肤热赤起，目热赤痛，口疮。久服通神。

疏：黄柏禀至阴之气而得清寒之性者也，其味苦，其气寒，其性无毒，故应主五脏肠胃中结热。盖阴不足则热始结于肠胃。黄疸虽由湿热，然必发于真阴不足之人。肠澼痔漏，亦皆湿热伤血所致。泄痢者，滞下也，亦湿热干犯肠胃之病。女子漏下赤白，阴伤蚀疮，皆湿热乘阴虚流客下部而成。肤热赤起，目热赤痛，口疮，皆阴虚血热所生病也。以至阴之气，补至阴之不足。虚则补之，以类相从，故阴回热解湿燥而诸证自除矣。乃足少阴肾经之要药，专治阴虚生内热诸证，功烈甚伟，非常药可比也。洁古用以泻膀胱相火，补肾水不足，坚肾壮骨髓，疗下焦虚，诸痿瘫痪，利下窍除热。东垣用以泻伏火，救肾水，治冲脉气逆，不渴而小便不通，诸疮痛不可忍。丹溪谓：得知母滋阴降火，得苍术除湿清热，为治痿要药。得细辛泻膀胱火，治口舌生疮。

主治参互

黄柏，为足少阴肾经药。然以柴胡引之，则入胆；以黄连、葛根、升麻引之则入肠胃及太阴脾经。治湿热滞下。佐牛膝、枸杞、地黄、五味子、鳖甲、青蒿，则益阴除热。佐甘菊、枸杞、地黄、蒺藜、女贞实，则益精明目。得猪胆汁、水银粉，则主诸热疮有虫，久不合口。得铅丹，则生肌止痛。得木瓜、茯苓、二术、石斛、地黄，则除湿健步。佐白芍药、甘草，则主火热腹痛。《外台秘要》治口中及舌上生疮，锉黄柏含之。《千金方》治小儿重舌，以黄柏，苦竹沥浸，点舌上。《肘后方》治咽喉卒肿，食饮不通。黄柏捣末，苦酒和傅肿上，佳。又方：治伤寒时气温病，毒攻手足肿痛欲断，亦治毒攻阴肿。细锉黄柏五斤，以水三斗煮渍之。《伤寒类要》同。葛氏方：治食自死六畜肉中毒。黄柏末服方寸匕，未解再服之。《经验方》治呕血。黄柏蜜涂炙干，杵为末。用麦冬汤调下二钱匕，立瘥。《梅师方》治痈疽发背，或发乳房，初起微赤，不急治之即杀人。捣黄柏末，和鸡子白涂之。《简要济众方》治吐血热极。黄柏二两，蜜炙捣末。每服二钱，温糯米饮调下。《十全博救方》治小儿热泻。黄柏削皮焙为末，用薄米饮丸如粟大。每服十丸，米饮下。《深师方》治伤寒热病口疮。黄柏削去粗皮，蜜渍一宿，唯欲令浓，含其汁，良久吐，更含。若胸中热有疮时，饮三五合尤佳。《衍义》云：檗木，今用皮以蜜炙，与青黛各一分，同为末，入生龙脑一字，研匀。治心脾热，舌颊生疮，当掺疮上，有涎即吐。又张仲景檗皮汤，无不验。《伤寒论》中已著。《妇人良方》治妊娠下痢白色，昼夜三五十行，根黄厚者，蜜炒令焦为末，大蒜煨熟，去皮捣烂如泥，和丸梧子大。每空心米饮下三五十丸，日三服。神妙不可述。《洁古家珍》治赤白浊淫，及梦泄精滑，真珠粉丸：黄柏炒、真蛤粉各一斤，为末，炼蜜丸绿豆大。每服一百丸，空心温酒下。黄柏苦而降火，蛤粉咸而补肾也。又方：加知母炒，牡蛎煅，山药炒，等分为末，糊丸梧子大。每服八十丸。盐汤下。许学士《本事方》治积热梦遗，心忪恍惚，膈中有热，宜清心丸主之。黄柏末一两，片脑一钱，炼蜜丸梧子大。每服十五丸，麦冬汤下，此大智禅师方也。《三因方》治口疳臭烂，绿云散：黄柏五钱，铜绿二钱，为末掺之，漱去涎。《圣惠方》治鼻疳有虫。黄柏二两，冷水浸一宿，绞汁温服。《普济方》治鬓毛毒疮生头中，初生如蒲桃，痛甚。黄柏一两，乳香二钱半，为末，槐花煎水，调作饼，贴于疮上。《子母秘录》治小儿脐疮不合者。黄柏末涂之。又方：治臁疮，热疮。黄柏末一两，轻粉三钱，猪胆汁调搽之。或只用蜜炙黄柏末一味。张杲《医说》治火毒生疮，凡人冬月向火，火气入内，两股生疮，其汁淋漓。用黄柏末掺之，立愈。一妇生此，人无识者，用此而愈。《宣明方》：敛疮生肌，黄柏末，面糊调涂，效。

简误

黄柏固能除热益阴，然阴阳两虚之人，病兼脾胃薄弱，饮食少进，及食不消，或兼泄泻，或恶冷物，及好热食，肾虚天明作泄，上热下寒，小便不禁，少腹冷痛，子宫寒，血虚不孕，阳虚发热，瘀血停滞，产后血虚发热，金疮发热，痈疽溃后发热，伤食发热，阴虚小水不利，痘后脾虚，小水不利，血虚不得眠，血虚烦躁，脾阴不足作泄等证，法咸忌之。

楮　实

味甘，寒，无毒。主阴痿，水肿，益气，充肌肤，明目。久服不饥，不老，轻身。

疏： 楮实禀土气以生，故其味甘气寒无毒，气薄味厚，阴也，降也。入足太阴经。其主水肿，益气，充肌肤者，脾为土脏而主肌肉，脾虚则肌肉不充，土虚则水湿泛滥。甘为土化，能入脾坚土，则水肿消，肌肉充，气自益矣。明目者，目得血而能视。脾旺自能生血也。阴痿者，精气竭也。脾实则能生精而灌注于肾，故阴自强也。补脾益气，则五脏皆实，不饥，不老轻身，是其验矣。

主治参互

《活法机要》治水气蛊胀，楮实子丸，以洁净府。用楮实一斗，水三斗，熬成膏，茯苓三两，白丁香一两半，为末，以膏和丸梧子大。从少至多，至小便清利，胀减为度。后服治中汤养之。忌甘苦峻补，及发动之物。刘禹锡《传信方》治女子月经不绝，来无时者。取案纸三十张烧灰，以清酒半升，和调服之顿定。蓐中血晕，服之立验。已毙者，去板齿灌之，经一日亦活。《圣惠方》治癣湿痒。用楮叶捣烂傅上。《外台秘要》治天行病后两胁胀满，脐下如水肿。以谷枝汁，随意服愈。《肘后方》治鼻衄，小劳辄出。楮叶取汁，饮三升，良。《子母秘录》治小儿下痢赤白，作渴，得水又呕逆者。楮叶炙香，以饮浆半升浸至水绿。去叶。以木瓜一个切，纳汁中，煮二三沸，去木瓜，细细饮之。《圣惠方》治通身水肿，楮枝叶，煎如饧。空腹服一匕，日三服。《直指方》：肝热生翳。楮实研细，食后蜜汤服一钱，日再服。《外台秘要》治金疮出血，谷子捣，傅之。

简误

楮实虽能消水补脾，然气亦微寒，脾胃虚寒者不宜用。

干 漆

味辛，温，无毒，有毒。主绝伤，补中，续筋骨，填髓脑，安五脏，五缓六急，风寒湿痹，疗咳嗽，消瘀血，痞结腰痛，女子疝瘕，利小肠，去蛔虫。

疏：干漆禀火金之气以生，故其味辛气温，火金相搏则未免有毒，《别录》言之为当矣。甄权加咸。宗奭加苦。气味俱厚，通行肠胃，入肝行血之药也。凡风寒湿邪之中人，留而不去则肠胃郁而生虫，久则五脏六腑皆受病，或为瘫痪，或为拘挛，所自来矣。此药能杀虫消散，逐肠胃一切有形之积滞。肠胃既清，则五脏自安，痿缓痹急自调矣。又损伤一证，专从血论。盖血者，有形者也。形质受病，惟辛温散结而兼咸味者，可入血分而消之。瘀血清而绝伤自和，筋骨自续，则髓脑自足矣。其主痞结腰痛，女子疝瘕者，亦指下焦血分受寒血凝所致。利小肠者，取其通行经脉之功耳。至于疗咳嗽虽非正治，

然亦有瘀血停积，发为骨蒸劳瘵以致咳嗽者，得其清散瘀血之力，则骨蒸退而咳嗽亦除也。误中漆毒者，多食蟹及甘豆汤解之。

主治参互

同䗪虫、桃仁、当归、红花、苏木、牡丹皮、五灵脂、延胡索、牛膝，治腹中瘀血作痛。或产后感寒，恶露未尽，结成痞块作痛者，加入干姜、泽兰。同楝根、鹤虱、槟榔、锡灰、薏苡根、乌梅、龙胆草，能杀肠胃一切诸虫。同牛膝、牡丹皮、续断、赤芍药、桃仁、乳香、没药、红花、延胡索、鳖甲，治女子月闭。因于瘀血，脐腹作痛畏寒，及不发热，不口渴者，可加桂。同豨莶叶、生地黄、半枝莲、胡麻、荆芥、何首乌、天门冬、苦参，可疗紫云风。入仲景大黄䗪虫丸中，治五劳虚极羸瘦，腹满不能饮食，内有干血，肌肤甲错。

简误

干漆，味辛有毒，瘀血得之即化成水，其消散之功可知。凡经闭由于血虚，而非有瘀血结块阻塞者，切勿轻饵。

附：漆叶，味辛，无毒。《图经》曰：彭城樊阿，少师事华佗，佗授以漆叶青粘散，云：服之去三虫，利五脏，轻身益气，使人头不白。

五 加 皮

味辛，温，微寒，无毒。主心腹疝气腹痛，益气疗躄，小儿不能行，疽疮阴蚀，男子阴痿囊下湿，小便余沥，女人阴痒，及腰脊痛，两脚疼痹风弱，五缓虚羸，补中益精，坚筋骨，强志意。久服轻身耐老。

疏：五加皮在天得少阳之气，为五车星之精，在地得火金之味，故其味辛，其气温，而其性无毒。《别录》加苦，微寒。

气味俱厚，沉而阴也。入足少阴，足厥阴经。观《本经》所主诸证，皆因风寒湿邪伤于二经之故，而湿气尤为最也。其治疝气腹痛，疗躄小儿不能行，阴蚀疽疮，男子阴痿囊下湿，小便余沥，女人阴痒，脊痛两脚疼痹风弱者，何莫非二经受风寒湿邪所致。经云：伤于湿者，下先受之。又云：地之湿气，感则害人皮肉筋脉。肝肾居下而主筋骨，故风寒湿之邪多自二经先受。此药辛能散风，湿能除寒，苦能燥湿，二脏得其气而诸证悉瘳矣。又湿气浸淫则五脏筋脉缓纵，湿气留中则虚赢气乏，湿邪既去则中焦治而筋骨自坚，气日益而中自补也。其主益精强志者，肾藏精与志也。轻身者，除风湿之效也。耐老者，补肝肾之功也。昔人云：宁得一把五加，不用金银满车，宁得一斤地榆，安用明月宝珠。又昔鲁定公母，单服五加酒，以致不死。又东华真人煮石法，用玉豉、金盐，玉豉，地榆也。金盐，五加也。世为仙经所颂。其能轻身耐老，又可知矣。

主治参互

得牛膝、木瓜、黄柏、麦门冬、生地黄、薏苡仁、石斛、虎胫骨、山药，治湿热痿痹，腰以下不能行动。同续断、杜仲、牛膝、山茱萸、巴戟天、破故纸，治肾虚寒湿客之作腰痛。同二术、萆薢、石菖蒲、薏苡仁、白蒺藜、甘菊花、防风、羌活、独活、白鲜皮，石斛，治风寒湿成痹。同石菖蒲、连翘、苍术、黄柏、黄芪、薏苡仁、金银花、鳖虱胡麻、木瓜、土茯苓，治下部湿疮久不愈。兼治脓窠疮如神。同黄柏末、菖蒲末、蛇床子，俱为细末，傅囊湿神效。如欲作汤沐，加荆芥、苦参、防风。一味酿酒饮之，治风痹四肢拘挛。《全幼心鉴》治小儿三岁不能行，用此便走。五加皮五钱，牛膝、木瓜各二钱半，为末。每服五分，米饮入酒二

三滴，调服。

简误

下部无风寒湿邪而有火者，不宜用。肝肾虚而有火者，亦忌之。

牡荆实

味苦，温，无毒。主除骨间寒热，通利胃气，止咳逆下气。得术、柏实、青葙，共疗头风。防风为之使。

疏：牡荆实感仲夏之气以生，故其味苦，气温无毒。可升可降，阳也。入足阳明、厥阴经。其主骨间寒热，通利胃气，止咳逆下气者，盖足阳明为十二经脉之长，厥阴为风木之位，外邪伤于二经，则寒热留连于筋骨，而胃气壅滞，苦温能通行散邪，则胃气利而寒热自除。咳逆亦邪气壅胃所致，邪散气下则咳逆自止矣。

主治参互

《外台秘要》：头风痛。取荆沥不拘多少服，日日服之。朱震亨治心痛及妇人白带，用牡荆实炒焦，为末，饮服。入折伤药，能散瘀血和筋骨。

简误

病非干外邪者，一概不宜用。

蔓荆实

味苦、辛，微寒、平、温，无毒。主筋骨间寒热，湿痹拘挛，明目坚齿，利九窍，去白虫，长虫，主风头痛，脑鸣，目泪出，益气。久服轻身耐老，令人光泽脂致。

疏：蔓荆实禀阳气以生，兼得金化而成。《神农》：味苦微寒无毒。《别录》加辛平温。察其功用应是苦温辛散之性，而寒则甚少也。气清味薄，浮而升，阳也。入足太阳，足厥阴，兼入足阳明经。其主筋骨间寒热，湿痹拘挛，风头痛，脑鸣目泪出者，盖以六淫之邪，风则伤筋，寒则

伤骨，而为寒热，甚则或成湿痹，或为拘挛，又足太阳之脉，夹脊循项而络于脑，目为厥阴开窍之位，邪伤二经，则头痛脑鸣目泪出，此药味辛气温，入二脏而散风寒湿之邪，则诸证悉除矣。邪去则九窍自通。痹散则光泽脂致。其主坚齿者，齿虽属肾而床属阳明，阳明客风热则上攻牙齿，为动摇肿痛，散阳明之风热，则齿自坚矣。去白虫、长虫者，假其苦辛之味耳。益气轻身耐老，必非风药所能也。

主治参互

同甘菊花、荆芥、酒炒黄芩、乌梅、芽茶、白蒺藜、川芎、羌活、黑豆、土茯苓，治偏头风痛，目将损者。

简误

头目痛不因风邪，而由于血虚有火者忌之。元素云：胃虚人不可服，恐生痰疾。

辛　夷

味辛，温，无毒。主五脏身体寒热，风头脑痛，面䵟，温中解肌，利九窍，通鼻塞涕出，治肌肿引齿痛，眩冒，身兀兀如在车船上者。生须发，去白虫。久服下气，轻身明目，增年耐老。可作膏药。用之去心及外毛，毛射入肺令人咳。

疏： 辛夷禀春阳之气以生，故其味辛，气温，性无毒。气清而香，味薄而散，浮而升，阳也。入手太阴，足阳明经。其主五脏身体寒热，风头脑痛，面䵟，解肌，通鼻塞涕出，面肿引齿痛者，皆二经受风邪所致。足阳明主肌肉，手太阴主皮毛。风邪之中人，必自皮毛肌肉，以达于五脏而变为寒热。又鼻为肺之窍，头为诸阳之首，三阳之脉会于头面。风客阳分则为头痛，面䵟，鼻塞涕出，面肿引齿痛。辛温能解肌散表，芳香能上窜头目，逐阳分之风邪，则诸证自愈矣。眩冒

及身兀兀如在车船之上者，风主摇动之象故也。风邪散，中气温，则九窍通矣。大风之中人则毛发脱落，风湿之浸淫则肠胃生虫。散风行湿则须发生而虫自去矣。久服下气，轻身明目，增年耐老，悉非风药所能。

虽出自《神农本经》，然而易世相传，得无谬讹，存而不论可也。

主治参互

同甘菊花、苍耳子、薄荷、细辛、甘草、羌活、藁本、防风、川芎，治风寒入脑头痛，或鼻塞流涕，或鼻渊涕下不止腥臭。

简误

辛香走窜之性，气虚人不宜服。虽偶感风寒，鼻窍不通，亦不得用。头脑痛属血虚火炽者，不宜用。齿痛属胃火者，不宜用。

桑上寄生

味苦、甘、平，无毒。主腰痛，小儿背强，痈肿，安胎，充肌肤，坚发齿，长须眉，主金疮，去痹，女子崩中，内伤不足，产后余疾，下乳汁。其实：主明目，轻身通神。

疏： 桑寄生感桑之精气而生，其味苦甘，其气平和，不寒不热，固应无毒。详其主治，一本于桑。抽其精英，故功用比桑尤胜。腰痛及小儿背强，皆血不足之候。痈肿多由于荣气热。肌肤不充由于血虚。齿者骨之余也。发者血之余也。益血则发华。肾气足则齿坚而须眉长。血盛则胎自安。女子崩中及内伤不足，皆血虚内热之故。产后余疾，皆由血分。乳汁不下，亦由血虚。金疮则全伤于血。上来种种疾病，莫不悉由血虚有热所发。此药性能益血，故并主之也。兼能祛湿，故亦疗痹。

实：味甘平，亦益血之药，故主治如经所云也。

主治参互

同枸杞子、地黄、胡麻、川续断、何首乌、当归、牛膝，治血虚手臂骨节疼痛。入独活寄生汤，疗一切风湿痹。《圣惠方》疗胎动腹痛，桑寄生一两五钱，阿胶炒五钱，艾叶五钱，水一盏半，煎一盏，去滓温服。或去艾叶，以其热也。

杜 仲

味辛、甘，平，无毒。主腰脊痛，补中益精气，坚筋骨，强志，除阴下痒湿，小便余沥，脚中酸痛不欲践地，久服轻身耐老。

疏：杜仲禀阳气之微，得金气之厚，故其味辛，气平无毒。《别录》加甘温。甄权言苦暖。应是辛苦胜而苦次之，温暖多而平为劣也。气薄味厚，阳中阴也。入足少阴，兼入足厥阴经。按《本经》所主腰脊痛，益精气，坚筋骨，脚中酸痛不欲践地者，盖腰为肾之府，经曰：动摇不能，肾将惫矣。又肾藏精而主骨，肝藏血而主筋。二经虚则腰脊痛而精气乏，筋骨软而脚不能践地也。"五脏苦欲补泻"云：肾苦燥，急食辛以润之。肝苦急，急食甘以缓之。杜仲辛甘俱足，正能解肝肾之所苦，而补其不足者也。强志者，肾藏志，益肾故也。除阴下痒湿，小便涂沥者，祛肾家之湿热也。益肾补肝，则精血自足，故久服能轻身耐老。其主补中者，肝肾在下，脏中之阴也。阴足则中亦补矣。

主治参互

同牛膝、枸杞子、续断、白胶、地黄、五味子、菟丝子、黄柏、山药，治肾虚腰痛，及下部软弱无力。崔元亮《海上方》，治肾虚腰痛。用杜仲去皮酥炙黄，一斤分作十剂。每夜取一剂，以水一升浸至五更，煎三分减一，取汁去滓，以羊肾三四枚切片放下，再煎三五沸，如作羹法，和以椒盐，空腹顿服。《得效方》治风冷伤肾，腰背虚痛。杜仲一斤切炒，酒二升，渍十日，日服三合。《肘后方》治病后虚汗，及目中流泪。杜仲、牡蛎等分，为末。卧时水服五匕，不止更服。《简便方》治频惯堕胎，或三四月即堕者。于两月前，以杜仲八两。糯米煎汤浸透炒去丝，续断二两，酒浸焙干为末，以山药五六两为末作糊，丸梧子大。每服五十丸，空心米饮下。青娥丸。见补骨脂条下。

简误

肾虚火炽者不宜用，即用当与黄柏、知母同入。

枫 香 脂

味辛、苦，平，无毒。主瘾疹风痒，浮肿，齿痛。一名白胶香。附：李时珍治一切痈疽，疮疥、吐血、咯血，活血生肌，止痛解毒，烧过揩牙，永无牙疾。

疏：枫香脂属金有火，故其味辛苦，气平无毒。气薄中厚，阳中之阴也。入足厥阴。为活血凉血之药。凡热则生风，又血热则壅而发瘾疹。风为木化，风火相搏则为浮肿。苦平能凉血热，兼辛又能散风，故主血热生风之证。风火既散，则肌肉和而浮肿自消。齿痛亦因风热上攻，风势既散则前亦止矣。

主治参互

《袖珍方》治便痈脓血。白胶香一两为末，入麝香、轻粉少许，掺之。《直指方》诸疮不合。白胶香、轻粉各二钱，猪脂和涂。《儒门事亲》：一切恶疮。水沉金丝膏：用白胶香、沥青各一两，以麻油、黄蜡各二钱，同熔化，入冷水中扯千遍，摊贴之。《危氏得效方》：年久牙疼。枫香脂为末，以香炉内灰和匀，每旦揩擦。

枫香，近世为外科要药，除外科无别用，故不著"简误"。

女贞实

味苦、甘，平，无毒。主补中，安五脏，养精神，除百疾。久服肥健，轻身不老。

疏：女贞实禀天地至阴之气，故其木凌冬不凋。神农：味苦气平。《别录》加甘无毒。观今人用以为变白多效者，应是甘寒凉血益血之药。气薄味厚，阴中之阴，降也。入足少阴经。夫足少阴为藏精之脏，人身之根本。虚则五脏虽无病而亦不安，百疾丛生矣。经曰：精不足者，补之以味。盖肾本寒，因虚则热而软，此药气味俱阴，正入肾除热补精之要品。肾得补则五脏自安，精神自足，百疾去而身肥健矣。其主补中者，以其味甘，甘为土化，故能补中也。所主如上功能，则轻身不老盖有自矣。此药有变白明目之功，累试辄验，而经文不载，为阙略也。叶长子黑色者为女贞。叶微圆子红色者为冬青。亦能治风虚，补益肌肤。

主治参互

同地黄、何首乌、人参、麦门冬、旱莲草、南烛子、牛膝、枸杞子、山药、没食子、桑椹子、黄柏、椒红、莲须，为变白要药。同甘菊花、生地黄、蒺藜、枸杞子，能明目。《简便方》治虚损百病，久服须白再黑，返老还童。用女贞实十月上巳日收，阴干，用时以酒浸一日，蒸透晒干一斤四两，旱莲草五月收，阴干十两为末，桑椹子四月收，阴干十两为末，炼蜜丸如梧子大。每服七八十丸，淡盐汤下。若四月收桑椹，捣汁和药，七月收旱莲捣汁和药，即减蜜之半矣。《济急仙方》治风热赤眼。冬青子不拘多少，捣汁重汤熬膏，净瓶收固，每用点眼。《普济方》治一切眼疾。冬青叶研烂，入朴硝贴之。海上方也。

简误

气味俱阴，变白家当杂保脾胃药，乃椒红温暖之类同施。否则恐有腹痛作泄之患。

附：枸骨，《本经》附出女贞条下，不载气味所主。然观陈藏器云：其皮堪浸酒，补腰膝令健，枝叶烧灰淋汁，或煎膏，涂白癜风，亦可作稠煎傅之。应是苦寒无毒，气味俱阴，入肝入肾之药也。惟春入肝，故主白癜风。盖肝为风木之位，藏血之脏。血虚则发热，热甚则生风，苦寒能凉血清热，故主之也。其补腰膝令健者，腰为肾之府，肾虚则湿热乘之而腰膝不利，又肾为作强之官，虚则热而软，故其性欲坚，急食苦以坚之。此药味苦入肾，正遂其欲坚之性耳。肾气既实则湿热自除，而腰膝自健矣。

主治参互

秘方：取其叶煮饮，治痰火甚验。盖痰火未有不因阴虚火炎，上烁乎肺，煎熬津液而成。此药直入足少阴经补养阴气，则痰火自消，如斧底抽薪之意也。兼能散风毒恶疮。昔有老妓患杨梅结毒三十年者，有道人教以单服此药，疮愈而颜色转少。皆假其清热凉血之功耳。一名枢木。黑子者名极木。又名猫儿刺。用作罗经入地不差。

简误

脾胃虚寒作泄，及火衰阴痿者，忌之。

蕤核

味甘，温、微寒，无毒。主心腹邪结气，明目，目赤痛，伤泪出，目肿眦烂，齆鼻，破心下结痰痞气。久服轻身，耐老不饥。

疏：蕤核得土气以生，《神农》：味甘，气温。《别录》加微寒无毒。气薄味厚，阳中之阴也。入足厥阴经。厥阴为风木之脏，开窍于目。风热乘肝，则肝血虚而目为之病，或为赤痛肿伤，或为泪出眦烂。此药温能散风，寒能除热，甘能补血，肝气和而目疾悉瘳矣。其主心腹邪结气者，即邪热气也。热则生痰，痰碍中焦气为之痞。甘寒除热，温主通行，热邪去而痰自不生，痰结解而气自通畅矣。鼻齆者，热在上焦心肺之分也。甘寒总能除上下之热，故亦主之。非养性益精之药，而云轻身益气不饥者，未必然也。

主治参互

《和剂局方》春雪膏：治肝虚风热上攻，眼目昏暗，痒痛隐涩，赤肿羞明，迎风有泪，多见黑花。用蕤核去皮压去油二两，脑子二钱半，研匀，生蜜六钱和收，点眼。《集效方》百点膏：治一切风热眼。蕤仁去油三钱，甘草、防风各六钱，黄连五钱，以三味煎取浓汁，次下蕤仁膏，日点。

简误

目病非关风热，而因于肝肾两虚者，不宜用。凡修事，汤浸去皮尖，劈作两片，用芒硝、木通、通草同煎，一伏时取出，研膏入药。

丁 香

味辛，温，无毒。主温脾胃，止霍乱拥胀，风毒诸肿，齿疳䘌。能发诸香。

疏：丁香禀纯阳之气以生，故其味辛气温性无毒。气厚味薄，升也，阳也。入足太阴，足阳明经。其主温脾胃，止霍乱拥胀者，盖脾胃为仓廪之官，饮食生冷伤于脾胃，留而不去则为壅塞胀满，上涌下泄则为挥霍撩乱。辛温暖脾胃而行滞气，则霍乱止而拥胀消矣。齿疳䘌者，亦阳

明湿热上攻也。散阳明之邪则疳䘌自除。疗风毒诸肿者，辛温散结，而香气又能走窍除秽浊也。

主治参互

同白豆蔻、藿香、陈皮、厚朴、砂仁，治霍乱因于寒；加生姜、半夏，治吐呕因于寒冷伤胃，或寒月饱食受寒腹痛甚。同砂仁、厚朴、干姜、橘皮、草果、苍术、木香、麦蘖，治小儿伤生冷腹痛。刘氏《小儿方》治小儿虚寒吐泻。丁香、橘皮等分，姜汁糊丸绿豆大。米汤化下。《全幼心鉴》治小儿脾胃虚寒，呕吐不止。丁香、半夏末各一钱，姜汁浸一夜，晒干为末，姜汁打面为丸黍米大。量大小，用姜汤下。《和剂局方》治妇人产难。母丁香、乳香、麝香三件，用十分之三，各为末，腊月兔脑和杵为丸，如芡实大。每服一丸，酒下。《梅师方》治乳头破裂。丁香末，傅之。《证治要诀》：食蟹致伤。丁香末，姜汤服五分。入陈氏异功散，治痘疮虚寒之极，又值冬月寒气薄之发不出者。

简误

丁香气味辛温，一切有火热证者忌之。非属虚寒，概勿施用。

沉 香

微温。疗风水毒肿，去恶气。

疏：沉香禀阳气以生，兼得雨露之精气而结，故其气芬芳，其味辛而无毒。气厚味薄，可升可降，阳也。入足阳明、太阴、少阴，兼入手少阴、足厥阴经。《本经》疗风水毒肿者，即风毒水肿也。风为阳邪，郁于经络，遇火相煽，则发出诸毒。沉香得雨露之精气，故能解风火之毒。水肿者，脾恶湿而喜燥。辛香入脾而燥湿，则水肿自消。凡邪恶气之中人，必从口鼻而入。口鼻为阳明之窍，阳明虚则

恶气易入。得芬芳清阳之气，则恶气除而脾胃安矣。

〔附录〕李珣：味苦温，无毒。主心腹痛霍乱，中恶邪鬼疰，清人神，并宜酒煮服之。诸疮肿宜入膏用。《日华子》：味辛热，无毒，主调中补五脏，益精壮阳，暖腰膝，去邪气，止转筋吐泻冷气，破痃癖，冷风麻痹，骨节不任，风湿皮肤痒，心腹痛，气痢。元素：补右肾命门相火。

主治参互

同人参、菖蒲、远志、茯神、酸枣仁、生地黄、麦门冬，治思虑伤心，心气郁结不舒者。得木香、藿香、砂仁、治中恶腹中疗痛，辟一切恶气。同苏子、橘红、枇杷叶、白豆蔻、人参、麦门冬，治胸中气结，或气逆不快。《医垒元戎》治胞转不通，非小肠、膀胱、厥阴受病，乃强忍房事，或过忍小便所致，当治其气则愈，非利药可通也。沉香、木香各二钱，为末。白汤空腹服之，以通为度。

简误

沉香治冷气、逆气、气郁、气结，殊为要药。然而中气虚，气不归元者忌之。心经有实邪者忌之。非命门真火衰者，不宜入下焦药用。

檀 香

《本经》无正文。弘景云：白檀，消热肿。藏器：主心腹霍乱，中恶鬼气，杀虫。日华子云：檀香，热，无毒。治心痛，霍乱，肾气腹痛，浓煎服。水磨傅外肾，并腰肾痛处。详其所主诸证，亦是芬芳升发，辟恶散结除冷之药也。今人多供燃爇。非上乘沉水者不入药。

乳 香

微温。疗风水毒肿。去恶气，疗风瘾疹痒毒。

疏：乳香得木气而兼火化，《本经》：微温。《大明》：辛热微毒。元素：苦辛。气厚味薄，阳也。入足太阴，手少阴，兼入足厥阴经。风水毒肿，邪干心脾，恶气内侵，亦由二经虚而邪易犯。瘾疹痒毒，总因心脾为风湿热邪所干致之。脾主肌肉，而痛痒疮疡皆属心火。此药正入二经，辛香能散一切留结，则诸证自瘳矣。《日华子》云：煎膏止痛长肉。陈藏器云：治妇人血气，疗诸疮令内消。则今人用以治内伤诸痛，及肿毒，内服外傅之药，有自来矣。

主治参互

同紫花地丁、白及、白蔹、金银花、夏枯草、白芷、连翘、贝母、甘菊、甘草、穿山甲、没药，治一切痈疽疔肿。同续断、牛膝、当归、红曲、牡丹皮、没药、地黄、川芎，治内伤胸胁作痛。同没药、牛膝、泽兰、黑豆、蒲黄、五灵脂、延胡素、牡丹皮、山楂，治产后儿枕作痛。入一切膏药，能消毒止痛。《灵苑方》治甲疽弩肉，脓血疼痛不愈。用乳香为末，胆矾烧研，等分傅之，内消即愈。《山居四要》治玉茎作肿。乳香、葱白等分，捣傅。《简要济众方》：难产催生。用明乳香为末，取母猪血和丸梧子大。每服五丸，酒下。

简误

痈疽已溃不宜服。诸疮脓多时未宜遽用。

降 真 香

李珣云：味辛，温，无毒。烧之辟天行时气，宅舍怪异。小儿带之，辟邪恶气。

疏：降真香，香中之清烈者也，故能辟一切恶气不祥。入药以番舶来者，色较红，香气甜而不辣，用之入药殊胜；色深紫者不良。上部伤，瘀血停积胸膈骨，按之痛，或并胁肋痛，此吐血候也，急以此药刮末，入药煎服之，良。治内伤，或怒气伤肝吐血，用此以代郁金，神效。《名医录》云：周崇被海寇刃伤，血出不止，筋骨如断，用花蕊石散不效。军士李高用紫金散掩之。血止痛定，明日结痂如铁，遂愈，且无瘢痕。叩其方，则用紫藤香，瓷瓦刮下研末尔。云即降真之最佳者，曾救万人。

苏 合 香

味甘，温，无毒。主辟恶，杀鬼精物，温疟蛊毒痫痓痓作痉，去三虫，除邪，令人无梦魇。久服通神明，轻身长年。

疏： 苏合香，聚诸香之气而成，故其味甘气温无毒。凡香气皆能辟邪恶，况合众香之气而成一物者乎。其走窍逐邪，通神明，杀精鬼，除魇梦，温疟，蛊毒，宜然矣。亦能开郁。

金 樱 子

味酸、涩，平、温，无毒。疗脾泄下痢，止小便利，涩精气。久服令人耐寒轻身。

疏： 金樱子得阳气而兼木化，故其味酸涩，气平温无毒。气薄味厚，阴中阳也。入足太阳，手阳明，兼入足少阴经。

《十剂云》：涩可去脱。脾虚滑泄不禁，非涩剂无以固之。膀胱虚寒则小便不禁。肾与膀胱为表里，肾虚则精滑，时从小便出。此药气温味酸涩，入三经而收敛虚脱之气，故能主诸证也。精固则精气日生，而阳气充，骨髓满，故耐寒轻身也。

主治参互

和芡实粉为丸，名水陆丹，益气补真。孙真人《食忌》金樱子煎：霜后用竹夹子摘取，入木臼中杵去刺，劈去核。以水洗过捣烂，入大锅水煎，不得绝火，减半滤过，仍煎似稀饧。每服一匙，暖酒调服。活血驻颜，其功不可备述。

简误

泄泻由于火热暴注者，不宜用。小便不禁，及精气滑脱，因于阴虚火炽而得者，不宜用。

放 杖 木

味甘，温，无毒。主一切风血，理腰脚，轻身，变白不老。浸酒服之。生温、括、睦、婺山中，树如木天蓼。老人服之，一月放杖，故以为名。

疏： 放杖木得土气以生，故味甘气温无毒。甘入脾而养血，温散风而通行，故主一切风血，腰脚为病。变白易老，亦皆血虚不能荣养筋骨，及润毛发所致。甘能补血，血足则发自不白，身轻不老有自来矣。

卷 十 三

木部中品

总九十二种，今疏其要者二十六种。

桑根白皮叶、耳、椹、灰、枝、黄附　竹
叶茹、沥附　吴茱萸　槟榔　栀子　麒麟竭
龙脑香　芜荑　枳壳　枳实　厚朴
茗、苦茶　山茱萸　紫葳　胡桐泪　猪苓
乌药　没药　安息香　仙人杖　海桐皮
大腹　合欢　五倍子　天竺黄　蜜蒙花

桑 根 白 皮

味甘，寒，无毒。主伤中，五劳六
极，羸瘦，崩中脉绝，补虚益气，去肺中
水气，唾血热渴，水肿腹满胪胀，利水
道，去寸白，可以缝金疮。出土上者杀
人。

疏：桑根白皮得土金之气，故味甘气
寒而无毒。东垣、海藏俱云：兼辛。然甘
厚辛薄，降多升少，阳中阴也。入手太阴
经。甘以固元气而补不足，辛以泻肺邪之
有余，故能止嗽也。凡肺中有水气及肺火
有余者宜之。伤中者，中气伤也。五劳
者，五脏劳伤也。六极者，六腑之中气极
也。羸瘦者，肌肉脱也。崩者中，血脱
也。脉绝者，气血两虚之至，故脉不来
也。之数者，皆由阴不足则阳有余，阳有
余则火盛而内热，火与元气不两立，火能
消物，造化自然也。惟甘也可以补元气，
惟寒也可以除内热，热除矣，元气生矣，
则上来诸证自瘳，故《本经》终之以补虚

益气焉。《别录》去肺中水气者，即《十
剂》中云：燥可去湿，桑白皮之属是已。
吐血热渴者，热伤肺，火炎迫血妄行，溢
出上窍，而兼发热作渴也。其主水肿腹满
胪胀者，即利水道，除湿补虚之功也。湿
热盛则寸白生，消除湿热则虫自不能留
也。缝金疮者，甘寒补益，宜于伤损也。

主治参互

得天麦二冬、款冬花、百部、薄荷、
甘草、沙参、贝母、枇杷叶、五味子，为
治嗽要药。得芍药、薏苡仁、木瓜、茯
苓、橘皮、赤小豆，为治水肿之神剂。
《经验方》治咳嗽吐血甚者。鲜桑根白皮
一斤，米泔浸三宿，刮去黄皮，锉细，入
糯米四两，焙干为末。每服一钱，米饮
下。《肘后方》治消渴尿多。入地三尺桑
根，剥取白皮，炙黄黑，锉，以水煮浓
汁，随意饮之。亦可少入米。勿用盐。
《肘后方》治产后下血。炙桑白皮，煮水
饮之。《经验方》治坠马拗损。桑根白皮
五斤，为末，以水五升煎膏，傅之便止。
以后亦无宿血，终不发动。《子母秘录》
治小儿重舌。桑根白皮煮汁，涂乳上饮
之。《圣惠方》治小儿流涎，脾热也，胸
膈有痰。新桑根白皮捣自然汁，饮之甚
效。煎饮亦良。《圣惠方》治小儿天吊惊
痫。取家桑东行根，研汁服。《千金方》
治石痈坚硬不作脓者。桑白皮，阴干为
末，烊胶和酒调傅，以软为度。苏颂：取
皮中白汁，主治小儿口疮白漫，拭净，涂
之便愈。又涂金刃所伤燥痛，须臾血止，

仍以白皮裹之，甚良。时珍：取汁涂蛇、蜈蚣、蜂蛛伤，有验。取枝烧沥，治大风疮疥，生眉发。《子母秘录》治小儿鹅口。桑皮汁，和胡粉涂之。《圣惠方》治小儿唇肿。桑木汁，涂之即愈。《摘玄方》治破伤中风。桑沥、好酒，对和温服，以醉为度。醒服消风散。

简误

肺虚无火，因寒袭之而发咳嗽者，勿服。

附：桑叶

主除寒热出汗，汁解蜈蚣毒。

疏：叶《本经》无气味。详其主治，应是味甘气寒性无毒。甘所以益血，寒所以凉血，甘寒相合，故下气而益阴。是以能主阴虚寒热，及因内热出汗。其性兼燥，故又能除脚气水肿，利大小肠。原禀金气，故又能除风。经霜则兼得天地之清肃，故又能明目而止渴。发者，血之余也。益血故又能长发，凉血故又止吐血。合痈口，罨穿掌，疗汤火，皆清凉补血之功也。

主治参互

四月采桑叶，酒拌，九蒸九曝，为末；胡麻或黑芝麻去壳，九蒸九曝，另磨如泥，各等分，炼蜜和为丸。每五六钱，空心饥时白汤下。能益气血，祛风。仙家饵之，为引年止饥之要药。《普济方》治青盲洗法：昔武胜军宋仲孚，患此二十年，用此法二年，目明如故。摘青桑叶晒干，逐月按日就地上烧存性，每以一合于瓷器内煎减二分，倾出澄清，温热洗目，至百度，屡试有验。正月初八，二月初八，三月初六，四月初四，五月初六，六月初二，七月初七，八月二十九，九月十二，十月十三，十一月初二，十二月三十。《集简方》治风眼下泪，腊月不落桑叶，煎汤，日日温洗。或入芒硝。《千金方》治头发不长。用桑叶、麻叶，煮泔水，沐之七日，可长数尺。《圣济总录》治吐血不止。晚桑叶焙干研，凉茶服三钱，只一服止，后用补肝肺药。《直指方》治痈口不敛。经霜黄桑叶，为末傅之。《通玄论》治穿掌肿毒。新桑叶研烂，罨之即愈。《医学正传》治汤火伤疮。经霜桑叶烧存性，为末，油和傅之。三日愈。

〔附〕桑耳：味甘，有毒。黑者，主女子漏下赤白沃，血病癥瘕积聚，阴痛，阴阳寒热，无子，疗月水不调；其黄熟陈白者，止久泄，益气，不饥；其金色者，治癖饮，积聚，腹痛，金疮。桑耳煅存性，研细，香附、童便炒黑，研细，每用桑耳灰二分，香附三分，淡醋汤空心调服。治血崩奇效，过于他木耳。

附：桑椹

味甘，寒，无毒。单食，止消渴。陈藏器：利五脏、关节，通血气，久服不饥，安魂镇神，令人聪明，变白不老。多收曝干，为末，蜜丸，日服。时珍：捣汁饮，解中酒毒。酿酒服，利水气消肿。一名文武实。

疏：桑椹者，桑之精华所结也。其味甘，其气寒。其色初丹后紫，味厚于气。合而论之，甘寒益血而除热，其为凉血补血益阴之药无疑矣。消渴由于内热津液不足，生津故止渴。五脏皆属阴，益阴故利五脏。阴不足则关节之血气不通，血生津满，阴气长盛，则不饥而血气自通矣。热退阴生则肝心无火，故魂安而神自清宁，神清则聪明内发，阴复则变白不老。甘寒除热，故解中酒毒。性寒而下行利水，故利水气而消肿。皆自然之道也。

主治参互

寇宗奭曰：《本经》言桑甚详，独遗

乌椹。然桑之精英，尽在于此。采摘微研，以布滤汁，石器熬成稀膏，量入多少蜜熬稠，贮瓷器中，每抄一二钱，食后、夜卧以沸汤点服。治服金石药发热口渴，生精神，及小肠热甚。仙方：日干为末，蜜和为丸，酒服亦良。《四时月令》云：四月宜饮桑椹酒，能理百种风热。其法用桑椹汁三斗，重汤煮至一斗半，入白蜜二合，酥油一两，生姜汁一合，煮令得所，瓶收。每服一合，和酒饮之。亦可以汁熬烧酒藏之，经年味愈佳。《普济方》治水肿胀满，水不下则满溢，水下则虚竭还胀，十无一活，宜用桑椹酒治之。桑白皮切，以水二斗，煮汁一斗，入桑椹再煮，取五升，以糯米饭五升，酿酒饮。《保命集》治瘰疬结核，文武膏：用文武实（即桑椹子）二斗，黑熟者，以布取汁，银石器熬成膏，每白汤调服一匙，日三服。《千金方》治小儿赤秃，桑椹子取汁，频服。《圣济录》治小儿白秃。黑椹，入罂中，曝三七日，化为水，洗之三七日，神效。《集简方》治阴证腹痛。桑椹绢包风干，过伏天，为细末。每服三钱，热酒下，取汗。

简误

甘寒带滑，故润而下行，脾胃虚寒作泄者，勿服。

〔附〕桑柴灰：味辛，寒，有小毒。淋取汁，与冬灰等分，同灭痣疣黑子，蚀恶肉。煮赤小豆食，大下水胀。傅金疮，止血生肌。桑霜：即灰汁，以桑皮绵纸衬淘箩底，用滚水淋下，瓷器盛之，重汤煮干，别名木硇。能钻筋透骨，为傅痈疽，拔疔，引诸散毒药攻毒之要品。得丹砂、雄黄、乳香、没药、牛黄、龙脑香、红白药子、白及、白敛，傅一切肿毒，止痛追毒有奇效。得铁锈、蟾酥，可拔疔。

〔附〕枝：味苦，平，性不冷不热。

主遍体风痒干燥，火气脚气风气，四肢拘挛，上气眼晕，肺气咳嗽，消食，利小便。疗痃疟后渴，嫩条细捣一升，熬香煎饮。亦无禁忌。久服，终身不患偏风。《圣惠方》治紫白癜风。桑枝十斤，益母草三斤，水五斗，慢煮至五升，去滓，再煎成膏，每卧时温酒调服半合，以愈为度。

〔附〕桑黄：气味与白皮同。其除肺热之功，殆又过之。山家老桑树多生，湖桑少见。同天门冬、百部、山栀、枇杷叶，治赤鼻有神。

竹　叶

味辛，平、大寒，无毒。主胸中痰热，咳逆上气。

疏：竹叶禀阴气以生，《本经》：味辛平，气大寒无毒。甄权言：甘寒。气薄味厚，阴中微阳，降也。入足阳明，手少阴经。阳明客热则胸中生痰，痰热壅滞则咳逆上气。辛寒能解阳明之热结，则痰自消，气自下，而咳逆止矣。仲景治伤寒发热大渴，有竹叶石膏汤，无非假其辛寒散阳明之邪热也。

主治参互

煎汤调酸枣仁炒熟末五钱，临卧服，治心虚不得眠。同麦门冬、酸枣仁、远志、丹参、茯神、丹砂、犀角，治心经蕴热，虚烦不眠。入白虎汤治伤寒烦热，大渴引饮。《肘后方》治时行发黄。竹叶五升，小麦七升，石膏三两，水一斗半，煮取七升，细服，尽剂愈。

附：淡竹茹

味甘，微寒，无毒。主呕啘，温气寒热，吐血，崩中。

疏：竹茹虽与竹叶同本，然竹茹得土气多，故味带甘，气微寒无毒。入足阳明经。经曰：诸呕吐酸，皆属于热。阳明有热则为呕哕，温气寒热，亦邪客阳明所致。甘寒解阳明之热，则邪气退而呕哕止矣。甘寒又能凉血清热，故主吐血崩中，及女劳复也。

主治参互

同木瓜、橘皮、麦门冬、枇杷叶、人参、芦根汁、石斛，治胃虚有热，呕哕不止。《活人书》治伤寒愈后交接，女劳复，头痛身热，耳鸣口渴，腰骨痛，男子卵肿股痛。竹皮一升，水三升，煮五沸，服汁。又方：治妇人大病初愈，有所动劳，致热气冲胸，手足撋搦拘急，如中风状。淡竹青茹半斤，栝蒌二两，水二升，煎一升，分二服。

简误

胃寒呕吐，及感寒挟食作吐，忌用。

附：淡竹沥

味甘，大寒，无毒。疗暴中风痹，胸中大热，止烦闷，消渴，劳复。

疏：竹沥，竹之津液也。《经》云：大寒，亦言其本性耳。得火之后，寒气应减，性滑流利，走窍逐痰，故为中风家要药。凡中风之证，莫不由于阴虚火旺，煎熬津液，结而为痰，壅塞气道，不得升降，热极生风，以致猝然僵仆，或偏痹不仁。此药能遍走经络，搜剔一切痰结，兼之甘寒能益阴而除热，痰热既祛则气道通利，经脉流转，外证自除矣。其主胸中大热，止烦闷者，取其甘寒清热益阴之功耳。观古人以竹沥治中风，则知中风未有不因阴虚痰热所致，不然，如果外来风邪，安得复用此甘寒滑利之药治之哉？

主治参互

同贝母、栝楼仁、霞天膏、白芥子、苏子、橘红、郁金、童便、麦门冬，治似中风口眼㖞斜，语言謇涩，或半身不遂等证。《千金方》治中风口噤。竹沥加姜汁，日日饮之。《梅师方》治产后中风口噤，身直面青，手足反张。以竹沥饮一二升，即苏。《外台秘要》治破伤中风。凡闪脱折骨诸疮，慎不可当风用扇，中风则发痓口噤项急，杀人。亟饮竹沥二三升。忌饮食及酒。《千金方》：小儿伤寒。淡竹沥、葛根汁各六合，细细与服。《至宝方》：小儿狂语，夜后便发。竹沥夜服二合。《产宝方》：妇人胎动，妊娠因夫所动，困绝。以竹沥饮一升，立愈。《梅师方》：孕妇子烦，茯苓二两，竹沥一升，水四升，煎二升，分三服。《千金主》：时气烦躁，五六日不解。青竹沥半盏，煎热，数数饮之。覆取微汗。李绛《兵部手集》：咳嗽肺痿，大人小儿咳逆短气，胸中吸吸，咳出涕唾，嗽出臭脓。用淡竹沥一合，服之日三五次，以愈为度。

简误

寒痰，湿痰，及饮食生痰，不宜用。

吴茱萸

味辛，温、大热，有小毒。主温中，下气，止痛，咳逆寒热，除湿血痹，逐风邪，开腠理，去痰冷，腹内绞痛，诸冷实不消，中恶心腹痛，逆气，利五脏。

疏：吴茱萸禀火气以生，故其味辛，气温，有小毒。甄权：辛苦大热。气味俱厚，阳也。入足阳明、太阴，兼入足少阴、厥阴经。凡脾胃之气，喜温而恶寒。寒则中气不能运化，或为冷实不消，或为腹内绞痛，或寒痰停积，以致气逆发咳，五脏不利。辛温暖脾胃而散寒邪，则中自温，气自下，而诸证悉除。其主除湿血痹，逐风邪者，盖以风寒湿之邪多从脾胃而入，脾胃主肌肉，为邪所侵则腠理闭密而寒热诸痹所从来矣。辛温走散开发，故能使风寒湿之邪从腠理而出。中恶腹痛，亦邪恶之气干犯脾胃所致，入脾散则腹痛自止矣。

主治参互

仲景吴茱萸汤，治少阴病，吐利，手足逆冷，烦躁欲死者。吴茱萸一斤，人参二两，生姜六两，大枣十二枚劈，四味以水七升，煮二升，去滓温服七合，日三服。厥阴，干呕吐涎沫，头痛者，同此方。又：当归四逆加吴茱萸汤，治厥阴证，手足厥冷，脉细欲绝，其人内有久寒者。当归三两，芍药三两，炙甘草二两，通草二两，桂枝三两，细辛三两，生姜半斤，吴茱萸二升，大枣二十五枚，以水六升，清酒六升，同煮取五升，去滓，分五服。《食疗》治冬月感寒。吴茱萸五钱，煎汤，服之取汗。《圣惠方》治阴毒伤寒，四肢逆冷。用吴茱萸一升，酒拌湿，绢袋二个包，蒸极热，更互熨足心。候气透，痛亦即止，累有效。《肘后方》治寒疝往来。吴茱萸一两，生姜半两，清酒一升煎，分温服。《圣惠方》治食已吞酸，胃虚冷者。吴茱萸汤泡七次，焙，干姜等分，为末，汤服一钱。孙氏《仁存方》治多年脾泄，老人多此，谓之水土同化，吴茱萸三钱泡，入水煎汁，入盐少许，通口服。盖茱萸能暖膀胱，水道既清，大肠自固，他药虽热，不能分解清浊也。《和剂局方》戊己丸，治脾胃受湿，下痢赤白，腹痛，米谷不化。吴茱萸、黄连、白芍药各一两，同炒为末，蒸饼丸梧子大。每服二三十丸，米饮下。

简误

阳厥似阴，手足虽逆冷，而口多渴，喜饮水，大小便秘结，小便或通亦赤涩短少，此火极似水，守真所谓禁栗如丧神守，皆属于火之谓耳。此与桂、附、干姜之类同忌。呕吐吞酸，属胃火者，不宜用。咳逆上气，非风寒外邪及冷痰宿水所致，不宜用。腹痛属血虚有火者，不宜用。赤白下痢，病名滞下，因暑邪入于肠胃，而非酒食生冷，停滞积垢者，不宜用。小肠疝气，非骤感寒邪，及初发一二次者，不宜用。霍乱转筋，由于脾胃虚弱冒暑所致，而非寒湿生冷干犯肠胃者，不宜用。一切阴虚之证，及五脏六腑有热无寒之人，法所咸忌。

槟　榔

味辛，温，无毒。主消谷，逐水，除痰癖，杀三虫，伏尸，疗寸白。

疏：槟榔得天之阳气，地之金辛，故味辛气温无毒。《大明》言：涩。元素言：苦。以其感盛夏火之气耳。气薄味厚，阳中微阴，降也。入手、足阳明经。夫足阳明为水谷之海，手阳明为传道之官。二经相为贯输，以运化精微者也。二经病则水谷不能以时消化，羁留而成痰癖，或湿热停久则变生诸虫。此药辛能散结破滞，苦能下泄杀虫，故主如上诸证也。甄权：宣利五脏六腑壅滞，破胸中气，下水肿，治心痛积聚。日华子：下一切气，通关节，利九窍，健脾调中，破癥结。李珣：主贲豚气，五膈气，风冷气，脚气，宿食不消。皆取其辛温走散，破气坠积，能下肠胃有形之物耳。

主治参互

同草果、枳实、橘皮，治食疟。加三棱、蓬术、矾红、红曲、山楂、麦糵，消一切坚硬肉食，及诸米面、生冷、食积成块作痛。同黄连、扁豆、莲肉、橘红、白芍药、红曲、乌梅、葛根、枳壳，治滞下后重。同雷丸、使君子、白芜荑、芦荟、肉豆蔻、胡黄连，治小儿疳蛔。同楝根、鹤虱、锡灰、薏苡根、贯众、乌梅，治一切寸白虫。同苍术、草果、青皮、甘草，治山岚瘴气发疟。《直指方》：心脾作痛。

鸡心槟榔、高良姜各一钱半，陈米百粒，同以水煎，服之。《广利方》：脚气冲心，闷乱不识人。用白槟榔十二分，为末，分二服，空心暖小便调下，日二服。《十便良方》：虫痔里急。槟榔为末，每日空心，以白汤调二钱。《千金方》：寸白虫病。槟榔二七枚，为末。先以水二升半煮槟榔片，取一升，空心调末方寸匕，服之，经日虫尽出。未尽再服，以尽为度。

简误

槟榔性能坠诸气。至于下极病，属气虚者忌之。脾胃虚，虽有积滞者不宜用。下利，非后重者不宜用。心腹痛，无留结及非虫攻咬者不宜用。凡病属阴阳两虚，中气不足，而非肠胃壅滞，宿食胀满者，悉在所忌。

栀　子

味苦，寒、大寒，无毒。主五内邪气，胃中热气，面赤酒皰皶鼻，白癞赤癞，疮疡。疗目热赤痛，胸心大小肠大热，心中烦闷。

疏：栀子感天之清气，得地之苦味，故其性无毒。气薄而味厚，气浮而味沉，阳中阴也。入手太阴，手少阴，足阳明经。少阴为君主之官，邪热客之则五脏皆失所主。清少阴之热，则五内邪气自去，胃中热气亦除。面赤酒皰皶鼻者，肺热之候也。肺主清肃，酒热客之，即见是证，于开窍之所延及于面也。肺得苦寒之气则酒热自除，而面鼻赤色皆退矣。其主赤白癞疮疡者，即诸痛痒疮疡，皆属心火之谓。疗目赤热痛，及胸心大小肠大热，心中烦闷者，总除心肺二经之火热也。此药味苦气寒，泻一切有余之火，故能主如上诸证。

主治参互

仲景治伤寒汗吐下后，虚烦不得眠，及心中懊恼者。有栀子豉汤：用栀子十四枚，香豉四合，水煎服。入茵陈大黄汤，治伤寒湿热发黄，腹胀。栀子十四枚，茵陈六两，大黄三两，水一斗，先煮茵陈，减六升，纳二味，煮取三升。分三服，小便当利，尿如皂角汁状正赤，一宿腹减，黄从小便出也。同甘草、黄柏，为栀子柏皮汤，亦治发黄身热。同厚朴、枳实，为栀子厚朴汤。治伤寒下后心烦，腹满卧起不安者，得吐即愈。同鼠矢作汤，治大病后劳复，小便不利者，小便利即愈。以上皆仲景法。同连翘、麦门冬、竹叶、灯心草、生甘草、黄连，能泻心经有余之火。加赤茯苓、木通、滑石、泽泻，泻小肠火。同桑黄或桑白皮、黄芩、甘草、桔梗、五味子、干葛，治酒热伤肺，发出鼻衄。同茵陈蒿、滑石、车前子、秦艽、黄连、车前草、茴蓿，治酒热发黄。《梅师方》治热病后劳复，及因交接后发动，欲死不能语者。栀子三十枚，水三升，煎一升服，令微汗。《救急方》治汤烫火伤。栀子末，和鸡子清浓涂之。丹溪方治胃脘火痛。山栀七枚炒，水一盏，煎七分，入生姜汁饮之，立止。

简误

栀子禀至苦大寒之气，苦寒损胃而伤血。凡脾胃虚弱者忌之，血虚发热者忌之。性能泻有余之火，心肺无邪热者不宜用。小便不通，由于膀胱虚，无气以化，而非热结小肠者，不宜用。疮疡因气血虚不能收敛，则为久冷败疮，非温暖补益之剂则不愈。此所谓既溃之后，一毫寒药不可用是也。世人又以治诸血证，不知血得热则行，得寒则凝，瘀血凝结于中，则反致寒热，或发热劳嗽，饮食减少，为难疗之病。凡治吐血，法当以顺气为先，盖血随气而行，气降则火降，火降则血自归经，不求其止而止矣。此治疗之要法，不可违也。

麒 麟 竭

味甘、咸、平，有小毒。主五脏邪气，带下，止痛，破积血，金疮生肉。旧与紫矿同条，今分出。

疏： 麒麟竭禀土气而兼水化，故味甘咸，气平无毒。《丹房鉴源》云：禀于荧惑之气，生于汤石之阴，其色赤象火而味咸，则得阴气也。气薄味厚，阴也，降也。入足厥阴，手少阴经。甘主补，咸主消，散瘀血，生新血之要药。故主破积血，金疮止痛生肉。主五脏邪气者，即邪热气也。带下者，湿热伤血分所致也。甘咸能凉血除热，故悉主之。苏恭：主心腹卒痛；李珣以之治伤折打损，一切疼痛，血气搅刺，内伤血聚者，诚为此耳。此药产外国，极难得。真者，理伤折有夺命之功。

主治参互

同乳香、没药、自然铜、麻皮灰、狗胫骨煅存性、䗪虫、黄荆子、骨碎补，治一切打扑损伤。同发灰、乳香、没药、片脑、轻粉、象牙末、红粉霜，为细末，掺一切金疮及肿毒，生肌止痛。《广利方》：金疮出血，麒麟竭末，傅之立愈。《医林集要》：产后血冲，心胸喘满，命在须臾。用血竭、没药各一钱，研，童便和酒调服。《究原方》：收敛疮口。血竭末一字，龙脑少许，大枣烧灰半钱，同研。津调涂之。《摘玄方》：胸中血块。血竭、没药各一两，滑石、牡丹皮各一两，同煮过，为末，醋糊丸梧子大，空心服之。《医林集要》：嵌甲疼痛，血竭末傅之。

简误

凡使，勿用海母血，真相似，只是味咸并腥气。麒麟竭味微咸甘，似栀子气也。又云：嚼之不烂，如蜡者为上。凡血病无瘀积者，不必用。日华子云：此药性

急，不可多使，却引脓。用时勿与众药同研，化作飞尘也。

龙 脑 香

味辛、甘，微寒，一云温平，无毒。主心腹邪气，风湿积聚，耳聋，明目，去目赤浮翳。

疏： 龙脑香禀火金之气以生。《本经》：味辛苦，气微寒无毒。其香为百药之冠。凡香气之甚者，其性必温热。李珣言温，元素言热是矣！气芳烈，味大辛，阳中之阳，升也，散也。性善走窜开窍，无往不达。芳香之气，能辟一切邪恶；辛热之性，能散一切风湿，故主心腹邪气及风湿积聚也。耳聋者，窍闭也。窍开则耳自聪。目赤浮翳者，火热甚也。辛温主散，能引火热之气自外而出，则目自明，赤痛浮翳自去，此从治之法也。《别录》又主妇人难产者，取其善走开通关窍之力耳。

主治参互

同乳香、没药、雄黄、红药子、乌鸡骨、白及、白敛、桑、卤碱、牛黄，傅一切疔肿痈疽，神效。《圣济总录》：目生浮翳。龙脑为末，日点三五度。《御药院方》：头目风热上攻。用龙脑末半两，南蓬砂末一两，频嗃两鼻。濒湖《集简方》：风热喉痹。灯心一钱，黄柏五分，并烧存性，白矾七分煅过，片脑三分，为末。每以一二分吹患处。此陆一峰家传绝妙方也。又方：鼻中鼻肉垂下者，用片脑点之自入。《夷坚志》：伤寒舌出过寸者。梅花片脑半分，为末掺之，随手而愈。又方：中风牙噤，无门下药者，开关散揩之。五月五日午时，用龙脑、天南星，等分为末。每以一字揩齿二三十遍，其口自开。《经验方》：痘疮狂躁，心烦气喘，妄语，或见鬼神，疮色赤未透者。用龙脑一钱，

细研，旋以猪心血丸芡子大。每服一丸，紫草汤下。少时心神便定，得睡发疮。《总微论》：用獖猪第二番血清半杯，紫草汁半杯，和匀，入龙脑一分，温服。良久下瘀血一二行，疮即红活。此治痘疮黑魇恶候，医所不治者，百发百中。

简误

宗奭云：此物大通利关膈热塞，大人小儿风涎闭塞，及暴得惊热，甚为济用。然非常服之药。震亨云：龙脑属火，世知其寒而通利，未达其热而轻浮飞越。喜其香而贵重，动辄与麝同为桂、附之助。然人之阳易动，阴易亏，不可不思。杲曰：龙脑入骨，风病在骨髓者，宜用之为引经。若风在血脉肌肉，辄用脑、麝，反引风入骨髓，如油入面，莫之能出也。观三公之言，则龙脑之为害可知。凡中风，非外来之风邪，乃因气血虚而病者忌之。小儿吐泻后成惊者，为慢脾风，切不可服。急惊属实热可用，慢惊属虚寒不可用。眼目昏暗，属肝肾虚者不宜入点药，误点之，必致昏暗难疗。

芜荑

味辛，平，无毒。主五内邪气，散皮肤骨节中淫淫温，行毒，去三虫，化食，逐寸白，散肠中嗢嗢喘息。

疏：芜荑禀金气而生于春阳之令，《本经》：味辛气平无毒。甄权加苦。李珣加温。详其功用应是苦辛温平之药。非辛温则不能散五脏皮肤骨节中邪毒气，非苦平则不能去三虫，化食，逐寸白，疗肠中嗢嗢喘息。然察其所主，虽能除风淫邪气之为害，而其功则长于走肠胃，杀诸虫，消食积也，故小儿疳泻冷痢为必资之药。

主治参互

同肉豆蔻、胡黄连、芦荟、使君子、青黛、五谷虫、雷丸、槟榔、橘皮，治小

儿疳热泻痢，及腹大羸瘦面黄，好吃泥土。《本事方》：制杀诸虫。生芜荑、生槟榔各四两，为末，蒸饼丸如梧子。每服二十丸，白汤下。钱氏《小儿直诀》：疳热有虫瘦悴，久服充饥。用芜荑一两，黄连一两，为末，猪胆汁七枚，和入碗内，饭下蒸之，一日蒸一次，九蒸，乃入麝香半钱，汤浸蒸饼和丸绿豆大。每服五七丸，至二十丸，米饮下。《危氏得效方》：虫牙作痛。以芜荑仁，安蛀孔中及缝中，甚效。

入药用大者，小者即榆荚，不堪入药。除疳证杀虫外，他用甚稀，故不著"简误"。

枳　壳

味苦、酸，微寒，无毒。主风痒麻痹，通利关节，劳气咳嗽，背膊闷倦，散留结，胸膈痰滞，逐水消胀满，大肠风，安胃止风痛。

疏：枳壳气味所主，与枳实大略相同，但枳实形小，其气全，其性烈，故善下达，如少年猛悍之将，勇往直前，而一无回顾者也。枳壳形大，其气散，其性缓，故其行稍迟，是以能入胸膈肺胃之分，及入大肠也。其主风痒麻痹，通利关节，止风痛者，盖肺主皮毛，胃主肌肉，风寒湿入于二经，则皮肤瘙痒，或作痛，或麻木。此药有苦泄辛散之功，兼能引诸风药入于二脏，故为治风所需。风邪既散，则关节自然通利矣。其疗劳气咳嗽，背膊闷倦者，盖亦指风寒郁于上焦，则肺气滞而为闷倦咳嗽。经曰：肺苦气上逆，急食苦以泄之。枳壳味苦能泄至高之气，故主之也。又肺与大肠为表里，风邪入肺则并入大肠，风热相搏而为肠风下血。苦寒下泄之气，则血热清而风自除矣。其主散留结胸膈痰滞，逐水消胀满，安胃，诸

证悉与枳实相同，第其气稍缓耳。

主治参互

同苏子、橘皮、桔梗、木香、白豆蔻、香附，治上焦壅气胀满因于寒。同黄连、槐花、干葛、防风、荆芥、芍药、黄芩、当归、生地黄、地榆、侧柏叶，治肠风下血初起者，神效。同荆芥、苦参、防风、苍耳草、败蒲，煎汤沐浴，治风疹作痒。同槟榔、芍药、黄连、升麻、葛根、甘草、红曲、滑石，治滞下里急后重。得人参、麦冬，治气虚大便不快。同肉桂，治右胁痛。

简误

枳壳泄肺，能损至高之气，肺气虚弱者忌之。脾胃虚，中气不运，而痰壅喘急者忌之。咳嗽不因于风寒入肺气壅者，服之反能作剧。咳嗽阴虚火炎者，服之立致危殆。一概胎前产后，咸不宜服。今世多用以治妇人胎气不安。或至八九月为易产之剂，动辄资用。殊不知妇人怀孕，全赖气血以养胎，气血充足则胎自易产。且妊妇至八九月，精神困倦，四肢软弱，饮食减少，动息喘促，何莫非虚弱之证，而更用此耗散之药耶。正经所谓损不足而虚其虚，岂不大谬哉！古方有瘦胎饮者，为湖阳公主而设，以彼奉养太过，其气必实，故用此以耗其有余之气，则胎易产。今人不知古人立方之意，一概滥施。误甚！误甚！

枳　实

味苦、酸，寒、微寒，无毒。主大风在皮肤中，如麻豆苦痒，除寒热结，止痢，长肌肉，利五脏，益气轻身，除胸胁痰癖，逐停水，破结实，消胀满，心下急痞痛，逆气胁风痛，安胃气，止溏泄，明目。

疏： 枳实感天地苦寒之气以生，故其

味苦，气寒无毒。《别录》、雷公加酸。甄权加辛。察其功用，必是苦为最，而酸辛次之。气味俱厚，阴也。入足阳明、太阴经。细详《神农》主治，与本药气味大不相侔。究其所因，必是枳壳所主。盖二物古文原同一条，后人分出时误入耳。其《别录》所主除胸胁痰癖，逐停水，破结实，消胀满，心下急痞痛，逆气胁风痛，安胃气，止泄泻者，是其本分内事，皆足阳明、太阴受病。二经气滞则不能运化精微，而痰癖、停水、结实、胀满所自来矣。胃之上口名曰贲门，贲门与心相连。胃气壅则心下亦自急痞痛，邪塞中焦，则升降不舒而气上逆。肝木郁于地下，则不能条达而胁痛，得其破散冲走之力，则诸证悉除。所以仲景下伤寒腹胀实结者，有承气汤。胸中痞痛者，有陷胸汤。洁古疗心下痞满者，有枳术丸。壅滞既去，则胃气自安，而溏泄亦止矣。末云明目者，经曰：目得血而能视。气旺乃能生血，损气破散之性岂能明目哉？无是理也！

主治参互

同三棱、蓬术、青皮、槟榔，为消磨坚积之剂，然须能食脾胃健者宜之。同白术、橘皮、厚朴、甘草、砂仁为枳术丸，治心下痞满因于食。入陷胸汤，治伤寒寒热结胸。入大小承气汤，治伤寒热邪入里，结实胀满，痛不可当，数日不更衣者。

简误

此药性专消导，破气损真。观朱震亨云：泻痰有冲墙倒壁之力。其为勇悍之气可知。凡中气虚弱，劳倦伤脾，以为痞满者，当用补中益气汤，补其不足则痞自除。此法所当忌也。胀满非实邪结于中下焦，手不可按，七八日不更衣者，必不可用。挟热下痢，亦非燥粪留结者，必不可用。伤食停积，多因脾胃虚，不能运化所

致，慎勿轻饵。如元气壮实有积滞者，不得已用一二剂，病已即去之。即洁古所制枳术丸，亦为脾胃有积滞者设，积滞去则脾胃自健。故谓之益脾胃之药，非消导之外，复有补益之功也。时医不识病之虚实，药之补泻，往往概施，损人真气，为厉不浅。设误投之，虽多服参芪补剂，亦难挽其克削之害也。世人多踩其弊，故特表以为戒。

厚 朴

味苦，温、大温，无毒。主中风伤寒，头痛寒热惊悸，气血痹，死肌，去三虫，温中益气，消痰下气，疗霍乱，及腹痛胀满，胃中冷逆，胸中呕不止，泄痢，淋露，除惊，去留热，心烦满，厚肠胃。

疏：厚朴禀地二之气以生，兼得乎春阳之气而成，故其味苦，其气温。甄权：苦辛大热。应是辛热苦温之药。辛热太过，则其性宜有毒。以其得阳气之正，故无毒耳。气味俱厚，阳中之阴，降也。入足太阴，手足阳明经。其主中风伤寒，头痛寒热，气血痹，死肌者，盖以风寒外邪伤于阳分，则为寒热头痛。风寒湿入腠理，则气血凝涩而成痹，甚则肌肉不仁。此药辛能散结，苦能燥湿，温热能祛风寒，故悉主之也。《别录》又主温中，消痰，下气，疗霍乱及腹痛胀满，胃中冷逆，胸中呕不止，泄痢，心烦满者，何莫非肠胃气逆壅滞，及痰饮留结，饮食生冷所致。得引下泄开通，温热暖胃，暖胃则诸证不求其止而止矣。至于淋露，虽属下焦为病，然多因胃家湿热下流。三虫亦肠胃湿热所生。苦能燥湿杀虫，故亦主之也。《本经》又主惊悸，及《别录》除惊去留热者，皆非其所宜。惊悸属心虚，于脾胃绝无相干。气味大温之药，又岂能去留热哉？至益气，厚肠胃，盖亦指邪气

去，正气自益之谓。积滞消，肠胃自厚之意耳。非消散之外，复有补益之功也。用者详之。

主治参互

同陈皮、枳壳、麦蘖、草果、山楂、砂仁、矾红，治伤食腹胀。同橘皮、黄连、甘草、苍白术、葛根，治湿热作泻。同槟榔、木香、黄连、滑石、橘皮、甘草、白芍药，治滞下初起。同白术、人参、白芍药、茯苓，消腹胀。佐生姜、橘皮、藿香、砂仁、半夏，止胃寒呕吐。同三棱、蓬术、槟榔、人参、青皮，治积年冷癖坚块。同苍术、橘皮、甘草，为平胃散，治胸中敦厚之气，使饮食倍增。《圣惠方》治痰壅呕逆，心胸满闷，不下饮食。用厚朴一两，姜汁炙黄为末。米饮调下二钱匕。张仲景《金匮》方治腹胀脉数，厚朴三物汤：用厚朴半斤，枳实五枚，以水一斗二升，煎取五升，入大黄四两，再煎取三升，温服一升。转动更服，不动勿服。又：七物厚朴汤，治腹痛胀满。用厚朴半斤，甘草、大黄各三两，枣十枚，枳实五枚，桂二两，生姜五两，以水一斗，煎取四升，温服八合，日三。呕者加半夏五合。

简误

厚朴气味辛温，性复大热，其功长于泄结散满，温暖脾胃。一切饮食停积，气壅暴胀，与夫冷气逆气，积年冷气入腹，肠鸣虚吼，痰饮吐沫，胃冷呕逆，腹痛泄泻，及脾胃壮实之人偶感风寒，气实人误服参芪致成喘胀，诚为要药。然而性专消导，散而不收，略无补益之功，故凡呕吐不因寒痰冷积，而由于胃虚火气炎上；腹痛因于血虚脾阴不足，而非停滞所致；泄泻因于火热暴注，而非积寒伤冷，腹满因于中气不足，气不归元，而非气实壅滞；中风由于阴虚火炎，猝致僵仆，而非西北

真中寒邪；伤寒发热头疼而无痞塞胀满之候；小儿吐泻乳食，将成慢惊；大人气虚血槁见发膈证；老人脾虚不能运化，偶有停积；娠妇恶阻，水谷不入；娠妇胎升眩晕；娠妇伤食停冷；娠妇腹痛泻痢；娠妇伤寒伤风，产后血虚腹痛；产后中满作喘；产后泄泻反胃，以上诸证，法所咸忌。若误投之，轻病变重，重病必危。世人不究其原，一概滥用，虽或一时未见其害，而清纯冲和之气，默为耗矣。可不慎哉！

茗 苦 茶

茗味甘，微寒，无毒。主瘘疮，利小便，去痰热渴，令人少睡。

苦茶：主下气消食。

疏：茗禀土中之清气，兼得春初生发之意，《本经》：味甘，气微寒，无毒。藏器言：苦。然亦有不苦者。气薄味厚，阴中微阳，降也。入手太阴、少阴经。太阴为清肃之脏，喜凉而恶热，热则生痰而津液竭，故作渴也。瘘疮者，大肠积热也。小便不利者，小肠热结也。甘寒入心肺，而除热则津液生，痰热解，脏气既清，腑病不求其止而止矣。令人少睡者，盖心藏神，神昏则多睡，清心经之热，则神常自惺寂，故不寐也。下气消食者，苦能下泄，故气下火降而兼涤除肠胃，则食自消矣。

主治参互

同黄连、酸枣仁生用、通草、莲实，治多睡好眠。同当归、川芎、乌梅、黑豆、生地黄、土茯苓、甘菊花，治头痛因于血虚有火者。《直指方》：热毒下痢。蜡茶为末，蜜水煎服，白痢以姜汁同水煎服。两三服即愈。

简误

凡茶之种类极多，方宜大异，要皆以味甘不涩，气芬如兰，摘于夏前者为良。夫茶禀天地至清之气，生于山谷硗瘠砂土之中，不受纤芥秽滓，专感云露之气以为滋培，故能涤肠胃一切垢腻，宁非木中清贵之品哉！昔人多以其苦寒不利脾胃，及多食发黄消瘦之说。此皆语其粗恶苦涩，品质最下者言之耳。昔雅州蒙山出一种茶，服四两即为地仙，岂有味甘气芬者，饮之反致疾耶？但苦涩野气，叶痿茎枯，非道地所产者，服之不利心脾，故不宜饮。酒后不宜用，能成饮证。

山茱萸

味酸，平、微温，无毒。主心下邪气寒热，温中，逐寒湿痹，去三虫，肠胃风邪寒热，疝瘕，头风风气去来，鼻塞，目黄，耳聋，面疱，温中下气，出汗，强阴益精，安五脏，通九窍，止小便利。久服轻身，明目，强力长年。

疏：山茱萸感天地春生之气，兼得木之酸味，《神农》：气平。《别录》：微温。总言其得春气之正耳。岐伯、甄权加辛。然尝其味，必是酸多辛少。入足厥阴、足少阴经。阳中之阴，降也。其治心下邪气寒热，肠胃风邪寒热，头风风气去来，鼻塞，面疱者，皆肝肾二经所主。二经虚热，故见前证。肝为风木之位。经曰：诸风掉眩，属肝木。此药温能通行，辛能走散，酸能入肝而敛虚热，风邪消散则心下肠胃寒热自除，头目亦清利，而鼻塞、面疱悉愈也。逐寒湿痹者，经曰：邪之所凑，其气必虚。总借其辛温散结，行而能补也。至于三虫。亦肠胃湿热所生，湿去则虫自除。能温中则气自下，汗自出矣。凡四时之令，春气暖而生，秋气凉而杀，万物之性，喜温而恶寒。人身精气亦赖阳气温暖而后充足，况肝肾在下，居至阴之位，非得温暖之气则孤阴无以生。此药正入二经，气温而主补，味酸而主敛，故精气益而阴强也。精益则五脏自安，九窍自利。又肾与膀胱为表里，膀胱虚寒则小便不禁；耳为肾之外窍，肾虚则耳聋。肝开窍于目，肝虚则邪热客之而目黄。二经受寒邪则为疝瘕，二脏得补则诸证无不瘳矣。轻身强力长年者，益精安五脏之验也。

主治参互

同菟丝子、肉苁蓉、巴戟天、鹿茸、牛膝、白胶、车前子、枸杞子、生地黄、沙苑蒺藜、麦门冬，能添精固髓，暖腰膝，益阳道，令人有子。同人参、五味子、牡蛎、益智子，治老人小便淋沥，及遗尿。同人乳、沙苑蒺藜、熟地黄、人参、麦门冬、牛膝、甘菊花，治脑骨痛。脑为髓之海，髓足则脑痛自除。同石菖蒲、甘菊花、地黄、黄柏、五味子，治肾虚耳聋。同杜仲、牛膝、地黄、白胶、山药，治肾虚腰痛。入六味地黄丸，为肾虚而有湿热者所须。

简误

命门火炽，强阳不痿者忌之。膀胱热结，小便不利者，法当清利，此药味酸主敛，不宜用。阴虚血热不宜用，即用当与黄柏同加。

紫葳

味酸，微寒，无毒。主妇人产乳余疾，崩中，癥瘕，血闭寒热羸瘦，养胎。

疏：紫葳，即凌霄花也。禀春气以生，故其味酸，气微寒，无毒。花开于夏而色赤，味应带苦，入肝行血之峻药。故主妇人产乳余疾，及崩中，癥瘕，血闭寒热羸瘦诸证。至于养胎，决非其性所宜，用者慎之！

主治参互

同当归、红花、川芎、牛膝、地黄、延胡索、桃仁、苏方木、五灵脂，治壮实妇人经闭。《普济方》：婴儿百日内无故口青不饮乳。同凌霄花、大蓝叶、芒硝、大黄，等分为末，以羊髓和丸梧子大。每研一丸，乳送下，便能吃乳。热者可服，寒者忌之。

简误

紫葳长于破血消瘀。凡妇人血气虚者，一概勿施。胎前断不宜用。

胡桐泪

味咸、苦，大寒，无毒。主大毒热，心腹烦满，水和服之取吐。又主牛马急黄黑汗，水研三二两灌之，立瘥。

疏：胡桐泪禀地中至阴之气，而兼水化，故味咸苦，气大寒，无毒。气味俱厚，阴中之阴也。入足阳明经。经曰：热淫于内，治以咸寒。又曰：在高者，因而越之。苦以涌吐，寒以胜热，故主大毒热，心腹烦满，取吐而效也。牛马性热而又犯热病，所以急黄黑汗也。咸寒能除大热，故亦主之。《日华子》以之治风虫牙齿痛。李珣谓其能治骨槽风，齿䘌。元素言：瘰疬非此不能除。皆资其苦能杀虫，咸能入骨软坚，大寒能除极热之用耳。

主治参互

《圣惠方》：牙疼出血。胡桐泪半两，研，入麝香少许，夜夜贴之。又方：牙疳宣露，脓血臭气者，胡桐泪一两，枸杞根一升。每用五钱，煎水热漱。《圣济总录》：牙齿蛀黑，乃肾虚也。胡桐泪一两，丹砂半两，麝香一分，为末掺之。

除口齿药外，他用甚稀，故不著"简误"。

猪苓

味甘、苦，平，无毒。主痎疟，解毒

蛊疰不祥，利水道。久服轻身耐老。

疏：猪苓禀戊土之阳气，得风木之阴气，《本经》谓其味甘，应兼淡苦，其气平而无毒。气味俱薄，降也，阳中阴也。入足太阳、足少阴经。其主痎疟者，疟必由暑，暑必兼湿，淡以利窍，引暑湿之气从小便出，所以分消之也。淡涌之性，故利水道。湿胜则身重，湿去则身轻。利窍之药，必能走泄精气，其曰久服耐老，必无是理矣。解蛊毒疰不祥，义将安出？亦未可尽信也。

主治参互

入五苓散，为除湿之要药。佐白芍药、白茯苓、人参、橘皮、术、泽泻，治水肿之属阳分者。佐白芍药、生地黄、桑寄生、桑根白皮、茯苓、泽泻、琥珀、石斛、薏苡仁、肉桂，治水肿之属阴分者，均为要药。其功长于利水，故善除湿。

简误

寇宗奭曰：猪苓利水之功多，久服必损肾气，昏人目。洁古曰：淡渗太燥，能亡津液，无湿证勿服。皆确论也。有湿尚宜暂用，久服断乎不可。

乌　药

味辛，温，无毒。主中恶心腹痛，蛊毒疰忤鬼气，宿食不消，天行疫瘴，膀胱肾间冷气攻冲背膂，妇人血气，小儿腹中诸虫。

疏：乌药禀地二之气以生，故味辛气温无毒。然尝其味，亦带微苦，气亦微香。气厚于味，阳也。入足阳明、少阴经。其主中恶心腹痛，疰忤鬼气，天行疫瘴者，皆足阳明受病。阳明开窍于口鼻。凡邪恶鬼忤，与夫疫瘴之气侵人，悉从口鼻而入。此药辛温暖胃，辟恶散邪，故能主诸证也。胃暖则宿食自消，辛散则蛊毒亦解。又肾与膀胱为表里，虚则寒客之而

冷气攻冲背膂，辛温能散寒邪，其性又善下走，则冷气攻冲自止也。性温走泄，故复能散妇人血凝气滞，微苦而辛，故又能疗小儿腹中诸虫也。

主治参互

同沉香、木香、白豆蔻、香附、橘皮、槟榔，治妇人气实，暴气壅胀。《济生方》治七情郁结，上气喘急。用四磨汤降中兼升，泻中带补。其方以人参、乌药、沉香、槟榔，各磨浓汁七分，煎，细细咽之。《和剂局方》乌沉汤：治一切气，一切冷，补五脏，调中壮阳，暖腰膝，去邪气，冷风麻痹，膀胱、肾间冷气攻冲背膂，俯仰不利，风水毒肿，吐泻转筋，癥癖刺痛，中恶心腹痛，鬼气疰忤，天行疫瘴，妇人血气痛。用天台乌药一百两，沉香五十两，人参三两，炙甘草四两，为末。每服半钱，姜盐汤空心点服。

简误

乌药辛温散气，病属气虚者忌之。世人多以香附同用治女人一切气病，不知气有虚有实，有寒有热。冷气暴气用之固宜，气虚气热用之能无贻害耶？以故妇人月事先期，小便短赤，及咳嗽内热，口渴口干舌苦，不得眠，一切阴虚内热之病，皆不宜服。

没　药

味苦，平，无毒。主破血止痛，疗金疮、杖疮，诸恶疮，痔漏，卒下血，目中翳晕痛肤赤。

疏：没药禀金水之气以生，故味苦平无毒。然平应作辛，气应微寒。气薄味厚，阴也，降也。入足厥阴经。凡恶疮痔漏，皆因血热瘀滞而成。外受金刃及杖伤作疮，亦皆血肉受病，血肉伤则瘀而发热作痛。此药苦能泄，辛能散，寒能除热，水属阴，血亦属阴，以类相从，故能入血

分散瘀血，治血热诸疮，及卒然下血证也。肝开窍于目，目得血而能视，肝经血热则目为赤痛浮翳，散肝经之血热则目病除矣。

主治参互

同延胡索、乳香、干膝、鳖甲、琥珀为末，治产后血晕，有神效。加人参、泽兰、生地、益母草、苏木，作汤送前药。治儿枕痛，及恶露未净，腹痛寒热等证立效。同乳香、白及、白敛、紫花地丁、半枝莲、夏枯草、忍冬藤、连翘、甘菊、贝母，治一切痈疽疔肿。同乳香、当归、牡丹皮、牛膝、续断、川芎、番降香、穿山甲，治内伤胸胁骨痛。入一切膏药，能消毒止痛长肉。《御药院方》：筋骨损伤。米粉四两炒黄，入没药、乳香末各半两，酒调成膏，摊贴之。《奇效良方》：金刃所伤未透膜者。乳香、没药各一钱，以童子小便半盏，酒半盏，温化服之。《图经本草》：妇人腹痛内伤疔刺。没药末一钱，酒服便止。又治妇人血晕，方同。《妇人良方》：产后恶血。没药、血竭末各一钱，童便、温酒各半盏，煎沸服，良。《危氏得效方》：女人异疾，月事退出，皆作禽兽之形，欲来伤人。先将绵塞阴户，乃顿服没药末一两，白汤调下，即愈。

简误

孕妇不宜服。凡骨节痛，与夫胸腹胁肋痛，非瘀血停留，而因于血虚者不宜用。产后恶露去多，腹中虚痛者不宜用。痈疽已溃不宜用。目赤浮翳，非血热甚者不宜用。大概其功长于通滞血，血滞则气亦壅，气血壅滞则经络满急，经络满急故发肿作痛，打扑跌跤亦伤经络血分，血气不行故壅滞作肿痛也。没药善通壅滞之血。血行则气亦行，气血流通则肿痛自止矣。故为诸疮痈，及金疮、杖疮、跌扑伤损、腹中血结作痛之要药，而不主诸虚也。

安 息 香

味辛、苦，平，无毒。主心腹恶气，鬼疰。

疏：安息香禀火金之气而有水，故味辛苦，气平而芳香，性无毒。气厚味薄，阳也。入手少阴经。少阴主藏神。神昏则邪恶鬼气易侵，芳香通神明而辟诸邪，故能主鬼疰恶气也。

主治参互

同鬼臼、犀角、牛黄、丹砂、乳香、苏合香、龙齿、雄黄、麝香，治鬼疰尸疰，杀痨虫，寐魇暴亡，及大人小儿卒中邪恶气。《奇效良方》：小儿惊邪。安息香一豆许，烧之自除。

简误

病非关邪恶气侵犯者，不宜服。

仙 人 杖

味咸，平—云冷，无毒。主哕气呕逆，辟疟，小儿吐乳，大人吐食，并水煮服。小儿惊痫及夜啼，安身伴睡良。又主痔病，烧为末，服方寸匕。

疏：仙人杖，此笋之将成竹时立死者。得笋之气已过，禀竹之性未全，故味咸气平无毒。其功用在竹茹、竹黄之间。所主哕气呕逆，小儿吐乳，辟疟，大人吐食，痔疮者，竹茹之用也。疗小儿惊痫，及夜啼者，竹黄之用也。虽其形已瘘，而其性尚存，故能疗诸证也。又秘方：用此蘸麻油于空室中燃之，取滴下油涂痈疽，已溃之肉如神。

他用甚稀，故无"主治"、"简误"。

海 桐 皮

味苦，平，无毒。主霍乱，中恶，赤白久痢。除疳䘌疥癣，牙齿虫痛，并煮服及含之。水浸洗目除浮赤。

疏：海桐皮禀木中之阴气以生，《本经》：味苦气平无毒。然详其用，味应带辛。气薄味厚，阴中阳也。入足太阴、阳明经。二经虚则外邪易入，为霍乱中恶，辛以散之。湿热内侵为疳匶，久痢，苦以泄之。又脾胃主肌肉，湿热浸淫则生虫而为疥癣。苦能杀虫，平即微寒，湿热去而疥癣除矣。其主漱齿洗目者，亦取其苦寒杀虫，辛平散风热之意耳。李珣以之治腰脚不遂，血脉顽痹，腿膝疼痛之证，其为辛苦之剂无疑矣。

主治参互

《续传信方》治腰膝痛不可忍。用海桐皮二两，牛膝、芎䓖、羌活、地骨皮、五加皮各一两，甘草半两，薏苡仁二两，生地黄十两，煎浸洗焙干锉细，以绵包裹，入无灰酒二斗浸之，冬二七日，夏一七日，空心饮一盏，每日早、午、晚各饮一盏，长令醺醺。合时不得添减，禁毒食。此药治因风湿、湿热流注下焦，腰膝为病。若因阴虚血少火炽而得者勿服。同真川楝皮、轻粉、蛇床子、山大黄，为末，傅癣疮。

简误

腰痛，非风湿者不宜用。

大 腹

微温，无毒。主冷热气攻心腹，大肠壅毒，痰膈醋心。并以姜、盐同煎，入疏气药良。

疏：大腹皮，即槟榔皮也。其气味所主，与槟榔大略相同。茅槟榔性烈，破气最捷。腹皮性缓，下气稍迟。入足阳明、太阴经。二经虚则寒热不调，逆气攻走，或痰滞中焦，结成膈证，成湿热郁积，酸味醋心。辛温暖胃，豁痰通行下气，则诸证除矣。大肠壅毒，以其辛散破气而走阳

明，故亦主之也。

主治参互

同白术、茯苓、车前子、木瓜、桑白皮、五加皮、猪苓、泽泻、薏苡仁、蠡鱼，治水肿有效；虚者加人参。

简误

鸩鸟多集槟榔树上。凡用槟榔皮，宜先洗去黑水，复以酒洗，后以大豆汁再洗过，晒干，入灰火煨用。性与槟榔相似，病涉虚弱者，概勿使用。

合 欢

味甘，平，无毒。主安五脏，利心志，令人欢乐无忧。久服轻身，明目，得所欲。

疏：合欢禀土气以生，故味甘气平无毒。入手少阴、足太阴经。土为万物之母。主养五脏，心为君主之官，本自调和。脾虚则五脏不安，心气躁急则遇事拂郁多忧。甘主益脾，脾实则五脏自安。甘可以缓，心气舒缓则神明自畅而欢乐无忧，神明畅达则觉照圆通，所欲咸遂矣。嵇叔夜《养生论》云：合欢蠲忿，正此之谓欤。其主轻身，明目，及《大明》主消痈疽，缓筋骨者，皆取其能补心脾，生血脉之功耳。

主治参互

与白蜡同入膏，能长肌肉，续筋骨，甚捷。《独行方》：肺痈唾浊，心胸甲错。取夜合皮一掌大，水三升，煎取一半，分二服。《百一选方》：扑损折骨。夜合树皮，去粗皮，炒黑色四两，芥菜子炒一两，为末。每服二钱，温酒卧时服，以滓外傅，接骨神妙。子，合橘核、木瓜、牛膝，能治疝。湿热者为黄柏；寒湿者加茴香子。

气味和平，与病无忤，故不著"简误"。

五倍子

味苦、酸，平，无毒。疗齿宣疳䘌，肺脏风毒流溢皮肤，作风湿癣疮，瘙痒脓水，五痔下血不止，小儿面鼻疳疮。

疏： 五倍子得木气而兼金水之性，其味苦酸涩，气平无毒。气薄味厚，敛也，阴也。入手太阴、足阳明经。《本经》主齿宣疳䘌，风湿癣疮，及小儿面鼻疳疮者，皆从外治。取其苦能杀虫，酸平能敛浮热，性燥能主风湿疮痒脓水。五痔下血者，大肠积热也。大肠与肺为表里，肺得敛肃则大肠亦自清宁也。藏器：疗肠虚泄利。《日华子》：主生津液，消酒毒。时珍谓其敛肺降火，化痰饮，止咳嗽，消渴，盗汗，敛溃疮，金疮，收脱肛，子肠坠下者，悉假其入肺清金，收敛固脱之功耳。

主治参互

同地骨皮、小蓟、皮硝、甘草、苦参、葱头，煎汤洗杨梅结毒。《集灵方》：自汗、盗汗。用五倍子研末，津调填脐中，缚定，一夜即止。化痰生津，噙化丸：用五倍子安大钵头内，用煮糯米粥汤浸，盖好安静处，七日后常看，待发芽黄金色，又出黑毛，然后将箸试之，若透内无硬，即收入细瓦钵中。擂如酱，连钵日中晒至上皮干了。又擂匀，又晒，晒至可丸，方丸弹子大，晒干收用。其味甘酸，能化一切胶痰。又方：脾泄久利。五倍子炒半斤，除仓米炒一升，丁香、细辛、木香各三钱，川椒五钱，为末。每服一钱，蜜汤下，日二服。忌生冷鱼肉。《和剂局方》玉锁丹：治肾经虚损，心气不足，思虑太过，真阳不固，溺有余沥，小便白浊如膏，梦中频遗，盗汗虚烦，食减乏力。此方性温不热，极有神效。五倍子一斤，白茯苓四两，龙骨二两，为末，水糊丸梧子大。每服七十丸，食前盐汤送下，日三

服。《百一选方》：脏毒下血。五倍子不拘多少为末，大鲫鱼一枚，去肠胃鳞鳃，填药令满，入瓶内煅存性，为末。每服一钱，温酒下。《直指方》：大肠痔疾。五倍子煎汤熏洗，或烧烟熏之，自然收缩。《三因方》：脱肛不收。用五倍子末三钱，入白矾少许，水一碗，煎汤洗之。立效。《妇人良方》：产后肠脱。五倍子末掺之。《博济方》：风毒攻眼，肿痒涩痛不可忍者，或上下睑赤烂，或浮翳瘀肉侵睛。神效驱风散：五倍子一两，蔓荆子一两半，为末，每用二钱，水二盏。铜石器内煎汁，去滓，乘热洗。大能明目去涩。杨子建《护命方》：牙龈肿痛。五倍子两许，瓦焙，研末，以半钱傅痛处，片时唾去涎。内服去风热药。《端效方》：白口恶疮，状如木耳。不拘大人小儿，并用五倍子、青黛等分，为末，以筒吹之。《儒门事亲》赴筵散：治口舌生疮。五倍子、密陀僧等分，为末。浆水漱过，干贴之。《院方》加晚蚕蛾。《杏林摘要》：鱼口疮毒，初起未成脓者。用五倍子炒黄研，入百草霜等分，以腊醋调，涂患处，一日一夜即消。《拔萃方》：一切金疮。五倍子、降真香等分，炒，研末。傅之，皮肉自痊。

简误

五倍子，性燥急而专收敛，咳嗽由于风寒外触者忌之。泻痢非肠虚脱者忌之。咳嗽由于肺火实者忌之。若误服之，反致壅塞喘满，以其酸敛太骤，火气无从泄越故耳。

天竺黄

味苦，寒，无毒。主小儿惊风天吊，镇心，明目，去诸风热，疗金疮，止血，滋养五脏。

疏： 天竺黄，竹之津气结成。其气味

功用，与竹沥大同小异。茅竹黄气微寒而性亦稍缓，故为小儿家要药。入手少阴经。小儿惊风天吊，诸风热者，亦犹大人热极生风之候也。此药能除热养心，豁痰利窍，心家热清而惊自平，主君安而五脏咸得滋养，故诸证悉除也。明目疗金疮者，总取其甘寒凉血清热之功耳。

主治参互

同牛黄、犀角、丹砂、茯神、琥珀、酸枣仁、远志、钩藤钩，治小儿惊痫癫疾。有痰者加牛胆南星、贝母、竹沥。属虚者去南星，加人参。钱乙方：小儿惊热。天竺黄二钱，雄黄、牵牛末各一钱，研匀，面糊丸栗米大。每服三五丸，薄荷汤下。

除小儿惊痫痰热外无别用，故不著"简误"。

蜜 蒙 花

味苦，平、微寒，无毒。主青盲，浮翳赤涩多眵泪，消目中赤脉，小儿麸豆，及疳气攻眼。

疏：蜜蒙花禀土气以生，其蕊萌于冬而开于春，故气平微寒，味甘而无毒。为厥阴肝家正药。观《本经》所主，无非肝虚有热所致。盖肝开窍于目，目得血而能视。肝血虚则为青盲、浮翳。肝热甚则为赤肿眵泪赤脉，及小儿豆疮余毒，疳气攻眼。此药甘以补血，寒以除热，肝血足而诸证无不愈矣。好古谓其润肝燥。守真以之治暴目羞明。诚谓此也。形与芫花相似。但芫花狭小而蜜蒙花差大为异，用者宜详辨之。

主治参互

同空青、木贼、生地黄、蝉蜕、白蒺藜、谷精草、决明子、羚羊角，治青盲翳障。同甘菊花、枸杞子、生地黄、白蒺藜、谷精草，治肝肾虚，目不能远视。同黄连、赤芍药、防风、荆芥穗、黄柏、甘菊花、甘草、龙胆草，治风热湿热眼赤痛。同胡黄连、白芜荑、使君子、蝉蜕、木贼、芦荟，治小儿疳积，眼目不明。

疗眼疾外无他用，故不著"简误"。

卷 十 四

木部下品

总九十九种，今疏其要者二十九种。

巴豆 蜀椒 皂荚子子、刺附 诃黎勒 楝实根附 椿木叶樗木附 郁李仁 无食子 黄药根 雷丸 苏方木 胡椒 南烛枝叶 橡实 石南 益智子 紫荆木 紫真檀 乌桕木 杉材 接骨木 桦木皮 木鳖子番木鳖附 钩藤 赤柽木 水杨叶 柞木皮 棕榈 木槿

巴　　豆

味辛，温，生温，熟寒，有大毒。主伤寒、温疟寒热，破癥瘕结聚坚积，留饮痰癖，大腹水胀，荡涤五脏六腑，开通闭塞，利水谷道，去恶肉，除鬼毒蛊疰邪物，杀虫鱼，疗女子月闭，烂胎，金疮脓血，不利丈夫阴，杀斑蝥毒。可炼饵之，益血脉，令人色好，变化与鬼神通。

疏：巴豆生于盛夏六阳之令，而成于秋金之月，故味辛气温。得火烈刚猛之气，故其性有大毒。《别录》言生温、熟寒，恐熟亦不甚寒。气薄味厚，降也，阳中阴也。入手足阳明经。其主破癥瘕结聚坚积，留饮痰癖，大腹水肿，鬼毒蛊疰邪物，女人月闭者，皆肠胃所治之位，中有实邪留滞，致主诸病。故肠胃有病，则五脏六腑闭塞不通，此药禀火性之急速，兼辛温之走散，入肠胃而能荡涤一切有形积滞之物，则闭塞开，水谷道利，月事通，

而鬼毒蛊疰邪物悉为之驱逐矣。温疟者，亦暑湿之气入于肠胃也。肠胃既清，则温疟自止。火能灼物，故主烂胎，及去恶肉。性热有大毒，则必有损于阴，故不利丈夫阴。《本经》又主伤寒寒热，及《别录》炼饵之法，悉非所宜。岂有辛热大毒之物，而能治伤寒寒热，及益血脉，好颜色之理哉？

主治参互

同白矾枯过，去巴豆，单用矾研细，吹入喉中，流出热毒涎，喉即宽，治急喉痹如神。一味炒，烟尽存性，研膏，治痈疽溃后腐肉不落，傅上即拔毒去瘀生新。《外台秘要》：飞尸鬼击中恶，心痛腹胀，大便不通。走马汤：用巴豆二枚，去皮心熬黄，杏仁二枚，以绵包捶碎，热汤一合，捻取白汁，服之，当下而愈。量老少用之。《琐碎录》：天丝入咽。凡露地饮食，有飞丝入上，食之令人咽喉生疮。急以白矾、巴豆烧灰，吹入即愈。《经验方》：耳卒聋闭。巴豆一粒，绵裹，针刺孔通气，塞之取效。《普济方》：一切恶疮有虫者。巴豆三十粒，麻油煎黑，去豆，以油调硫黄、轻粉末，频涂取效。仲景三物白汤：治伤寒懊忱满闷，身无热者，为寒结胸。用桔梗三分，巴豆一分去皮心熬黑，贝母三分，二味为末，纳巴豆臼中杵之，以白汤和服。强人半钱，弱者减之。病在膈上必吐，在膈下必利，不利进热粥一杯，利过不止，进冷粥一杯。

简误

元素曰：巴豆乃斩关夺门之将，不可轻用。世以之治酒病膈气，以其辛热能开通肠胃郁结耳。第郁结虽开，而血液随亡，真阴亏损。从正曰：伤寒、风温、小儿痘疮、妇人产后用之，下膈不死亦危。奈何庸人畏大黄而不畏巴豆，以其性热而剂小耳。岂知蜡匮之，犹能下后使人津液枯竭，胸热口燥，耗却天真，留毒不去，他病转生。观二公之言，则巴豆之为害昭昭矣。然而更有未尽者，巴豆禀火烈之气，沾人肌肉无有不灼烂者。试以少许轻擦完好之肤，须臾即发出一泡，况肠胃柔脆之质，下咽则徐徐而走，且无论下后耗损真阴，而腑脏被其熏灼，能免无溃烂之患耶。凡一概汤散丸剂，切勿轻投。即不得已急证，欲借其开通道路之力，亦须炒熟，压令油极净，入分许即止，不得多用。

蜀　椒

味辛，温、大热，有毒。主邪气咳逆，温中，逐骨节皮肤死肌，寒湿痹痛，下气，除六腑寒冷，伤寒，温疟，大风汗不出，心腹留饮宿食，肠澼下痢，泄精，女子字乳余疾，散风邪，瘕结水肿，黄疸，鬼疰蛊毒，杀虫、鱼毒。久服头不白，轻身增年。开腠理，通血脉，坚齿发，调关节，耐寒暑。可作膏药。多食令人乏气。口闭者杀人。

疏：蜀椒禀火金之气，得南方之阳，受西方之阴。《本经》：味辛气温。《别录》：大热有毒。气味俱厚，阳也。入手足太阴，兼入手厥阴经。其主邪气咳逆，皮肤死肌，寒湿痹痛，心腹留饮宿食，肠澼下痢，黄疸，水肿者，皆脾肺二经受病。肺出气，主皮毛。脾运化，主肌肉。肺虚则外邪客之，为咳逆上气。脾虚则不能运化水谷，为留饮宿食，肠澼下痢，水

肿，黄疸。二经俱受风寒湿邪，则为痛痹，或成死肌，或致伤寒温疟。辛温能发汗，开腠理，则外邪从皮肤而出。辛温能暖肠胃，散结滞，则六腑之寒冷除，肠胃得温则中焦治，而留饮、宿食、肠澼下痢、水肿、黄疸，诸证悉愈矣。其主女子字乳余疾者，亦指风寒外侵，生冷内停而言。泄精、瘕结，由下焦虚寒所致。此药能入右肾命门，补相火元阳，则精自固而结瘕消矣。疗鬼疰蛊毒，杀虫、鱼毒者，以其得阳气之正，能破一切幽暗阴毒之物也。外邪散则关节调，内病除则血脉通。佐补阴凉血之药，则头不白，齿发坚，耐寒暑，轻身增年所自来矣。

主治参互

同女贞子、牛膝、地黄、何首乌、旱莲草、枸杞子、没食子、桑椹子、黄柏、人参、南烛子，能乌须黑发，悦色驻颜。空心单服，能收轻粉、水银毒。椒红丸：治元脏伤惫，目暗耳聋。服此百日，觉身轻少睡，足有力，是其效也。服及三年，心智爽悟，目明倍常，面色红悦，髭发光黑。用蜀椒去目及闭口者，炒出汗，曝干，捣取红一斤，以生地黄捣自然汁，入砂器中煎至一升，候稀稠得所，和椒末丸梧子大。每空心暖酒下三十丸。合药时勿令妇人、鸡犬见。孙真人方：心腹冷痛。以布裹椒安痛处，用熨斗熨令椒出汗，即止。《普济方》：飧泄不化，及久利。小椒一两炒，苍术二两土炒，研末，醋糊丸梧子大。每五十丸，米饮下。《经验方》：囊疮痛痒。红椒七粒，葱头七个，煎水洗之。《大全良方》：寒湿脚气。川椒二三升，疏布囊盛之，日以踏脚。入仲景乌梅丸，治蛔厥。宗奭方：治盗汗。将椒目微炒，研细，用半钱，以生猪上唇煎汤一合，睡时调服，无不效。甄权方：治肾虚耳中如风水鸣，或如钟磬之声，卒暴聋

者。用椒目、巴豆、菖蒲，同研细，以松脂、黄蜡溶和为挺，纳耳中抽之。一日一易，神验。《千金方》：水气肿满。椒目炒捣细，每酒服方寸匕。

简误

椒禀纯阳之气，乃除寒湿，散风邪，温脾胃，暖命门之圣药。然而肺胃素有火热，或咳嗽生痰，或嘈杂醋心、呕吐酸水，或大肠积热下血，咸不宜用。凡泄泻由于火热暴注，而非积寒虚冷者忌之。阳痿脚弱，由精血耗竭而非命门火衰虚寒所致者，不宜入下焦药用。咳逆非风寒外邪壅塞者，不宜用。字乳余疾，由于本气自病者，不宜用。水肿、黄疸，因于脾虚而无风湿邪气者，不宜用。一切阴虚阳盛，火热上冲，头目肿痛，齿浮，口疮，衄血，耳聋，咽痛，舌赤，消渴，肺痿咳嗽，咯血吐血等证，法所咸忌。

皂荚

味辛、咸，温，有小毒。主风痹死肌。邪气风头泪出，利九窍，杀精物，疗腹胀满，消谷，除咳嗽，囊结，妇人胞不落，明目益精。可为沐药。

疏：皂荚禀木气而兼火金之性，故味辛微咸，气温有小毒。气味俱厚，浮而散，阳也。入足厥阴，手太阴、阳明经。厥阴为风木之脏，其主风痹死肌。头风泪出者，皆厥阴风木为病。得金气之厚者，能胜木。禀辛散之性者，能利窍。木气平，关窍利，则风邪散，诸证除也。关窍既利则神明自通，精物邪气安得不去哉？又厥阴之脉，循阴气而络于肝。厥阴客寒为囊结，辛温散厥阴之寒，则囊结解矣。肺受风寒所迫为咳嗽，入肺散邪则咳嗽止矣。咸能软坚，温主通行，辛能开窍横走，故又主腹胀满，消谷及妇人胞不落也。宣壅导滞之性，而云益精明目，无是理矣！

〔附〕子：气味与皂荚同。炒，舂去赤皮，以水浸软，煮熟，糖渍食之，疏导五脏风热壅滞，及治大肠虚秘，瘰疬，恶疮肿毒。

〔附〕刺：功用与荚同。第其锐利，能直达疮所，为痈疽，妒乳，疗肿未溃之神药。苏颂以米醋熬嫩刺，作煎涂癣疮，有奇效。又治疠风恶疮，胎衣不下，杀虫。凡痈疽已溃，不宜服。孕妇亦忌之。

主治参互

同真珠、象牙末、牛黄、冰片、白僵蚕、滴乳石、土茯苓，治蛀疳神效。孙用和稀涎散：治中风昏昏如醉，形体不收，或倒或不倒，或口角流涎，斯须不治，便成大病。此证风涎潮于上，胸痹不通，急宜吐之。用大皂荚，肥实不蛀者四挺，去黑皮，白矾明者一两，为末。每用半钱，重者三字，温水调灌。不大呕吐，只是微微稀冷涎，或出一升、二升，当待醒，醒乃用药调治，不可便大吐之，恐过剂伤人。累效不能尽述。

《圣惠方》：胸中痰结，皂荚三十挺，去皮切，水五升，浸一夜，挼取汁，慢熬至可丸，如梧子大。每食后，盐浆水下十丸。又：钓痰膏：用半夏醋煮过，以皂角膏和匀，入明矾少许，以柿饼捣膏，丸如弹子大，噙之。《千金方》：二便关格。皂角烧研，粥饮下三钱，立通。《宣明方》铁脚丸同。《千金方》：齆鼻不通。皂角末吹之。《十全方》：风虫牙痛。猪牙皂角、食盐等分，为末，日揩之。《袖珍方》：便毒肿痛。猪牙皂角七片，煨黄去皮弦，出火毒，为末，空心温酒服五钱。妇人妒乳同。《直指方》：便毒痈疽。皂角一条，醋熬膏，傅之，屡效。《儒门事亲》：便痈初起。皂角子七枚，研末水服，效。阮氏《经验方》：年久瘰疬。用不蛀皂角子一百粒，米醋一升，蓬砂二钱，同煮干，炒令酥。看疬子多少，如一个服一粒，十个服十粒，细嚼米汤下。酒浸煮服亦可。一云：虚人不可用蓬砂。同蝉蜕、白僵蚕、杏仁、芭蕉根、白毛藤、土茯苓、独核肥皂仁、白鲜皮、连翘、薏苡仁、萆薢、汉防己，治下疳广疮，神效。同连翘、白芷、甘菊、紫花地丁、白及、金银花、甘草、鼠粘子、茜草、地榆，治下部痈疽肿毒。《神仙传》：崔言患大风恶疾，双目昏盲，眉发自落，鼻梁崩倒，势不可救。遇异人传方：用皂角刺三斤，烧灰，蒸一时久，日干为末。食后浓煎大黄汤调一匕，饮之。一旬眉发再生，肌润目明。

简误

皂荚利九窍，疏导肠胃壅滞，洗垢腻，豁痰涎，散风邪。暴病气实者，用之殊效。第似中风证，由于阴虚火炎，煎熬津液，结而为痰，热极生风，以致猝然仆蹶，世人多以稀涎散吐之，损其不足，竭其津液，津液愈耗则经络无以荣养，为拘挛偏废之证矣。法所最忌也。孕妇忌服。

诃黎勒

味苦，温，无毒。主冷气心腹胀满，下食。

疏：诃黎勒，其味苦涩，其气温而无毒。苦所以泄，涩所以收，温所以通。惟敛，故能主冷气心腹胀满。惟温，故能下食。甄权用以止水道。萧炳用以止肠澼久泄。苏颂用以疗肠风泻血，带下。朱震亨用以实大肠。无非苦涩收敛治标之功也。

主治参互

得人参，治肺虚受寒喘嗽。得橘皮、砂仁，主冷气入内，心腹胀满，及因寒食不下。得益智，止气虚小水不禁。佐樗根白皮，止肠澼泻血。佐白术、莲实，止久泄因于虚寒。同蛇床子、五味子、山茱

萸、杜仲、川断，止虚寒带下。同人参、肉豆蔻，则实大肠。

简误

诃子性温而味涩。涩主敛，不主散。故咳嗽因于肺有实热；泄泻因于湿热所致；气喘因于火逆冲上；带下因于虚热，而不因于虚寒；及肠澼初发，湿热正盛；小便不禁，因于肾家虚火，法并忌之。至于滞下必本湿热，喘嗽实由肺火，用之立致杀人。不可不深戒也！东垣谓苦重泻气，酸轻不能补肺，故嗽药中不用，亦此意耳。

楝　实

味苦，寒，有小毒。主温疾、伤寒大热烦狂，杀三虫，疥疡，利小便水道。即金铃子。

根：微寒，疗蛔虫，利大肠。

疏：楝实禀天之阴气，得地之苦味，故其味苦气寒。极苦而寒，故其性有小毒。气薄味厚，阴也，降也。入足阳明，手足太阴经。经曰：冬伤于寒，春必病温。其主温疾、伤寒大热，烦狂者，总因寒邪郁久，至春变为温病，邪在阳明也。苦寒能散阳明之邪热，则诸证自除。膀胱为州都之官，小肠为受盛之官。二经热结，则小便不利。此药味苦气寒，走二经而导热结，则水道利矣。湿热郁积则内生诸虫，湿热浸淫则外为疥疡，得大寒极苦之物，则湿热散，故能疗诸虫及疥疡也。

根：气味相同，故亦主杀虫，利大肠耳。

主治参互

同牛膝、木瓜、橘核、荔枝核、杜仲、巴戟天、乌䕷树子、茴香，治肾虚疝气。《澹寮方》楝实丸：治癞疝肿痛，或钩肾偏坠，痛不可忍。用川楝子肉五两，分作五分，一分用破故纸二钱炒黄；一分

用小茴香三钱，食盐半钱同炒；一分用班蝥七枚，去头足同炒；一分用莱菔子一钱同炒；一分用牵牛子三钱同炒。炒完，拣去食盐、莱菔子、牵牛、斑蝥，只留故纸、茴香，同研为末，以酒打面糊丸梧子大。每服五十丸，空心酒下。根，同白芜荑、槟榔、鹤虱、黄连、牵牛、雷丸、使君子、锡灰、乌梅、芦荟，杀肠胃一切虫。《集简方》：治小儿蛔虫。楝根皮，同鸡卵煮熟，空心服之。次日虫下。

简误

脾胃虚寒者，不宜用。

椿 木 叶

味苦，有毒。主洗疮疥，风疽。皮：主疳䘌。樗木根、叶尤良。雷公云：凡使椿根，不近西头者为上。采出拌生葱蒸半日，锉细，以袋盛，挂屋南阴干用。

疏：椿禀地中之阴气以生，《本经》：味苦有毒。甄权言：微热。震亨：言凉而燥。然考其用，必是微寒苦燥之药。入手足阳明经。《本经》主疳䘌及洗疥疮风疽，藏器去口鼻疳虫疥䘌者，因肠胃有湿热，故现是证。苦凉而燥，所以外治皆得也。藏器又主杀蛔虫，蛊毒，下血，及赤白久痢。《日华子》：主肠风泻血。萧炳云：得地榆主疳痢。孟诜云：止女子血崩，及产后血不止，赤带。皆取其苦能燥湿，寒能除热，涩能收敛之功耳。采得去粗皮，蜜炙用。樗功相同。

主治参互

《存仁方》：下血经年。樗根白皮三钱，水一盏，煎七分，入酒半盏服。《外台秘要》：小儿疳痢困重者。用樗根白皮捣粉，以水和枣作大馄饨子。日晒少时，又捣，如此三遍，以水煮熟，空腹吞七枚，重者不过七服愈。《子母秘录》；小儿疳疾。椿根白皮，日干二两为末，以粟米淘净研浓汁，和丸梧子大。十岁儿三四丸，米饮下。量大小加减，仍以一丸纳竹筒中，吹入鼻内，三度良。《经验方》：下利清血，腹中刺痛。椿根白皮，洗刮晒研，醋糊丸梧子大。空心米饮下三四十丸。《妇人良方》：产后肠脱，不能收拾者。樗根取皮，焙干一握，水五升，连根葱五茎，汉椒一撮，同煎至三升，去渣，倾盆内。乘热熏洗，冷则再热，一服可作五次用。洗后睡少时。忌盐、酢、酱、面、发风毒物，及用心劳力等事。丹溪方：女人白带。椿根白皮、滑石等分，为末，粥丸梧子大。空腹白汤下一百丸。寇宗奭云：洛阳一女子，年四十六七，耽饮无度，多食鱼蟹，蓄毒在脏，日夜二三十泻，大便与脓血杂下，大肠连肛门痛不堪忍。医以止血痢药不效，又以肠风药则益甚，盖肠风则有血无脓。如此半年，气血渐弱，食减肌瘦。服热药则腹愈痛，血愈下；服冷药则注泄食减；服温平药则病不知。如此期年，垂命待尽。或人教服人参散，一服知，二服减，三服脓血皆定。遂常服之而愈。其方治大肠风虚，饮酒过度，挟热下痢脓血痛甚，多日不瘥。用樗根白皮一两，人参一两，为末。每服二钱，空心米饮调服。忌油腻、湿面、青菜、果子、甜物、鸡、猪、鱼、羊、蒜、薤等。

简误

脾胃虚寒者不可用。崩带属肾家真阴虚者，亦忌之，以其徒燥故也。凡滞下积气未尽者，亦不宜遽用。不入汤煎。

郁 李 仁

味酸，平，无毒。主大腹水肿，面目四肢浮肿，利小便水道。

疏：郁李仁得木气而兼金化，《本经》：味酸，气平无毒。元素言辛苦。性润而降下，阴也。入足太阴，手阳明、太阳经。其主大腹水肿，面目四肢浮肿者，经曰：诸湿肿满，皆属脾土。又曰：诸腹胀大，皆属于热。脾虚而湿热客之，则小肠不利，水气泛溢于面目四肢。辛苦能润热结，降下善导癃闭，小便利则水气悉从之而出矣。甄权主肠中结气，关格不通。《日华子》云：泄五脏膀胱结痛，宣腰胯冷脓，消宿食下气。元素云：破血润燥。李杲云：专治大肠气滞，燥涩不通。均得之矣。

主治参互

同当归、地黄、麻仁、麦门冬、桃仁、生蜜、肉苁蓉，治大便燥结不通。甚者加大黄。《杨氏产乳》：肿满气急不得卧。用郁李仁一大合，捣，和面作饼。吃入口，即大便通，泄气便愈。

简误

郁李仁，性专降下，善导大肠燥结，利周身水气。然而下后多令人津液亏损，燥结愈甚，乃治标救急之药。津液不足者，慎勿轻用。

无 食 子

味苦，温，无毒。主赤白痢，肠滑，生肌肉。

疏：无食子禀春生之气，兼得西北金水之性，故味苦气温无毒。金主敛肃，大肠属金，以类相从，故主赤白痢，肠滑。春为发生之令，温能和脾胃。养腠理，故主生肌肉。水为润下，色黑而象肾，故李珣以之益血生精，和气安神，乌髭发，治阴痿诸证也。得温暖之气，复兼收敛之性，故为固涩精气之要药。雷公云：凡使勿犯铜铁，并被火惊者，用颗小无欹米者炒，用浆水于砂盆中研令尽，焙干再研，如乌犀色入药。

主治参互

同莲须、女贞子、枸杞子、地黄、南烛子、何首乌、黄精、旱莲草、术、人参，为乌须发之胜药。同覆盆子、牡蛎、枸杞子、五味子、车前子、地黄、莲须、龙骨、鹿茸、沙苑蒺藜、鱼膘胶、砂仁、黄柏，能补益精气，治一切梦遗泄精。仲景方：治阴汗。用无食子烧灰，先以汤浴了，布裹灰扑之，甚良。宫气方：小儿久痢。没食子二个，熬黄研末，作馄饨食之。《圣济总录》：牙齿疼痛。绵裹无食子末一钱，咬之，涎出吐去。《圣惠方》：大小口疮。没食子炮三分，甘草一分，研末，掺之。月内小儿，生者少许，置乳上吮之，入口即啼，不过三次。《奇效方》：足趾肉刺。无食子三枚，肥皂荚一挺，烧存性，为末，醋和傅之，立效。

简误

赤白痢，由于湿热郁于肠胃，兼积滞多者，不宜用。

黄 药 根

味苦，平，无毒。主诸恶肿疮瘘，喉痹，蛇犬咬毒。研水服之，亦含亦涂。

疏：黄药根得土中至阴之气以生，故其色黄味苦，气平无毒。平即兼凉，《日华子》加凉是矣。气薄味厚，降多升少，阴也。入手少阴、足厥阴经。诸恶肿疮瘘，皆荣气不从，逆于肉里所致。盖荣主血，肝、心又主血、藏血之脏。二经得苦凉之气，则血热解，荣气和，标证不求其止而止矣。经曰：一阴一阳结为喉痹。一阴者，少阴君火也；一阳者，少阳相火也。解少阴之热，相火自不妄动，而喉痹瘳矣。蛇犬咬毒，亦血分受热毒所伤故也。苦寒能凉血，得土气之厚者，又能解百毒也。《日华子》以之疗马病。盖马性多热，亦取其苦寒除热之义耳。

主治参互

同忍冬藤、夏枯草、白及、白敛、紫

花地丁、甘菊、茜草、连翘、牛蒡子、白芷、贝母、白药子之属，治一切疔肿痈疽。《本经》并载赤药，俗名红药子。予尝得一方，以之为君，每四两加白及、白敛各一两，乳香、没药各五钱，丹砂、雄黄各三钱，麝香、龙脑各一钱，为细末。量疮大小，蜜调傅疮周围，中留大孔，以绵纸护之，时时以米醋润之。其痛即减，亦复易溃易收。治一切发背、痈疽俱神效。阴毒尤要。如无赤药子，以黄药子代之。孙思邈《千金》月令方：疗忽生瘿疾。以万州黄药子半斤，须紧重者为上。如轻虚，即是他州者，力慢，须用加倍。取无灰酒一斗，投药入中，固济瓶口。以糠火烧一伏时，待酒冷乃开。时时饮一杯，不令绝酒气。经三五日后，常把镜自照，觉消即停饮，不尔便令人项细也。《圣惠方》：治吐血不止。黄药子一两，水煎服。《简要济众方》：治鼻衄不止。黄药子为末。每服二钱，煎薄胶汤下。良久，以新水调面一匙头服之。禹讲师《经验方》：产后血晕，恶物冲心，四肢冰冷，唇青，腹胀，昏迷。红药子一两，头红花二钱，水二盏，妇人油钗二只，同煎一盏服。大小便俱利，血自下也。

简误

痈疽已溃不宜服。痈疽发时，不燃肿，不渴，色淡，脾胃作泄者，此为阴证，当以内补为急，解毒次之。药子之类宜少服，只可外傅。

雷　丸

味苦、咸，寒、微寒，有小毒。主杀三虫，逐毒气，胃中热。利丈夫，不利女子。作摩膏，除小儿百病，逐邪气恶风汗出，除皮中热，结积蛊毒，白虫寸白自出不止。久服令人阴痿。

疏：雷丸禀竹之余气，兼得地中阴水之气以生。《本经》：味苦气寒。《别录》加咸，有小毒。黄帝、岐伯、桐君、扁鹊云：甘。详其所主，应是苦咸为胜。气薄味厚，阴也，降也。入手足阳明经。其主杀三虫。白虫寸白自出者，肠胃湿热甚也。逐毒气，胃中热，邪气恶风汗出，皮中热，结积者，肠胃邪热盛也。苦寒能除二经湿热邪气，则上来诸证自除。作摩膏治小儿百病者，以小儿好食甘肥，肠胃类多湿热虫积，苦能杀虫除湿，咸寒能清热消积，故主之也。凡蛊毒必热，必辛苦寒能除辛热，故又主解蛊毒也。利丈夫，不利女子者，盖以男子属阳，得阳而生，故喜阴寒之味。女子属阴，得阳而长，故不利阴寒之物也。《别录》又云：久服令人阴痿，正见其过于苦寒，偏至之气能令阳道痿也。

主治参互

同芜荑、使君子、芦荟、五谷虫、胡黄连、青黛，治小儿疳蛔，有神。同槟榔、鹤虱、楝根、贯众、牵牛、锡灰、薏苡根，杀肠胃一切虫。《经验方》：下寸白虫。雷丸水浸去皮，切焙为末。五更初，食炙肉少许，以稀粥饮服一钱匕。须上半月服，虫乃下。

除杀虫外，他用甚稀，故不著"简误"。惟赤色者能杀人，用时须择去之。

苏　方　木

味甘、咸，平，无毒。主破血。产后血胀闷欲死者，水煮苦酒煮五两，取浓汁服之效。

疏：苏方木禀水土之气以生，故其味甘咸，气平无毒。好古加辛。降多于升，阳中阴也。入足厥阴，兼入手少阴，足阳明经。凡积血，与夫产后血胀闷欲死，无非心肝二经为病。此药咸主入血，辛能走散，败浊瘀积之血行，则二经清宁，而诸证自愈。《日华子》主妇人血气心腹痛，月候不调，及蓐劳，排脓止痛，消痈肿，扑损瘀血，女人失音血噤。《海药》主虚劳，血癖，气壅滞，产后恶露不净，心腹搅痛，及经络不通。悉取其入血行血，辛咸消散，亦兼有软坚润下之功，故能祛一切凝滞留结之血，妇人产后，尤为所须耳。

主治参互

同泽兰、川芎、麦门冬、生地黄、蒲黄、人参、童便、益母草、牛膝、黑豆、荆芥穗，治产后血晕有神。同山楂、延胡索、牡丹皮、泽兰、当归、五灵脂、赤芍药、红花，治产后儿枕作痛。加入乳香、没药，治产后血癖不消，因寒而得者，加炒黑干姜，桂各少许。同延胡索、牡丹皮、牛膝、当归、地黄、芍药、续断，治妇人月候不调。煎浓汁，加入乳香、没药、血竭、自然铜、䗪虫、麻皮灰、黄荆子等末，量病轻重，调服四五钱，治跌扑损伤如神。胡氏方：产后气喘，面黑欲死，乃血入肺也。用苏木二两，水二碗，煮一碗，入人参末五钱服。随时加减，神效不可言。名参苏饮。

简误

产后恶露已尽，由血虚腹痛者，不宜用。

胡 椒

味辛，大温，无毒，主下气，温中，去痰，去脏腑中风冷。

疏：胡椒禀天地纯阳之气以生，故其味辛气大温。性虽无毒，然辛温太甚，过服未免有害。气味俱厚，阳中之阳也。入手足阳明经。其主下气，温中，去痰，除脏腑中风冷者，总因肠胃为寒冷所乘，以致脏腑不调，痰气逆上，辛温暖肠胃而散风冷，则痰气降，脏腑和，诸证悉瘳矣。

主治参互

《食疗》：治心腹冷痛。胡椒三七枚，清酒吞之。《卫生易简方》：夏月冷泻及霍乱。用胡椒碾细，饭丸梧子大，每米饮下四十丸。

简误

胡椒，辛温大热纯阳之药也。凡胃冷呕逆，宿食不消，或霍乱气逆，心腹冷痛，或大肠虚寒，完谷不化，或寒痰冷积，四体如冰，兼杀一切鱼、肉、鳖、蕈等毒，诚为要品。然而血分有热，与夫阴虚发热咳嗽，吐血，咽干口渴，热气暴冲目昏，口臭，齿浮，鼻衄，肠风脏毒，痔漏泄澼等证，切勿轻饵。误服之，能令诸病即时作剧。慎之！慎之！

南烛枝叶

味苦，平，无毒。止泄，除睡，强筋，益气。久服轻身，长年，令人不饥，变白去老。取茎叶捣碎渍汁，浸粳米，九浸九蒸九曝，米粒紧小，正黑如瑿珠，袋盛之。可适远方，日进一合，不饥，益颜色，坚筋骨能行。取汁炊饭，名乌饭。亦名乌草，亦名牛筋，言食之健如牛筋也。

疏：南烛禀春生之气以生，《本经》言其味苦气平，性无毒。然尝其味，亦多带微涩。其气平者，平即凉也。入心脾肾三经之药。《十剂》云：涩可去脱。非其味带涩，则不能止泄，非其气本凉，则不能变白。发者，血之余也；颜色者，血之华也。血热则鬓发早白，而颜枯槁。脾弱则困倦嗜卧而气力不长，肾虚则筋骨软弱而行步不前。入心凉血，入脾益气，入肾添精，其云：轻身长年，令人不饥者，非虚语矣。凡变白之药，多是气味苦寒，有妨脾胃，惟南烛气味和平，兼能益脾，为修真家所须。

子：味甘、酸。其功效尤胜枝叶。真

变白，驻颜，轻身却老之良药也。牧童食之，辄止饥渴，亦一验矣。

主治参互

孙思邈《千金》月令方：南烛煎：益髭发及容颜，兼补暖。三月三日采叶并蕊子，入大净瓶中，以童子小便浸满瓶，固济其口。置闲处，经一周年取开。每用一匙，温酒调服，极有效验。同旱莲草、没食子、地黄、桑椹、枸杞、山茱萸、何首乌、白蒺藜，为乌须发之圣药。

气味和平，性复无毒，除变白外，无他用，故不著"简误"。

橡实

味苦，微温，无毒。主下痢，厚肠胃，肥健人。其壳为散，及煮汁服，亦主痢。并堪染用。

疏： 橡实感天地微阳之气，兼得秋时收敛之性，故其味苦，气微温，性无毒，气薄味厚，阳中阴也。入手足阳明，足太阴、少阴经。夫脾胃为五脏根本，一身之最要，喜温暖而恶寒湿，寒湿则违其性，故宜急食苦以燥之。此药味苦能除其所恶，气温能遂其所喜，故主厚肠胃，肥健人也。得收敛之性，故又主下痢，及日华子涩肠止泻诸治，兼能涩精。煮食复能止饥御歉岁。

壳：气味与实相同，而涩则过于实。故亦主下痢，并堪染皂也。

主治参互

《圣惠方》：水谷下痢，日夜百余行者。橡实二两，楮叶炙一两，为末。每服一钱，食前乌梅汤调下。《直指方》：下痢脱肛。橡斗子，烧存性，研末，猪脂和傅。

简误

湿热作痢者，不宜用。

石南

味辛、苦，平，有毒。主养肾气，内伤阴衰，利筋骨皮毛，疗脚弱，五脏邪气，除热。女子不可久服，令思男。

疏： 石南得火金之气，故其味辛苦，气平有毒。然观其用，当是金胜火微，其性应云有小毒。可升可降，阴中阳也。入足厥阴，足少阴经。少阴属水，得金气之厚者能生水，故主养肾气。又肾为阴中之阴，肝为阴中之阳，二经俱在下而主筋骨。二经得所养，则内伤阴衰自起，筋骨皮毛自利，而脚弱自健也。湿热之邪留滞五脏，则筋骨、皮毛、气血，皆为之病矣。邪热散，则诸病自瘳。女子久服思男者，以其补肾气，助阳火耳。

主治参互

同巴戟天、肉苁蓉、锁阳、鹿茸、枸杞子、山茱萸，治肾经虚寒，精滑精冷。同白蒺藜、桑叶、何首乌、淫羊藿、巴戟天、五加皮、菟丝子、威灵仙、虎骨，治肝肾为风寒湿所乘，以致痹弱不能行动。

简误

肾虚而阳道数举者，不宜用。脚弱由于肝肾虚，而不由于风寒湿客下部者，不宜用。

益智子

味辛，温，无毒。主遗精虚漏，小便余沥，益气安神，补不足，安三焦，调诸气。夜多小便者，取二十四枚，碎，入盐同煎服，有奇验。

疏： 益智子仁，得火土金之气，故其味辛，其气温，其性无毒。入足太阴，足少阴经。惟辛故所以散结，惟温故所以通行。其气芳香，故主入脾。其禀火土与金，故燥而收敛。以其敛摄，故治遗精虚漏，及小便余沥。此皆肾气不固之证也。

肾主纳气，虚则不能纳矣；又主五液，涎乃脾之所统，脾肾气虚，二脏失职，是肾不能纳，脾不能摄，故主气逆上浮，涎秽泛滥而上溢也。敛摄脾肾之气，则逆气归元，涎秽下行。宜东垣用以治客寒犯胃，和中益气，及人多唾。王好古谓：益智本脾家药，主君相二火。故用以益脾胃，理元气，补肾虚滑沥。刘河间又谓：益智辛热，能开发郁结，使气宣通。皆以其香可入脾开郁，辛能散结，复能润下，于开通结滞之中，复有收敛之义故也。

主治参互

益智在集香丸则入肺，在四君子汤则入脾，在大风髓丹则入肾。当于补药中兼用，不宜多服。佐人参、茯苓、半夏、橘皮、车前子，则摄涎秽立效。同藿香、苏子、橘皮、枇杷叶、木瓜，止逆气上壅。同五味子、山茱萸、炒盐、人参，治小便频数淋沥。同人参、干姜、橘皮、藿香，治因寒犯胃作呕吐。

简误

益智乃脾肾二经之药。其用专在脾，所以亦能入肾者，辛以润之之故也。然其气芳香，性本温热，证属燥热，病人有火者，皆当忌之。故凡呕吐由于热，而不因于寒；气逆由于怒，而不由于虚；小便余沥由于水涸精亏内热，而不由于肾气虚寒；泄泻由于湿火暴注，而不由于气虚肠滑，法并忌之。

紫 荆 木

味苦，平，无毒。主破宿血，下五淋。浓煮服之。

疏：紫荆木皮，内禀天地清寒之性，外感南方初阳之气，故其味苦，气平。花、木色皆紫，藏器言：寒无毒。入足厥阴经血分。寒胜热，苦泄结，紫入荣，故能活血破血，消肿毒，下五淋也。花、

梗：气味、功用并同。

主治参互

《仙传外科》：发背初生，一切痈疽皆治。单用紫荆皮为末，酒调箍住，自然撮小不开。内服柞木饮子，乃救贫良剂也。并可内服。杨清叟《仙传方》：冲和膏：治一切痈疽、发背、流注、诸肿毒。用紫荆皮三两炒，独活炒三两，赤芍药炒二两，生白术一两，木蜡炒一两，为末。用葱汤调热傅。血得热则行，葱能散气也。疮不甚热者酒调之，痛甚者加乳香。

除痈毒外，他用甚稀，故无"简误"。

紫 真 檀

味咸，微寒。主恶毒风毒。

疏：紫真檀禀水气以生，故其味咸，气微寒，性应无毒。气味俱厚，阳中阴也。入足厥阴经。其主恶毒、风毒者，凡毒必因热而发，热甚则生风，而荣血受伤，毒乃生焉。此药咸能入血，寒能除热，则毒自消矣。弘景以之傅金疮，止血、止痛者，亦取此意耳。宜与番降真香同为极细末，傅金疮良。

乌柏木根皮

味苦，微温，有毒。主暴水，癥结积聚。

疏：乌柏木根皮，禀火金之气以生，《本经》味苦气微温。日华子言凉。然详其用，应是辛苦温之药，而其性则有毒也。与巴豆、牵牛大略相似。性沉而降，阳中阴也。入手足阳明经。其主暴水、癥结积聚者，皆二经为病，苦能泄，辛能散，温能通行肠胃，则诸证无不除矣。

主治参互

《肘后方》：二便关格，二三日则杀人。乌柏东南根白皮，干为末，热水服二钱。

简误

水肿，多属脾虚不能制水，以致水气泛滥。法当补脾实土为急，此药必不可轻用。如果元气壮实者，亦须暂施一二剂，病已即去之。

杉　材

微温，无毒。主疗漆疮。

疏：杉极得阳气而兼金化，《本经》：气微温，无毒。日华子加辛。气味芬芳，可升可降，阳也，入足阳明经。《本经》主疗漆疮，及苏恭疗脚气肿满者，皆从外治。取其芬芳能解漆气之秽恶，辛温能散湿毒之冲逆也。苏恭又云：服之治心腹胀痛，去恶气。日华子云：治霍乱上气。无非假其下气散邪，辛温开发之功耳。

木皮：主金疮血出，及汤火伤灼，取老树皮烧存性，研傅之。或入鸡子清调傅，一二日愈，香油亦可。

主治参互

同橘皮、木瓜、香薷、砂仁、白扁豆、石斛，治暑月霍乱转筋。柳柳州纂《救死三方》云：元和十年二月得脚气，夜半痞绝，胁有块，大如石，且死，困不知人三日，家人号哭。荣阳陈洄美传杉木汤，服半食顷，大下三行，气通块散。方用杉木节一大升，橘叶切一大升，无叶则以皮代之，槟榔七枚，童子小便三大升，共煮一大升半，分为两服。若一服得快，即停后服。此乃死病，会有教者，乃得不死。恐人不幸病此，故传之。危氏《得效方》：小儿阴肿赤痛，日夜啼叫，数日退皮，愈而复作。用老杉木烧灰，入腻粉，清油调傅，效。《救急方》：臁疮黑烂多年。老杉木节烧灰，麻油调，隔箬叶摊贴系定，数易即愈。

除转筋、脚气外，他用甚稀，故不著"简误"。

接 骨 木

味甘、苦，平，无毒。主折伤，续筋骨，除风痒龋齿。可作浴汤。

疏：接骨木禀土气以生，故其味甘苦。气平无毒。甘能入脾养血，故主折伤，续筋骨。苦凉能除风湿浮热，故主风痒龋齿也。《千金方》：打伤瘀血，及产妇恶血，一切血不行，或行不止，并煮汁服。

主治参互

《易简方》：治折伤筋骨。接骨木半两，乳香半钱，芍药、当归、川芎、自然铜各一两，为末。化黄蜡四两，投药搅匀，众手丸如芡实大。若止损伤，酒化一丸，若碎折筋骨，先用此傅贴，乃服。

无别用，故不著"简误"。

桦 木 皮

味苦，平，无毒，主诸黄疸。浓煮汁饮之良。

疏：桦木皮生于西北阴寒之地，故其味苦气平无毒。气味俱薄。降多升少，阴也。入足阳明经。五疸皆湿热郁于阳明所致，苦平能除湿热，故主诸疸也。藏器以之治伤寒，时行热毒疮。宗奭以之治肺风毒。皆取其苦凉，能散风邪热毒之义耳。

主治参互

《灵苑方》：乳痈初发，肿痛结硬欲破，一服即瘥。以北来真桦皮，烧存性，研，无灰酒服方寸匕，即卧，觉即瘥也。唐瑶《经验方》：乳痈腐烂。靴内年久桦皮烧灰，酒服一钱，日一服。《和剂局方》：肺风毒疮，遍身疮疥如疠，及瘾疹瘙痒，面上风刺，妇人粉刺，并用桦皮散主之。桦皮烧灰四两，枳壳去穰烧四两，荆芥穗二两，炙甘草一两，各为末，杏仁水煮过，去皮尖二两，研如泥，研匀。每服二钱，食后温酒调下，疮疥甚者日三服。

简误

脾胃弱，易于作泄者忌之。

木鳖子

味甘，温，无毒。主折伤，消结肿恶疮，生肌，止腰痛，除粉刺䵟黯，妇人乳痈，肛门肿痛。

疏：木鳖子禀火土之气，感长夏暑热之令以生，故其味甘，气温无毒。味厚于气，可升可降，阳也。为散血热、除痈毒之要药。夫结肿恶疮，粉刺䵟黯，肛门肿痛，妇人乳痈等证，皆血热所致。折伤则血亦瘀而发热。甘温能通行经络，则血热散，血热散则诸证无不瘳矣。其止腰痛者，盖指湿热客于下部所致，而非肾虚为病之比也。用者详之。

主治参互

孙用和《秘宝方》：肛门痔痛。用木鳖仁三枚，砂盆擂如泥，入百沸汤一碗，乘温先熏后洗，日用三次，仍涂少许。《圣惠方》：耳卒热肿。木鳖子仁一两，赤小豆、大黄各半两，为末，每以少许生油调涂之。

简误

木鳖子味虽甘，而气则大温。《本经》：虽云无毒，然亦未免有毒。但宜外用，勿轻内服。刘绩《霏雪录》云：木鳖子有毒，不可食。昔蓟门有人生二子，恣食成痞，其父得一方，以木鳖子煮猪肉食之。其幼子当夜死，长子明日死。其为毒虽未如此之厉，然亦必非纯粹之物也。

〔附〕番木鳖：形小于木鳖，而色白，味苦，气寒，性无毒。主伤寒热病，咽喉痹痛，消痞块，并含之咽汁。《医方摘要》治喉痹作痛。用番木鳖、青木香、山豆根等分，为末，吹之。

简误

番木鳖，性大寒，味至苦，凡病人气血虚弱，脾胃不实者，慎勿用之。

钩藤

微寒，无毒。主小儿寒热，十二惊痫。

疏：钩藤禀春气以生，《本经》：气微寒，无毒。保升言：苦。甄权言：甘平。应是甘苦俱不甚，气味悉和平者也。为手少阴、足厥阴经要药。少阴主火，厥阴主风。风火相搏，则为寒热惊痫。此药气味甘寒，直走二经，则风静火息而肝心宁，寒热惊痫自除矣。甄权主小儿惊啼，瘈疭热壅，客忤胎风者，亦此意耳。

主治参互

得远志、茯神、琥珀、枣仁、丹砂、牛黄、天竺黄、犀角屑、生地黄、龙齿、麦门冬、金箔，治小儿惊痫瘈疭；有痰加竹沥、南星、橘红。《圣济录》：小儿惊热。钩藤一两，消石半两，炙甘草二钱五分，为散。每服半钱，温水服，日三服。《圣惠方》：卒得痫疾。钩藤、炙甘草各二钱，水五合，煎二合。每服枣许，日五、夜三。

除小儿惊痫外，无他用，故不著"简误"。

赤柽木

无毒。主剥驴马血入肉毒。取以火炙熨之，亦可煮汁浸之。

疏：赤柽木禀春阳之气以生，故其色青而叶稍带微赤，凌冬不凋。其药味甘咸。其气温而无毒。浮而升，阳也。入足阳明，手太阴、少阴经。观《本经》载其能解驴马血入肉发毒者，盖以驴马性热，故多毒，生时汗气沾人即能为病，所以剥时热血入肉亦能致毒。此药味甘咸，甘得土气，咸得水气，故能入血解血分之毒也。近世又以治瘼疹热毒不能出，用为发散之神药。经曰：少阴所至为疡疹。正刘守真所谓：诸痛痒疮疡，皆属心火之旨也。盖热毒炽于肺胃，则发斑疹于肌肉间，以肺主皮毛，胃主肌肉也。此药正入肺胃心三经。三经毒解则邪透肌肤而内热自消。此皆开发升散，甘咸微温之功用也。

主治参互

同石膏、知母、薄荷、荆芥、玄参、牛蒡子、麦门冬、竹叶、连翘、黄芩、甘草之属，治瘼疹发不出，或虽发不透；如热甚毒炽，舌生芒刺，大渴，谵语，瘼色紫黑者，加入三黄石膏汤内，大效。单用及兼各药，并主瘼疹首尾诸证。治一切风，不问远近，用赤柽木叶半斤，切，荆芥半斤，水五升，煮二升，澄清，入白蜜五合，竹沥五合，新瓶盛之，油纸封，入重汤煮一伏时。每服一小盏，日三服。酒多致病，长寿仙人柳，晒干为末。每服一钱，温酒下。

气味甘温，性复无毒，除瘼疹外，他用甚稀，故不著"简误"。

水杨叶嫩枝

味苦，平，无毒。主久痢赤白，捣和水绞取汁，服一升，日二，大效。

疏： 水杨叶嫩枝，生于涯涘之旁，得水土之阴气偏多，故味苦气平无毒。久痢赤白，肠胃湿热也。得苦凉之气，则湿热散，痢自止。今人又用以治痈肿痘疮多效。魏直《博爱心鉴》云：痘疮数日，陷顶浆滞不行，或风寒所阻者。宜用水杨枝叶，无叶用枝五斤，流水一大釜，煎汤温浴之。如冷添汤。良久，照见累起有晕丝者，浆行也。如不满，再浴之。力弱者，只洗头面手足。如屡浴不起者，气血败

矣，不可再浴。始出及痒塌者，皆不可浴。痘不行浆，乃气滞血涩，腠理闭密，或风寒外阻而然。浴令暖气透达和畅，郁蒸气血通彻，每随暖气而发，行浆贯满，功非浅也。若内服助气血药，借此升之，其效更速。直见一妪，在村中用此有验，叩得其方，行之百发百中。慎勿易之，诚有燮理之妙也。

柞木皮

味苦，平，无毒。治黄疸病。皮烧末，服方寸匕。

疏： 柞木，即凿子木，处处山中有之。叶小而有细齿，光滑而韧。其木及叶丫皆有针刺，经冬不凋，五月开碎白花，不结子，木心里皆白色。《本经》：味苦气平无毒。然其性又善下达。主黄疸病者，盖黄疸因湿热郁于肠胃而发，此药苦能燥湿，微寒能除热，兼得下走利窍之性，则湿热皆从小便出而黄自退矣。今世又以为治难产催生之要药，亦取其下达利窍之性耳。同鱼鳔、人参、千里马[1]、百草霜、牛膝、白芷、当归、益母草，为催生圣药。

无别用，故不著"参互"及"简误"。

棕榈皮

平，无毒。止鼻衄，吐血，破癥，治崩中，带下，肠风，赤白痢。入药烧灰用，不可绝过。

疏： 棕榈皮禀微阳之气以生，故其味苦涩，气平无毒。《本经》主诸病，皆烧灰用者，凡血得热则行，得黑灰则止，故主鼻衄，吐血。苦能泻热，涩可去脱，故主崩中，带下，及肠风，赤白痢也。止血固脱之性，而能消瘀血，故能破癥也。凡

---

[1] 千里马：疑为千里及。

失血过多，内无瘀滞者用之切当。与乱发灰同入更良。如暴得吐血，瘀滞方动，暴得崩中，恶露未竭，湿热下痢，初发肠风，带下方炽，悉不宜遽用，即用亦无效。入药须年久败者良。

木　槿

平，无毒。止肠风泻血。又止痢后热渴。作饮服之，令人得睡。入药妙用。

疏： 木槿，《本经》：气平无毒。详其主治，应是味苦气寒，清热滑利之药。肠风泻血，湿热留中也。痢后作渴，余热在经，津液不足也。夜卧少睡，心经蕴热，虚烦不宁也。苦寒能除诸热，滑利能导积滞，故主如上等证。今人用治癣疮，多取川中所产，肉厚而色红者弥良。

花：功用相同，作汤代茶，兼能治风。

主治参互

《扶寿方》：牛皮癣。川槿皮一两，大风子肉十五个，半夏五钱锉，河水、井水各一碗，浸六七宿，入轻粉一钱，秃笔扫涂，覆以青衣，数日有臭涎出妙。忌澡浴。《简便方》：癣疮有虫。川槿皮煎，入肥皂，浸水频频擦之。或以槿皮浸汁，磨雄黄尤妙。

卷 十 五

人 部

总二十五种，今疏其要者十一种，又陈藏器三种。

发髲　乱发　人乳汁　头垢　人牙齿　人屎人中黄附　人溺秋石附　溺白垽　妇人月水经衣附　浣裈汁妇人裈裆附　怀妊妇人爪甲　天灵盖　人胞胞衣水附　初生脐带

发 髲

味苦，温、小寒，无毒。主五癃关格不通，利小便水道，疗小儿痫，大人痉。仍自还神化。合鸡子黄煎之消为水，疗小儿惊热。雷敩云：是男子二十已来无疾患，颜色红白，于顶心剪下者。入丸药中用，先以苦参水浸一宿，漉出，入瓶子以火煅赤，放冷研用。

疏： 发者，血之余也。经曰：男子八岁，肾气盛，齿更发长。是发因人之血气以为生长荣枯也。故血盛之人则发润而黑，血枯之人则发燥而黄。《本经》用发髲之意，为是故尔。其味苦气温。《别录》：小寒，无毒。入手足少阴经。大人痉，小儿惊痫，皆心肝二经血虚而有热也。发为血之余，故能入心、入肝益血，微寒而苦又能泄热，所以疗小儿惊痫及大人痉也。心与小肠为表里，肾与膀胱为表里，心肾有热则二腑亦受病。此药能入心除热，入肾益阴，则水道利，五癃关格俱通矣。是以古人治惊，多用茯苓、琥珀、

竹叶之类，取其分利心经之热自小肠出也。《日华子》主止血闷血晕，金疮伤风，及煎膏长肉消瘀血者，悉取其入心走肝，益血除热之功耳。自还神化之事，未见别方，大抵以火煅之，复化而凝成血质，此即自还神化之谓。是因血而生，复还为血，非神化而何？

〔附〕乱发：微温。主咳逆，五淋，大小便不通，小儿惊痫，止血。鼻衄，烧之吹内立已。

疏： 乱发即常人头上堕下者，其气味所主，与发髲相似，第其力稍不及耳，以发髲一时难得，故《别录》重出此条，以便临时取用。疗体实不甚相远也。

主治参互

《和剂局方》肠风黑散：治肠风泻血。用乱发一两半，荆芥二两，槐花、槐角各一两，以上共煅为末。枳壳、甘草各一两半，为末，和前末匀。每服二钱，水一盏，煎七分，空心服，温酒调下亦得。刘禹锡《传信方》：孩子热疮。乱发一团如梨子大，鸡子黄十个煮熟，同于铫子内熬至甚干，始有液出，旋置盏中，液尽为度。用傅疮上，外即以苦参粉掺之，神效。又方：小儿断脐，即用清油调发灰傅之，不可伤水。脐湿不干，亦傅之效。《千金方》：小儿惊啼。乱油发烧研，乳汁或酒服少许，良。《圣惠方》：鼻血不止。血发烧灰，吹之。又方：诸窍出血。头发、败棕、陈莲蓬，并烧灰，等分。每服三钱，童便、温酒调下。《妇人良方》：女

人漏血。乱发洗净，烧研，空心温酒服一钱。入诸膏药内，能消毒止痛，长肉生肌。《肘后方》：女劳黄疸。膏发煎：用猪膏半斤，乱发鸡子大三团，和煎，发消药成矣。分温再服，病从小便中出也。

简误

发灰，走血分而带散。其主诸血证，亦是血见灰则止，取其治标之义居多。若欲全仗其补益，未必能也。经熬煅成末后，气味不佳，胃弱者勿服。入外科药殊有神效。

人乳汁

主补五脏，令人肥白悦泽。《唐本》注：疗目赤痛多泪，解猪肝牛肉毒，合豉浓汁饮之，神效。

疏：人乳乃阴血所化，生于脾胃，摄于冲任。未受孕则下为月水，既受孕则留而养胎，已产则赤变为白，上为乳汁。此造化玄微之妙，人身转运之神也。其味甘，气平无毒。入心、入肾、入脾、润肺，益寿延年之圣药也。气血之液，故能补五脏。五脏得补，则气血充实而体自肥白悦泽也。经曰：目得血而能视。乳为血化，故能疗目赤痛多泪。甘能解毒，故又主解猪肝牛肉毒也。

主治参互

《摄生众妙方》接命丹：治男妇气血衰弱，痰火上升，虚损之证；又治中风瘫痪，手足疼痛，不能动履等证。用人乳二杯，香甜白者为佳，以好梨汁一杯，和匀，银石器内顿滚。每日五更一服，能消痰补虚，生血延寿。此以人补人之妙法也。《圣惠方》：眼热赤肿。人乳半合，古文钱十文，铜器中磨令变色，稀稠成煎，瓶收，日点数次。或以乳浸黄连，蒸热洗之。《万氏家抄方》：一切虚损劳证。太乙神应丸：人乳一碗，磁器煮干焙燥，牛乳一碗，同前制，杜仲三两，破故纸二两

半，白鲜皮、白茯苓、牛膝、当归各二两，黍米金丹一个晒干（即初生儿口中血珠），共为末，蜜丸桐子大。每服一丸，夜间嚼化。

简误

乳属阴，其性凉而滋润，血虚有热，燥渴枯涸者宜之。若脏气虚寒，滑泄不禁，及胃弱不思食，脾虚不磨食，并不宜服。

头 垢

主淋闭不通。梳上者，名百齿霜。

疏：头垢，头上垢腻也。其性滑润而下走，故《本经》主淋闭不通，及弘景疗噎疾。其味苦温，能走阳明，故又主劳复，及妇人吹乳也。

主治参互

同白芷、贝母、半夏为丸，酒下。治妇人吹乳。同山慈菇、橘叶、鼠粪、人爪、蒲公英、柴胡、山豆根、白芷、连翘、贝母、夏枯草、忍冬藤，治乳岩、乳痈神效。《类要方》：天行热病后劳复。含头垢枣核大一枚，良。《外台秘要》：预防劳复，伤寒初愈，欲令不劳复者。头垢烧研，水丸梧子大，饮服一丸。《卫生宝鉴》：妇人吹乳。百齿霜，以无根水丸梧子大，每服三丸。

数条之外无别用，故不著"简误"。

人牙齿

平。除劳，治疟，蛊毒气。入药烧用。

疏：牙齿者，肾之标，骨之余也。经云：男子三八肾气平，而真牙生，五八肾气衰，而齿槁。以肾主骨故也。其味甘咸，气热有小毒。其主除劳治疟者，盖劳乃劳极精气乏绝，肾家亏损所致也。齿牙为肾气所生，以类相从，适还其本，故主

之也。疟亦因劳而发，非夏伤暑，秋为疟之比，故亦主之。味甘而咸，所以能解蛊毒气也。今世又以之治痘疮倒黡，乳痈未溃，为必须之药。

主治参互

钱氏《小儿方》：痘疹倒黡。人牙烧存性，入麝香少许，温酒服半钱。闻人规《痘疮论》人牙散：治痘疮方出为风寒外袭，或变黑，或青紫，此倒黡也。宜温肌发散，使热气复行而斑自出。用人牙不拘多少，瓦罐固济，煅过，出火毒，研末。出不快而黑陷者，猯猪血调下一钱；因误服凉药，血涩倒陷者，入麝香，温酒服之，其效如神。《肘后方》：乳痈未溃。人牙齿烧研，酥调傅之。《直指方》：阴疽不发，头凹沉黯，不疼无热，内服补散不起，用人牙烧过，穿山甲炙，各一分，为末。分作二服，用当归、麻黄煎汤下。外以姜汁和面傅之。

简误

近世用人牙治痘疮陷伏，称为神品。然一概用之，贻害不浅。夫齿者，肾之标，骨之余也。痘疮则毒自肾出，方长之际，外为风寒秽气所冒，腠理闭塞，血涩不行，毒不能出，或变黑倒黡，宜用此以酒、麝达之，窜入肾经，发出毒气，使热令复行，而疮自红活，盖劫剂也。若伏毒在心，昏冒不省人事，及气虚色白痒塌，不能作脓，热沸紫泡之证，只宜解毒补虚。苟误用此，则郁闷声哑，反成不治之证，可不慎哉！其除劳治疟，《本经》虽言之，今世亦稀用。

人　屎

寒。主疗时行大热狂走，解诸毒。宜用绝干者，捣末，沸汤沃服之。

疏：人之五谷入胃，津液上升为气血，糟粕下降而成粪。其本原以化过，但存极苦大寒之气味耳。入足阳明经。经曰：阳明实热，则登高而歌，弃衣而走。苦寒能除阳明之热，故疗时行大热狂走也。凡毒必热必辛，苦寒能除辛热，故又主解诸毒也。苏恭云：新者封疗肿，一日根烂。盖疗肿乃风火之毒气结成，得大寒极苦之气，则风火散，根自烂也。今世人又以之治痘疮血热，紫黑倒黡者，殊效。

〔附〕粪清：腊月截淡竹，去青皮，塞口，纳粪坑中，积年得汁，甚黑而苦。主天行热狂，热疾，中恶，蕈毒，恶疮，瘟病垂死者，皆瘥。一名黄龙汤，俗名金汁。

〔附〕人中黄：即多年厕坑中，砖上所凝结黄垩是也。药性治疗大约与人屎同，解胃家热毒有效。

主治参互

《斗门方》：热病发狂，奔走似癫，如见鬼神，久不得汗，及不知人事者。以人中黄入大罐内，以泥固济，煅半日，去火毒，研末。新汲水服三钱。未退再服。寇宗奭《衍义》：大热狂渴。干陈人屎，为末，于阴地净黄土中作五六寸小坑，将末三两匙于坑中，以新汲水调匀，良久澄清，细细与饮，即解。《儒门事亲》四灵无价散：治痘疮黑陷，腹胀危笃者，此为劫剂。用人粪、猫粪、猪犬粪等分，腊月初旬收埋高燥黄土窖内，至春取出，砂罐盛之，盐泥固济，炭火煅，令烟尽为度。取出为末，入麝香少许，研匀，瓷器密封收之，一岁一字，二岁半钱，三岁一钱，蜜水调下，须臾疮起。《千金方》：疗肿初起。刮破，以热屎傅之，干即易。又方：五色丹毒。黄龙汤饮二合，并涂之良。陶弘景：解药箭毒。交广夷人用焦铜为箭镞，更以毒药物汁渍之，射人才伤皮便死。惟饮粪汁即解。

简误

伤寒、温疫，非阳明实热者不宜用。痘疮，非火热郁滞，因而紫黑干陷倒靥者，不宜用，以其苦寒之极耳。

人溺

疗寒热头疼温气。童男者尤良。

疏： 人溺，乃津液之浊者渗入膀胱而出。其味咸，气寒无毒。为除劳热骨蒸，咳嗽吐血，及妇人产后血晕闷绝之圣药。晋·褚澄《劳极论》云：降火甚速，降血甚神。饮溲溺百不一死，服凉药百不一生。言其功力之优胜也。经云：饮入于胃，游溢精气，上输于脾。脾气散精，上归于肺。通调水道，下输膀胱。故人服小便入胃，亦随脾之气上归于肺，下通水道而入膀胱，乃循其旧路也。故能治肺病引火下行。凡人精气，清者为血，浊者为气，浊之清者为津液，清之浊者为小便，与血同类也。故其味咸而走血，咸寒能伏虚热，使火不上炎而血不妄溢，是以能疗诸血证也。苏恭：主久嗽上气，失声；及《日华子》：止劳渴，润心肺，疗血闷热狂，扑损瘀血在内晕绝，止吐血，鼻衄，皮肤皲裂，难产，胞衣不下诸证，悉由此故。《本经》主寒热头疼温气者，咸寒能除邪热故耳。法当热饮，热则于中尚有真气在，其行自速，冷则惟存咸味，寒性矣。

主治参互

同枇杷叶、天门冬、麦门冬、苏子、桑白皮、沙参、五味子、生地黄、款冬花、百部，治阴虚咳嗽声哑，喉间血腥气。同苏木、番降香、续断、牛膝、牡丹皮、蒲黄，治内伤吐血，或瘀血停留作痛。同泽兰、荆芥、白芷、续断、延胡索、牛膝、苏木、黑豆，治产后血晕；虚者加人参。凡产后温饮一杯，可免血晕，至三日后止之。中暍昏倒，以热小便灌下即活。《圣济总录》：头痛至极。童便一盏，豉心半合，同煎至五分，温服。孟诜《必效方》：骨蒸发热。童便五升，煎取一升，以蜜三匙和之。每服二碗，半日更服。此后常服自己小便，轻者二十日，重者五十日瘥。《圣惠方》：绞肠痧痛。童便乘热服之，即瘥。仲景方：中暑昏闷。夏月在途中热死，急移阴处，就掬道上热土，拥脐上作窝，令人溺满，暖气透脐即苏。乃服地浆、蒜水等药。《千金方》：金疮出血不止，饮人尿五升。《外科发挥》：折伤跌扑。童便入少酒饮之，推陈致新，其功甚大。《千金方》：火烧闷绝，不省人事者。新尿顿服二三升良。《通变要法》：人咬手指，瓶盛热尿浸一宿，即愈。《普济方》：赤眼肿痛。自己小便乘热抹洗，即闭目少顷。此以咸寒内有真气，故能退去邪热也。

简误

人溺滋阴降火，除骨蒸，解劳乏，治诸吐衄，咯血唾血，其效甚速。《褚澄遗书》云：人喉有窍则咳血杀人。喉不停物，毫发芥蒂必咳。血既渗入，愈渗则愈咳，愈咳愈渗。惟饮溲溺则百不一死。若服寒凉则百不一生。其为肺肾有火者必须之物。第其性稍寒，惟不利于脾胃虚寒，或溏泄，及阳虚无火食不消者，咸在所忌。今世人类用秋石，此乃水澄火炼，真元之气尽失，其功不逮童便多矣。况难多服，久服则咸能走血，使血凝泣为病。

溺白垽

疗鼻衄，汤火灼疮。

疏： 溺白垽，即人中白，乃人溺之积气结成。其味咸，气凉，无毒。能泻肝、肾、三焦、膀胱有余之火。《本经》疗鼻衄，及《大明》治传尸劳热，肺痿，心膈热，吐血，羸瘦，渴疾者，以其能入诸经泻去火邪也。凉能除热，故又治汤火灼疮。今人以之治口舌生疮，疳蜃等证，多效，是其除热降火之验也。

主治参互

同冰片、硼砂、青黛、黄柏、牙硝、白矾，治口舌生疮，及小儿走马牙疳口臭。《经验方》：鼻衄不止。人中白焙干，入麝香少许，温酒调服，立效。又方：小儿口疳。人中白煅，黄柏蜜炙焦，为末，等分，入冰片少许，以青布拭净，掺之，累效。

妇人月水

解箭毒，并女劳复。

陈藏器云：经衣主金疮血涌出，炙热熨之。又烧灰傅虎狼伤疮，及箭镞毒入腹。

疏：经云：女子二七天癸至，任脉通，太冲脉盛，月事以时下。谓之天癸者，乃天一所生之水也。上应太阴，下应海潮，月有盈亏，潮有朝汐，故月事一月一行，与之相符也。其味咸，咸为水化。凡毒得水则解，故能解箭毒也。女劳复者，热病新瘥后交感而得。其证发热烦躁，少腹阴囊牵引而痛，以前病余热未除，阴精复损，故有是证。月水乃阴中有阳之物，能补阴除热，故主之也。金疮及虎狼伤疮，皆血分受伤为病，以类相从，乃所以补其不足也。童女首经，名红铅，能回垂绝之阳气。第一时难得耳。如女子自受胎时，算至十四岁足，即于是日是时经至者，此为正鼎，其经为上药。用法招摄，于经将至时，真气先到，采入身中，名得大药，可以接命。即《首楞经》所载精仙是也。绝非入炉交感，交非情想得通，故亦成仙道耳。

主治参互

扁鹊方：丈夫热病后，交接复发，忽卵缩入腹，腹痛欲死。烧女人月经赤衣为末，热水服方寸匕，即定。并治女劳色疸。《千金方》：男子阴疮，因不忌月事行房，阴物溃烂。用室女血衲，瓦上烧存性，研末，麻油调傅。《博物志》：交广夷人，以焦铜和毒药于箭镞上，中人即沸烂，须臾骨坏而死。但服月水、屎汁解之。

简误

月水虽能治病，然秽污不洁之物，故女子入月时，人宜远之。其升丹煎膏治药，及小儿出痘，切须避忌。如犯之，则药不灵，痘变坏也。红铅，其性质乃阳气凝结而成，火盛人不宜单服，须多服人乳，并入童溺乃佳。

浣裈汁

解箭毒，并女劳复亦善。

妇人裈裆，主阴易病。当阴上割取，烧末服方寸匕。童女裈益佳。若女患阳易，即须男子裈也。阴易病者，人患时行病，起后交合，阴阳便即相著，甚于本病。其候小便赤涩，寒热甚，头痛，腰痛，耳鸣，眼花，服此便通利。

疏：裈裆居下体，得阴气胜，取其以类相从气相感，能导邪热，故主阴阳易病也。

主治参互

仲景方：阴阳易病，身体重，少气，腹里急，或引阴中拘急，热上冲胸，头重不欲举，眼中生花，膝胫拘急者。烧裈散主之。取中裈近阴处，烧灰，水服方寸匕，日三服，小便即利，阴头微肿则愈。男用女，女用男。《千金方》：胞衣不下。以本妇裈，覆井上即下。

怀妊妇人爪甲

取细末，置目中去翳障。

疏：爪者，筋之余，肝胆之外候也。经曰：多食辛，则筋急而爪枯。以辛能散真气而走筋也。《本经》独用怀妊妇人者，盖妇人气血充实，乃能受孕，取其有生长力紧之意也。其味甘咸，气平无毒。目中翳障，肝经血虚也。爪甲乃肝之余气所生，而性又带散，故点目能去翳障也。寇宗奭：以众人甲，刮取细末喢鼻内，治鼻衄立愈。兼能催生，利小便，止尿血，散乳痈等用。

主治参互

《圣惠方》：胞衣不下。取本妇手足爪甲，烧灰，酒服。又方：一切目疾。以木贼草擦取爪甲末，同丹砂等分，研匀，以露水搜丸芥子大。每以一粒，点入目内。或用乳汁和亦得。并治飞丝入目。

天 灵 盖

味咸，平，无毒。主传尸尸疰，鬼气伏连，久瘴劳疟，寒热无时者。烧令黑，细研，白饮和服，亦合丸散用。

疏：天灵盖，乃死人脑盖骨也。不用他骨，而用此者，以人生时，脑为诸阳之会，而此骨则一身众骨之主也。其主传尸尸疰，鬼气伏连者，取其同类之气，引出邪魅，则其魂魄飞越，不复附人，故得瘥也。久瘴劳疟，寒热无时者，亦邪恶之气侵人也。辟恶散邪是其能事，故亦主之。

主治参互

同鬼臼、干漆、象胆、獭肝、丹砂、胡黄连，入滋阴药内治传尸劳。同牛黄、象牙末、蛀竹屑、血竭、乳香、没药、黄蜡、明矾、真珠，作丸。治杨梅结毒。《痘疮经验方》：痘疮陷伏，灰平不长，此系虚寒证。用天灵盖烧研，酒服三分。

〔附〕：化尸场上人骨，取为细末，傅金疮，止血长肉，及恶疮不收敛。并能治打扑折伤，人受杖时服之，不痛，不肿，

不烂。

简误

天灵盖治劳瘵者，以其有尸鬼劳虫为害，取其逐散邪也。今人虚损劳怯，皆系色欲过度，损伤真阴，实无鬼气淹伏，何得用此幽暗不祥之物治之哉？其痘疮虚寒陷伏，或为邪气所触发不出者，不过借其阳气所结之余，逐散其邪以发出耳，非正治也。若血热烦躁，疮干紫黑者，用之必致危殆不救。慎之！慎之！

人 胞

主血气羸瘦，妇人劳损，面黯皮黑，腹内诸病渐瘦瘁者，以五味和之，如馄饨法与食之，勿令知。一名紫河车。

疏：夫人有生之初，搅父精母血以成胚胎，外即有衣一层裹之，即胞也。至十月降生时，随儿后出。其味甘咸，气温无毒。血气羸瘦，妇人劳损，面黯皮黑，腹内诸病渐瘦瘁者，皆荣血不足，精气亏损也。此药得精血之气而结，能从其类以补之，是以主诸证也。今世以之治男女一切虚损劳极，为益血补精气之用。

主治参互

同人参、黄芪、鹿茸、白胶、当归、补骨脂、五味子、巴戟天，治真阳虚极，畏寒足冷。吴球大造丸：治虚劳骨蒸，女人无子，及多生女，月水不调。小产难产。服之必主有子，危疾将绝者，一二服可更活一二日。其补气血之功力可见也。久服耳目聪明，须发乌黑，延年益寿，有夺造化之功，故名大造丸。用紫河车一具，男用女胎，女用男胎，初生者。米泔洗净，淡酒蒸熟，捣晒研末。败龟板、童便浸三日，酥炙黄二两，黄柏、杜仲各一两半，牛膝一两二钱，生地黄二两半（入砂仁六钱，白茯苓二两，绢袋盛入瓦罐酒煮七次，去茯苓、砂仁不用，杵地黄为膏

听用），天门冬、麦门冬、人参各一两二钱净，夏月加五味子七钱，俱忌铁器，为细末，地黄膏加酒、米糊，丸小豆大。每服八九十丸，空心盐汤下。女人去龟板，加当归二两。男子遗精，女人漏下，并加牡蛎粉一两，去人参。

简误

人胞乃补阴阳两虚之药，以其形质亦得男女坎离之气而成。如阴阳两虚者，服之有返本还元之功，诚为要药也。然而阴虚精涸，水不制火，发为咳嗽、吐血、骨蒸、盗汗等证，此属阳盛阴虚，法当壮水之主，以制阳光，不宜服此并补之剂，以耗将竭之阴也。胃火齿痛，法亦忌之。

〔附〕胞衣水，味辛，无毒。主小儿丹毒，诸热毒发寒热不歇，狂言妄语，头上无辜发竖，虚痞等证，天行热病，饮之立效。此即胞衣埋地下久远化为水者，得地中之阴气，其气必寒，辛寒而走足阳明经，故主如上诸证也。南人以甘草、升麻和人胞，瓶盛埋之，三五年后掘出，取为

药也。

初生脐带

主疟。烧为灰，饮下之。

疏：脐者，命蒂也。当心肾之中，为真元归宿之处。胎在母腹，脐连于胞，喘息呼吸滋养之妙，从此而通。胎出母腹，脐带剪断，则一点真元之气，从此而归入命门丹田。故脐为命蒂而脐带亦真气会聚之所也。《本经》以之治疟者，应是久疟虚寒之甚，借其气以补不足也。今世以小儿脱下脐带，烧灰与服，可解胎中一切毒，及免惊风痘患，亦取裨补真元耳。

主治参互

《全幼心鉴》：脐汁不干。绵裹落下脐带，烧研一钱，入当归头末一钱，麝香一字，掺之。《保幼大全》预解胎毒。脐带烧灰，以乳汁调服。或入辰砂少许，可免痘患。

无毒而主疗甚稀，不著"简误"。

卷 十 六

兽部上品

总二十种，今疏其要者十种。

龙骨齿附　麝香　牛黄　熊脂胆掌附
象牙胆、皮附　白胶　阿胶　牛乳　乳腐
酥

龙 骨

味甘，平、微寒，无毒。主心腹鬼疰，精物老魅，咳逆，泄痢脓血，女子漏下，癥瘕坚结，小儿热气惊痫，疗心腹烦满，四肢枯痿，汗出，夜卧自惊，恚怒伏气在心下，不得喘息，肠痈内疽，阴蚀，止汗，缩小便，溺血，养精神，定魂魄，安五脏。

白龙骨：疗梦寐泄精，小便泄精。

齿：主小儿、大人惊痫、癫疾狂走，心下结气，不能喘息，诸痉，杀精物，小儿五惊十二痫，身热不可近，大人骨间寒热。又杀蛊毒。得牛黄、人参良。畏石膏。忌鱼及铁。

疏：龙禀阳气以生，而伏于阴，为东方之神，乃阴中之阳，鳞虫之长，神灵之物也。故其骨味甘平，气微寒，无毒。内应乎肝，入足厥阴、少阳、少阴，兼入手少阴、阳明经。神也者，两精相合，阴阳不测之谓也。神则灵，灵则能辟邪恶、蛊毒、魔魅之气，及心腹鬼疰、精物老魅，遇之则散也。咳逆者，阳虚而气不归元也。气得敛摄而归元，则咳逆自止。其性涩以止脱，故能止泄痢脓血，因于大肠虚而久不得止，及女子漏下也。小儿心肝二脏虚则发热，热则发惊痫，惊气入腹则心腹烦满，敛摄二经之神气而平之，以清其热则热气散，而惊痫及心腹烦满皆自除也。肝气贼脾，脾主四肢，故四肢痿枯，肝宁则热退，而脾亦获安，故主之也。汗者，心之液也。心气不收，则汗出。肝心肾三经虚，则神魂不安而自惊。收敛三经之神气，则神魂自安。气得归元，升降利而喘息自平，汗自止也。肝主怒，肝气独盛，则善恚怒。魂返乎肝，则恚怒自除。小肠为心之腑，膀胱为肾之腑。二经之气虚脱，则小便多而不禁。脏气敛则腑亦随之，故能缩小便，及止梦寐泄精，小便泄精，兼主溺血也。其主养精神，定魂魄，安五脏者，乃收摄神魂，闭涩精气之极功也。又主癥瘕坚结，肠痈，内疽，阴蚀者，以其能引所治之药，粘着于所患之处也。按：龙骨入心、肾、肠、胃。龙齿单入肝、心。故骨兼有止泻涩精之用，齿惟镇惊安魂魄而已。凡用龙骨，先煎香草汤洗二度，捣粉，绢袋盛之。用燕子一只，去肠肚，安袋子内，悬井上面，一宿取出，研粉。入补药中，其效如神。又法：酒浸一宿，焙干，研粉，水飞三度用。如急用，以酒煮焙干。或云：凡入药须水飞过，晒干。每斤用黑豆一斗，煮一伏时，晒干用。否则着人肠胃，晚年作热也。

主治参互

仲景方：同牡蛎，入柴胡、桂枝各汤

内，取其收敛浮越之正气，固脱而镇惊。同远志等分为末，炼蜜丸如梧子大，朱砂为衣。每服三十丸，莲心汤下，治劳心梦遗。《梅师方》：睡即泄精。白龙骨四分，韭子五合，为散。空心酒服方寸匕。又方：泄泻不止。白龙骨、白石脂等分，为末，水丸梧子大。紫苏、木瓜汤下，量大人小儿用。亦治久痢休息。姚和众方：久痢脱肛，白龙骨粉，扑之。龙齿同荆芥、泽兰、牡丹皮、苏木、人参、牛膝、红花、蒲黄、当归、童便，治产后恶血扑心，妄语癫狂，如伤寒发狂者。切不可认作伤寒治，误则杀人。同牛黄、犀角、钩藤钩、丹砂、生地黄、茯神、琥珀、金箔、竹沥、天竺黄、苏合香，治大人、小儿惊痫癫疾。

简误

龙骨味涩而主收敛。凡泄痢肠澼，及女子漏下崩中，溺血等证，皆血热积滞为患，法当通利疏泄，不可便用止涩之剂，恐积滞瘀血在内，反能为害也。惟久病虚脱者，不在所忌。

麝香

味辛，温，无毒。主辟恶气，杀鬼精物，温疟，蛊毒，痫痉，去三虫，疗诸凶邪鬼气，中恶心腹暴痛，胀急痞满，风毒，妇人难产，堕胎，去面䵟音孕，目中浮翳。久服除邪，不梦寤魇寐，通神仙。忌大蒜。

疏：陶弘景云：麝常食柏叶，又啖蛇。予以为其香必非因啖蛇而结。苏颂乃云：夏月食蛇多，至寒则香满。入春脐内急痛，自以爪剔出。陶云：五月得香，往往有蛇皮骨，岂有食蛇逾一年，而皮骨尚不化者乎？不知麝乃山兽，好食香木芳草，如柏叶之类，故其气聚于脐，而结成是香；或遇蛇亦啖，但不结耳。如必啖

蛇多而后有香，则此药必大毒难近之物，安得味辛气温无毒耶？甄权言苦辛，其香芳烈，为通关利窍之上药。凡邪气着人，淹伏不起，则关窍闭塞。辛香走窜，自内达外，则毫毛骨节俱开，邪从此而出，故主辟恶气，杀鬼精物凶邪，蛊毒，温疟，中恶心腹暴痛，胀急痞满，风毒诸证。其主痫痉者，借其气以达于病所也。苦辛能杀虫，故主去三虫。辛温主散，故能去面䵟，及目中浮翳。性能开窍，故主难产堕胎也。走窜之性，而云久服除邪。不梦寤魇寐，通神仙者，凡香皆能辟除恶气而通神明，故有是功能也。《日华子》云：纳子宫，暖水脏，止冷带疾。《药性论》：主小儿惊痫客忤，蚀一切痈疽脓水。今人又用以治中风、中气、中恶、痰厥猝仆。兼入膏药、傅药，皆取其通窍开经络、透肌骨之功耳。

主治参互

同犀角、牛黄、琥珀、龙齿、远志、丹砂、铅丹、金箔、菖蒲、真珠、茯神、天竺黄，治心气虚怯，惊邪癫痫；或梦寐纷纭，鬼交鬼疰，及小儿急惊，大人中恶等证。同白及、白蔹、红白药子、雄黄、乌鸡骨煅、乳香、没药、冰片，为末。傅一切痈疽疔肿，有神。《济生方》：中风不省。麝香二钱，研末，入清油二两，和匀，灌之即苏。又方：食诸果成积伤脾，作胀气急。用麝香一钱，生桂末一两，饭和丸，绿豆大。大人十五丸，小儿七丸，白汤下。盖果得麝即落，木得桂即枯故也。夏子益《奇疾方》：口内肉球，根如线，五寸余，如钗股，吐出乃能食物，捻之则痛彻心者。麝香一钱，水研服。《经验方》：鼠咬成疮。麝香封之，妙。并治蚕咬成疮。

简误

麝香走窜飞扬，内透骨窍脏腑，外彻

皮肉及筋。其性能射，故善穿透开散。东垣云：凡风病在骨髓者，用之使风邪得出。若在肌肉，用之反引风入骨。丹溪云：五脏之风，不可用麝香以泻卫气。二公之言，诚得其旨矣。凡似中风，小儿慢脾风，与夫阴阳虚竭，发热，吐血，盗汗，自汗，气虚眩晕，气虚痰热，血虚痿弱，血虚目翳，心虚惊悸，肝虚痫痉，产后血晕，胎前气厥，诸证之属于虚者，法当补益，概勿施用。即如不得已欲借其开通关窍于一时，亦宜少少用之，勿令过剂。苏省开通之后，不可复用矣。孕妇不宜佩带。劳怯人亦忌之。李廷飞云：不可近鼻，有白虫入脑。患癫久带，其香透关，令人成异疾。

牛 黄

味苦，平，有小毒。主惊痫寒热，热盛狂痉，除邪逐鬼。疗小儿百病，诸痫热口不开，大人狂癫，又堕胎。久服轻身增年，令人不忘。人参为之使。恶常山。畏牛膝、干漆。

疏：牛为土畜，其性甘平，惟食百草，其精华凝结为黄，犹人身之有内丹也。故能解百毒而消痰热，散心火而疗惊痫，为世神物，诸药莫及也。凡牛生黄，则夜视其身有光，皮毛润泽，眼如血色。盖得气之精而形质变化自有异也。或云牛病乃生黄者，非也。《本经》：味苦气平。《别录》：有小毒。吴普云：无毒。然必无毒者为是。入足厥阴、少阳，手少阴经。其主小儿惊痫，寒热热盛口不能开，及大人癫狂痫痉者，皆肝心二经邪热胶痰为病。心热则火自生焰，肝热则木自生风。风火相搏，故发如上等证。此药味苦气凉，入二经而能除热消痰，则风火息，神魂清，诸证自瘳矣。鬼邪侵着，因心虚所致。小儿百病多属胎热。入心养神除热，

解毒，故悉主之也。性善通窍，故能堕胎。善除热益心，故能令人不忘。非久服多服之药。其云轻身延年者，盖指病去则身自轻安，而得尽其天年也。

主治参互

同犀角、琥珀、天竺黄、钩藤钩、茯神、真珠、金箔、麝香、丹砂，治小儿惊痫百病。入外科内服药，能解疔肿痈疽毒；并可入傅药，止痛散毒如神。同犀角、生地黄、牡丹皮、竹叶、麦门冬，治小儿五色丹毒。同钟乳石、真珠、猪牙皂角、象牙末、白僵蚕、红铅、片脑、明矾、没药、蚛竹屑、天灵盖，为丸。土茯苓汤下，治结毒有神。姚和众：小儿初生三日，去惊邪，辟恶气。以牛黄一豆许，以蜜少许，研匀，绵蘸令儿吮之，一日令尽。《外台秘要》：小儿七日口噤。牛黄为末，以淡竹沥化一字，灌之。更以猪乳滴之。钱氏《小儿方》：初生胎热，或身体黄者。以真牛黄一豆大，入蜜调膏，乳汁化开，时时滴儿口中。兼治腹痛夜啼。《总微录》：小儿热惊，或惊痫嚼舌，迷闭仰目。牛黄一杏仁大，竹沥、姜汁各一合，和匀与服。又方：小儿积热毛焦，睡语欲发惊者。牛黄六分，朱砂五钱，同研。以犀角磨汁，调服一钱。王氏《痘疹方》：痘疮黑陷。牛黄二粒，朱砂一分，研末。蜜浸胭脂，取汁调搽，并可内服。

简误

牛黄，治小儿百病之圣药。盖小儿禀纯阳之气，其病皆胎毒痰热所生，肝心二经所发。此药能化痰除热，清心养肝，有起死回生之力。惟伤乳作泻，脾胃虚寒者，不当用。

熊 脂

味甘，微寒、微温，无毒。主风痹不仁筋急，五脏腹中积聚，寒热羸瘦，头疡

白秃，面皯皰，食饮吐呕。久服强志，不饥，轻身长年。

疏：《诗》云：惟熊惟罴，男子之祥。取其为阳兽而强力壮毅也。《本经》：味甘，气微寒。《别录》：微温无毒。其主风痹不仁筋急者，盖风为阳邪，熊为阳兽；其气温，能通行经络；其性润，能滋养肝脾，故主之也。滑润而通行，故主五脏腹中积聚，及食饮吐呕。甘寒而强力，故能主寒热羸瘦，轻身。性润而疏风，故能主头疡白秃，面皯皰也。久服强志，不饥长年，甚言其补虚壮筋骨之功耳。

熊掌，乃八珍之一，食之可御风寒，益气力。

肉：与脂同功。河间云：熊肉振羸。是因其气有余，以补不足者也。

附：熊胆

味苦，寒，无毒。疗时气热盛变为黄疸，暑月久痢，疳𧌒，心痛疰忤。《药性论》：小儿五疳，杀虫治恶疮。

疏：熊胆气味与象胆同。其所主亦相似。时气热盛变为黄疸，热邪在足太阴也。久痢，疳𧌒，湿热在手阳明也。心痛疰忤，热邪在手少阴也。入三经而除热邪，故能疗诸证也。极苦而寒，故又能杀虫，治恶疮，点痔。

主治参互

《齐东野语》：赤目障翳。熊胆丸以胆少许化开，入片脑一二厘，研匀，点上绝妙。《圣惠方》：小儿鼻蚀。熊胆半分，汤化抹之。《外台秘要》：十年痔疮。熊胆涂之，神效。一切方不及也。或加入片脑少许，以猪胆汁和涂，亦妙。《保幼大全》：诸疳羸瘦。熊胆、使君子末，等分研匀，瓷器蒸溶，蒸饼丸麻子大。每米饮下二十丸。

简误

凡胆，皆极苦寒而能走肝胆二经，泻有余之热，盖以类相从也。小儿疳积，多致目内生翳障者，以肝脾二脏邪热壅滞，则二脏之气血日虚，闭塞日甚故也。用此泻肝胆脾家之热，则内邪清而外障去矣。如不因疳证而目生翳障，及痘后蒙闭者，多因肝肾两虚，宜滋阴养血清热为急，诸胆皆不得用。有痫疾者，不可食熊肉，令终身不愈。

象　牙

无毒。主诸铁及杂物入肉，刮取屑，细研，和水傅疮上，立出。

疏：象牙，《本经》无气味。《日华子》云：平。《海药》云：寒。应是甘寒无毒之物。象性勇猛，而牙善蜕，故能出一切皮肉间有形滞物，如《本经》所言也。又能治邪魅惊悸风痫，及恶疮拔毒，长肉生肌，去漏管等用。

主治参互

同明矾、黄蜡、牛角䚡、铅花、金头蜈蚣、猬皮、猪悬蹄，治通肠漏，能去漏管。防杨梅结毒，载牛黄条内。王氏痘疹方：痘疹不收。象牙屑，铜铫炒黄红色，为末。每服七八分，白汤下。又方：针箭入肉。象牙末，水和傅之即出也。日华子：治小便不通，象牙，生煎服之，小便过多，烧灰饮下。

附：象胆

主明目，及治疳，治疮肿。以水化涂之。治口臭，以绵裹少许贴牙根，平旦漱去，数度即瘥。

疏：象胆，苦寒之物也。入肝脾二经。肝热则目不明。脾家郁热则成疳积，或口臭。苦寒除二经之热，故能主诸证。苦寒凉血解毒，故又能主疮肿也。今世治疳证、痨瘵、传尸，多用之。总取其苦寒能杀疳虫痨虫，兼除脏腑一切热结也。

主治参互

同獭肝、芦荟、干漆、胡黄连、青黛、鬼臼、丹砂，入滋肾药内，治传尸痨瘵。《圣济总录》：内障目翳。用象胆半两，鲤鱼胆七枚，熊胆一分，牛胆半两，麝香一分，石决明一两，为末，糊丸绿豆大。每茶下十丸，日二。

〔附〕象皮：其性最易收敛。人以钩刺插入皮中，拔出半日，其疮即合，故入膏散，为长肉合金疮之要药。

简误

象胆苦寒之极，不利脾胃。凡疳证脾弱者，目病血虚者，咸不宜多服。

象牙及皮，气味和平，于脏腑无迕，故不著"简误"。

白　胶

味甘，平、温，无毒。主伤中，劳绝，腰痛，羸瘦，补中益气，妇人血闭无子，止痛安胎，疗吐血，下血，崩中不止，四肢酸疼，多汗淋露，折跌伤损。久服轻身延年。一名鹿角胶。得火良。畏大黄。

疏：白胶是熬鹿角而成，故其味甘，气平。《别录》：温，无毒。气薄味厚，降多升少，阳中之阴也。入足厥阴、少阴，手少阴、厥阴经。经曰：劳则喘且汗出，内外皆越，中气耗矣。故凡作劳之人，中气伤绝，四肢作痛多汗，或吐血下血，皆肝心受病。此药味甘气温，入二经而能补益中气，则绝伤和，四肢利，血自止，汗自敛也。折跌伤损则血瘀而成病，甘温入血通行又兼补益，故折跌伤损自愈。妇人血闭无子，乃崩中淋露，胎痛不安，腰痛羸瘦者，皆血虚肝肾不足之候。温肝补肾益血，则诸证自退而胎自得所养也。血气生，真阳足，故久服能轻身延年耳。更治尿血，溺精，疮疡肿毒及漏下赤白。妇人

久服，能令有子。

主治参互

同牛膝、牡丹皮、麦门冬、地黄、真苏子、郁金、白芍药、当归、童便、续断，治劳伤吐血。同山茱萸、枸杞子、鹿茸、地黄、麦冬、杜仲、补骨脂、怀山药、车前子、五味子、巴戟天、莲须，治肾虚阳痿，精寒无子。加入当归、紫石英，治妇人血闭，子宫冷，服之受孕。《外台秘要》：虚劳尿精及尿血。白胶二两炙，酒二升，顿和温服。《肘后方》：妊娠卒下血。以酒煮胶二两，消尽顿服。

简误

鹿乃仙兽，纯阳之物也。其治劳伤羸瘦，益肾添精，暖腰膝，养血脉，强筋骨，助阳道之圣药也。然而肾虚有火者，不宜用。以其偏于补阳也。上焦有痰热，及胃家有火者，不宜用。以其性热复腻滞难化也。凡吐血下血，系阴虚火炽者，概不得服。

阿　胶

味甘，平、微温，无毒。主心腹内崩，劳极洒洒如疟状，腰腹痛，四肢酸疼，女子下血，安胎，丈夫小腹痛，虚劳羸瘦，阴气不足，脚酸不能久立，养肝气。久服轻身益气。一名傅致胶。得火良，薯蓣为之使。畏大黄。凡用以蛤粉炒，或酒化成膏亦得。

疏：阿胶，旧云煮牛皮作之。藏器与苏颂皆云是乌驴皮，其说为的。其功专在于水。按阿井在山东兖州府东阿县，乃济水之伏者所注。其水清而重，其色正绿，其性趋下而纯阴，与众水大别。《本经》：味甘气平。《别录》：微温无毒。元素云：性平味淡。气味俱薄。可升可降，阳中阴也。入手太阴，足少阴、厥阴经。其主女子下血，腹内崩，劳极洒洒如疟状，腰腹

痛，四肢酸疼，胎不安，及丈夫少腹痛，虚劳羸瘦，阴气不足，脚酸不能久立等证，皆由于精血虚，肝肾不足，法当补肝益血。经曰：精不足者，补之以味。味者，阴也。补精以阴，求其属也。此药得水气之阴，具补阴之味，俾入二经而得所养，故能疗如上诸证也。血虚则肝无以养，益阴补血，故能养肝气。入肺肾补不足，故又能益气，以肺主气，肾纳气也。气血两足，所以能轻身也。今世以之疗吐血、衄血、血淋、尿血、肠风下血、血痢、女子血气痛、血枯、崩中、带下、胎前产后诸疾，及虚劳咳嗽，肺痿，肺痈脓血杂出等证神效者，皆取其入肺入肾，益阴滋水，补血清热之功也。

主治参互

同天麦门冬、栝楼根、白药子、五味子、桑白皮、剪草、生地黄、枸杞子、百部、苏子、白芍药，治肺肾俱虚，咳嗽吐血。同杜仲、枸杞子、白芍药、山药、麦门冬、地黄、黄芪、人参、青蒿、续断、黄柏，治妇人崩中漏血。同白芍药、炙甘草、麦冬、地黄、白胶、当归、枸杞子、杜仲、续断，治妇人胎痛，或胎漏下血。《直指方》：老人虚秘。阿胶炒二钱，葱白三根，水煎化，入蜜二匙，温服。仲景方：黄连阿胶汤，治少阴病，得之二三日以上，心中烦，不得卧者。用阿胶三两，黄连四两，黄芩一两，芍药二两，鸡子黄二钱，以水五升，先煮三物，取二升，去滓，纳胶烊尽，小冷，纳鸡子黄，搅令相得。温服七合，日三。《和剂局方》：治肠胃气虚，冷热不调，下痢赤白，里急后重腹痛，小便不利。用阿胶二两，炒黄连三两，茯苓二两，为末，捣丸梧子大。每服五十丸，米汤下，日三。《千金翼》：吐血不止。阿胶炒二两，蒲黄六合，生地黄三两，水五升，煮三升，分服。兼治衄血。

《梅师方》：妊娠下血不止。阿胶三两炙为末，酒一升煎化，服即愈。《产宝方》胶艾汤：妊娠胎动。阿胶、艾叶各二两，葱白一升，水四升，煮一升，分服。

简误

此药多伪造，皆杂以牛马皮、旧革鞍靴之类，其气浊秽，不堪入药。当以光如玉漆，色带油绿者为真。真者折之即断，亦不作臭气，夏月亦不甚湿软。如入调经丸药中，宜入醋，重汤顿化和药。其气味虽和平，然性粘腻，胃弱作呕吐者，勿服。脾虚食不消者，亦忌之。

牛 乳

微寒。补虚羸，止渴。

乳 腐

味甘，微寒，无毒，主润五脏，利大小便，益十二经脉。

疏： 牛乳，乃牛之血液所化。其味甘，其气微寒，无毒，甘寒。能养血脉，滋润五脏，故主补虚羸止渴。及乳腐所主皆同也。《日华子》主养心肺，解热毒，润皮肤者，亦此意耳。

肝： 味苦、甘，气和平，食之能补肝，治雀盲。

主治参互

同人乳、羊乳、梨汁、芦根汁、蔗浆，熬膏，治反胃噎膈，大便燥结。宜时时饮之，兼能止消渴。夏子益《奇疾方》：肉人怪病。人顶生疮五色，如樱桃状，破则自顶分裂，连皮剥脱至足，名曰肉人。常饮牛乳自消。

简误

患冷气人忌之，与酸物相反，令人腹中癥结。脾胃作泄者，亦不得服。

酥

微寒。补五脏，利大肠，主口疮。

疏： 酥乃牛乳所出，乳之精华也。其味甘，气微寒无毒。性滑泽。五脏皆属阴，酥乃阴血之精华，故能补五脏。血枯火盛，大肠燥结，乃口舌生疮。甘寒除热补血，故主利大肠、口疮也。

〔按〕酥酪醍醐，总成于牛乳，但有精粗之别耳。其性大抵皆滋润滑泽，宜于血热枯燥之人。其功不甚相远，故二物不复载。

主治参互

凡一切药，用酥炙者，取其润燥兼能益精髓，补血脉；又有渗入骨肉，使骨易糜之功。《外台秘要》：一切肺病咳嗽，脓血不止。用好酥五十斤，炼三遍，当出醍醐。每服一合，日三服，以瘥为度，神效。

简误

性能利窍，骤食之使人遗精。

卷 十 七

兽部中品

总十七种，今疏其要者九种。

白马茎屎、溺附　鹿茸角髓、肾、肉附
牛角䚡胆、肉附　羖羊角肝、肾、肉、血附
狗阴茎头骨、血、肉附　羚羊角　犀角　虎
骨　兔头骨脑、肝、肉附

白 马 茎

味咸、甘，平，无毒。主伤中，脉
绝，阴不起，强志益气，长肌肉肥健，生
子，小儿惊痫。阴干百日用。

疏：马，火畜也。其阴茎又纯阳之物
也。故能主男子阴痿，坚强房中药多用
之。《本经》：味咸气平。《别录》：甘无
毒。察其功用，气平应作温。非甘温则不
主伤中脉绝，以甘能补血脉，温能通经络
故耳。阳衰则阴不起而生长之道绝。咸温
走下焦，补助真阳则阴自起，精自暖，故
能令人有子也。气属阳，阳得补故能益
气。肾藏志，肾气足故能强志。甘温补血
脉而助真气，故又能长肌肉肥健也。《别
录》又主小儿惊痫者，似非其所长，应是
误入耳。凡收当取银色无病白马，春月游
牝时，力势正强者。生取阴干百日，用时
以铜刀切片，将生羊血拌蒸半日，去血，
晒干，锉用。

主治参互

得肉苁蓉、巴戟天、山茱萸、菟丝
子、真阳起石、人参、鹿茸、狗阴茎，作

丸。治真阴虚脱，阴痿不起，下元冷惫等
证。

简误

马阴茎，乃纯阳之物也。凡阴虚火盛
者，不得服。人但喜其温暖，滋助阳道，
少年多欲者房中术用之，仗其力势，恣欲
无节，以致损竭真阴，多成劳瘵，不可不
戒也。

附：马通

微温。主妇人崩中，止渴，及吐、下
血，鼻衄，金疮止血。

疏：白马通，《本经》虽云微温，然
必是苦而凉者。惟其苦凉所以能疗诸血热
证，止渴。及孟诜主阴阳易垂死者，绞汁
服也。

附：白马溺

味辛，微寒。主消渴，破瘕坚积聚，
男子伏梁积疝，妇人痕疾。铜器盛饮之。

疏：白马溺，昔有人与其奴皆患心腹
痛病。奴死剖之，得一白鳖，赤眼，仍
活。以诸药纳口中，终不死。有人乘白马
观之，马尿堕鳖而鳖缩。遂以灌之，即化
成水。其人乃服之，疾亦愈。观其气味，
不应有如是之功。乃知物性畏忌，各有所
制。如刀柄之刘三棱而化为水，正以遇其
所制之物故也。《本经》云气微寒。然详
其用，必是微温，味应带咸。辛咸温俱
足，所以能疗经所言诸证。

主治参互

《千金方》：食发成瘕，咽中如有虫上下者。白马尿饮之，佳。《鲍氏方》：利骨取牙，白马尿浸茄秆三日，炒，为末，点牙即落。

简误

无积聚癥瘕者，不得服。胞中虚痞误作伏梁，服之有损。

鹿茸

味甘、酸，温、微温，无毒。主漏下恶血，寒热惊痫，益气，强志，生齿，不老。疗虚劳洒洒如疟，羸瘦，四肢酸疼，腰脊痛，小便利，泄精，溺血，破留血在腹，散石淋，痈肿，骨中热，疽痒。痒应作疡。凡用取形如分岐马鞍，茸端如玛瑙红玉，破之肌如朽木者最良。先以酥薄涂匀，于烈炎中燎去毛，再炙。

疏：鹿茸禀纯阳之质，含生发之气，故其味甘气温。《别录》言：酸微温。气薄味厚，阴中之阳也。入手厥阴、少阴，足少阴、厥阴经。妇人冲任脉虚则为漏下恶血，或瘀血在腹，或为石淋；男子肝肾不足则为寒热惊痫，或虚劳洒洒如疟，或羸瘦，四肢酸疼，腰脊痛，或小便数利，泄精溺血。此药走命门、心包络，及肾肝之阴分，补下元真阳，故能主如上诸证，及益气、强志、生齿、不老也。痈肿疽疡，皆荣气不从所致。甘温能通血脉，和腠理，故亦主之。《日华子》：主补男子腰肾虚冷，脚膝无力，夜梦鬼交，精溢自出；女人崩中漏血，赤白带下。炙末，空心酒服方寸匕。

主治参互

同牛膝、杜肿、地黄、山茱萸、补骨脂、巴戟天、山药、肉苁蓉、菟丝子，治肾虚腰痛，及阴痿不起。《澹寮方》斑龙丸：治诸虚。用鹿茸酥炙，鹿角胶炒成珠，鹿角霜、阳起石煅红醋淬，肉苁蓉酒浸，酸枣仁、柏子仁、黄芪各一两，地黄九蒸八钱，朱砂半钱，各为末，酒糊丸梧子大。每空心酒下五十丸。昔西蜀市中有一道人货之，一名茸珠丹。每醉高歌曰："尾闾不禁沧海竭，九转灵丹都漫说。唯有班龙顶上珠，能补玉堂关下穴"。朝野遍传之，即此方也。《普济方》鹿茸酒：治阳事虚痿，小便频数，面色无光。用嫩鹿茸一两，去毛切片，山药末一两，绢袋裹，置酒瓮中，七日后开瓮，日饮三杯。将茸焙干作丸服。《本事方》：阴虚腰痛，不能反侧。鹿茸、菟丝子各一两，茴香半两，为末，以羊肾一对，和酒煮烂，捣和泥，和丸梧子大，阴干。每服三五十丸，酒下，日三服。《济生方》：室女白带，因冲任虚寒者。鹿茸酒蒸焙二两，金毛狗脊、白敛各一两，为末，用艾煎醋，打米糊丸梧子大。每酒下五十丸，日二服。

"简误"同白胶。

附：鹿角

味咸，无毒。主恶疮痈肿，逐邪恶气，留血在阴中，除小腹血急痛，腰脊痛，折伤恶血，益气。杜仲为之使。

疏：鹿，山兽，属阳。夏至解角者，阴生阳退之象。麋，泽兽，属阴。冬至解角者，阳生阴退之象也。是以麋茸补阴，鹿茸补阳。角亦如之。凡角初生软嫩者为茸，禀壮健之性，故能峻补肾家真阳之气。熬成白胶，则气味甘缓，能通周身之血脉。生角则味咸，气温，惟散热、行血、消肿、辟恶气而已。咸能入血软坚，温能通行散邪，故主恶疮痈肿，逐邪恶气，及留血在阴中，少腹血急痛，折伤恶血等证也。肝肾虚则为腰脊痛。咸温入肾补肝，故主腰脊痛。气属阳，补阳故又能益气也。《日华子》云：水磨服，治脱精，尿血，夜梦鬼交。醋磨汁，涂疮疡痈肿热毒。火炙热，熨小儿重舌，鹅口疮。孟诜云：蜜炙研末酒服，轻身，强骨髓，补阳道绝伤。又治妇人梦与鬼交者，酒服一撮，即出鬼精。烧灰治女子胞中余血不尽欲死者，悉取其入血行血，散热消肿，补阳辟邪之意也。

主治参互

《济生方》：骨虚劳极，面肿垢黑，脊痛不能久立，血气衰惫，发落齿槁，甚则喜唾。用鹿角屑二两，牛膝一两半，为末，炼蜜丸梧子大。每服五十丸，空心盐汤下。《肘后方》：肾虚腰痛如锥刺，不能动摇。鹿角屑二两，炒黄研末。空心温酒服方寸匕，日三。《子母秘录》：产后腹痛，瘀血不尽者。鹿角烧研，豉汁服方寸匕，日三。并治产后血晕。《千金方》：蹉跌损伤，血瘀骨痛。鹿角末，酒服方寸匕。濒湖方：痈疽肿痛毒。鹿角尖，磨浓汁涂之。

简误

无瘀血停留者不得服。阳盛阴虚者忌之。胃火齿痛，亦不宜服。

附：髓

味甘。温。主丈夫、女子伤中绝脉，筋急痛，咳逆。以酒和服之良。

疏：髓者，精血之纯懿，内充以实骨者也。鹿禀纯阳，故其髓味甘，气温，性能补血而润燥，所以主一切血脉不和。如伤中脉绝，筋急痛，及咳逆也。《日华子》：同蜜煮服壮阳道，令人有子。同地黄汁煎膏服，填骨髓，壮筋骨。治呕吐者亦此意也。

附：肾

平。主补肾气。

疏：鹿性淫，一牡常御百牝，肾气有余故也。故服之能壮阳道，补肾家不足。

附：鹿肉

甘，温。补中，强五脏，益气力。生者疗口僻，割薄之。

疏：鹿，所食多芳草，其性质芳洁，气味醇和，故其肉味甘，气温无毒，与他肉不同也。性能益脾胃，通血脉，故主补中，强五脏，益气力也。生者疗中风口僻，亦取其有通血脉之功，血脉通则口僻自正也。

牛 角 䚡

下闭血，瘀血疼痛，女人带下。燔之，味苦，无毒。

疏：牛角䚡，乃角中嫩骨也。为筋之粹，骨之余。入足厥阴、少阴血分之药，兼入手阳明经。苦能泄，温能通行，故主妇人带下，及闭血瘀血疼痛也。

主治参互

同猪悬蹄、猬皮、金头蜈蚣、蛀竹屑、明矾、白蜡，去漏管。《近效方》：大便下血。黄牛角䚡一具煅末，煮豉汤服二钱，日三。《塞上方》：鼠瘘痔疾。牛角䚡烧灰，酒服方寸匕。

附：胆

味苦，大寒无毒。除心腹热，渴利、口焦燥，益目精。可丸药。

疏：胆，牛食百草，其精华萃于胆。其味苦，其气大寒无毒。经云：寒以胜热，苦以泄结。故主心腹热，及渴利口焦燥也。肝开窍于目，肝热则目睛不明，入肝泄热故益目精也。近世以南星末酿入阴干，治惊风有奇功者，取其苦寒制南星之燥，俾善于豁痰除热耳。

简误

脾胃虚寒者忌之。目病非风热者不宜用。

附：牛肉

味甘，平，无毒。主安中，益气，养脾胃。

疏： 牛，土畜也。黄，中央正色也。经云：中央色黄，入通于脾。故为益脾胃之药。脾胃得所养则中自安，气自益矣。丹溪朱氏有倒仓法，非为其有吐下之力也。特饮之既满，或上涌下泄尔。此盖借其补以为泻，故积聚去而肠胃得所养，亦奇法也。但病非关肠胃者，不宜服。凡牛病死，及黑身、白头、独肝者，皆不宜服。合猪肉及黍米酒食，并生寸白虫，合韭、薤食，令人热病。合生姜食，损齿。又云：牛乃稼穑之资，不可多杀及食。若以之疗病，则药物甚多；以之供馔核，则肥甘不少，似可无此一物也。好生君子，其念及而力戒之，当有冥福耳。

羖羊角

味咸、苦，温、微寒，无毒。主青盲，明目，杀疥虫，止寒泄，辟恶鬼虎狼，止惊悸，疗百节中结气，风头痛，及蛊毒吐血，妇人产后余痛。久服安心，益气，轻身。取之时勿中湿，湿即有毒。

疏： 羊角，乃肺肝心三经药也。而入肝为正。《本经》：咸温。《别录》：苦微寒。甄权：大寒。察其功用，应是苦寒居多。非苦寒则不能主青盲，惊悸，杀疥虫，及风头痛，蛊毒吐血也。盖青盲，肝热也；惊悸，心热也；疥虫，湿热也；风头痛，火热上升也；蛊毒吐血，热毒伤血也。苦寒总除诸热，故能疗如上等证也。惊悸平则心自安。热伤气，热除则气自益。其主百节中结气，与妇人产后余痛，亦指血热气壅者而言。《本经》又主止寒泄，及辟恶鬼虎狼，未解其义。俟博物者详之。

主治参互

《子母秘录》：产后寒热，心闷胀极，百病。羖羊角烧末，酒服方寸匕。《普济方》治小儿痫疾，方同上。

附：羊肾

补肾气，益精髓。

疏： 羊肾，补肾气者，以其类相从，借其气以补其不足也。肾得补则精髓自益矣。

主治参互

羊肾一对，去脂切，肉苁蓉一两，酒浸一夕，去皮膜，和作羹，加五味食，治劳伤阳虚无力。

附：羊肉

味甘，大热，无毒。主缓中，字乳余疾，及头脑大风汗出，虚劳寒冷，补中益气，安心止惊。反半夏、菖蒲。

疏： 羊得火土之气以生，故其味甘气大热无毒。《素问》言：苦。亦以其性热属火耳。李杲云：补可去弱，人参、羊肉之属是已。羊肉有形，凡形气痿弱，虚羸不足者宜之。其主字乳余疾者，盖产后大虚，血气暴损，得甘热之物补助阳气则阴血自长，余疾自除矣。中气虚则心不安，或惊惕。阳气弱则头脑大风汗出。补中则中自缓，故能安心止惊；益气则阳自足，故能疗头脑大风汗出，及虚劳寒冷也。

主治参互

《金匮要略》羊肉汤：治寒劳虚羸，及产后心腹疝痛。用肥羊肉一斤，水一斗，煮汁八升，入当归五两，黄芪八两，生姜六两，煮取二升，分四服。又方：产后虚羸腹痛，冷气不调，及脑中风汗自出。白羊肉一斤，治如常，调和食之。《饮膳正要》：壮胃健脾。羊肉三斤切，梁米二升同煮，下五味作粥食。《千金方》：

损伤青肿，用新羊肉贴之。

简误

羊肉，味甘，大热。脾胃虚寒，羸瘦气乏者宜之。然天行热病后，温疟、热痢后食之，必致发热难疗。妊妇食之，令子多热。与夫痈肿疮疡，消渴，吐血，嘈杂易饥等证，咸不宜服。又：铜器煮食之，男子损阳，女子暴下。物性之异如此，不可不知也。

附：羊肝

性冷。疗肝风虚热，目赤暗无所见。生食子肝七杖，神效。或切薄片，水浸傅之。

疏：羊肝补肝，以类相从。肝开窍于目，肝热则目赤痛，失明，补肝除热，所以能明目，及治诸目疾也。

主治参互

《医镜》：翳膜羞明有泪，肝经有热也。用青羊子肝一具，竹刀切，和黄连四两，为丸梧子大。食远茶清下七十丸，日三服。忌铁器、猪肉、冷水。

附：羊血

主女人中风血虚闷，产后血晕，闷欲绝者。生饮一升即活。

疏：血为水化，故其味应咸，气平无毒。女人以血为主。血热则生风，血虚则闷绝。咸平能补血凉血，故主女人血虚中风，及产后血闷欲绝也。性能解丹石毒，如丹砂、水银、汞粉、生银、硇砂、砒霜、硫黄、钟乳、礜石、阳起石等类。凡觉毒发，刺饮一升，即解。凡服地黄、何首乌诸补药者，须忌之。

狗阴茎

味咸，平，无毒。主伤中，阴痿不起，令强热大，生子。除女子带下十二疾。一名狗精，六月上伏取，阴干百日。

疏：狗阴茎，气味与马阴茎同，其所主亦相似。性专补右肾命门真火，故能令阳道丰隆，精暖盈溢，使人生子也。女子带下十二疾，皆冲任虚寒所致。咸温入下焦，补暖二脉，故亦主之也。

主治参互

同菟丝子、覆盆子、鱼胶、车前子、巴戟天、肉苁蓉、鹿茸、沙苑蒺藜、山茱萸，能益阳暖精，使人有子。

简误

阳事易举者忌之。内热多火者勿服。

附：头骨

头金疮止血。烧灰，用黄狗者良。余骨烧灰，生肌，傅马疮，及疗诸疮瘘，妒乳，痈肿。

疏：狗头骨，《本经》无气味。察其功用，应是甘咸温之物。咸能入血，甘能补血，温能和血，故主金疮止血也。

主治参互

同血竭、乳香、没药、蚺蛇胆、䗪虫、天灵盖、自然铜，治跌扑损伤有神。临杖时服之护心止痛，杖后服之生肌长肉。《千金方》：治小儿久痢。狗头骨烧灰，白汤服。非久痢虚寒者勿用。《和剂局方》狗头骨丸：治久痢脐腹疗痛，所下杂色，昼夜不止；或其人久虚，所下肠垢，谓之恶痢，并能治之。赤石脂、干姜各半两，肉豆蔻煨，附子炮去皮各一两，狗头骨灰一两，为末，醋和丸如桐子大。每服六七十丸，空心米饮下。非阴脏人，及阳虚极者不宜用。《圣惠方》：赤白带下不止者。狗头骨烧存性，为末。每酒服一钱，日三。《经验方》：产后血不定，奔四肢。以狗头骨灰，酒服二钱，甚效。《卫生易简方》：打损接骨，狗头骨灰，热醋调涂伤处，暖卧。《寿域方》：恶疮不愈。

狗头骨灰，黄丹等分，傅之。同白敛等分，为末，生白酒调服五钱，治少腹痛有神。

附：白狗血

味咸，无毒。主癫疾发作。

疏：癫疾属手少阴，少阴主血，藏神，血虚而神自不宁，故发是证。此物入心补血，以类相从，故主癫疾发作也。

简误

犬性热，以其禀火土之气，故助阳，阳胜则发热、动火、生痰、发渴。凡病人阴虚内热，多痰多火者，慎勿食之。天行病后，尤为大忌。治痢亦非所宜。

附：肉

味咸、酸，温。主安五脏，补绝伤，轻身，益气。

疏：犬，火畜也。其味咸酸，气温无毒。乃脾胃家肉也。五脏皆赖脾胃以养，脾胃得补，故主安五脏，五脏安而身自轻，气血益，绝伤自补矣。《日华子》：主补胃气，壮阳道，暖腰膝，益气力。孟诜：主补五劳七伤，益阳事，补血脉，厚肠胃，实下焦，填骨髓者。皆取其温暖脾胃之功，则气血生长，腰肾受庇，阳道壮健而下焦暖也。

主治参互

《乾坤秘韫》戊戌丸：治男子妇人一应诸虚不足，大补元气。用童子狗一只，去皮毛肚肠同外肾，于砂锅内，以酒、酢八分，水二升，入地骨皮一斤，前胡、黄芪、肉苁蓉各半斤，同煮一日。去药，再煮一夜，去骨，再煮肉如泥，擂细。入当归末四两，莲肉、苍术末各一斤，山药、菟丝子末各十两，甘草末八两，和杵千下，丸梧子大。每空心酒下六七十丸。危氏方：痔漏有虫。用熟犬肉蘸蓝汁，空心

食，七日效。

简误

气壮多火，阴虚之人不宜食。凡犬肉不可炙食，令人消渴。妊妇食之，令子无声。热病后食之杀人。道家以犬为地厌，忌食。

羚羊角

味咸、苦，寒、微寒，无毒。主明目，益气，起阴，去恶血注下，辟蛊毒恶鬼不祥，安心气，常不魇寐。疗伤寒时气寒热，热在肌肤，温风注毒伏在骨间，除邪气惊梦，狂越僻谬，及食噎不通。久服强筋骨，轻身，起阴益气，利丈夫。

疏：羊，火畜也。而羚羊则属木。《本经》：味咸气寒。《别录》：苦微寒，无毒。气薄味厚，阳中之阴，降也。入手太阴、少阴，足厥阴经。少阴为君主之官，虚则神明不守，外邪易侵。或蛊毒恶鬼不祥，或邪气魇寐，惊梦狂越僻谬。羚羊性灵能通神灵，逐邪气，心得所养而诸证除矣。其主伤寒时气寒热，热在肌肤，温风注毒伏在骨间者，皆厥阴为病。厥阴为风木之位，风热外邪伤于是经，故见诸证。入肝散邪，则诸证自除。经曰：壮火食气。又曰：热则骨消筋缓。火热太甚，则阴反不能起，而筋骨软。咸寒入下焦，除邪热则阴自起，气自益，筋骨强，身自轻也。肝热则目不明，肝藏血。热伤血则恶血注下，肝在志为怒，病则烦满气逆，噎塞不通。苦寒能凉血热，下降能平逆气，肝气和而诸证无不瘳矣。

主治参互

同犀角、丹砂、牛黄、琥珀、天竺黄、金箔、茯神、远志、钩藤钩、竹沥，治惊邪廇寐，及癫痫狂乱等疾。同枸杞子、甘菊花、决明子、谷精草、生地黄、五味子、黄柏、蜜蒙花、木贼草、女贞

实，治肝肾虚而有热，以致目昏生翳。《外台秘要》：噎塞不通。羚羊角为细末，饮服方寸匕。《千金方》：产后烦闷汗出，不识人。羚羊角烧末，东流水服方寸匕，未愈再服。

简误

凡肝心二经，虚而有热者宜之。虚而无热者不宜用。凡用有神羊角甚长，有二十四节挂痕甚明，内有天生木胎，此角有神力抵千牛，入药不可单用，须要不拆元对，绳缚，铁锉锉细末，尽处须重重密裹，恐力散也。避风捣筛极细，更研万匝如飞尘后入药，免刮人肠。

犀　角

味苦、酸、咸，寒、微寒，无毒。主百毒蛊疰，邪鬼瘴气，杀钩吻、鸩羽、蛇毒，除邪，不迷惑魇寐，疗伤寒温疫，头痛寒热，诸毒气。久服轻身骏健。升麻、松脂为之使。恶乌头。忌盐。凡欲作末，先锯屑置入怀中一宿，捣之应手成粉。

疏：犀，亦神兽也。故其角之精者名通天，夜视有光。能开水辟邪，禽兽见之皆惊骇辟易。《本经》：味苦，气寒无毒。《别录》：酸咸微寒。李珣：大寒。味厚于气，可升可降，阳中之阴也。入足阳明，兼入手少阴经。阳明为水谷之海，无物不受；又口鼻为上下阳明之窍，邪气多从口鼻而入。凡蛊毒鬼瘴，与夫风火邪热气之侵人也，必先入于是经。犀角为阳明经正药，其性神灵而寒，故能除邪鬼，省魇寐。其味苦寒能散邪热，解诸毒，故主百毒蛊疰，瘴气，杀钩吻、鸩羽、蛇毒，及伤寒温疫头痛寒热等证也。邪热去则心经清明，人自不迷惑，胃亦遂安，而五脏皆得所养，故能令人骏健，及久服轻身也。《药性论》主镇心神，解大热，散风毒，治发背痈疽疮肿，疗时疾热如火，烦毒入心，狂言妄语。日华子治心烦，止惊，镇肝，明目。《海药》：主风毒攻心，冒燥热闷，小儿麸豆，风热惊痫。孟诜：主中恶心痛，中饮食药毒，心风烦闷，中风失音。及今人用治吐血，衄血，下血，伤寒蓄血发狂谵语，发黄，发斑，痘疮稠密，热极黑陷等证，神效。皆取其入胃、入心，散邪清热，凉血解毒之功耳。

主治参互

同鬼臼、麝香、龙齿、茯神、苏合香、沉水香、天灵盖、丹砂、雄黄，能辟鬼疰邪气。同丹砂、琥珀、金箔、天竺黄、牛黄、钩藤钩、羚羊角、真珠、麝香，治大人、小儿风热惊痫。磨汁，同生地黄、红花子、麦门冬、紫草、白芍药、鼠粘子，治痘疮血热，初见点红艳，壮热口渴，烦躁狂语，多服可保无虞。磨汁，同郁金、童便、生地黄、麦门冬、炙甘草、白芍药、紫苏子、剪草、丹参、白药子，治吐血，衄血。犀角地黄汤，治伤寒蓄血发黄，或热盛吐血。入紫雪丸，治大人小儿癫狂，温疫，蛊毒，邪魅，一切烦热为病。入抱龙丸，治小儿恍惚惊悸，痰涎壅塞。入至宝丹，治中风不语，中恶气绝，一切神魂恍惚，癫狂扰乱等证。《圣济总录》：吐血不止似鹅鸭肝。用生犀角、桔梗各一两，为末。每酒服二钱。《广利方》：治小儿惊痫不知人，嚼舌仰目者。犀角磨浓汁，服之立效。钱氏《小儿方》：痘疮稠密。生犀角，于涩器中新汲水磨浓汁，冷饮之。《千金方》：瘭疽毒疮，喜着十指，状如代指，根深至肌，能坏筋骨，毒气入脏杀人。宜烧铁烙之，或灸百壮，日饮犀角汁瘥。《圣惠方》：下痢鲜血。犀角、地榆、金银花各一两，升麻五钱，为末，炼蜜丸弹子大。每服一丸，水一升，煎五合，去滓温服。此热毒伏于心经故也。宜加丹砂、滑石末，以金银藤花熬汁煎药更效。

简误

痘疮，气虚无大热者不宜用。伤寒阴证发躁，因阴寒在内，逼其浮阳失守之火，聚于胸中，上冲咽嗌，故面赤、手温、烦呕、喜饮凉物、食下良久复吐出，惟脉沉细、足冷，虽渴而饮水不多，且复吐出，为异于阳证耳，不宜误用犀角凉剂。妊妇勿多服，能消胎气。

虎 骨

主除邪恶气，杀鬼疰毒，止惊悸，主恶疮鼠瘘。头骨尤良。

疏：虎，西方之兽，山兽之君。属金而性最有力。语云：风从虎者，风，木也；虎，金也。木受金制，焉得不从！故虚啸而风生，自然之道也。所以能治风病挛急，屈伸不便，走疰骨节风毒，惊痫癫疾等证。其性虽死，而胫犹矻立不仆，故胫骨治脚膝无力，及手足诸风多效，取以类相从，借其气有余以补不足也。《本经》无气味。《药性论》云：味辛，微热无毒。禀勇猛之气，其味更辛散而通行，故主辟邪恶气，杀鬼疰毒，止惊悸也。恶疮鼠瘘，亦风邪浸淫所致，消散风邪，则恶疮鼠瘘自除矣。

主治参互

同牛膝、木瓜、地黄、山药、山茱萸、黄柏、枸杞子、麦门冬、五味子，治腰脚无力，筋骨疼痛，或痿弱不能步履。同萆薢、独活、防己、苍术、牛膝、何首乌、薏苡仁、木瓜、刺蒺藜，治风寒湿邪着于经络，以致偏痹不仁。同当归、白芍药、炙甘草、续断、牛膝、白胶、麦门冬、地黄，治遍身骨节痛。《永类钤方》：健忘惊悸。预知散：用虎骨酥炙、白龙骨、远志等分为末。每服三钱，生姜汤下，日三。久则令人聪慧。李绛《兵部手

集》：虎骨治臂胫疼痛，不计深浅皆效。用虎胫骨二两，酥炙碎，羚羊角屑一两，芍药二两切，以无灰酒浸之，养至七日，秋冬倍之。每日空腹饮一杯。若要速服，即入磁银器中，以火暖养二三日，即可服也。《圣济总录》：历节痛风，虎胫骨炙三两，没药七钱，为末，每服二钱，温酒下，日三。《小品方》：恶犬咬伤。虎骨刮末，水服，并傅之。

简误

凡血不足以养，以致筋骨疼痛者，宜少用。

兔 头 骨

平，无毒，主头眩痛，癫疾。

脑：主涂冻疮。

肝：主目暗。

肉：味辛，平，无毒。主补中益气。

疏：兔，属金，得太阴之精，故其性喜望月。兔至秋深时可食者，金气全也。其肉味辛气平无毒。然详其用，味应有甘，气应作凉。经曰：里不足者，以甘补之。又曰：热伤气。味甘而气凉，所以能补中益气也。肝为风木之位，太过则摇动撼物。兔属金而头骨在上，尤得气之全，故能平木邪，疗头眩痛，癫疾也。肝开窍于目，兔目不瞬而了然，其肝气足也，故能主目暗。河间云：兔肝明目。因其气有余以补不足也。

脑：为髓之至精，性温而滑润，故主涂冻疮皲裂，及世人用为催生利胎之圣药也。

血：味咸，寒。能凉血活血，解胎中热毒。亦能催生易产。

屎：一名明月砂。明目，治目中翳膜，劳瘵，五疳，痔瘘，杀虫，解毒。

主治参互

《博济方》催生散：用腊月兔脑摊纸

上，夹匀，阴干，煎作符子，于在上书"生"字一个，候产母痛极时，用钗股夹定，灯上烧灰，煎丁香酒调下。《和剂局方》催生丹：麝香、乳香、母丁香为末，腊月兔脑和丸，如芡实大，阴干，密封。每一丸温水下，即时产下。随男女左右手中握药丸是验。刘氏《保寿堂方》兔血丸：小儿服之，终身不出痘疮，即出亦稀少。腊月八日，取生兔一只，刺血和荞麦面，少加丹砂、雄黄四五分，候干，丸绿豆大。初生小儿，以乳汁化下二三丸。遍身发出红点，是其微验也。但儿长成，常以兔肉啖之尤妙。蔺氏《经验方》：痘后目翳。直往山中东西地上，不许回顾，录兔屎二七粒，以雌雄槟榔各一个，同磨，不落地，井水调服。百无一失，其效如神。

简误

妊娠不宜食兔肉，令子缺唇，且能致产不顺。性寒属阴，阳虚无热者不宜服。多服则损元气，痿阳事。不宜合白鸡、獭肉、姜、橘、芥同食。八月至十月可食，余月伤人神气。

卷 十 八

兽 部 下 品

总二十一种，今疏其要者四种。

猪悬蹄足、肾、胆、肤、肚、肪膏、胰附
麋角茸附　獭肝　膃肭脐

猪 悬 蹄

主五痔，伏热在肠，肠痈内蚀。

疏：猪，水畜也。在辰属亥，在卦属
坎。其肉气味虽寒，然而多食令人暴肥，
性能作湿生痰，易惹风热，殊无利益耳。
其悬蹄，乃蹄甲之悬起不着地者。《本经》
无气味，然为咸寒无毒之物。入手足阳明
经药也。湿热下注则为五痔内蚀，热壅血
滞则为肠痈，咸寒能除肠胃之热，故主之
也。

主治参互

得牛角䚡、槐角子、猬皮、象牙末、
金头蜈蚣、蛀竹梢、明矾、地榆、青黛、
白蜡，治通肠漏，令漏管自出。钱氏《小
儿方》：痘后目翳，半年已上者，一月取
效。用猪悬蹄三两，瓦瓶固济煅，蝉蜕一
两，羚羊角三钱，为末。每岁一字，三岁
已上三钱，温水服，日三。

附：猪四足

小寒。主伤挞诸败疮，下乳汁。

疏：乳属阳明，阳明脉弱则乳汁不
通，能益阳明经气血，故能下乳。伤挞败
疮，必血热作痛，气寒而味甘咸，故凉血

止痛也。又：煮汤为洗溃疡之要药。

主治参互

《广济方》：妇人乳无汁者，以猪蹄四
枚，水二斗，煮一斗，去蹄，入土瓜根、
通草、漏芦各三两，再煮六升，去滓，纳
葱白、豉，作粥或羹食之，身体微热有少
汗出佳，未通再作。《梅师方》：痈疽发
背，乳发初起。母猪蹄一只，通草六分，
绵裹煮羹食之。《外科精要》：洗痈疽，有
猪蹄汤。

附：肾

冷。和理肾气，通利膀胱。

疏：猪肾味咸，气冷，能泻肾气，肾
虚寒者不宜食。《本经》主理肾气，乃借
其同气以引导之耳。不言补而言理，其意
有在矣。肾与膀胱为表里，故复能利膀胱
也。今人误认以为补肾，恣意食之，大为
差谬。不睹《日华子》云：久食令人无
子。孟诜云：久食令人伤肾。其非补肾之
物明矣。

附：胆

主伤寒热渴。

疏：胆，味苦气寒。经曰：热淫于
内，寒以胜之，苦以泄之。故主伤寒热渴
也。

主治参互

仲景胆导法：以猪胆汁和醋少许，灌
谷道中，通大便神效。入猪牙皂角细末二
分，搅匀更速。盖酸苦益阴润燥而泻便

也。又：治少阴下利不止，厥逆无脉，干呕烦者，以白通汤加猪胆汁主之。使其气相从，无拒格之患。此寒因热用，热因寒用之义也。葱白四茎，干姜一两，生附子一枚，水三升，煮一升，入人尿五合，猪胆汁一合，分服。入雄黄末三四分，蜈蚣末二发，套指缚紧，治天蛇毒，有效。《梅师方》：热病蜃蚀上下。用猪胆汁一枚，醋一合，煎沸服，虫立死。《外台秘要》：汤火伤疮。猪胆调黄柏末，涂之。

附：肤

仲景治足少阴下利，咽痛，胸满心烦者，有猪肤汤。用猪肤一斤，水一斗，煮五升，取汁，入白蜜一升，白粉五合，熬香，分服。成无己注云：猪，水畜也。其气先入肾，解少阴客热。加白蜜以润燥除烦，白粉以益气断利也。

附：肚

猪肚属土，故其味必甘，气微温，无毒。乃猪一身无害之物，为补脾胃之要品。脾胃得补则中气益、利自止矣。《日华子》：主补虚损。苏颂：主骨蒸劳热，血脉不行。皆取其补益脾胃则精血自生，虚劳自愈，根本固而五脏皆安也。

主治参互

《普济方》：水泻不止。用猪肚一枚煮烂，入平胃散捣丸服效。仲景方：猪肚黄连丸：治消渴。用雄猪肚一枚，入黄连末五两，栝楼根、白粱米各四两，知母三两，麦门冬二两，缝定蒸熟，捣丸梧子大。每服三十丸，米饮下。《千金方》：温养胎气，胎至九月消息。用猪肚一枚，如常着五味，煮食至尽。又，猪肚丸：黄连一味为细末，量肚大小实之，煮令极烂，捣匀为丸梧子大。治脏毒下血。又方：治腹胀大。用乌芋去皮，入雄肚，线缝，砂

器煮糜，食之，勿入盐。

附：肪膏

主煎诸膏药，解斑猫、芫青毒。

疏：肪膏即脂油也。味甘寒，性滑泽。能凉血解毒润燥，故主煎诸膏药，及解斑猫、芫青毒也。又能利肠胃，通大小便，能散风热，疗恶疮。

主治参互

《肘后方》膏发煎：治女劳黄疸，见发髲条，兼能治五疸。万氏方：肺热暴瘖。猪脂油一斤炼过，入白蜜一斤再炼少顷，滤净冷定。不时挑服一匙，即愈。

附：胰：一名肾脂，生两肾中间，似脂非脂，似肉非肉，乃人物之命门，三焦，发原处也。陈藏器：主肺痿咳嗽，和枣肉浸酒服。亦能主痃癖羸瘦。苏颂：主肺气干胀喘急，润五脏，去皱皰黚黯等证。盖是甘寒滑泽之物，甘寒则津液生，浸泽则垢腻去，故主如上诸证也。男子多食损阳，薄大肠。其能专在去垢腻，可用以浣垢衣，俗名猪胰子。

〔按〕猪为食味中常用之物，脏腑肠胃咸无弃焉。然其一身除肚、膏外，余皆有毒发病，人习之而不察也。壮实者，或暂食无害；有疾者，不可不知其忌，故列其害于后。

肉：多食令人虚肥生痰热。热病后之复发。不宜与姜同食，食则发大风病。头肉：有病者食之生风发疾。脑：食之损男子阳道，临房不能行事，酒后尤不可食。血：能败血损阳，服地黄、何首乌诸补药者，尤忌之，多食耗心气，不可合吴茱萸食。肝：饵药人不可食。合鱼鲙食生痈疽。合鲤鱼肠子食，伤人神。《延寿书》云：猪临宰，惊气入心，绝气归肝，俱不可多食，必伤人。脾：孙思邈云：凡六畜脾，人一生莫食之。肺：不可与白花菜合

食，令人气滞发霍乱。八月和饧食，至冬发疽。肾：久食令人伤肾少子。冬月不可食，损人真气，兼发虚壅。胰：男子多食损阳。肠：多食动冷气。鼻、唇：多食动风。舌：多食损心。

麋角

甘，无毒。主痹，止血，益气力。

疏：麋属阴，好游泽畔。其角冬至解者，阳长则阴消之义也。为补左肾真阴不足，虚损劳乏，筋骨腰膝酸痛，一切血液衰少为病。故主止血，益气力，及除痹也。痹虽风寒湿合而成疾，然外邪易入者，由气血先虚，经络因之壅滞，血脉不通故也。麋角入血益阴，荣养经络，故主之也。

茸：功用相同，而补阴之力更胜。

主治参互

《千金方》麋角丸：补心神，安五脏，填骨髓，理腰脚，能久立，聪明耳目，发白更黑，返老还少。麋角取当年新角连脑顶者，不论具数，去尖一大寸截断，于净盆中水浸，每夜换易。软即将出，削去皱皮，以镑镑取白处，至心即止。以精米泔浸两宿，取出曝干，以无灰酒于大瓷器中浸两宿，其药及酒俱入净釜中，初用武火煎一食顷，后以文火微煎如蟹眼，柳木不住手搅，时时添酒，以成膏为度。煎时皆须平旦下手，不得经宿。仍看屑如稀胶，即以牛乳五升，酥一升，以次渐下后项药。另以麋角炙令黄，为末：槟榔、通草、秦艽、肉苁蓉、人参、菟丝子、甘草各一两，为末。将胶再煎一食顷，似稀粥即止火。投诸药末，和匀，约稠粘堪作丸，倾出，众手一时丸梧子大。空腹酒下三十丸，日加一丸，至五十丸为度。日二服，至一百日。忌房事。经一月，腹内诸疾自相驱逐，有微利勿怪。服至二百日，

面皱光泽。一年，齿落更生，强记身轻。二年，令人肥饱少食，不老神仙。合时须在净室，勿令阴人、鸡、犬、教子等见。杨氏《家藏方》二至丸：补虚损，生精血，去风湿，壮筋骨。用鹿角镑细，以真酥一两，无灰酒一升，慢火炒干，取四两；麋角镑细，以真酥二两，米醋一升，慢火炒干，取四两；苍耳子酒浸一宿，焙，半斤；山药、白茯苓、黄芪蜜炙，各四两，当归五两，肉苁蓉酒浸焙，远志、人参、沉香，各二两，五味子一两，通为末，酒煮糯米糊丸梧子大。每服五十丸，温酒、盐汤任下，日二服。

简误

阳气衰少，虚赢畏寒者勿用。肉多食，令人弱房。

獭肝

味甘，有毒。主鬼疰蛊毒，却鱼鲠，止久嗽，烧服之。

疏：獭，水中之兽也。《本经》：味甘有毒。《药性论》：咸，微热无毒。详其功用，应是咸胜甘劣，微温小毒之物。入肝、入肾之药也。经曰：邪之所凑，其气必虚。虚损劳极，则五脏之神俱不安，鬼邪相挟而为病。久嗽者，亦劳极所致。水不胜火，火气上炎，肺为贼邪所干也。咸味润下，俾火气下降，则肺自清。总之，此药能益阴气，补虚损，保劳极，故主如上诸证也。甘咸善于解毒，故又主蛊毒。獭性嗜鱼，故能却鱼鲠也。大抵其功长于治传尸劳，及鬼疰邪恶有效，故张仲景治冷劳有獭肝散；崔氏治九十种蛊疰传尸，骨蒸伏连殗殜，诸鬼毒疠疾，有獭肝丸，皆妙。

主治参互

同芦荟、牛漆、象胆、青黛、胡黄连、啄木鸟头、狐脾、虎胃、丹砂、天灵

盖，治传尸劳，能杀劳虫。孟诜：尸疰，一门悉患者。獭肝一具，烧，水服方寸匕，日再。

葛洪；尸疰鬼疰，乃是五尸之一，又挟诸鬼邪为害，其病变动，乃有三十六种至九十种。大略使人寒热，沉沉默默，不知病之所苦，而无处不恶。积月累年，淹滞至死。死后传人，乃至灭门。觉有此候，惟以獭肝散服之有效。法如上。

除传尸劳证外无他用，故不著"简误"。

腽 肭 脐

味咸，无毒。主鬼气尸疰，梦与鬼交，鬼魅狐魅，心腹痛，中恶邪气，宿血结块，痃癖羸瘦。一名海狗肾。雷云：此物多伪者，真者有一对则两重薄皮裹丸核，其皮上有肉黄毛，三茎共一穴，湿润常如新，或置睡犬旁，其犬忽惊跳若狂者，真也。与水乌龙似，以此别之。凡用酒浸一宿，纸裹炙香，锉或酒煎熟合药。

疏：腽肭，海兽也。得水中之阳气，故其味咸无毒。《药性论》：大热。李珣：甘香美，大温。其味与獭肝相似，第其气倍热耳。所主鬼气尸疰，梦与鬼交，鬼魅狐魅，心腹痛，中恶邪气者，盖因真阳虚则神明不振，幽暗易侵，故诸邪恶缠疰为病。此药专补阳气则阴邪自辟，所以能疗如上等证也。咸能入血软坚，温热能通行消散，故又主宿血结块，及痃癖羸瘦也。近世房术中多用之，以其咸温入肾补虚，暖腰膝，固精气，壮阳道也。

主治参互

同阳起石、肉苁蓉、巴戟天、菟丝子、山茱萸、鹿茸，能壮阳道，益精。《和剂局方》有腽肭脐丸，治诸虚劳损，鬼疰邪恶，梦与鬼交，精气乏绝等证。

简误

腽肭脐，性热助阳，为肾气衰竭，精寒痿弱之要药。然而阴虚火炽，强阳不倒，或阳事易举，及骨蒸劳嗽等候，咸在所忌。

卷 十 九

禽部三品

总五十六种，今疏其要者四种。

鸡乌骨鸡、鸡冠血、肝、屎白、鸡子、抱出卵壳、肫胵里黄皮 雀卵雄雀屎附 天鼠屎 白鸽

诸 鸡

疏：按鸡为阳禽，属木而外应乎风，故在卦为巽。其色虽有丹、白、黄、乌，其种复有乌骨之异，总之性热，补阳起阴，兼有风火之义。惟乌骨者，别是一种，独得水木之精，故主阴虚发热，蓐劳，崩中等证也。

简误

鸡，性热动风。凡热病初愈，痈疽未溃，素有风病人，咸忌之。弘景云：小儿五岁以下，食鸡生蛔虫。鸡肉不可合葫、芥、李食，不可合犬肝、犬肾，并令人泄痢。同兔食成痢。同鱼汁食成心瘕。同鲤鱼食成痈疖。同獭肉食成遁尸。同生葱食成虫痔。同糯米食生蛔虫。年久老鸡，脑有大毒，食之能发疔，中其毒发疔者，以玉枢丹丸可解。

附：乌骨鸡

味甘，平，无毒。主补虚劳羸弱，消渴，中恶鬼击心腹痛，益产妇，治女人崩中带下，一切虚损诸疾。

疏：乌骨鸡，得水木之精气，其性属阴，能走肝肾血分，补血益阴，则虚劳羸弱可除。阴回热去，则津液自生，渴自止矣。阴平阳秘，表里固密，邪恶之气不得入，心腹和而痛自止，鬼亦不能犯矣。益阴则冲、任、带三脉俱旺，故能除崩中带下，一切虚损诸疾也。古方乌骨鸡丸，治妇人百病者，以其有补虚、益阴、入血分之功也。

主治参互

古方乌骨鸡丸：治妇人产后蓐劳，及阴虚等证。方中半夏、人参，乃立方者之误，宜去之。用骨一具煅存性，同红药子、白及、白蔹、冰片、雄黄、朱砂、乳香、没药、醋、蜜、调傅一切痈疽肿毒，神效。治中恶心腹痛欲死，但杀白乌骨鸡，乘热薄心即瘥。如鬼击卒死，用其热血涂心下亦妙。

附：鸡冠血

主乳难。用三年老雄者，取其阳气充溢也。凡风中血脉则口角㖞斜，冠血咸而走血，透肌肉，故以之治中风口㖞不正，涂颊上效。丹雄鸡，为阳禽。冠血乃诸阳之所聚，故能治中恶客忤邪气。高武《痘疹正宗》云：鸡冠血和酒服，发痘最佳。鸡属巽，属风，顶血至清至高故也。

主治参互

《必效方》：对口毒疮。热鸡冠血，频涂之，取散。《青囊杂纂》：中蜈蚣毒，舌胀出口是也。雄鸡冠血，浸舌，并咽之。《胜金方》：诸虫入耳，鸡冠血滴入即出。

简误

痘疮须分寒热。鸡血性温，天行疮子虚寒者得之，固可资其起发；尚因血热而干枯焦黑者，误用之能更转剧。世人类用鸡血、桑蠹虫发痘，而不分寒热，误也。

附：肝

主起阴气。

疏：肝，《本经》主起阴气，性温可知。味甘微苦。入足厥阴、少阴经。今人用以治少儿疳积，眼目不明者，取其导引入肝气，类相感之用也。

主治参互

同芜荑、使君子、胡黄连、青黛、五谷虫、谷精草、芦荟，治小儿疳热，目生障翳。《千金方》：阴痿不起。用雄鸡肝三具，菟丝子一升，为末，雀卵和丸小豆大。每五六十丸，酒下，日二服。

附：屎白

微寒。主消渴，伤寒寒热，破石淋，及转筋，利小便，止遗尿，灭瘢痕。雄鸡屎乃是白，腊月收之。白鸡乌骨者更良。《素问》作鸡矢。

疏：鸡屎白微寒，乃肠胃所出之物，故复能走肠胃治病。《素问》云：心腹满，旦食不能暮食，名为鼓胀。治之以鸡矢醴，一剂知，二剂已。王太仆注云：《本草》鸡矢，并不治蛊胀，但能利小便。盖蛊胀皆生于湿热，湿热胀满则小便不利。鸡屎能通利下泄，则湿热从小便而出，蛊胀自愈。故曰：治湿不利小便，非其治也。《本经》主石淋，利小便，止遗溺者，正此意耳。转筋者，血热也。伤寒寒热及消渴者，热在阳明也。瘢痕者，血热壅滞肌肉也。寒能总除诸热，故主之也。《日华子》：炒服，治中风失音痰迷。陈藏器：和黑豆炒酒浸服，治贼风风痹。盖风为阳邪，因热而生，鸡屎寒能除热，鸡本与风木之气相通，取其治本从类之义也。

主治参互

《普济方》鸡矢醴：治臌胀，旦食不能暮食。用腊月干鸡矢白半斤，袋盛，以酒醅一斗，渍七日，温服三杯，日三。或为末服二钱亦得。《积善堂经验方》：治一切肚腹四肢肿胀，不拘鼓胀、气胀、湿胀、水胀等。用干鸡矢一升，炒黄，以酒醅三碗，煮一碗，滤汁饮之。少顷腹中气大转动利下，即自脚下皮皱消也。未尽，隔日再作。

附：鸡子

主除热火疮，痫痉。

卵白：微寒，疗目热赤痛，除心下复热，止烦满咳逆，小儿下泄，妇人产难，胞衣不出。醯渍之一宿，疗黄疸，破大烦热。

疏：鸡子禀生化最初之气，如混沌未分之形，故卵白象天，其气清，其性微寒。卵黄象地，其气浊，其性微温。卵则兼清浊而为体。其味甘，气平无毒。凡痫痉皆火热为病，鸡子之甘，能缓火之标；平即兼凉，能除热，故主痫痉及火疮，并治伤寒少阴咽痛，神效。

主治参互

《医方集成》：年深哮喘。鸡子略敲损，浸尿缸中三四日，煮食，能去风痰。又方：用头生鸡卵七枚，童便浸七日，取出煮熟，每日食一枚，永不出痘。仲景苦酒汤：治少阴病，咽中伤生疮，痛不能语言，声不出者。用半夏十四枚碎，鸡子一枚去黄，纳入半夏、苦酒令满，置刀环中，安火上，令三沸，去滓，少少含咽之。不瘥更作。此方有神效。《普济方》：咽塞生疮，干呕头痛，食不下。法同上，无半夏。《经验秘方》：汤火烧灼。鸡子清和酒调洗，勤洗止痛生肌。《普济方》：涂面驻颜。鸡子一枚，开孔，去黄留白，入金华胭脂，及桑砌少许，纸封，与鸡抱之，俟别卵抱出，以涂面。洗之不落，半年尚红也。仲景方：治少阴病，得之二三日以上，心中烦，不得卧者。用黄连、黄芩、芍药、阿胶、鸡子黄，先煎三物，成，去滓，胶烊尽小冷，鸡子黄搅匀，温服。刘禹锡《传信方》乱发鸡子膏：治孩子热疮效。见发髲条下。

〔附〕抱出卵壳：研末，磨障翳。取其蜕脱之义也。苏颂又主伤寒劳复。熬令黄黑，为末，热汤和一合服，取汗出即愈，炒，研细，傅下疳亦妙，卵中白皮，主久咳气结，得麻黄、紫菀和服之立止。

附：肶胵里黄皮

微寒。主泄利，小便利，遗溺，除热止烦。

疏：此即肶内黄皮，一名鸡内金是也。肶是鸡之脾，乃消化水谷之所。其气通达大肠、膀胱。二经有热则泄痢遗溺，得微寒之气，则热除而泄痢遗溺自愈矣。烦因热而生，热去故烦自止也。今世又以之治诸疳疮多效。

主治参互

《医林集要》：小便淋沥，痛不可忍。鸡肶内黄皮五钱，阴干烧存性，作一服，白汤下，立愈。《子母秘录》：鹅口白疮。鸡肶内黄皮，为末。乳服半钱，并可傅之。《经验方》：走马牙疳。鸡肶内黄皮，不落水者五枚，焙存性，枯矾一钱，研细，搽。并治阴头疮蚀。

雀　卵

味酸，温，无毒。主下气。男子阴痿不起，强之令热，多精有子。

疏：雀属阳，其气温，味酸，其性淫，故能入下焦阴分，能补暖两肾。夫人身两肾，左为肾，右为命门；左属水、为阴，右属火、为阳。天非此火不能生物，人非此火不能有生。又云：阳生则阴长。可见命门真阳之气，乃人身生化之本也。故命门衰败则阴痿，精寒，绝化育之道。雀卵性温补，暖命门之阳气，则阴自热而强，精自足而有子也。温主通行，性又走下，故主下气也。弘景云：术家和天雄服之，令茎大不衰。孟诜云：和天雄、菟丝子末为丸，空心酒下五丸，治男子阴痿，女子带下，便溺不利，除疝瘕。以其有温命门之功也。肉味甘温，功用不及卵。

附：雄雀屎

疗目痛，决痈疖，女子带下，溺不利，除疝瘕。一名白丁香，一头尖是雄，两头圆者雌。凡用研细，甘草水浸一宿，焙干用。

疏：雀屎，《本经》无气味。察其所主，应是辛苦温之物。性善消散，故外用疗目痛，决痈疖；内服治带下，溺不利，疝瘕也。苏恭以首生男子乳，研雀屎成泥，点目中胬肉，赤脉贯瞳子者，即消，神效。盖取其辛散拔出火毒之义也。

主治参互

《子母秘录》：小儿中风，口噤乳不下。雀屎丸如麻子大，服二丸即愈。《梅师方》：诸痈疖已成脓，不肯决，惧针者。涂雀屎疮头，即易决。《普济方》：喉痹乳蛾。白丁香二十个，以沙糖和作三丸。每以一丸，绵裹含咽，即时遂愈。甚者不过二丸，极有奇效。

简误

雀肉及卵，阴虚火盛者忌之。不可合李食。妊娠食雀肉饮酒，令子多淫。凡服术人忌之。雀屎疗目痛，非风热外邪者不宜用。女子带下溺不利，属肾虚有火者，并忌之。古方同天雄服，此药性极热，有大毒，非阴脏及真阳虚惫者，慎勿轻饵。

天鼠屎

味辛，寒，无毒。主面痈肿，皮肤洗洗时痛，腹中血气，破寒热积聚，除惊悸，去面黚。一名夜明沙。

疏：天鼠夜出，喜食蚊蚋，故其屎中淘出细沙，皆未化蚊蚋眼也。所以今人主明目，治目盲障翳，取其气类相从也。其味辛寒，乃入足厥阴经药。《本经》所主诸证，总属是经所发，取其辛能散内外结滞，寒能除血热气壅故也。然主疗虽多，性有专属，明目之外，余皆可略。

主治参互

《圣惠方》：青盲障翳。夜明沙一两，柏叶炙一两，为末，牛胆汁和丸梧子大。每夜卧时，竹叶汤下二十丸。又方：五痔不止。夜明沙末，每冷茶服一钱，立效。并治胎前痔。

除目疾外，他用甚稀，故不立"简误"

白鸽

味咸，平，无毒。肉主辟诸药毒，及人马久患疥。又云：暖，无毒。调精益气，治恶疮疥，并风瘙，白癜，疬疡风。

疏：白鸽禀水金之气，故其味咸，气平，无毒。肾藏精，肾纳气，肺主皮毛，咸入肾，故能调精益气。平则兼辛入肺，故能主恶疮疥，及白癜疬疡风。凡毒药之性多热，鸽得金水之气，故又能辟诸药毒也。

其屎名左盘龙，亦能主人马疥疮。

主治参互

《食医心镜》：治消渴，饮水不知足。用白花鸽，切作小片，以土苏煎，含之咽汁。《潜江方》：预辟痘毒。用白鸽卵一对，入竹筒封，置厕中，半月取出，以卵白和辰砂三钱，丸绿豆大。每服三十丸，豆子饮送下，毒从大小便出也。《保命集》：破伤中风病传入里。用左盘龙、白僵蚕各炒半钱，雄黄一钱，为末，蒸饼丸梧子大。每服十五丸，温酒下，取效。《圣惠方》：头痒生疮。白鸽屎五合，醋煮三沸，杵，傅之，日三上。又方：头疮白秃。鸽粪研末，先以醋米泔洗净，傅之。

简误

鸽，《本经》虽云调精益气，其用只长于去风解毒，然而未必益人。故孟诜云：食多减药力。今世劳怯人多畜养，及煮食之，殊未当也。

卷 二 十

虫鱼部上品

总五十种，今疏其要者十三种。

石蜜 蜜蜡 牡蛎 龟甲 真珠 瑇
瑁 桑螵蛸 石决明 文蛤 蠡鱼 鲫鱼
蝉 鲤鱼胆肉、鳞附

石　蜜

味甘，平，无毒，微温。主心腹邪气，诸惊痫痓瘛作痓。安五脏诸不足，益气补中，止痛解毒，除众病，和百药，养脾气，除心烦，食饮不下，止肠澼，肌中疼痛，口疮，明耳目。久服强志轻身，不饥不老，延年神仙。

疏：石蜜，蜂采百花酿成。故《本经》：味甘，气平。《别录》：微温无毒。得草木群英之精华，合露气以酿成，故其气清和，其味纯甘。施之精神、气血、虚实、寒热、阴阳、内外诸病，罔不相宜。经曰：里不足者，以甘补之。甘为土化，土为万物之母。石蜜具天地间至甘之味，故能安五脏诸不足，及益气补中除众病也。心经有热，则为诸惊痫痓。得甘缓之气则心火降，烦热除，诸惊痫痓平矣。诸痛痒疮疡，皆属心火，故又能止肌中疼痛及口疮也。甘主解毒，故能和百药。甘主入脾，故能养脾气。脾气得所养，而饮食自下，肠澼止矣。五脏足，气血充，则耳目聪明，不饥不老，轻身强志，延年神仙所自来矣。

主治参互

同芦根汁、梨汁、人乳、牛羊乳、童便，治噎膈，大便燥结，用此润之；有痰加竹沥。炼熟和诸丸药及膏子，主润五脏，益血脉，调脾胃，通三焦，涂火灼疮能缓痛。仲景方：蜜煎导，治阳明病自汗，小便反利，大便硬者。用蜜二合，铜器中微火熬之，候凝如饴状至可丸，乘热捻作挺，令头锐大如指，长寸半许，候冷，纳谷道中，少顷即通也。一法：加皂角细末二分，搅匀，尤速。《产书》：产后口渴。用熟蜜不计多少，熟水调服即止。《全幼心鉴》：痘疹作痒难忍，抓成疮及痂，欲落不落，百花膏主之。用上等石蜜，不拘多少，汤和，时时以翎刷之，效。《肘后方》：天行房疮，头面及身须臾周匝，状如火疮，皆戴白浆，随决随生。不即疗，数日必死，瘥后疮瘢黯色，一岁方灭。此恶毒之气深入也。用蜜入升麻煎过，数数拭之。

简误

石蜜虽称补五脏，益脾胃，然而生者性寒滑，能作泄。大肠气虚完谷不化者，不宜用。呕家、酒家，不宜用。中满蛊胀不宜用。湿热脚气不宜用。生者有小毒，尤不宜食。青赤酸者，食之令人心烦。不可与生葱同食害人。若与莴苣同食，令人利下。食蜜饱后，不可食鲊，令人暴亡。

蜜　蜡

味甘，微温，无毒。主下痢脓血，补

中。续绝伤金疮，益气，不饥耐老。

白蜡：疗久泄澼后重见白脓，补绝伤，利儿。久服轻身不饥。

疏：蜡，石蜜之凝结于底者也。蜜性缓，质柔，故主润脏腑经络；蜡性涩，质坚，故能疗久痢，泄澼后重，下脓血也。甘能益血补中，温能通行经脉，故主续绝伤及金疮也。中得补则气自益，故久服能不饥轻身耐老也。男子女人，大小内外皆可施。而《别录》独云：利小儿者，非也。

主治参互

得象牙末等，能去漏管长肉，见象牙条下。得腻粉、真珠末、黄柏末、龙脑香、铅丹、蛀竹屑、葱白、猪脊髓，治阴蚀恶疮。同孩儿茶、铜丹、胡粉、水龙骨粉、霜龙骨、黄柏、猪胆汁、炙猪脂作膏，治内外臁疮久不愈。《金匮》调气饮：治赤白痢，少腹痛不可忍，后重，或面青手足俱变者。用黄蜡三钱，阿胶三钱同溶化，入黄连末五钱，搅匀，分三次热服，神效。《千金方》胶蜡汤：治热痢，及妇人产后下痢。用蜡二棋子大，阿胶二钱，当归二钱半，黄连三钱，黄柏一钱，陈廪米半升，水三升，煮至一升，去米入药，煎至一钟，温服神效。

简误

火热暴痢不宜用。

牡　蛎

味咸，平、微寒，无毒。主伤寒寒热，温疟洒洒，惊恚怒气，除拘缓鼠瘘，女子带下赤白，除留热在关节，荣卫虚热去来不定，烦满，止汗，心痛气结，止渴，除老血，涩大小肠，止大小便，疗泄精，喉痹，咳嗽，心胁下痞热。久服强骨节，杀邪鬼，延年。贝母为之使。得甘草、牛膝、远志、蛇床子良。恶麻黄、细辛、吴茱萸。

疏：牡蛎得海气结成，故其味咸平，气微寒无毒。气薄味厚，阴也，降也。入足少阴、厥阴、少阳经。其主伤寒寒热，温疟洒洒，惊恚怒气，留热在关节，去来不定，烦满气结心痛，心胁下痞热等证，皆肝胆二经为病。二经冬受寒邪，则为伤寒寒热。夏伤于暑，则为温疟洒洒。邪伏不出，则热在关节，去来不定。二经邪郁不散，则心胁下痞热。邪热甚，则惊恚怒气，烦满气结心痛。此药味咸气寒，入二经而除寒热邪气，则荣卫通，拘缓和，而诸证无不瘳矣。少阴有热，则女子为带下赤白，男子为泄精，解少阴之热而能敛涩精气，故主之也。咸属水，属阴而润下，善除一切火热为病，故又能止汗止渴，及鼠瘘、喉痹、咳嗽也。老血者，宿血也。咸走血而软坚，所以主之，其性收敛，故能涩大小肠，止大小便利也。肾主骨，入肾益精，则骨节自强。邪本因虚而入，肝肾足则鬼邪自去。人以肾为根本，根本固，则年自延矣。更能止心脾气痛，消疝瘕积块，瘿瘤结核，胁下坚满等证，皆寒能除热，咸能软坚之功也。

主治参互

同生地黄、黄芪、龙眼、五味子、酸枣仁、麦门冬、白芍药、茯神、黄柏、当归，治心肾盗汗。同黄柏、五味子、地黄、山茱萸、枸杞子、车前子、沙苑蒺藜、连须、杜仲，治梦遗泄精；加牛膝则兼治赤白浊。同地黄、黄柏、阿胶、木耳、炒黑香附、白芍药、地榆、麦门冬、续断、青蒿、鳖甲、蒲黄，止妇人崩中下血，及赤白带下。仲景方：同龙骨入柴胡桂枝各半汤内，取其收敛浮越之阳气，固脱而镇惊，更能除胸胁中痞硬。藏器方：同麻黄根、蛇床子为粉，去阴汗。《本事方》：虚劳盗汗，牡蛎粉、麻黄根、黄芪，等分为末。每服二钱，水煎服。仲景《金匮玉函方》：伤寒传成百合病，如寒无寒，如热无热，欲卧不卧，欲行不行，欲食不食，口苦小便赤色，得药则吐，变成渴疾，久不瘥者。用牡蛎煅二两，栝楼二两，为细末。每服方寸匕，用米饮调下，日三服。《古今灵验方》：水病囊肿。牡蛎粉二两，干姜炮一两，研细，冷水调稠扫上。须臾囊热如火，干则再上。小便利即愈。一方：用葱汁、白面同调。小儿不用干姜。《经验方》：男女瘰疬。用牡蛎粉四两，玄参末三两，甘草一两，面糊丸梧子大。每三十丸，酒下，日三服。服尽除根，不拘已破未破，皆效。《普济方》：月水不止。牡蛎煅，研细，米醋搜成团，再煅，研末，以米醋调艾叶末熬膏，丸梧子大。每用醋汤下四五十丸。

简误

凡病虚而多热者宜用。虚而有寒者忌之。肾虚无火，精寒自出者非宜。

龟 甲

味咸、甘，平，有毒。主漏下赤白，破癥瘕，痎疟，五痔，阴蚀，湿痹四肢重弱，小儿囟不合，头疮难燥，女子阴疮，惊恚气，心腹痛，不可久立，骨中寒热，伤寒劳复，或肌体寒热欲死，以作汤良。久服轻身不饥，益气资智，亦使人能食，勿令中湿，中湿即有毒。

疏：介虫三百六十而龟为之长。禀金水之气，故味咸而甘，气平，其性神灵能变化。凡入药，勿令中湿，中湿则遂其变化之性而成癥瘕于腹中，故言有毒也。气味俱阴，入足少阴经。方家多入补心药，用以心藏神，而龟性有神，借其气以相通，且得水火既济之义，实非补心之正药也。其主骨中寒热，及伤寒劳复，肌体寒热欲死，痎疟者，皆阴虚而邪热为病。经曰：伤于湿者，下先受之。湿痹四肢重

弱，亦肾阴虚而邪气易犯。肾主骨，肾虚则小儿囟门不合。肾为五脏阴中之阴，阴虚则火热偏至，而为惊恚气、心腹痛。此药补肾家之真阴，则火气自降而寒热邪气俱除矣。益阴除热软坚，故主漏下赤白，鳖瘕，五痔，阴蚀阴疮，及小儿头疮也。经曰：邪热不杀谷。热去故令人能食，能食则脾胃得所养而能思，思作睿，故资智。久服益气轻身不饥者，除热益阴之功也。

主治参互

丹溪方：补阴丸，用龟下甲酒炙，熟地黄蒸晒，各六两，黄柏、知母各四两，为末，以猪脊髓和丸梧子大。每百丸，空心温酒下。《摘玄方》治产三五日不下，垂死，及短小女子交骨不开者。用干龟壳一个酥炙，头发一握烧灰，川芎、当归各一两，为末和匀，每服七钱，水煎服。如人行五里许，再一服。生胎、死胎俱下。

简误

〔按〕龟、鳖二甲，《本经》所主大略相似。今人有喜用鳖甲，恶用龟甲者；有喜用龟甲，恶用鳖甲者，皆一偏之见也。二者咸至阴之性，鳖甲走肝益肾以除热，龟甲通心入肾以滋阴。第鳖甲无毒可多用，龟甲非千年自死者，则有毒，故方书所用曰败龟板者，取其长年则得阴气多，故有益阴之功用耳。若今新剖之甲，断乎有毒，不宜频使用者，不可不详辨也。妊妇不宜用。病人虚而无热者不宜用。凡入药，须研极细，不尔，留滞肠胃能变癥瘕也。

真 珠

寒，无毒。主手足皮肤逆胪，镇心，绵裹塞耳主聋，傅面令人润泽好颜色，粉点目中浮翳障膜。

疏：珠禀太阴之精气而结，故中秋无

月则蚌无胎。其体光明，其性坚硬，大小无定，要以新完未经锁缀者为上。味甘，微咸，气寒，无毒。入手少阴，足厥阴经。心虚有热，则神气浮越；肝虚应热，则目生浮翳障膜。除二经之热，故能镇心去目中障翳也。耳聋本属肾虚有热，所以主之。逆胪者，胪胀也。胸腹胀满气逆，以及于手足皮肤皆肿也。经云：诸湿肿满，属脾土。又云：诸腹胀大，皆属于热。此因脾虚有热，兼有积滞所致。真珠味甘，亦能益脾气，寒能除热，体坚能磨积消滞，故主手足皮肤逆胪也。古人未发斯义，所以方书叙论不详，亦为阙略也。珠藏于泽，则川自媚。况涂面，宁不令人润泽好颜色乎？凡小儿惊热风痫，为必须之药。

主治参互

同丹砂、牛黄、犀角、天竺黄、茯神、远志、钩藤钩、琥珀、金箔，治小儿惊痫风热，大人失志癫狂等证。同炉甘石、龙脑香、白硼砂、空青、人爪，点目能去翳障。同钟乳石、象牙末、牛黄、冰片、白僵蚕、红铅、天灵盖、蚌竹屑、桦皮灰、没药、明矾，治广疮结毒，及阴蚀疮有奇效。同人中白、黄柏、青黛、硼砂、和冰片少许，治口疳。加入鸡内金、腻粉治下疳。《格古论》：灰尘迷目，用大珠挹之则消。《千金方》：妇人难产，或胞衣不下。真珠末一两，酒服，立出。《圣惠方》：肝虚目暗，真珠末一两，白蜜二合，鲤鱼胆二枚，和合，铜器煎至减半，新绵滤过，瓶盛，频点取瘥。痘疮发疔毒方，见谷部豌豆下。

简误

真珠，体最坚硬，研如飞面，方堪服食，不细能伤人脏腑。病不由火热者勿用。

瑇瑁

寒，无毒。主解岭南百药毒。一名玳瑁。

疏：瑇瑁，龟类也。得水中至阴之气，故气寒无毒，而解一切热毒。其性最灵。凡遇饮食有毒，则必自摇动。然须用生者乃灵，死者则不能矣。岭南人善以诸毒药造成蛊，人中之则昏愦闷乱，九窍流血则死。惟用活瑇瑁，刺其血饮，或生者磨浓汁服之可解。日华子：主破癥结，消痈肿，止惊痫。陈士良：主心风，解烦热，行气血，利大小肠。以其性禀纯阴，气味至寒，故治如是等病也。又能解痘毒，神效。

主治参互

杨氏《产乳方》：解一切蛊毒。生玳瑁磨浓汁，服一盏即消。《灵苑方》：预解痘毒，遇时行痘疹，服此未发内消，已发稀少。用生玳瑁、生犀角，各磨浓汁一合，和匀温服半合，日三，最良。闻人规《痘疮论》：痘疹黑陷，乃心热血凝也。法同上，加入猪心血少许，紫草汁五匙，和匀温服。《鸿飞集》：迎风目泪，乃肝肾虚热也。用生玳瑁、羚羊角各一两，石燕一双，为末，每一钱，薄荷汤下，日二服。

简误

痘疮虚寒不起发者，不宜服。

桑螵蛸

味咸、甘，平，无毒。主伤中，疝瘕阴痿，益精生子。女子血闭，腰痛，通五淋，利小便水道，又疗男子虚损，五脏气微，梦寐失精遗溺。久服益气养神。二月三月采蒸之，当火炙，不尔令人泄。

疏：桑螵蛸，桑树上螳螂子也。禀秋金之阴气，兼得桑木之津液，《本经》：味咸气平。《别录》：甘无毒。气薄味厚，阴也。入足少阴、太阳经。人以肾为根本，男子肾经虚损，则五脏气微，或阴痿，梦寐失精遗溺。咸味属水，内合于肾，肾得之而阴气生长，故能愈诸疾及益精生子也。肾与膀胱为表里，肾得所养则膀胱自固，气化则能出，故利水道通五淋也。女子属阴，肝肾用事，疝瘕血闭腰痛，皆二经为病。咸能益阴入血软坚，是以主之。甘能补中，故主伤中益气。肾足则水自上升，克与心交，故能养神也。

主治参互

《外台秘要》：虚劳盗汗，遗精白浊。桑螵蛸炙，白龙骨等分，为细末。每服二钱，空心盐汤下。寇宗奭方：桑螵蛸散，治男子房劳，小便日数十次，如稠米泔，心神恍惚，瘦瘁食减。其药安神魂，定心志，治健忘，补心气，止小便数。用桑螵蛸、远志、龙骨、菖蒲、人参、茯神、当归、龟甲各如法制，各一两，为末。卧时人参汤调下二钱。《千金翼》：妇人遗尿。桑螵蛸酒炒为末，白汤服二钱。兼治胎前产后遗尿不禁。

简误

桑螵蛸气味虽咸平，走肾利水道，然得秋时收敛之气，凡失精遗溺，火气太盛者，宜少少用之。

石 决 明

味咸，平，无毒。主目障翳痛，青盲。久服益精轻身。凡用以面裹煨熟，磨去粗，捣细如飞面，方堪入药。一名千里光。得龙骨疗泄精。畏旋覆花。

疏：石决明得水中之阴气以生，故其味咸，气应寒无毒。乃足厥阴经药也。足厥阴开窍于目，目得血而能视。血虚有热，则青盲赤痛障翳生焉。咸寒入血除热，所以能主诸目疾也。咸寒又能入肾补阴，故久服益精轻身也。研细水飞，主点外障翳。

主治参互

得甘菊花、生地黄、木贼草、谷精草、羚羊角、人爪、蝉蜕、空青、蜜蒙花、决明子、夜明砂，治青盲障翳。《明目集验方》：羞明怕日。用千里光、甘菊花、甘草各二钱，水煎冷服。《鸿飞集》：痘后目翳。用石决明火煅研，谷精草各等分，为细末，以猪肝蘸食。

目疾外，他用甚稀，故无"简误"。

文 蛤

味咸，平，无毒。主恶疮蚀，五痔，咳逆胸痹，腰痛胁急，鼠瘘，大孔出血，崩中漏下。

疏：文蛤即花蛤，大小背上有斑纹。得阴水之气，故其味咸气平无毒。经曰：硬则气坚，咸以软之。文蛤之咸，能消散上下结气，故主咳逆胸痹，腰痛胁急也。恶疮蚀，五痔，鼠瘘，大孔出血，崩中漏下，皆血热为病。咸平入血除热，故主之也。更能止烦渴，化痰，利小便。

主治参互

仲景方：伤寒在阳，当以汗解，反以冷水𠸄之或灌之，其热被劫不得去，更益烦热，皮上粟起，欲饮水，反不渴者，文蛤散主之。文蛤五两，为末。每服方寸匕，沸汤下，甚效。《千金翼》：疳蚀口鼻，数日欲尽。文蛤烧灰，以蜡、猪脂和涂之。

简误

病属邪热痰结者宜之。气虚有寒者，不得用。

蠡 鱼

味甘，寒，无毒。主湿痹，面目浮肿，下大水，疗五痔。有疮者不可食，令人瘢白。

疏：蠡鱼禀北方玄水之精，得中央阴土之气，故其色黑味甘，气寒无毒。乃益脾除水之要药也。土虚则水泛滥，土坚则水自清。凡治浮肿之药，或专于利水，或专于补脾，其性各自为用。惟蠡鱼色黑象水，能从其类以导横流之势。味甘土化，能补其不足以遂敦阜之性。补泻兼施，故主下大水及湿痹，面目浮肿，有神效也。五痔因湿热所生，水去则湿气自除。今世俗小儿痘后咸食之，然而早食多食，能令皮肤瘢痕皆黑。本草独云：有疮者食之，令人瘢白。非也。孟诜：主下大小便，壅塞气，作鲙与脚气、风气人食，良。苏颂：主妊娠有水气，并取其除湿下水益脾之功也。

主治参互

同白术、茯苓、橘皮、姜皮，煮食，下水肿大效。与蒜作鲙食，能去湿下水。《食医心镜》治十种水气垂死。蠡鱼一斤重者，煮汁和冬瓜、葱白作羹食。《灵苑方》：喉痹将死者。以蠡鱼胆点入少许即瘥。病深者水调灌之。诸鱼胆皆苦，惟此胆甘可食为异耳。

简误

蠡鱼其功专于去湿下水，他用无所长，且多食能发痼疾，不可不知也。

鲫　鱼

合莼作羹，主胃弱不下食；作鲙，主久赤白痢。烧灰，涂诸疮，或取猪脂煎用。又主肠痈。

疏：鲫鱼禀土气以生，故其味甘，其气温，无毒。是以能入胃，治胃弱不下食；入大肠治赤白久痢，肠痈。脾胃主肌肉，甘温能益脾生肌，故主诸疮久不瘥也。藏器：主虚羸，《大明》：主温中下气。孟诜云：调中益五脏。表其益脾和胃之功也。

主治参互

《百一选方》：肠风下血。用活鲫鱼一大尾，去肠留鳞，入五倍子末填满，泥固煅存性，为末。酒服一钱。一方入白矾末二钱，外以棕包，更以纸裹煨存性，研末。每二钱，米饮下。《经验方》：膈气吐食。用大鲫鱼去肠留鳞，切大蒜片填满腹，纸包十重，泥固，晒半干，炭火煨熟，单取肉用，和平胃散一两，杵丸梧子大，密藏。每服三十丸，米饮下。

简误

鲫鱼调胃实肠，与病无碍。诸鱼之中，惟此可常食，但不宜与沙糖同食，生疳虫。同芥菜食，成肿疾。同猪肝、鸡肉、雉肉、鹿肉食，生痈疽。同麦门冬食，害人。

鳝

味甘，大温，无毒。主补中益血，疗沈唇。

疏：鳝鱼得土中之阳气以生，故其味甘气大温。甘温俱足，所以能补中益血；甘温能通经脉，疗风邪，故又主沈唇，及今人用之以治口眼㖞斜也。

主治参互

与黄芪同食，能益气力。治火丹赤肿，生鳝鱼涂之效。

简误

性热而补，凡病属虚热者不宜食。时行病后食之多复。过食动风气，兼令人霍乱。

鲤鱼胆

味苦，寒，无毒。主目热赤痛，青盲，明目。久服强悍益志气。

疏：凡胆皆苦寒走厥阴，故鲤鱼胆亦主明目，及目热赤痛青盲也。肝为将军之官。肾为作强之官，二经有热，则虚怯志气衰。苦寒除二经之热，故久服强悍益志气也。

鲤鱼肉：味甘，主咳逆上气，黄疸，止渴。生者主水肿脚满，下气。

疏： 鲤鱼禀阴极之气，故其鳞三十六。阴极则阳复，故《素问》言：鱼，热中。其气味虽甘平，然多食能令人发风热也。甘可以缓，故主咳逆上气止渴。阴中有阳，能从其类以导之，故能利小便，使黄疸、水肿、脚气俱消也。河间云：鲤之治水，因其气以相感者是矣。

主治参互

《外台秘要》：治水肿。用大鲤一尾，赤小豆一升，水二斗，煮二升余，滤去滓，顿服尽，当小利，利尽即瘥。并治妊娠水肿有神效。

附：鳞

主产妇腹痛，烧灰酒服，亦治血气。杂诸药用之。

疏： 鱼鳞得水中之阳气，而鲤鱼鳞则又禀阴极生阳之数，性能入血散滞。入血

者，阴之用也；散滞者，阳之用也。故主妇人产后腹痛，及血气不和等证。

主治参互

《和剂局方》乌金散：治产后血迷血晕，败血不止，淋沥水断，脐腹疼痛，及崩中下血过多不止。鲤鱼鳞烧、血竭、百草霜、乱发灰、松墨煅酢淬、延胡索、当归、赤芍药，等分为末。每二钱，温酒下。《外台秘要》、《古今录验》：疗鱼鲠骨横喉中，六七日不出。取鲤鱼鳞皮烧作屑，以水服之即出，未出再服。

简误

六阴已极，阳气初生，故能发热动风，风热病者不宜食。天行病后下痢，及有宿瘕者，俱不可食。不宜合犬肉、葵菜食。服天门冬、朱砂人不可食。凡炙鲤鱼，不可使烟入目，损目光，三日内必验也。前《和剂局方》乌金散方内有肉桂、当归、延胡索、赤芍药，皆行血之药，而其所主病内开载崩中下血过多不止，用之则大误矣。慎之！慎之！

卷 二 十 一

虫鱼部中品

总五十六种，今疏其要者一十七种。

猬皮 露蜂房 鳖甲 蟹 蝉蜕 乌贼鱼骨 原蚕蛾<small>蚕沙附</small> 蚕退 白僵蚕 鲤鳗鱼 蛞蝓、蜗牛<small>并入</small> 蛰虻 䗪虫 青鱼胆 石首鱼 鲈鱼

猬 皮

味苦，平，无毒。主五痔，阴蚀，下血赤白、五色血汁不止，阴肿痛引腰背，酒煮杀之。又疗腹痛疝积，亦烧为灰酒服之。<small>得酒良。畏桔梗、麦门冬。</small>

疏：猬，鼠类，属水，其皮毛戟刺如针，属金，故味苦平。平即兼辛，大肠属金，以类相从，故能治大肠湿热、血热为病，及五痔，阴蚀，下血赤白五色，血汁不止也。阴肿痛引腰背，腹痛疝积，皆下焦湿热邪气留结所致，辛以散之，苦以泄之，故主之也。

肉：味甘平。能开胃气，止反胃，亦主痔瘘肠风。

主治参互

同象牙末等，治通肠漏，见象牙条下。《衍义》：五痔下血。用猬皮、穿山甲等分，烧存性，入肉豆蔻一半，空心米饮下一钱，妙。《杨氏家藏方》：肠风下血。猬皮一枚，木贼草半两，炒黑为末。每二钱，热酒调下。

简误

凡食其肉，当去骨，误食令人瘦劣，诸节渐小也。

露 蜂 房

味苦、咸，平，有毒。主惊痫瘛疭，寒热邪气，癫疾，鬼精蛊毒，肠痔。火熬之良。又疗蜂毒、毒肿。

疏：蜂性有毒，螫人则痛极，以其得火气之甚也。故蜂房味苦，气平，性亦有毒。《别录》言：咸。当作辛咸。辛散苦泄，咸可软坚，故主惊痫瘛疭，寒热邪气，癫疾，鬼精蛊毒，肠痔等证也。疗蜂毒、毒肿者，取其气类相从，以毒攻毒之义也。苏恭以乱发、蛇皮，三物合烧灰，酒服方寸匕，治恶疽附骨痈，根在脏腑，历节肿，出疔肿恶脉诸毒。《大明》煎水漱齿，止风虫疼痛，洗乳痈，蜂疔恶疮。皆取其攻毒散邪杀虫之功耳。

主治参互

《子母秘录》：脐风湿疮久不瘥者。蜂房烧末，傅之效。《袖珍方》：风虫牙痛。蜂房一枚，盐实孔内，烧过研末，擦之，盐汤漱去。一方：同细辛煎，水漱之。又方：喉痹肿痛，露蜂房灰、白僵蚕等分，为末。吹入喉内，或用乳香汤服半钱。《济众方》：女人妒乳、乳痈，汁不出，内结成肿，名妒乳。用蜂房烧灰研末，每服二钱，水一盏，煎六分，去滓温服。《经验方》治漏痔，蜂房烧存性，研细掺之。干则菜油调傅。

简误

蜂房主惊痫瘈疭，及诸痈疽恶毒，正取其攻散邪恶，以毒攻毒之意。若病属气血虚，无外邪者，与夫痈疽溃后元气乏竭者，皆不宜服。

鳖甲

味咸，平，无毒。主心腹癥瘕，坚积寒热，去痞疾息肉，阴蚀痔核恶肉，疗温疟，血瘕腰痛，小儿胁下坚。

肉：味甘。主伤中，益气补不足。恶矾石。

疏：鳖甲全禀天地至阴之气，故其味咸平无毒。润下作咸，象水明矣。本乎地者亲下，益阴何疑？甲主消散者，以其味兼乎平，平亦辛也。咸能软坚，辛能走散，故《本经》主癥瘕坚积寒热，去痞疾、息肉、阴蚀、痔核、恶肉。《别录》疗温疟者，以疟必暑邪为病。类多阴虚水衰之人，乃为暑所深中。邪入阴分，故出并于阳而热甚；入并于阴而寒甚。元气虚羸则邪陷而中焦不治；甚则结为疟母。甲能益阴除热而消散，故为治疟之要药，亦是退劳热在骨，及阴虚往来寒热之上品。血瘕腰痛，小儿胁下坚，皆阴分血病，宜其悉主之矣。劳复、女劳复为必须之药。劳瘦骨蒸，非此不除。产后阴脱，资之尤急。

主治参互

仲景鳖甲煎丸，治疟母之要药。得牛膝、当归，佐以橘皮、何首乌、知母、麦门冬，治久疟。同知母、石膏、麦门冬、贝母、竹叶，治温疟热甚、渴甚；无肺热病者加人参；若疟发热甚渴甚，又寒甚汗多，发时指甲黯，状若欲死，并加桂枝，有神；去桂枝，治瘅疟良。得青蒿、麦门冬、五味子、地黄、枸杞、牛膝，治骨蒸劳热；甚则加银柴胡、地骨皮、胡黄连。

〔附〕肉：主伤中，益气补不足，腹中结热，妇人漏下，阴虚羸瘦，性冷，补一切阴虚人，宜常食之。

简误

鳖甲，妊娠禁用。凡阴虚胃弱，阴虚泄泻，产后泄泻，产后饮食不消，不思食，及呕恶等证，咸忌之。

蟹

味咸，寒，有毒。主胸中邪气热结痛，㖞僻面肿。败漆。烧之致鼠。解结散血，愈漆疮，养筋益气。

爪：主破胞堕胎。

疏：蟹禀水气以生，故其味咸气寒。《本经》虽云有毒，然今人多食之卒无害。其有害者，大抵形质怪异，如后文所载诸种，始有大毒耳。外骨内肉，阴包阳也。入足阳明，足厥阴经。经曰：热淫于内，治以咸寒。故主胸中邪气热结痛也。㖞僻者，厥阴风热也。面肿者，阳明热壅也。解二经之热，则筋得养而气自益，㖞僻、面肿俱除矣。咸走血而软坚，故能解结散血。漆得蟹则化为水，烧之可集鼠于庭，此物性之相感相制，莫能究其义也。愈漆疮者，以其能解漆毒故也。

爪性迅利，故能破胞堕胎也。

主治参互

日华子：产后肚痛，血不下者，以酒食之。筋骨折伤者，生捣炒罨之。陈藏器：续断绝筋骨，去壳同黄，捣烂微炒，纳入疮中，筋即连也。寇宗奭：小儿解颅不合，以蟹螯同白及末捣涂，以合为度。唐瑶《经验方》：骨节离脱。生蟹捣烂，以热酒倾入，连饮数碗，其渣涂。半日内，骨肉谷谷有声即好。董炳验方：中鳝鱼毒，食蟹即解。胡洽方：治孕妇僵仆，胎上抢心，有蟹爪汤。《千金方》神造汤：治子死腹中，或双胎一死一生，服之令死者出，生者安，神验。用蟹爪一升，甘草二尺，东流水一斗，以苇薪煮至二升，滤去淬，入真阿胶三两，令烊，顿服，或分二服。若人困不能服者，灌入即活。

简误

蟹性冷，能散血热为病，故跌扑损伤，血热瘀滞者宜之。若血因寒凝结，与夫脾胃寒滑，腹痛喜热恶寒之人，咸不宜食。有独螯、独目、两目相同、六足、四足、腹下有毛、腹中有骨头、背有星点、足斑目赤者，并有毒，不可食，能害人。被其毒者，冬瓜汁、紫苏、蒜、豉、芦根汁，皆可解之。不可与柿及荆芥食，发霍乱动风，木香汁可解。

蝉 壳

味咸、甘，寒，无毒。主小儿痫，女人生子不出。灰服之，主久痢。一名枯蝉，一名金牛儿。凡用洗去泥，并去翅足。浆水煮，晒干用。

疏：蝉禀水土之余气，化而成形，其飞鸣又得风露之清气，故能入肝祛风散热。如《药性论》主小儿壮热惊痫是矣。其主妇人生子不下者，取其蜕脱之义。治久痢者，以其有甘寒之功也。其鸣清响，能发音声。其性善蜕，能脱翳障。其体轻浮，能发疮疹。其味甘寒，能除风热。故陈藏器主哑病。寇宗奭主目昏障翳，小儿疮疹出不快。及今人治头风眩晕，皮肤风热，痘疹作痒，疔肿毒疮，大人失音，小儿嗓风天吊，惊哭夜啼等证，皆以其有如上诸功能也。

主治参互

同羚羊角、蜜蒙花、白蒺藜、草决明、木贼草、谷精草、甘菊花、夜明沙、生地黄、黄连、女贞实，治目盲障翳。同丹砂、茯神、真珠、牛黄、僵蚕、天竺黄、钩藤钩、犀角、琥珀、全蝎，治小儿风热急惊痫病。同犀角、生地黄、紫草、

麦门冬、连翘、金银花，治痘疮血热，出不快。同石膏、鼠粘子、赤柽木、薄荷、玄参、甘草、葛根、栝楼根、麦门冬，治大人小儿瘈疭。《普济方》治小儿夜啼不止，状若鬼祟。以蝉蜕下半截为末，每一字，钩藤汤调下，或入辰砂少许亦可。并治天吊惊啼。《全幼心鉴》：痘疮作痒。蝉蜕三七枚，炙甘草各一钱，水煎服。钱氏方：痘后目翳。蝉蜕为末，每一钱，羊肝煎汤下，日二服。《和剂局方》蝉花散，治肝经蕴热，风毒之气内搏上攻，眼目赤肿，翳膜疼痛昏涩，内外障翳，咸治之。用蝉蜕、谷精草、刺蒺藜、甘菊花、防风、草决明、蜜蒙花、甘草、羌活、黄芩、蔓荆子、川芎、木贼草、荆芥，等分为末。每二钱，茶清调，食后临卧各一服。

简误

痘疹虚寒证不得服。

乌贼鱼骨

味咸，微温，无毒。主女子漏下赤白，经汁血闭，阴蚀肿痛，寒热癥瘕，无子，惊气入腹，腹痛环脐，阴中寒肿。令人有子。又止疮多脓汁不燥。一名海螵蛸[①]，一名乌鲗骨，一名墨鱼。

疏：乌贼鱼骨禀水中之阳气以生，故其味咸，气温微无毒。入足厥阴、少阴经。厥阴为藏血之脏，女人以血为主。虚则漏下赤白，或经汁血闭，寒热癥瘕。少阴为藏精之脏，主隐曲之地。虚而有湿，则阴蚀肿痛；虚而寒客之，则阴中寒肿。男子肾虚则精竭无子；女子肝伤则血枯无孕。咸温入肝肾，通血脉而祛寒湿，则诸证除，精血足，令人有子也。其主惊气入腹，腹痛环脐者，盖肝属木，主惊，惊入

---

① 海螵蛸：原本误作"海螵螵"，今从周本改。

胆则荣气不和，故腹痛环脐也。入肝胆舒荣气，故亦主之。温能燥湿，故又主疮多脓汁也。按《素问》云：有病胸胁支满者，妨于食，病至则先闻腥臊臭，出清液，先唾血，四肢清，目眩，时时前后血，病名血枯。得之年少时，有所大脱血，或醉入房中，气竭肝伤，故月事衰少不来。治之以四乌鲗骨一蔍茹，为末，丸以雀卵，大如小豆。每服五丸，饮以鲍鱼汁，所以利肠中及伤肝也。观此则其入厥阴血分，为女人崩漏下血之要药可知矣。

主治参互

《圣惠方》：赤白目翳。用乌鲗骨一两，去皮为末，入片脑少许点之。《澹寮方》：聤耳出脓。海螵蛸半钱，麝香一字，为末。以绵杖绞净，吹入。《圣惠方》：小儿脐疮出血及脓。海螵蛸、干胭脂，为末，油调搽之。《圣济总录》：骨鲠在喉。乌贼鱼骨、橘红焙，等分为末，寒食面和锡丸芡子大。每一丸含化。《简便单方》：舌肿出血不止。乌贼骨、蒲黄各等分，炒为末，涂之。

简误

其气味咸温，血病多热者勿用。

原蚕蛾

雄者有小毒。主益精气，强阴道，交接不倦，亦止精。

疏：原蚕蛾，乃是晚蚕第一番出者，其子再复出者为二蚕，此二蚕之种，其蛾性最淫，出茧便媾。味咸气温热，故能强阴益精，令交接不倦也。日华子主壮阳事，止泄精，尿血，暖水脏。盖取其性淫助阳，咸温入肾之功耳。

主治参互

《千金方》：丈夫阴痿不起。末连蚕蛾二升，去头翅足，炒为末，蜜丸梧子大。

每夜服一丸，可御十女，以菖蒲酒止之。《圣济总录》：玉枕生疮，生枕骨上，如痈，破后如箸头。用原蚕蛾炒、石韦等分，为末。干贴瘥。

简误

少年阴痿，由于失志者，不宜用。阴虚有火者，咸忌之。

附：蚕屎 即原蚕沙

温，无毒。主肠鸣，热中消渴，风痹瘾疹。

疏：原蚕沙，即晚蚕所出屎也。其味辛甘，气温无毒。肠鸣者，水火相触也，甘以和之。消渴者，中气燥热也，辛以润之。蚕属火，其性燥，燥能胜湿去风，故其沙主疗风湿之病。如陈藏器以之炒黄，袋盛浸酒，去风缓诸节不随，皮肤顽痹，腹内宿冷，瘀血腰脚冷疼；炒热熨偏风筋骨瘫缓、手足不随等证。

主治参互

寇氏法：治诸风冷。用醇酒三升，拌蚕沙五斗，甑蒸，于暖室中，铺油单上。令患风冷气痹及近感瘫风人，就以患处一边卧沙上，厚盖取汗。若虚人须防大热昏闷，令露头面。如未痊愈，间日再作。《圣惠方》：风瘙瘾疹作痒成疮。用蚕沙一升，水五斗，煮取二斗，去滓洗浴。避风。《儒门事亲》：妇人血崩。蚕沙为末，酒服三五钱。

简误

瘫缓筋骨不随，由于血虚不能荣养经络，而无风湿外邪侵犯者，不宜服。

蚕退

主血风病，益妇人。一名马明退。近世医家多用初出蚕子壳在纸上者。东方诸医用老蚕眠起所蜕皮。功用虽相近，当以蜕皮为正，用之微炒。

疏：蚕退如蝉蜕、蛇蜕之类，各因其本质为用，蚕退得蚕气之余，故能治血风病。血热则生风，妇人以血为主，故尤益妇人也。近世以之疗痘疹，去目中翳障，其义犹蝉蜕也。

主治参互

《集验方》：走马牙疳。用蚕退纸灰，入麝香少许，贴之。并治口疮。又方：治缠喉风。蚕蜕纸烧存性，蜜丸芡实大，含化咽津。蚕已出蛾，取退煅存性为末，服之能排脓穿毒疮口。

简误

妇人血虚无风湿者，不宜用。

白僵蚕

味咸、辛，平，无毒。主小儿惊痫夜啼，去三虫，灭黑䵟，令人面色好，男子阴疡作疮病，女子崩中赤白，产后余痛，灭诸疮瘢痕。

疏：蚕属阳，而僵者又兼金木之化，《本经》：味咸。《别录》：辛平无毒。然详其用，应是辛胜咸劣，气微温之药也。气味俱薄，浮而升，阳也。入足厥阴，手太阴、少阳经。厥阴为风木之位，主藏血。小儿惊痫夜啼，女子崩中赤白，风热乘肝脏也。产后余痛，风寒入血分也。辛能祛散风寒，温能通行血脉，故主如上诸证也。肺主皮毛，而风邪客之，则面色不光润。辛温入肺，去皮肤诸风，故能灭黑䵟，及诸疮瘢痕，令人面色好也。男子阴疡，风湿浸淫也。辛平能散风热，兼能燥湿，是以主之。三虫亦湿热所化，故又能去三虫也。《药性论》治口噤发汗，《日华子》主中风失音，一切风疮，小儿客忤，男子阴痒痛，女子带下。苏颂治风喉痹欲绝。元素主皮肤诸风如虫行，皆取其性属阳，风热为阳邪，能入皮肤经络，发散诸邪热气也。

主治参互

同丹砂、牛黄、胆星、全蝎、麝香、钩藤钩、犀角、金箔、天竺黄、蝉蜕，治小儿急惊客忤。《仁存方》开关散，治急喉风痹。用白僵蚕炒，白矾半生半烧，等分为末。每以一钱，用竹沥加姜汁调灌，得吐顽痰，立效。小儿加薄荷。一方用白梅和丸，绵裹含之。《圣惠方》：小儿撮口噤风，面黄赤，气喘，啼声不出。由胎气挟热，流毒心脾，故令舌强唇青，撮口发噤。用白僵蚕二枚，去嘴略炒，为末。蜜调傅唇中，甚效。《普济方》：治大人头风，及小儿惊风。并用大蒜七个，先烧红地，以蒜逐个于地上磨成膏。却以僵蚕一两，去头足，安蒜上，碗覆一夜，勿令泄气，只取僵蚕研末[①]。每用㗜鼻，口内含水，有效。又方：治腹内龟病，诗云：人间龟病不堪言，肚里生成硬似砖。自死僵蚕白马溺，不过时刻软如绵。《药性论》：灭诸疮瘢痕。白僵蚕衣、鱼鹰屎白等分，傅之。《圣惠方》：瘾疹风疮疼痛。白僵蚕焙研，酒服一钱，立瘥。《小儿宫气方》：小儿口疮通白者。白僵蚕炒为末，蜜和傅之，效。兼治内疳蚀疮。

简误

僵蚕性辛温，辛能散，其功长于祛风化痰，散有余之邪。凡中风口噤，小儿惊痫夜啼，由于心虚神魂不宁，血虚经络劲急所致，而无外邪为病者，忌之。女子崩中，产后余痛，非风寒客入者，亦不宜用。今世治小儿惊风，不问虚实，一概混施，误甚！误甚！

鳗鲡鱼

味甘，有毒，主五痔疮瘘，杀诸虫。

疏：鳗鲡鱼禀土中之阴气，故其味甘，其气寒。其形类蛇，常与水蛇同穴，

① 末：原本作"水"，系误，今据《普济方》改。

故其性有小毒。甘寒而善能杀虫，故骨蒸劳瘵，及五痔疮瘘人常食之有大益也。烧烟辟蚊，熏屋舍竹木断蛀虫，置骨于衣箱子断蠹。其杀诸虫之验可证矣。腹下有黑斑，背上有白点者，毒甚不可食。重三四斤，及水行昂头者，不可食。妊娠食之，令胎有疾。脾胃薄弱易泄者，勿食。

蛞蝓：味咸，寒，无毒。主贼风喎僻佚筋，及脱肛，惊痫挛缩。

蜗牛：味咸，寒。主贼风喎僻踠跌，大肠下脱肛，筋急及惊痫。蛞蝓、蜗牛，《本经》分二条，今按其气味相同，主疗无别，惟形质稍异，故并为一。蜗牛负壳，蛞蝓无壳耳。

疏： 蛞蝓、蜗牛，禀阴湿之气而生，故味咸气寒无毒。经曰：清静则肉腠闭拒，虽大风苛毒，弗能害也。如阴血亏竭，阳气躁扰，则腠理不密，贼风乘虚而入。风主摇动，中于经络故喎僻挛缩，轶筋筋急所自来矣。又风为阳邪，筋脉得之皆燥急，咸寒能益阴润燥软坚，则筋脉舒缓，经络通达而诸证除矣。惊痫者，风热也。脱肛者，大肠热也。踠跌者，血脉伤必发热也。咸寒总除诸热，所以主之。蜈蚣性畏二物，不敢过其所行之路，触其身即死。故人取以治蜈蚣毒。

主治参互

《圣惠方》治大肠因热脱肛。用蜗牛一两烧灰，猪脂和傅，立缩。《济生方》：痔疮肿痛。用蜗牛一枚，入麝香少许，以碗盛，次日取水涂之。丹溪方：用蜗牛浸油涂之，或烧灰傅亦可。《集验方》：发背初起。活蜗牛二百个，以新汲水一盏，瓶内封一宿，取涎水，入真蛤粉，旋调扫傅疮上。日十余度。《大全良方》：痔热肿痛，用大蛞蝓一个，研泥，入片脑一字，燕脂坯子半钱，同傅之。

简误

其气大寒，非有风热者不宜用。小儿

薄弱多泄者不宜用。

䗪虫

味苦，微寒，有毒。主逐瘀血，破下血积，坚痞癥瘕，寒热，通利血脉及九窍，女子月水不通，积聚，除贼血在胸腹五脏者，及喉痹结塞。一名虻虫。

疏： 䗪虫，其用大略与䗪虫相似，而此则苦胜，苦能泄结；性善咂牛马诸畜血，味应有咸，咸能走血。完素云：虻饮血而用以治血。故主积聚癥瘕，一切血结为病，如经所言也。苦寒又能泄三焦火邪，迫血上壅，闭塞咽喉，故主喉痹结塞也。今人以其有毒，多不用。然仲景抵当汤、丸，大黄䗪虫丸中咸入之，以其散脏腑宿血结积有神效也。凡毒药之治病，如刑罚之治盗贼，不如是则不足以祛邪反正。《书》曰：若药不瞑眩，厥疾不瘳。正此谓也。其与病相乖不宜用者，详著简误中。

主治参互

入大黄䗪虫丸，治虚劳羸瘦，内有干血，肌肤甲错，两目黯黑。大抵当汤，治太阳病，身黄，脉沉结，小腹硬，小便自利，其人如狂者。《备急方》：扑坠瘀血。虻虫二十枚，牡丹皮一两，为末。酒服方寸匕，血化为水也。

简误

伤寒发黄，脉沉结，少腹硬，如小便不利者，为无血证，非蓄血也，不宜用。瘀血未审的者，不宜用。女子月水不通，由于脾胃薄弱，肝血枯竭，而非血结闭塞者，不宜用。孕妇腹中有癥瘕积聚不宜用。凡病气血虚甚，形质瘦损者忌之。

䗪虫

味咸，寒，有毒。主心腹寒热洗洗，血积癥瘕，破坚，下血闭，生子大良。一名地鳖。

疏：䗪虫生于下湿土壤之中，故其味咸，气寒。得幽暗之气，故其性有小毒。以刀断之，中有白汁如浆，凑接即连，复能行走，故今人以之治跌扑损伤，续筋骨有奇效。乃足厥阴经药也。夫血者，身中之真阴也。灌溉百骸，周流经络者也。血若凝滞则经络不通，阴阳之用互乖，而寒热洗洗生焉。咸寒能入血软坚，故主心腹血积，癥瘕血闭诸证，血和而荣卫通畅，寒热自除，经脉调匀，月事时至，而令妇人生子也。又治疟母为必用之药。

主治参互

同自然铜、血竭、乳香、没药、五铢钱、黄荆子、麻皮灰、狗头骨，治跌扑损伤神效。仲景方：大黄䗪虫丸，治产妇腹痛有干血。用䗪虫二十枚去足，桃仁二十枚，大黄二两，为末，炼蜜杵和，分为四丸，每以一丸，酒一升，煮取二合，温服。当下血也。仲景鳖甲煎丸：治久疟成癖。董炳《集验方》治跌扑闪挫。用土鳖阴干一个，临时旋研，入乳香、没药、自然铜、龙骨各等分，麝香少许，为末。每服三分，入土鳖末，以酒调下。须先整定骨乃服，否则接挫也。又可代仗。

简误

无瘀血停留者，不宜用。

青鱼胆

主目暗，滴汁目中，并涂恶疮。

疏：青鱼胆，色青象木，木气通于肝，肝开窍于目，故能治目暗。味苦气寒，能凉血热，故又主涂恶疮也。

主治参互

龚氏《易简方》，治赤目障翳。用黄连熏膏，入大青鱼胆汁和就，再入片脑少许，瓶收密封。每日点之，其妙。《龙木论》：一切障翳。鱼胆丸：用青鱼胆、鲤鱼胆、羊胆、牛胆，各半两，熊胆二钱，龙脑香少许，石决明一两，为末，蜜丸梧子大。每空心茶下十丸。《万氏家抄》：乳蛾喉痹。用胆矾盛青鱼胆中，阴干。每用少许，吹喉取吐。

简误

目病，非风热盛而由于血虚昏暗者，不宜用。服术人，不可食青鱼肉。

石首鱼

味甘，无毒。头中有石如棋子。主下石淋，磨石服之，亦为灰末服。和莼菜作羹，开胃益气。候干食之名为鲞。炙食之，主消瓜成水，亦主卒腹胀，食不消，暴下痢。

疏：石首鱼得海中水土之气，故其味甘气平无毒。胃属土，甘为土化，故能开胃。胃气开则饮食增，五脏皆得所养而气自益矣，干鲞其性疏利，故能入肠胃宽中消食止痢。头中石坚重下走，故主下石淋也。凡泄痢腹痛，与夫肠胃诸疾，最忌油腻鱼腥。惟白鲞不忌，盖鲞饮咸水而性平不热，且无脂腻，不惟少热中之患，更有消食理脾实肠胃之功也。

鲈鱼

平。补五脏，益筋骨，和肠胃，治水气，多食宜人。

疏：鲈鱼，秋月方美。其得水中之清气者平，味甘淡，气平，虽有小毒，不至发病，乃与脾胃相宜之物也。肾主骨，肝主筋，滋味属阴，总归于脏。益二脏之阴气，故能益筋骨。脾胃有病，则五脏无所滋养而积渐流于虚弱，脾弱则水气泛溢。益脾胃则诸证自除矣。

卷二十二

虫鱼部下品

总八十一种，今疏其要者十六种。

虾蟆 牡鼠粪 蛤蜊粉附 蚶壳附
蚺蛇胆 蛇蜕 白颈蚯蚓 蜈蚣 蛤蚧
水蛭 斑猫 田中螺汁 白花蛇乌蛇附
蟾蟛 五灵脂 蝎 鲮鲤甲

虾　蟆

味辛，寒，有毒。主邪气，破癥坚血，痈肿阴疮。服之不患热病。疗阴蚀，疽疬恶疮，猘犬伤疮，能合玉石。一名蟾蜍。

疏：虾蟆、蟾蜍，本是二物。经云：一名蟾蜍者，盖古人通称蟾为虾蟆耳。经文虽名虾蟆，其用实则蟾蜍也。今世所用者皆蟾蜍，而非虾蟆，其功益可见矣。禀土金之精气，上应月魄，性亦灵异，其味辛气寒，毒在眉棱皮汁中。其主痈肿阴疮，阴蚀，疽疬恶疮，猘犬伤疮者，皆热毒气伤肌肉也。辛寒能散热解毒，其性急速，以毒攻毒则毒易解，毒解则肌肉和，诸证去矣。凡瘟疫邪气，得汗则解。其味大辛，性善发汗，辛主散毒，寒主除热，故能使邪气散而不留，邪去则胃气安而热病退矣。破癥坚血者，亦以其辛寒能散血热壅滞也。陶隐居云：其肪涂玉，则刻之如蜡，故云能合玉石。近世治小儿疳疾多用，以其走阳明而能消积滞也。

主治参互

《全婴方》五疳保童丸，治五疳八痢，面黄肌瘦，好食泥土，不思乳食。用大干蟾蜍一枚，烧存性，皂角去皮弦一钱，烧存性，蛤粉水飞三钱，麝香一分，糊丸粟米大。空心米饮下三四十丸，日二服。郑氏小儿方：走马牙疳，侵蚀口鼻。干蚵蟆，黄泥裹固，煅过，黄连，各二钱半，青黛一钱，入麝香少许，和研傅之。《锦囊秘览》：附骨坏疮久不瘥，脓汁不已，或骨从疮孔中出。用大虾蟆一个，乳发一鸡子大，猪油四两，入二物煎枯去滓，待凝如膏。先以桑根皮、乌头煎汤洗，拭干，煅龙骨末糁四边，以前膏贴之。《医林集要》：发背肿毒初起势重者。以活蟾一个，破开，连肚乘热贴疮上，不久必臭不可闻，再易，三四次即愈。《袖珍方》，治疯犬伤，即用蟾蜍后足捣烂，水调服之。先于顶心拔去血发三四根，则小便内见沫也。

〔附〕蟾酥：甄权云：端午日，取眉脂，以朱砂、麝香为丸，如麻子大，治小儿疳瘦，每日一丸。如脑疳，以乳汁调滴鼻中。日华子云：眉酥治虫牙。和牛酥摩傅腰眼并阴囊，治腰肾冷，并助阳气。苏颂云：主虫牙，及小儿疳瘦。观诸家所主，但言其有消积杀虫，温暖通行之功。然其味辛甘，气温，善能发散一切风火抑郁、大热痈肿之候，为拔疔散毒之神药，第性有毒，不宜多用。入发汗散毒药中服者，尤不可多。

主治参互

同铁锈、桑砌、麝香、牛黄、冰片，用金针针入疔根，抹入前药，其疔根即烂出。治疔丸，同朱砂、冰片、牛黄、明矾、白僵蚕、麝香、黄蜡，溶化作丸，麻子大。用葱头、白酒服下取汗，不过二三小丸。《青囊杂纂》：拔取疔黄。蟾酥，以面丸梧子大。每用一丸，安舌下，即黄出也。危氏方：拔取疔毒。蟾酥，以白面、黄丹搜作剂，每丸麦粒大。挑破纳入，仍以水澄膏贴之。《保命集》：一切疮毒。蟾酥一钱，白面二钱，朱砂少许，井水调成小锭子如麦大。每用一锭，葱汤服，汗出即愈。如疮势紧急，用三四锭。《万氏家抄》：凡痈疽发背，无名肿毒初起者，急取蟾酥三五分，广胶一块，米醋一二碗，入铫内火化开，用笔蘸，乘热令人不住手周围润之。以散为度。

简误

蟾虽有毒，与病无害。其眉酥有大毒，不宜多服。诸家咸云，治小儿疳瘦，恐非正治，不宜漫尝也。即用亦煅过者。予亲见一人，因齿痛，以蟾酥纳牙根，误吞入，头目俱胀大而毙。即陶注云：其皮汁甚有毒，犬啮之，口皆肿之验也。惟疔肿服之者，取其以毒攻毒之义。然其剂亦甚小，不能为害耳。外治殊有神效，若欲内服，勿过三厘。慎毋单使，必与牛黄、明矾、乳香、没药之类同用乃可。如疮已溃，欲其生肌长肉之际，得之作痛异常，不可不知也。

牡鼠粪

微寒，无毒。主小儿痫疾，大腹，时行劳复。两头尖者是牡鼠屎。

疏： 牡鼠粪，《本经》、诸家不言味，但云：微寒无毒。然详其所自，应是苦咸之物。盖鼠属水，而凡粪必苦者也。入足阳明，足厥阴经。其主小儿痫疾，大腹，

及时行劳复者，皆热邪在阳明也。苦寒能除是经之热，所以主之。古方治男子阴易腹痛，妇人吹乳乳痈，皆取其除热软坚泄结，走肝入胃之功耳。

主治参互

同白芷、山慈菇、山豆根、连翘、金银花、夏枯草、贝母、橘叶、栝楼根、紫花地丁、牛蒡子，治乳痈、乳岩，有效。《外台秘要》：伤寒劳复。用雄鼠屎二十枚，豉五合，水二升，煮一升，顿服。《活人书》加栀子、葱白。《南阳活人书》：男子阴易，及劳复。猳鼠屎汤：用猳鼠屎两头尖者，十四枚，韭白根一大把，水二盏，煎一盏，温服得粘汗为效。未汗再服。《集要方》：妇人吹奶。鼠屎七粒，红枣七八去核包屎，烧存性，入麝香少许，温酒调服。并治乳痈初起。《普济方》：大小便秘。雄鼠屎末，傅脐中，立效。

除伤寒劳复阴易，及乳痈、乳岩外，他用甚稀，故不著"简误"。

蛤　蜊

冷，无毒。润五脏，止消渴，开胃，解酒毒，主老癖能为寒热者，及妇人血块。煮食之。

疏： 蛤蜊禀水中之阴气以生，其味咸气冷无毒。入足阳明经。五脏皆属阴，得水气之阴者，其性滋润而助津液，故能润五脏，止消渴，开胃也。咸能入血软坚，故主妇人血块，及老癖为寒热也。煮食更能醒酒。

〔附〕蛤粉。丹溪云：味咸，寒，无毒。主热痰、湿痰、老痰、顽痰、疝气、白浊、带下。同香附末，姜汁调服，主心痛。

疏： 此即蛤壳煅成粉者，其味咸，气寒无毒，为诸痰证之要药。盖痰未有不由火气上炎，煎熬津液而成。咸能软坚润

下，得之则火自降，痰结自消矣。疝气、白浊、带下，皆肾经为病也。肾属水，咸为水化，气类相从，故能入肾以除其所苦也。心痛者，心虚而热邪客之也。《五脏苦欲补泻》云：心欲软，急食咸以软之。此之谓也。更有消浮肿，利小便，散瘰核肿毒，妇人血块，汤火伤疮等服。

主治参互

《普济方》：气虚水肿。用大蒜十个，捣如泥，入蛤粉丸梧子大。每食前白汤下二十丸，服尽小便下数桶而愈。洁古方：治白浊遗精。真珠粉丸：用蛤粉煅一斤，黄柏蜜炙一斤，为末，水和为丸梧子大。每服一百丸，空心温酒下，日二次。盖蛤粉味咸，而能补肾阴，黄柏苦而降心火、坚肾故也。

简误

肉气味虽冷，乃与丹石人相反，食之令腹结痛。壳粉善消痰积血块，然脾胃虚寒者，宜少用，或加益脾胃药同用为宜。

蚶

温。主心腹冷气，腰脊冷风，利五脏，健胃，令人能食。又云：温中消食，起阳，益血色。

壳：烧过，以米醋三度淬后，埋令坏，醋膏丸。治一切血气，冷气，癥癖。

疏：蚶得水中之阳气，故其味甘，气温，性亦无毒。经曰：里不足者，以甘补之。又曰：形不足者，温之以气。甘温能益气而补中，则五脏安，胃气健，心腹腰脊风冷俱瘳矣。胃健则食自消，脏暖则阳自起，气充则血自华也。

壳味咸，走血而软坚，故能治血气冷气癥癖。丹溪用以消血块，化痰积，以此也。

今世糟其肉侑酒之物，罕有入药者。壳惟消癥癖之外，无他用。故并不著"主治"及"简误"。

蚺蛇胆

味甘、苦，寒，有小毒。主心腹䘌痛，下部䘌疮，目肿痛。

疏：蚺蛇禀火土之气，其胆为甲乙风木之化，故其味苦中有甘，气寒有小毒。气薄味厚，阴也。降也。入手少阴、足厥阴、阳明经。心腹䘌者，虫在内攻啮也。下部䘌疮者，虫在外侵蚀也。湿热则生虫，苦寒能燥湿杀虫，故内外施之皆得也。肝开窍于目，肝热则目肿痛，入肝泄热，则肿痛除矣。今人受杖时，用此噙化，可得不死。其功能护心止痛，使恶血不至薄心，有神力也。

主治参互

同血竭、乳香、没药、狗头骨灰、䗪虫、天灵盖、象牙末、麻皮灰、丹砂，作丸。临杖服一丸，护心止痛，多杖无害。《圣惠方》：小儿急疳疮，水调蚺蛇胆傅之。《医方摘要》：痔疮肿痛。蚺蛇胆研，香油调涂，立效。

真胆绝难得，狭长，通黑，皮膜极薄，舐之甜苦，剔取粟许，着净水中，浮游水上，回旋行走者为真。其径沉者，非也。勿多着，亦沉散也。今世惟为受杖人所需，余甚稀使，故不著"简误"。

蛇蜕_{音税}

味咸、甘，平，无毒。主小儿百二十种惊痫、瘛疭、癫疾、寒热、肠痔、虫毒、蛇痫弄舌摇头。大人五邪，言语僻越，恶疮，呕咳，明目。火熬之良。

疏：蛇蜕，蛇之余性犹存，不以气味为用者。故蛇之性上窜而主风；蜕之用，入肝而辟恶，其性一也。小儿惊痫、瘛疭、癫疾、寒热，蛇痫弄舌摇头，大人五邪，言语僻越，皆肝经为病，邪恶侵犯也。蛇蜕走窜，能引诸药入肝散邪，故主如上等证。善能杀虫，故主肠痔、虫毒、恶疮。邪去木平，故止呕咳，明目。今人亦用以催生、去翳膜者，取其善脱之义也。

主治参互

《肘后方》治小儿头面疮。蛇蜕烧灰，腊猪脂和傅之，并治小儿月蚀。周蜜《齐东野语》云：小儿痘后障翳。蛇蜕一条，烧焙，天花粉五钱，为末。以羊肝破开，夹药缚定，米泔水煮食。屡试辄效，真奇方也。《济生秘览》：治横生、逆生，须臾不救。用蛇蜕一具，蝉蜕十四个，发一握，并烧存性，分二服，酒下。仍以小针刺儿足心，擦盐少许，即顺。并能下胞衣。《产乳方》：妇人吹乳。蛇皮一尺七寸，烧末酒服。《千金方》：诸漏有脓。蛇蜕灰，傅之即虫出。《直指方》：鱼脐疮出水，四畔浮浆。用蛇蜕烧存性，鸡子清和傅。《医方摘要》：耳忽大痛，如有虫在内奔走，或血水流出，或干痛不可忍者。蛇蜕皮烧存性，研细，鹅翎吹入，立愈。

简误

小儿惊痫癫疾，非外邪客忤，而由于肝心虚者，不效。

白颈蚯蚓

味咸，寒、大寒，无毒。主蛇瘕，去三虫，伏尸鬼疰，蛊毒，杀长虫。仍自化作水，疗伤寒伏热狂谬，大腹黄疸。一名土龙。畏葱、盐。

疏：蚯蚓得土中阴水之气，故其味咸寒，无毒大寒。能祛热邪，除大热，故主伏尸鬼疰，乃疗伤寒伏热狂谬。咸主下走，利小便，故治大腹黄疸。诸虫瘕，咸属湿热所成。得咸寒之气，则瘕自消，虫自去，而蛊毒之热亦解矣。昔一道人，治热病发狂，用白颈蚯蚓十数条，同荆芥穗

捣汁，与饮之，得臭汗而解。其为治伤寒伏热狂谬之明验也。

主治参互

《肘后方》：伤寒热结六七日，狂乱见鬼欲走。以大白颈蚯蚓半斤，去泥，用人溺煮汁饮。或生绞汁亦可。《斗门方》：小便不通，因湿而得者。用蚯蚓捣烂，浸水，滤取浓汁半碗，服立通。《胜金方》：耳卒聋闭。蚯蚓入盐，安葱管内，化水点之，立效。《保命集》：瘰疬溃烂流串者。用荆芥根下段煎汤，温洗良久，看疮破紫黑处，以针刺去血，再洗三四次。用韭菜地上蚯蚓一把，五更时收取，炭火上烧红为末。每一匙入乳香、没药、轻粉，各半钱，穿山甲九片，炙为末，麻油调傅之，神效。

简误

蚯蚓，气大寒，能除有余邪热，故伤寒非阳明实热狂躁者，不宜用。温病无壮热，及脾胃素弱者，不宜用。黄疸缘大劳腹胀，属脾肾虚，尸疰因阴虚成劳瘵者，咸在所忌。性复有小毒，被其毒者，以盐水解之。

蜈　蚣

味辛，温，有毒。主鬼疰蛊毒，噉诸蛇鱼毒，杀鬼物老精温疟，去三虫，疗心腹寒热结聚，堕胎，去恶血。赤头足者良。一名蝍蛆，一名天龙。

疏：蜈蚣禀火金之气以生，故其味辛。气温有毒，乃属阳之毒虫。足厥阴经药也。善能制蛇，见大蛇便缘上啖其脑。《淮南子》云：腾蛇游雾，而殆于蝍蛆。正指此也。故《本经》主噉诸蛇虫鱼毒，及去三虫蛊毒也。性复走窜辟邪，所以能疗鬼疰温疟，杀鬼物老精。辛主散结，温主通行，故又治心腹寒热结聚，堕胎去恶血。今世又以之治小儿惊痫风搐，脐风

口噤，与夫瘰疬、便毒、痔漏等证皆用之。

主治参互

金头蜈蚣，得牛角䚡、象牙末、猪悬蹄、刺猬皮、蚛竹屑，能去通肠漏管。《直指方》：癞疮，一名蛇瘴。蛮烟瘴雨之乡多毒蛇气，人有不伏水土风气，而感触之者，数月以还，必发蛇瘴。惟赤足蜈蚣最能伏蛇，为上药，白芷次之。《圣济总录》云：岭南外蛇瘴，一名琐喉瘴，项大肿痛连喉。用赤足蜈蚣一二节，研细，水下即愈。《奇效良方》：天蛇头疮，生手指头上。用蜈蚣一条，烧烟熏，一二次即愈。或为末，猪胆汁调涂之。《济生秘览》：便毒初起。蜈蚣一条，瓦上焙存性，为末，酒调服。《图经》治初生小儿口噤不开，不能乳者。用赤足蜈蚣去足炙，研末，以猪乳二合，调半钱，分三四服，温灌之，效。

简误

蜈蚣性有毒，善走窜。小儿慢惊风口噤不言；大人温疟，非烟岚瘴气所发；心腹积聚，非虫结蛇瘕；便毒成脓将溃，咸在所忌。性畏蛞蝓，不敢过其所行之路，能啮人痛甚，以蛞蝓捣涂之，痛立止。蜈蚣能制龙蛇而反畏蛞蝓、蜘蛛。即《庄子》所谓物畏其天。《阴符经》所谓禽之制在气也。凡使勿用千足虫，真相似，但蜈蚣腰中一段无脚，所以能掬而弹远为异。又云：头上有白肉面并嘴尖可别。若误用，并把着腥臭气，入顶能杀人也。

蛤蚧

味咸，平，有小毒。主久肺劳传尸，杀鬼物邪气，疗咳嗽，下淋沥，通水道。生岭南山谷，及城墙或大树间。身长四五寸，尾与身等，形如大守宫，一雌一雄，常自呼其名曰蛤蚧，最护惜其尾，或见人欲取之，多自啮断其尾，人即不取之。凡采之者，须存其尾，则用之力全故也。

疏：蛤蚧得金水之气，故其味咸气平，有小毒。入手太阴，足少阴经。其主久肺劳传尸、鬼物邪气、咳嗽、淋沥者，皆肺肾为病。劳极则肺肾虚则生热，故外邪易侵，内证兼发也。蛤蚧属阴，能补水之上源，则肺肾皆得所养而劳热咳嗽自除，邪物鬼气自去矣。肺朝百脉，通调水道，下输膀胱。肺气清，故淋沥水道自通也。又顾玠《海槎录》云：广西横州甚多蛤蚧，牝牡上下，相呼累日，情洽乃交，两相抱负，自堕于地。人往捕之亦不知觉，以手分劈，虽死不开。乃用熟槁草细缠，蒸过曝干，售之，炼为房中之药甚效。寻常捕者，不论雌雄，但可为杂药用。

主治参互

寇氏《衍义》：治久嗽不愈，肺积虚热成痈，咳出脓血，晓夕不止，喉中气塞，胸膈噎痛。用蛤蚧、阿胶、鹿角胶、犀角、羚羊角，各二钱半，用河水三升，银石器内文火熬至半升，滤汁。时时仰卧细呷，日一服。

简误

咳嗽由风寒外邪者，不宜用。雷公曰：其毒在眼，须去眼及甲上、尾上、腹上肉毛，以酒浸透，隔两重纸缓焙令干，以瓷器盛，悬屋东角上一夜，用之力可十倍，勿伤尾。

水　蛭

味咸、苦，平、微寒，有毒。主逐恶血，瘀血月闭，破血瘕积聚无子，利水道，又堕胎。俗名马蟥。

疏：水蛭生于溪涧阴湿之处，其味咸苦，气平有大毒。其用与虻虫相似。故仲景方中往往与之并施。咸入血走血，苦泄结，咸苦并行，故治妇人恶血，瘀血月闭，血癥积聚因而无子者。血蓄膀胱则水道不通，血散而膀胱得气化之职，水道不求其利而自利矣。堕胎者，以其有毒善破血也。

主治参互

入抵当汤，治伤寒蓄血下焦，因而发狂。入大黄䗪虫丸，兼治虚劳骨蒸咳嗽，内有干血，皮肤甲错。入鳖甲煎丸，消疟母。以上皆仲景方。《古今录验方》：坠跌打击内伤，神效。水蛭一两，烧令烟出，为末，入麝香一两，每酒服一钱，当下蓄血。未止再服，其效如神。

简误

水蛭、虻虫，皆破逐瘀血、血瘀发病之恶药，而水蛭入腹，煅之若尚存性，尚能变为水蛭，啮人肠脏，非细故也。破瘀消血之药尽多，正足选用，奚必用此难制之物？戒之可也。如犯之，以黄泥作丸吞之，必入泥而出。

斑　猫

味辛，寒，有毒。主寒热，鬼疰蛊毒，鼠瘘，疥癣，恶疮疽，蚀死肌，破石癃血积，伤人肌，堕胎。马刀为之使。畏巴豆、丹参、空青、甘草。

疏：斑猫禀火金相合之气，故其味辛气寒。扁鹊云：有大毒。近人肌肉则溃烂，毒可知矣。入手阳明，手太阳经。性能伤肌肉，蚀死肌，故主鼠瘘、疽疮、疥癣。辛寒能走散下泄，故主破石癃血积，及堕胎也。至于鬼疰蛊毒，必非极辛大毒之药所能疗，此《本经》之误。甄权：主瘰疬，通利水道。以其能追逐肠胃垢腻，复能破结走下窍也。

主治参互

治瘰疬，用肥皂二斤，去核，每服皂一荚，入斑猫四枚，线缚蒸，取出，去斑猫并肥皂皮筋，得净肉十两，入贝母二两，栝楼根、玄参、甘草、薄荷叶各一两五钱，共为末，以肥皂捣如泥，为丸梧子大。每服一钱，白汤吞。服后腹疼，勿虑，此药力追毒之故。治癫犬咬方：用斑猫七个，去头足并翅，酒洗，和湿糯米铜勺内炒，米熟为度，随将二物研成细末，加六一散三两，分作七服，每清晨一服，白汤调下。本人头顶心必有红发二三根，要不时寻觅拔去。《经验方》：内消瘰疬，不拘大人小儿。用斑猫一两，去头足翅，以粟米一升同炒，米焦去米，入薄荷四两，为末，乌鸡子清丸如绿豆大。空心腊茶下三丸，加至五丸，却每日减一丸，减至一丸后，复日增一丸，以消为度。

简误

斑猫，性有大毒，能溃烂人肌肉。惟瘰疬、癫犬咬，或可如法暂施。此物若煅之存性，犹能啮人肠胃，发泡溃烂致死。即前二证，亦不若用米同炒，取气而勿用质为稳。余证必不可饵。切戒！切戒！

田中螺汁

大寒。主目热赤痛，止渴。

疏：田螺，产于水田中，禀水土之阴气，故其汁大寒，味应甘，性无毒。陶隐居以真珠、黄连末纳入，良久取汁点目痛，神效。以其寒能除热也。解一切有余之热，故能止渴及醒酒。

主治参互

丹溪方，治噤口痢疾。用活大田螺二枚，捣烂，入麝香三分，作饼，烘热贴脐间。半日热气下行，即思食矣。甚效。又方：治小便不通，腹胀如鼓。用田螺一枚，盐半匕，生捣，傅脐下一寸三分，即通。《经验方》：大肠脱肛坠下三五寸者。用大田螺二三枚，将净水养去泥，用鸡爪黄连研细末，入靥内，待化成水。以浓茶洗净肛门，将鸡翎蘸水刷之。以软帛托上，自然不再发也。《乾坤生意》：痔漏疼痛，用田螺一个，入龙脑一分在内，取水搽之效。

简误

目病非关风热者，不宜用。

白花蛇

味甘、咸，温，有毒。主中风，湿痹不仁，筋脉拘急，口面㖞斜，半身不遂，骨节疼痛，大风疥癞，及暴风瘙痒，脚弱不能久立。一名褰鼻蛇。白花者良。出蕲州，龙头虎口，黑质白花，目开如生，尾有爪甲，真蕲产也。

疏： 白花蛇，生于土穴阴霾之处，禀幽暗毒厉之气，故其味虽甘咸，性则有大毒也。经曰：风者，百病之长，善行而数变。蛇性走窜，亦善行而无处不到，故能引诸风药至病所，自腑脏而达皮毛也。凡疬风、疥癣、㖞僻、拘急、偏痹不仁、因风所生之证，无不借其力以获瘳。《本经》著其功能，信非虚矣。

主治参互

同苦参、何首乌、威灵仙、鳖虱胡麻、天门冬、百部、豨莶、漆叶、刺蒺藜，治疬风，并遍身顽痹，疥癣。《医垒元戎》驱风膏：治风瘫疬风，遍身疥癣。用白花蛇肉四两，酒润炙干，天麻七钱半，薄荷、荆芥各二钱半，为末，好酒二升，蜜四合，石器熬成膏。每服一盏，温汤服，日三服。急于暖处出汗，十日效。《瑞竹堂经验方》白花蛇酒：治诸风疬癣。用白花蛇一条，酒润，去皮骨取肉，绢袋盛之，蒸糯米一斗，安曲于缸底，置蛇于曲上，以饭安蛇上，用物密盖三七日，取酒，以蛇晒干为末，每服三五分，温酒下，仍以浊酒并糟作饼食之，尤佳。洁古白花蛇散：治大风病。白花蛇、乌梢蛇，

各取净肉二钱酒炙，雄黄二钱，大黄五钱，为末。每服二钱，白汤下，三日一服。

〔附〕乌蛇，即乌梢蛇。气味所主，与白花蛇同。第性善无毒耳。修事亦同，不复载。色黑如漆，尾细有剑脊者良。

简误

白花蛇，性走窜有毒，疬风、疥癣、顽痹等证，诚为要药。然而中风口面㖞斜，半身不遂，定缘阴虚血少内热而发，与得之风湿者殊异，非所宜也，医师宜辨之。头尾并骨俱有大毒，须尽去之。

蜣 螂

味咸，寒，有毒。主小儿惊痫瘛疭，腹胀寒热，大人癫疾狂易音羊，手足端寒，支满，贲豚。

疏： 蜣螂禀阴湿之气以生，故其味咸气寒有毒。入足厥阴，手足阳明经。小儿惊痫瘛疭，腹胀寒热，大人癫疾狂易，皆肝、胃、大肠三经风热壅盛所致。咸寒除三经之邪热，则诸证自瘳。《别录》主手足端寒，支满者，以脾胃主四肢而治中焦。脾气结滞，则血液不能通行灌溉于手足，胃家热壅及大肠结实，则中焦不治而气逆支满，行三经之壅滞，则所苦减除矣。咸能软坚入肾，故又主贲豚也。古今方书以之治一切痔瘘，及疔肿疽疮，出箭镞之用。

主治参互

《本事方》推车散：治大小便、经月不通欲死者。用推车客七个，男用头，女用身；蟋蟀七个，男用身，女用头，新瓦焙，研末。用虎目树南向皮煎汁调服，只一服，立通。一方：大肠脱肛。蜣螂烧存性，为末，入冰片研匀，掺上托之即入。唐氏方：肠漏出水。用蜣螂一枚，阴干，入冰片少许，为细末。纸捻蘸末入孔内，

渐渐生肉，药自退出，即愈。刘涓子方：附骨疽疮。蜣螂七枚，同大麦捣傅。《广利方》：无名恶疮，忽得不识者，用蜣螂杵汁涂之。刘禹锡纂《柳州救三死方》云：元和十一年得疔疮，凡十四日益笃，善药傅之莫救。长庆贾方伯教用蜣螂心，一夕百苦皆已。明年正月，食羊肉又大作，再用如神验。其用蜣螂心，在腹下度取之，其肉稍白是也。贴疮半日许，再易，血尽根出即愈。蜣螂畏羊肉，故食之即发。其法盖出葛洪《肘后方》。杨氏《家藏方》：箭镞入骨不可移者。用巴豆微炒，同蜣螂捣涂，斯须痛定，必微痒，忍之，待极痒不可忍，乃撼动拔之立出。凡诸疮皆可疗也。捣为丸，塞下部，引痔虫出尽，永瘥。

简误

蜣螂有毒，外用易臻厥功。内服非虚人所宜。非不得已，勿轻试。

五 灵 脂

味甘，温，无毒。主疗心腹冷气，小儿五疳，辟疫，治肠风，通利气脉，女子月闭。出北地，此是寒号虫粪也。

疏：寒号虫，畏寒喜暖，故其粪亦温，味甘而无毒。气味俱厚，阴中之阴，降也。入足厥阴，手少阴经。性专行血，故主女子血闭。味甘而温，故疗心腹冷气，及通利气脉也。其主小儿五疳者，以其亦能消化水谷。治肠风者，取其行肠胃之瘀滞也。凡心胸血气刺痛，妇人产后少腹儿枕块诸痛，及痰挟血成窠囊，血凝齿痛诸证，所必须之药。

主治参互

同泽兰、牛膝、益母草、延胡索、牡丹皮、红花、赤芍药、山楂、生地黄，治产后恶露不净，腹中作疼。加桃仁其效更速，勿过剂。同番降香、红曲、川通草、红花、延胡索、韭菜、童便，治胃脘瘀血作痛。同木香、乌药，治周身血气刺痛。《和剂局方》失笑散：治男女老少心痛，腹痛，少腹痛，并少腹疝气，诸药不效者，能行能止；妇人妊娠心痛，及产后心痛，少腹痛，血气痛尤妙。用五灵脂、蒲黄等分，研末。先以醋二杯调末，熬成膏，入水一盏，煎至七分，连药热服。未止再服。一方以醋糊丸，童便酒服。《杨氏产乳方》紫金丸：治产后恶露不快，腰痛，少腹如刺，时作寒热头痛，不思饮食；又治久有瘀血，月水不调，黄瘦不食；亦疗心痛，功与失笑同。以五灵脂，水淘净炒末一两，以好米醋调稀，慢火熬膏，入真蒲黄末，和丸龙眼大。每服一丸，以水与童便各半盏，煎至七八分，温服，少顷再服，恶露即下。血块经闭者，酒磨服之。《图经》：产后血晕不知人事。用五灵脂二两，半生半炒，为末。每服一钱，白水调下。如口噤者，斡开灌之，入喉即愈。丹溪方：产后腹痛。五灵脂、香附、桃仁，等分研末，醋糊丸。服一百丸，白术、牛膝、陈皮汤下。《事林广记》：卒暴心痛。五灵脂炒一钱半，干姜炮三分，为末。热酒服，立愈。《产宝方》：胎衣不下，恶血冲心。用五灵脂半生半炒，研末。生服二钱，温酒下。《百一选方》：瘀血凝结。紫芝丸：用五灵脂水飞，半夏汤泡，等分为末，姜汁浸，蒸饼丸梧子大。每米饮下二十丸。夏子益《奇疾方》：血溃怪病，凡人眼中白珠浑黑，视物殊常，毛发坚直如铁条，能饮食而不语，如醉，名曰血溃。以五灵脂为末，汤服二钱即愈。

简误

五灵脂，其功长于破血行血，故凡瘀血停滞作痛，产后血晕，恶血冲心，少腹儿枕痛，留血经闭，瘀血心胃间作痛，血滞经脉，气不得行，攻刺疼痛等证，在所必用。然而血虚腹痛，血虚经闭，产妇去血过多发晕，心虚有火作痛，病属血虚无瘀滞者，皆所当忌。

蝎

味甘、辛，有毒。疗诸风瘾疹，及中风半身不遂，口眼㖞斜语涩，手足抽掣。形紧小者良。

疏：蝎禀火金之气以生，《本经》：味甘辛有毒。然察其用，应是辛多甘少，气温。入足厥阴经。诸风掉眩，属肝木，风客是经，非辛温走散之性，则不能祛风逐邪，兼引诸风药入达病所也。故大人真中风，小儿急惊风，皆须用之。

主治参互

《全幼心鉴》：小儿脐风。宣风散：治小儿初生断脐后伤风，唇青口撮，出白沫，不乳。用全蝎二十一个，无灰酒涂炙为末，入麝香少许。每用金、银煎汤，调半字服之。《经验方》大人风涎，用蝎一个，头尾全者，以薄荷四叶裹定，火上炙焦，同研为末。作一服，白汤下。小儿惊风分四服，如前服。得胡桃同煅，共研，黄芪、金银花汤下，治横痃不收口。

简误

蝎，风药也。似中风，及小儿慢脾风病属于虚，法咸忌之。

鲮 鲤 甲

微寒。主五邪惊啼悲伤。烧之作灰，以酒或水和方寸匕，疗蚁瘘。

疏：鲮鲤甲，穿山穴居，其性善走，味辛平，气微寒有毒。入足厥阴，兼入手足阳明经。邪魅着人，则惊啼悲伤不已。辛主散，则邪魅去，惊啼悲伤止矣。喜食蚁，又能入大肠，故疗蚁瘘。蚁瘘者，即世人所云漏也。性走能行瘀血，通经络，故又有消痈毒，排脓血，下乳，和伤，发痘等用。

主治参互

鲮鲤甲，俗名穿山甲。土炒，同乳香、没药、番降香、红曲、山楂、川通草、童便，治上部内伤，胸膈间疼痛。同当归、白芷、金银花、连翘、紫花地丁、夏枯草、牛蒡子、乳香、没药、甘草、贝母、皂角刺，治痈肿未溃，资为引导。佐地榆，治便毒。《直指方》：治鼠痔成疮肿痛。用穿山甲尾尖处一两，煅存性，鳖甲酥炙一两，麝香半钱，为末。每服一钱，空心茶下。又方：乳汁不通。涌泉散：用穿山甲炮研末，酒服方寸匕，日二服，外以油梳梳乳，即通。又方：便毒便痈。穿山甲半两，猪苓二钱，并以醋炙研末，酒服二钱。得紫草、生犀角、生地黄，治痘疮毒盛，不得起发，色带干红枯燥者有功。

简误

痈疽已溃，不宜服。痘疮元气不足不能起发者，不宜服。

卷 二 十 三

果 部 三 品

总五十三种，今疏其要者二十种，又木部移入三种。

上品：藕实藕、莲须附　橘柚青皮、核、叶附　大枣　覆盆子　鸡头实

中品：梅实　木瓜　柿　乌芋　枇杷叶　荔枝子　石蜜　甘蔗　沙糖

下品：桃核仁　杏核仁　梨　胡桃海松子　橄榄　龙眼木部移入　赤爪木即山楂，木部移入　樝实木部移入

藕　　实

味甘，平、寒，无毒。主补中养神，益气力，除百疾。久服轻身耐老，不饥延年。

疏：藕实得天地清芳之气，禀土中冲和之味，故味甘气平。《别录》：寒，无毒。入足太阴、阳明，兼入手少阴经。土为万物之母，后天之元气借此以生化者也。母气既和则血气生，神得所养而疾病无由来矣。藕实正禀稼穑之化，乃脾家之果，故主补中养神，益气力，除百疾，及久服轻身耐老，不饥延年也。孟诜：主五脏不足伤中，益十二经脉血气。《大明》主止渴去热，安心，止痢，治腰痛及泄精。多食令人喜。皆资其补益心脾之功也。

主治参互

得川黄连、白芍药、白扁豆、干葛、升麻、红曲、橘红、甘草、滑石、乌梅为丸，治滞下如神。下痢饮食不入，俗名噤口痢，此证大危。用鲜莲肉一两，黄连五钱，人参五钱，水煎浓。细细与呷，服完思食便瘥。同菟丝子、五味子、山茱萸、山药、车前子、肉豆蔻、砂仁、橘红、茨实、人参、补骨脂、巴戟天，治脾肾俱虚，五更泄泻。有肺热者去人参、肉豆蔻。孟诜《食疗》：服食不饥。石莲肉蒸熟去心，为末，炼蜜丸梧子大。日服三十丸。此仙家方也。《普济方》：白浊遗精。石莲肉、龙骨、益智仁等分，为末。每服二钱，空心米饮下。《直指方》：心虚赤浊。莲子六一汤：用石莲肉六两，炙甘草一两，为末。每服一钱，灯心汤下。《丹溪心法》：久痢噤口。石莲肉炒为末，每服二钱，陈仓米汤调下，便觉思食，甚妙。

简误

藕实，脾家果也。甘平无毒，于诸疾并无相连。第生者食之过多，微动冷气胀人。石莲子乃九月经霜后采，坚黑如石者，破房得之，堕水入泥者良。今肆中一种石莲子，状如樝子，其味大苦，产广中，出树上，木实也，不宜入药。

附：藕

《唐本》注：主热渴，散留血，生肌。久服令人心欢。《药性论》云：藕汁，味甘，能消瘀血不散。藕节，捣汁主吐血不止，或口鼻出血。孟诜云：生食之，主霍

乱后虚渴烦闷不能食。其产后忌生冷物，惟藕不同生冷，为能破血故也。蒸食甚补五脏，实下焦。陈藏器云：消食止泄，除烦，解酒毒，及病后热渴。日华子云：止霍乱，开胃消食，除烦止闷，口干渴疾，止怒，令人喜，破产后血闷，捣罯金疮并伤折，止暴痛。

疏：藕禀土气以生，其味甘，生寒熟温。入心、脾、胃三经。生者甘寒，能凉血止血，除热清胃，故主消散瘀血，吐血，口鼻出血，产后血闷，闷金疮伤折，及止热渴，霍乱烦闷，解酒等功。熟者甘温，能健脾开胃，益血补心，故主补五脏，实下焦，消食止泄，生肌，及久服令人心欢止怒也。本生于污泥之中，而体至洁白，味甚甘脆，孔窍玲珑，丝纶内隐，疗血止渴，补益心脾，真水果中之嘉品也。又能解蟹毒。

〔附〕莲蕊须，一名佛座须。味甘涩，气温。《本经》不收，而古方固真补益方中，往往用之。详其主治，乃是足少阴经药，亦能通手少阴经。能清心入肾，固精气，乌须发，止吐血，疗滑泄。同黄柏、砂仁、沙苑蒺藜、鱼胶、五味子、覆盆子、生甘草、牡蛎，作丸。治梦遗精滑，最良。

橘　皮

味辛，温，无毒。主胸中瘕热逆气，利水谷，下气止呕咳，除膀胱留热停水，五淋，利小便，主脾不能消谷，气冲胸中，吐逆霍乱，止泄，去寸白。久服去臭，下气通神，轻身长年。按：橘、柚实两种，《本经》作一条，盖传误也。今改正。

疏：橘皮花开于夏，成实于秋，得火气少，金气多，故味辛苦，气温无毒。味薄气厚，降多升少，阳中之阴也。入手足太阴，足阳明经。其主胸中瘕热逆气，气冲胸中呕咳者，以肺主气，气常则顺，气变则逆，逆则热聚于胸中而成瘕。瘕者，假也。如痞满郁闷之类也。辛能散，苦能泄，温能通行，则逆气下，呕咳止，胸中瘕热消矣。脾为运动磨物之脏，气滞则不能消化水谷，为吐逆霍乱，泄泻等证。苦温能燥脾家之湿，使滞气运行，诸证自瘳矣。肺为水之上源，源竭则下流不利，热结膀胱。肺得所养而津液贯输，气化运动，故膀胱留热停水，五淋皆通也。去臭及寸白者，辛能散邪，苦能杀虫也。通神轻身长年者，利脾肺之极功也。

主治参互

橘皮，留白，补脾胃和中；去白，消痰理肺气。同白术则补脾，同甘草则补肺，同补气药则益气，同泄气药则破气，同消痰药则能去痰，同消食药则能化食，各从其类以为用也。同人参、何首乌、桂枝、当归、姜皮，治三日疟寒多。得白豆蔻、生姜、藿香、半夏，治胃家有寒痰，或偶感寒气，伤冷食，呕吐不止。同人参、白术、白茯苓、甘草、山药、白豆蔻、藿香、麦芽、山楂、白扁豆，治脾胃虚，饮食不化，或不欲食，食亦无味。同苏子、贝母、枇杷叶、麦门冬、桑根白皮、沙参、栝楼根、五味子、百部，治上气咳嗽，能消痰下气。同枳壳、乌药、木香、草豆蔻、槟榔，治气实人暴气壅胀。凡苍术、厚朴、甘草，为平胃散，治胸中胀满。入二陈汤，治脾胃湿痰及寒痰痰饮。仲景方：橘皮汤，治男女伤寒，及一切杂病呕哕，手足逆冷者。用橘皮四两，生姜一两，水二升，煎一升，徐徐呷之即止。《百一选方》：霍乱吐泻，但有一点胃气存者，服之即生。广陈皮去白五钱，真藿香五钱，水二盏，煎一盏，时时温服。《食疗》治脚气冲心，或心下结硬，腹中虚冷。陈皮一斤和杏仁五两去皮尖熬，少许蜜捣和，丸如梧桐子大，每日食前米饮下三十丸。《普济方》：大肠闭塞。陈皮连白，酒煮焙干，研末。每服二钱，米饮下。《适用方》：脾寒诸疟，不拘老少孕妇，只两服便止。真橘皮去白切，生姜自然汁浸过一指，银石器内重汤煮干，焙，研末。每服三钱，用隔年青州枣十个，去核，水一盏，煎半盏，发前服，以枣下之。张氏方：妇人乳痈，未成者即散，已成者即溃，痛极者不痛，神验不可言。用真橘皮汤浸去白，晒干，面炒微黄，为末。每服二钱，麝香调酒下，初发一服见效。

简误

橘皮味辛气温，能耗散真气。中气虚，气不归元者，忌与耗气药同用。胃虚有火呕吐，不宜与温热香燥药同用。阴虚咳嗽生痰，不宜与半夏、南星等同用。疟非寒甚者，亦勿施。

附：青橘 即青皮

主气滞，下食，破积结及膈气。

疏：青皮古方无用者，至宋时医家始用之。其色青，其味极苦而辛，其气温而无毒。气味俱厚，沉而降，阴也。入足厥阴、少阳。苦泄，辛散，性复刻削，所以主气滞，下食，破结积及膈气也。元素：破坚癖，散滞气，治左胁肝经积气。亦此意耳。

主治参互

青皮同人参、鳖甲，能消疟母。同枳壳、肉桂、川芎，治左胁痛。同人参、白术、三棱、蓬莪、阿魏、矾红、山楂、红曲、木香，消痞癖气块，及一切肉食坚积。

简误

青皮性最酷烈，削坚破滞是其所长。然误服之，立损人真气，为害不浅。凡欲使用，必与人参、术、芍药等补脾药同用，庶免遗患，必不可单行也。肝脾气虚者，概勿施用。

〔附〕橘核，主腰痛，膀胱气，肾冷。炒去壳，酒服良。

〔按〕橘核出日华子，其味苦温而下气，所以能入肾与膀胱，除因寒所生之病也。疝气方中多用。

〔附〕橘叶，古今方书不载。能散阳明、厥阴经滞气，妇人妒乳、内外吹、乳岩、乳痈用之皆效。以诸证皆二经所生之病也。

大　枣

味甘，平，无毒。主心腹邪气，安中养脾，助十二经，平胃气，通九窍，补少气、少津液、身中不足，大惊，四肢重，和百药，补中益气强力，除烦闷，疗心下悬，肠澼。久服轻身延年，不饥神仙。

疏：大枣纯得土之冲气，兼感天之微阳以生。《本经》：味甘，气平，无毒。东垣、孟诜言：温。气味俱厚，阳也。入足太阴、阳明经。经曰：里不足者，以甘补之。又曰：形不足者，温之以气。甘能补中，温能益气，甘温能补脾胃而生津液，则十二经脉自通，九窍利，四肢和也。正气足则神自安，故主心腹邪气，及大惊。中得缓则烦闷除，故疗心下悬急，及少气。脾得补则气力强，肠胃清，故主身中不足及肠澼。甘能解毒，故主和百药。脾胃足，气血充，后天生气借此而盈溢，故久服轻身长年，不饥神仙也。然亦指辟谷修炼者言之，非恒人所能耳。

主治参互

大枣甘温，能和阴阳，调营卫，生津液。凡邪在营卫者，辛甘以解之，故仲景桂枝汤，用姜、枣以和营卫，助脾胃，生津液，令出汗也。仲景治伤寒水饮胁痛，咳而干呕者，有十枣汤，取其益土胜水也。又方：发汗后，小便利，其人脐下悸，欲作奔豚者，茯苓桂枝甘草大枣汤主之。茯苓能伐肾邪，桂枝泄奔豚，甘草、大枣之甘，滋助脾土，以平肾气。许叔微《本事方》治妇人脏躁，悲伤欲哭，象若神凭，数欠者。大枣汤：大枣十枚，小麦一升，甘草二两，每服一两，水煎服之。

简误

枣虽能补脾胃，益气。然而味过于甘，中满者忌之。小儿疳病不宜食，齿痛及患痰热者不宜食，生者尤不利人，多食致寒热。

覆 盆 子

味甘，平，无毒。主益气轻身，令发不白。

疏：覆盆子得木气而生，《本经》：味甘，气平，无毒。甄权：微热，宗奭：酸甘，深得其义。入足少阴肾经。其主益气者，言益精气也。肾藏精，肾纳气，精气充足则身自轻，发不白也。苏恭：立补虚续绝，强阴健阳，悦泽肌肤，安和脏腑。甄权：主男子肾精虚极，阴痿。女子食之有子。《大明》：主安五脏，益颜色，养精神，长发，强志。皆取其益肾添精，甘酸收敛之义耳。

主治参互

同黄柏、沙苑蒺藜、莲须、五味子、砂仁、鱼胶、山茱萸，治梦遗泄精。同车前子、五味子、菟丝子、蒺藜子，为五子衍宗丸。治男子精气亏乏，中年无子；加入巴戟天、腽肭脐、补骨脂、鹿茸、白胶、山茱萸、肉苁蓉，治阳虚阴痿，临房不举，或精寒精薄。

简误

强阳不倒者忌之。

鸡 头 实

味甘，平，无毒。主湿痹，腰脊膝痛，补中，除暴疾，益精气，强志，令耳目聪明。久服轻身不饥，耐老神仙。一名芡。

疏：鸡头实禀水土之气以生，故味甘，气平，无毒。入足太阴、少阴。补脾胃，固精气之药也。脾主四肢，足居于下，多为湿所侵，以致腰脊膝痛而成痹。脾气得补，则湿自不容留，前证皆除矣。脾主中州，益脾故能补中。肾藏精与志，入肾故主益精强志。暴病多属火，得水土之阴者能抑火，故主除暴疾也。精气足，脾胃健，则久服耳目聪明，轻身不饥，耐老神仙所自来矣。

简误

君山药、白茯苓、白术、人参、莲肉、薏苡仁、白扁豆，为补脾胃要药。一味捣末熬，金樱子煎，和丸。服之补下元益人，谓之水陆丹。《经验方》鸡头粥：法用鸡头实三合，煮熟去壳，粳米一合煮粥，日日空心食。能益精气，强志意，利耳目。《永类钤方》四精丸：治思虑色欲过度，损伤精气，小便数，遗精。用秋石、白茯苓、芡实、莲肉各二两，为末，蒸枣和丸梧子大。每服三十丸，空心盐汤送下。

简误

芡实生食味涩，动风冷气，小儿不宜多食，以其难消化也。

梅 实

味酸，平，无毒。主下气，除热烦满，安心，止肢体痛，偏枯不仁，死肌，去青黑痣，恶疾，止下痢，好唾口干。

疏：梅实，即今之乌梅也。梅得木气之全，故其味最酸，所谓曲直作酸是也。

经曰：热伤气。邪客于胸中，则气上逆而烦满，心为之不安。乌梅味酸，能敛浮热，能吸气归元，故主下气，除热烦满，及安心也。下痢者，大肠虚脱也。好唾口干者，虚火上炎，津液不足也。酸能敛虚火，化津液，固肠脱，所以主之也。其主腰体痛，偏枯不仁者，盖因湿气侵于经络，则筋脉弛纵，或疼痛不仁。肝主筋，酸入肝而养筋，肝得所养，则骨正筋柔，机关通利，而前证除矣。其主去死肌，青黑痣，恶肉者，白梅之功也。白梅味咸，咸能软坚故也。又能消痰，醒睡，止霍乱，解酒毒。弘景云：生梅、乌梅、白梅功用大约相似，第乌梅较良，资用更多。

主治参互

乌梅同川黄连、白芍药、滑石、甘草、莲肉、白扁豆、葛根、升麻、红曲、橘红作丸，治滞下如神。一味作汤代茶饮，治火炎头痛。仲景乌梅丸：治蛔厥，蛔上入膈，故烦，须臾复止，得食而呕，又烦者，蛔闻食即出故耳。用乌梅三百个，细辛、附子、人参、桔梗、黄柏各六两，当归、蜀椒各四两，黄连一斤，干姜十两，捣乌梅肉和丸桐子大。先食饮服十丸，日三服。《刘涓子鬼遗方》：蚀恶疮努肉。用乌梅肉烧为灰，傅上，恶肉立尽。《圣惠方》：赤痢腹痛。乌梅肉、黄连各四两，炼蜜丸梧子大。每米饮下二十丸，日三服。《图经本草》治劳疟。用乌梅十四枚，豆豉二合，甘草三寸，生姜一块，以童便二升，煎去一半，温服即止。治暑气霍乱。白梅一个，和仁捣碎，入丝瓜叶一叶，或扁豆叶，再捣烂，用新汲水调，灌下即释。

简误

《素问》云：味过于酸，肝气以津。又云：酸走筋，筋病无多食酸。以肝主筋，性喜升发，酸味敛束，是违其性之所喜也。梅实过酸，不宜多食。齿痛及病当发散者，咸忌之。

木 瓜 实

味酸，温，无毒。主湿痹脚气，霍乱大吐下，转筋不止。

疏：木瓜实得春生之气，禀曲直之化，故其味酸，气温无毒。气薄味厚，降多于升，阳中阴也。入足太阴、阳明，兼入足厥阴。其主湿痹脚气者，以脾主四肢，又主肌肉，性恶湿而喜燥。湿侵肌肉，则为湿痹；伤足络则成脚气。木瓜温能通肌肉之滞，酸能敛濡满之湿，则脚气、湿痹自除也。霍乱大吐下，转筋不止者，脾胃病也。夏月暑湿饮食之邪伤于脾胃，则挥霍撩乱，上吐下泻，甚则肝木乘脾而筋为之转也。酸温能和脾胃，固虚脱，兼之入肝而养筋，所以能疗肝脾所生之病也。藏器治脚气冲心，强筋骨，下冷气，止呕逆。《大明》主吐泻，水肿，心腹痛。好古治腹胀善噫，心下烦痞。无非取其去湿和胃，滋脾益肺，利筋骨，调荣卫，通行收敛，有并行不悖之功也。

主治参互

得白扁豆、藿香、白茯苓、橘皮、白梅、人参、白术、甘草、砂仁、香薷，治伤暑霍乱，吐泻不止；加入石斛、鸡舌香，治转筋。同当归、石斛、牛膝、续断、芍药、橘皮，治血虚转筋。同薏苡仁、术、茯苓、五加皮、石斛、草薢、黄柏，治湿热脚气。同人参、白茯苓、麦门冬、藿香、白豆蔻、竹茹、枇杷叶，治胃虚呕吐。一味末之，白汤吞三钱，日五服，治杨梅结毒有效。入六和汤，治暑月霍乱。《圣惠方》治霍乱转筋。木瓜一两，酒一升，煎服。不饮酒者，煎汤服。仍煎汤浸青布裹其足。《御药院方》四蒸木瓜丸：治肝肾脾三经气虚，为风寒暑湿相搏，流注经络。凡遇时令不和，七情怫郁，必致发动，或肿满，或顽痹，憎寒壮热，呕吐自汗，霍乱吐利。用宣州大木瓜四个，切盖剜空听用。一个入黄芪、续断末各半两于内，一个入苍术、橘皮末各半两于内，一个入乌药、黄松节末各半两于内（黄松节即茯神心中木也），一个入威灵仙、苦葶苈末各半两于内。以原盖盖好拴定，用酒浸透，入甑内蒸熟，晒干，再浸蒸，如此三度，捣末，以榆皮末、水和糊，丸如梧子大。每服五十丸，温酒、盐汤任下。《医林集要》：翻花痔疮。木瓜为末，以鳝鱼身上涎调，贴之，以纸护住。

简误

下部腰膝无力，由于精血虚，真阴不足者，不宜用。伤食，脾胃未虚，积滞多者，不宜用。入药忌犯铁器。

柿

味甘，寒，无毒。主通鼻耳气，肠澼不足。

疏：柿禀地中之阴气以生，故味甘，气寒，无毒。入手、足太阴经。鼻者，肺之窍也。耳者，肾之窍也。金水二脏最忌火热，二脏有火上炎，则外窍闭而不通。得甘寒之气，俾火热下行，窍自清利矣。肺与大肠为表里，湿热伤血分，则为肠澼不足。甘能益血，寒能除热，脏气清而腑病亦除也。

干柿：寒气稍减，能厚肠胃，补不足，润肺止渴，功同于前。

柿霜：清心肺间热，生津止渴，化痰宁嗽，治喉舌口疮。总之其功长于清肃上焦火邪，兼能益脾开胃，故三者所主虽不同，而其源皆归于一义也。

主治参互

柿霜得桑根白皮、百部、天麦门冬、沙参、贝母、苏子、枇杷叶、橘红、栝楼根，作丸噙化，治肺经有火，咳嗽生痰。

简误

柿性寒，肺经无火，因客风寒作嗽者，忌之。冷痢滑泄，肠胃虚脱者，忌之。脾家素有寒积，及风寒腹痛，感寒呕吐者，皆不得服。不宜与蟹同食，令人腹痛作泻。

乌芋

味苦、甘，微寒，无毒。主消渴痹热，温中益气。一或荸荠。

疏：乌芋，禀土金之气以生。《本经》：味苦、甘，气微寒，无毒。然详其用，味应有辛。辛能散，苦能泄，故主痹热。甘寒能除热而生津，故主消渴。热去则气自益，气益则中自温，自然之道也。孟诜：主下丹石，消黄疸，除胸中实热气。汪机：主疗五种膈气，消宿食，治误吞铜物。及今人治腹胀下血等，皆取其辛寒消散除热之功也。

主治参互

乌芋去皮，填入雄猪肚内，线缝，砂器煮糜食之，勿入盐，治腹满胀大。善毁铜，铜器中煮之即烊。误吞铜物，以乌芋合胡桃食一二斤许，即消。一味晒干，为末服，能辟蛊毒。《神秘方》：大便下血。荸荠捣汁大半钟，入酒少许，温服，三日见效。

简误

孟诜云：乌芋性冷，先有冷气人不可食。多食令人患脚气。又孕妇忌之。

枇杷叶

味苦，平，无毒。主卒哕不止，下气。

疏：枇杷叶禀天地清寒之气，四时不凋，其味苦，气平，平即凉也，无毒。入手太阴，足阳明经。气薄味厚，阳中之阴，降也。经曰：诸逆冲上，皆属于火。火气上炎，则为卒哕不止。哕者，哕也，其声浊恶而长。经曰：树枯者叶落，病深者声哕。病者见此，是为危证。枇杷叶性凉，善下气，气下则火不上升，而胃自安，故卒哕止也。其治呕吐不止，妇人产后口干，男子消渴，肺热咳嗽，喘息气急，脚气上冲，皆取其下气之功。气下则火降痰顺，而呕者不呕，渴者不渴，咳者不咳，冲逆者不冲逆矣。又治妇人发热咳嗽，经事先期，佐补阴清热之药，服之可使经期正而受孕。

主治参互

同生地黄、麦门冬、白芍药、炙甘草、枸杞子、桑根白皮、童便、茅根、天门冬、苏子、五味子、栝楼根，治阴虚咳嗽吐血。入噙化丸，治肺热咳嗽。同竹茹、木瓜、芦根汁、石斛、麦门冬、人参、白茯苓，治胃热呕吐；加童便、人乳、竹沥、苏子、白芍药、蔗浆，治噎膈反胃。同白芍药、生地黄、青蒿子、五味子、黄柏、阿胶、枸杞子、杜仲、牡丹皮、鳖甲作丸，治妇人经行先期，发热无孕。同人参、白芍药、茯苓、竹茹、橘红、苏子、麦门冬、木瓜，治妊娠恶阻。同栝楼根、天门冬、枸杞子、五味子、石斛、白芍药、黄连、甘草、芦根汁、童便、竹叶，治消渴。庞安常方：温病发哕，因饮水多者。枇杷叶去毛炙香，茅根各半斤，水四升，煎二升，稍稍饮之。《圣惠方》：衄血不止。枇杷叶去毛，焙研末。茶服一二钱，日二服。

简误

胃寒呕吐，及肺感风寒咳嗽者，法并忌之。

荔 枝 子

味甘，平，无毒。止渴，益人颜色。

疏：荔枝子，南方果也。感天之阳气，得地之甘味。《本经》虽云：平，而其气实温也。鲜时味极甘美，多津液，故能止渴。甘温益血，助荣卫，故能益人颜色也。多食令人发热，或衄血、齿痛者，以其生于炎方，熟于夏月，故善助火发热耳。

入药甚稀，无"主治"、"简误"。

核：味甘，温。主心痛，小肠气痛，癞疝，妇人血气刺痛。以一枚煨存性，研末，酒调服。盖其气温而通行，入肝者，散滞气，辟寒邪，所以能疗如上诸证也。

主治参互

荔枝核同牛膝、补骨脂、延胡索、合欢子、茴香、木瓜、杜仲、橘核、草薢，治疝气。虚热者加黄柏，虚寒加桂。孙氏方：治疝气癞肿。荔枝核（炒黑色），大茴香（炒）等分，为末。每服一钱，温酒下。又方：肾肿如斗。荔枝核、青橘皮、茴香等分，各炒研。酒服二钱，日三。

除疝气外无他用，故不著"简误"。

石　　蜜乳糖也

味甘，寒，无毒。主心腹热胀，口干渴，性冷利。

疏：石蜜乃煎甘蔗汁曝之，凝如石，而体甚轻，今之白沙糖也。其味甘，其气寒，其用在脾，故主心腹热胀。甘寒能除热生津液，故止口干渴，及咳嗽生痰也。多食亦能害脾，以其味太甘耳。

甘　　蔗

味甘，平，无毒。主下气，和中，助脾气，利大肠。

疏：甘蔗禀地中之冲气，故味甘气平无毒。日华子云：冷。气薄味厚，阳中之阴，降也。入手足太阴、足阳明经。甘为稼穑之化，其味先入脾，故能助脾气。脾主中州，故主和中。甘寒除热润燥，故主下气，利大肠也。《大明》为其消痰止渴，除心胸烦热，解酒毒。今人用以治噎膈反胃呕吐，大便燥结。皆取其除热生津润燥之功耳。

主治参互

蔗浆一味单服，能润大便，下燥结。同芦根汁、梨汁、藕汁、人乳、童便、竹沥，和匀。时时饮之，治胃脘干枯，噎食呕吐。《梅师方》：反胃吐食。蔗浆七升，姜汁半升，和匀，日日细呷。

简误

甘蔗，世人皆以其性热，不敢多食。不知乃是甘寒之物，能泻火热，润枯燥。唐王摩诘"樱桃诗"云：饱食不须愁内热，大官还有蔗浆寒。可为证矣。惟胃寒呕吐，中满滑泄者，忌之。

沙　糖

味甘，寒，无毒。功用与石蜜同，而冷利过之。

疏：沙糖，蔗汁之清而煎炼至紫黑色者。《本经》虽云与石蜜同功，然而不逮石蜜多矣。既经煎炼之久，则未免有湿热之气，故多食损齿生虫，发疳胀满，令人心痛等害。与鲫鱼同食成疳虫，与葵同食生流澼，与笋同食不消成癥，身重不能行。今医家用作汤，下小儿丸散；殊为未当。

桃　核　仁

味苦、甘，平，无毒。主瘀血血闭，瘕，邪气，杀小虫，止咳逆上气，消心下坚，除卒暴击血，破癥瘕，通月水，止痛。

疏：桃核仁禀地二之气，兼得天五之气以生，故其味苦重甘微，气平无毒。思邈言：辛，孟诜言：温。皆有之矣。气薄

味厚，阳中之阴，降也。入手、足厥阴经。夫血者，阴也，有形者也。周流乎一身者也。一有凝滞，则为癥瘕，瘀血血闭，或妇人月水不通，或击扑伤损积血，及心下宿血坚痛，皆从足厥阴受病，以其为藏血之脏也。苦能泄滞，辛能散结，甘温通行而缓肝，故主如上等证也。心下宿血去则气自下，咳逆自止。桃为五木之精，能镇辟不祥，故主邪气。味苦而辛，故又能杀小虫也。

主治参互

仲景桃仁承气汤：治伤寒湿热在内，小便利而大便黑，为蓄血。用桃仁五十粒，桂枝二两，大黄四两，芒硝二两，甘草一两，以水七升，煮取二升半，去滓，纳芒硝，更上火微沸，空心温服五合，日三，当微利。入抵挡汤，治太阳病六七日，表证仍在，脉微而沉，反不结胸，其人如狂者，以热结在下焦，少腹当硬满，小便自利，下血乃愈。用桃仁二十粒，水蛭三十个熬，虻虫三十个去翅足熬，大黄三两酒浸，以水五升，煮取三升，温服一升，不下再服。同当归、芍药、泽兰、延胡索、苏木、五灵脂、红花、牛膝、生地黄、益母草，治产后瘀血，结块作痛，并治壮盛妇人经闭不通。同当归、麻仁、地黄、麦门冬、芍药、黄芩、肉苁蓉、甘草，治大肠血燥，便结不通。同番降香、川通草、山楂、穿山甲、乳香、没药、红花、续断、当归，治上部内伤，瘀血作痛。《圣济总录》：大便不快，里急后重。用桃仁三两去皮，以吴茱萸二两，食盐一两，同炒熟，去二物，每嚼桃仁五七粒，效。兼可预辟瘴疠。《删繁方》：妇人难产，数日不出。桃仁一个劈开，用朱砂书一片"可"字，一片"出"字，吞之即生。《肘后方》：妇人阴痒。桃仁杵烂，绵裹塞之。杏仁亦可用。

简误

桃仁性善破血。凡血结、血秘、血燥、瘀血、留血、蓄血、血痛、血瘕等证，用之立通。第散而不收，泻而无补，过用之及用之不得其当，能使血下不止，损伤真阴，为害非细。故凡经闭不通由于血虚，而不由于留血结块，大便不通由于津液不足，而不由于血燥闭结，法并忌之。

附：桃枭

味苦微温。主杀百鬼精物，疗中恶腹痛，杀精物五毒不祥。一名桃奴。

疏：桃枭是桃实着树经冬不落者，正月采之。桃为五木之精，仙木也。最能辟邪。今道家禁咒镇魔之术，犹有用桃木者。《本经》以桃枭主杀诸精鬼不祥，亦此意耳。况着于树上最久，得气尤全，苦温之性，又能通滞散邪者乎，治血之功，与桃仁同。

主治参互

桃枭煅存性，同棕皮灰、蒲黄、朱砂、京墨，为末，临卧以童便调服三钱，小便解色渐淡为度。治内伤吐血神效。同番降香、辰砂，治鬼击吐血。《圣惠方》：伏梁结气在心下不散。桃奴三两为末，空心温酒下，每服二钱。

"简误"用桃仁。

杏核仁

味甘、苦，温，冷利，有毒。主咳逆上气雷鸣，喉痹，下气，产乳金疮，寒心，贲豚，惊痫，心下烦热，风气去来，时行头痛，解肌，消心下急，杀狗毒。

疏：杏核仁禀春温之气，而兼火土之化以生。《本经》：味甘，气温。《别录》加苦，有毒。其言冷利者，以其性润利下行之故，非真冷也。气薄味厚，阴中微阳，降也。入手太阴经。太阴为清肃之脏，邪客之则咳逆上气。火炎乘金，则为喉痹。杏仁润利而下行，苦温而散滞，则咳逆上气、喉痹俱除矣。其主心下烦热者，邪热客于心肺之分也。风气去来，时行头痛者，肺主皮毛，风邪自外而入也。温能解肌，苦能泄热，故仲景麻黄汤中用之，亦取其有发散之功也。主产乳、金疮者，亦指为风寒所乘者言之。消心下急者，以其润利而下气也。心寒贲豚者，心虚而肾邪凌之也。惊痫者，痰热盛也。雷鸣者，大肠不和也。总之，取其下气消痰，温散甘和，苦泄润利之功也。

主治参互

同桑根白皮、前胡、薄荷、桔梗、苏子、贝母、甘草、五味子、橘红、紫菀，治风寒入肺，咳嗽生痰。入麻黄汤，治太阳病无汗，恶寒，喘急。《千金方》：咳逆上气。以杏仁三升去皮尖，炒黄研膏，入蜜一合，杵熟。每食前含之，咽汁。《梅师方》：食狗肉不消，心下坚胀，口干，发热妄语。杏仁一升去皮尖，水三升，煎减半，取汁分三服效。

简误

杏仁性温，散肺经风寒滞气殊效。第阴虚咳嗽，肺家有虚热、热痰者忌之。风寒外邪，非壅逆肺分，喘急息促者，不得用。产乳、金疮无风寒击袭者，不得用。惊痫，喉痹，亦非必须之药。用者详之。双仁者能杀人。《本经》言有毒，盖指此耳。

梨

味甘、微酸，寒。多食令人寒中，金疮，乳妇尤不可食。

疏：梨成于秋，花实皆白，其得西方之阴气者乎！味甘微酸，气寒无毒。入手太阴，兼入足阳明经。《别录》著梨，止言其害，不叙其功。陶隐居言梨不入药。盖古人论病，多主于风寒外邪，以温热为补，药多桂、附。凡冷利之物，辄而不用也。不知时运迭降，禀受递殊。今时之人，火病、热病、痰病，往往皆是。梨能润肺消痰，降火除热，故苏恭：主热嗽，止渴，贴汤火伤，治客热，中风不语，伤寒寒热，解丹石热气，惊邪，利大小便。《大明》主贼风，心烦，气喘，热狂。孟诜：主胸中痞塞热结等，诚不可阙者也。《本经》言：多食令人寒中者，以其过于冷利也。乳妇，金疮不可食者，以血得寒则凝而成瘀为病也。凡人有痛处，脉数无力，或发渴，此痈疽将成之候，惟昼夜食梨，可转重为轻。膏粱之家，厚味醇酒，纵恣无节，必多痰火卒中、痈疽之病。数食梨，可变危为安。功难尽述。

主治参互

梨汁，同霞天膏、竹沥、童便，治中风痰热。同人乳、蔗浆、芦根汁、童便、竹沥，治血液衰少，渐成噎膈。《普济方》：消渴饮水。用香水梨，或鹅梨、雪梨皆可，取汁以蜜和熬成膏，瓶收。不时白汤调服一二匙。崔元亮《海上方》：卒得咳嗽。用上好梨去核，捣汁一碗，入椒四十粒，煎一沸，去滓，纳黑饧一大两，消讫，细细含咽立定。《食疗本草》：暗风失音。捣梨汁一盏饮之，日再服。《圣惠方》：小儿风热，昏懵躁闷，不能食。用消梨三枚切破，以水二升，煮取汁一升，入粳米一合，煮粥食之。治小儿内热，痰壅喉间吐不出，或因惊热生痰，或因风热生痰。取梨汁时时与之，加牛黄分许，神效。《图经》：赤目胬肉，日夜痛者。取好梨一颗捣绞汁，以黄连切片一钱浸汁内，取汁，仰卧点之。《圣济总录》：反胃转食，药物不下。用大雪梨一个，以丁香十五粒，刺入梨内，湿纸包四五重，煨熟，去丁香，食之。

简误

肺寒咳嗽，脾家泄泻，腹痛冷积，寒痰痰饮，妇人产后，小儿痘后，胃冷呕吐，及西北真中风证，法咸忌之。

橄　榄

味酸、甘，温，无毒。主消酒，疗鳜鲌毒。

疏： 橄榄，《本经》：味酸、甘。今尝之先涩而后甘。得土中之阳气，气温无毒。肺家果也。能生津液，酒后嚼之不渴，故主消酒。甘能解毒，故疗鳜鲌毒也。马志云：鳜鲌即河豚也。人误食此鱼肝及子，必迷闷至死。惟橄榄磨汁煮取之，必解。其木作楫，拨着鱼皆浮出，故知物有相畏如此，不特味甘解毒之义也。

主治参互

食诸鱼被鲠，用橄榄嚼汁咽之。无橄榄时，即觅核研末，急流水调服，亦效。手抓碎成疮，用橄榄磨浓汁涂之，能灭瘢痕。《直指方》：肠风下血。橄榄烧存性，研末。每服二钱，陈米饮调下。《乾坤生意》：耳足冻疮。橄榄核烧研，油调涂之。

胡　桃

味甘，平，无毒。食之令人肥健，润肌，黑发。取瓤烧令黑末，断烟，和松脂研傅瘰疬疮。又和胡粉为泥。拔白须发，以纳孔中，其毛皆黑。多食利小便，能脱人眉，动风故也。去五痔。外青皮染髭。

疏： 胡桃禀火土之气以生。《本经》虽云甘平，然其气多热而性润，益血脉，补命门之药也。血不充，则消瘦、肌肤不泽、及须发易白，益血故令人肥健，润肌，黑须发也。多食利小便者，以其能入肾固精，令水窍常通也。傅瘰疬者，甘热能解毒散结。去五痔，取其润肠除湿之功也。能脱人眉者，热极则生风，风甚则万物摇落之象也。青皮性涩，故能染髭。

主治参互

一味勿去黄皮，空腹食之，最能固精。同补骨脂、蒺藜、莲须、鹿茸、麦门冬、巴戟天、覆盆子、山茱萸、五味子、鱼胶，益命门，种子，最效。入青娥丸，能黑须发，补右肾，方见补骨脂条。《御药院方》胡桃丸：益血补髓，强筋壮骨，延年明目，悦心润肌，能除百病。用胡桃肉四两捣膏，入补骨脂、杜仲、萆薢末各四两，杵匀丸梧子大。每空心温酒、盐汤任下五十丸。《普济方》：产后气喘。胡桃肉、人参各二钱，水一盏，煎七分，顿服。李楼方：误吞铜钱。多食胡桃，自化出也。《圣惠方》：揩齿乌须。胡桃仁烧过，贝母等分，为散，日日用之。《圣济总录》：血崩不止。胡桃肉十五枚，烧存性，研作一服，空心温酒调下，神效。子和《儒门事亲》：便毒初起。用胡桃七个，烧研，酒服，不过三服效。杨试《经验方》：鱼口便毒。端五日午时，取树上青胡桃，筐内阴干，临时全烧为末，酒服。少行一二次，有脓自大便出，无脓即消，二三服平。上二方，应加全蝎、穿山甲尤妙。《图经本草》：压扑损伤。胡桃肉捣，和温酒顿服，便瘥。

简误

胡桃，前人多言其有害不可食。孙思邈云：多食动痰饮，令人恶心吐水。苏颂云：性热不可多食。马志云：多食动风，脱人眉。同酒食，多令人咯血。汪[①]颖曰：多食生痰动肾火。然而近世医方用治痰气喘嗽，和伤，补命门，润血脉、大肠，及疗风诸病，而酒家往往以之佐酒，则多食吐水，咯血，脱眉，动火之说，亦未尽然也。但性本热，惟虚寒者宜之。如肺家有痰热，命门火炽，阴虚吐衄等证，

皆不得施。

海松子

味甘，小温，无毒。主骨节风，头眩，去死肌，发白，散水气，润五脏，不饥。生新罗。

疏： 海松子气味香美甘温，甘温助阳气而通经，则骨节中风，水气，及因风头眩、死肌自除矣。气温属阳，味甘补血，血气充足，则五脏自润，发白，不饥所由来矣。仙方服食。多饵此物，故能延年轻身不老也。

龙　眼

味甘，平，无毒。主五脏邪气，安志厌食，除虫去毒。久服强魂，聪明，轻身不老，通神明。自木部移入。

疏： 龙眼禀稼穑之化，故其味甘，气平，无毒。入足太阴，手少阴经。少阴为君主之官，藏神而主血。甘能益血补心，则君主强，神明通，五脏邪气俱除矣。甘味补脾，脾得补则食自寡而饫，心得补则火下降而坎离交，故能安志。肝藏魄，主纳血，心家血满，则肝有所受而魂强。甘能解毒，故主去毒。久服聪明耳目，轻身不老，总之补益心脾之验也。至于除虫，非其所能，略之可也。

主治参互

同生地黄、天麦门冬、丹参、柏子仁、远志、莲实、五味子、茯神、人参，能补心保神，益气强志。严用和《济生方》归脾汤：治思虑过度，劳伤心脾，健忘怔忡，虚烦不眠，自汗惊悸。用龙眼肉、酸枣仁、炒黄芪、炙白术、焙茯神各一两，木香半两，炙甘草二钱半，㕮咀，

---

① 注：原本作"注"，周本同，误。汪颖为明正德时人，官九江知府，著有《食物本草》。

每服五钱，姜三片，枣一枚，水二钟，煎二钟，温服。

赤 爪 木 实

味酸，冷，无毒。汁服主水痢，沐头及洗身上疮痒。自木部移入。即今山楂，一名棠球。

疏：山楂禀木气而生。《本经》云：味酸气冷，然观其能消食积，行瘀血，则其气非冷矣。入足阳明、太阴经。二经有积滞，则成下痢，产后恶露不尽；蓄于太阴部分，则为儿枕痛。山楂能入脾胃，消积滞，散宿血，故治水痢及产妇腹中块痛也。大抵其功长于化饮食，健脾胃，行结气，消瘀血，故小儿，产妇宜多食之。《本经》误认为冷，故有洗疮痒之用。

主治参互

同矾红、黄连、红曲，消肉积。同红曲、麦芽、橘皮、白术、肉豆蔻、厚朴、砂仁，能消食健脾。同牛膝、生地黄、当归、续断、益母草、泽兰、牡丹皮、蒲黄、芍药，治产后耳枕作痛。《卫生易简方》：偏坠疝气。山楂肉、茴香炒各一两，为末，糊丸梧子大。每服一百丸，空心白

汤下。

简误

山楂性能克化饮食。若胃家无食积，及脾虚不能运化，不思食者，多食之反致克伐脾胃生气。如脾胃虚兼有积滞者，当与补药同施，亦不宜过用也。《物类相感志》云：煮老鸡硬肉，入山楂数颗即易烂。其消食克伐之力彰矣。

榾 实

味甘，无毒。主五痔，去三虫，蛊毒，鬼疰。木部移入。

疏：榾实禀土气以生。《本经》：味甘无毒。然尝其味多带微涩，详其用应是有苦，气应微寒。气薄味厚，阴也，降也。入手太阴、阳明经。五痔，三虫皆大肠湿热所致。苦寒能泻湿热，则肠清宁，而二证愈矣。其主蛊毒疰者，以其甘能解毒，而苦寒能涤除肠胃邪恶气耳。

主治参互

孟诜《食疗》治寸白虫，日食榾子七颗，满七日，虫皆化为水也。《简便方》：好食茶叶，面黄者，每日食榾子七枚，以愈为度。

卷 二 十 四

米谷部上品

总七种，今疏其要者四种。
胡麻　麻子　胡麻油　饴糖

胡　麻

味甘，平，无毒。主伤中虚羸，补五内，益气力，长肌肉，填髓脑，坚筋骨，疗金疮止痛，及伤寒、温疟大吐后，虚热羸困。久服轻身不老，明耳目，耐饥渴，延年。一名巨胜。

疏：胡麻禀天地之冲气，得稼穑之甘味，故味甘气平无毒。入足太阴，兼入足厥阴、少阴。气味和平，不寒不热，益脾胃，补肝肾之佳谷也。弘景云：八谷之中，惟此为良。仙家作饭饵之，断谷长生，故主伤中虚羸，补五内，益气力，长肌肉，坚筋骨，填髓脑，及伤寒、温疟大吐后，虚热羸困。久服明耳目，耐饥渴，轻身不老延年也。金刃伤血则瘀而作痛。甘平益血润燥，故疗金疮止痛也。《日华子》：主补中益气，润养五脏，补肺气，止心惊，利大小肠，逐风湿气，游风，头风，劳气，产后羸困。李廷飞云：风病人久食，则步履端正，语言不謇。陈士良：生嚼涂小儿头疮，煎汤浴恶疮，及妇人阴疮。皆取其甘平益血脉，补虚羸，入肝脾肾之功耳。刘河间曰：麻，木谷而治风。又云：治风先治血，血活则风去。胡麻入肝益血，故风药中不可阙也。

主治参互

得何首乌、茅山苍术、白茯苓、菖蒲、桑叶、牛膝、当归、续断、地黄、桑上寄生，治风湿痹。同甘菊花、天门冬、黄柏、生地黄、何首乌、柏子仁、桑叶、牛膝、枸杞子、麦门冬作丸，治似中风口眼㖞斜，半身不遂。久服不辍，有神验。一味九蒸九曝，加茅山苍术，乳蒸晒三次，作丸。能健脾燥湿，益气延年。抱朴子服食胡麻法：和上党胡麻三斗，淘净蒸令气透，日干，以水淘去沫再蒸，如此九度。去壳，炒香为末，白蜜或枣膏丸弹子大。每温酒化下一丸，日三服。忌毒鱼、狗肉、生莱菔至百日。能除一切痼疾，一年病色光泽不饥，二年白发还黑，三年齿落更生，久服常生不老矣。《外台秘要》：解下胎毒。小儿初生，嚼生脂麻，绵包，与儿咂之，其毒自下。《简便方》：小儿瘰疬。脂麻、连翘等分，为末。频频食之。《经验方》：蜘蛛及一切虫蛟伤。油麻研烂傅之。《三因方》：谷贼尸咽，喉中痛痒，此因误吞谷芒，戟刺痒痛也。用脂麻炒研，白汤调下。

甘平无毒，补益为用，仙家服食所须。故不著"简误"。

麻　子

味甘，平，无毒。主补中益气，中风汗出，逐水，利小便，破积血，复血脉，乳妇产后余疾，长发，可为沐药。久服肥健，不老神仙

疏：麻子，即大麻仁，禀土气以生。《本经》：味甘平无毒。然其性最滑利，甘能补中，中得补则气自益。甘能益血，血脉复则积血破，乳妇产后余疾皆除矣。风并于卫，则卫实而荣虚。荣者，血也，阴也。经曰：阴弱者，汗自出。麻仁益血补阴，使荣卫调和，风邪去而汗自止也。逐水利小便者，滑利下行，引水气从小便而出也。好古云：入手、足阳明，足太阴经。阳明病汗多，及胃热便难三者皆燥也。用之以通润。经曰：脾欲缓，急食甘以缓之。麻仁之甘以缓脾润燥，故仲景脾约丸用之。

主治参互

《食医心镜》麻子仁粥：治风水腹大，腰脐重痛，不可转动。用冬麻子半升，研碎，水滤取汁，入粳米二合，煮稀粥，下葱、椒、盐豉，空心食。仲景方：麻子仁丸，治脾约，大便秘而小便数。麻子仁二升，芍药半斤，厚朴一尺，大黄、枳实各一斤，杏仁一升，熬研，炼蜜丸梧子大。每以浆水下十丸，日三服。不知再加。《本事方》：产后秘塞。许学士云：产后汗多则大便必秘，难于用药，惟麻子粥最稳。不惟产后可服。凡老人诸虚风秘，皆妙。用大麻子仁、紫苏子各二合，洗净研细，再以水研，滤取汁一盏，分二次煮粥啜之。夏子益《奇疾方》：截肠怪病，大肠头出寸余，痛苦，干则自落，又出，名为截肠病，若肠尽则不治。但初觉截时，用器盛脂麻油坐浸之，饮大麻子汁数升，即愈也。

简误

陈士良云：多食损血脉，滑精气，痿阳事，妇人多食即发带疾，以其滑利下行，走而不守也。

胡 麻 油

微寒。利大肠，胞衣不落。生者摩疮肿，生秃发。此即乌脂麻油也。功用与白麻油相同，而力更胜。入药当以乌者为佳。

疏：麻油，甘寒而滑利，故主胞衣不下，及利大肠。生者气更寒，能解毒凉血，故摩疮肿，生秃发也。藏器：主天行热闷，肠内热结。服一合，取利为度。孟诜：主薤痘，杀五黄，下三焦热毒气，通大小肠，治蛔心痛，傅一切恶疮疥癣，杀一切虫。《日华子》：煎膏，生肌长肉止痛，消痈肿，补皮裂。皆取其甘寒滑利，除湿润燥，凉血解毒之功也。

主治参互

入血余一味熬膏，铅丹收好，能傅一切疮毒，排脓止痛。诸熬膏，必用真胡麻油，以其凉血解毒也。惟湿气膏不用。岭南解蛊法：以清油多饮，取吐效。《卫生易简方》：解河豚毒。一时仓卒无药，以清麻油多灌，取吐出毒物，即效。亦能解砒毒。《胎产须知》：妇人难产，因血枯涩者。用清油半两，好蜜一两，同煎数十沸，温服，胎即滑下。他药无益，以此助血为效。《直指方》：痈疽发背初起，即服此，使毒气不内攻。以麻油一斤，银石器内煎二十余沸，和醇醋二碗，分五次，一日服尽。《百一选方》：肿毒初起。麻油煎葱黑色，趁热通手旋涂，自消。又方：丹石毒发，发热者不得食热物，不得用火，但着厚衣暖卧。取清油一匙含咽。刘禹锡《传信方》：蚰蜒入耳。用麻油煎作饼，枕卧，须臾自出。

简误

麻油生者过寒，多食发冷疾，及脾胃虚寒作泻者，不宜食。熬熟治饮食甚美，但须逐日熬用，不可过宿。若经宿则火性反复，能助热动气也。

饴　糖

味甘，微温。主补虚乏，止渴，去血。

疏： 饴糖用麦蘖或谷蘖同诸米渍熬炼而成，故其味甘气温无毒。入足太阴，亦入手太阴经。甘入脾，而米麦皆养脾胃之物，故主补虚乏。仲景建中汤用之是也。肺胃有火，则发渴；火上炎迫血妄行，则吐血。甘能缓火之标，则火下降而渴自止，血自去也。思邈又谓：其有消痰，润肺，止嗽，治咽痛、吐血等功。

主治参互

入建中汤，治脾虚腹痛。《简便方》：误吞稻芒，白饧频食，效。《千金方》：服药过剂，闷乱者，饴糖食之。

简误

饴糖成于湿热，少用虽能补脾润肺，然而过用之则动火生痰。凡中满吐逆，酒病牙疳，咸忌之。肾病尤不可服。

卷 二 十 五

米谷部中品

总二十三种，今疏其要者十一种。

生大豆　赤小豆　酒　粳米　糵米
小麦　大麦糵附　曲神曲附　扁豆　豉　绿
豆

生 大 豆

味甘，平。涂痈肿。煮汁饮，杀鬼
毒，止痛。逐水胀，除胃中热痹，伤中淋
露，下瘀血，散五脏结积内寒。杀乌头
毒。久服令人身重。炒为屑，味甘，主胃
中热，去肿除痹，消谷，止腹胀。恶五参、
龙胆。得前胡、杏仁、牡蛎良。

疏：生大豆，苏颂云：有黑白二种。
黑者入药，白者不用。其紧小者为雄，入
药尤佳。禀土气以生，而色黑则象水，故
味甘气平无毒。平即兼凉，为肾家之谷
也。甘平能活血解毒，祛风散热，故主涂
痈肿，止痛，杀鬼毒，乌头毒，除胃中热
痹，伤中淋露，下瘀血，散五脏结积内
寒，消谷也。色黑属水，同气相求，故能
逐水肿腹胀。《仙方修治》：末服之，可以
辟谷度饥。然初服时似乎身重，一年以后
便觉轻健也。陈藏器：炒令黑，烟未断及
热，投酒中饮之，治风痹瘫缓，口噤，产
后诸风，及风痉，阴毒腹痛。食罢生吞半
两，去心胸烦热，热风。孟诜：主中风脚
弱，产后诸疾。同甘草煮汤饮，去一切热
毒气，及风毒脚气。同桑柴灰煮食，下水

鼓腹胀。捣涂一切肿毒。《日华子》：主调
中气，通关脉，制金石药毒，解牛马瘟
病。皆取其活血散风，除热解毒，下气利
水之功耳。

主治参互

同泽兰、益母草、苏木、人参、牛
膝、荆芥、生地黄、童便、蒲黄，治产后
血晕闷绝。同蔓荆子、土茯苓、金银花、
甘菊花、玄参、川芎、天麻、芽茶、荆
芥、乌梅，治偏头风痛，有神。古方紫
汤：破血去风，除气散热，产后两日，尤
宜服之。用黑豆五升，清酒一斗，将豆炒
令烟绝，投酒中，待酒紫赤色，去豆。量
性饮之，神验。中风口噤，加鸡屎白二升
和炒，投之。《广利方》：脚气冲心，烦闷
不识人。以大豆一升，水三升，浓煮汁
服。未定，再服。《扁鹊方》三豆饮子：
能稀痘，见绿豆条内。大豆壳同蜜蒙花、
谷精草、黄连、木贼草、决明子、甘菊
花、金银花、生地黄、羚羊角、羊肝，治
小儿痘后目翳。

简误

生大豆。岐伯云：生温，熟寒。藏器
云：生平，炒食极热，煮食极寒。观《本
经》及孟诜云：生捣涂肿毒，则生者非温
矣。经又云：炒为屑，主胃中热，则炒者
又非极热矣。应是生平，炒温，煮寒无
疑。忌猪肉，小儿以炒豆、猪肉同食，必
壅气致死，十有八九。十岁以上，则无害
也。服草麻子者，忌炒豆，犯之胀满致
死。服厚朴者亦忌之，能动气故也。

赤 小 豆

味甘、酸，平，无毒。主下水，排痈肿脓血，寒热热中消渴，止泄，利小便，吐逆，卒澼，下胀满。

疏：赤小豆，禀秋燥之气以生，《本经》：味甘酸，气平，无毒。然详其用，味应有辛，非辛平则不能排痈肿脓血，及疗寒热热中消渴也。凡水肿胀满，泄泻，皆湿气伤脾所致。小豆健脾燥湿，故主下水肿胀满，止泄，利小便也。《十剂》云：燥可去湿。赤小豆之属是矣。吐逆者，气逆上升也。卒澼者，大肠湿热也。甘酸敛逆气，辛平散湿热，故亦主之。

主治参互

陈藏器《本草》：赤小豆和桑根白皮煮食，去湿气痹肿。孟诜《食疗》：和鲤鱼煮食，甚治脚气。《金匮要略》：伤寒狐惑病，脉数，无热微烦，默默但欲卧，汗出。初得之三四日，目赤如鸠眼；七八日，目四眦黄黑。若能食者，脓已成也。赤小豆当归散主之。赤小豆三升，浸令芽出，当归三两，为末。浆水服方寸匕，日三服。甄权《药性》：热毒痈肿。赤小豆为末，鸡子白调涂。苏颂《图经》：治脚气。以袋盛此豆，置足下，朝夕辗转践踏之，遂愈。

简误

陶弘景云：小豆逐津液，利小便，久服令人枯燥。凡水肿胀满，总属脾虚，当杂补脾胃药中用之，病已即去，勿过剂也。其治消渴，亦借其能逐胃中热，从小便利去。若用之过多，则津液竭而渴愈甚。不可不戒也。

酒

味苦、甘、辛，大热，有毒。主行药势，杀百邪恶毒气。

疏：酒，品类极多，醇醨不一，惟米造者入药用。经云：酒者，热谷之液，其气悍。弘景云：大寒凝海，惟酒不冰。明其性热，独冠群物。制药多用之，以借其势。人饮多则体弊神昏，是其有毒故也。《博物志》云：昔三人冒雾晨行，一人饮酒，一人饱食，一人空服。空腹者死，饱食者病，饮酒者健。此酒势辟邪恶毒气之效，胜于他物也。藏器：主通血脉，厚肠胃，润皮肤，消忧发怒，宣言畅志。无非取其横行经络，走散皮肤，开发宣通之功耳。

主治参互

诸药可造酒者：五加皮、女贞实、仙灵脾、薏苡仁、天门冬、麦门冬、地黄、菖蒲、枸杞子、人参、何首乌、甘菊花、黄精、桑椹、术、蜜、仙茅、松节、柏叶、竹叶、胡麻、磁石、蚕沙、乌白蛇、鹿茸、羊羔、膃肭脐、黑豆之类。各视其所生之病，择其所主之药，入曲、米，如常酿酒法，酿成饮。或袋盛入酒内，浸数日，饮之。《肘后方》：鬼击诸病，卒然着人，如刀刺状，胸胁腹内切痛，不可抑按，或吐血、鼻血、下血。以醇酒吹两鼻内，良。又方：马气入疮，或马汗、马毛入疮，皆致肿痛烦热，入腹则杀人。多饮醇酒，至醉即愈。《千金方》：三十年耳聋。酒三升，渍牡荆子一升，七日去滓，任性饮之。《梅师方》：产后血闷。清酒一升，和生地黄汁煎服。

简误

王好古曰：酒能引诸经不止，与附子相同。味之辛者能散，苦者能下，甘者能居中而缓，用为导引，可以通行一身之表，至极高之分。古人惟以麦造曲酿黍，已为辛热有毒。今之酿者加以乌头、巴豆、桂、姜之类大毒大热之药，以增其气味。岂不伤冲和，损精神，涸荣卫，竭天癸，而夭夫人寿耶？朱震亨云：《本草》止言酒热而有毒，不言湿中发热，近于相火，醉后振寒战栗可见矣。又性喜升，气必随之，痰郁于上，溺涩于下，恣饮寒凉，其热内郁于肺与大肠。其始也病浅，或呕吐，或疮疥，或鼻衄，或泄利，或心脾痛，尚可散而去之。其久也病深，或消渴，或内疽，或肺痈，或鼓胀，或喉痹，或哮喘，或劳瘵，或痔漏，为状不一，非具眼未易处也。扁鹊云：过饮腐肠烂胃，溃髓蒸筋，生痰动火，亡精耗血，伤神损寿。孟诜云：软筋骨，动气痢，醉卧当风则成癜风，醉浴冷水成痛痹。陈士良云：凡服丹砂、钟乳诸石药，并不可长用酒下，能引石药气入四肢，滞血化为痈疽。藏器云：凡饮酒，忌甜物。同牛肉食，令人生虫。合乳饮，令人气结。诸如此类，不可胜载。今人有喜以火逼极热，恣饮为快。不知酒性既热，又以火济火，鲜有不为害者。曾见一人好饮火酒，不几年患一恶证，吐脓血瘀肉而毙。盖肺为火热腐烂也。酒能合欢解忧，御寒祛疾，自上古至今，循习为常用之物。然而如上等害，不可不晓。惟在樽节度量，寒温适宜，不至沉湎荒乱，斯得酒中之趣者。古人终日饮，不及乱，用此道耳。震亨又云：醇酒冷饮有三益，予谓三益未必。然而伤肺生痰，动火损胃之害，可差免矣。

粳米

味甘、苦，平，无毒。主益气，止烦，止泄。

疏：粳米，即人所常食米。感天地冲和之气，同造化生育之功，为五谷之长，人相赖以为命者也。经曰：安谷则昌，绝谷则亡。仲景曰：人受气于水谷以养神，水谷尽而神去。自上古圣人树艺，至今不可一日无此也。禀土德之正，其味甘而

淡，其性平而无毒。虽专主脾胃，而五脏生气、血、脉、精、髓，因之以充溢周身；筋、骨、肌、肉、皮肤，因之而强健。《本经》：益气，止烦，止泄，特其余事耳。

主治参互

入白虎汤，治作劳人伤寒发热，虚羸少气，气逆上冲欲吐。少阴病下痢脓血，或腹满下如鱼脑者，桃花汤主之。粳米一升，赤石脂一斤，（一半全，一半末），干姜一两，以水七升，煮米令熟，去滓。温服七合，纳赤石脂末方寸匕，日三服。若一服愈，余勿服。以上仲景法。《普济方》：小儿初生无皮，色赤，但有红筋，乃受胎未足也。用早白米粉扑之，肌肤自生。《千金方》：嗜食生米成瘕。用白米五合，鸡屎一升，同炒焦，为末，水一升，顿服。少时吐出瘕，如研米汁，或白沫痰水，乃愈也。

蘖米

味苦，无毒。主寒中，下气，除热。

疏：蘖米，即稻蘖也。味甘，气温，无毒。具生化之性，故为消食健脾，开胃和中之要药。脾胃和则中自温，气自下，热自除也。

主治参互

《澹寮方》启脾进食。谷神丸：用谷蘖四两，为末，入姜汁、盐少许，和作饼，焙干，入炙甘草、砂仁、白术麸炒各一两，为末。白汤点服，或丸服。

小麦

味甘，微寒，无毒。主除热，止燥渴咽干，利小便，养肝气，止漏血、唾血。以作曲，温。消谷，止痢。以作面，温。不能消热止烦。

疏：小麦禀四时中和之气，故其味

甘，气微寒，无毒。入手少阴经。少阴有热，则燥渴咽干。解少阴之热，则燥渴咽干自止。心与小肠为表里，脏气清，腑病亦自除，故利小便。肝心为子母之脏，子能令母实，故主养肝气。甘寒走二经而能益血凉血，故止漏血、唾血也。

曲：性温，所以能消谷，止痢。

面：性热，故不能消热止烦。北方霜雪多，地气厚，热性减，凡入药以北来者为胜。

浮麦：即水淘浮起者，能止自汗、盗汗，亦以北方者良。古方有用寒食面者，寒食日，以纸袋盛面，悬风处，数十年亦不坏。取其热性去而无毒也。

主治参互

《奉亲书》：老人五淋，身热腹满。小麦一升，通草二两，水三升，煮一升。饮之，良。《生生编》：走气作痛。用小麦麸拌，酽醋炒热，袋盛熨之。面作蒸饼和药，取其易消也。

简误

小麦寒气全在皮，故面去皮则热，热则壅滞动气，发渴助湿，令人体浮。皆其害也。凡大人脾胃有湿热，及小儿食积疳胀，皆不宜服。然北人以之代饭，常御而不为患者，此其地势高燥，无湿热熏蒸之毒，故面性亦温平，能厚肠胃，强气力，补虚助五脏，其功不减于稻粟耳。东南卑湿，春多雨水，其湿热之气郁于内，故食之过多，每能发病也。夏月疟、痢人，尤不宜食。

大　麦

味咸，温、微寒，无毒。主消渴，除热，益气，调中。又云：令人多热，为五谷长。蜜为之使。

疏：大麦功用与小麦相似，而其性更平凉滑腻，故人以之佐粳米同食，或歉岁全食之，而益气补中，实五脏，厚肠胃之功，不亚于粳米矣。陈士良云：补虚劣，壮血脉，化谷食，止泄泻，不动风气，久食令人肥白，滑肌肤。为面无燥热，胜于小麦。苏恭云：平胃止渴，消食疗胀满。其为效可知。《本经》云：令人多热。与上文及诸说相背，必是误入也。

附：麦蘗

苏颂云：化宿食，破冷气，止心腹胀满。日华子：温中，下气，开胃，止霍乱，除烦，消痰，破癥结。

疏：麦蘗，以水渍大麦而成。其味咸，气温，无毒。功用与米蘗相同，而此消化之力更紧。咸能软坚，温主通行，其发生之气，又能助胃气上升，行阳道而主健运，故主开胃补脾，消化水谷，及一切结积，冷气，胀满，如上所言等证也。好古曰：麦芽、神曲二药，胃气虚人宜服之，以代戊己腐熟水谷。豆蔻、缩砂、乌梅、木瓜、芍药、五味子为之使。

主治参互

麦蘗同山楂、红曲、橘皮、草果、砂仁、厚朴、苍术，消食积，快膈进食。麦芽四两，神曲二两，白术、橘皮各一两，为末，蒸饼丸梧子大。每人参汤下三五十丸。李绛《兵部手集》：产后腹胀不通转，气急，坐卧不安。以麦蘗一合，为末。和酒服，良久通转，神验。《妇人经验方》：产后青肿，乃血水渍也。干漆、大麦蘗等分，为末。新瓦中铺漆一层，蘗一层，重重令满，盐泥固济，煅赤，研末。热酒调服二钱，产后诸疾并宜。丹溪方：产后回乳。产妇无子食乳，乳不消，令人发热恶寒。用大麦蘗二两炒，为末。每服五钱，白汤下，甚良。

简误

麦蘗能消导米面、诸果食积，无积

滞，脾胃虚者，不宜用。久服消肾气，堕胎。

曲

味甘，大暖。疗脏腑中风气，调中下气，开胃，消宿食，主霍乱，心膈气，痰逆，除烦，破癥结，补虚，去冷气，除肠胃中塞，不下食，令人有颜色。六月作者良。

神曲：使，无毒。能化水谷宿食，癥气，健脾暖胃。

疏：古人用曲，即造酒之曲。其气味甘温，性专消导，行脾胃滞气，散脏腑风冷，故主疗如诸家所言也。

神曲，乃后人专造以供药用，力倍于酒曲。盖取诸神聚会之日造之，又取各药物以象六神之用，故得神名。陈久者良。入药炒令香用。六畜食米多，胀欲死者，煮曲汁饮之立消。

造神曲法：用五月五日，或六月六日，以白面百斤，青蒿自然汁三升，赤小豆末、杏仁泥各三升，苍耳自然汁、野蓼自然汁各三升，以配白虎、青龙、朱雀、玄武、勾陈、腾蛇六神，用汁和面、豆、杏仁作饼，麻叶或楮叶包罯，如造酱黄法，待生黄衣，晒干收之。

主治参互

神曲，开胃健脾，消食止泄，同山楂、麦蘖、谷蘖、缩砂、陈皮、草果、藿香、白术、干葛、莲肉等用效。《百一选方》疗痞满暑泄，曲术丸：用神曲炒，苍术泔制炒，等分为末，糊丸梧子大。每米饮下五十丸。《和剂局方》：健脾思食，治脾胃俱虚，不能消化水谷，胸膈痞闷，腹胁膨胀，连年累月，食减嗜卧，口无味。神曲六两，麦蘖炒三两，干姜炮四两，乌梅肉焙四两，为末，蜜丸梧子大。每米饮下五十丸，日三服。《摘玄方》：食积心

痛。陈神曲一块烧红，淬酒二大碗，服之。

简误

脾阴虚，胃火盛者，不宜用。能落胎，孕妇宜少食。

扁　豆

味甘，微温。主和中下气。

叶：主霍乱吐下不止。

疏：扁豆禀土中冲和之气，其味甘，气香，性温、平，无毒。入足太阴、阳明经气分，通利三焦，升清降浊，故专治中宫之病，和中下气，消暑除湿而解毒也。孟诜：主霍乱吐利不止，及呕逆，久食头不白。日华子云：补五脏。苏颂：主女子带下，解酒毒、河豚鱼毒。寇宗奭：主霍乱转筋。皆取其益脾开胃，和中气，除湿热之功耳。

叶：气味相同，故主霍乱。

花有紫、白二色，豆有黑、白二种。入药惟紫花、豆白者良。豆黑色及紫色者，名鹊豆，不入药，亦不益人。

主治参互

白扁豆，同山药、白茯苓、人参、莲肉、薏苡仁、芡实，为补脾胃之上药。中焦有湿者加白术。同黄连、干葛、白芍药、升麻、红曲、滑石、乌梅、橘红、甘草、莲肉，治滞下如神。同麦门冬、五味子、黄连、干葛，能解酒毒。同木瓜、石斛、橘皮、藿香、茯苓、缩砂、香薷，治霍乱吐泻转筋。入十味香薷饮，能消暑气，健脾。《奇效良方》：血崩不止。白扁豆花，焙干为末。每服二钱，空心炒米煮饮，入盐少许，调下，即效。治霍乱秘法：用白扁豆叶一叶，同白梅一枚并仁研烂。新汲水调服，神效。苏恭：治吐利后转筋。用白扁豆叶一把，捣，入醋少许，绞汁服，立瘥。

简误

弘景云：患寒热者不可食。盖指伤寒寒热，外邪方炽，不可用此补益之物耳。如脾胃虚，及伤食劳倦发寒热者，不忌。

豉

味苦，寒，无毒。主伤寒头痛寒热，瘴气恶毒，烦躁满闷，虚劳喘吸，两脚疼冷。

疏：豉，诸豆皆可为之，惟黑豆者入药。有盐、淡二种，惟江右淡者治病。经云：味苦，寒，无毒。然详其用，气应微温。盖黑豆性本寒，得蒸晒之，气必温。非苦温则不能发汗开腠理，治伤寒头痛寒热，及瘴气恶毒也。苦以涌吐，故能治烦躁满闷。以热郁胸中，非宣剂无以除之。如伤寒短气烦躁，胸中懊憹，饥不能食，虚烦不得眠者，用栀子豉汤吐之是也。又能下气调中，辟寒，故主虚寒喘吸，及两脚冷疼。

主治参互

《肘后方》云：伤寒有数种，庸人卒不能分别者，今取一药兼疗之。凡初觉头痛身热，脉洪，一二日，以葱豉汤治之。用葱白一虎口，豉一升，绵裹，水三升，煮一升。顿服取汗。仲景栀子豉汤：治伤寒汗下后虚烦。用栀子十四枚，香豉四合绵裹，以水四升，先煮栀子得二升半，纳豉，煮取一升半，去滓。分二服，温进一服，得吐，止后服。又枳实栀子豉汤：治大病瘥后劳复。用枳实三枚，栀子十四枚，豉一升，以清浆水七升，煮取四升，纳枳实、栀子，取二升，下豉更煮五六沸，去滓。分温再服，令微似汗。伤寒之邪自外入，劳复之邪自内发，发汗吐下当随宜施治也。治伤寒食早成食复，前汤中加大黄如博棋子大五枚。《梅师方》：辟除温疫。豉和白术，浸酒，常服之。甄权

方：伤寒暴痢腹痛者。豉一升，薤白一握切，以水三升，先煮薤，纳豉更煮，汤色黑，去豉，分二服，不瘥更服。亦治血痢。孟诜：治久患盗汗。以豉一升，熬令香，清酒三升渍，满三日取汁。冷暖任服。不瘥更作，二剂即止。《简要济众方》：伤寒后余毒攻手足，及身体虚肿。用豉五合微炒，以酒一升半，同煮五七沸，任性饮之。《千金方》：蝲蝼尿疮。杵豉傅之良。《卫生易简方》：中牛马毒。豉汁和人乳，频服之效。《千金方》：中酒成病。豉、葱白各半升，水二升，煮一升，顿服。又方：服药过剂闷乱者，豉汁饮之。《肘后方》：肿从脚起。豉汁饮之，以滓傅之。弘景云：春夏之气不和，以豉蒸炒，酒渍，服之至佳。

简误

凡伤寒传入阴经，与夫直中三阴者，皆不宜用。热结胸中烦闷不安者，此欲成结胸，法当下，不宜复用，汗吐之药，并宜忌之。

绿 豆

味甘，寒，无毒。主丹毒，烦热，风疹，药石发动。热气奔独，生研绞汁服。亦煮食，消肿下气，压热解石。用之勿去皮，令人小壅。

疏：绿豆禀土中之阴气，故其味甘气寒无毒。入足阳明经。夫丹石之药，气悍而性热，多服则火动，上升为烦热，甚则口鼻出血，狂闷躁扰。甘寒能除热下气解毒，故主丹石药人毒发烦热也。阳明客热，则发出风疹，以胃主肌肉，热极生风故也。解阳明之热，则风疹自除。胀满者，湿热侵于脾胃也。热气奔豚者，湿热客于肾经也。除湿则肿消，压热则气下，益脾胃而肾邪亦自平也。孙思邈：主寒热热中，止泄痢，卒澼，利小便胀满。《日

华子》：主厚肠胃。作枕，明目，治头风头痛，益气，除热毒风。孟诜：主去浮风，益气力，治消渴，和五脏，安精神。可常食之，功效不可备述。

主治参互

扁鹊三豆饮：治天行痘疮，预服此饮，疏解热毒，纵出亦少。用绿豆、赤小豆、黑豆各一升，甘草节二两，以水八升，煮极熟。任意吞豆饮汁，七日乃止。

《医学正传》：痘后痈毒初起，以三豆膏治之神效。绿豆、赤小豆、黑大豆等分，为末。醋调时时扫涂，即消。《全幼心鉴》：小儿丹肿。绿豆五钱，大黄二钱，为末，用生薄荷汁入蜜调涂。中砒毒者，研汁饮之。

简误

脾胃虚寒滑泄者，忌之。

卷二十六

米谷部下品

总一十八种，今疏其要者三种。
　　醋　稻米　酱

醋—名苦酒

味酸，温，无毒。主消痈肿，散水气，杀邪毒。

疏：醋惟米造者入药，得温热之气，故从木化，其味酸，气温，无毒。酸入肝，肝主血，血逆热壅则生痈肿，酸能敛壅热，温能行逆血，故主消痈肿。其治产后血晕，癥块血积，亦此意耳。散水气者，水性泛滥，得收敛而宁谧也。杀邪毒者，酸苦涌泄，能吐出一切邪气毒物也。《日华子》：主下气除烦，妇人心痛血气，并产后，及伤损金疮出血迷闷，杀一切鱼肉菜毒。取其酸收，而又有散瘀解毒之功也。故外科傅药中多资用。

主治参互

仲景方：少阴病，脉微细，但欲寐，咽中伤生疮，不能言语，声不出者，苦酒汤主之。用半夏十四枚，鸡子一枚去黄，以苦酒、半夏着鸡子壳中，置刀环中，安火上，令三沸，去滓，少少含咽之。不瘥，更用三剂。仲景《金匮》方：黄芪芍药苦酒汤，治黄汗，汗出沾衣，正黄如药汁。因汗出时入水中浴，水从汗孔入得之。用黄芪五两，芍药三两，桂枝三两，以苦酒一斗，水七升，相和，煮取三升，温服一升。当心烦，服至六七日乃解。《衍义》云：产妇房中，常以火炭沃醋气为佳，酸气能敛血，使下也。孟诜《食疗》：青木香，以醋磨汁服，止卒心痛。浸黄柏，含之治口疮。《千金方》：身体卒肿。醋和蚯蚓屎傅之。又方：舌肿不消。以酢和釜底墨，厚傅舌之上下，脱则更傅，须臾即消。又方：汤火伤灼，即以酸酢淋洗，并以酢泥涂之良，亦无瘢痕。喉痹咽痛，以酽醋探吐之。

简误

经曰：酸走筋，筋病毋多食酸。凡筋挛、偏痹、手足屈伸不便，皆忌之。又曰：味过于酸，肝气以津，脾气乃绝。多食酸则肉胝而唇揭。言能助肝贼脾，凡脾病者，亦不宜过食。

稻　米

味苦。主温中，令人多热，大便坚。

疏：稻米，即今之糯米也。禀土中之阳气，其味应甘，气应温无毒。造酒必用之者，以其性近于热也。为补脾胃，益肺气之谷。脾胃得补，则中自温，大便亦坚实。温能养气，气充则身自多热，大抵脾肺虚寒者宜之。为其能益气温中也。故又有止泄利，缩小便，收自汗，发痘疮等用。

主治参互

《松篁经验方》：久泄食减。以糯米一升，水浸一宿，沥干，炒熟磨筛，入怀山药一两，每日清晨用半盏，入白砂糖二匙，胡椒末少许，以滚汤调食。大有滋补，久服更能令人精暖有子。《医方大成》：癫犬咬伤。糯米一合，斑猫七枚，同炒熬黄去之；再入七枚，再炒黄去之；又入七枚，待米出烟，去猫，为末。水调服之，小便利下，佳。亦可油调外傅。又方：虚劳不足。糯米入猪肚内，蒸熟，日食。

简误

糯米。孟诜云：发风动气，久食令人多睡。藏器云：久食令人身软；妊娠杂肉食之，令子不利。萧炳云：拥诸经络气，使四肢不收，发风昏昏。陈士良云：久食发心悸，及痈疽疮疖中痛，合酒食之醉难醒。然愚意观之，其为害未必如此之甚。盖天生五谷以食人，皆禀土中冲和之气，可常御而无害者。茅糯米气温，性粘滞，惟不利于上焦有痰热，及脾病不能转运，小儿难于克化者，余皆无害。诸家之言，不可尽信也。

酱

味咸、酸，冷利。主除热，止烦满，杀百药、热汤及火毒。

疏： 按酱之品不一，惟豆酱陈久者入药。其味咸酸冷利，故主除热，止烦满，及汤火伤毒也。能杀一切鱼肉菜蔬蕈毒。《本经》云：杀百药毒者，误也。圣人不得其酱不食。朱子云：食肉用酱，各有所宜。玩一宜字，则不宜者必有伤害于人，非特悦口而已。如食蟹用橙酱，或姜酱。煮鱼用茱萸酱，取其能杀毒之义耳。又有榆仁酱，味辛美，杀诸虫，利大小便，心腹恶气。芜荑酱主疗相同。茱萸酱作法不用面、豆、盐，只以河水，量茱萸多少，稍稍加石灰掺入拌匀，瓮藏。杀一切鱼腥毒。用时洗去石灰，擂烂，烹水放入之良。

卷 二 十 七

菜 部 上 品

总三十种，今疏其要者八种。

胡荽　瓜蒂　白冬瓜　白芥　芥菜
菔　苦菜　苜蓿

胡　荽

味辛，温一云微寒，微毒。消谷，治五脏，补不足，利大小肠，通小腹气，拔四肢热，止头痛。疗痧疹、豌豆疮不出，作酒喷之，立出，通心窍。

疏：胡荽禀金气多，火气少，故味辛香，气温微毒。入足太阴、阳明经。辛香走窜而入脾，故主消谷，利大小肠，通少腹气。脾胃为邪热所干，则头痛四肢热。辛温发散二经之邪，则头痛四肢热自拔。痧疹痘疮出不快者，外为风寒所侵，或秽气所触也。辛温祛风寒，香窜辟秽气，则腠理通畅而痧疹痘疮皆出矣。通心窍，治五脏补不足者，总言其辛香内通心脾，外达肠胃，除一切不正之气则真气安和，斯有补益之道耳。

子：亦能发痘疹，杀鱼腥。

主治参互

《经验后方》：痧痘出不快。同胡荽二两切，以酒二大盏，煎沸沃之，以物盖定，勿令泄气。候冷去滓，微微含喷，从项背至足令遍。勿喷头面。《子母秘录》：肛门脱出。胡荽一升切，烧烟熏之，即入。《外台秘要》：牙齿疼痛。胡荽子五

升，水五升，煮取一升，含漱。

简误

胡荽，辛香发散，气虚人不宜食。痧痘出不快，非风寒外侵及秽恶之气触犯者，不宜用。孟诜云：多食损人精神。华佗云：胡臭、口臭、䘌齿、脚气，皆不可食，令病加甚。陈藏器云：久食令人多忘，发腋臭。根发痼疾。凡服一切补药，及药中有白术、牡丹者，咸忌之。

瓜　蒂

味苦，寒，有毒。主大水，身面四肢浮肿，下水杀蛊毒，咳逆上气，及食诸果，病在胸腹中，皆吐下之。去鼻中息肉。疗黄疸。

疏：瓜蒂感时令之火热，禀地中之伏阴，故其味苦，气寒有小毒。气薄味厚，浮而升，阴多于阳，酸苦涌泄为阴故也。入手太阴，足阳明，足太阴经。其主大水，身面四肢浮肿，黄疸者，皆脾胃虚，水气湿热乘虚而客之也。苦以涌泄，使水湿之气外散，故能主之。经曰：在高者，因而越之。病在胸中，则气不得归元而为咳逆上气。吐出胸中之邪，则气自顺，咳逆止矣。杀蛊毒者，亦取吐出之义。去鼻中息肉者，以其苦寒能除肺家之热也。《日华子》：治脑寒热䯏，眼昏吐痰。好古：得麝香、细辛，治鼻不闻香臭，及吐风热痰涎，风眩头痛，癫痫，喉痹，头面有湿气，伤寒客水胸中，伤食胀满，下部无脉等证，皆借其宣发涌泄，引涎追泪之

功耳。

主治参互

仲景《伤寒论》：病如桂枝证，头不痛，项不强，寸脉微浮，胸中痞硬，气上冲咽喉，不得息者，此胸中有寒也。当吐之，宜瓜蒂散。用瓜蒂、赤小豆，等分为散，取一钱，以香豉一合，用热汤七合，煮作稀糜，去滓，取汁和散顿服之。不吐，少少加，得快吐乃止。湿家病身上疼痛，发热面黄而喘，头痛鼻塞而烦，其脉大，自能饮食，腹中和无病，病在头中寒湿，故鼻塞，纳药鼻中则愈。瓜蒂散主之。太阳中暍，身热疼重，而脉微弱，此因夏月伤冷水，水行皮中所致。宜吐之，瓜蒂散。病胸上诸实，胸中郁郁而痛，不能食，欲使人按之，而反有涎唾，下利日十余行，其脉反微，寸口脉微滑，此可吐之，吐之则利自止。宿食在上脘者，当吐之。病人手足厥冷，脉乍结，以客气在胸中，心下满而烦，欲食不能食者，当吐之。懊憹烦躁不得眠，未经汗下者，谓之实烦，当吐之。已上悉用瓜蒂散。皆仲景法。东垣曰：《难经》云上部有脉，下部无脉，其人当吐，不吐者死。此饮食内伤，填塞胸中，食伤太阴，则风木生发之气伏于下，宜瓜蒂散吐之。《内经》所谓：木郁达之也。吐去上焦有形之物，则木得舒畅，天地交而万物通矣。诸亡血家，不可与瓜蒂散。寇氏《衍义》：风涎暴作，气塞倒仆。用瓜蒂末二钱，腻粉一钱匕，以水半合调灌，良久涎自出，不出含砂糖一块，干咽即涎出也。《千金翼》：热病发黄。瓜蒂为末，以大豆许吹鼻中，取出黄水乃愈。孟诜《食疗》：阴黄黄疸。取瓜蒂、丁香、赤小豆各七枚，为末。吹豆许鼻中，少时黄水流出，隔一日用，瘥乃止。并治身面浮肿。《活人书》：湿家头痛。瓜蒂末一字，㗜入鼻中，口含冷水，

取出黄水愈。《圣惠方》：鼻中息肉。瓜蒂末，白矾末，各半钱，锦裹塞之。或以猪脂和梃子塞之，日一换。

简误

瓜蒂极苦而性上涌，能损胃伤血，耗气损神。凡胸中无寒，胃家无食，皮中无水，头面无湿，及胃虚气弱，诸亡血，诸产后，似中风倒仆，心虚有热，癫痫，女劳、谷疸，元气尪羸，脾虚浮肿，切勿误用。误用则为害非细，伤生不浅。戒之！戒之！

白　冬　瓜

味甘，微寒。主除小腹水胀，利小便，止渴。

疏：白冬瓜内禀阴土之气，外受霜露之侵，故其味甘，气微寒，而性冷利，无毒。水属阴，瓜性亦属阴，气类相从，故能利小便，除小腹水胀也。甘寒解胃中之热，故又能止渴也。弘景：止消渴烦闷，解毒。孟诜：益气耐老，除心胸满，去头面热。大明：消热毒痈肿，切片摩痱子。苏颂：利大小肠，压丹石毒。皆得其旨者也。

主治参互

孟诜《食疗》：积热消渴。白冬瓜去皮，每食后嚼二三两，五七度良。《古今录验》：产后痢渴，久病津液枯竭，四肢浮肿，口舌干燥。用冬瓜一枚，黄土泥厚五寸煨熟，绞汁饮良。亦治伤寒痢渴。《杨氏家藏方》：十种水气浮肿喘满。用大冬瓜一枚，切盖去瓤，以赤小豆填满，盖合签定，以纸筋泥固济，日干，用糯糠两大箩，入瓜在内，煨至火尽，取出切片，同赤豆焙干为末，水糊丸梧子大。每服七十丸，煎冬瓜子汤下，日三服，小便利为度。冬瓜仁，味甘寒，能开胃醒脾。同橘红、石斛、竹茹、枇杷叶、白芍药、芦根

汁、人参、白茯苓，治胃虚呕吐。同人
参、茯神、竹沥、白茯苓、黄芪、甘草、
白芍药、酸枣仁，治小儿慢脾风。

简误

冬瓜性冷利，凡脏腑有热者宜之。若
虚寒肾冷，久病滑泄者，不得食。未经霜
者，不宜多食。九月后食之乃佳。

白　芥

味辛，温，无毒。主冷气，色白。甚
辛美。

子：主射工，及痓气，上气，发汗，
胸膈痰冷，面黄。

疏：芥禀火金之气以生，而白芥则又
得金气之胜，故味辛气温无毒。辛温入肺
而发散，故有温中除冷，发汗辟邪，豁痰
利气之功。朱震亨云：痰在胁下及皮里膜
外，非白芥子莫能达。古方控涎丹用之，
正此义尔。

主治参互

韩悉《医通》云：凡老人，苦于痰
气喘嗽，胸满懒食，不可妄投燥利之药，
反耗真气。因有人求治其亲，遂制三子养
亲汤治之，随试随效。用白芥子、紫苏
子、白莱菔子，各微炒研破，看所主为
君，每剂不过三四钱，用绢袋盛，入汤煮
饮之。勿煎大过，则味苦辣。若大便素实
者，入蜜一匙。冬月加姜一片。苏恭：主
痓气发无常处，及射工毒。以芥子丸服
之。或捣末醋和涂之，随手有验。

简误

白芥子，味极辛，气温，能搜剔内外
痰结，及胸膈寒痰，冷涎壅塞者殊效。然
而肺经有热，与夫阴火虚炎，咳嗽生痰
者，法在所忌。其茎叶煮食，动风动气，
有疮疡痔疾便血者，咸忌之。

芥

味辛，温，无毒。归鼻。主除肾邪
气，利九窍，明耳目，安中。久食温中。

疏：芥所禀与白芥同。今人以醋椒同
芥心作辣薤食之，则脑额酸楚，泪涕俱
出，即归鼻利窍，明耳目之验也。辛温能
利气消痰，开胃辟寒，故主安中，及久食
温中也。其主除肾邪气者，辛能润肾，温
能暖水脏故也。

子：功用与白芥子相同，力稍不逮。

主治参互

治肺痈，用百年芥菜卤，久窖地中
者。饮数匙立效。其义以芥菜辛温，得盐
水久窖之气，变为辛寒，辛寒能散痰热，
芥菜主通肺气，所以治肺痈，真良法也。

简误

与白芥子同。其主利九窍，明耳目
者，盖言辛散走窜，豁痰引涎，暂用一
时，使邪去而正自复，非谓其真能利窍明
耳目也。用者详之。

莱　菔 音葍

根味辛、甘，温，无毒。散服及炮煮
服食，大下气，消谷，去痰癖，肥健人。
生捣汁服，主消渴，试大有验。

疏：莱菔根禀土金之气以生。《本
经》：味辛甘，气温无毒。孟诜云：性冷。
《大明》云：平。详其功用，应是生者味
辛性冷，熟者味甘温平。故《本经》：下
气，消谷，去痰癖，肥健人，及温中补不
足，宽胸膈，利大小便，化痰消导者，煮
熟之用也。止消渴，制面毒，行风气，去
邪热气，治肺痿吐血，肺热痰嗽，下痢
者，生食之用也。大抵入手足太阴，手足
阳明经。故所主皆脾、肺、肠、胃之病。

子：味辛过于根。生研汁服，吐风
痰。同醋研，消肿毒。炒熟，下气定喘，

消食除胀，止气痛。以其性辛甚，故升降之功亦烈于根也。朱震亨云：莱菔子治痰，有推墙倒壁之功。是矣！

主治参互

《医学集成》：齁喘痰促，遇厚味即发者。用萝子淘净，蒸熟晒研，姜汁浸，蒸饼丸绿豆大。每服三十丸，以口津咽下，日三服。治年远脾泄，百药不效。单煮白莱菔，终日啖之，不辍必瘥。

简误

莱菔根叶皆可食，生熟皆宜，乃蔬中之至贱，而能止渴充饥者。歉岁，农人种之最有利益，但性专下气，复能耗血，故多食则髭发早白。服地黄、何首乌者，不可食。

子，消痰下气更速，凡虚弱人忌之。

苦菜

味苦，寒，无毒。主五脏邪气，厌伏谷胃痹，肠澼，渴热，中疾，恶疮。久服安心益气，聪察少卧，轻身耐老，耐饥寒，高气不老。

疏：苦菜与苦苣、苦荬一物，而形稍异，功用则相同也。禀天地之阴气，故其味苦，气寒无毒。入心、脾、胃三经。其主五脏邪气者，邪热客于心也。胃痹、渴热、中疾者，热在胃也。肠澼者，热在大肠也。恶疮者，热瘀伤血肉也。苦寒总除诸热，故主之也。热去则神自清，故久服安心益气，聪察少卧也。轻身耐老，耐饥寒，高气不老者，总言其热退阴生，安心益气之极功也。

主治参互

寇宗奭《衍义》：治疔疮。以苦苣捣汁傅之，殊验。青苗叶阴干。以备冬月需用，为末，水调傅之。唐宝《经验方》：对口恶疮。野苦苣，擂汁一钟，入姜汁一匙，和酒服，以渣傅，一二次即愈。《肘后方》：中沙虱毒。沙虱在水中，人澡浴则着人身，钻入皮里。初得皮上正赤，如小豆、黍、粟，摩之痛如刺，三日后发寒热，发疮毒，若入骨杀人，岭南多此。即以茅叶刮去，以苦菜汁涂之，佳。

简误

脾胃虚寒者忌之。

苣荬

味苦，平，无毒。主安中利人，可久食。

疏：苣荬，草也。嫩时可食，处处田野中有之，陕陇人亦有种者。《本经》云：苦平无毒。主安中利人，可久食。然性颇凉，多食动冷气，不益人。根苦寒，主热病烦满，目黄赤，小便黄，酒疸。捣汁一升服，令人吐利即愈。其性苦寒，大能泄湿热故耳。以其叶煎汁多服，专治酒疸大效。

卷 二 十 八

菜 部 中 品

总一十三种，今疏其要者六种。移四种入草部中品。

葱白 韭菜

葱 白

辛，平。可作汤，主伤寒寒热，出汗，中风面目肿，伤寒骨肉痛，喉痹不通，安胎，归目，除肝邪气，安中利五脏，益目睛，杀百药毒。

葱实：味辛，温，无毒。主明目，补中不足。

葱根：主伤寒头痛。

葱汁：平，温。主溺血，解藜芦毒。

弘景云：葱有寒热，白冷青热。伤寒汤中不用青也。

疏： 葱禀天之阳气，得地之金味，中空象肺，其味辛平，平即凉也，而性无毒。气厚味薄，升也，阳也。入手太阴，足厥阴，足阳明经。辛能发散，能解肌，能通上下阳气，故外来怫郁诸证，悉皆主之。伤寒寒热，邪气并也。中风面目肿，风热郁也。伤寒骨肉痛，邪始中也。喉痹不通，君相二火上乘于肺也。辛凉发散，得汗则火自散，而喉痹通也。肝开窍于目，散肝中邪热，故云归目除肝邪气。邪气散则正气通，血自和调，而有安胎。安中利五脏之功矣。其曰益目睛，杀百药毒者，则是辛润利窍，而兼解散通气之力

也。

主治参互

《活人书》治伤寒头痛如破。连须葱白半斤，生姜二两，水煎温服。《济生秘览》：时疾头痛发热者，以连根葱白二十根，和米煮粥，入醋少许，热食取汗即解。数种伤寒一二日，初起不能分别者，亦用之取汗。风湿身痛。用生葱捣烂，入香油数点，水煎，调川芎、郁金末一钱服，取吐。《杨氏产乳》：六月孕动，困笃难救者。葱白一大握，水三升，煎一升，去渣顿服。《深师方》：胎动下血，病痛抢心。用葱白煮浓汁饮之，未死即安，已死即出。未效再服。一方加川芎。阴毒腹痛厥逆，唇青，卵缩，六脉欲绝者。用葱一束，去根及青，留白二寸，烘热，安脐上，以熨斗火熨之。葱坏则易，良久热气透入，手足温有汗即瘥。乃服四逆汤。若熨而手足不温，不可治。华佗救卒病方：脱阳危证，凡人大吐大泄之后，四肢厥冷，不省人事，或与女子交后少腹坚痛，外肾搐缩，冷汗出，厥逆，须臾不救。先以葱白炒热熨脐，后以葱白三七茎，捣烂，用酒煮灌之，阳气即回。加人参为要。《本事方》：小便闭胀，不治杀人。葱白三斤，锉炒帕盛，二个更互熨小腹，气透即通。刘禹锡《传信方》：打扑损见血。取葱新折者，煻火煨热，剥皮，其间有涕，便将罨损处，仍多煨，续续易热者，立愈。张氏《经验方》：金疮折伤出血。用葱白连叶煨热，或锅烙炒热，捣烂傅

之，冷即再易，神验。

简误

病人表虚易汗者，勿食。病已得汗，勿再进。

韭

味辛、微酸，温，无毒。归心，安五脏，除胃中热，利病人，可久食。

疏：韭禀春初之气而生，兼得金水木之性，故其味辛，微酸，气温而无毒。生则辛而行血，熟则甘而补中、益肝、散滞、导瘀，是其性也。以其微酸，故入肝而主血分。辛温能散结，凡血之凝滞者，皆能行之，是血中行气药也。心主血，专理血分，故曰归心。五脏之结滞去，则气血条畅而自安矣。胃中热，乃胃中有瘀滞而发热也，瘀血行，热自除矣。病人之气抑郁者多。凡人气血，惟利通和，韭性行而能补，故可久食。

韭子：味辛，甘，温，无毒。主梦中泄精，溺血。盖韭乃入足厥阴、少阴经。肾主闭藏，肝主疏泄。《素问》云：足厥阴病则遗尿。思想无穷，入房太甚，发为筋痿，及为白淫。韭子入厥阴而甘温，补肝及命门之不足，故主泄精溺血。

主治参互

有一贫叟，病噎膈，食入即吐，胸中刺痛。或令取韭汁，入盐、梅、卤汁少许细呷，得入渐加，忽吐稠涎数升而愈。此亦仲景治胸痹痛用薤白，皆取辛温能散胃脘痰饮恶血之义也。一人腊月饮酒三杯，自后食必屈曲下膈，硬涩微痛，右脉甚涩，关脉沉。此瘀血在胃脘之口，气因郁而成痰，隘塞食道也。以韭汁半盏，细细冷呷，尽半斤而愈。《食疗本草》：胸痹急痛如锥刺，不得俯仰，自汗出，或彻背上，不治或至死。取生韭及根五斤，洗捣汁，服之瘥。《金匮要略》：风恘邪恶。韭根一把，乌梅十四个，吴茱萸炒半升，水一斗，煮之，仍以病人栉纳入，煮三沸。栉浮者生，沉者死。煮至三升，分三服。《千金方》：刺伤中水肿痛，煮韭热揾之。

简误

韭性辛温通利，虽曰补益，然多食能令人神昏，最为养性所忌。胃气虚而有热者勿服。韭黄未出于土者勿服，食之滞气，以其气尚抑郁未申故也。花食之亦动风。

卷二十九

菜部下品

总二十二种，今疏其要者四种。

葫　马齿苋　茄子_{根附}　蕺

葫_{蒜也}

味辛，温，有毒。主散痈肿，䘌疮，除风邪，杀毒气。独子者亦佳。归五脏，久食伤人，损目明。

疏：葫，大蒜也。禀火金之气以生。故其味辛气温。辛温太甚，故其性有毒。熏臭异常，不宜多食。入足阳明、太阴、厥阴经。辛温能辟恶散邪，故主除风邪，杀毒气，及外治散痈肿䘌疮也。辛温走窜，无处不到，故主归五脏。脾胃之气最喜芳香，熏臭损神耗气，故久食则伤人。肝开窍于目，目得血而能视。辛温太过，则血耗而目损矣。总之，其功长于通达走窍，去寒湿，辟邪恶，散痈肿，化积聚，暖脾胃，行诸气。故苏恭：主下气消谷，化肉。藏器：主风湿，破冷气，烂痃癖，伏邪恶，宣通温补。《日华子》：主健脾胃，治肾气，止霍乱转筋腹痛，除邪祟，解温疫等用也。

主治参互

《外台秘要》：关格胀满，大小便不通。独头蒜烧熟，去皮绵裹，纳下部，气立通。又方：治金疮中风，角弓反张。取蒜一大升，破去心，无灰酒四升，煮令极烂，并滓服一大升，须臾得汗则瘥。《简

要济众》治鼻血不止，服药不应。用蒜一枚，去皮，细研如泥，摊一饼子如钱大，厚一豆许。左鼻血出，贴左脚心；右鼻血出，贴右脚心。两鼻俱出，皆贴之，立瘥。血止，急以温水洗脚心。《外科精要》背疮灸法：凡觉背上肿硬疼痛，以湿纸贴寻疮头。用大蒜十颗，淡豆豉半合，乳香一钱，细研匀，随疮头大小，用竹片作圈圈定，填药于内，二分厚，著艾灸之。痛灸至痒，痒灸至痛，以百壮为率，效。《永类钤方》：干湿霍乱转筋。用大蒜捣涂足心，立愈。《普济方》：寒疟冷痢。端午日以独头蒜十个，黄丹二钱，捣丸梧子大。每服九丸，长流水下，妙。《衍义》：暴下血病。用葫五七枚，去皮研膏，入豆豉，捣丸梧子大。每米饮下五六十丸，无不愈者。华佗行道，见车载一人，病咽塞食不下，呻吟，佗视曰：饼店家蒜虀，大酢三升，饮之当自瘥。果吐大蛇一枚而愈。

简误

蒜性温，属火，气味臭烈。凡肺胃有热，肝肾有火，气虚血弱之人，切勿沾唇，虽有暖脾胃、祛寒湿之功，亦宜暂用，切勿过施。过则生痰动火，伤神散气，损目耗血。切戒！切戒！

马 齿 苋

主目盲白翳，利大小便，去寒热，杀诸虫，止渴，破癥结，痈疮。服之长年不白。和梳垢封疔肿。又烧为灰，和多年醋

滓，先灸疗肿，以封之，即根出。生捣绞汁服，当下恶物。去白虫。煎为膏，涂白秃。又主三十六种风结疮，以一釜煮，澄清，纳腊三两，重煎成膏，涂疮上，亦服之。

疏： 马齿苋禀天之阴寒，兼得地中之金气以生。故叶节间有水银，以其得金气多也。味应辛苦，气寒无毒。经云：荣气不从，逆于肉里，乃生痈肿。《原病式》云：诸痛痒疮疡，皆属心火。辛寒能凉血散热，故主癥结，痈疮疔肿，白秃，及三十六种风结疮。捣傅则肿散疔根拔，绞汁服则恶物当下，内外施之皆得也。辛寒通利，故寒热去，大小便利也。苦能杀虫，寒能除热，故主杀诸虫，去寸白，止渴。辛寒能散肺家之热，故主目盲白翳也。长年不白，总言其凉血、益血，病去身轻之功耳。方士多采取用，以其亦有代砂结汞之能也。

主治参互

崔元亮：治赤白下，不问老幼孕妇悉可服。取马齿苋，捣绞汁三大合，和鸡子白一枚，微温顿服之。不过再作则愈。又方：疗多年恶疮，百方不瘥，或痛焮走不已者。并烂捣马齿苋傅上，不过三两遍，即愈。《广利方》：小儿火丹热如火，绕脐即损人。马齿苋捣涂之。崔元亮方：疗疮肿毒。马齿苋二分，石灰三分，为末，鸡子白和傅之。

简误

马齿苋辛寒滑利。凡脾胃虚寒肠滑作泄者，勿用煎饵。方中不得与鳖甲同入，令化作小鳖伤人也。

茄　子

味甘，寒。久冷人不可多食，损人动气，发疮及痼疾。

根及枯茎叶：主冻脚疮，可煮作汤渍之，良。

疏： 茄，内禀地中一阴之气，外受南方热火之阳，故其花实皆紫。《本经》虽云：甘寒，必是湿中有火，使非湿热，则不能动气，发疮及痼疾也。湿胜则久冷人多食有损。热胜故能主冻脚疮也。孟诜云：主寒热五脏劳。《大明》：治温疾，传尸劳气。皆非正治。惟肿毒家用之为当耳。

主治参互

《灵苑方》：肠风下血。经霜茄，连蒂烧存性，为末。每日空心温酒服二钱匕。丹溪方：治乳头裂，用茄子老黄者，烧灰傅之。鲜茄蒂、鲜何首乌，等分煮饮，治对口疮有神。茄秆烧灰淋汁，和入桑硇、碱等药，诸痈肿疔疮有效。

简误

茄，观《本经》所说，止是损人，并无利益，后人虽有处治之法，然终与《本经》相失。凡有痼疾及虚冷人，切不可食。近世为茹菜中常用之物，尊生者当慎之。

蕺俗呼鱼腥草

味辛，微温。主蠼螋溺疮。多食令人气喘。

疏： 蕺，生于下湿之地，得阴中之阳，故其味辛，气温。入手太阴经。能治痰热蕴肺，发为肺痈吐脓血之要药。辛温主散，故能治蠼螋溺疮。肺主气，辛温能散气，故多食令人气喘。肺与大肠为表里，大肠湿热盛则为痔疮，得辛温之气，则大肠清宁，故又为痔疮必须之药。

主治参互

单用捣汁，入年久芥菜卤饮之，治肺痈有神。《救急方》：痔疮肿痛。鱼腥草一握，煎汤熏洗，仍以滓傅，即愈。

简误

戡，只能消肺痈，治痔疮，余非所长。况多食令人气喘，发虚弱，损阳气，发脚气等害。慎之！慎之！

卷 三 十

补 遗

玉石部

黄土 蚯蚓泥 粪坑底泥 乌爹泥 烟胶 石硷 银朱 炉甘石 方诸水

木部

木芙蓉 山茶花 木绵子 肥皂荚 大风子 樟脑 蛀竹屑

人部

人气

兽部

黄明胶 霞天膏 狗宝 山獭阴茎 羊胫骨

虫鱼部

鳜鱼胆

米谷部

亚麻 粟壳 罂子粟 阿芙蓉 绿豆 粉 豌豆 蚕豆 豇豆 刀豆子 红曲

玉石部

黄 土

味甘，平，无毒。主泄痢冷热赤白，腹中热毒绞结痛，下血。取入地干土，以水煮三五沸，绞去滓，暖服一二升。又解诸药毒，中肉毒，合口椒毒，野菌毒。张司空云：三尺以上曰粪，三尺以下曰土。凡用当去上恶物，勿令入客水。

疏：土为万物之母，黄乃中央正色，在人脏腑则脾胃应之。故万物非土不生，人身五脏六腑非脾胃无以养。是以黄土入药，治泄痢冷热赤白，脾中热毒绞结痛者，取其补助戊己之功也。味甘而气和，故能安和脾胃，止下血，及解百毒，如经所言也。

主治参互

《小儿秘诀》：乌沙惊风，遍身都黑者。急推向下，将黄土一碗，捣末，入酢一钟，炒热包定熨之，引下至足，刺破为妙。

气味和平，与物无迕。故不著"简误"。

蚯 蚓 泥

即蚯蚓屎也。味甘，气寒，无毒。赤白久热痢，取一升炒，烟尽，沃汁半升，滤净饮之。盖久痢乃湿热甚于肠胃，得甘寒之气，则湿热自除矣。《日华子》：主小儿阴囊忽虚热肿痛。以生甘草汁，入轻粉末调涂之。以盐研，傅疮去热毒，及蛇犬伤。苏恭：主傅狂犬伤，出犬毛者，神效。皆取甘寒除热解毒之力耳。

主治参互

《外台秘要》：一切丹毒，水和蚯蚓泥傅之。丹溪方：时行腮肿。柏叶汁调蚯蚓泥涂之。《摘玄方》：燕窝生疮。韭地蚰蟮屎，米汁水和，煅过，入百草霜，等分研末，香油调涂之。又方：治下部杨梅。韭地上蚯蚓泥，硫黄，等分研匀，用泥封固，作团煨过，取出研细，生桐油调搽。

简误

虚寒滑利，不宜用。

粪坑底泥

大寒，无毒。治发背诸恶疮。阴干为末，新水调傅，其痛立止。《圣济总录》治疔肿。粪下土、蝉蜕、全蝎等分。捣作钱大饼，香油煎滚，温服。以滓傅疮四围，疔自出也。今人以热粪盛核桃壳内，覆疔肿上，云疔根即烂出，即此意也。

乌爹泥

味苦、涩，平，无毒。主清上膈热，化痰生津，涂金疮一切诸疮，生肌定痛，止血收湿。一名孩儿茶。出南番爪哇暹罗诸国。今云南、老挝、暮云场地方造之。云是细茶末入竹筒中，坚塞两头，埋乌泥沟中，日久取出，捣汁熬制而成。其块小而润泽者为上，大而焦枯者次之。

疏：乌爹泥本是茶末，又得土中之阴气，其味苦涩，气应作寒，性无毒。其主清上膈热，化痰生津者，茶之用也。得地中之阴气，能凉血清热，故主金疮止血，及一切诸疮，生肌定痛也。苦能燥，涩能敛，故又主收湿气。

主治参互

《积德堂方》：牙疳口疮。孩儿茶、硼砂等分，为末搽之。《纂奇方》：下疳阴疮。孩儿茶一钱，真珠一分，片脑半分，为末傅之。董炳方：脱肛气热。孩儿茶二分，熊胆五分，片脑一分，为末，人乳调搽肛上，热汁自下而肛收也。亦治痔疮。

今人多用外治，内服甚少，故不著"简误"。

烟 胶

味辛，苦，气微温。辛能散风，苦能燥湿杀虫。故主头疮，白秃，疥疮，风癣痒流水。取熮牛皮灶岸烟膏为末，麻油调涂，或入轻粉少许。此即熏熮牛皮灶上黑土也。

石 硇

味辛、苦、涩，气温，微毒。性能除垢腻，磨积块。过服能损人。同石灰、桑硇，透肌肉，溃痈瘰疬，去瘀肉，点痣黡疣赘。今人用以澣衣。出山东济宁、大同诸处。彼人采蒿蓼之属，开窖浸水，漉起晒干，烧灰，以原水淋汁，每百斤入粉面一二斤，则凝定如石，连汁货之。

简误

硇乃软坚消积之物，食之使人泄泻。以其阴湿之性，润下软坚透肉，故于肠胃非宜。作泄胃薄者忌之。

银 朱

乃硫黄同汞升炼而成。其性燥烈，过服能使人龈烂筋挛。其味辛，气温，有毒。亦能破积滞，散结，疗癣疥恶疮，杀虫。不宜服食。今人多以黄丹、矾红杂之，不堪用。

主治参互

李楼《怪症方》：火焰丹毒。银朱调鸡子清涂之。《多能鄙事》：汤火灼伤。银朱研细，菜油调傅。《应急良方》：日久顽疮不收者。银朱一钱。地龙骨即年久石灰五分，松香五钱，为末，香油一两，化摊纸上贴之。兼能治湿毒臁疮。

炉 甘 石

味甘，温，无毒。主止血，消肿毒，生肌，明目去翳退赤，收湿除烂。同龙脑点治目中一切病。

疏：炉甘石，受金气而结，味应甘辛，气温无毒，其性带涩。经曰：荣气不从，逆于肉里，乃生痈肿。甘温能通畅血脉，则肿痛散，血自止，肌肉生也。又目得血而能视，风热上壅，则目为赤烂浮翳。甘入脾而益血，辛温能散风热，性涩则能粘物，故同除翳药点目翳，及治目中一切病也。

主治参互

一切目疾，真炉甘石半斤，用黄连四两，锉碎，入银石器内，水二碗，煮二伏时，去黄连，以甘石为末，入龙脑香二钱半，研匀，罐收。每点少许，频用取效。邵真人方：下疳阴疮。炉甘石煅，醋淬七次，一两，孩儿茶三钱，为末，麻油调傅，立效。

方诸水

味甘，寒，无毒。主明目，定心，去小儿热烦，止渴。

方诸，大蚌也。向月取之，得二三合，水亦如朝露，又名明水。得至阴之精华，故能明目定心，及止渴除烦热也。又为丹灶家所须。

木　部

木芙蓉

禀夏末秋初之气，故其味辛，辛属金化，故能清肺，其气平平即凉也，故能凉血散热解毒，兼治一切痈疽肿毒恶疮，排脓止痛，小儿疳积。

主治参互

《简便方》：痈疽肿毒。重阳前，取芙蓉叶，研末，端午前，取苍耳烧存性，研末，等分，蜜水调涂四周。其毒自不走散。名铁井栏。

他用甚稀，故不著"简误"。

山茶花

得一阳之气以生，故其花开于冬末春初之时。其味甘而微辛，气平而微寒，色赤而入血分，故主吐血，衄血，肠风下

血。并为末，入童溺及酒调服。

木绵子

得地中之阳气，复感秋金之气以成。其味辛，其气热，其性有毒。入肝、入肾，祛风寒、寒湿之药也。惟其热，故能除寒湿。凡下部有风寒湿邪者宜之。然而性热有毒，肝肾虚者不宜用。一切阴虚火炽，痿弱下体无力者，咸忌之。

肥皂荚

生于盛夏六阳之令，而成于秋金之月。得火金之气，故其味辛，气温有毒。凡肠胃有垢腻，秽恶之气郁于中，则外生瘰疬恶疮肿毒。泄于外，则为肠风下痢脓血。此药专能荡涤垢腻，宣通秽积，肠胃洁净，则诸证自除也。

主治参互

秘方：治瘰疬。用肥皂，去核，入斑猫在内，扎紧蒸，去斑猫，加入贝母、天花粉、玄参、甘草、牛蒡子、连翘，为丸。每服一钱，白汤下，服后腹疼勿虑，此药力追毒之故。独核仁，同猪胰子、金银花、皂角刺、巴蕉根、雪里红、五加皮、土茯苓、皂荚子、白僵蚕、木瓜、蝉蜕、白鲜皮，治霉疮。久虚者，加人参、黄芪、薏苡仁。兼治结毒。《普济方》：肠风下血。独子肥皂烧存性一片，为末，糊丸。米饮下。又方：治腊梨头疮。用独核肥皂，去核，填入沙糖，入巴豆二枚，扎定，盐泥固煅存性，再入槟榔、轻粉六七分，研匀，香油调搽。先以汤洗净，拭干乃搽。一宿见效。

除疮毒外，无他用，故不著"简误"。

大风子

禀火金之气以生，故其味辛苦，气热，有毒。辛能散风，苦能杀虫燥湿，温

热能通行经络。世人用以治大风疠疾,乃风癣疥癫诸疮,悉此意耳。然性热而燥,伤血损阴,不宜多服。用之外治,其功不可备述也。

樟　脑

得纯阳之气,其味辛,其气热。初时以水煎成,后得火则焰炽不息,其禀龙火之性者乎?气亦香窜,能通利关窍,逐中恶邪气,复能去湿杀虫。凡一切疥癣风瘙,湿毒疮疡等证,皆所须用。

蛀竹屑

年久枯竹中蠹屑也。竹之余气尚存,其气味必甘平无毒。甘能解毒,平则兼散,故可用为蚀脓长肉之药也。

主治参互

同象牙末、真珠、白矾等药,能消漏管,方见象牙条下。朱氏《集验方》:耳出臭脓。用蛀竹屑、胭脂胚子等分,麝香少许,为末,吹之。《普济方》:耳脓作痛,因水入耳中者。蛀竹屑一钱,腻粉一钱,麝香五分,为末。以绵杖绞净,送药入耳,以绵塞定。有恶物放令流出,甚者三度必愈。又方:湿毒臁疮。蛀竹屑、黄柏末等分,先以葱椒茶汤洗净,搽之。日一次,效。《外台秘要》:汤火灼疮。蛀竹屑末,傅之愈。

人　部

人　气

主下元虚冷。日令童男女,以时隔衣进气脐中,及两腰肾间,甚良。凡人身体骨节痹痛,令人更互呵熨,久久经络通透。盖气属阳,为一身之健运,即真火也。天非此火不能生物,人非此火不能有

生。故老人、虚人,与二七以前少阴同寝,藉其熏蒸,最为有益。下元虚冷,火气衰也。得外入之少火,乃所以补其不足。骨节疼痹,血泣不行也。血不自行,随气而行,故能使骨节通畅也。近时术士,令童女以气进入鼻窍、脐中、精门,以通三田,谓之接补。此亦小法,不得其道者,反以致疾。

兽　部

黄明胶 即牛皮胶

味甘,平,无毒。主诸吐血,下血,血淋,妊妇胎动下血,风湿走注疼痛,打扑伤损,汤火灼疮,一切痈疽肿毒,活血止痛。

〔按〕《本经》白胶,一名鹿角胶,煮鹿角作之。阿胶,一名傅致胶,煮牛皮或驴皮作之。其说甚明。黄明胶,即今水胶,乃牛皮所作,其色黄明,非白胶也,亦非阿井水所作。甄权以黄明为鹿角白胶。唐慎微又采黄明诸方附于白胶后,并误矣。其气味与阿胶同,故其所主亦与阿胶相似。以非阿井水及驴皮同造,故不能疏利下行,以其性味皆平补,亦宜于血虚有热者。若鹿角胶,则性味温补,非虚热者所宜,不可不详辨也。

主治参互

蔺氏方:跌扑损伤。真牛皮胶一两,干冬瓜皮一两,锉,同炒存性,研末。每服五钱,热酒一钟调服。仍饮酒二三盏,暖卧微汗痛止。《本事方》:诸般痈肿。黄明胶一两,水半升化开,入黄丹一两,煮匀,以鹅翎扫上疮口。如未成者,涂其四围自消。阮氏《经验方》:背疽初起。用黄明牛皮胶四两,入酒重汤顿化,随意饮尽。不能饮者,滚白汤饮之。服此,毒不

内攻。一方加穿山甲四片，炒成末，其妙无比。

霞 天 膏

味甘，温，无毒。主中风偏废，口眼歪斜，痰涎壅塞，五脏六腑留痰宿饮癖块，手足皮肤中痰核。其法用肥嫩雄黄牛肉三四十斤，洗极净，水煮成糜，滤去滓，再熬成膏用。

疏： 胃属土，为水谷之海，无物不受。胃病则水谷不能以时运化，羁留而为痰饮；壅塞经络，则为积痰、老痰、结痰等证。阴虚内热生痰，则为偏废、口眼歪斜。留滞肠胃，则为宿饮、癖块。随气上涌，则为喘急迷闷。流注肌肉，则为结核。王隐居论人之诸疾，悉由于痰。然而痰之所生，总由于脾胃虚，不能运化所致。惟用霞天膏以治诸痰证者，盖牛，土畜也。黄，土色也。肉者，胃之味也。熬而为液，虽有形而无浊质也。以脾胃所主之物，治脾胃所生之病，故能由肠胃而渗透肌肤毛窍，搜剔一切留结也。阴虚内热之人，往往多痰，此则由于水涸火炽，煎熬津液，凝结为痰。胶固难散者，亦须以此和竹沥、贝母、橘红、苏子、栝楼根、枸骨叶之类消之。或以橘皮、白茯苓、苏子、白豆蔻仁、半夏、苍术为曲，治脾胃积痰。或以橘皮、贝母、苏子、栝楼根及仁、蓬砂为曲，治积热痰结。

狗 宝

狗宝，如牛之有黄也。第狗性热，其宝定是苦温之物。世人用治噎证，以其苦能下泄，温能通行耳。又能主痈疽疔肿，同蟾酥、脑、麝、雄黄、乳香、没药等用。

简误

狗宝性热，善消噎病。由于痰及虚寒而得者，犹可暂用取效。若因血液衰少，以致噎膈者，法所当忌。世医不谙药理，不察病本，一概妄投，致病增剧。戒之！戒之！又：凡有脾胃虚弱，羸瘦不振之病，尤不宜用。

山 獭 阴 茎

味甘，热，无毒。主阳虚阴痿精寒。

此物出广之宜州、嵊峒，及南丹州。土人号为插翅。其性淫毒，山中有此物，凡牝兽皆避去，獭无偶则抱木而枯。猺女春时成群入山，以采物为事。獭闻妇人气，必跃来抱之，刺骨而入，牢不可脱，因扼杀之。负归取其阴，一枚值金一两。若得抱木死者，尤奇贵。峒獠甚珍贵之，私货出界者，罪至死。本地亦不常有，多伪者。试之之法，但令妇女摩手极热，取置掌心，以气呵之，惕然而动者为真。

羊 胫 骨

《本经》无文。《纲目》载其主虚冷劳，及脾弱肾虚不能摄精，白浊，除湿热，健腰脚，固牙齿，去黰黯，治误吞铜铁金银等证。按《名医别录》云：昔汉上张成忠女，年七八岁，误吞金馈子一只，胸膈痛不可忍，忧惶无措。一银匠炒末药三钱，米饮服之，次早大便取下。叩求其方，乃羊胫灰一物。盖羊胫骨灰可以磨镜，羊头骨灰可以消铁，故能治如是之证。谈野翁亦有此方。乃秘妙神效之法也。

主治参互

《食鉴》：擦牙固齿。羊胫骨灰一两，升麻一两，黄连五钱，为末，入青盐和匀，日用。《圣惠方》：咽喉骨鲠。羊胫骨灰，米饮下一钱。

虫 鱼 部

鳜鱼胆

此鱼最能发湿，惟胆能治鱼骨鲠，及竹木刺误吞入喉不出，或吞入腹，腹中作痛隐隐，皆效。状如鲈鱼者是。

米 谷 部

亚 麻

即鳌虱胡麻，出兖州威胜军，今陕州亦种之。其味甘，气温，无毒。足厥阴经血分药也。厥阴藏血，为风木之疾。凡大风疮癣，总厥阴血热所致。甘温益血而通行，则血自活，风自散，疠疾癞疮癣俱除矣。

主治参互

得漆叶、苦参、荆芥、天门冬、生地黄、青黛、百部、白花蛇、何首乌、半枝莲、豨莶叶、刺蒺藜、甘菊花，治大麻风。同金银花、连翘、萆薢、土茯苓、何首乌、苍术、木瓜、薏苡仁、生地黄、黄柏，治湿热太甚，遍身脓窠疮。

粟 壳

味酸、涩，微温，无毒。

古方治嗽，及泻痢、脱肛、遗精，多用之，今人亦效尤辄用，殊为未妥。不知咳嗽惟肺虚无火，或邪尽嗽不止者，用此敛其虚耗之气。若肺家火热盛，与夫风寒外邪未散者，误用则咳愈增而难治。泻痢脱肛由于下久滑脱，肠虚不禁；遗精由于虚寒滑泄者，借用酸涩收敛之气以固虚脱。如肠胃积滞尚多，湿热方炽，命门火盛，湿热下流为遗精者，误用之则邪气无

从而泄，或腹痛不可当，或攻入手足骨节肿痛不能动，或遍身发肿，或呕吐不下食，或头面俱肿，或精窍闭塞，水道不通，变证百出而淹延不起矣。可不慎哉！

罂子粟

味甘，平，无毒。主丹石发动不下食。和竹沥煮作粥，食之极美。

疏：罂粟，其花至有千叶者，红、白、紫、黑色，有数种。一罂内子凡数千万粒，细如葶苈子而色白。《本经》：味甘，平，无毒。苏颂：性寒。甘寒除热解毒。下气和中，故主丹石发动不下食，及《本经》：行风气，驱邪热，止反胃，去胸中痰滞也。

阿 芙 蓉

罂粟花之津液也。罂粟结青苞时，午后以大针刺其外面青皮，勿损里面硬皮，或三五处，次早津出，以竹刀刮取，入磁器，阴干用之。其气味与粟壳相同，而此则止痢之功尤胜。故小儿痘疮行浆时，泄泻不止，用五厘至一分，未有不愈，他药莫逮也。

绿 豆 粉

甘，凉，无毒。主解诸热，益气，解酒食诸毒。治发背痈疮肿，及汤火伤灼。

疏：绿豆粉，所禀气味与绿豆同。故能解诸热，及酒食毒，汤火伤灼也。发背痈疽疮肿，皆热毒所致。甘寒解阳明之热，则毒气不至犯胃而呕恶，肠胃清凉而诸肿散矣。热伤气，除热故能益气也。

主治参互

李嗣立《外科精要》：护心散，又名内托散，乳香万全散。凡有疽疾，一日至十三日内，宜连进十余服，方免变证，使毒气出外。服之稍迟，毒气内攻，渐生呕

吐，或鼻生疮菌，不食即危矣。四五日亦宜间服之。用真绿豆粉一两，乳香半两，灯心同研和匀，以生甘草煎浓汤，调下一钱，时时呷之。若毒气冲心有呕逆之证，大宜服此。盖绿豆压热下气，消肿解毒，乳香消诸痈毒。服至一两，则香彻疮孔中。真圣药也。一方有丹砂二钱半。《卫生易简》：解砒石毒。绿豆、寒水石等分，以蓝汁调服三五钱。又方：夏月痱疮。绿豆粉二两，滑石一两，和匀扑之。一方加蛤粉。《生生编》：杖疮疼痛。绿豆粉炒研，以鸡子白和涂之，妙。《澹寮方》：打扑伤损。用绿豆粉炒紫色，新汲水调傅，以杉木皮缚定，其效如神。

〔附〕绿豆皮：能解热毒，退目翳。《直指方》：通神散，治斑痘后目生翳。用绿豆皮、甘菊花、谷精草等分，为末。每服一钱，以干柿饼一枚，粟米泔一盏，同煮干。食柿，日三服。浅者五七日见效，远者半月见效。

简误

绿豆粉性凉，脾胃虚寒易泄者，勿多食。

豌 豆

即今之小豌豆也。一名胡豆。陈藏器云：煮食治消渴。孙思邈治寒热热中，吐逆，泄澼，及胀满利小便。应是甘平无毒，入脾胃，清利除热之物也。又能治痈肿痘毒。牛都御史秘传四圣丹，治小儿痘中有疔，或紫黑而大，或黑坏而臭，或中有紫线，此证十死八九，惟此方点之最妙。用豌豆四十九粒烧存性，头发灰三分，真珠十四粒研为末，以油胭脂同杵成膏，先以簪挑疔破，咂去恶血，以少许点之，即时变红活色。《千金》、《外台》洗面澡头方：盛用毕豆面，取其白腻去黚黯，令人光泽也。

蚕 豆

味甘，微辛，无毒。能厚肠胃，和脏腑，万表《积善堂方》言：一女子误吞针入腹，诸医不能治，一人教令煮蚕豆同韭菜食之，针自大便同出。今人有误吞金银物者，用之皆效。实救急之良方也。

豇 豆

味甘、咸，平，无毒。补肾健胃，与诸疾无禁，可常食之。昔卢廉夫教人补肾气，每日空心煮豇豆，入盐少许食之，甚效。

刀 豆 子

味甘，微温。主温中下气，止呃逆。昔有人病后患呃逆不止，声闻邻家。或令取刀豆子烧存性，为末。白汤调服二钱即止。此即下气归元之验也。

红 曲

味甘，温，无毒。主消食，活血，健脾，燥胃。治赤白痢下水谷。

疏： 红曲，以白粳米杂曲母蒸罨为之，亦奇术也。人之水谷入于胃，受中焦湿热熏蒸，精气变化而赤为血。红曲以白米饭受湿热郁蒸而变为红，皆造化自然之微妙也。故红曲治脾胃荣血之功，有同气相求之理。消食健脾胃，与神曲相同。而活血和伤，惟红曲为能。故治血痢，尤为要药。

主治参互

得番降香、通草、鲮鲤甲、没药，治上部内伤，胸膈作痛。或怒伤吐血，和童便服，有神效。同黄连、白扁豆、莲肉、黄芩、白芍药、升麻、干葛、乌梅、甘草、滑石、橘红，治滞下有神。同续断、番降香、延胡索、当归、通草、红花、牛膝、没药、乳香，治内伤血瘀作痛。同泽兰、牛膝、地黄、续断、蒲黄、赤芍药，治产后恶露不尽，腹中痛。《丹溪心法》：湿热泄痢。青六丸：用六一散加炒红曲五钱，为末，蒸饼和丸梧子大。每六七十丸白汤下，日三服。《摘玄方》：心腹作痛。赤曲、香附、乳香，等分为末，酒服。

简误

性能消导，无积滞者勿用。又善破血，无瘀血者禁使。

本草单方

明·缪希雍 撰

本草单方序

海虞缪仲淳先生，以布衣游宇内，声称籍甚公卿间。盖闻其急患难，修然诺：七尺可捐，千里必赴。视金璧如尘土，为古田光、鲁仲连之流，犹退而寄托于医。颇精治疗，微独明颖，根乎性成，亦由涉历所到。虚心采访，往往得秘授、悟真诀，故能见极洞垣、技参游刃。余恨生也晚，时正埋头铅椠，终岁罕一窥足城市，遂不获觐先生眉采，聆其玄屑。然大略风概，尝得之吾友祁西岩、邓晋伯两兄，不啻神交梦接。近复入郭居，晨夕与父初、敛之兄辈尘谈，益晰其生平底蕴，取诸怀抱，无非以济人利物为务。凡所著述、诠次，如《本草经疏》之梓于琴水，《笔记》、《广记》之镌于长城吾邑。并足开蒙后学、饶益群生，而所遗，犹有手摘《本草后① 单方》，间缀以自藏奇秘，居恒不轻示人。于执侯兄偶见而珍之，欲广其传，属友人编类刊行。余不谙岐黄，未敢妄论方药微旨。缘素景慕其人，知所由选录，是必龙藏之余宝，凤林之逸毳也。敬为之序，附垂不朽焉。

崇祯六年夏五

曲阿吴履中题

---

① 后：当为衍文。

本草单方序

　　缪仲淳既殁数年，其著书多盛行于世，而所摘录《本草单方》朱黄甲乙，狼籍箧笥中。康文初、庄敛之搜讨诠次，穷岁月之力而后成书，于执侯梓而传之，于是缪氏之遗书粲然矣。仲淳以医名世几四十年，医经经方两家浩如烟海，靡不讨论贯穿，而尤精于本草之学，以谓：古三坟之书，未经秦火者，独此耳。《神农本经》朱字譬之六经也；名医增补《别录》，朱墨错互，譬之注疏也。《本经》以经之、《别录》以纬之，沉研钻极，割剥理解，神而明之，以观会通。《本草经疏》之作，抉摘轩岐未发之秘，东垣以来未之前闻也。出其余力集录单方，剟其舛驳，挈其芜秽，其染涉生民者甚至。此书成而《经疏》之能事始毕，仲淳可以无憾于地下矣。三君之功岂曰小补之哉！仲淳电目戟髯，如世所图羽人剑客者，谈古今国事成败，兵家胜负，风发泉涌，大声殷然，欲坏墙屋。酒间每慷慨谓余曰：传称上医医国，三代而下，葛亮之医蜀，王猛之医秦，由此其选也。以宋事言之，熙宁之法，成方以致病者也；元佑之政，执古方以治病者也。绍述之小人，不诊视病状，何如而强投以乌头、狼毒之剂，则见其立毙而已矣。子有医国之责者，今将谓何？余沉吟不能对。仲淳酒后耳热，仰天叫呼，痛饮沾醉乃罢。呜呼，仲淳既老病以死，而余亦连蹇，放弃效忠州之，录方书以终残年。因是书之刻，念亡友之坠言，为废书叹息者，久之。仲淳讳希雍，吾里之右族也。侨居长兴，后徙于金坛。老焉，葬在阳羡山中。余地日光为文以志之。

崇祯六年十二月虞山老民钱谦益叙

本草单方序①

　　《本草单方》者，虞山缪仲淳之所著也。仲淳先著《本草经疏》，取林亿、苏颂、张洞补注，及《大观》、《证类》、《广义》、《较定》等数种经纬增删，可谓大备。此《单方》者，就其《经疏》中集录成方，以便按病对治者也。仲淳殁后家从祖刻其书，归我先府君。先府君不敢秘，遗命予序而行之。盖病不得方，将何以疗，则集方者，其心至仁也。有方而无刻或刻而不行，何以方为？则刻与行者，其利均溥也。予不知医，窃尝闻先府君之绪论，谓：医经、经方两家，经以明理，方以致用。譬之双翼缺一不可。其所以传神农氏之精义，而跻斯民于寿域者，方尤要于经。缘经须穷讨于平时，而方则取备于危亟。但脉不可不明，证不可不辨。苟流览是书，而参考其《经疏》，并长沙之正伤寒，河间之冬温春温、暍暑痎疟，东垣之内伤，以及丹溪之滋阴降火，四家之理愈明，则《单方》之用愈广，民其有夭札乎哉？此我府君及从祖之志也，亦仲淳之志也。即书以弁诸卷首。

　　　　　　　　　　　　　　　　　　顺治戊戌菊月华阳棘人于汕芷园谨识

---

① 该序原本无，据清顺治十五年本补。

本草单①方引例

　　缪翁天禀异姿，志存经世。奈冲龄失怙，不克自致青云。思佐一二同好略展蕴抱，而际会多屯一时。先辈非负望沦没，则触忌沉废。缘是壮业不伸，良筹莫吐。退而寄托轩岐，研究方药，聊以抒拯厄扶危之本怀，俾斯世群生，小沾余泽云尔！其所著撰，如《本草经疏》及序例诸篇，既已属海虞毛氏梓行，流传几遍。惟遗手摘《本草后②单方》，向不多示人，人亦罕窥其秘。晚年卜筑金沙，病中屡以祝不肖及庄敛之兄一为板行，云：可救贫寒之不辩医药者。屈指先生谢世已十载余，耿耿此言，如醉余两人心脾间。一日偶与于执侯兄言及，欣然愿捐资剞劂，以广其传。急属不肖与敛之分类编次。事始于壬申夏仲，工竣于癸酉春末。别列凡例如下，庶开卷者，知缪翁济生微旨，并是刻详慎，非同草率市利者，苟添卷帙而已。

　　一此书分列内外妇幼及杂治五科，总十九卷，卷中又各分症类，使患者循目易查。

　　一伤寒一症，表里虚实，备载仲景全书。临证用药，变幻无穷，拘守成方，可以胶柱，故概置不录。

　　一药有治病最良，而经或见遗；经有着药奏功，而方反不及者，特为拈出。

　　一方有传自口授，并悟从心得者，注自记以别之。

　　一凡药品贵重难求，及方产远稀难致者，不载。

　　一方或寻常习用，久著耳目，又品味多，修合难者，不载。

　　一病不至伤生，方中多戕物命者，不载。

　　一药性有狂悍峻烈，虽堪取效，损害实深者，不载。

　　一古人定方，或因地因时用药，适与证对，而不可通行尝试者，不载。

　　一服食兼治类，中间有用珠玉重宝，并修制稍艰者，特备以供富贵人参取酌试，不在例内。

云间通家子康浤敬述

---

① 单：原为摘，今改。
② 后：当为衍文。

目 录

---

① 据正文补。

————————

① 据正文补。

② 据正文补。

————————

① 据正文补。

---

① 据正文补。

本草单方卷一

海虞缪希雍仲淳甫　　选
延陵庄继光敛之甫
云间康　滋文初甫　　同汇
延陵于舜玉执侯甫

卒中暴厥

卒中恶死，或先病，或平居寝卧，奄忽而死，皆是中恶。

急取葱心黄，刺入鼻孔中，男左女右，入七八寸，鼻目血出即苏。亦治自缢垂死。

又法　用葱刺入耳中五寸，以鼻中血出即活也。如无血出，则不可治矣。相传此扁鹊秘方也。　崔氏《纂要》

又法　断猪尾取血，并缚豚枕之，即活。此乃长桑君授扁鹊者也。《肘后方》

又法　铜器或瓦器盛热汤，隔衣熨其腹上，冷即易。立愈。

又方　捣女青末一钱，安咽中，以水或酒送下，立活也。　南岳魏夫人内传

卒然忤死，不能言。

用鸡冠血和珍珠，丸小豆大。纳三四丸口中，效；外以竹筒吹其下部，极则易人。气通即活也。《肘后方》

卒死不寤。

半夏末吹鼻中，即活。并治五绝急病。　南岳紫灵魏元君方也

卧忽不寤。勿以火照，但痛啮其踵及

拇趾甲际，而多唾其面；以井底泥涂其目，令人垂头入井中，呼其姓名，便苏也。

一方　用蠡实根一握，杵烂，以水绞汁，稍稍灌之。《外台秘要》

卒中恶死，吐利不止，不知是何病，不拘大人小儿。

马粪一丸，绞汁，灌之。干者水煮汁亦可。《肘后方》

卒中五尸。

用猪脂一鸡子大，苦酒一升，煮沸，灌之。《肘后方》

卒中五尸，其状腹痛胀急，不得气息，上冲心胸，旁攻两胁，或块垒涌起，或牵引腰膝。此乃身中尸鬼接引为害。

取屋上四角茅入铜器中，以三赤帛覆腹，着器布上烧茅，令热随痛追逐，跣下痒，即瘥也。《肘后方》

中恶鬼气，卒死者。

以樟木烧烟薰之，待苏，乃用药。此物辛烈香窜，能去湿气，辟邪恶故也。时珍方

治中忤恶鬼气，卒倒不知人，逆冷，口鼻出清血；或胸胁腹内绞急切痛，如鬼击之状，不可按摩；或吐血、衄血。

用久垢汗衫烧灰，百沸汤或酒服二

钱。男用女，女用男。　时珍方

一方　菖蒲根捣汁，含之，立止。《肘后方》

尸厥卒死，不知人者。

烧尸场土二三钱，擂细，汤泡灌之，即活。如无，以灶心土代之。　何氏方

又　用白马前脚夜目二枚、白马尾十四茎合烧，以苦酒丸如小豆大。白汤灌下二丸，须臾再服，即苏。　《肘后方》

卒中尸遁。其状腹胀急冲心，或块起，或牵腰脊者是。

服盐汤取吐。　孙真人方

尸厥不省，脉动如故。

灶突墨一弹丸大，水和，饮。仍针百会、足大趾中指趾甲侧。　《千金方》

中　恶

中忤、中恶鬼气。其证或暮夜登厕，或出郊外，蓦然倒地，厥冷握拳，口鼻出清血，须臾不救。似乎尸厥，但腹不鸣，心腹暖尔。勿移动，令人围绕烧火、打鼓，或烧苏合香、安息香、麝香之类，候醒再移动。

用犀角五钱，麝香、朱砂各二钱五分，为末。每水调二钱服，即效。　华佗方

一方　用伏龙肝末一鸡子大，水服，取吐。　《千金方》

客忤、中恶，多于道间、门外得之。令人心腹绞痛，胀满，气冲心胸。不即治，杀人。

捣墨，水和，服。

又方　用真丹方寸匕，蜜三合，和，灌之。　并《肘后方》

中恶不醒。

令人尿其面上，即苏。　《肘后方》

中忤邪恶。

韭根一把　乌梅十四个　吴茱萸炒半升，水一斗，煮之。仍以病人栉纳入，煮三沸。栉浮者生，沉者死。煮至三升，分三服。　《金匮要略》

又　鹰屎白烧灰，酒服方寸匕。主邪恶，勿令本人知。　苏恭

又　艾子和干姜等分，为末，蜜丸梧子大。空心每服三丸，以饭三五匙压之，日再服。治百恶气，其鬼神速走出。田野之人与此，甚相宜也。

中恶心痛，或连腰脐。

盐如鸡子大，青布裹，烧赤，纳酒中，顿服，当吐恶物，愈。　甄权《药性论》

鬼击中恶。

盐和水，服；更以冷水噀之，即醒。《救急方》

鬼击，卒死者。

用乌骨鸡血涂心下，亦效。　《鬼传方》

中　风

暗风卒倒，不省人事。

细辛末吹入鼻中。　危氏《得效方》

中风不省，牙关紧急者。

藜芦一两去苗头，浓煎防风汤浴过，焙干，切，炒微褐色，为末。每服半钱，小儿减半。温水调灌，以吐风涎为效；未吐再服。亦治风痫。　《简要济众方》

中风口噤，目瞑，无门下药者。

开关散　用天南星为末，入白龙脑等分，五月五日午时合之。每用中指点末，揩齿三二十遍，揩大牙左右，其口自开。又名破棺散。　《经验方》

中风痰厥，僵仆，牙关紧闭者。

取白梅肉揩擦牙龈，涎出即开。亦治惊痫、喉痹。　时珍方

中风痰厥及癫痫、惊风，痰涎上壅，牙关紧急，上视搐搦，并宜碧霞丹主之。

乌头尖　附子尖　蝎稍各七十个　石绿研九度，飞过十两

为末，面糊丸芡子大。每用一丸，薄荷汁半盏化下，更服温酒半合，须臾吐出痰涎为妙。小儿惊痫，加白僵蚕等分。《和剂局方》

中风口噤不语，心烦恍惚，手足不随，或腹中痛满，或时绝而复苏。

伏龙肝末五升，水八升，搅，澄清，灌之。　《千金方》

中风口噤。

竹沥　姜汁等分

日日饮之。　《千金方》

又　荆沥，气平，味甘，化痰去风，为妙药。《千金翼》云：凡患风人多热，尝宜竹沥、荆沥、姜汁各五合，和匀，热服，以瘥为度。气虚不能食者，用竹沥；气实能食者，用荆沥。

又　荆芥穗为末，酒服二钱，立愈。名荆芥散。此方出《曾公谈录》，前后用之，甚验。其子尝病此，已革服立定。真再生丹也。

又　荆芥同雄黄等分为末，豆淋酒服二钱，治舌本强。名正舌散。　《卫生宝鉴》

中风不省，涎潮口噤，语言不出，舭曳。得病之日，便进此药，可使风退气和，不致废人。

柏叶一握去枝　葱白一握连根研如泥　无灰酒一升

煎二十沸，温服。如不饮酒，水煎。分作四五服，方进他药。　《杨氏家藏方》

中风口噤，舌本缩者。

用芥菜子一升，研，入醋二升，煎一升，敷颔颊下，效。　《圣惠方》

中风不能言。柳太后尝病此，脉沉而口噤。胤宗曰：既不能下药，宜汤气蒸之，药入腠理，周时可瘥。乃造黄芪防风汤数斛，置于床下，气如烟雾，其夕便得语。　宗奭方

又　乌龟尿点少许于舌下，神妙。《寿域方》

痰涎潮盛，卒中不语，及一切风瘫。

用石绿二两，研细，水化去石，慢火熬干，取辰日辰时辰位上修合，再研入麝香一分，糯米粉糊和，丸弹子大，阴干。卒中者，每丸作二服，薄荷酒研下。余风，朱砂酒化下。吐出青碧涎，泻下恶物，大效。名碧霞散。

中风不语，喉中如曳锯，口吐涎沫。

取藜芦一分，天南星一个去浮皮，于脐上剜一坑，纳入陈醋二橡斗，四面火逼黄色，研为末，生面丸小豆大。每服三丸，温温酒下。　《经验方》

中风不语，舌根强硬。

三年陈酱五合　人乳汁五合

相合研，以生布绞汁，随时少少与服，良久当语。　《圣惠方》

救急稀涎散　治卒中涎涌。

皂角末一两　生矾末半两　腻粉半两

水调一二钱，过咽即吐涎。用矾者，分膈下涎也，效不能尽述。　宗奭方

陈师古亦用治痰厥，四肢不收，气闭，膈塞，但无腻粉。

中风失音，并一切风痓。

以僵蚕七枚，为末，酒服。《日华方》

又　生梨捣汁一盏，饮之，日再服。《食疗本草》

治风瘫冷痹。

用醇酒三升，拌蚕砂五斗，甑蒸，于暖室中铺油单上，令患风冷气痹及近感瘫风人，就以患处一边卧砂上，厚盖取汗。

若虚人，须防大热昏闷，令露头面。若未痊愈，间日再作。

风病瘫缓，手足軃曳，口角㖞斜，语言謇涩，步履不正，宜神验乌龙丹主之。

川乌头去皮脐、五灵脂各五两，为末，入龙脑麝香五分，滴水为丸，如弹子大。每服一丸，先以生姜汁研化，暖酒调服，一日二服。至五七丸，便觉手可抬，足移得步；十丸，可以梳头也。　梅师方

二方宜量病人虚实寒热用之。

治中风身直，不得屈伸反复，及口僻眼斜。

刮枳树皮一升　酒三升

渍一宿，每温服五合，酒尽再作。苏颂方

骨软风疾，腰膝疼，行步不得，遍身搔痒。

用何首乌大而有花纹者，同牛膝各一斤，以好酒浸七宿，曝干，木臼杵末，枣肉和，丸梧子大。每服三五十丸，空心酒下。　《经验方》

中风挛缩。

夜合枝　柏枝　槐枝　桑枝　石榴枝各五两　并生锉糯米五升　黑豆五升　羌活二两　防风五钱　细曲七斤半

先以水五斗煎五枝，取二斗五升，浸米、豆蒸熟，入曲与防风、羌活，如常酿酒法，封三七日，压汁。每饮五合，勿过醉致吐，常令有酒气也。　《奇效良方》

半身不遂。

蚕砂二石，以二袋盛之，蒸熟，更互熨患处。仍以羊肚、粳米煮粥，日食一枚，十日即止。

手足不遂。商州有人病手足不遂，不履地者数十年，良医殚技不能疗，所亲置之道旁，以求救者。遇一新罗僧见之，告曰：此疾一药可治，但不知此土有否？因为之入山求索果得，乃威灵仙也。使服之

数日，能步履。　苏颂方

偏风不遂，皮肤不仁，宜服仙灵脾酒。

仙灵脾一斤细锉，生绢袋盛于不津器中，用无灰酒二斗浸之，重封。春夏三日、秋冬五日后，每日暖饮，常令醺然，不得大醉。酒尽再合，无不效验。合时切忌鸡犬、妇人见。　《圣惠方》

老人中风，口目瞤动，烦闷不安。

牛蒡根切一升，去皮，晒干，杵为面，白米四合，淘净和作馎饦，豉汁中煮，加葱椒、五味，空心食之。恒服极效。　《寿亲养老书》

一切偏风，口眼㖞斜。

用青荆芥一斤、青薄荷一斤，同入砂盆内研烂，生绢绞汁，于瓷器中煎成膏，滤去滓，三分之。一将二分日干，为末，以膏和丸梧子大。每服三十丸，白汤下，早暮各一服。忌动风物。　《经验方》

又　蓖麻子仁捣膏，左贴右，右贴左，即正。

又　《妇人良方》用蓖麻子仁七七粒，研作饼。右㖞安在左手心，左㖞安在右手心。却以铜盂盛热水，坐药上，冷即换，五六次即正也。

又　生乌头　青矾各等分

为末。每用一字，㗜入鼻内，取涕吐涎，立效无比。名通关散。　《箧中秘宝方》

又　鳝鱼同麝香少许，左㖞涂右，右㖞涂左。正即洗去。　时珍方

中风口㖞。

以苇筒长五寸，一头刺入耳内，四面以面蜜封不透风，一头以艾灸之七壮。患右灸左，患左灸右。　《胜金方》

又方　乳香薰之，以顺其血脉。《证治要诀》

风壅气滞，手背脚膝痛。

大麦醋糟炒热，布裹熨之。三两换，当愈。

中风，凡手及十指麻木，皆是湿痰死血。

用橘红一斤、逆流水五碗，煮烂，去渣，再煮至一碗，顿服取吐。乃吐痰圣药也。不吐，加瓜蒂末。　《摘玄方》

祛风益颜。

真乳香二斤　白蜜三斤

瓷器合煎，如饧。每日一服二匙。《奇效良方》

石楠叶为疗风邪丸散之要，兼能令肾强。

豨莶丸

豨莶草一名火杴草，生于沃壤间，带猪苓气者是。采叶洗净，不拘多少，九蒸九曝。每蒸用酒、蜜洒之，蒸一饭顷，日干，为末，炼蜜丸桐子大。每服百丸，空心温酒、米饮任下。　《济生方》

一方　每豨莶一斤，加四物料各半两，川乌一钱半，羌活、防风各二钱。

中　气

中气不省，闭目不语，如中风恶状。

南木香为末，冬瓜子煎汤灌下三钱。痰盛者，加竹沥、姜汁。

气厥狂躁，吐血不止，惊颤直视，至深夜投户而出。如是两夕，遍用方药不瘳。夜梦观音授一方，如法治，服，其病果愈。

方用益智子仁一两、生朱砂二钱、青橘皮五钱、麝香一钱，研为细末。每服一钱，空心灯心汤下。　《夷坚志》

五　绝

卒自缢死。

梁上尘如豆大，各纳一筒中，四人同时极力吹两耳及鼻中，即活。　《外台秘要》

又　以蓝汁灌之。　《千金方》

自缢垂死，心下犹温者，勿断绳。

刺鸡冠血滴口中，以安心神。或云：男用雌，女用雄。　《肘后方》

一用鸡血涂喉下。　《千金方》

又　皂荚末吹鼻中。

又　用葱心刺耳、鼻中，有血出，即醒。　《外台》方

救溺水死。

以大凳卧之，后足放高，用盐擦脐中，待水自流出。切勿倒提出水。　《救急方》

又　用灶中灰一石埋之，从头至足，惟露七孔，良久即苏。凡蝇溺水死，试以灰埋之，少顷，即便活，甚验。盖灰性暖而能拔水也。　时珍方

溺水暴死一宿者，尚可活。

热鸭血灌之，即活。更用数人以竹筒吹气入肛门，犹易醒。　时珍方

又　纸裹皂荚末，纳下部，须臾出水，即活。　《外台秘要》

堕水、冻死，只有微气者。

勿以火灸。用布袋盛热灰，放在心头，冷即换。待眼开，以温酒与之。《普济方》

魇寐卒死。

锅底墨水灌二钱，并吹鼻。　《医说》

一方　用灶心土调灌，并吹鼻。《千金方》

卒魇不寤。

以青牛蹄或马蹄临人头上，即活。《肘后方》

又　取瓦甄覆人面，疾打破之。　藏器

又方　用犀角为枕，令人不魇。

魇死、尸厥。尸厥之病，卒死，脉犹动，听其耳、目中，如微语声，股间暖者是也；魇死之病，卧忽不寤。

勿以火照，但痛啮其踵及足拇趾甲际，唾其面即醒。仍以菖蒲末吹鼻中，桂末纳舌下，并以菖蒲根汁灌之。《肘后方》

或急取梁上尘纳鼻中，亦效。《琐碎录》

中　暑

夏月，人在途中昏闷热死。

急移阴处，就掬道上热土，拥脐上作窝，令人溺满，暖气透脐，即醒。乃服地浆、蒜水等药。此法出自张仲景，实救急之良方也。盖脐乃命蒂，暑暍伤气，温脐，所以接其元气之意。

或用大蒜及道上热土，同研烂，以新汲水和，取汁灌之，即醒。亦神仙救人方也。

中暍卒死。

井水和面一大抄，服之。

中暑不醒。

皂角一两，烧存性　甘草一两，微炒

为末，温水调一钱，灌之。《澹寮》

中暑发昏。

小青叶，井水浸去泥，控干，入砂糖擂汁，急灌之。《寿域方》

一切伤暑。

《和剂局方》香薷饮　治暑月卧湿地当风，或生冷不节，真邪相干，便致吐利，或发热头痛，或心腹痛，或转筋，或干呕，或四肢逆冷，或烦闷欲死，并主治之。

用藿香一斤、厚朴姜汁炙、白扁豆微炒各半斤，锉散。每服五钱，水二盏，酒

半盏，煎一盏。水中沉冷，连进二服，立效。

《活人书》去扁豆，入黄连四两，姜汁同炒黄色用。

伏暑伤冷，二气交错，中脘痞结，或泄，或呕，或霍乱厥逆。

硫黄　硝石等分

研末，石器炒成沙，再研，糯米糊丸梧子大。每服四十丸，新井水下。名二气丹。《济生方》

暑月吐泻。

滑石炒二两　藿香二钱半　丁香五分

为末。每服一二钱，浙米泔调服。名玉液散。《经验方》

又　陈仓米二升　麦芽四两

同蒸熟，焙研为末，水丸梧子大。每服百丸，白汤送下。

伏暑发热，作渴呕恶，及赤白痢，消渴，肠风，酒毒，泄泻诸病，并宜酒煮黄连丸主之。

川黄连一斤切，以好酒二升半煮干，焙，研，糊丸梧子大。每服五十丸，熟水下，日三服。《和剂局方》

伏暑水泄。

滑石火煅过一两　硫黄四钱

为末，面糊丸绿豆大。每用淡姜汤随大小服。名白龙丸。《普济方》

《救急方》用二味等分，为末。每米饮服一钱，即止。

注夏虚病。

枸杞子　五味子

研细，滚水泡，封三日，代茶饮，效。《适生方》

夏月，困乏无力。

常服五味子以补五脏之气，与人参、黄芪、麦门冬，少加生黄柏，煎汤服之，使人精神顿加，两足筋力涌出也。盖五味子之酸辅人参，能泻丙火而补庚金，收敛

耗散之气。 《千金方》

夏月，热烦不止。

捣小蓟汁半升服，立瘥。 《孟诜方》

消暑止渴。

百药煎 腊茶等分

为末，乌梅肉捣和，丸芡子大。每含一丸。名水瓢丸。 《事林广记》

中 湿

暑湿瘫痪，四肢不能动。

自然铜烧红，酒浸一夜 川乌头泡 五灵脂 苍术酒浸各一两 当归二钱酒浸

为末，酒糊丸梧子大。每服七丸，酒下，觉四肢麻木即止。 《积德堂方》

虚人有火，未宜轻用。

中湿骨痛。

白术一两 酒三盏

煎一盏，顿服。不饮酒，以水煎之。 《三因良方》

湿气作痛。

白术切片，煎汁熬膏，白汤点服。 《集简方》

伤 饮 食

治酒、食、糯米诸伤。

大麦法曲

研末，酒服，立愈。 《千金方》

一切食停，气满膨胀。

用红杏仁三百粒、巴豆二十粒，同炒色变，去豆不用，研杏仁为末，橘皮汤调下。 《杨氏家藏方》

过食脯腊，筋痛闷绝。

浆水煮粥，入少鹰屎，和食。 孙真人方

食狗不消，心下坚胀，口干发热，妄语。

杏仁一升

泡去皮尖，水三升，煎沸，去渣，取汁，分三服，下肉为度。 梅师方

鳖鱼炙食，能消瓜成水。治暴下痢及卒腹胀，消宿食。 《开宝》

食瓜过伤，瓜皮煎汤解之。诸瓜皆同。 《事林广记》

中酒成病。

豉 葱白各半升

水二升，煮一升，顿服。 《千金方》

酒醉不醒。

生葛汁饮二升，便愈。 《千金方》

又 用水中螺蚌、葱、豉煮食，饮汁，即解。 《肘后方》

饮酒过度，欲至穿肠者。

用驴蹄硬处削下，水煮浓汁，冷饮之。 《经验方》

消酒。

葛花同小豆花干末，酒服，令人饮酒不醉。 弘景方

断酒。

鹰毛水煮汁，饮，即不思酒。 《千金方》

又 蛴螬研末，酒服，永不饮。 《千金方》

虚 劳

虚损积劳。凡男女因积虚，或大病后虚损，沉困酸疼，盗汗，少气，喘惙，或小腹拘急，心悸胃弱，多卧少起，渐至瘦削。若年深，五脏气竭，则难治也。

用乌雌鸡一头，治如食法。以生地黄一升切、饴糖一升，纳腹内，缚定，铜锡器贮于锅内，隔汤蒸五升米熟，取出，食肉饮汁。勿用盐。一月一作，神效。

《姚僧垣方》

虚劳瘵疾。

乌鸦一只，绞死，去毛、肠，入人参片、花椒各五钱，缝合，水煮熟，食，以汤下。鸦骨、参、椒焙，研，枣肉丸，服。　《便民食疗》

骨虚劳极，面肿垢黑，脊痛不能久立，血气衰惫，发落齿枯；甚则喜唾。

用鹿角二两、牛膝酒浸，焙，一两半，为末，炼蜜丸梧子大。每服五十丸，空心盐酒下。　《济生方》

劳气欲绝。

麦门冬一两　甘草炙二两　糠米半合
枣二枚　竹叶十五片

水二升，煎一升，分三服。　《南阳活人书》

又　治虚劳客热，只用麦门冬煎汤，频饮。　《本草衍义》

五劳七伤，阳虚无力。

用羊肾一对，去脂，切，肉苁蓉一两酒浸一夕，去皮，和作羹，下葱、盐、五味，食。

一方　治阳气衰败，腰脚疼痛，五劳七伤。

用羊肾三对、羊肉半斤、葱白一茎、枸杞叶一斤，同五味煮成汁，下米作粥食之。　《正要》方

阳气虚损。

《简便方》用菟丝子、熟地黄等分，为末，酒糊丸梧子大。每服五十丸。气虚人参汤下，气逆沉香汤下。

《经验方》用菟丝子酒浸十日，水淘、杜仲焙，研，蜜炙，一两，以薯蓣末酒煮，糊丸梧子大。每空心酒下五十丸。

心气虚损。

猪腰子一枚

水二碗，煮至一碗半，切碎，入人参、当归各半两，煮至八分。吃腰子，以

汁送下。未尽者，同滓作丸服。　《百一选方》

精血耗涸，耳聋口渴，腰痛白浊，上燥下寒，不受峻补者。

鹿茸酒蒸　当归酒浸各一两

焙，为末，乌梅肉煮膏，捣，丸梧子大。每米饮服五十丸。　《济生方》

久病虚羸，不生肌肉，水气在胁下，不能饮食，四肢烦热者。

用羊胃一枚切、白米一升，水二斗，煮九升，分九服，日三。不过三剂愈。
张文仲方

老人脏腑虚损，羸瘦，阳气乏弱。

雀儿五只如常治　粟米一合　葱白三茎

先炒雀熟，入酒一合，煮少时，入水二盏，下葱、米作粥食。　《食治方》

脱阳虚证，四肢厥冷，不省人事，或小腹紧痛，冷汗气喘。

炒盐，熨脐下气海，取暖。　《救急方》

房后困倦。

人参七钱　陈皮一钱

水一盏半，煎八分，食前温服，日再服。千金不传。　赵永庵方

虚劳寒热，肢体倦疼，不拘男妇。

八九月，青蒿成熟时采之，去枝梗，以童便浸三日，晒干，为末。每服二钱，乌梅一个煎汤下。　《灵苑方》

又　用青蒿细锉，水、童便各半同煎，炼成膏，至可丸如梧子大。每空心临卧，以温酒下二十丸。　《斗门方》治劳瘦

急劳烦热，身体酸疼。

用秦艽、柴胡各一两，甘草五钱，为末。每服三钱，白汤调下。　《圣惠方》

虚劳发热。

用上党人参、银州柴胡各三钱，大枣

一枚，生姜三片，水一盏半，煎七分，食远温服，日再服，以愈为度。　《奇效良方》

又　《澹寮方》以二味等分，为末。每用二钱，姜枣同水煎服。

阴虚火动，热蒸如燎，服药无益者，非小便不能除。　丹溪方

劳热如燎。

地骨皮二两　柴胡一两

为末。每服二钱，麦冬汤下。　《圣济总录》

虚劳口干。

用羊脂一鸡子大、淳酒半斤、枣七枚，渍七日，食，立愈。　《千金方》

上盛下虚，心火炎烁，肾水枯涸，不能交济，而成渴证。

白茯苓一斤　黄连一斤

为末，熬天花粉作糊，丸梧子大。每温汤下五十丸。　《德生堂经验方》

肝劳生虫，眼中赤脉。

吴茱萸根为末一两半　粳米半合　鸡子白三个　化腊一两半

和，丸小豆大。每米汤下三十丸，当取虫下。

补益劳伤，精败面黑。

肉苁蓉四两，水煮令烂，薄细切，精羊肉一斤，分为四度，下五味，以米煮粥，空心食。　《药性论》

补虚益弱。

用乌雄鸡一只，治净，五味煮极烂，食。生即反损人。或五味淹，炙食亦良。　《孟诜方》

定心补肾。

养血返精丸　破故纸炒二两　白茯苓一两

为末。没药五钱，以无灰酒浸高一指，煮化，和末，丸梧子大。每服三十丸，白汤下。昔有人服此，至老不衰。盖故纸补肾，茯苓补心，没药养血。三者既壮，自然身安。　《朱氏集验方》

治脾肾亏损，行滞气，壮元阳。

用九香虫一两半生半焙、车前子微炒、陈橘皮各四钱，白术焙五钱，杜仲酥炙八钱，上为末，炼蜜丸梧子大。每服一钱五分，以盐白汤或盐酒服，早晚各一服，久久益人。此方妙在虫。

年老阳气衰绝，兼伤于湿。常服，其功甚效。

用破故纸十两净择去皮，洗过，曝，捣，筛令细、胡桃瓤二十两汤浸去皮，细研如泥，更以好蜜和，令如饴糖，瓷器盛之。旦旦以暖酒二合，调药一匙服之，便以饭压。如不饮酒人，以暖熟水调之。弥久，则延年益气，悦心明目，补添筋骨。但禁芸薹、羊血，余无所忌。

治劳瘵。

八月朔取露水，点膏肓穴，谓之天灸。　时珍方

明月丹　治劳瘵追虫。

用兔屎四十九粒、硇砂如兔屎大四十九粒，为末，生蜜丸梧子大。月望前以水浸甘草一夜，五更初取汁送下七丸，有虫下，急钳入油锅内煎杀。三日不下，再服。　《苏沈良方》

天灵盖散　追取劳虫。

天灵盖二指大，以檀香煎汤洗过，酥炙，一气咒七遍，云：雷公神电母圣，逢传尸便须臾定，急急如律令。　尖槟榔五枚　阿魏二分　麝香三分　辰砂一分　安息香三分　甘遂三分

为末。每服三钱，用童便四升，入银石器内，以葱白、薤白各二七茎，青蒿二握，桃枝、甘草各五寸长二茎，柳枝、桑枝、酸榴枝各七寸长二茎，同煎至一升，分作二次。五更初调服前药一服，虫不下，约人行十里，又进一服，天明再进取

下。虫物名状不一，急擒入油铛煎之。其虫嘴青赤黄色可治，黑白色难治。然亦可断传染之患。凡修合先须斋戒于远处静室。勿令病人闻药气，及鸡犬猫畜、孝子妇人、一切触秽之物见之。虫下后，以白粥补之。数日后梦人哭泣相别，是其验也。　《上清紫庭仙方》

劳瘵失血。

田龟煮取肉，和葱、椒、酱油煮食，补阴降火，治虚劳失血咯血，咳嗽寒热。累用经验。　《便民食疗》

骨蒸鬼气。

童子小便五大斗澄清，青蒿五斗，八九月拣带子者最好，细搓相和，纳大釜中，以猛火煎取三大斗，去滓，溉釜令净，再以微火煎，可二大斗，入猪胆一枚，同煎一大斗半，去火待冷，以瓷器盛之。每欲服时，取甘草二、三两炙熟为末，以蒿汁和捣千杵为丸，空腹粥饮下二十丸，渐增至三十丸止。　崔元亮《海上方》

又　治虚劳盗汗，烦热口干。

用青蒿一斤，取汁熬膏，入人参、麦门冬二味各一两，熬至可丸，丸如梧子大。每服二十丸，食后。名青蒿煎。《圣济总录》

虚损骨蒸。

用天灵盖如梳大，炙黄，以水五升，煮取二升，分三服。起死神方也。　《千金方》

骨蒸劳伤。

猪脊髓一条　猪胆汁一枚　童便一盏
柴胡　黄连　前胡　乌梅各一钱　韭白七根
同煎七分，温服，不过三服。其效如神。　《瑞竹堂方》

骨蒸劳瘦。

用鳗鲡二斤，治净，酒二盏，煮熟，入盐、醋食之。　《圣惠方》

骨蒸烦热。

青蒿一握　猪胆汁一枚　杏仁四十个去皮尖,炒　童子小便一大盏

煎五分，空心温服。　《十便良方》

又　三岁童便五升，煎取一升，以蜜三匙和之。每服二碗半，日更服。此后常取自己小便服之。轻者二十日，重者五十日，瘥。二十日后，当有虫如蚰蜒在身常出，十步内闻病人小便臭，瘥也。　《孟诜必效方》

骨蒸不睡，心烦。

用酸枣仁一两，水二锺，研，绞取汁，下粳米二合，煮粥，候熟，下地黄汁一合，再煮匀，食。　《圣惠方》

骨蒸劳热，久嗽。

用石膏纹如束针者一斤、粉甘草一两，细研如面。日以水调三四服。言其无毒，有大益，乃养命上药，不可忽其贱，而疑其寒。　《外台秘要》

传尸劳疰

尸疰、鬼注，其病变动，乃自三十六种至九十九种，使人寒热淋沥，恍惚，默默不的知所苦，累年积月，以至于死复传亲人。宜急治之。

用桑树白皮曝干，烧灰二石，着甑中蒸透，以釜中汤三四斗，淋之又淋，凡三度，极浓，澄清，止取二斗，以渍赤小豆二斗一宿，曝干，复渍灰汁尽乃止。以豆蒸熟，或羊肉，或鹿肉，作羹。进此豆饭，初食一升至二升，取饱。微者三四斗愈，极者七八斗愈。病去时，体中自觉疼痒淫淫。若病根不尽，再为之。极神效方也。　《肘后方》

尸疰传染，挟诸鬼邪为害，其病变动，乃有三十六种至九十九种。大略使人寒热，沉沉默默，不知病之所苦，而无处

不恶，积月累年，淹滞至死，死后传人，乃至灭门。

觉有此候，用獭肝一具，阴干，为末。水服方寸匕，日三，以瘥为度。

五种尸疰。飞尸者，游走皮肤，洞穿五脏；每发刺痛，变动不常也。遁尸者，附骨入肉，攻凿血脉；每发不可见死尸，闻哀哭便作也。风尸者，淫跃四末，不知痛之所在；每发恍惚，得风雪便作也。沉尸者，缠结脏腑，冲引心胁；每发绞切，遇寒冷便作也。尸注者，举身沉重，精神错杂，常觉昏废；每节气至则大作。并是身中尸鬼，引接外邪。

宜用忍冬茎叶锉数斛，煮取浓汁，煎稠。每服鸡子大许，温酒化下，一日二三服。　《肘后方》

五种遁尸，其状腹胀，气急冲心，或垒块踊起，或牵腰脊。

以鸡卵白七枚，顿吞之。良。　《千金方》

传尸痨瘵。

猪腰子一对　童子小便二盏　无灰酒一盏

新瓷瓶盛之，泥封，炭火温养，自戌至子时止。待五更初，温热取开，饮酒，食腰子。病笃者，只一月，效。平日瘦怯者，亦可用之。盖以血养血，绝胜金石草木药也。　《经验方》

治风疰、尸疰、鬼疰，毒气在皮中淫濯如针刺著，心腹痛，移走无常处，及鼠瘘恶疮。

野狸头骨烧灰，服。　《别录》

鬼气疰痛癥结。

败芒箔，酒煮服之。亦可烧末酒下。弥久着烟者，佳。此药能散恶血。　陈藏器方

五尸疰痛，腹痛胀急，不得喘息，上攻心胸，旁攻两胁痛，或瘝块踊起。

用商陆根熬，以囊盛，更互熨之，取效。　《肘后方》

烧香治痨瘵。

用玄参一斤、甘松六两，为末，炼蜜一斤，和匀，入瓶中封闭，地中埋窨十日，取出。更用灰末六两、炼蜜六两，同和入瓶，更窨五日，取出烧之。常令闻香，疾自愈。　《经验方》

传尸劳疰，最杀劳虫。

用真川椒红色者，去子及合口，以黄草纸二重隔之，炒出汗，取放地上，以砂盆盖定，以火灰密遮四旁，约一时许，为细末，去壳，以老酒浸白糕，和丸梧子大。每服四十丸，食前盐汤下，服至一斤，其疾自愈。此药兼治诸痹，用肉桂煎汤下；腰痛，用茴香汤下；肾冷，用盐汤下。昔有人病此，遇异人授是方，服至二斤，吐出一虫如蛇而安，遂名神授丸。《三因方》

三木节散　治风劳，面色青白，肢节沉重，脊间痛，或寒或热，或燥或嗔，思食不能食，被虫侵蚀，证状多端。

天灵盖酥炙，研二两　牛黄　人中白焙各半两　麝香二钱

为末。另以樟木瘤节、皂荚木瘤节、槐木瘤节各为末五两，每取三钱，水一锺，煎半锺，去滓，调前末一钱，五更顿服，取下虫物为妙。　《圣惠方》

骨蒸传尸。

用羊肉一拳大，煮熟。皂荚一尺炙，以无灰酒一升，铜铛内煮三五沸，去滓，入黑锡一两。令病人先啜肉汁，乃服皂荚酒一合，当吐虫如马尾，为效。　《外台秘要》

追劳取虫。

用啄木禽一只，入笼，饥一昼夜，将朱砂四两、精猪肉四两，二味和匀，与食使尽。以盐泥固济此禽，煅一夜，五更取

出，勿打破，连泥埋入土中二尺，次日取出，破开，入银石器内研末，以无灰酒入麝香少许，作一服。须谨候安排，待虫出，速钳入油过煎之，后服《局方》嘉禾散一剂。　《经验方》

五尸痨疾杀虫。

漆叶曝干，研末。日用酒服一钱匕。

斩三尸法。

常以庚辰日去手爪甲，午日去足爪。每年七月十六日将爪甲烧灰，和水服之，三尸九虫皆灭。名曰斩三尸。　《太上玄科》

一云：甲寅日三尸游两手，剪去手爪甲；甲午日三尸游两足，剪去足爪甲。

发　热

三焦积热。

玄参　黄连　大黄各一两

为末，炼蜜丸梧子大。每服三四十丸，白汤下。小儿丸粟米大。　丹溪方

血虚发热。凡肌热躁热，困渴引饮，目赤面红，昼夜不息，其脉洪大而虚，重按全无力，此血虚之候也。得于饥困劳役，证象白虎，但脉不长实为异耳。若误服白虎汤，即死。宜此主之。

当归身酒洗二钱　绵黄芪蜜炙一两

作一服，水二锺，煎一锺，空心温服，日再服。　《兰室秘藏》

心经实热。

用黄连七钱，水一盏半，煎一盏，食远温服。小儿减之。名泻心汤。　《和剂局方》

解人心中大热。

旧屋瓦煎汤，服。　甄权方

脾劳发热，有虫在脾中为病，令人好呕。

取东行茱萸根大者一尺、大椿子八升、橘皮二两，三物㕮咀，以酒一斗浸一宿，微火薄暖之，绞去滓。平旦空腹服一升，取虫下，或死，或半烂，或下黄汁。凡作药时，切忌言语。　《删繁方》

肺热如火燎，烦躁引饮而昼盛者，气分热也。宜一味黄芩汤，以泻肺经气分之火。

用片芩一两，水二锺，煎一锺，顿服。次日身热尽退而痰嗽皆愈。　时珍方

膈上烦热多渴。

滑石二两捣

水三大盏，煎二盏，去滓，入粳米煮粥，食。　《圣惠方》

上气发热，因奔趁走马后，饮冷水所致者。

竹叶三斤　橘皮三两

水一斗，煎五升，细服，三日一剂。《肘后方》

消毒解热。

生犀角尖磨浓汁，频饮之。　钱氏小儿方

本草单方卷二

海虞缪希雍仲淳甫
延陵庄继光敛之甫　选
云间康　滚文初甫
延陵于舜玉执候甫　同汇

疟　疾

五种疟疾。

家宝通神丸

用桃奴十四枚、巴豆七粒、黑豆一两，研匀，以冷水和，丸梧子大，朱砂为衣。发日五更，念药王菩萨七遍，井华水下一丸，立瘥。不过二次，妙不可言。《养生主论》

五疟不止。

用夜明砂末，每冷茶服一钱，立效。《圣惠方》

久疟不止，或一日二发，或一日二三发，或二三日一发。

用五灵脂、头垢各一钱，古城石灰二钱，研末，饭丸皂子大。每服一丸，五更无根水下，即止。神效方也。《海上方》

截疟酒治久疟不止。

常山一钱半　槟榔一钱　丁香五分　乌梅一个

酒一盏，浸一宿，五更饮之。一服便止，永不再发。如神。《医学正传》

截疟丸

恒山捣末三两　真丹一两研

白蜜和杵百下，丸梧子大。先发时三丸，少顷，再服三丸，临卧[1]时服三丸。酒下，无不断者。名丹砂丸。《肘后方》

又　**胜金丸**　治一切疟，胸膈停痰，发不愈者。

常山八两酒浸，蒸，焙槟榔二两生研末，糊丸梧子大。每服三五十丸，凉酒下。隔夜一服，平旦一服，午后方食。《肘后方》

又　端午日取独蒜，煨熟，入矾红等分，捣，丸芡子大。每白汤嚼下一丸。《普济方》此方可治食疟。

三十年疟。

用恒山一两半、龙骨五钱、附子炮二钱五分、大黄一两，为末，鸡子黄和丸梧子大。未发时五丸，将发时五丸，白汤下。神验，无不断者。张文仲《备急方》

截疟汤

常山酒煮，晒干　知母　贝母　草果各一钱半

水一锺半，煎半熟。五更热服。渣以酒浸，发前服。王隐君用此驱疟四十年，

────────────

[1] 卧：据《肘后方》补。

其效不能尽述。切勿加减，万无一吐者。《养生主论》

诸疟，久不愈。

用三姓人家寒食面各一合，五月五日午时采青蒿，擂自然汁和，丸绿豆大。临发日早，无根水吞一丸。一方加炒黄丹少许。　《德生堂》

又　火麻叶不问荣枯，锅内文武火慢炒香，撩起以纸盖之，令出汗尽，为末。临发前用茶或酒下，移病人原睡处，其状如醉，醒则愈。　《普济方》

又　龟壳烧存性，研末，酒服方寸匕。　《海上名方》

老疟不断。

牛膝茎叶一把，切，以酒三升渍，服，令微有酒气。不即断，更作，不过三剂止。　《肘后方》

又　龙骨末方寸匕，先发一时，酒一升半，煮三沸，及热服尽，盖覆取汗，即效。　《肘后方》

断截热疟。

五月五日午时，取蚯蚓粪，以面和丸梧子大，朱砂为衣。每服三丸，无根水下。忌生冷。即止。或加菖蒲末、独头蒜同丸。　《青囊方》

截疟，兼治痢。

真阿魏　好丹砂各一两

研匀，米糊和，丸皂子大。每空心人参汤化下一丸，即愈。草窗周密云：此方治疟，以无根水下；治痢以黄连木香汤下。疟痢亦多起于积滞故尔。

截寒疟，兼治冷痢。

端午日，以独头蒜十个、黄丹二钱，捣，丸梧子大。每服九丸，长流水下。甚妙。　《普济方》

止虚疟发热。

人参二钱二分　雄黄五钱

为末，端午日用粽尖捣，丸桐子大。

发日侵辰，井华水吞下七丸。发前再服。忌诸般热物。立效。一方加神曲等分。《丹溪纂要》

老疟劳疟。

用鳖甲醋炙研末，酒服方寸匕。隔夜一服，清早一服，临时一服，无不断者。入雄黄少许更佳。　《肘后方》

截瘴疟寒热。

常山一寸　草果一枚

热酒一碗，浸一夜，五更望东服之，盖卧，酒醒即愈。　《经验方》

又　相思子十四枚，水研服，取吐，立瘥。　《千金方》

治疟疾寒热。

用鼠妇四枚，糖裹为丸，水下便断。

又　用鼠妇、豆豉各十四枚，捣，丸芡子大。未发前一日，汤服二丸；将发时，再服二丸。便止也。　《肘后方》

又　天灵盖煅，研末。水服一字，取效。　《圣惠方》

又　用端午日采青蒿叶，阴干，四两、桂心一两，为末。每服二钱。先寒用热酒；先热用冷酒。发日五更服之。切忌发物。　《经验方》

又　赤脚马兰捣汁，入水少许。发日早服，或入少糖亦可。　《圣济总录》

寒热疟疾，体虚汗多者。

黄丹　百草霜等分

为末。发日空心米饮服三钱，不过二服愈。或糊丸，或蒜丸，皆效。

又方　飞炒黄丹一两　恒山末三两

蜜丸梧子大。每服五十丸，温酒下，平旦及未发、将发时，各一服，无不效。《肘后方》

劳疟发热。张知阁久病疟，热时如火，年余骨立。医用茸、附诸药，热益甚。召医官孙琳诊之。琳投小柴胡汤一帖，减热之九，三服脱然。琳曰：此名劳疟，热从髓出，加以刚剂，气血愈亏，安得不瘦？盖热有在皮肤、在脏腑、在骨髓，非柴胡不可，若得银柴胡，只须一服。南方者力减，故三服乃效也。

劳疟变热。一人作劳发疟，服疟药变为热病，舌短痰嗽，六脉洪数而滑。此痰蓄胸中，非吐不愈。以参芦汤加竹沥二服，涌出胶痰三块。次与人参、黄芪、当归煎服，半月乃安。 吴绶方

劳疟劣弱。

乌梅十四枚　豆豉二合　桃、柳枝各一虎口　甘草三寸　生姜一块

以童子小便二升，煎一半，温服，即止。 《图经本草》

劳疟，积久不止者。

长牛膝一握生切

以水六升，煮二升，分三服。清早一服，未发前一服，临发时一服。 《外台秘要》

肺疟，寒热痰聚胸中，病至，令人心寒，寒甚乃热，善惊如有所见。

恒山二钱　甘草半钱　秫米三十五粒

水煎。未发时分作三服。 《千金方》

痰疟及食宿毒、恶物、胪胀，欲作霍乱者。

即以盐投生熟汤中，进一二升，令吐尽痰食便愈。 藏器方

温疟痰甚，但热不寒。

用青蒿二两，童子小便浸，焙、黄丹半两，为末。每服二钱，白汤调下。 《存仁方》

脾寒厥疟。先寒后热，名寒疟。但寒不热，面色黑者，名厥疟。寒多热少，面黄腹痛，名脾疟。三者并宜服此。贾耘老用之二十年，累试有效。

不蛀草乌头削去皮，沸汤泡二七度，以盏盖良久，切，焙，研，稀糊丸梧子大。每服三十丸，姜十片、枣三枚、葱三根煎汤，清早服，以枣压之，如人行十里许，再一服，绝不饮汤，便不发也。 《苏东坡良方》

《肘后方》临发时以醋和附子涂背上。

王璆云：寒痰宜附子，风痰宜乌头。用乌头寒多者，火炮七次；热多者汤泡七次。

脾寒疟疾，寒多热少，或单寒不热，或大便泄，小便多，不能食。

用草果仁、熟附子各二钱半，生姜七片、枣肉二枚，水三盏，煎一盏，温服。 《医方大成》

脾虚寒疟，寒多热少，饮食不思。

用高良姜麻油炒、干姜各一两，为末。每服五钱，同猪胆汁调成膏子，临发时热酒调服。以胆汁和丸，每服四十丸，酒下亦佳。吴内翰曾用此治岁疟大作，救人以百计。大抵寒发于胆，用猪胆引二姜入胆去寒，而燥脾胃。一寒一热，阴阳相制，所以作效也。 《集验方》

《外台》只用二姜，水煎服。

脾寒诸疟，不拘老少孕妇，只两服便止。

真橘皮去白，切，生姜自然汁浸过一指，银器内重汤煮干，焙，研末。每服三钱，用隔年青州枣十个，水一盏，煎半盏，发前服，以枣下之。 《适用方》

虚寒疟疾。

黄狗肉煮臛，入五味食之。

又狗头骨烧灰，壮阳止疟。 《日华方》

疟发无时。

胡椒　吴茱萸　高良姜各二钱

为末，以猪脬一条作脍，炒熟。一半滚药，一半不滚，以墨记定，并作馄饨，煮熟。有药者吞之，无药者嚼下。一服效。 《卫生家宝方》此可治脾寒疟。

治疟疾，发歇往来不定。

腊猪膏二两 独角仙一枚 独头蒜一个 楼葱一握 五月五日三家粽尖

于五月五日五更时，净处露头赤脚，舌柱上颚，回面向北，捣一千，丸皂子大。每以新绵裹一丸，系臂上，男左女右。《圣惠方》

久疟结癖在腹胁，坚痛者。

芫花炒二两 朱砂五钱

为末，蜜丸梧子大。每服十丸，枣汤下。《直指方》

外治疟疾寒热。

用桃仁半片，放内关穴上，将独蒜捣烂罨之，缚住，男左女右，即止。治人屡效。《简便方》

又 齐头蒿根 滴滴金根各一把擂 生酒一锺

未发前服。以渣缚寸口，男左女右。二日便止。《海上名方》

系臂截疟。

旱莲草捶烂，男左女右，置寸口上，以古文钱压定，帛系住，良久起小泡，谓之天灸，其疟即止。神效。《资生经》

绾项截疟。

蜘蛛一枚，著芦管中，密塞绾项上，勿令患人知之。《杨氏家藏方》

佩禳疟疾。

五月五日，收大虾蟆，晒干，纸封，绛囊贮之。男左女右，系臂上，勿令知之。《杨氏家藏方》

祛邪疟。

取烧尸场上带黑土，同葱捣，作丸。塞耳，或系膊上，即止。男左女右。时珍方

却[①]疟疾百病。

立秋日，五更井华水，长幼各饮一杯。时珍方

郁

心气郁结。

羊心一枚，同回回红花浸水一盏，入盐少许，徐徐涂心上，炙熟，食之。令人心安多喜。《正要》方

忧郁不伸，胸膈不宽。

贝母去心姜汁炒，研

姜汁、面糊丸。每服七十丸，征士锁甲煎汤下。《集验方》

水 肿

十种水气，浮肿喘满。

用大冬瓜一枚，切盖去瓤，以赤小豆填满，盖合签定，以纸筋泥固济，日干。用糯糠两大罗，入瓜在内，煨至火尽，取出切片，同豆焙干为末，水糊，丸梧子大。每服七十丸，煎冬瓜子汤下，日三服，小便利为度。《家藏方》

李绛《兵部手集方》只一味冬瓜，任意煮食，云：神效无比。

十种水病，腹满喘促，不得卧。

《圣惠方》以蝼蛄五枚，焙干为末。食前白汤服一钱，小便利为效。《杨氏》加甘遂末一钱、商陆汁一匙，取下水为效。忌盐一百日。

小便秘者，用蝼蛄下截，焙，研，水服半钱，立通。

《乾坤秘韫》用端午日取蝼蛄阴干，分头尾焙，收。治上身，用头末七个；治中，用腹末七个；治下，用尾末七个。食前酒服。

诸水肿病。张子和云：病水之人，如

① 却疟疾百病……时珍方：原脱，据清·顺治十五年本补。

长川泛滥，非杯勺可取。必以神禹决水法治之，故名禹功散。

用黑牵牛头末四两、茴香一两炒，为末。每服一二钱，以生姜自然汁调下，当转下气也。 《儒门事亲》方

通身水肿。

苦瓠膜炒二两 苦葶苈五分

捣合，丸小豆大。每服五丸，日三，水下止。

又 用苦瓠五分、大枣七枚捣，丸。一服三丸，如人行十里许，又服三丸；水出，更服一丸。即止。 俱《千金方》

又 用苦瓠膜炒一两、杏仁泡去皮尖，炒半两，为末，糊丸。每饮下十丸，日三，水下止。 《圣济总录》

又 《简便方》治腹胀黄肿，用亚腰葫芦连子烧存性，每服一个，食前温酒下。不饮酒者，白汤下。十余日见效。

水气浮肿。

用黄颡鱼三尾、绿豆一合、大蒜三瓣，水煮烂，去鱼食豆；以汁调商陆末一钱服。其水化为清气而消。诗云：一头黄颡八须鱼，绿豆同煎一合余；白煮作羹成顿服，管教水肿尽消除。此方神效无比。《集要方》

水气肿胀。

用赤小豆五合、大蒜一颗、生姜五钱、商陆根一条，三件并捣碎，同水煮烂，去药。空心食豆，旋旋啜汁，令尽。肿立消也。 苏颂方

韦宙《独行方》治水肿从脚起，入腹则杀人。

赤小豆一斗煮极烂，取汁五升，温渍足膝。若已入腹，但食小豆，勿杂食，亦愈。

《梅师》治水肿，以东行花桑枝烧灰一升，淋汁，煮赤小豆一升，以代饭，良。

又方 用黑大豆、桑灰汁煮，食。

又 续随子一两去壳，研，压去油，重研，分作七服。每治一人用一服。丈夫生饼子酒下，妇人荆芥汤，五更服之。当下利至晓。自止后，以厚朴汤补之，频吃益善。忌盐一百日，乃不复作。 《斗门方》

又 赤尾鲤鱼一斤破开，不见水及盐，以生矾五钱研末，入腹内，大纸包裹，外以黄土泥包，放灶内煨熟，取出去纸泥，送粥。食头者上消，食身尾者下消，一日用尽。屡试屡验。 《医方摘要》

水湿肿胀。

白术 泽泻各一两

为末，或为丸。每服三钱，茯苓汤下。 《保命集》

《梅师》治心下有水，亦此方。

治湿水肿，以指画肉上，随散不成纹者。

用白商陆、香附子炒干，出火毒，以酒浸一夜，日干，为末。每服二钱，米饮下；或以大蒜同商陆煮汁服，亦可。其茎叶作蔬食，亦治肿疾。

又 用大鲤一尾、赤小豆一升，水二斗，煮食，饮汁，一顿服尽，当下利，即瘥。亦治妊娠水肿。 《外台》方

又 老丝瓜去皮一枚剪碎 巴豆十四粒

同炒，豆黄去豆，以瓜同陈仓米再炒熟，去瓜，研米为末，糊丸梧子大。每服百丸，白汤下。盖米收胃气，巴豆逐水，丝瓜象人脉络，借其气以引之也。 《钩玄》方

又 马鞭草 鼠尾草各十斤

水一石，煮取五斗，去滓，再煎令稠，蛤粉和，丸大豆大。每服二三丸，加至四五丸。神效。 《肘后方》

又 白牵牛 黑牵牛各取头末二钱 大麦面四两

和作饼，卧时，烙熟，食之，以茶下，降气为验。 《宣明方》

又 用豪猪肚及屎，同烧存性，空心温酒服二钱匕。用一具即消。 孟诜方

水肿脉沉，属少阴。其脉浮者为气；虚胀者，为气。皆非水也。麻黄附子汤汗之。

麻黄三两，水七升，煮，去沫，入甘草二两、附子炮一枚，煮取二升半。每服八分，日三服，取汗。 《金匮要略》

水肿胀满。水不下则满溢，水下则虚竭，还胀。十无一活。宜用桑椹酒治之。

桑白皮切，以水二斗煮汁一斗，入桑椹再煮，取五升，以糯米饭五升酿酒，饮。 《普济方》

水肿，浑身或单腹胀。

用活青蛙三个，每个口内安铜钱一个，上着胡黄连末少许；以雄猪肚一个，茶油洗净，包蛙扎定，煮一宿，取出，去皮、肠。食肉并猪肚，以酒送下。忌酸咸、鱼面、鸡鹅羊肉，宜食猪鸭。 《寿域神方》

《证治要决》只用青蛙一二枚，去皮，炙，食，肿自消。

水癖、水肿。

以黄雌鸡一只，如常治净，和赤小豆一升同煮汁，饮，日二夜一。 孟诜方

《肘后方》用白雄鸡，治服法相同。

水蛊，腹大，动摇有声，皮肤黑者。

用赤小豆三升、白茅根一握，水煮，食豆。以消为度。 《肘后方》

又 用干青蛙二枚以酥炒、干蝼蛄七枚、苦葫芦半两炒，上为末。每空心温酒服二钱，不过三服。 《圣惠方》

石水肢瘦，其腹独大者。

海蛤煅粉 防己各七钱半 葶苈 赤茯

苓 桑白皮各一两 陈橘皮 郁李仁各半两

为末，蜜丸如梧子大。每米饮下五十丸，日二次。 《圣济总录》

水肿腹大如鼓，或遍身浮肿。

用枣一斗，入锅内，以水浸过；用大戟根苗盖之，瓦盆合定，煮熟。取枣，无时食之，枣尽决愈。

水鼓、石水，腹胀身肿者。

以肥鼠一枚，取肉煮粥。空心食之，两三顿即愈。 《心镜》方

通身水肿。

薷术丸 治暴水、风水、气水，通身皆肿，服至小便利，为效。

用薷叶一斤，水一斗，熬极烂，去滓，再熬成膏，加白术末七两和，丸梧子大。每服十丸，米饮下，日五夜二服。《外台秘要》

又 苦葶苈炒四两为末，枣肉和，丸梧子大。每服十五丸，桑白皮汤下，日三服。

又 楮枝叶煎汁如饧。空腹服一匕，日三服。 《圣惠方》

又 葡萄嫩心十四个 蝼蛄七个去头尾

同研，露七日，晒干为末。每服半钱，淡酒调下。暑月尤佳。 洁古《保命集》

遍身黄肿。

掘新鲜百条根洗，捣，罨脐上。以糯米饭半升拌水酒半合，揉软盖在上，以帛包住，待一二日后，口内作酒气，则水从小便中出，肿自消也。百条根，一名野天门冬，一名百奶。状如葱头，其苗叶柔细，一根下有百余个数。 《杨氏经验方》

又 用明矾二两、青矾一两、白面半斤同炒，令赤，以醋煮米粉糊，和丸。枣汤下三十丸。名推车丸。 《济急方》

皮水，腑①肿，按之没指，不恶风，水气在皮肤中，四肢聂聂动者。

用防己、黄芪、桂枝各三两，茯苓六两、甘草二两。每服一两，水一升，煎半升服，日三服。张仲景方

风水浮肿，一身尽浮。

用楮白皮、猪苓、木通各二钱，桑白皮三钱、陈橘皮一钱 生姜三片，水二锺，煎服，日一剂。 《圣济总录》

又 用大田螺、大蒜、车前子等分，捣膏，摊贴脐上，水从便旋而下。 《仇远稗史》

水气肿满。

汞粉一钱

乌鸡子去黄盛粉，蒸饼包，蒸熟，取出。苦葶苈炒一钱，同蒸饼杵，丸绿豆大。每车前汤下三五丸，日三服。神效。

身肿攻心，胀满不食。

用生猪脊肉，以浆水洗，压干，切，胮蒜、蔊唊之。一日三次，下气去风。张文仲方

浮肿胀满，不下食。

猪肝一具洗，切，着葱、豉、姜、椒炙，食之；或单煮羹，亦可。 《心镜》

又方 用生猪肝一具细切，醋洗，入蒜醋食之，勿用盐。亦治肿自足起。

鼓胀烦渴，身干黑瘦。

马鞭草细锉，曝干，勿见火，以酒或水同煮，至味出，去滓，温服。以六月中旬雷鸣时采者，有效。 《易简方》

脾湿肿满，腹胀如鼓，喘不得卧。

用海金砂三钱、白术四两、甘草半两、黑牵牛头末一两半，为末。每服一钱，煎倒流水调下，得利为妙。 《兰室秘藏》方

水气浮肿，气促，坐卧不得。

用牵牛子二两微炒，捣末，以乌牛尿浸一宿，平旦入葱白一握，煎十余沸。空心分二服，水从小便出。 《圣惠方》

肿满，气急，不得卧。

郁李仁一大合，捣末，和面作饼吃，入口即大便通，泄气，便愈。

水肿久不瘥，垂死者。

猪獾作羹，食之，下水，大效。

《圣惠方》用粳米、葱、豉和猪獾作粥食。

有妇病腹大如鼓，四肢骨立，不能贴席，惟衣被悬卧，谷食不下者数日矣。忽思鹑食，如法进之，遂运剧，少顷雨汗，莫能言，但有更衣状，扶而圊，小便突出白液，凝如鹅脂，如此数次，下尽，遂起。此盖中焦湿热，积久所致也。《集验方》

水肿尿涩。

茯苓皮 椒目等分

煎汤，日饮，取效。 《普济方》

又 马兰叶一虎口 黑豆 小麦各一撮

酒、水各一锺，煎一锺，食前温服，以利小水，四五日愈。 《简便方》

鸭头丸 治阳水暴肿，面赤烦躁，喘急，小便涩。其效如神。

用甜葶苈炒二两熬膏、汉防己末二两，以绿头鸭血同头全捣三千杵，丸梧子大。每木通汤下十丸，轻者五丸，日三四服。一加猪苓一两。 《外台秘要》

水气喘促，小便涩。

用沙牛尿一斗、诃梨皮末半斤，先以铜器熬尿至三升，入末熬至可丸，丸梧子大。每服，茶下三十丸，日三服，当下水及恶物为效。 《普济方》

肿满，小便不利者。

以商陆赤根捣烂，入麝香三分，贴于脐心，以帛束之，得小便利，即肿消。

水肿尿少。

————

① 腑：据《金匮要略》当为"胕"。

针砂醋煮炒干　猪苓　生地龙各三钱

为末，葱涎研和，敷脐中约一寸厚，缚之。待小便多为度，日二易之。入甘遂更妙。亦治泄泻无度，诸药不效，不用甘遂。　《德生堂方》

水肿发热，小便不通者。

海蛤　木通　猪苓　泽泻　滑石　黄葵子　桑白皮各一钱　灯心三分

水煎服，日二。　《圣惠方》

遍身肿满，阴亦肿者。

用缩砂、土狗一个等分，研，和老酒服之。　《直指方》

水病囊肿。

牡蛎煅粉二两　干姜炮一两

研末，冷水调糊扫上，须臾，囊热如火。干则再上，小便利，即愈。

一方　用葱汁、白面同调。小儿不用干姜。　《经验方》

水病肿满，不问年月浅深。

大戟　当归　橘皮各一两切

以水二升，煮取七合，顿服，利，下水二三升勿怪；至重者，不过再服，便瘥。禁毒食一年，永不复作。　《兵部手集》

此方虚人禁用。

膀胱石水，四肢瘦削，小腹胀满。

构根白皮　桑根白皮各二升　白术四两　黑大豆五升

流水一斗，煮四升，入清酒二升，再煮，至三升。日二夜一服之。　《集验方》

水肿服药，未全消者。

以甘遂末涂腹，绕脐，令满；内服甘草水，其肿便去。　《保命集》

肿疾喘满。大人、小儿、男女肿，因积得，既取积，而肿再作，小便不利。若再用利药，性寒，而小便愈不通矣。医者到此，多束手。盖中焦下焦，气不升降，

为寒痞隔，故水凝而不通。惟服沉附汤，则小便自通，喘满自愈。

用生附子一个去皮脐，切片，生姜十片，入沉香一钱磨水，同煎。食前冷饮。附子虽三五十枚，亦无害。小儿每服三钱，水煎服。　《经验方》

气虚水肿。

以大蒜十个，捣如泥，入蛤粉，丸梧子大。每食前，白汤下二十丸，服尽，小便下数桶而愈。　《普济方》

酒肿虚肿。

香附去皮米醋煮干，焙，研为末，米醋糊丸服。久之，败水从小便出。神效。　《经验方》

里水黄肿。张仲景云：一身面目黄肿，其脉沉，小便不利，甘草麻黄汤主之。

麻黄四两，水五升，煮，去沫，入甘草二两，煮取三升。每服一升，重覆汗出。不汗出，再服。慎风寒。

《千金》云：有患气急，久不瘥，变成水病，从腰以上肿者，宜此发其汗。

身面洪肿。

甘遂二钱，生研为末，以猯猪肾一枚，分为七脔，入末在内，湿纸包煨，令熟，食之，日一服，至四五服，当觉腹鸣，小便利，是其效也。　《肘后方》

阳水浮肿。

败荷叶烧存性，研末。每服二钱，米饮调下，日三服。

腹大如鼓，体寒者。

以鸬鹚烧存性，为末，米饮服之，立愈。　李时珍方

小腹坚大如盘，胸满，食不能消化。

用曲末，汤服方寸匕，日三。　《千金方》

人卒肿满，身面洪大。

取杏叶煮浓汁，热渍，亦少服之。

《肘后方》

卒病水肿。

用鲫鱼三尾去肠留鳞，以商陆、赤小豆等分，填满扎定，水三升，煮糜，去鱼及商陆，食豆饮汁，二日一作。不过三次，小便利，愈。　《肘后方》

又　乌蠡鱼同赤小豆煮食，亦利水消肿。　时珍方

身体卒肿。

醋和蚯蚓屎敷之。　《千金方》

手足肿浮。

桐叶煮汁，渍之，并饮少许；或加小豆，尤妙。　《圣惠方》

水肿自足起。

削楠木、桐木煮汁，渍足，并饮少许，日日为之。　《肘后方》

嚏鼻消水，面浮甚者。

用土狗一个　轻粉二分半

为末。每嚏少许，入鼻内，黄水出尽，为妙。　《家藏方》

肿胀忌盐，只以秋石拌饮食。待肿胀消，以盐入罐煅过，少少用之。　《摘玄方》

胀　满

下一切气。

用大鳢一头开肚，入胡椒末半两、大蒜片二颗，缝合，同小豆一升煮熟，下萝卜三五颗、葱一握，俱切碎，煮熟。空腹食之，至饱，并饮汁。至夜泄恶气无限也。五日更一作。　《孟诜方》

气胀气蛊。

莱菔子研，以水滤汁，浸，宿砂一两，一夜炒干，又浸，又炒，凡七次，为末。每米饮服一钱。如神。　《集验方》

心腹胀满短气。

用草豆蔻一两去皮为末，以木瓜、生

姜汤调服半钱。　《千金方》

老幼腹胀，血气凝滞。

用商州枳壳厚而绿背者，去穰四两分作四份：一两用苍术一两同炒，一两用萝卜子一两同炒，一两用干漆一两同炒，一两用茴香一两同炒黄。去四味，只取枳壳为末，以四味煎汁，煮面糊和，丸梧子大。每食后，米饮下五十丸。名四妙丸。最宽肠下气，不拘男妇老小，但有气积，并皆治之。乃仙传方也。　《简易方》

心胀腹痛，未得吐下。

楠木削三四两，水三升，煮三沸，饮之。　《肘后方》

心腹胀痛，气短欲绝。

桂二两　水一升二合

煮八合，顿服之。　《肘后方》

有火及血热，曾病唾衄人，不宜服。

心腹胀，坚痛闷欲死。

盐五合，水一升，煎服，吐下，即定；不吐，更服。　梅师方

胸胁通满。

羚羊角烧末，水服方寸匕。　《子母秘录》

胸满不痛。

桔梗　枳壳等分

水二锺，煎一锺，温服。　《活人书》

胃寒气满，不能传化，易饥不能食。

人参末二钱　生附子末半钱　生姜二钱

水七合，煎二合，鸡子清一枚打转，空心服之。　《圣济总录》

天行病后胀满，两胁刺胀，脐下如水肿。

以楮树枝汁随意服之，小便利，即消。　《外台秘要》

少腹胀。

车毂中脂和轮下土，如弹丸，吞之，立愈。　《千金方》

壮脾进食，疗痞满暑泄。

用神曲炒、苍术泔制炒等分，为末，糊丸梧子大。每米饮下五十丸。冷者加干姜、吴茱萸。 《百一选方》

治鼓胀，日食不能暮食。由脾虚不能制水，水反胜土，水谷不运，气不宣流，故令中满。其脉沉实而滑。宜鸡矢醴主之。何大英云：诸腹胀大，皆属于热。精气不得渗入膀胱，别走于腑，溢于皮里膜外，故成胀满，小便短涩。鸡矢性寒，利小便，诚万金不传之宝也。

用腊月干鸡矢白半斤袋盛，以酒醋一斗，渍七日。温服三杯，日三；或为末，服二钱，亦可。 《普济方》

又 《积善堂经验方》与此相同，名牵牛酒。因治人得效，牵牛而谢故也。愈后用白粥调理。忌食盐。

又方 用鸡矢炒，研，沸汤淋汁，调木香、槟榔末二钱，服。 《医学正传》

中满鼓胀。

用三五年陈葫芦瓢一个，以糯米一斗，作酒，待熟，以瓢于炭火上炙热，入酒浸之。如此三五次，将瓢烧存性，研末。每服三钱，酒下。神效。 《选奇方》

中满黄肿。

仙传伐木丸方 治脾胃衰弱，肝木气盛，木来克土。病心腹中满，或黄肿如土色。服此能助土益元。

用苍术二斤，米泔水浸二宿，同黄酒面曲四两炒赤色，皂矾一斤醋拌，晒干，入瓶火煅，为末，醋糊丸梧子大。每服三四十丸，好酒、米汤任下，日二三服。有人尝以此方加平胃散，治一贱役中满腹胀，果验。

胀满腹大，四肢枯瘦，尿涩。

用葶苈炒、荠菜根等分为末，炼蜜丸弹子大。每服一丸，陈皮汤下。只二三丸，小便清；十余丸，腹如故。 《三因方》

关格胀满，大小便不通。

独头蒜烧熟，去皮，绵裹纳下部，气自通也。 《外台秘要》

阴冷疼闷，冷气入腹，肿满杀人。

醋和热灰，顿熨之。 《千金方》

痞

痞块有积。

阿魏五钱 五灵脂炒烟尽五钱

为末，以黄雄狗胆汁和，丸黍米大。空心唾津送下三十丸。忌羊肉、醋面。亦治五噎膈气。 《扶寿精方》

脾积痞块。

猪脾七个，每个用新针刺烂，以皮硝一钱擦之。七个并同以瓷器盛七日，铁器焙干；又用水红花子七钱同捣为末，以无灰酒空心调下。一年以下者，一服可愈；五年以下者，二服；十年以下者，三服。 《保寿堂方》

腹中痞积。

威灵仙 楮桃儿各一两

为末。每温酒服三钱。名化铁丸。 《普济方》

又 牛肉四两，切片，以风化石灰一钱擦上，蒸熟，食。常食，痞自下。 《经验秘方》

又牛脾及朴硝作脯，食，痞自消。 《千金》《医通》

又 观音柳煎汤，露一夜，五更空心饮。数次，痞亦消。 《易简方》

夏秋之交，露坐夜久，腹中痞块如群石。

用大豆半升、生姜八分，水三升，煎一升，顿服，瘥。 《经验方》

痞气胸满，口干肌瘦，食减，或时壮

热。

石三棱　京三棱　鸡瓜①　三棱并炮

蓬莪茂各三枚　槟榔一枚　青橘皮五十片醋浸去白　陈仓米一合醋浸淘过　巴豆五十个去皮同青皮、仓米炒干，去豆

为末，糊丸绿豆大。每米饮下三丸，日一服。《圣济总录》

心下痞坚，呕哕。

生姜八两，水三升，煮一升；半夏五合洗、水五升，煮一升。取汁同煮一升半，分再服。《千金方》

男妇气块痛，不拘久远。

威灵仙五两　生韭根二钱半　乌药五分

好酒一盏　鸡子一个

灰火煨一宿，五更视鸡壳软为度，去滓。温服，以干物压之，侧卧向块边；滓再煎，次日服，觉块刺痛，是其验也。《摘玄方》

膜外气痛及气块。

延胡索不限多少为末，猪胰一具切，作块子炙熟，蘸末，频食之。《胜金方》

宿食不消，心下痞满者。

须用黄连、枳实。东垣方

食物过饱不消，遂成痞膈。

马牙硝一两　吴茱萸半斤

煎汁投硝，乘热服之。良久未转，更进一服，立效。《经验方》

腹中痞块。

皮硝一两　独蒜一个　大黄末八分

捣作饼，贴于患处，以消为度。《经验方》

又　蓍叶　独蒜　穿山甲末　食盐

同以好醋捣成饼，量痞大小，贴之，两柱香为度。其痞化为脓血，从大便出。《保寿堂方》

又　水红花或子一碗，以水三碗，用桑柴文武火煎成膏，量痞大小，摊贴。仍以酒调膏服。忌荤腥、油腻之物。《保寿堂方》

癖痞腹胀，及坚如杯碗者。

用水红花子一升另研、独头蒜三十个去皮、新狗脑一个、皮硝四两，石臼捣烂，摊在患处，上用油纸，以长帛束之。酉时贴之，次日辰时取。未效，再贴二三次。倘有脓溃勿怪，仍看虚实，日逐间服钱氏白饼子、紫霜丸、塌气丸、消积丸，利之、磨之，服至半月，甚者一月，无不瘥矣。以喘满者为实，不喘满者为虚。《蔺氏经验方》

腹胁痞块。

雄黄一两　白矾一两

为末，面糊调膏，摊贴，即见功效。未效再贴。待大便数百斤之状，乃愈。《集玄方》

积聚

太仓丸　治脾胃饥饱不时生病，及诸般积聚，百物所伤。

陈仓米四两，以巴豆二十一粒去皮，同炒至米香豆黑，勿令米焦，择去豆不用，入去白橘皮四两，为末，糊丸梧子大。每姜汤服五丸，日二服。《百一选方》

心腹积聚。

五月五日午时，急砍一竹，竹节中必有神水沥，和獭肝为丸，治心腹积聚病，甚效也。时珍方

诸积鼓胀、食积、气积、血积之类。

石菖蒲八两锉　斑蝥四两，去翅足

同炒黄，去斑蝥不用。以布袋盛泄去蝥末。为末，醋糊丸梧子大。每服三五十丸，温白汤下。治肿胀尤妙，或入香附末

---

① 瓜：据《本草纲目》当为"爪"。

二钱。　《奇效方》

一切积气，宿食不消。

黑牵牛头末四两

用萝卜剜空，安末盖定，纸封，蒸熟取出，入白豆蔻末一钱捣，丸梧子大。每服一二十丸，白汤下。名顺气丸。　《普济方》

脾积痰气冷块，每食后辄胸满不下。

用橘皮去穰一斤、甘草、盐花各四两，水五碗，慢火煮干，焙，研为末，白汤点服。名二贤散。治一切痰气特验，惟气实人服之相宜；气不足者，不宜久用之也。　丹溪方

积聚痰涎，结于胸膈之间，心腹疼痛，日夜不止，或干呕哕食者，炒粉丸主之。

用蚌粉一两、巴豆七粒同炒赤，去豆不用。醋和粉，丸梧子大。每服二十丸，姜酒下。丈夫脐腹痛，尚香汤下；女人血气痛，童便和酒下。　孙氏《仁存方》

消积破气。

石碱三钱　山楂三两　阿魏五钱　半夏皂荚末制过，一两

为末，以阿魏化醋煮，糊丸服。《摘玄方》

气积成块。

用牛脑子一个去筋、雄鸡肫一个连黄，并以好酒浸一宿，捣烂，入木香、沉香、砂仁各三两，皮硝一碗，杵千下，入生铜锅内，文武火焙干，为末。每服二钱，空心酒下，日三服。　《圣济总录》

腹胁积块。

风化石灰半斤，瓦器炒极热，入大黄末一两炒红，取起，入桂末半两，略烧，入米醋和成膏，摊绢上贴之。内服消块药。甚效。　《丹溪心法》

血积成块。

用壁虎一枚，白面和一鸭子大，包裹，研烂作饼，烙熟食之，当下血块。不过三五次，即愈。甚验。　《青囊方》

积聚败血。

通仙散　治男子败精，女人败血，不动真气。

用荞麦面三钱、大黄二钱半，为末。卧时酒调服之。　《多能鄙事》

追虫取积，兼治气筑奔冲，不可忍。

用黑牵牛半两炒、槟榔二钱半，为末。每服一钱，紫苏汤下；用酒下，亦消水肿。　《普济方》

腹中食积。

绿矾二两研　米醋一碗

瓷器煎，柳条搅成膏，入赤脚乌一两，研，丸绿豆大。每空心温酒下五丸。《圣惠方》

伤米食积。

白面一两　白酒药二丸

炒，为末。每服二匙，白汤调下。如伤肉食，山查汤下。　《简便方》

诸果成积伤脾，作胀气急。

用麝香一钱、生桂末一两，饭和，丸绿豆大。大人十五丸，小儿七丸，白汤下。盖果得麝香则落，木得桂即枯故也。《济生方》

伏梁结气，在心下不散。

桃奴二两

为末。空心温酒，每服二钱。　《圣惠方》

奔豚气痛，上冲心腹。

鳖甲醋炙三两　京三棱煨二两，各为末

桃仁去皮尖四两汤浸，研汁三升，煎二升，入末煎良久，下醋一升，煎如饧，以瓶收之。每空心酒服半匙。　《圣济录》

一方　薤白捣汁，饮之。　《肘后方》

消导酒积。

鸡腽胵 干葛为末等分

面糊，丸梧子大。每服五十丸，酒下。 《袖珍方》

消化肉积。凡腹中坚，肉积、诸药不化者。

以矾红同健脾消食药为丸，投之辄消。然能作泻，胃弱人不宜多用。服此者，终身忌荞麦。

积聚癥瘕，去三尸，益气延年却老。

雄黄二两为末，水飞九度，入新竹筒内，以蒸饼一块塞口，蒸七度，用好粉脂一两和，丸绿豆大。每服七丸，酒送下，日三服。 《千金方》

本草单方卷三

海虞缪希雍仲淳甫　选
延陵庄继光敛之甫
云间康　浤文初甫　同汇
延陵于舜玉执侯甫

癥瘕

治远年虚实积聚、癥块。

用海马雌雄各一枚、木香一两，大黄炒、白牵牛炒各二两，巴豆四十九粒，青皮二两，童子小便浸软，包巴豆扎定，入小便内再浸七日，取出，麸炒黄色，去豆不用，取皮同众药为末。每服二钱，水一盏，煎三五沸，临卧温服。　《圣济录》

腹中痃癖、诸块。

雀屎和干姜、桂心、艾叶为丸。服之，能令消烂。　藏器方

腹中癖积。

黄牛肉一斤　恒山三钱

同煮熟，食肉饮汁，癖自消。甚效。《笔峰杂兴》

痃癖气块。

草三棱　京三棱　石三棱　青橘皮　陈橘皮　木香各半两　肉豆蔻　槟榔各一两　硇[①]　砂二钱

为末，糊丸梧子大。每姜汤服三十丸。　《奇效方》

老小痃癖，往来疼痛。

香附　南星等分

为末，姜汁糊，丸梧子大。每姜汤下二三十丸。　《圣惠方》

昔有患痃癖者，梦人教每日食大蒜三颗。初服遂至瞑眩吐逆，下部如火。后有人教取数片，合皮截却两头吞之。名曰内灸。果获大效也。

治心下坚大如盘，水饮所作。

用枳实七枚、术三两，水一斗，煎三升，分三服，腹中软，即消也。　仲景

痃癖鼓胀。

乌牛尿一升

微火煎如稠饴。空心服枣许，当鸣转，病出；隔日，更服之。　《千金翼方》

疗癖。

取车下李仁汤润去皮及并仁者，与干面相拌，捣如饼若干，入水少许，作面饼，大小一如病人掌为二并，微炙，使黄，勿令至熟。空腹食一饼，当快利；如不利，更食一饼，或饮热茶汤，以利为度。利不止，以醋饭止之。利后当虚。若病未尽，一二日量力更进一服，以病尽为良。不得食酪及牛马肉等。累试神验。但须量病轻重，以意加减；小儿亦可用。

又　瓦垄子能消块散痰积。盖咸走血

---

① 砜：据《本草纲目》当为“硇”。

而软坚故也。 时珍

腹满癖坚如石，积年不损者。

用白杨木东枝去粗皮，避风细锉五升，熬黄，以酒五升淋，讫，用绢袋盛滓，还酒中密封再宿。每服一合，日二服。 《外台》方

疟癖不瘥，胁下硬如石。

京三棱一两炮 川大黄一两

为末，醋熬成膏。每日空心，姜橘皮汤下一匙，以利下为度。 《圣惠方》

又 生商陆根汁一升 杏仁一两浸去皮，捣如泥

以商陆汁绞杏仁泥，火煎如饧。每服枣许，空腹热酒服，以利下恶物为度。《圣惠方》

小腹冷癖，有形如卵，上下走，痛不可忍者。

用葫芦巴八钱、茴香六钱，巴戟去心、川乌头炮去皮各二钱，楝实去核四钱、吴茱萸五钱。并炒为末，酒糊丸梧子大。每服十五丸，小儿五丸，盐汤下。《和剂局方》

涎积癥块。

续随子三十枚 腻粉二钱 青黛炒一钱

研匀，糯米饭丸芡子大。每服一丸打破，以大枣一枚烧熟，去皮核同嚼，冷茶送下。半夜后，取下积聚恶物为效。《圣济总录》

癥瘕腹胀。

用三棱、莪茂，以酒煨，煎服之，下一黑物如鱼而愈也。 《证治要诀》

心腹宿癥，及卒得癥。

朱砂研细，搜饭，以雄鸡一只，饿二日，以饭饲之，收粪曝燥，为末。温酒服方寸匕，日三服，服尽更作，愈乃止。《外台秘要》

卒暴癥疾，腹中有如石，刺痛，昼夜啼呼。不治，百日死。

用牛膝二斤，以酒一斗渍之，密封于灰火中温，令味出。每服五合至一升，随量饮。 《肘后方》

卒暴癥块，坚如石，作痛欲死。

取荫蕅根一小束洗净，细劈，以酒二升渍三宿。温服五合至一升，日三服。若欲速，用于热灰中温出药味，服之。此方无毒，神验。药尽再作之。 《古今录验》

又 取虎杖根，勿令影临水上，可得石余，洗，干，捣末，稌米五升炊饭，纳入搅之，好酒五斗渍之，封。候药消饭浮，可饮一升半。勿食鲑鱼及盐。但取一斗干者，薄酒渍，饮从少起，日三服，亦佳。癥当下也。此方治癥大胜诸药。《外台秘要》

又 用煅灶灰有效，古方二车丸中用之。 《别录》方

又 多取商陆根捣汁，或蒸之。以布藉腹上安药，勿覆，冷即易，昼夜勿息。《千金方》

治老妇血瘕，男子疟癖，闷痞。

取柘奴刺和三棱草、马鞭草作煎，如稠糖。病在心，食后；在脐，空心服。当下恶物。 藏器

又 血瘕用鳖甲、琥珀、大黄等分作散。酒服二钱，少时恶血即下。若妇人小肠中血下尽，即休服也。 甄权方

破血瘕痛。

越砥即羊肝石烧赤，投酒，饮。 藏器方

妇人狐瘕。因月水来，或悲，或惊，或逢疾风暴雨被湿，致成狐瘕。精神恍惚，令人月水不通，胸胁腰背痛，引阴中，小便难，嗜食欲呕，如有孕状。其瘕手足成形者，杀人；未成者，可治。

用新鼠一枚，以新絮裹之，黄泥固住，入地坎中，桑薪烧其上，一日夜取

出，去絮，入桂心末六铢为末。每酒服方寸匕，不过二服，当自下。　《素女经》

腹中鳖瘕。平时嗜酒，血入于酒，则为酒鳖；平时多气，血凝于气，则为气鳖；虚劳癖冷，败血杂痰，则为血鳖。摇头掉尾，如虫之行，上侵人咽，下舐人肛，或附胁背，或隐胸腹，大则如鳖，小则如钱。

治法惟用芜荑炒，煎，服之；兼用暖胃、益血、理中之类，乃可杀之。若徒事雷丸、锡灰之类，无益也。　《直指方》

又　用生硫黄末，老酒调下，常服之。　《直指方》

鳖瘕疼痛。陈拱病此，隐隐见皮内，痛不可忍。医曰：可以鲜虾作羹，食之，久久痛止。明年又作，再如前治而愈，遂绝根本。　《类编方》

又　蓝叶一升捣，以水三升绞汁，服一升，日二次。　《千金方》

又　胡粉、黍米淋汁，温服。大效。　《易简方》

鱼肉成瘕，并治诸毒。

用狗粪五升烧末，绵裹，于五升酒中浸二宿。取清，日三服。瘕即便出也。　《外台秘要》

又　马鞭草捣汁，饮一升，即消。　《千金方》

腹内蛇瘕。误食菜中蛇精成蛇瘕，或食蛇肉成瘕。腹内常饥，食物即吐。

以赤足蜈蚣一条炙，研末，酒服。　《易简方》

又　春夏二时，蛟龙带精入芹菜中，人食之则病瘕，痛不可忍。

治以硬糖，日服二三升，当吐出如蜥蜴状。唐医周顾治此，用雄黄、朴硝煮服，下之。

一方　用寒食饧，每服五合，日三服，吐出蛟龙，有两头可验。吐蛔者勿

用。　《金匮要略》

鸡瘕。李道念病，已五年。丞相褚[①]澄诊之曰：非冷非热，当是食白瀹鸡子过多也。

取蒜一升，煮食。吐出一物涎裹，视之，乃鸡雏，翅足俱全。澄曰：未尽也。更吐之，吐二十枚而愈。

米瘕。嗜米，有好吃米，久则成瘕。不得米，则吐出清水；得米即止。米不消化，久亦毙人。

用白米五合　鸡屎一升

同炒焦，为末，水一升，顿服。少时吐出瘕，如研米汁，或白沫淡水，乃愈也。　《千金方》

嗜茶成癖。有人病此，一方士令以新鞋盛茶，令满，任意食尽，再盛一鞋，如此三度，自不吃也。男用女鞋，女用男鞋，用之，果愈也。　《集简方》

病发瘕者，食发成瘕，心腹作痛，咽间如有虫行，欲得饮油者是也。

用油一升，入香泽煎之，盛置病人头边，令气入口鼻，勿与饮之，疲极眠睡，虫当从口出，急以石灰粉手提取，抽尽，即是发也。初出，如不流水中浓菜形。　《外台》方

又　雄黄半两为末，水调服之，虫自出。　夏子益《奇方》

又　用猪脂二升、酒三升，煮三沸服，日三次。

发瘕，腰痛牵心，发则气绝。

以油灌之，吐物如发，引之长三尺，头已成蛇，能动摇，悬之滴尽，惟一发耳。　此徐文伯治宋明帝宫人方

啮虱成癥。山野人好啮虱，在腹生长为虱癥。

用败梳、败篦各一枚，各破作两分。

————————

① 褚：《本草纲目》当为"褚"。

以一分烧，研，以一分用水五升，煮取一升，调服，即下出。　《千金方》

痰　饮

治痰为百病。惟水泻、胎前产后不可服。

用大黄酒浸，蒸，切，晒八两、生黄芩八两、沉香半两、青礞石二两，以焰硝二两同入砂罐固济，煅红，研末二两。上各取末，以水和，丸梧子大，常服一二十丸。小病五六十丸，缓病七八十丸，急病一百二十丸。温水吞下，即卧勿动，候药逐上焦痰滞，次日，先下糟粕，次下痰涎。未下，再服。王隐君岁合四十余斤，愈痰数万也。名滚痰丸。　《养生主论》

痰迷心窍。

寿星丸　治心胆被惊，神不守舍，或痰迷心窍，恍惚健忘，妄言妄见。

天南星一斤，先掘土坑一尺，以炭火三十斤，烧赤，入酒五升渗干，乃安南星在内，盆覆定，以灰塞之，勿令走气。次日取出为末，琥珀一两，朱砂二两，为末，生姜汁打面糊，为丸梧子大。每服三十丸至五十丸，煎人参、石菖蒲汤下，一日三服。　《和剂局方》

风痰头晕，目眩呕逆，烦懑，饮食不下，面色青黄，脉弦者。

用生半夏、生天南星、寒水石煅各一两，天麻半两、雄黄二钱，为末，小麦面三两，水和成饼，水煮浮起漉出，捣，丸梧子大，名玉壶丸。每服五十丸，姜汤下。极效。亦治风痰咳嗽，二便不通，风痰头痛。　《摘要方》

风痰注痛。

踯躅花、天南星并生时同捣，作饼，甑上蒸四五遍，以稀葛囊盛之。临时取焙为末，蒸饼，丸梧子大。每服三丸，温酒下。腰脚骨痛，空心服；手臂痛，食后服。大良。　《续传信方》

风湿痰病，流注作痛。

令本人坐密室中，左用滚水一盆，右用炭火一盆，前置一桌、书一册。先将无油新巴豆四十九粒研如泥，纸压去油，分作三饼。如病在左，令病人将右手仰置书上，安药于掌心，以碗安药上，倾热水入碗内，水凉即换，良久汗出，立见神效；病在右，安左掌心。一云，随左右安之。　《经验方》

壮人风痰，及中风中气初起。

用南星四钱、木香一钱，水一二盏，生姜十四片，煎六分，温服。　《易简方》

老小风痰。

胆矾末，大人用一钱，小儿用一字，温醋汤调下，立吐出涎，便醒。　谈氏《小儿方》

治上膈风热痰实。

用桔梗芦生研末，白汤调服一二钱，探吐。　时珍方

宣吐风痰。

用连壳虾半斤，入葱、姜、酱煮汁。先吃虾，后吃汁，紧束肚腹，以翎探引，取吐。

又法　拣上色精好石绿研，筛，水飞，再研。如风痰眩闷，取二三钱，同生龙脑三四豆许研匀，以生薄荷汁合酒，温调服之，偃卧，须臾，涎自口角流出，乃愈。不呕吐，其功速于他药。　苏颂

顽痰不化。

石青一两　石绿半两

并水飞为末，曲糊丸绿豆大。每服十丸，温水下，吐去痰一二碗，不损人。《瑞竹堂方》

胸中痰饮，伤寒热病，疟疾，须吐者。

并以盐汤吐之。 《外台秘要》

五饮酒癖。一留饮，水停心下；二癖饮，水在两胁下；三痰饮，水在胃中；四溢饮，水在五脏间；五流饮，水在肠间。皆由饮食胃寒，或饮茶过多致此。

用白术一斤，干姜炮、桂心各半斤，为末，蜜丸梧子大。每服二三十丸。《和剂局方》

支饮苦冒。

用泽泻五两、白术二两，水二升，煮一升，分二服。 仲景方

一方 用水二升，煮二物，取一升；又以水一升煮泽泻，取五合。二汁分再服。病甚欲眩者，服之必瘥。 深师方

停痰宿饮，风气上攻，胸膈不利。

香附皂荚水浸 半夏各一两 白矾末半两

姜汁、面糊丸梧子大。每服三四十丸，姜汤随时下。 《仁存方》

痰饮，吐水无时节者，其冷饮过度，遂令脾胃气弱，不能消化，饮食入胃，皆变成冷水，反吐不停，赤石脂散主之。

赤石脂一斤，捣筛，服方寸匕，酒饮自任；稍加至三匕，服尽一斤，则终身不吐痰水，又不下痢。补五脏，令人肥健。有人痰饮，服诸药不效，用此遂愈。《千金翼方》

饮澼[①] 呕酸。许叔微患饮澼[①]三十年。始因少年夜坐，写文左向。伏几时，以饮食多坠左边。中夜必饮酒数杯，又向左卧。壮时不觉。三五年后，觉酒止从左下，有声，胁痛，食减，嘈杂，饮酒半杯，即止。十数日，必呕酸水数升。暑月止，右边有汗，左边绝无。遍访名医及海上方，间或中病，止得月余，复作。其补如天雄、附子、矾石辈；利如牵牛、甘遂、大戟，备尝之矣。自揣必有澼[①]囊，如水之有科臼。不盈科不行，但清者可

行，而浊者停滞，无路以决之，故积至五七日，必呕而去。脾土恶湿，而水则流湿。莫若燥脾以去湿，崇土以填科臼。乃悉屏诸药，只以苍术一斤去皮，切片，为末；油麻半两、水二钱，研，滤汁；大枣五十枚，煮，去皮核。捣和，丸梧子大。每日空腹温服五十丸，增至一二百丸。忌桃李、雀肉。服三月而疾除。自此常服，不呕不痛，胸膈宽利，饮啖如故，暑月汗亦周身，灯下能书细字，皆术之功也。初服时，必觉微燥，以山栀子末，沸汤点服解之。久服，亦自不燥矣。

胸中痰癖，头痛不欲食。

矾石一两

水二升，煮一升，纳蜜半合，频服，须臾，大吐。未吐，饮少热汤引之。《外台秘要》

痰气结胸，不问阴阳虚实，妙过陷胸、泻心等药。

用银朱半两、明矾一两，同煨，以熨斗盛火，瓦盏盛药，熔化急刮，搓丸。每服一钱，真茶入姜汁少许，服之。心上隐隐有声，结胸自散。不动脏腑，不伤真气。明矾化痰，银朱破积故也。名鹤顶丹。 《活幼全书》

胸中痰结不散。

皂荚三十挺去皮切，水五升浸一夜，挼取汁，慢熬，至可丸，丸如梧子大。每食后盐、浆水下十丸。

又方 用半夏醋煮过，以皂荚膏和匀，入明矾少许，以柿饼捣膏，丸如弹子大。噙之。名钩痰膏。 《圣惠方》

又 密陀僧一两 醋 水各一盏

煎干为末。每服二钱，以酒、水各一小盏，煎一盏，温服。少顷，当吐出痰涎为妙。 《圣惠方》

---

① 澼：据《普济本事方》当为"癖"。

痰血结胸。

用五灵脂水飞、半夏汤炮等分，为末，姜汁浸，蒸饼，丸梧子大。每饮下二十丸。名紫芝丸。 《百一选方》

上焦痰热。

藕汁 梨汁各半盏

和服。 《简便方》

阴虚火动有痰，不堪用燥剂者。

天门冬一斤水浸洗，去心，取肉十二两，石臼捣烂；五味子水洗，去核，取肉四两，晒干不见火，共捣，丸梧子大。每服二十丸，茶下，日三服。 《简便方》

中焦痰涎。利咽，清头目，进饮食。

半夏泡七次四两 枯矾一两

为末，姜汁打糊，或煮枣肉为丸梧子大。每姜汤下十五丸。寒痰加丁香五钱，热痰加寒水石煅四两。名玉液丸。 《和剂局方》

食积痰火。泻肺火、胃火。

白石膏火煅，出火毒半斤

为末，醋糊丸梧子大。每服四五十丸，白汤下。 丹溪方

又 猫儿刺叶煮，饮。治痰火，甚效。兼能散风毒，治恶疮。 自记

暖胃除痰，快气进食。

肉豆蔻二个 半夏姜汁炒五钱 木香二钱半

为末，蒸饼丸芥子大。每食后，津液下五丸、十丸。 《普济方》

开胃化痰，令思饮食，不拘大人小儿。

人参焙二两 半夏姜汁浸，焙五钱

为末，飞罗面作糊，丸绿豆大。食后，姜汤下三五十丸，日三服。《圣惠方》加陈橘皮五钱。 《经验方》

化痰降气，止咳解郁，消食除胀，有奇效。

用贝母去心一两、姜制厚朴半两，蜜丸梧子大。每白汤下五十丸。 《华[①]峰方》

清气化痰三仙丸 治中脘气滞，痰涎烦闷，头目不清。

生南星去皮 半夏各五两

并汤泡七次，为末，自然姜汁和作饼，铺竹筛内，以楮叶包覆，待生黄成曲，晒干。每用二两，入香附末一两糊丸梧子大。每姜汤下四十丸，食后服。 《百一选方》

又 百药煎 细茶各一两 荆芥穗五钱 海螵蛸一钱

蜜丸芡子大。每服噙一丸。妙。 《笔峰杂兴》

风痰、虚痰在胸膈，使人癫狂。痰在经络、四肢及皮里膜外，非竹沥、姜汁不达不行。大抵因风火燥热，而有痰者，宜之；若寒湿胃虚肠滑之人服之，则反伤肠胃。

咳 嗽

痰饮咳嗽。

用真蚌粉新瓦炒红，入青黛少许，用淡齑水滴麻油数点调服二钱。此宋徽宗时，内医官李进药治宠妃病痰嗽，终夕不寐，面浮如盘。并用三服，即夕嗽止得睡，比晓面消。赐金帛万缗者也。

又 用曹州葶苈子一两纸衬炒令黑、知母一两、贝母一两，为末，枣肉半两、砂糖一两半和，丸弹子大。每以新绵裹一丸含之，咽津。甚者，不过三丸。名含奇丸。 《箧中方》

痰喘咳嗽。

长皂荚三条去皮子，一荚入巴豆十粒，一荚入半夏十粒，一荚入杏仁十粒

———————————

① 华：据《本草纲目》当为"笔"。

用姜汁制杏仁、麻油制巴豆、蜜制半夏，一处火炙黄色，为末。每用一字，安手心，临卧，以姜汁调之吃下。神效。《选奇方》

又　五味子　白矾等分

为末。每服三钱，以生猪肺炙熟，蘸末细嚼，白汤下。汉阳一人病此，百药不效。于岳阳遇道人传服，病遂不发。《普济方》

又　桔梗一两半为末，用童子小便半升，煎四合，去滓，温服。　《济众方》

痰喘咳嗽，不能睡卧。

好末茶一两　白僵蚕一两

为末，放碗内盖定，倾沸汤一小盏，临卧，再添汤点服。

又　治酒后咳嗽。

白僵蚕焙，研末。每茶服一钱。《瑞竹堂方》

哮喘痰嗽。

用白果二十一个炒黄、麻黄三钱、苏子二钱，款冬花、法制半夏、桑白皮蜜炙各二钱，杏仁去皮尖、黄芩微炒各一钱半，甘草一钱，水三锺，煎二锺，随时分作二服。不用姜。　《摄生方》

又　苇根煅存性，为末，生豆腐蘸三五钱食，即效。未愈，可以肥猪肉二三片蘸食。甚妙。　《医学正传》

咳嗽上气。

用合州干姜炮、皂荚炮去皮子及蛀者、桂心紫色者去皮，并捣，筛，等分，炼白蜜和，捣三千杵，丸梧子大。每饮服三丸。嗽发即服，日三五服。禁食葱、面、油腻。其效如神。凡人患嗽多进冷药。独此方用热，未必肯服，然累试多效。　《传信方》

又　荞麦粉四两　茶末二钱　生蜜二两

水一碗，顺手搅千下，饮之，良久，下气不止，即愈。　《儒门事亲》

咳嗽有痰。

熟瓜蒌十个　明矾二两

捣，和饼，阴干，研末，糊丸梧子大。每姜汤下五七十丸。　《医方摘要》

干咳无痰。

熟瓜蒌捣烂，绞汁，入蜜等分，加明矾一钱，熬膏。频含咽汁。　《简便方》

老小咳嗽。

玄胡索一两　枯矾二钱半

为末。每服二钱，软饧一块和含之。《仁存堂方》

咳嗽失声。

白果仁四两　白茯苓　桑白皮各二两
乌豆半升　沙蜜半斤

煮熟，日干，为末，以乳汁半碗拌湿，九蒸九晒，丸如绿豆大。每服三五十丸，白汤下。神效。　余居士方

咳嗽寒热，旦夕加重，少喜多嗔，面色不润，忽进忽退，积渐少食，脉弦紧者。

杏仁半斤去皮尖，童子小便浸七日，漉出，温水淘洗，砂盆内研如泥，以小便三升煎如膏。每服一钱，熟水下。妇人、室女服之，尤妙。　《千金方》

定嗽化痰。

百药煎　片黄芩　橘红　甘草各等分

共为细末，蒸饼，丸绿豆大。时时干咽数丸，佳。　《濒湖医案》

又　用明矾末，醋糊丸梧子大。每睡时，茶下二三十丸。　定西侯方

又方　用明矾半生半烧、山栀子炒黑等分，为末，姜汁糊为丸。如上服。《摘要方》

又　以胡桃肉三颗、生姜三片，卧时嚼服，即饮汤两三呷；又再嚼桃姜如前数，即静卧，必愈。　洪迈方

清痰利膈，治痰嗽。

用肥大瓜蒌洗，取子，切，焙、半夏

四十九个汤洗十次，捶，焙，等分为末，用洗瓜蒌水并瓤同熬成膏，和，丸梧子大。每姜汤下三五十丸。良。　杨文蔚方

敛肺劫嗽。

百药煎　诃黎勒　荆芥穗等分

为末，姜汁入蜜和，丸芡子大。时时噙之。　《丹溪心法》

肺气咳嗽。

猪胰一具，苦酒煮食，不过二服。《肘后方》

肺燥咳嗽。

用松子仁一两、胡桃仁二两研膏，和熟蜜半两，收之。每服二钱，食后沸汤点服。　《外台方》

肺热咳嗽

沙参半两，水煎，服之。　《易简方》

上焦热痰，咳嗽。

制过半夏一两　片黄芩末二钱

姜汁打糊，丸梧子大。每服七十丸，淡姜汤食后服。　《袖珍》

肺热嗽，有痰。

制半夏　瓜蒌仁各一两

为末，姜汁打糊，丸梧子大。每服二三十丸，白汤下；或以瓜蒌瓤煮熟，丸。《济生方》

治肺气热盛，咳嗽而喘，面肿身热。

桑白皮炒一两　地骨皮焙一两　甘草炒五钱

每服一二钱，入粳米百粒水煎，食后温服。桑白皮、地骨皮皆能泻火从小便去，甘草泻火而缓中，粳米清肺而养血。此乃泻肺诸方之准绳也。名泻白散。　钱乙方

肺脏壅热，烦闷咳嗽。

煮新百合四两，蜜和，蒸软，时时含一片，吞津。　《圣惠方》

肺热痰咳，胸膈塞满。

用瓜蒌仁、贝母各一两，姜汁打面糊，丸梧子大。每五十丸，食后，姜汤下。　《济生方》

热咳，咽痛。

灯笼草为末，白汤服。名清心丸。仍以醋调，敷喉外。　丹溪方

疗肺虚咳嗽。

以猪肺一具竹刀切片，麻油炒熟，同粥食。

又　治肺虚嗽血，煮，蘸薏苡仁末，食之。　《要诀》

又　立效丸　治肺虚膈热，咳嗽气急，烦满咽干，燥渴欲饮冷水，体倦肌瘦，发热减食，喉音嘶不出。

黄腊熔，滤，令净，浆水煮过八两，再化作一百二十丸，以蛤粉四两为衣养药。每服一丸，胡桃半个细嚼，温水下，即卧，闭口不语，日二。　《普济方》

酒痰咳嗽，用此救肺。

瓜蒌仁　青黛等分

研末，姜汁蜜丸芡子大。每噙一丸。《丹溪心法》

痰嗽带血。

青州大柿饼，饭上蒸熟，批开。每用一枚，掺真青黛一钱，卧时食之，薄荷汤下。　丹溪方

心虚嗽血。

沉香末一钱　半夏七枚

入猪心中，以小便湿纸包，煨熟，去半夏，食之。　《证治要诀》

冷气咳嗽，结胀者。

干姜末，热酒调服半钱，或饧糖丸噙。　姚僧坦方

一切劳嗽，胸膈痞满。

用鹅管石、雄黄、佛耳草、款冬花等分，为末。每用一钱，安香炉上焚之，以筒吸烟入喉中。一日二次。名焚香透膈散。　《宣明方》

久劳咳嗽，吐臭痰者。

寻水边蛇吞青蛙未咽者，连蛇打死，黄泥固济，煅，研。空心酒服一二钱，至效。忌生冷五七日，永不发也。　《秘韫》

凡老人苦于痰气喘嗽，胸满懒食。不可妄投燥利之药，反耗真气。用三子养亲汤治之，随试随效。盖白芥子主痰，下气宽中；紫苏子主气，定喘止嗽；萝卜子主食，开痞降气。各微炒，研破，看所主为君，每剂不过三四钱，用生绢袋盛入，煮汤，饮之。勿煎太过，则味苦辣。若大便素实者，入蜜一匙。冬月加姜一片，尤良。《医通》

老人喘嗽气促，睡卧不得，服此立定。

胡桃肉去皮　杏仁去皮尖　生姜各一两

研膏，入炼蜜少许和，丸弹子大。每卧时，嚼一丸，姜汤下。　《普济方》

咳嗽不止。

生姜五两　饧半升

火煎熟，食尽，愈。　《必效方》

又　南向柔桑条一束，每条寸折，纳锅中，以水五碗煎至一碗，盛瓦器中。渴即饮之，服一月而愈。　《养疴漫笔》

又　马勃为末，蜜丸梧子大。每服二十丸，白汤下，即愈。　《普济方》

又　用五味子五钱、甘草一钱半，五倍子、风化硝各二钱，为末。干嚼。　丹溪方

又　紫菀　款冬花各一两　百部半两

捣，罗为末。每服三钱，姜三片、乌梅一个，煎汤调下，日二服。甚佳。《图经本草》

又　乌梅肉微炒　罂粟壳去筋膜蜜炒等分

为末。每服二钱，睡时蜜汤调下。《千金方》

又　故茅屋上尘年久着烟火者，和石黄、款冬花、妇人月经衣带为末，水和，涂茅上，待干，入竹筒中烧烟，吸咽，无不瘥也。　陈藏器《本草》

痰咳不止。

瓜蒌仁一两　文蛤七分

为末，以姜汁澄浓脚，丸弹子大，噙之。　《摘玄方》

久嗽经年。

阿胶炒　人参各二两

为末。每用三钱，豉汤一盏，入葱白少许，煎服，日三次。　《圣济总录》

热咳不止。

用浓茶汤一锺、蜜一锺、大熟瓜蒌一个去皮，将瓤入茶蜜汤，洗去子，以碗盛于饭上蒸，至饭熟，取出。时时挑三四匙，咽之。　《摘玄方》

积年咳嗽，牙呷作声。

用鲎鱼壳半两、贝母煨一两、桔梗一分、牙皂一分去皮酥炙，为末，炼蜜，丸弹子大。每含一丸，咽汁。服三丸，即吐出恶涎而瘥。　《圣惠方》

久咳气急。

鸡卵白衣同麻黄、紫菀服，立效。《别录》

肺热久嗽。一妇人患此，身如火炙，肌瘦，将成劳。

以枇杷叶、木通、款冬花、紫菀、杏仁、桑白皮各等分，大黄减半，如常治讫，为末，蜜丸樱桃大。食后、夜卧各含化一丸，未终剂而愈矣。　《衍义方》

气嗽日久。

生诃黎勒一枚，含之，咽汁。瘥后，口爽不知食味，却煎槟榔汤一碗服，立便有味。　《经验方》

又　苏颂方　痰嗽，咽喉不利，含诃子三枚，殊胜。

经年气嗽。

橘皮　神曲　生姜焙干等分

为末，蒸饼和，丸梧子大。每服三五十丸，食后、夜卧各一服。有人患此服之，兼旧患膀胱气，皆愈也。　《衍义方》

久嗽上气十年、二十年，诸药不效。

用蝙蝠除翅足，烧焦，研末，米饮服之。　《百一选方》

咳嗽上气，积年垂死。

用葶苈子炒、熟羊肺切，曝等分，为末，以七月七日醋拌。每夜服二方寸匕，粥饮下，隔日一服。　《千金方》

二十年嗽。

猪胰三具　大枣百枚

酒五升渍之，秋冬七日，春夏五日。绞，去滓，七日服尽。忌盐。

三十年嗽。

百部根二十斤　捣取汁，煎如饮[①]，服方寸匕，日三服。《深师》加蜜二斤，《外台》加饴一斤。　《千金方》

久嗽唾血。

白前　桔梗　桑白皮三两炒　甘草一两炙

水六升，煮一升，分三服。忌猪肉、菘菜。　《外台秘要》

冷痰咳嗽，疗久咳薰法。

每旦取款冬花如鸡子许，少蜜拌花使润，纳一升铁锅中。又用一瓦碗钻一孔，孔内安一小笔管，以面泥缝。勿令漏气。铛下着炭火，少时，烟从筒出，以口含吸，咽之。如胸中少闷，须举头，即将指头按住筒口，勿使漏，至烟尽乃止。如是五日一为之，待至六日，饱食羊肉、馎饦一顿。永瘥。　崔知悌方

久嗽暴嗽。

用叶子雌黄一两研，以纸筋泥固济小盒子一个，令干，盛药，水调赤石脂封口。更以泥封，待干，架在地上。炭火十

斤簇煅，候火消三分之一，去火，候冷取出，当如镜面光明红色。钵内细研，蒸饼，丸粟米大。每服三丸、五丸，甘草水服，服后睡良久。名金粟丸。　《胜金方》

久远咳嗽，昼夜无时。

用佛耳草五十文、款冬花二百文、熟地黄二两，焙，研末。每用二钱，于炉中烧之，以筒吸烟，咽下，有涎吐去。不过两服，愈。名三奇散。　《经验方》

治痰嗽涎喘，不问年深日远。

用经霜蓖麻叶、经霜桑叶、御米壳蜜炒各一两，为末，蜜丸弹子大。每服一丸，白汤下，日一服。名无忧丸。

卒得咳嗽。

用好梨去核捣汁一碗，入椒四十粒，煎一沸，去滓，纳黑饧一大两，消讫，细细含咽，立定。　《海上方》

又方　用梨一颗刺五十孔，每孔纳椒一粒，面裹，灰火煨熟，停冷，去椒，食之。

又方　去核纳酥蜜，面裹，烧熟，冷食。

又方　捣汁一升，入酥蜜各一两、地黄汁一升，煎成，含咽。凡治嗽，须喘急定时，冷食之；若热时反伤肺，令嗽更剧，不可救也。

卒得咳嗽，有痰。

芫花一升　水三升

煮汁一升，以枣十四枚煮汁干，日食五枚。必愈。　《肘后方》

张文仲《备急方》用芫花一两炒，水一升，煮四沸，去滓，入白糖半斤。每服枣许，勿食酸咸物。

卒嗽不止。

用白蚬壳捣，为细末，以熟米饮调。

———————
① 饮：据《千金要方》当为"饴"。

每服一钱，日三服。甚效。亦治痰喘嗽。《急救奇方》

骨蒸咳嗽。

用团鱼一个，柴胡、前胡、贝母、知母、杏仁各五钱，同煮待熟，去骨甲裙，再煮，食肉饮汁。将药焙，研，为末，仍以骨甲裙煮汁，和丸梧子大。每空心，黄芪汤下三十丸，日二服。服尽，仍以参芪药调之。《奇效方》

久嗽肺痿作燥。

用羊肺一具洗净，以杏仁、柿霜、真豆粉、真酥各一两，白蜜二两，和匀灌肺中，白水煮，食之。葛可久方

肺痿骨蒸。

炼羊脂　炼羊髓各五两

煎沸，下炼蜜及生地黄汁各五合、生姜汁一合，不住手搅，微火熬成膏。每日空心，温酒调服一匙；或入粥，食。《饮膳正要》

肺痿骨蒸，不能食者。

芦根　麦门冬　地骨皮　生姜各十两
橘皮　茯苓各五两

水二斗，煮八升，去滓，分五服，取汗，乃瘥。《外台方》

咳嗽肺痿，大人、小儿咳逆短气，胸中吸吸，咳出涕，吐、嗽出臭脓。

用淡竹沥一合服之，日三五次，以愈为度。《兵部手集》

肺痿吐涎沫，头眩，小便数而不咳者，肺中冷也。甘草干姜汤温之。

甘草炙四两　干姜炮二两

水三升，煮一升五合，分服。《金匮要略》

肺痿咳血。

萝卜和羊肉或鲫鱼，煮熟，频食。《普济方》

肺痿咳嗽，吐涎沫，心中温温，咽燥而不渴。

生天门冬捣汁一斗　酒一斗　饴一升
紫菀四合

铜器煎至可丸，杏仁大。每服一丸，日三服。《肘后方》

肺　痈

久嗽不愈，肺积虚热成痈，咳出脓血，晓夕不止，喉中气塞，胸膈咽痛。

用蛤蚧、阿胶、鹿角胶、生犀角、羚羊角各二钱半，用河水三升，银石器内文火熬至半升，滤汁，时时仰卧细呷，日一服。

肺痈，非鱼腥草不治。日用甜白酒浆炖熟，食。此物生臭，熟则不臭，即蕺菜也。自记。

肺痈。

绿橘叶洗捣，绞汁一盏，服之，吐出脓血即愈。《经验良方》

肺痈咳唾脓血腥臭，不问脓成未成。

用柘黄一两研末，同百草霜二钱，糊丸梧子大，米饮下三十丸，效甚捷。时珍方

肺痈咳唾，心胸甲错者。

以淳苦酒煮薏苡仁，令浓，微温顿服，肺有血当吐出，愈。范汪方

肺痈唾浊，心胸甲错。

取夜合皮一掌大，水三升，煮取一半，分二服。《独行方》

肺痿咳血不止。

用瓜蒌二十个连瓤焙、乌梅肉五十个焙、杏仁去皮尖炒二十一个，为末。每用一捻，以猪肺一片切薄，掺末入内，炙熟，冷嚼，咽之，日三服。《圣济总录》

喘

痰喘气急。

瓜蒌二个 明矾一枣大

同烧存性，研末，以熟萝卜蘸食，药尽病除。 《普济方》

又 生山药捣烂半碗，入甘蔗汁半碗，和匀，炖熟饮之，立止。 《简便方》

又 梨剜空，纳小黑豆令满，留盖合住，扎定，糠火煨熟，捣作饼，每日食之，至效。 《摘玄方》

又 萝卜子炒 皂荚烧存性等分

为末，姜汁和炼蜜，丸梧子大。每服五、七十丸，白汤下。 《简便方》

上气喘急。

故锦一寸烧灰，茶服。神效。 《普济方》

久患肺气喘息，至效。甚者不过二剂，永瘥。

杏仁去皮尖一两，童子小便浸，一日一换，夏月三四换，满半月取出，焙干，研细。每服一枣大，薄荷一叶、蜜一鸡子大，水一锺，煎七分，食后温服。忌腥物。 《胜金方》

治七情郁结，上气喘急，用四磨汤者，降中兼升，泻中带补也。

其方以人参、乌药、沉香、槟榔各磨汁七分，合煎，细细咽之。 《济生方》

肺壅喘急，不得卧。

葶苈炒黄，捣末，蜜丸弹子大。每用大枣二十枚，水三升，煎取二升，乃入葶苈一丸，更煎取一升，顿服。亦主支饮，不得息。名葶苈大枣泻肺汤。 《玉函方》

肺热气喘。

生茅根一握。呋咀，水二盏，煎一盏，食后温服。甚者三服。止名如神汤。 《圣惠方》

肺虚喘急，连绵不息。

生锺乳粉光明者五钱 蜡三两

化和，饭甑内蒸熟，研，丸梧子大。每温水下一丸。 《圣济录》

阳虚气喘，自汗盗汗，气短头晕。

人参五钱 熟附子一两

分作四贴，每贴以生姜十片、流水两盏，煎一盏，食远温服。 《济生方》

寒痰气喘。

青橘皮一片，展开入刚子一个，麻扎定，火上烧存性，研末，姜汁和酒一锺，呷服。 《医说》

寒痰齁喘。

野园荽研汁，和酒服，即住。 《集简方》

定喘化痰。

用猪蹄甲四十九个洗净，每甲纳半夏、白矾各一字，罐盛固济，煅赤，为末，入麝香一钱匕。每用糯米饮下半钱。 《经验方》

痰齁发喘。

猫头骨烧灰，酒服三钱，便止。 《医学正传》

齁喘痰促，遇厚味即发者。

萝卜子淘净，蒸熟，晒，研，姜汁浸，蒸饼为丸绿豆大。每服三十丸，以口津咽下，日三服。名清金丸。 《医学集成》

年深哮喘。

鸡子略敲损，浸尿缸中三四日，煮食。能去风痰。 《医学集成》

呕 吐

痰饮呕吐。每食饱，或阴晴节变，卒发头疼背寒，呕吐酸汁，即数日伏枕不食，服药罔效。

用吴茱萸汤泡七次、茯苓等分，为末，炼蜜丸梧子大。每热水下五十丸，遂不再作。　《集验方》

停痰宿饮，喘咳呕逆，全不入食。

威灵仙焙　半夏姜汁浸，焙

为末，用皂角水熬膏，丸绿豆大。每服七丸至十丸，姜汤下，一日三服，一月为验。忌茶面。

痰壅呕逆，心胸满闷，不下饮食。

厚朴一两，姜汁炙黄，为末。非时米汤调下二钱匕。　《圣惠方》

吐逆不止，不拘男女，连日粥饮、汤药不能下者。

五灵脂治净为末，狗胆汁和，丸弹子大。每服一丸，煎生姜酒磨化，猛口热吞，不得漱口，急将温粥少许压之。《经验方》

《本事方》同此，治远年近日反胃。

呕逆不止。

麻仁杵，熬，水研取汁，着少盐吃，立效。　《外台秘要》

又　用北黄丹四两，米醋半升煎干，炭火三秤就铫内煅红，冷定为末，粟米饭丸梧子大。每服七丸，醋汤下。名碧霞丹。　《集验方》

呕吐不止，服玉壶丸不效。

用蓝汁入口，即定。　时珍方

上气呕吐。

芥子末，蜜丸梧子大。井花水寅时下七丸，申时再服。亦治脐下绞痛。　《千金方》

治天行呕吐不止。

兔头骨连皮毛烧存性，米饮服方寸匕。以瘥为度。　《必效方》

卒噎不止。

香苏浓煮，顿服三升。良。　《千金方》

食入即吐。

用人参一两、半夏一两五钱、生姜十片，水一斗，一勺扬二百四十遍，取三升，入白米三合，煮一升半，分服。《金匮方》

食后喜呕。

鹿角烧末二两　人参一两

为末。姜汤服方寸匕，日三。　《肘后方》

胃热吐食。

清膈散

用蝉蜕五十个去泥、滑石一两，为末。每服二钱，水一盏，入蜜调服。《家宝方》

干呕不息。

葛根捣汁，服一升，瘥。　《肘后方》

治忽然恶心，呕清水，逡巡即瘥。

含高良姜成块者，咽津。若口臭者，同草豆蔻为末，煎饮。　苏颂

口吐清水。

干蕲艾煎汤，啜之。　《奇方》

胃虚恶心，或呕吐有痰。

人参一两

水二盏，煎一盏，入竹沥一杯、姜汁三匙，食远温服，以知为度。老人尤宜。《简便方》

胃寒呕恶，不能腐熟水谷，食即呕吐。

人参　丁香　藿香各二钱半　橘皮五钱　生姜三片

水二盏，煎一盏，温服。《拔萃方》

呕哕不止，厥逆者。

芦根三斤切，水煮浓汁，频饮二升，必效。若以童子小便煮服，不过三升愈。《肘后方》

中酒呕逆。

赤小豆煮汁，时时饮之。　《食鉴本

草》

口渴吐酒。

橘穰上筋膜炒熟，煎汤。甚效。

《大明方》

人忽恶心。

多嚼白豆蔻，最佳。　《肘后方》

呕吐痰水。

白槟榔一颗烘热　橘皮二钱半炙

为末，水一盏，煎半盏，温服。

《千金方》

本草单方卷四

海虞缪希雍仲淳甫
延陵庄继光敛之甫　选
云间康　滋文初甫
延陵于舜玉执侯甫　同汇

膈　气

膈气吐食。

用大鲫鱼去肠、留鳞，切大蒜片填满，纸包十重，泥封，晒半干，炭火煨熟，取肉，和平胃散末一两杵，丸梧子大，密收。每服二十丸，米饮下。　《经验方》

又　用硫黄、水银各一钱，同炒成金色，入狗宝三钱，为末；以鸡卵一枚去白留黄，和药搅匀，泥固，糠火煨半日，取出，研细。每服五分，烧酒调服。不过三服见效。　《颐真堂方》

又　用地牛儿二个、推屎虫一公一母，同入罐中，待虫食尽牛儿，以泥裹，煨存性；用去白陈皮二钱，以巴豆同炒过，去豆，将陈皮及虫为末。每用一二分，吹入咽中，吐痰三四次，即愈。《集效方》

膈气不下食，食即吐者。

用仓米或白米，日西时，以水微拌湿，自想日气如在米中，次日晒干，袋盛，挂风处。每以一撮水煎，和汁饮之，即时便下食。

又方　陈仓米炊饭，焙，研。每五两

入沉香末半两，和匀，每米饮服二三钱。《普济方》

膈气疼痛。

用壁上陈白螺蛳烧，研。每服一钱，酒下。甚效。名白玉散。　孙氏方

膈气噎塞，饮食不下。

用碓嘴上细糠，蜜丸弹子大。时时含，咽津液。　《圣惠方》

又　牛涎水服二匙，终身不噎。　孙真人方

又　绛州一僧病噎，不下食数年。临终，命其徒曰：吾死后，可开吾胸喉，视有何物苦我如此？及死，其徒依命开视胸中，得一物，形似鱼而有两头，遍体悉似肉鳞，安钵中跳跃不已。戏投诸味，虽不见食，悉化为水；又投诸毒物，亦皆销化。一僧方作蓝靛投之，即怖惧奔走，须臾化成水。世传靛水能治噎疾，盖本于此。

老人膈痞，不下饮食。

用羊肉四两切、白面六两、橘皮末一分，姜汁搜如常法，入五味作臛，食，每日一次。大效。　《多能鄙事》

梅核膈气。

取半青半黄梅子，每个用盐一两淹一日夜，晒干，又淹又晒，至盐水尽，乃

止。用青钱三个夹二梅，麻线缚定，通装瓷灌内，封埋地下，百日取出。每用一枚含之，咽汁，入喉即消收。一年者治一人，二年者治二人，其妙绝伦。《经验方》

反　胃

反胃吐食。

取虎肚生者，勿洗存滓秽，新瓦固，煅存性，入平胃散末一两，和匀。每白汤服三钱。神效。　《保寿堂方》

又　猫胞衣烧灰，入朱砂末少许，压舌下。甚效。　时珍方

又　用驴小便，服三四合。极验。此物稍有毒，服时不可过多，须热饮之。病深者七日当效。　张文仲《备急方》

又　用干饧糟六两、生姜四两，二味同捣，作饼，或焙，或晒。入炙甘草末二钱、盐少许，点汤服之。此利胸膈、养脾胃、进饮食。名甘露汤。　《摘玄方》

又　用乌雄鸡一只，治如食法，入胡荽子半斤在腹内烹，食。二只愈。

又　蚕茧十个煮汁，烹鸡子三枚。食之，以无灰酒下，日二服。神效。或以缫丝汤煮粟米粥，食之。《惠济方》

又　用韭汁二杯，入姜汁、牛乳各一杯，细细温服。盖韭汁消血，姜汁下气消痰和胃，牛乳能解热润燥补虚也。丹溪方

又　千叶白槿花阴干，为末，陈糯米汤调送三五口。不转，再服。《袖珍方》

又　茅根　芦根二两

水四升，煮二升，顿服，得下。良。《圣济总录》

又　田螺洗净，水养，待吐出泥，澄取，晒干，丸梧子大。每服三十丸，藿香汤下。烂壳研服，亦可。　《经验方》

又　地龙粪一两　木香三钱　大黄七钱

为末。每服五钱，无根水调服。忌煎煿、酒醋、椒姜热物。一二服，其效如神。　《经验方》

反胃吐食。

真橘皮，以日照西壁土炒香为末。每服二钱，生姜三片、枣肉一枚，水二锺，煎一锺，温服。《直指方》

又　用母丁香一两为末，以盐梅入捣，和丸芡子大。每噙一丸。　《袖珍方》

又　母丁香　神曲炒等分

为末。米饮服一钱。　《圣惠方》

又　枇杷叶去毛炙　丁香各一两　人参二两

每服三钱，水一碗，姜三片，煎服。《圣惠方》

又　灶中土年久者，为末，米饮服三钱。经验。　《百一选方》

又　用黄蚬壳并田螺壳，并取久在泥中者各等分，炒成白灰，每二两入白梅肉四个，捣和为丸，再入砂盒子内，盖定泥固，煅存性，研细末。每服二钱，用人参缩砂汤调下；不然用陈米饮调服，亦可。凡觉心腹胀痛，将发反胃，即以此药治之。　《百一选方》

又　籼秆烧灰，淋汁，温服，冷吐。盖胃中有虫，能杀之也。　《普济方》

反胃，转食、药物不下。

用大雪梨一个，以丁香十五粒，刺入梨内，湿纸包四五重，煨熟，食之。《圣济总录》

反胃呕吐，困弱无力，垂死者。

上党人参三大两，拍破，水一大升，煮取四合，热服，日再；兼以人参汁入粟米、鸡子白、薤白煮粥与啖，当时便定，

后十余日遂瘥。　李绛《手集》

反胃结肠，药物不下。结肠三五日至七八日大便不通，如此者，必死。

用白水牛喉一条，去两头节并筋膜、脂肉，炙如阿胶黑片收之。临时旋炙，用米醋一盏浸之，微火炙干，淬之再淬，醋尽为度，研末，厚纸包收。或遇阴湿时微火烘之，再收。遇此疾，每服一钱，食前陈米饮调下。轻者一服，立效。　《普济方》

有人三世死于反胃病，至孙得一方。

用干柿饼同干饭，日日食之，绝不用水饮。如法食之，其病遂愈。　《经验方》

又方　干柿三枚连蒂捣烂，酒服。甚效。切勿以他物杂之。

反胃吐痰。

柳树箪五七个煎汤，服。即愈。《活人心统》

脾虚反胃。

白豆蔻　缩砂仁各二两　丁香一两　陈廪米一升黄土炒焦，去土

研细，姜汁和，丸梧子大。每服百丸，姜汤下。名太仓丸。　《济生方》

脾气虚冷，反胃吐食。

羊肉半斤去脂作生，以蒜、薤、酱、豉、五味和拌，空腹食之。　《心镜方》

久冷反胃。

用大附子一个、生姜一斤锉细，同煮，研如面糊。每米饮化服一钱。《经验方》

《卫生家宝方》用姜汁打糊，和附子末为丸，大黄为衣。每温水服十丸。

《斗门方》用长大附子一个，坐于砖上，四面着火渐逼，以生姜自然汁淬之；依前再逼再淬，约姜汁尽半碗，乃止，研末。每服一钱，粟米饮下。不过三服，瘥。或以猪腰子切片，炙熟，蘸食。

《方便集》用大附子一个切下头子，剜一窍，安丁香四十九粒在内，仍合定，线扎，入砂铫内，以姜汁浸过，文火熬干，为末。每挑少许，置掌心舔吃，日十数次。忌毒物、生冷。

治大人干呕及反胃，小儿哕碗及舌肿，并时时温羊乳饮之。　时珍方

噎

噎膈反胃，诸药不效。

真阿魏一钱　野外干人屎三钱

为末。五更以姜片蘸食，能起死为生也。　《永类钤方》

又　用牛转草、杵头糠各半斤、糯米一升，为末，取黄母牛涎和，丸龙眼大，煮熟食之。入砂糖二两，尤妙。名大力夺命丸。　《医学正传》

又　用糯米末，以牛涎拌作小丸，煮熟食。　《集成方》

又　用牛涎一盏，入麝香少许，银盏炖热，先以帛紧束胃脘令气喘，解开，乘热饮之；仍以丁香汁入粥与食。　《得效方》

又　萝卜蜜煎，浸，细细嚼，咽。良。　《普济方》

五噎吐逆，心膈气滞，烦闷不下食。

芦根五两锉，以水三大盏，煮取二盏，去滓，温服。　《玉函方》

噎食不下。

赤稻细梢烧灰，滚汤一碗，隔绢淋汁三次。取汁，入丁香一枚、白豆蔻半枚、米一盏煮粥，食。神效。　《摘玄妙方》

又　人屎入萝卜内火炼，三柱香取研。每服三分，黄酒下，三服效。　《海上名方》

又　古冢内粮罂中水，但得饮之，即

愈。　《寿域方》

又　以黄豆雀窠一枚烧灰，酒服；或一服三钱。神验。　《易简方》

又　取头垢，酸浆煎膏，用之立愈。弘景方

又　用狗宝为末。每服一分，以威灵仙二两、盐二钱捣如泥，将水一锺搅匀，去滓，调服，日二。不过三日愈。后服补剂。　《杏林摘要》

又　鸬鹚头颈烧，研，酒服。兼治骨鲠。　《别录》

又　鸡嗉两枚，连食以湿纸包，黄泥固，煅存性，为末。入木香、沉香、丁香末各一钱，枣肉和丸梧子大。每汁下三丸。

又　黄犬干饿数日，用生粟或米，干饲之，俟其下粪，淘洗米粟令净，煮粥，入薤白一握，泡熟，去薤，入沉香末二钱，食之。　《永类钤方》

又　用蛇含虾蟆泥包，烧存性，研末，米饮服。

又　寡妇木梳一枚，烧灰，煎钥匙汤调下二钱。　《生生编》

又　狼喉嗌曰干，为末。每以半钱入饭内，食之。妙。　《圣惠方》

噎食不纳。

荜澄茄　白豆蔻等分

为末，干舐之。　《寿域神方》

又　华佗见一人病噎，食不得下。令取饼店家蒜、齑、米醋二升饮之，立吐一蛇。病者悬蛇于车，造佗家。见壁北悬蛇数十，乃知其奇。

老人噎食不通。

用黄雌鸡肉四两切、茯苓二两、白面六两，作馄饨，入豉汁煮，食，三五服。效。　《养老书》

治卒噎。

取祀灶饭一粒，食之，即下。烧，

研，搋鼻中疮，亦良。　时珍方

咽喉妨碍如有物，吞吐不利。

杵头糠　人参各一钱　石莲肉炒一钱

水煎服，日三服。　《圣济总录》

吐　利

吐利卒死，及大人、小儿卒腹皮青黑赤，不能喘息。

用女青末纳口中，以酒送下。　《子母秘录》

霍　乱

霍乱吐泻垂死。不拘男女，但有一点胃气存者，服之再生。

广陈皮去白五钱　真藿香五钱

水二盏，煎一盏，时时温服。

《圣惠》用陈橘皮末二钱，汤点服；不省者灌之。仍烧砖沃醋，布裹砖安心下，便活。

霍乱困笃。

童女月经衣和血烧灰，酒服方寸匕。百方不瘥者，用之。　《千金方》

霍乱吐下。

锅底墨煤半钱　灶额上墨半钱

百沸汤一盏，急搅数千下，以碗覆之，通口服一二口，立止。　《经验方》

又　屋下倒挂尘，滚汤泡，澄清服，即止。　《易简方》

又　路旁破草鞋去两头，洗三四次，水煎汤一碗，滚，服之即愈。　《事海文山》

又　勿食热物，但饮冷盐水一碗；仍以水一盆浸两足，立止。　《救急良方》

又　盐调生熟汤，饮数口。治呕吐不能纳食，危甚者，即定。　时珍方

又　扁豆　香薷各一升

水六升，煮二升，分服。 《千金方》

又 香薷煮，饮，无不瘥者。作煎，除水肿，尤良。 弘景方

又 枯白矾末一钱，百沸汤调下。华佗方

又 山豆根末，橘皮汤下三钱。《备急方》

又 生藕捣汁，服。 《圣惠方》

霍乱吐泻，烦躁不止。

人参二两 橘皮三两 生姜一两

水六升，煮三升，分三服。 《圣济录》

霍乱吐利。

尿桶旧板，煎水服，山村宜之。 时珍方

霍乱，烦躁气急。

每嚼木瓜核七粒，温水咽之。 《圣惠方》

霍乱，烦渴腹胀。

芦叶一握，水煎服。

又方 芦叶五钱 糯米二钱半 竹茹一钱

水煎，入姜汁、蜜各半合，煎两沸，时时呷之。 《圣惠方》

霍乱，腹胀痛。

木瓜五钱 桑叶三片 枣肉一枚

水煎服。 《圣惠方》

又 芦根一升 生姜一升 橘皮五两

水八升，煎三升，分服。 《圣惠方》

又 厚朴炙四两 桂心二两 枳实五枚 生姜二两

水六升，煎取二升，分三服。 陶隐居方

又 用厚朴姜汁炙，研末，新汲水服二钱。如神。 《圣惠方》

霍乱烦闷。

芦根三钱 麦门冬一钱

水煎服。 《千金方》

又 人参五钱 桂心半钱

水二盏，煎服。 《圣惠方》

又 向阳壁土煮汁，服。 《圣济录》

冒暑霍乱，小便不利，头运引饮。

用泽泻、白术、白茯苓各三钱，水一盏，姜五片，灯心十茎，煎八分，温服。

霍乱，大渴不止，多饮则杀人。

黄粱米五升，水一斗，煮，清三升，稍稍冷，饮之。 《肘后方》

霍乱，呕甚不止。

用高良姜生锉二钱、大枣一枚，水煎，冷服，立定。名冰壶汤。 《普济方》

霍乱胀满，未得吐下。

用生苏捣汁，饮之，佳。干苏煮汁，亦可。 《肘后方》

霍乱及干霍乱，须吐者。

以樟木屑煎浓汁，吐之。甚良。 时珍方

旧麻鞋底洗净，煮汁，服。治霍乱，吐下不止，及食牛马肉毒，腹胀，吐利不止。 时珍方

霍乱，吐下不止。

楠木煮汁，服。 《别录》

又 煎汤洗转筋及足肿。枝叶同功。 《大明方》

霍乱，吐泻不止，转筋腹痛。

取棠梨枝一握，同木瓜二两煎汁，细呷之。 时珍方

霍乱转筋，入腹烦闷。

桑叶一握煎，饮一二服，立定。 《圣惠方》

又 生扁豆叶一把，入少醋绞汁，服。立瘥。 苏恭方

又方 用扁豆为末，醋和，服。

《普济方》

又　白梅肉一枚，同丝瓜叶一叶，将梅核中仁取出，同肉研烂，用新汲水调，灌下，即苏。　自传秘方

又　茱萸炒二两，酒二盏，煎一盏，分二服，得下即安。　《圣济录》

又　木香末一钱　木瓜汁一盏

入热酒调服。　《圣济录》

又　木瓜枝叶皮根，并可煮汁，饮之。　《别录》

又　用败木梳一枚，烧灰，酒服。永瘥。　《千金方》

又　皂角末，吹豆许入鼻，取嚏，即安。　梅师方

又　绿豆粉，新汲水调服。

又　木瓜一两　酒一升

煎服。不饮酒者，煎汤服。仍煎汤浸青布裹其足。　《圣惠方》

霍乱转筋，垂死者。

败蒲席一握切　浆水一盏

煮汁，温服。　《圣惠方》

转筋入腹，无可奈何者。

以酢煮青布擦之，冷即易。　《千金方》

又　以小蒜、盐各一两，捣，敷脐中，灸七壮，立止。　《圣济录》

干湿霍乱转筋。

用大蒜捣，涂足心，立愈。　《永类钤方》

霍乱转筋，欲死气绝，腹有暖气。

以盐填脐中，灸盐上七壮，即苏。《救急方》

转筋入腹，其人臂脚直，其脉上下微弦。

用鸡矢为末。水六合和方寸匕，温服。　仲景方

干霍乱病，心腹胀痛，不吐不利，烦闷欲死。

用槟榔末五钱、童子小便半盏，水一杯，煎服。　《圣济录》

又　小蒜一升　水三升

煮一升，顿服。　《肘后方》

霍乱不通，胀闷欲死，因伤饱取凉者。

用雄雀粪二十一粒，研末，温酒服。未效，再服。　《圣济录》

干霍乱，不吐不利，烦胀欲死，或转筋入腹。

取屠儿几垢一鸡子大，温酒调服，得吐利，即愈。　时珍方

又　栀子二七枚，烧，研，热酒服之，立愈。　《肘后方》

又　用蜘蛛生断脚，吞之，则愈。此鬼梦授方，出《幽明录》。

又　地浆三五盏服，即愈。大忌米汤。　《千金方》

又　乱发一团烧灰，盐汤二升和，服，取吐。　《十便良方》

又　丁香十四枚，研末，以沸汤一升和之，顿服。不瘥更作。　《千金方》

霍乱，上不得吐，下不得利，出冷汗，气将绝。

用盐一大匙，熬令黄，童子小便一升，合和，温服，少顷吐下，即愈也。苏颂方

治搅肠痧痛。

荞麦面炒焦，热水冲服。　时珍方

关　格[①]

关格不通，大小便闭胀欲死，两三日则杀人。

芒硝三两，泡汤一升，服，取吐即通。《百一选方》

———————

① 注：关格一节，原本脱，据清·顺治十五年本补。

又　用皂荚烧研，粥饮下三钱，立通。《千金方》

又　用皂荚烧烟于桶内，坐上薰之亦通。　《圣惠方》

三焦壅塞，胃膈不决，头昏目眩，涕唾痰涎，精神不爽。

用牵牛子四两（半生半炒），不蛀皂荚酥炙二两，为末，生姜自然汁，煮糊丸梧子大，每吸二十丸，荆芥汤下。名利膈丸。　《博济方》

气壅，小便淋结，脐下妨闷兼痛。

滑石粉一两，水调服。　《广济方》

呃　逆

治男女伤寒，并一切杂病呕哕，手足逆冷者。

用橘皮四两、生姜一两，水二升，煎一升，徐徐呷之，即止。　仲景方

治咳逆胸满。

用柿蒂、丁香各二钱，生姜五片，水煎服；或为末，白汤点服。

治伤寒呃逆。

柿蒂　丁香各一两

每服一钱，人参汤下。　《济众方》

洁古加人参一钱，治虚人咳逆。

《三因》加良姜、甘草等分。

《卫生宝鉴》加青皮、陈皮。

王氏《易简》加半夏、生姜。

有人病后，呃逆不止，声闻邻家。

取刀豆子烧存性，白汤调服二钱，即止。此亦取其下气归元，而逆自止也。时珍方

呃逆不止。

荔枝七个连皮核烧存性

为末，白汤调下，立止。　《医方摘要》

又　石莲肉六枚炒赤黄色

研末，冷熟水半杯，和服，便止。苏颂方

又　川椒四两炒，研，面糊丸梧子大。每服十丸，醋汤下。甚效。　《经验方》

又　鸲鹆炙，食一枚，通灵。　《日华子》

又　黄蜡烧烟，薰二三次，即止。《医方摘要》

又　用硫黄烧烟，嗅之，立止。《医方摘要》

上气咳逆。

砂仁洗净，炒，研，生姜连皮等分

捣烂，热酒食远泡，服。　《简便方》

胃热呃逆。

用铁镟七十二个，煎汤啜之。　时珍方

胃冷久呃。

沉香　紫苏　白豆蔻仁各一钱

为末。每柿蒂汤服五七分。　《活人心统》

温病发哕，因饮水多者。

枇杷叶去毛净，炙香茅根各半斤

水四升，煎二升，稍稍饮之。　安常方

温病热哕，乃伏热在胃，令人胸满则气逆，逆则哕；或大下，胃中虚冷，亦致哕也。

茅根切　葛根切各半斤

水三升，煎一升半。每温饮一盏，哕止即停。　安常《伤寒卒①病论》

肾气上哕，肾气自腹中赶上，筑于咽喉，逆气连属，而不能出，或至数十声，上下不得喘息。此由寒伤胃脘，肾虚气逆，上乘于胃，与气相并。《难经》谓之

① 卒：当为"总"。

哕;《素问》云:病深者,其声哕。宜服此方。如不止,灸期门、关元、肾俞穴。

用吴茱萸醋炒热,橘皮、附子去皮各一两,为末,面糊丸梧子大。每姜汤下七十丸。 《仁存方》

咳逆短气。

紫苏茎叶二钱 人参一钱

水一锺,煎服。 《普济方》

诸见血证

九窍出血。

荆芥煎酒,通口服之。 《直指方》

《千金方》用荆叶捣汁,酒和,服。

又 头发 败棕 陈莲蓬

并烧灰,等分。每服三钱,木香汤下。 《圣惠方》

又 生地黄汁半升 生姜汁半合 蜜一合

和服。 《圣惠方》

九窍出血,服药不住者。

南天竺草即瞿麦拇指大一大把 山栀子仁三十个 生姜一块 甘草炙半两 灯草一小把 大枣五枚

水煎服。 《圣济录》

治九窍、四肢歧间血出,乃暴怒所为。

烧黄犊脐屎末,水服方寸匕,日四五服。良。 姚僧垣方

人大惊,九窍四肢指歧出血。

以井华水噀面。 《嘉祐方》

又 灵砂三十粒

人参汤下,三服愈。此证不可错认作血得热则流,妄用凉药误事。 《直指方》

皮肤血溅出者。

以煮酒坛上纸,扯碎如杨花,摊在出血处,按之,即止。 《百一选方》

诸般血病。

水芦花 红花 槐花 白鸡 冠花 茅花等分

水二锺,煎一锺,服。 《积善堂方》

鼻 衄

鼻中衄血。

鞋襦烧灰,吹之,立效。 《广利方》

又 山栀子烧灰,吹之。屡用有效。《易简方》

又 青蒿捣汁,服之;并塞鼻中,极验。 《易简方》

又 干地黄 地龙 薄荷等分

为末,冷水调下。 《秘宝方》

又 油涂蓖麻叶炙热,熨囟上,大验。

肺热衄血。

蒲黄 青黛各一钱

新汲水服之;或青黛、发灰等分,生地黄汁调下。 《简便方》

少小鼻衄,小劳辄出。

桑耳熬焦,捣末。每发时以杏仁大塞鼻中,数度即可断。 《肘后方》

病后常衄,小劳即作。

牡蛎十分 石膏五分

为末,酒服方寸匕。亦可蜜丸,日三服。 《肘后方》

鼻出衄血。

刀刮指甲细末,吹之,即止。试验。《简便方》

又 硼砂一钱,水服,立止。 《集简方》

又 以萝卜自然汁和无灰酒饮之,即止。盖血随气运,气滞故血妄行。萝卜下气,而酒导之故也。

又　百草霜末吹之，立止。

又　津调白芨末，涂山根上；仍以水服一钱，立止。　《经验方》

又　剪金花连茎叶阴干，浓煎汁，温服，立效。　《指南方》

又　屏风上故纸烧灰，酒服一钱，即止。　《普济方》

又　柏叶　榴花

研末，吹之。　《普济方》

又　棕榈灰，随左右吹之，亦效。

又　用新汲水，随左右洗足，即止。累用有效。

一方　冷水浸纸，贴囟上，以熨斗熨之，立止。

又　血余烧灰，吹之，立止，永不发。男用母发，女用父发。

一方　用乱发灰一钱、人中白五分、麝香少许，为末，嗜鼻。名三奇散。《圣惠方》

又　取葱汁，入酒少许，滴鼻中，云：即觉血从脑散下也。　《胜金方》

又　茅根为末，米泔水服二钱。《圣惠方》

又　藕节捣汁，饮；并滴鼻中。

又　定州白瓷细末，吹少许，立止。《经验方》

又　白土末五钱，井华水调服。二服除根。　《瑞竹堂方》

又　纸条蘸真麻油入鼻，取嚏，即愈。有人一夕衄血盈盆，用此而愈。《普济方》

鼻衄不止，五七日不住者。

人中白新瓦焙干，入麝香少许，温酒调服，立效。　《经验方》

衄血，一月不止。

刺羊血热饮，即瘥。　《圣惠方》

鼻衄不止，累医不效。

粟壳烧存性，研末，粥饮服二钱。

《圣惠方》

鼻血不止，服药不应。

用蒜一枚去皮，研如泥，作钱大饼子，厚一豆许。左鼻血出，贴左足心；右鼻血出，贴右足心；两鼻俱出，俱贴之。立瘥。　《济众方》

又　用糯米微炒黄，为末。每服二钱，新汲水调下。仍吹少许入鼻中。《济众方》

鼻衄不止，眩冒欲死者。

龙骨末，吹之。　梅师方

又　浓墨汁滴入鼻中。　梅师方

大衄久衄。

人中白一团鸡子大　绵五两

烧，研。每服二钱，温水服。亦治诸窍出血。　《圣惠方》

口鼻出血如涌泉，因酒色太过者。

荆芥烧，研，陈皮汤下二钱，不过二服也。

鼻中息肉。

藜芦三分　雄黄一分

为末，蜜和，点之。每日三上，自消。勿点两畔。　《圣济方》

又　用细辛、白芷等分，为末，以生地胆汁和成膏。每用少许点之，取消为度。　《圣惠方》

舌　衄

舌衄出血。

槐花末敷之，即止。　《集验方》

舌硬出血。

木贼煎水，漱之，即止。　《圣惠方》

又　刺蓟捣汁，和酒服。干者为末，冷水服。亦治九窍出血。　《普济方》

舌肿，出血如泉。

乌贼骨　蒲黄各等分，炒

为细末。每用涂之。 《简便方》

舌上出血，窍如针孔。

用紫金沙即露蜂房顶上实处一两、贝母四钱、芦荟三钱，为末，蜜和丸雷丸大。每用一丸，水一小锺，煎至五分，温服。吐血，温酒调服。

舌上出血，如钻孔者。

香薷煎汁服一升，日三服。 《肘后方》

齿衄

齿缝出血。

百草霜末，掺之，立止。 《集简方》

吐衄

治吐衄及伤酒食，醉饱低头，掬损肺脏，吐血汗血，口鼻妄行，但声未失。

用百草霜五钱、槐花末二两。每服二钱，茅根汤下。

吐血衄血，九窍出血。

并用龙骨末吹入鼻中。昔有人衄血一斛，众方不止，用此即断。 《三因方》

吐血衄血，肠风下血。

并用红山茶为末，入童溺、姜汁及酒调服。可代郁金。 丹溪方

吐血衄血，阳乘于阴，血热妄行，宜服四生丸。屡用得效。

用生荷叶、生艾叶、生柏叶、生地黄等分，捣烂，丸鸡子大。每服一丸，水三盏，煎一盏，去滓，服。 《济生方》

衄血吐血。

川郁金为末，井水服二钱；甚者，再服。 《易简方》

口耳大衄。

蒲黄 阿胶炙各半两

每用二钱，水一盏，生地黄汁一合，煎至六分，温服。急以帛系两乳，止乃已。 《圣惠方》

又 藕节捣汁饮。 甄权

消瘀血，解热毒，产后血闷。藕节和地黄研汁，入热酒、小便，饮。 《大明》

心热吐衄，脉洪数者。

生苄汁半升，熬至一合，入大黄末一两，待成膏，丸梧子大。每服，熟水下五丸至十丸。 《圣惠方》

吐血衄血，诸方不效者。

麦门冬去心一斤，捣取自然汁，入白蜜二合，分作二服，即止。 《活人心统》

治呕血诸血及便血、妇人崩中。神效。

用积雪草五钱，当归酒洗、栀子仁酒炒、蒲黄炒、黄连炒、条黄芩酒炒、生地黄酒洗、陈槐花炒各一钱。上部加藕节一钱五分，下部加地榆一钱五分，水二钟，煎一钟服。神效。 《集验方》

吐血便血。

地黄汁六合，铜器煎沸，入牛皮胶一两，待化，入姜汁半杯，分三服，便止；或微转一行，不妨。 《圣惠方》

劳瘵吐血。

上部血须用剪草、牡丹皮、天门冬、麦门冬。许学士云：剪草治劳瘵吐血损肺，及血妄行，名曰神传膏。其法：每用一斤洗净，晒为末，入生蜜二斤，和为膏，以器盛之，不得犯铁器，一日一蒸，九蒸九曝，乃止。病人五更起，面东坐，不得语言，以匙抄药四匙，食之，良久，以稀粟米饮压之。药只冷服，米饮亦勿太热，或吐或否不妨。如久病损肺咯血，只一服愈。寻常嗽血妄行，每服一匙可也。

《本事方》

劳心吐血。

糯米半两　莲子心七枚

为末，酒服，多效；或以墨汁作丸，服之。　《澹寮方》

肺损吐血，或舌上有孔出血。

生地黄八两取汁　童便五合

同煎熟，入鹿角胶炒，研一两，分三服。　《圣惠方》

治肺损呕血，并开胃。

用阿胶炒三钱、木香一钱、糯米一合半，为末。每服一钱，百沸汤点服，日一。　《普济方》

肺痿吐血。

黄明胶炙干　花桑叶阴干各二两，研末。每服三钱，生地黄汁调下。　《普济方》

内损吐血。

飞罗面略炒，以京墨汁或藕节汁调服二钱。　《医学集成》

阳虚吐血。

生地黄一斤捣汁，入酒少许。以熟附子一两半去皮脐，切片，入汁内，石器煮成膏，取附片焙干，入山药三两，研末，以膏和捣，丸梧子大。每空心米饮下三十丸。　《选奇方》

忧恚呕血，烦满少气，胸中疼痛。

柏叶为散，米饮调服二方寸匕。　《圣惠方》

气郁吐血。

用童子小便，调香附末二钱，服。丹溪

心热，吐血不止。

生葛捣汁半升，顿服，立瘥。　《广利方》

老幼吐血。

蒲黄末，每服半钱，生地黄汁调下，量人加减，或入发灰等分。亦治小便出血。　《圣济总录》

吐血唾血。

蒲黄末二两，每日温酒或冷水服三钱。妙。　《济众方》

又　桃奴煅存性，同棕皮灰、蒲黄、朱砂、京墨为末。临卧以童便调三钱，色渐淡为度。治吐血，神效。　自传秘方

呕血吐痰，心烦骨蒸者。

人中黄为末，每服三钱，茜根汁、竹沥、姜汁和匀，服之。　《丹溪心法》

卒暴吐血。

用藕节、荷蒂各七个，以蜜少许擂烂，用水二锺煎八分，去滓，温服；或为末，丸服，亦可。　《圣惠方》

又　用大蜘蛛网搓成小团，米饮吞之，一服立止。　孙绍先

忽然吐一二口，或心衄，或内崩。

熟艾三团，水五升，煮二升，服。

一方　烧灰，水服二钱。亦治鼻血不止，艾灰吹之。　《圣惠方》

又　用白芨为末，米饮日服。其效如神。有一囚得此，屡经讯拷，肺伤呕血不死，其后凌迟。刽子剖其胸，见肺间窍穴数十处，皆白芨填补，色犹不变也。《夷坚志》

又　芦荻外皮烧灰，勿令白，为末，入蚌粉少许研匀，麦门冬汤服一钱。三服可救一人。　《圣惠方》

又　白薄纸五张烧灰，水服。妙不可言。　《普济方》

又　嫩荷叶七个，擂水服之。甚佳。

又方　干荷叶　生蒲黄等分

为末。每服三钱，桑白皮煎汤调下。

又　京墨磨汁，同莱菔汁饮；或生地黄，亦可。　《集简方》

又　就用吐出血块炒黑，为末。每服三分，以麦门冬汤调服。盖血不归元，则积而上逆，以血导血归元，则止矣。

《诸证辨疑》

又 用阿胶炒二两、蒲黄六合、生地黄三升，水五升，煮三升，分服。 《千金翼》

又 茜根一两，捣末。每服二钱，水煎，冷服。亦可水和二钱服。 《济众方》

又 用白茅根一握，水煎服之。 《千金翼方》

又 用荆芥连根洗，捣汁半盏，服。 《经验方》

又 用荆芥穗为末，生地黄汁调服二钱。 《圣惠方》

又 以鹅鸭肝，用生犀角、生桔梗一两为末，同捣。每酒服二钱。 《总录》

坠马瘀血，积在胸腹，吐血无数者。

干藕节为末，酒服方寸匕，日二次。 《千金方》

又 试血法：吐在水碗内浮者，肺血也；沉者，肝血也；半浮半沉者，心血也。各随所见，以羊肺、羊肝、羊心煮熟，蘸白芨末，日日食之。 《摘玄方》

咳 嗽 血

咳嗽有血。

小儿胎发灰，入麝香少许，酒下。每个作一服。男用女，女用男。 《集验方》

又 紫菀、五味子炒为末，蜜丸芡子

大。每含化一丸。 《指南方》

咳嗽吐血，甚者。

鲜桑根白皮一斤，米泔浸三宿，刮去黄皮，锉细，入糯米四两，焙干，为末。每服一钱，米饮下。 《经验方》

肺破出血，或嗽血不止。

用海犀膏即水胶一大片炙黄，涂酥再炙，研末。用白汤化三钱，服之。 《斗门方》

咯 血

咯血唾血。

槐花炒，研。每服三钱，糯米饮下，仰卧，一时取效。 朱氏方

又 用黄药子、蒲黄等分，为末。掌中舔之。 《百一选方》

或单用药子一两，水煎服。 《圣惠方》

又 新绵一两烧灰 白胶切片炙黄一两

每服一钱，米饮下。 《普济方》

肺热咯血。

青饼子

用青黛一两、杏仁，以牡蛎粉炒过一两，研匀，黄蜡化和作三十饼子。每服一饼，以干柿半个夹定，湿纸裹，煨香，嚼食，粥饮送下，日三。 《中藏经》

治肺损咯血。

以熟猪肺切，蘸薏苡仁末，空心食之。薏苡补肺，猪肺引经也。 《济生方》

本草单方卷五

海虞缪希雍仲淳甫　选
延陵庄继光敛之甫
云间康　浤文初甫　同汇
延陵于舜玉执侯甫

溲　血

小便尿血。

益母草捣汁，服一升，立瘥。此苏澄方也。　《外台秘要》

又　槐花炒　郁金煨各一两

为末。每服二钱，淡豉汤下，立效。《箧中秘方》

又　茅根煎汤，频饮，为佳。　谈埜翁方

又　金陵草即旱莲草，车前草各等分，杵取自然汁，每空心服三杯，愈乃止。　《医学正传》

又　发灰一钱，醋汤服。　《永类方》

又　玄胡索一两　朴硝七钱半

为末。每服四钱，水煎服。　《活人书》

又　郁金末一两　葱白一握

水一盏，煎至三合，温服，日三服。《经验方》

又　香附子　新地榆等分

各煎汤。先服香附汤三五呷，后服地榆汤至尽。未效，再服。　《指迷方》

又　白芷　当归等分

为末。米饮，每服二钱。　《经验方》

又　面麸炒香，以肥猪肉蘸食之。《集玄方》

男妇溺血。

龙骨末，水服方寸匕，日三。　《千金方》

男子溺血。

黑豆一升炒焦，研末，热酒淋之，去豆，饮酒。神效。　《活人心统》

阴虚尿血。

人参焙　黄芪盐水炙等分

为末。用红皮大萝卜一枚，切作四片，以蜜二两将萝卜逐片蘸炙，令干，再炙，勿令焦，以蜜尽为度。每用一片蘸药食之，仍以盐汤送下，以瘥为度。　《三因方》

又　白胶三两炙，水二升，煮一升四合，分服。　《外台》方

劳伤溺血。

茅根　干姜炒黑等分

入蜜一匙，水二钟，煎一钟，日一服。

卒然尿血不止。

龙胆一虎口，水五升，煮取二升半，分为五服。　《集验方》

下　血

大小便血。

刘寄奴为末，茶调，空心服二钱，即止。　《集简方》

又　好墨细末二钱，阿胶化调服。热多者，尤相宜。　《衍义方》

诸般下血，肠风酒痢，血痔鼠痔。

黑狗脊黄者不用，须内肉赤色者，即本草贯众也，去皮毛，锉，焙为末，每服二钱，空心米饮下；或醋糊丸梧子大，每米饮下三四十丸；或烧存性，出火毒，为末，入麝香少许，米饮服二钱。

诸般下血。

香附童子小便浸一日，捣碎，醋拌，焙，为末。每服二钱，米饮下。　《直指方》

结阴下血，腹痛不已。

地榆四两　炙甘草三两

每服五钱，水一盏，入缩砂四七枚，煎一盏半，分二服。　《宣明方》

结阴便血。

雄黄不拘多少，入枣内，线系定，煎汤，用铅一两化汁，倾入汤内同煮，自早至晚，不住添沸汤，取出，为末，共枣杵为丸，梧子大。每服三十丸，煎黑铅汤空心下，只三服，止。　《普济方》

脾湿下血。

苍术二两　地榆一两

分作二服，水二盏，煎一盏，食前温服。　《保命集》

脏毒下血。

用淡豉十枚　大蒜二枚煨

同捣，丸梧子大，煎香菜汤服二十丸，日二服，安乃止，永绝根本。无所忌。此药甚妙，但大蒜九蒸乃佳，仍以冷齑水送下。　《究原方》

大便泻血。

血余半两烧灰　鸡冠花　柏叶各一两

为末。卧时酒服二钱，来早以温酒一盏投之，一服见效。　《普济方》

又　羊血煮熟，拌醋食。最效。《食疗方》

又　黄牛角䚡一具煅，末。煮豉汁，服二钱，日三。神效。　《近效方》

又　勃荠捣汁大半锺，好酒半锺，空心温服，日三，见效。　《神秘方》

又　三七研末，同淡白酒调一二钱，服三服可愈；加五分入四物汤亦可。兼治妇人血崩。　《集简方》

又　用槐花、荆芥穗等分，为末。酒服一钱匕。　《经验方》

又　用荆芥穗炒为末，米饮服二钱。《经验方》

又方　柏叶三钱　槐花六钱

煎汤，日服。　《集简方》

又　槐花　枳壳等分

炒存性，为末。新汲水服二钱。《袖珍方》

又　随四时方向采侧柏叶烧，研。每米饮服二钱。　《百一选方》

又　血见愁少许，姜汁和，捣，米饮服之。　《证治要诀》

又　大萝卜皮烧存性　荷叶烧存性　蒲黄生用等分

为末。每服一钱，米饮下。　《普济方》

又　百药煎　荆芥穗烧存性等分

为末。糊丸梧子大。每服五十丸，米饮下。　《圣惠方》

大便泻血，三代相传者。

缩砂仁为末，米饮热服二钱，以愈为度。　《十便良方》

泻血不止。

巴豆一个去皮，以鸡子开一孔纳入，

纸封，煨熟，去巴豆，食之，其病即止。虚人分作二服。决效。 《普济方》

又 用獭肝一副，煮熟，入五味食之。妙。 《饮膳正要》

治五种肠风泻血。粪前有血，名外痔；粪后有血，名内痔；大肠不收，名脱肛；谷道四面如奶，名举痔；头上有孔，名瘘疮；内有虫，名虫痔。并皆治之。

槐角去梗炒一两 地榆 当归酒焙 防风 黄芩 枳壳麸炒各半两

为末，酒糊丸梧子大，名槐角丸。每服五十丸，米饮下。 《和剂局方》

肠风大小便血，淋沥疼痛。

用茧黄、蚕蜕纸并烧存性、晚蚕砂、白僵蚕并炒，等分，为末，入麝香少许。每服二钱，用米饮送下，日三服。甚效。 《圣惠方》

不拘大人小儿，脏毒肠风及内痔下血日久，多食易饥。

先用海螵蛸炙黄去皮研末，每服一钱，木贼汤下。三日后，服猪脏黄连丸。 《直指方》

肠风痔瘘下血，年深日近者。

用腊月野狸一枚蟠在罐内炒、大枣半升、枳壳半斤、甘草四两、猪牙皂荚二两，同入罐内，盖定，瓦上穿一孔，盐泥固济，煅，令干，作一地坑，以十字支住罐子，用炭五秤，煅至黑烟尽，青烟出，取起，湿土罨一宿，为末。每服二钱，盐汤下。一方以狸作羹，其骨烧灰，酒服。 《杨氏家藏方》

久病肠风，痛痒不止。

地榆五钱 苍术一两

水二锺，煎一锺，空心服，日服。 《活法机要》

久近肠风下血。

用紧炭三钱、枳壳烧存性五钱，为末。每服三钱，五更米汤饮下一服，天明再服，当日见效。忌油腻毒物。 《普济方》

肠风脏毒，下血不止。

旱莲草瓦上焙，研末。每服二钱，米饮下。 《经验方》

久患下血。

大茄种三枚。

每用一枚，湿纸包，煨熟，安瓶内，以无灰酒一升，半沃之，蜡纸封闭三日，去茄，暖饮。 《普济方》

肠风痔漏，脱肛泻血，面色萎黄，积年不瘥者。

白术一斤黄土炒过，研末，干地黄半斤饭上蒸熟，捣和，干则入少酒，丸梧子大。每服十五丸，米饮下，日三服。 《普济方》

下血不止，二十年者。

取地榆、鼠尾草各二两，水二升，煮一升，顿服。若不断，以水渍屋尘，饮一小杯投之。 《肘后方》

脏毒下血。

以干柿烧灰。饮服二钱，遂愈。有人患此半月，自分必死。得此方服之，即愈。 时珍方

肠风下血，不拘远年近日。

用枳壳烧黑存性五钱，羊胫灰为末三钱，五更空心米饮服，如人行五里再壹服，当日见效。 《博济方》

肠风下血。

霜后干丝瓜烧存性，为末，空心酒服二钱。

又方 丝瓜一个烧存性，槐花减半，为末，空心米饮服二钱。 《本事方》

又 皂荚子 槐实一两

用占谷糠炒香，去糠，为末，陈粟米饮下一钱。名神效散。 《圣惠方》

又 香白芷为末。每服二钱，米饮下。神效。 《选奇方》

又 柏子十四个捶碎，囊贮，浸好酒三盏，煎八分服，立止。 《普济方》

又 活鲫鱼一大尾去肠，留鳞，入五倍子末填满，泥固，煅存性，为末。酒服一钱；或饭丸，日三服。又用硫黄壹两，如上法煅，服亦效。 《百一方》

又 用槠藤子二个、不蛀皂荚子四十九个，烧存性，为末。每服二钱，温酒下，少顷，再饮酒一盏，趁口服。极效。 华佗方

又 用大肠一条，入芫荽在内煮，食。 《救急方》

又方 用猪脏入黄连末在内，煮烂，捣，丸梧子大。每米饮服三十丸。 《奇效方》

又方 猪脏入槐花末，令满，缚定，以醋煮烂，捣，为丸如梧子大。每服二十丸，温酒下。

又 白刺猬皮一枚铫内烔焦，去皮留刺，木贼半两炒黑，为末。每服二钱，热酒调服。 《杨氏方》

又 银杏四十九枚去壳，生研，入百药煎末，和，丸弹子大。每服二三丸，空心细嚼，米饮送下。 《证治要诀》

又 生地黄 熟地黄并酒浸 五味子等分

为末。以炼蜜丸梧子大。每酒下七十丸。 《百一选方》

又 黄芪 黄连等分

为末，面糊丸绿豆大。每服三十丸，米饮汤下。 《秘宝方》

又 百药煎烧存性 乌梅连核烧过 白芷不见火

为末，水糊丸梧子大。每服七十丸，米饮下。 《济生方》

又 槐耳烧二两 干漆烧一两

为末。每服一钱，温酒下。 《圣济录》

又 百草霜五钱，以米汤调，露一夜，次早空心服。 《经验方》

又 黄连为末，独头蒜煨，研和丸梧子大。每空心陈米饮下四十丸。 《济生方》

又 苦楝子炒黄

为末，蜜丸梧子大。米饮每吞十丸至二十丸。 《经验方》

又 秭木皮晒，焙，研末，米饮服二钱，两服可止。 苏颂方

瘀血内漏。

蒲黄末二两

每服方寸匕，水调下，服尽，止。 《肘后方》

肠风下血，脱肛。

蛇黄二颗火煅，醋淬七次，为末。每服三钱，陈米饮下。 《普济方》

下血虚寒日久，肠冷者。

熟附子去皮 枯白矾一两

为末。每服三钱，米饮下。

又方 熟附子一枚去皮 生姜三钱半

水煎服；或加黑豆一百粒。 并《圣惠方》

肠风下血，用寒药、热药及脾弱药，俱不效者。

独用山查干者，为末，艾汤调下，应手即愈。 《百一选方》

下血止后，但觉丹田元气虚乏，腰膝沉重少力。

桑寄生为末，每服一钱，非时白汤点服。 《护命方》

卒泻鲜血。

小蓟叶捣汁，温服一升。 梅师方

暴下血病。

用大蒜五七枚去皮，研膏，入豆豉捣，丸梧子大。每米饮下五六十丸。无不愈者。 《本草衍义》

治肠胃积热，或因酒毒下血，腹痛作

渴，脉弦数。

黄连四两分作四份：一份生用，一份切炒，一份炮切，一份浸晒　条黄芩一两　防风一两

为末，面糊丸如梧子大。每服五十丸，米泔浸枳壳水，食前送下。冬月加酒蒸大黄一两。　《杨氏家藏方》

大便下血，及酒痢久痢不止。

用乌梅三两烧存性，为末，醋煮，米糊和，丸梧子大。每空心米饮下二十丸，日三。　《济生方》

大肠风虚，饮酒过度，挟热下痢脓血，痛甚，多日不瘥。

用樗根白皮一两、人参一两，为末。每服二钱，空心温酒调服，米饮亦可。忌油腻、湿面、青菜、果子、甜物、鸡猪鱼羊、蒜薤等。　宗奭方

脏毒下痢赤白。

用香椿洗，刮，取皮，日干，为末。饮下一钱，立效。　《经验方》

又　地锦草洗，曝干，为末。米饮服一钱，立止。　《经验方》

治风入脏，或食毒积热，大便鲜血，疼痛肛出；或久患酒痢。

木馒头烧存性　棕榈皮烧存性　乌梅去核　粉草炙等分

为末。每服二钱，水一盏，煎服。《和剂局方》

酒毒下血，或下痢。

嫩柏叶九蒸九晒二两　陈槐花炒焦一两

为末，蜜丸梧子大。每空心温酒下四十丸。　《普济方》

酒毒便血。

曲一块，湿纸包，煨，为末。空心米饮服二钱。神效。

又　槐花半生半炒一两　山栀子焙五钱

为末，新汲水服二钱。《经验良方》

粪前有血，令人面黄。

酢石榴皮炙，研末。每服二钱，用茄子枝煎汤服。　孙真人

粪后下血。

王不留行末，水服一钱。　《圣济总录》

又　白鸡冠花并子炒，煎服。　《圣惠方》

粪后下血，不拘大人小儿。

五倍子末，艾汤服一钱。　《全幼心鉴》

蓄　血

腹中血块。

血竭　没药各一两　滑石　牡丹皮同煮过一两

为末，醋糊丸梧子大，服之。　《摘玄方》

治内伤血痛。

用降真香自番舶来者，色较红，香气甜而不辣，用之入药，胜色深紫者。上部伤，瘀血停积胸膈、骨节，按之痛，或并胁肋痛，此吐血候也。急用此药刮，入药服之，良。内伤或怒气伤肝吐血，用以代郁金，效。

头　痛

止头痛。

八月朔日收露水，取磨墨点太阳穴。时珍方

风热头痛。

荆芥穗　石膏等分

为末。每服二钱，茶调下。　《永类钤方》

又　菊花　石膏　川芎各三钱

为末。每服一钱半。茶调下。　《简便方》

又　龙脑末半两　南蓬砂末一两

频搐两鼻。　《御药院方》

风寒头痛。治风寒客于头中，清涕，项筋急硬，胸中寒痰，呕吐清水。

用大附子或大川乌头二枚去皮，蒸过，川芎䓖、生姜各一两，焙，研，以茶汤调服一钱；或锉片，每用五钱，水煎服。隔三四日再服。或加防风一两。　《三因方》

治风寒流注，偏正头痛，年久不愈，最有神效。

用大附子一个生切四片，以姜汁一盏浸炙，再浸再炙，汁尽乃止、高良姜等分，为末。每服一钱，腊茶清调下。忌食热物少时。

治大寒犯脑头痛。

以酒拌吴茱萸叶，袋盛蒸熟，更互枕熨之，痛止为度。　时珍方

风虚头痛，欲破者。

杏仁去皮尖，研末，水九升研，滤汁，煎如麻腐状，取和羹粥食，七日后大汗出，诸风渐减。慎风冷。忌猪鸡鱼蒜醋。　《千金方》

脑风头痛，不可忍。

远志末，搐鼻。　《宣明方》

风痰头痛，不可忍。

天南星一两　荆芥叶一两

为末，姜汁糊丸梧子大。每食后，姜汤下二十丸。　《济生方》

又　栀子末，和蜜，浓傅舌上，吐，即止。　李绛《手集》

又　苦瓠膜取汁，以苇管灌入鼻中，其气上冲脑门，须臾，恶涎流下，其病立愈，除根。勿以昏晕为疑。干者，浸汁亦效。其子为末，吹入亦效。年久头风皆愈。　《普济方》

痰厥头痛。

牛蒡子炒　旋复花等分

为末。腊茶清服一钱，日二服。

《圣惠方》

又　白附子　天南星　半夏等分

生研，为末，生姜自然汁浸，蒸饼，丸绿豆大。每服四十丸，食后姜汤下。　《济生方》

痰厥头痛如破，厥气上冲，痰塞胸膈。

炮附子三分　釜墨四钱

冷水调，服方寸匕，当吐即愈。忌猪肉、冷水。

气厥头痛，不拘多少，及产后头痛。

天台乌药　川芎䓖等分

为末。每服二钱，腊茶清调下。产后铁锤烧红，淬酒调下。　《济生方》

气郁头痛。

用香附子炒四两、川芎䓖二两，为末。每服二钱，腊茶清调下。常服除根，明目。

又　用蓖麻子同乳香、食盐捣，贴太阳穴，一夜痛止。　时珍方

湿热头痛。

黑牵牛七粒　砂仁一粒

研末，井华水调汁，仰灌鼻中，待涎出，即愈。　《圣济录》

又　瓜蒂末一字，搐鼻中，口含冷水，取出黄水，愈。　《活人书》

气虚头痛。

大附子一枚剜心，入全蝎去毒三枚在内，以余附末同锺乳粉二钱半、白面少许，水和作剂包附，煨熟，去皮，研末，葱涎和，丸梧子大。每椒盐汤下五十丸。此方最合造化之妙，附子助阳扶虚，锺乳补阳镇坠，全蝎取其钻透，葱涎取其通气，汤使用椒以达下，盐以引用，使虚气下归。对证用之，无不作效。

又　真川芎䓖为末

腊茶调服二钱，甚捷。曾有妇人产后头痛，一服即愈。　《集简方》

肾虚头痛。

用硫黄一两、胡粉为末，饭丸梧子大。痛时，冷水服五丸，即止。 《圣惠方》

治元阳虚，头痛如破，眼睛如锥刺。

大川乌头去皮微炮，全蝎以糯米炒过，去米等分，为末，韭根汁丸绿豆大。每薄荷茶下十五丸，一日一服。 《经验方》

饮酒头痛。

竹茹二两

水五升，煮三升，纳鸡子三枚，煮三沸，食之。 《千金方》

头痛欲死。

硝石末吹鼻内，即愈。 《炮炙论》

头痛不止。

杨梅为末，以少许㗜鼻，取嚏。妙。

头痛欲裂。

当归二两 酒一升

煮，取六合饮之，日再服。 《外台秘要》

头痛至极。

童便一盏 豉心半合

同煎至五分，温服。

年久头痛。

以乌头、天南星等分，为末，葱汁调涂太阳穴。 《经验方》

卒然头痛。

白僵蚕为末，每用熟水下二钱，立瘥。 《斗门方》

头痛连睛。

鼠粘子 石膏等分

为末，茶清调服。 《医方摘要》

眉眶作痛，风热有痰。

黄芩酒浸炒 白芷等分

为末。每服二钱，茶下。 《洁古家珍》

头　风

八种头风。

蓖麻子 刚子各四十九粒去壳 雀脑芎一大块

捣如泥，糊丸弹子大，线穿挂风处，阴干。用时，先将好末茶调成膏子，涂盏内；后将炭火烧前药，烟起以盏覆之，待烟尽，以百沸葱汤点盏内，连茶药服之。后以绵被裹头卧，汗出。避风。 《袖珍方》

又 鱼鳔烧存性，为末。临卧，以葱酒服二钱。

又 半夏末，入百草霜少许，作纸捻，烧烟，就鼻内㗜之，口中含水，有涎吐去，再含，三次见效。 《卫生宝鉴》

又 和州藜芦一茎，日干，研末，入麝香少许，吹鼻。

又方 通顶散

藜芦半两 黄连三分

㗜鼻。 《圣惠方》

头风疼痛。

五月五日取蚯蚓，和脑、麝，杵，丸梧子大。每以一丸纳鼻中，随左右，先涂姜汁在鼻，立愈。 《总录》

又 用香白芷一味洗，晒，为末，炼蜜丸弹子大。每嚼一丸，以茶清或荆芥汤化下。此都梁名医杨介治王定国病，有验。名都梁丸。其药治头风眩晕，女人胎前产后伤风头痛，血风头痛，皆效。

又 用大蒜七个去皮，先烧红地，以蒜逐个于地上磨成膏子，却以僵蚕一两去头足，安蒜上，碗覆一夜，勿令透气，只取蚕研末，㗜入鼻内，口中含水。甚效。 《圣济录》

又 光明硫黄 硝石各一两

细研，水丸芡子大。空心嚼一丸，茶

下。 《普济方》

又 荆沥，日日服之。 《集验方》

此治痰头风。

又 蔓荆子一升

为末，绢袋浸一斗酒中七日。温饮，日三次。 《千金方》

风气头痛，不可忍者。

乳香 蓖麻仁等分

捣饼，随左右贴太阳穴，解发出气。甚验。

又方 蓖麻仁半两 枣肉十五枚

捣，涂纸上，卷筒插入鼻中，下清涕，即止。

头风热痛。

山豆根末，油调，涂两太阳。 《备急方》

头风涕泪，疼痛不已。

石膏煅二两 川芎二两 甘草炙半两

为末。每服一钱，葱白茶汤调下，日二服。 《宣明方》

头风畏冷。

以荞麦粉二升，水调，作二饼，更互合头上，微汗即愈。 《怪证奇方》

头风脑痛。

玄精石末，入羊胆中，阴干。水调一字，吹鼻中，立止。 《千金方》

头风斧劈难忍。

川乌头末烧烟，熏碗内，温茶泡服。《集简方》

头风眩晕。

香白芷一味洗，晒，为末，炼蜜丸弹子大。每嚼一丸，以茶清或荆芥汤化下。时珍方

又 蝉壳一两微炒，为末。非时酒下一钱，白汤亦可。 《圣惠方》

头风旋晕，痰逆恶心，懒食。

真零陵香 藿香叶 莎草根炒等分

为末。每服二钱，茶下，日三服。

《本事方》

头项风强。

八月后，取荆芥穗作枕，及铺床下，立春日去之。 《千金方》

年久头风。

莱菔子 生姜等分

捣，取汁，入麝香少许，搐入鼻中，立止。 《普济方》

雷头风病。

羊屎焙，研，酒服二钱。 《普济方》

雷头风肿，不省人事。

落帚子同生姜研烂，冲热酒服，取汗即愈。 《圣济总录》

雷头风证，头面疙瘩肿痛，憎寒发热，状如伤寒。病在三阳，不可过用寒药重剂，诛伐无过。一人病此，诸药不效。余处清震汤治之而愈。

用薄荷叶一枚、升麻五钱、苍术五钱，水煎，温服。盖震为雷，而薄荷之形象震，体其色又青，乃涉类象形之义也。时珍方

偏正头风。

草乌头四两 川芎劳四两 苍术半斤 生姜四两 连须生葱一把

捣烂，同入瓷瓶封固，埋土中。春五、夏三、秋五、冬七日取出，晒干，拣去葱姜，为末，醋面糊和，丸梧子大。每服九丸，临卧温酒下，立效。 《经验方》

又 防风 白芷等分

为末，炼蜜丸弹子大。每嚼三丸，茶清下。 《普济方》

又 香白芷炒二两五钱 川芎炒 甘草炒 川乌头半生半熟各一两

为末。每服一钱，细茶薄荷汤调下。《试效方》

又 生萝卜汁一蚬壳，仰卧，随左右

注鼻中。神效。 《如宜方》

又 人中白 地龙炒等分

为末，羊胆汁丸芥子大。每新汲水化一丸，注鼻中搐之。名一滴金。 《普济方》

又 用谷精草一两，为末，以白面糊调，摊纸花上，贴痛处，干，换。 《集验方》

又 用谷精草末 铜绿各一钱 硝石半分

随左右㗜鼻。 《圣济方》

又 醴肠草即旱莲草汁，滴鼻中。《圣济总录》

偏正头风，并夹头风，连两太阳穴痛。

白僵蚕为末，葱茶调服方寸匕。《圣惠方》

偏正头风，气上攻不可忍。

用全蝎二十一个、地龙六条、土狗二个、五倍子五钱，为末。酒调，摊贴太阳穴上。 《经验方》

偏正头风，痛不可忍。

龙香散 用地龙去土，焙、乳香等分，为末。每以一字作纸捻，灯上烧烟，以鼻㗜之。 《圣济总录》

《澹寮方》加人指甲等分。每取一捻，香炉上慢火烧之。以纸筒引烟入鼻，熏之，口㗜冷水，有涎吐去。仍以好茶一盏，点呷，即愈。

又 玄胡索七枚 青黛二钱 牙皂二个去皮子

为末，水和，丸如杏仁大。每以水化一丸，灌入病人鼻内，随左右，口咬铜钱一个，当有涎出成盆而愈。 《永类方》

偏正头风，不拘远近，诸药不效者，如神。

用白芷、芎藭各三钱，为末，以黄

牛脑子搽抹在上瓷器内，加酒炖熟，乘热食之，尽量一醉，醒则其病如失。甚验。《保寿堂方》

偏头风痛。

京芎细锉，浸酒，日饮之。 《斗门方》

又 用雄黄、细辛等分，为末。每以一字吹鼻，左痛吹右，右痛吹左，名玉灵散。 博济方

又 莘荑为末，令患者口含温水，随左右痛，以左右鼻吸一字，有效。 《经验良方》

又 砒① 砂末一分 水润豉心一分

捣，丸皂子大，绵包露出一头，随左右纳鼻中，立效。 《圣惠方》

又 用鹅不食草一两、火硝四钱、雄黄三钱、黄丹二钱，各为细末，秤准，和作散。如患在右，吹右鼻；在左，吹左鼻。吹时口内噙水，将指掩不吹鼻，药吹入时，以意吸引入脑。如脑漏，加石首鱼内石火煅存性二钱。忌鹅肉、猪头肉。《秘方》

头风风眼。

荞麦作钱大饼，贴眼四角，以米大艾柱灸之，即效。如神。

头风白屑。

零陵香 白芷等分

水煎汁，入鸡子白搅匀，傅数十次，终身不生。 《圣惠方》

又 羊蹄草根杵，同羊胆汁涂之，永除。 《圣惠方》

又 新下乌鸡子三枚，沸汤五升，搅，作三度沐之。甚良。 《集验方》

又 王不留行 香白芷等分

为末，干掺，一夜篦去。 《圣惠方》

————————
① 砒：据《本草纲目》当为"砒"。

又　藁本　白芷等分

为末，夜擦旦梳，垢自去也。　《便民图纂》

治脑冷，漏下者。

白鸡冠子，酒煎服。效。　自记

头脑鸣响，状如虫蛀。名天白蚁。

以茶子为末，吹入鼻中，取效。《医方摘要》

附补：头风白屑

头风白屑作痒。

狗头骨烧灰，淋汁，沐之。　《圣惠方》

头风白屑。

桑灰淋汁，沐之。神良。　《圣惠方》

颈 项 强 痛

风袭项强，不得顾视。

穿地作坑，煅赤，以水洒之，令温，铺生桃叶于内，卧席上，以项着坑上，蒸至汗出，良久即瘥。　《千金方》

又　大豆一升蒸变色，囊裹，枕之。《千金方》

肾气上攻，头项不能转移。

椒附丸　用大熟附子一枚为末。每用二钱，以椒二十粒，用白面填满椒口，水一盏半，姜七片，煎七分，去椒入盐，空心点服。椒气下达，以引逆气归经也。《本事方》

心 脾 痛

治心腹诸疾，卒暴百病。

用大黄、巴豆、干姜各一两，捣筛，蜜和，捣一千杵，丸小豆大。每服三丸。凡中客卒忤，心痛胀满，痛如锥刀，气急口噤，停尸卒死者，以暖水或酒服之，或

灌之。未知，更服三丸。腹中鸣转，当吐下，便愈。若口已噤者，折齿灌之，入喉即瘥。名三物备急丸。此乃仲景方，司空裴秀改为散，用不及丸也。　《图经本草》

心腹诸痛。

艾附丸　治男女心气痛，腹痛，少腹痛，血气痛，不可忍者。

香附子二两　蕲艾叶半两

以醋汤同煮熟，去艾，炒为末，米醋糊丸梧子大。每白汤服五十丸。　《集简方》

止心腹痛。

古钱和薏苡根煎服。

心腹疼痛。

五倍子生研末。每服一钱，铁勺内炒起烟，黑色者为度，以好酒一锺，倾入勺内，服之，立止。　《经验方》

又　赤曲　香附　乳香等分

为末，酒服。　《摘玄方》

又　焰硝　雄黄各一钱

研细末。每点少许入眦内。名火龙丹。　《集玄方》

又　用黄鼠心肝肺一具，阴干，瓦焙，为末，入乳香、没药、血竭、孩儿茶末各三分。每服一钱，烧酒调下，立止。《海上仙方》

心腹气痛。

乌药水磨浓汁一盏，入橘皮一片、紫苏一叶，煎服。　《集简方》

又　香附子擦去毛，焙二十两　乌药十两　甘草炒一两

为末。每服二钱，盐汤随时点服。名小乌沉汤。此药能调中快气。《和剂局方》

心腹卒气痛。

青鱼头中枕，水磨，服。　《开宝》

卒心腹烦满，及胸胁痛者。

锉薏苡仁根，煮浓汁，服三升，乃定。　《肘后方》

一切冷气抢心切痛，发即欲死；久患心腹痛，时发者。此可绝根。

蓬莪茂_{二两醋煮}　木香_{一两煨}

为末。每服半钱，淡醋汤下。　《卫生家宝方》

寒厥心痛，及小肠、膀胱痛，不可止者。

用熟附子去皮、郁金、橘红各一两，为末，醋面糊丸如酸枣大，朱砂为衣。名神砂一粒丹。每服一丸，男子酒下，女人醋汤下。　《宣明方》

心脾气痛，气实有痰者。

牡蛎煅，粉，酒服二钱。　《丹溪心法》

心脾气痛，不止者。

用田螺壳，以松柴片层层叠上烧过火，吹去松灰，取壳研末，以乌沉汤、宽中散之类调服二钱。效。　《医林集要》

心脾作痛。

鸡心槟榔　高良姜_{各一钱半}　陈米_{百粒}

同以水煎，服之。　《直指方》

心脾刺痛，属冷。

用葱花一升，同吴茱萸一升，水八合，煎七合，去滓，分三服。立效。　崔元亮方

又　暖胃消痰二姜丸

用干姜、高良姜等分，炮，研末，糊丸梧子大。每食后，猪苓汤下三十丸。《和剂局方》

《千金方》只用良姜细锉微炒，为末。米饮服一钱，立止。

又　高良姜四两切片作四份：一两用陈仓米半合炒黄，去米；一两用陈壁土炒黄，去土；一两用巴豆三十四个炒黄，去豆；一两用斑蝥三十四个炒黄，去蝥。吴茱萸一两酒浸一夜，同姜再炒。为末，以

浸茱酒打糊，丸梧子大。每空心姜汤下五十丸。

《永类钤方》用高良姜三钱、五灵脂六钱，为末。每服三钱，醋汤调下。

心脾虫痛，不拘男女。

用五灵脂、槟榔等分，为末。水煎石菖蒲，调服三钱，先嚼猪肉一二片。《海上仙方》

九种心痛。

当太岁上，取新生槐枝一握去两头，用水三升，煎取一升，顿服。　《千金方》

又　用桂心二钱半为末，酒一盏半，煎半盏，饮，立效。　《圣惠方》

诸心气痛。

用生矾一皂子大，醋一盏，煎七分服，立止。　《儒门事亲》

又　鸡子一枚打破，醋二合调服。《肘后方》

又　真蛤粉炒过色白，佐以香附末等分，白汤淬，服。　《圣惠方》

又　高粱根煎汤，温服。神效。

又　绿豆念^①一粒，胡椒十四粒，同研，白汤调服，即止。

又方　二味各用四十九粒，研烂，白汤调服。

心气刺痛。

自然铜火煅，醋淬，九次，研末。醋调一字服，即止。　《易简方》

又　青木香_{一两}　皂角炙_{一两}

为末，糊丸梧子大。每汤服五十丸。甚效。　《摄生方》

又　当归为末，酒服方寸匕。　《必效方》

心气疔痛。

水红花为末，热酒服二钱。又法，男

————————
① 念：为"廿"的大写字。

用酒水各半煎服，女用醋水各半煎服。一妇年三十病此，一服立效。水红花，即大蓼，茎粗如拇指，有毛。　《摘玄方》

治血刺心痛。

乌贼腹中墨，醋磨，服之；炒研，醋服，亦可。　藏器

血上逆心，烦闷刺痛。

水牛角烧，末，酒服方寸匕。　《子母秘录》

男妇心痛，不可忍者。

晚蚕砂一两，滚水泡过，滤净，取清水服，即止。　《瑞竹堂方》

又　姜黄一两　桂三两

为末。醋汤服一钱。亦治产后血痛。《经验方》

冷热心痛。

伏龙肝末方寸匕。热，以水温服；冷，以酒服。　《外台秘要》

心气疼痛，不可忍。属热。

用乳香三两、真茶四两，为末，以腊月鹿血和，丸弹子大。每服，温醋化一丸。　《经验方》

心口热痛。

姜汁调青黛一钱，服之。　《医学正传》

心痛，有食热物及怒郁，致死血留于胃口痛者，宜用韭汁、桔梗加入药中，开提气血；又肾气上攻，以致心痛者，宜用韭汁和五灵脂散，丸，空心茴香汤下。盖韭性急，能散胃口血滞也。　震亨方

心下大痛，属冷者。

用胡椒四十九粒、乳香一钱，研匀。男用生姜，女用当归，酒下。

又方　用胡椒五分、没药三钱，研细，分二服，温酒下。　《寿域方》

冷气心痛。

鸽屎烧存性，酒服一钱，即止。

又　乳香一粒　胡椒四十九粒

研，入姜汁，热酒调服。《经验方》

气厥心痛，不可忍。

郁金　附子　干姜等分

为末，醋糊丸梧子大，朱砂为衣。每服三十丸，男酒女醋下。　《奇效方》

湿痰心痛。

白螺蛳壳洗净，烧存性，研末。酒服方寸匕，立止。　《正传方》

中恶心痛。

铛墨五钱　盐一钱

研匀，热水一盏，调下。《千金方》

鬼疰心痛。

东引桃枝一握，去粗皮，水二升，煎半升，频服。　崔氏

治肝气心痛，颜色苍苍如死灰，喉如喘息者。

以雄狐屎二升烧灰，和姜黄三两，捣末。空腹酒下方寸匕，日再。甚效。《海上方》

心痛吐水，不下饮食，发止不定。

雌黄二两　醋二斤

慢火煎成膏。用干蒸饼和，丸梧子大。每服七丸，姜汤下。　《圣惠方》

一切心痛，不拘大小男女。

大马兜铃一个灯上烧存性，为末，温酒服，立效。　《摘玄方》

心气疼痛，不问远近。

以山羊粪七枚，油头发一团，烧灰，酒服，永断根。　《集要方》

又　蛤蜊粉同香附末、姜汁调服。震亨

又　以地黄一味，随人所食多少，捣，绞取汁，搜面作馎饦，或冷淘，食。良久，当利出虫，长一尺许，头似壁宫，后不复患矣。　苏颂方

心痛不止。

败笔头三个烧灰，无根水服。立效。《经验方》

积年心痛，不可忍，不拘十年五年者，随手见效。

浓醋煮小蒜，食饱，勿着盐。曾用之，有效，再不发也。　李绛《手集》

心痛不瘥，四十年者。

黍米淘汁，温服，随意。　《经验方》

心痛欲死。

狗屎炒，研，酒服。神效。

热厥心痛，或发或止，久不愈，身热足寒者。

用玄胡索去皮、金铃子肉等分，为末。每温酒或白汤下二钱。　《圣惠方》

治卒心痛。

椰子皮烧存性，研末。以新汲水服一钱。极验。　龚氏方

又　麋角粉一服，立瘥。　《孟诜方》

又画地作王字，撮中央土，水和一升服，良。　陈藏器《本草》

又　三年头䐈，沸汤淋汁，饮之，以碗覆䐈于闲地，周时即愈。　《圣惠方》

又　东引桃枝一把切，以酒一升，煎半升，顿服，大效。　《肘后方》

又　鸡舌香末，酒服一钱。　《肘后方》

又　铠墨二钱，热小便调下。　《千金方》

又　郁李仁三七枚嚼烂，以新汲水或温汤下，须臾，痛止。却呷薄荷盐汤。《至宝方》

又　五灵脂炒一钱半　干姜泡三分

为末，热酒服，立愈。　《事林广记》

心气卒痛，属冷。

干姜末，米饮服一钱。　《外台秘要》

卒然心痛，或经年频发。

安息香研末，沸汤服半钱。　《得效方》

卒心痛，痋忤恶气。

取铸钟黄土，温酒服一钱。　藏器方

卒心急痛，牙关紧闭欲绝。

以老葱白五茎去皮须，捣膏，以匙送入咽中，灌以麻油四两，但得下咽，即醒。少顷，虫积皆化为黄水，而下永不再发。　《瑞竹堂方》

急心气痛。

古文钱一个打碎　大核桃三个

同炒热，入醋一碗，冲服。　《经验方》

又　核桃一个、枣子一枚去核夹桃，纸裹，煨熟，以生姜汤一锺，细嚼送下，永久不发。名落盏汤。　《经验方》

又　猪心一枚，每岁入胡椒一粒，同盐酒煮，食。

又　五十年陈壁土，枯矾二钱，为末，蜜丸，艾汤服。　《集玄方》

又　用黄蜡灯上烧化，丸芡子大，百草霜为衣。井水下三丸。

又　桑耳烧存性，热酒服二钱。《集简方》

妇人心痛急者。

好官粉为末，葱汁和，丸小豆大。每服七丸，黄酒送下，即止。粉能杀虫，葱能透气故也。　邵真人方

蛔虫心痛如刺，口吐清水。

白熟艾一升，水三升，煮一升服，吐虫出；或取生艾捣汁，五更食香脯一片，乃饮一升，当下虫出。　《肘后方》

又　槐木耳烧存性，为末，水服枣许。若不止，饮热水一升，蛔虫立出。《备急方》

又　薏苡根一斤切

水七升，煮三升，服之，虫死尽出

也。 梅师方

诸虫心痛，多吐清水。

鳗鲡淡煮，饱食。三五度，即瘥。
《外台秘要》

本草单方卷六

海虞缪希雍仲淳甫　选
延陵庄继光敛之甫
云间康　滚文初甫　同汇
延陵于舜玉执侯甫

胃　脘　痛

凡男女心口，有一点痛者，乃胃脘有滞，或有虫也。多因怒及受寒而起，遂致终身。俗言心气痛者，非也。

用高良姜以酒洗七次，焙，研、香附子以醋洗七次，焙，研，各记收之。病因寒得，用姜末二钱、附末一钱；因怒得，用附末二钱、姜末一钱；寒怒兼有，各一钱半。以米饮加入生姜汁一匙、盐一捻服之，立止。　秽迹佛方

气食相凝，中脘作痛。荆穆王妃胡氏，因食荞麦面，着怒，遂病胃脘当心痛，不可忍。医用吐下、行气、化滞诸药，皆入口即吐，不能奏功。大便三日不通。因思《雷公炮炙论》云：心痛欲死，速觅玄胡。乃以玄胡索三钱，温酒调下。即纳入少顷，大便行而痛遂止。　时珍方

胃脘火痛。

大山栀子七枚或九枚炒焦，水一盏，煎七分，入生姜汁饮之，立止。复发者，必不效。用玄明粉一钱服，立止。　《丹溪纂要》

胃脘血气作痛。

水红花一大撮

水二锺，煎一锺，服。　《集验方》

胃冷口酸，流清水，心下连脐痛。

用毕拨半两、厚朴姜汁浸炙一两，为末，入熟鲫鱼肉研和，丸绿豆大。每米饮下二十丸，立效。　《选奇方》

阳毒下血，热气入胃，痛不可忍。

郁金五大个　牛黄一皂荚子

为散。每服，用醋浆水一盏，同煎三沸，温服。　《秘宝方》

胸　痛

胸痹急痛如锥刺，不得俯仰，白汗出，或彻背上，不治，或至死。

取生韭或根五斤洗，捣汁，服之。《食疗本草》

胸中痹痛引背，喘息咳唾短气，寸脉沉迟，关上紧数。

用瓜蒌实一枚切、薤①白半斤，以白酒七斤，煮二升，分再服。加半夏四两更善。　《金匮玉函方》

---

① 薤：据《本草纲目》当为"薤"。

胁 痛

胁骨疼痛，因惊伤肝者。

枳壳一两麸炒 桂枝生半两

为细末。每服二钱，姜枣汤下。
《本事方》

肝火为痛。

左金丸 用黄连六两、茱萸一两同
炒，为末，神曲糊丸梧子大。每服三四十
丸，白汤下。 丹溪方

心烦胁痛，连胸欲死者。

香薷捣汁一二升，服。 《肘后方》

胁下刺痛。

小茴香一两炒 枳壳五钱麸炒

为末。每服二钱，盐酒调服。神效。
《袖珍方》

胁下疼痛。

地肤子为末，酒服方寸匕。 《寿域
神方》

腰胁卒痛。

大豆炒二升，酒三升，煮二升，顿
服。 《肘后方》

腹 痛

阴毒腹痛。

露蜂房三钱烧存性 葱白五寸

同研，为丸，男左女右，着手中握，
阴卧之，汗出即愈。

又 鸡粪 乌豆 地肤子各一把 乱
发一团

同炒，烟起，倾入好酒一碗，浸之，
去滓，热服，即止。 《生生编》

阴症腹痛，面青甚者。

鸽子粪一大抄研末

极热酒一锺，和匀，澄清，顿服，即
愈。 刘氏方

阴毒腹痛，厥逆，唇青，卵缩，六脉
欲绝者。

用葱一束去根及青，留白二寸，烘
热，安脐上，以熨斗火熨之。葱坏则易。
良久，热气透入手足，温即瘥。乃服四逆
汤。若熨而手足不温，不可治。 《活人
书》

脾胃虚冷，腹满刺痛。

肥狗肉半斤，以水同盐、豉煮粥，频
食一两顿。 《心镜》

治肾脏虚冷，气攻脐腹，疼痛不可
忍，及两胁疼痛。

用干蝎七钱半焙，为末，以酒及童便
各三升，煎如稠膏，丸梧子大。每酒服二
十丸。名定痛丸。 《圣惠方》

腹内热毒，绞结痛，下血。

取干黄土，水煮三五沸，绞，去滓，
暖服一二升。 藏器方

腹中虚痛。

白芍药三钱 炙甘草一钱

夏月加黄芩五分，恶寒加肉桂一钱，
冬月大寒再加桂一钱。水二盏，煎一盏
半，温服。 洁古《用药法象》

干血气痛。

蝙蝠一个烧存性。每酒服一钱，即
愈。 《生生编》

血气撮痛，不可忍者。

用黑狗胆一个，半干半湿剜开，以篦
子排丸绿豆大，蛤粉滚过。每服四十丸，
以铁淬酒送下，痛立止。 《经验方》

卒患腹痛。

山豆根，水研半盏，服，入口即定。
《备急方》

又 令人骑其腹，尿脐中。 《肘后
方》

急肚疼痛。

用本人头发三十根烧过，酒服。即以
水调芥子末封在脐内，人汗如雨，即安。

谈野翁方

恶注腹痛，不可忍者。

阿魏末，热酒服一二钱，立止。

《永类钤方》

腹痛暴卒。

取柱下土，水服方寸匕。　藏器方

肠痛如打。

大豆半升熬焦，入酒一升，煮沸，饮，取醉。　《肘后方》

脐下绞痛。

木瓜三片　桑叶七片　大枣三枚

水三升，煮半升，顿服，即愈。

《食疗本草》

少腹绞痛不可忍，小便如淋。其人素多酒欲，诸药不效。予偶用黄芩、木通、甘草三味煎服，遂止。　时珍方

江南有疭证，状如伤寒，头痛，壮热，呕恶，手足指末微厥，或腹痛闷乱，须臾杀人。

用蚕蜕纸剪碎，安于瓷①中，以碟盖之，滚汤沃之，封固良久，乘热服，暖卧取汗。　《活人书》

绞肠疭痛。

河白沙炒赤，冷水淬之，澄清，服一二合。　时珍方

又　马兰根叶细嚼，咽汁。立安。

《寿域神方》

又　童子小便服之，即止。　《圣惠方》

又　用母猪生儿时抛下粪，日干，为末，以白汤调服。　《千金方》

搅肠疭痛，欲死者。

用马粪研汁，饮之，立愈。　《经验方》

搅肠疭痛，阴阳腹痛，手足冷，但身上有红点。

以灯草蘸油点火，淬于点上。　《济急方》

腰　痛

腰脊引痛。

蒺藜子捣末，蜜和，丸胡豆大。每服二丸，日三服。　《外台秘要》

腰膝疼痛，或顽麻无力。

菟丝子洗一两　牛膝一两

同入银器内，酒浸一寸五分，曝，为末，将原酒煮糊，丸梧子大。每空心酒服二三十丸。　《经验方》

腰膝痛，不可忍。医以肾脏风毒攻刺，诸药莫疗。得方修服一剂，便减五分。

用海桐皮二两，牛膝、芎劳、羌活、地骨皮、五加皮各一两，甘草半钱、薏苡仁二两、生地黄十两，并洗净，焙干，锉，以绵包裹，入无灰酒二斗浸之。冬二七，夏一七。空心饮一锺，每日早午晚各一次，长令醺醺。方不得添减。禁毒食。此治湿热而痛。　《传信方》

腰膝痛，脚气。

羊肉一脚　草果五枚　粳米二升　回回豆即胡豆半升　木瓜二斤取汁

入砂糖四两、盐少许煮肉，食之。

《正要方》

腰膝疼痛，伤致者。

鹿茸涂炙紫，为末，每酒服一钱。亦治小便频数。　《千金方》

腰脚疼痛。

天麻　半夏　细辛各二两

绢袋两个，各盛药令匀，蒸热，交互熨痛处，汗出则愈。数日再熨。　《易简方》

又　用威灵仙一斤洗净，晾干，酒浸七日，为末，面糊丸梧子大，以浸药酒，

———
① 瓷：据《本草纲目》当为"瓶"。

每服二十丸。 《经验方》

又 新胡麻一升熬香，杵末，日服一升，服至一斗，永瘥。温酒、蜜汤、姜汁皆可下。 《千金方》

腰痛。

炙热黄狗皮，裹之，频用，取瘥。
时珍方

腰痛如刺。

用八角茴香炒，研。每服二钱，食前盐汤下；外以糯米一二升炒热，袋盛，拴于痛处。 《简便方》

《直指方》治腰重刺胀，亦同前方，食前酒服二钱。

《活人心统》思仙散

用八角茴香、杜仲各炒，研三钱，木香一钱，水一锺，酒半锺，煎服。

腰痛不随，挛急冷痛。

取虎胫骨五六寸刮去肉膜，涂酥炙黄，捣细，绢袋盛之，以瓶盛酒一斗浸之，煻火微温七日后，任情饮之，当微利，便效也。 《海上方》

肾虚腰痛。

用破故纸一两炒，为末。温酒服三钱。神妙。或加木香一钱。 《经验方》

《和剂局方》青蛾丸 治肾气虚弱，风冷乘之，或血气相抟，腰痛如折，俯仰不利；或因劳役伤肾；或卑湿伤腰；或坠堕损伤；或风寒客抟；或气滞不散，皆令腰痛，或腰间如物重坠。

用破故纸酒浸，炒一斤、杜仲去皮姜汁浸，炒一斤、胡桃去皮二十个，为末，以蒜捣膏一两，和丸梧子大，每空心温酒服二十丸。妇人淡醋汤下。常服壮筋骨，活血脉，乌髭须，益颜色。

又 用杜仲去皮，炙黄一大斤，分作十剂。每夜取一剂，以水一大升，浸至五更，煎三分减一，取汁，以羊肾三四枚切，下，再煮三五沸，如作羹法，和以椒盐，空腹顿服。 《集验方》

又方 入薤白七茎。 《圣惠方》

又方 加五味子半斤。《箧中方》

又 用猪腰子一枚切片，以椒盐淹，去腥水，入杜仲末三钱在内，荷叶包煨，食之，酒下。 《本草权度》

又 枸杞根、杜仲、萆薢各一斤，好酒三斗渍之罂中，密封，锅中煮一日，任意饮之。 《千金方》

又 茴香炒研，以猪腰子批开，掺末入内，湿纸裹，煨熟，空心食之，盐酒送下。 戴元礼方

又 用羊脊骨一具捶碎，煮，和蒜薤食之，饮少酒。妙。 《心镜方》

一方 用羊脊骨一具捶碎、肉苁蓉一两一两、草果五枚，水煮汁，下葱酱，作羹食。 《正要方》

又 用羊肾去膜阴干，为末，酒服二方寸匕，日三。 《千金方》

又方 治卒腰痛。

羊肾一对 回回红花一钱

水一盏，浸汁，入盐少许，涂抹肾上，徐徐炙熟，空腹食之。 《正要方》

肾虚腰痛，不能反仄。

鹿茸炙 菟丝子各一两 舶茴香半两

为末，以羊肾二对，入酒煮烂，捣泥和，丸梧子大，阴干。每服三十五丸，温酒下，日三服。 《本事方》

肾虚腰痛如锥刺，不能动摇。

鹿角屑三两炒黄，研末。空心温酒服方寸匕，日三。 《肘后方》

虚寒腰痛。

鹿茸去毛酥炙微黄 附子泡，去皮脐各二两 盐花三分

为末，枣肉为丸梧子大。每服三十丸，空心温酒下。久服履步轻捷，精力倍常。心胸久漏皆可治。 《圣惠方》

气滞腰痛。

牵牛不拘多少，以新瓦烧赤，安于上，自然一半生、一半熟，不得拨动，取末一两，入硫黄末二钱半，同研匀，分作三份，每份用白面三匙水和捍开，切作棋子。五更初，以水一盏，煮熟，连汤温送下，痛即已。未住，隔日再作。予常有此疾，每发一服，痛即止。 《本事方》

又 青木香 乳香各二钱

酒浸，饭上蒸匀，以酒调服。 《圣惠方》

冷气腰痛。

玄胡索 当归 桂心等分

为末，温酒服三四钱，随量频进，以止为度。 时珍方

湿气腰痛。

虾蟆草① 连根七科 葱白连须七科 枣七枚

煮酒一瓶，常服，终身不发。 《简便方》

卒然腰痛。

大豆六升

水拌湿炒热，布裹，熨之，冷即易。《延年秘录》

卒得腰痛，不可俯仰。

用鳖甲炙，研末，酒服方寸匕，日二。 《肘后方》

腰痛不止。

丝瓜根烧存性，为末。每温酒服二钱。神效，甚捷。 《笔峰杂兴》

闪挫腰痛。

橙子核炒研，酒服三钱，即愈。《摄生方》

又 用獖猪肾一枚批片，盐椒淹过，入甘遂末三钱，荷叶包，煨熟，食，酒下。 《儒门事亲》

又 莳萝作末，酒服二钱匕。 《永类钤方》

又 用白莴苣子炒三两、白粟米炒一

撮，乳香、没药、乌梅肉各半两，为末，炼蜜丸弹子大。每嚼一丸，热酒下。《玉机微义》

打坠腰痛，瘀血凝滞。

破故纸炒 茴香炒 辣桂等分

为末。每热酒服二钱。故纸主腰痛，行血。 《直指方》

臂 痛

臂胫疼痛，不计深浅。

用虎胫骨二大两捣碎，炙黄、羚羊角屑一大两、新芍药二大两切，三物以无灰酒浸之，养至七日，秋冬倍之。每日空腹饮一杯。若要速服，即以银器物盛于火炉中，暖养三二日，即可服。 《兵部手集》

《事林广记》只用当归酒浸，常饮。

风热臂痛。

桑枝一小升切，炒

水三升，煎二升，一日服尽。许叔微云：常病臂痛，诸药不效。服此数剂，寻愈。其性不冷不热，可以常服。亦治水气、脚气。 《本事方》

痰注臂痛。

天仙藤 白术 羌活 白芷稍各三钱 片子姜黄六钱 半夏② 制五钱

每服五钱，姜五片，水煎服；仍间服《千金》五套丸③。 《直指方》

手臂肿痛。

用蓖麻捣膏，贴之，一夜而愈。 时珍方

---

① 虾蟆草：即车前草。
② 原文模糊，据《本草纲目》补。
③ 原文模糊，据《本草纲目》补。

身体痛

筋骨疼痛，不拘风湿气、杨梅疮，及女人月家病。先用此药止疼，然后调理。

干马齿苋一斤　湿马齿苋二斤　五加皮半斤　苍术四两

舂碎，以水煎汤洗澡。急用葱姜擂烂，冲热汤三碗服之，暖处取汗，立时痛止。　《海上名方》

治风寒冷湿搏于筋骨，足筋挛痛，行步艰难。但是诸筋挛缩疼痛并主之。

茯神心中木一两　乳香一钱

石器炒，研为末。每服二钱，木瓜酒下。　《圣济录》

历节风痛。

虎胫骨酥炙三两　没药半两

为末。每服二钱，温酒下，日三服。《圣济总录》

又　独活　羌活　松节等分

用酒煮过。每日空心饮一杯。　《外台秘要》

历节肿痛，风热攻手指，赤肿麻木；甚则攻肩背、两膝。遇暴热则大便闭。

牛蒡子三两　新豆豉炒　羌活各一两

为末。每服二钱，白汤下。　《本事方》

历节风痛，不可忍者。

用壁虎三枚生研、蛴螬三枚纸包煨研、地龙五条生研、草乌头三枚生研、木香五钱、乳香末二钱半、麝香一钱、龙脑五分，合研成膏，入酒糊捣，丸梧子大。每日空心，乳香酒服三十丸取效。　《圣济总录》

历节风痛，四肢如解脱。

松节二十斤　酒五升

浸三七日。每服一合，日五六服。《外台秘要》

历节走痛，不可忍。

用虎头骨一具涂酥炙黄，捶碎，绢袋盛，置二斗清酒中，浸五宿，随性饮之。妙。　《圣惠方》

白虎风痛，寒热发歇，骨节微肿。

用水牛肉脯一两炙黄，燕窠土、伏龙肝、飞罗面各二两，雌黄一钱，为末。每以少许新汲水和，作弹丸大，于痛处摩之，痛止，即取药抛于热油铛中。　《圣惠方》

白虎风痛，日夜走注，百节如啮。

炭灰五升　蚯蚓屎一升　红花七捻

和熬，以醋拌之，用故布包二包，更互熨痛处，取效。　《圣惠方》

手足痛风，冷痛如虎咬者。

樟木屑一斗　急流水一石

煎极滚泡之，乘热安足于桶上薰之，以草荐围住，勿令汤气入目。其功甚捷。《医学正传》

筋骨风痛。

人参四两酒浸三日，晒干　土茯苓一斤　山慈菇一两

为末，炼蜜丸梧子大。每服一百丸，食前米汤下。　《经验方》

又　用乌龟一个分作四脚，每用一脚入天花粉、枸杞子各一钱二分，雄黄、麝香各五分，槐花三钱，水一碗，煎服。《纂要奇方》

风毒骨痛在髓中。

芍药二分　虎骨一两炙

为末，夹绢袋盛，酒三升渍五日。每服三合，日三服。　《经验方》

诸风，脚膝骨中疼痛，不能践地。

用鹿蹄肉同豉汁、五味煮，食。　孙思邈方

白虎风病。

用猪肉三串，以大麻子一合、酒半盏相合，口含喷上，将肉掰向病处，咒曰：

相州张如意、张得兴是汝白虎，本师急出。乃安肉于床下。瘥。则送于路。神验。《近效方》

一切气痛，不拘男女，冷气、血气、肥气、息贲气、伏梁气、奔豚气，抢心切痛，冷汗喘息欲绝。

天台乌药小者，酒浸一夜，炒　茴香炒　青橘皮去白，炒　良姜炒等分

为末，温酒、童便调下。《家宝方》

诸气痛，欲危者。

饮鹿血立愈。汪颖方

一切走注，气痛不和。

广木香温水磨浓汁，入热酒调服。《简便方》

走注气痛。气痛之病，忽有一处如打扑之状，不可忍，走注不定；静时其处，冷如霜雪。此皆暴寒伤之也。

以白酒煮杨柳白皮，暖熨之。有赤点处，镵去血，妙。凡诸卒肿、急痛，熨之，皆即止。《集验方》

走气作痛。

用酽醋拌麸皮，炒热，袋盛，熨之。《生生编》

风湿走痛。

用两头尖即草乌、五灵脂各一两，乳香、没药、当归三钱，为末，醋糊丸梧子大。每服十丸至三十丸，临卧，温酒下。忌油腻、湿面。孕妇勿服。《瑞竹堂方》

又　牛皮胶一两　姜汁半杯

同化成膏，摊纸上，热贴之，冷即易。甚效。一加乳香、没药一钱。邓笔峰方

风湿身疼，日晡剧者。

麻黄三两　杏仁二十枚　甘草　薏苡仁各一两

以水四升，煮取二升，分再服。

《金匮要略》

湿气身痛。

苍术米泔浸，切，水煎，取浓汁熬膏，白汤点服。《易简方》

四肢疼痛。

山龙胆根细切，用生姜自然汁浸一宿去其性，焙干，捣末。水煎一钱匕，温服之。此与龙胆同类别种，经霜不凋。《图经本草》

皮里作痛，不问何处。

用何首乌末，姜汁调成膏，涂之。以帛裹住火炙鞋底，熨之。《经验方》

皮肤中痛，名癍疮。

用醋和燕窠土，敷之。《千金方》

身上虚痒。

浮萍末一钱，以黄芩一钱同四物汤，煎汤下。《丹溪纂要》

痹

风寒中人成痹，口噤不知人。

以鸡矢白一升炒黄，入酒三升，搅，澄清，饮。葛氏方

治周痹。邪在血脉中，木痹不痛，上下周身，故名。此药主五脏留滞，胃中结聚；益气出毒，润皮毛，补肾气。

用大豆曲一斤炒香为末。每服半钱，温酒调下，日三服。《宣明方》

又　野驼脂炼净一斤，入好酥四两，和匀。每服半匙，加至一匙，日三服。

阴毒冷痹。凡风寒湿痹，骨内冷痛，及损伤入骨，年久发痛，或一切阴疽毒肿。

并宜草乌头，南星等分，少加肉桂为末，姜汁、热酒调涂。未破者，能内消；久溃者，能去黑烂。二药性味辛烈，能破恶块，逐寒热，遇冷即消，遇热即溃。杨清叟方

风痹冷痛。

麻黄去根五两　桂心二两

为末，酒二升，慢火熬如饧。每服一匙，热酒调下，至汗出为度。避风。《圣惠方》

凡风湿冷痹，因水湿所致，浑身上下强直，不能屈伸，痛不可忍者。

于五积散加穿山甲七片，看病在左右手足，或臂胁疼痛处，即于鲮鲤身上取甲炮熟，同全蝎炒十一个，葱姜同水煎，入无灰酒一匙，热服，取汗。避风。甚良。《经验方》

气血凝滞，遍体作痛，不可忍。医或云中风，云中湿，云脚气，药悉不效。

用玄胡索、当归、桂心等分，为末。温酒服三四钱，随量频进，以痛止为度。盖玄胡索能活血化气，第一品药也。赵待制霆因导引失节，肢体拘挛，亦用此，数服而愈。　时珍方

治手足麻痹，或瘫痪疼痛，腰膝痹痛；或打扑伤损，闪肭，痛不可忍。

生川乌不去皮　五灵脂各四两　威灵仙五两洗，焙

为末，酒糊丸梧子大。每服七丸至十丸，盐汤下。忌茶。此药常服，其效如神。　《普济方》

年久麻痹，或历节走气，疼痛不仁，不拘男女。

用草乌头半斤去皮，为末，以袋一个盛豆腐半袋，入乌末在内，再将豆腐填满，压干，入锅中煮一夜，其药即坚如石，取出，晒干，为末。每服五分，冷风湿气，以生姜汤下；麻木不仁，以葱白汤下。　《活人心统》

手足冷麻，风冷气血闭，手足身体疼痛冷麻。

五灵脂二两　没药一两　乳香半两　川乌头一两炮去皮

为末，滴水丸，如弹子大。每用一丸，生姜温酒磨，服。　《本草衍义》

胸痹痛彻心背，喘息咳唾短气，喉中燥痒，寸脉沉迟，关脉弦数，不治，杀人。

用瓜蒌实一枚、薤白半升、白酒七升，煮二升，分二服。

《千金》治胸痹，用薤白四两、半夏一合、枳实半两、生姜一两、瓜蒌实半两，㕮咀，以白戠浆三升，煮一升，温服，日三。

《肘后》治胸痹痛，瘥而复发，薤根五升，捣汁，饮之立瘥。戠音在，酢浆也。

腹皮麻痹不仁者。

多煮葱白食之，即自愈。　危氏方

风淫湿痹，手足不举，筋节挛疼。

先与通关，次以全蝎七个瓦炒，入麝香一字，研匀，酒三盏，空心调服，如觉已透，则止；未透再服。如病未尽除，自后专以婆蒿根洗净，酒煎，日二服。《直指方》

凡手足掣痛，不仁不随者。

朽木煮汤，热渍痛处。甚良。　时珍方

手足麻木，不知痛痒。

霜降后桑叶煎汤，频洗。　《救急方》

手足风湿痹痛，寒湿脚气。

以醋蒸麦麸，互易熨之，至汗出，并良。　时珍方

腰脚冷痹，疼痛有风。

川乌头三个生去皮脐，为散，醋调，涂帛上，贴之，须臾痛止。　《圣惠方》

风痹脚弱。

松叶酒　治十二风痹，不能行。

松叶六十斤细锉，以水四石，煮取四斗九升，以米五斗，酿如常法。别煮松叶

汁，以浸米并馈饭，泥酿封头七日发，澄，饮之，取醉。得此酒力者甚众。《千金方》

风虚冷痹，诸阳不足，及肾虚耳聋。益精保神。

白石英三两坩锅内火煅，酒淬三次，入瓶中，密封，勿泄气。每早温服一锺，以少饭压之。 《千金方》

老人风湿久痹，筋挛骨痛。服此壮肾，润皮毛，益气力。

牛蒡根一升切 生地黄一升切 大豆二升炒

以绢袋盛，浸一斗酒中五六日。任性空心温服二三盏，日二服。 《集验方》

面上木痹。

牛皮胶化，和桂末厚涂一二分。良。《摘玄方》

痿

脾胃弱乏人，痿，黄瘦。

黄雌鸡肉五两 白面七两

切肉作馄饨，下五味，煮熟，空心食之，日一作。益颜色，补脏腑。 《寿亲方》

腰脚痿软，行步不稳者。

萆薢二十四分 杜仲八分

捣，筛。每旦温酒服三钱匕。禁牛肉。 《广利方》

下焦虚冷，脚膝无力，阳事不行。

用羊肾一枚，煮熟，和米粉六两，炼成乳粉，空腹食之。妙。 《心镜方》

一少年新娶后，得脚软病，且疼甚。医作脚气治，不效。

用杜仲一味寸断片折，每以一两用半酒半水一大盏，煎服，三日能行，又三日全愈。此乃肾虚，非脚气也。杜仲能治腰膝痛，以酒行之，则为效容易矣。 谈薮

方

湿气脚软。

章柳根切小豆大，煮熟，更以绿豆同煮为饭，每日食之，以瘥为度。最效。《斗门方》

脚暴软。

赤蓼烧灰，淋汁，浸之；以桑叶蒸窨，立愈。

脚弱病。

用杉木为桶，濯足。排樟脑于两股间，用帛绷定月余。甚妙。 《续博物志》

脚　气

脚气冲心，闷乱不识人。

用白槟榔十二个，为末，分二服，空心暖小便五合调下，日二服；或入姜汁、温酒同服。 《广利方》

又　黍穰一石，煮汁，入椒目一升，更煎十沸，渍脚三四度，愈。 《外台秘要》

又　白矾三两，水一斗五升煎沸，浸洗。 《千金方》

脚气入腹胁，作痞块大如石，闷绝且死，困不知人，搐搦上视。

用杉木节一大升、橘叶切一大升，无叶则以皮代之、大腹槟榔七枚连子碎之、童子小便三大升，共煮一大升半，分为两服。若一服得快，即停后服。此方兼可治霍乱上气闷绝者。柳柳州纂《救死方》云：身验过。

脚气入腹，胀闷喘急。

用威灵仙末，每服二钱，酒下。痛减一分，则药亦减一分。 《简便方》

凡患脚气欲吐，每旦饱食，午后少食，日晚不食，若饥可食豉粥。觉不消，欲致霍乱者。

以高良姜一两，水三升，煮一升，顿服尽，即消。若卒无者，以母姜一两代之，清酒煎服，虽不及高良姜，亦甚效也。　苏恭方

脚气攻注痛。

用生大田螺捣烂，敷两股上，便觉冷趋至足而安；又可敷丹田，利小便。《仇远稗史》

又　萝卜煎汤洗之；仍以萝卜晒干，为末，铺袜内。　《圣济录》

脚气发作，筋骨引痛。

金银花为末。每服二钱，热酒调下。《易简方》

脚气抽掣疼痛。

初发时，即取土乌药不犯铁器，布揩去土，瓷瓦刮屑，好酒浸一宿，次早空心温服，溏泄即愈。入麝香少许尤佳。痛入腹者，以乌药同鸡子，瓦罐中水煮一日，取鸡子切片，蘸食，以汤送下。甚效。《永类钤方》

又　羊角一副烧过，为末，热酒调涂，以帛裹之，取汗。永不发也。

又　蓖麻子七粒去壳，研烂，同苏合香丸贴足心，痛即止也。　《外台秘要》

男妇脚气，骨节及皮肤肿湿疼痛。服此进饮食，健气力，不忘事。

用五加皮四两酒浸、远志去心四两酒浸，并春秋三日，夏二日，冬四日，日干，为末，以浸酒为糊，丸梧子大。每四五十丸，空心温酒下。药酒坏，别用酒为糊丸。　《瑞竹堂方》

又　桃花一升阴干，为末。每温酒细呷之，一宿即消。　《外台秘要》

又　无名异末，化牛皮胶调，涂之，频换。　《易简方》

又　赤小豆和鲤鱼煮食。甚效。《诜方》　此方当治湿肿脚气。

又　木鳖子仁每个作两边麸炒过，切碎，再炒，去油尽为度。每入厚桂半两为末，热酒服二钱，令醉，得汗愈。　《永类钤方》

又　每夜用盐擦腿膝至足甲，淹少时，以热汤泡洗。　《救急方》

又　白芷　芥子等分
为末，姜汁和，涂之。效。　《医方摘要》

又　用樟脑二两、乌头三两，为末，醋糊丸弹子大。每置一丸于足心踏之，下以微火烘之，衣被围覆，汗出如涎为效。

又　皂角　赤小豆
为末，以醋调，贴肿处。　《永类方》

又　镜面草捣烂敷之；亦煮汤洗肿处。　藏器方

又　虎骨和醋浸，洗胫骨，尤良。

又　用木瓜切片，囊盛踏之，自愈。曾有人病此，偶附舟，以足搁瓜袋上，渐觉不痛，归制囊，试之果效。　《名医录》

又　杉木节煮水，浸持，甚效。洗诸疮亦无不瘥。　苏恭方

脚气肿痛成疮。

水蓼煮汁，渍，捋之。

新久脚气。

血竭　乳香等分
同研，以木瓜一个，剜孔入药在内，以面厚裹，沙锅煮烂，连面捣，丸梧子大。每温酒服三十丸。忌生冷。《奇效方》

治脚气诸病。

用荆叶于坛中烧烟，薰涌泉穴及痛处，使汗出则愈。　《永类方》

又　盐三升，蒸熟，分裹近壁，以脚踏之，令脚心热。又和槐白皮蒸之，尤良。夜夜用之。　《食疗本草》

寒湿脚气，腿膝疼痛，行步无力。

葫芦巴_{酒浸一宿，焙}　破故纸_{炒香各四两}

为末，以木瓜切顶去瓤，安药在内，令满胀，顶合住签定，烂蒸捣，丸梧子大。每服七十丸，空心温酒下。　《家藏方》

寒湿脚气疼痛。

牛皮胶一块细切，面炒成珠，研末。每服一钱，酒下。其痛立止。　《万氏方》

又　用团鱼二个，水二斗，煮一斗，去鱼取汁，加苍耳、苍术、寻风藤各半斤，煎至七升，去滓，以盆盛薰蒸，待温浸洗。神效。　《乾坤生意》

又　砖烧红，以陈臭米泔水淬之，乘热布包三快，用膝夹住，棉被覆之，三五次愈。　《扶寿方》

又　川椒二三升，疏布袋盛之，日以踏之。　《大全良方》

脚气上攻，结成肿核，及一切肿毒。

用甘遂末水调，敷肿处；即浓煎甘草汁服，其肿即散。　《百一选方》

风毒脚气。

以铜器取乌犊牛尿三升，饮之，小便利则消。　《肘后方》

又　三白草根捣，酒服，甚有验。

脚气风肿不仁。

蓖麻叶蒸，捣，裹之。日二三易，即消。

脚气腿肿，久不瘥者。

黑附子一个去皮脐，为散，生姜汁调如膏，涂之，药干再涂，肿消为度。《济众方》

脚气胀满，非冷非热，或老弱人病此。

用槟榔仁为末，以壳煎汁，或茶饮调服二钱。甚利。　《外台秘要》

脚气湿疮，极痒有虫。

乌白根为末，敷之，少时有涎出，

良。　《摘玄方》

酒毒脚气。有人嗜酒，日须五七杯，后患脚气甚危。或教以巴戟半两，糯米同炒，米微转色，去米不用、大黄一两锉炒，同为末，熟蜜丸。温水服五七十丸。仍禁酒。遂愈。

脚气或漏根，有一孔，深半寸许，其痛异常。

用人中白煅，有水出，滴入疮口。《证治要诀》

脚肚转筋。

大蒜擦足心，令热，即安；仍以冷水食一瓣。　《摄生方》

又　以故绵浸醋中，甑蒸熟，裹之，冷即易，勿停，取差止。　《外台》

脚气膝浮。

甘松香煎汤淋洗。　时珍方

脚气脾弱。

牛乳_{五升}　硫黄_{三两}

煎三升。每服三合。羊乳亦可。或以牛乳五合煎，调硫黄末一两服，取汗，尤良。　《肘后》

风气脚弱。

孔公孽_{二斤}　石斛_{五两}

酒二斗，浸服。　《肘后方》

脚心肿痛，因久行立致者。

以水和蚯蚓粪厚敷，一夕即愈。《永类钤方》

肾水流注，腿膝挛急，四肢肿痛。

甘遂末二钱，加木香末四钱。每用二钱，以獖猪肾一枚切七窍，入药末在内，湿纸包，煨熟。温酒嚼下，当利黄水为验。　《御药院方》

远行脚肿。

草乌　细辛　防风_{等分}

为末，掺鞋底内；如草鞋，以水微湿掺之。用之可行千里，甚妙。　《经验方》

疠风

一切风疾。久服轻身，明目，黑发，驻颜。

用南烛树春夏取枝叶，秋冬取根皮，细锉五斤，水五斗，慢火煎取二斗，去滓，净锅，慢火煎如稀饧，瓷瓶盛之。每温酒服一匙，日三服。

一方 入童子小便同煎。《圣惠方》

又 青藤膏

用青藤出太平获港上者，二三月采之，不拘多少，入釜内，微火熬七日夜，成膏，收入瓷器内。用时，先备梳三五把，量人虚实，以酒服一茶匙，毕，将患人身上拍一掌，其后遍身发痒不可当，急以梳梳之，要痒止，即饮冷水一口，便解风病。避风数日，良。《集简方》

又 苍耳嫩叶一石切，和麦蘖五升作块，于蒿艾中置二十日，成曲，取米一斗，炊作饭，看冷暖，入曲三升，酿之，封二七日，成熟。每空心暖服。神验。封此酒可两重布，不得令密，密则溢出。忌马肉、猪肉。《食疗本草》

嫩桑叶煎酒，服亦良。《大明方》

一切顽风。

用生草乌头、生天麻各洗，，等分，擂烂，绞汁，倾入盆内。砌一小坑，其下烧火，将盆放坑上，每日用竹片搅一次，夜则露之，晒至成膏，做成小锭子。每一锭分作三服，用葱姜自然汁和，好酒热服。《乾坤秘韫》

一切风毒，并杀三虫肠痔，能进食。若病胃胀满，心闷发热，即宜服之。

五月五日午时，附地刈取苍耳叶洗，曝，捣，下筛。每服方寸匕，或酒或浆水下，日二夜三。若觉吐逆，则以蜜丸。服准计方寸匕数也。风轻者，日二服。若身体作粟，或麻豆出，此为风毒出也，可以针刺，溃去黄汁，乃止。七月七、九月九亦可采用。

三十六风，有不治者，服之悉效。

菖蒲薄切，日干三斤，盛以绢袋 玄水一斛即清酒也

悬浸之，密封一百日，视之如菜绿色，以一斗熟黍米纳中，封十四日，取出，日饮。《夏禹神仙经》

数年风病。

以七叶黄荆根皮、五加根皮、接骨草等分，煎汤，热服，遂愈。

一切风疾，十年二十年者。

牛蒡根一升 生地 枸杞子 牛膝各三升

用袋盛药，浸无灰酒三斗内。每任意饮之。《外台秘要》

一切诸风，不问远近。

柽叶半斤切，枝亦可，荆芥半斤，水五升，煮二升，澄清，入白蜜五合、竹沥五合，新瓶盛之，油纸封，入重汤煮一伏时。每服一小锺，日三服。《普济方》

大风疠疾。

五月五日或六月六日五更，带露采苍耳草，捣，取汁，熬作锭子。取半斤鲤鱼一尾剖开，不去肚肠，入药一锭，线缝，以酒二碗，慢火煮熟，令吃，不过三五个鱼，即愈也。忌盐一百日。《乾坤生意》

又 用冬瓜一个，截去五寸长，去瓤。掘地坑深三尺，令净，安瓜于内。以乌蛇胆一个、消梨一个，置于瓜上，以土隔盖之。至三七日，看一度，瓜未甚坏，候七七日，三物俱化为水在瓜皮内，取出。每用茶脚，以酒和服之，三两次立愈。名龙胆膏。治风疾，神效。小可风

病，每服一匙头。　《博济方》

又　摩勒香一斤即乳香内光明者细研，入牛乳五升、甘草末四两，瓷盒盛之，安桌上。置中庭安剑一口。夜于北极下祝祷，去盒盖露一夜。次日，入甄中蒸，炊三斗米熟即止。夜间，依前祝，露，又蒸，如此三次乃止。每服一茶匙，空心及晚食前，温酒调服，服后当有恶物出。至三日三夜乃愈也。　《圣惠方》

又　用乌蛇三条蒸熟，取肉焙，研末，蒸饼，丸米粒大，以喂乌鸡，待尽，杀鸡烹熟，取肉焙，研末，酒服一钱；或蒸饼丸服。不过三五鸡，即愈。　《治例方》

又　浮萍草三月采，淘三五次，窨三五日，焙，为末，不得见日。每服三钱，食前温酒下。常持观音圣号。忌猪鱼雉蒜。

又方　七月七日取紫背浮萍日干，为末半升，入好消风散五两。每服五钱，水煎，频饮；仍以煎汤洗浴之。　《十便良方》

又　用凌霄花五钱、地龙焙、僵蚕炒、全蝎炒各七个，为末。每服一钱，温酒下。先以药汤浴过，服此出臭汗为效。《洁古家珍》

僧普明居五台山，患大风，眉发俱坠，哀苦不堪。忽遇异人，教服长松，示其形状。明采服之，旬余，毛发俱生，颜色如故。　时珍方

又　何首乌大而有花纹者一斤，米泔浸一七，九蒸九晒，胡麻四两九蒸九晒，为末。每酒服二钱，日二。　《圣惠方》

大风恶疾，双目昏盲，眉毛自落，鼻梁崩倒，势不可救。

用皂角刺三斤烧灰，蒸一时久，日干，为末。食后，浓煎大黄，调一匕饮之。一旬，眉发再生，肌润目明。　《神仙传》

大风恶疾。眉发脱落。

以桑柴灰，热汤淋，取汁，洗头面；以大豆水研浆，解泽灰味，弥佳。次用热水入绿豆面，濯之。三日一洗头，一日一洗面，不过十度，良。　《圣惠方》

又　侧柏叶九蒸九晒，为末，炼蜜丸梧子大。每服五丸至十丸，日三夜一，服百日即生。　《圣惠方》

大风疠疾，眉发脱落，遍身顽痹。

禹余粮二斤　白矾一斤　青盐一斤

为末，罐子固济，炭火一秤煅之，从辰至戌，候冷研粉，埋土中，三日取出，每一两入九蒸九曝炒熟胡麻末三两。每服二钱，荆芥茶下，日二服。取效。　《圣惠方》

疠风鼻塌，手指挛曲，节间痛，不可忍，渐至断落。

用蓖麻子一两去皮、黄连一两锉豆大，以小瓶子入水一升同浸，春夏二日、秋冬五日后，取蓖麻子一枚掰破，而更以浸药水吞之，渐加至四五枚。微利不妨。瓶中水尽，更添。两月后，吃大蒜、猪肉试之，如不发，是效也；若发动，再服，直候不发乃止。　杜任方

疗大风癨痹。

八月断大槐枝，候生嫩蘖，煮汁，酿酒，饮。甚效。　《别录》

大风热痰。

用黄老茄子大者，不计多少，以新瓶盛，埋土中，经一年尽化为水，取出，入苦参末，同丸梧子大。食已及卧时，酒下三十丸。甚效。　《图经本草》

疠风成癞。

用东行蝎虎一条焙干、大蚕砂五升水淘，炒，各为末。以小麦面四升拌作络索，曝干，研末。每服一二合，煎柏叶汤下，日三服。取效。　《卫生宝鉴》

又　取白蜜一斤、生姜二斤捣取汁。先称铜铛斤两，下姜汁于铛中称之，令知斤两；即下蜜于铛中和姜汁，又称之，看共几斤两。用微火煎，令姜汁尽，称蜜斤两在即，药已成矣。患三十年癫者，平旦服枣许大一丸，一日三服，温酒下。忌生冷、醋滑臭物。功用甚多，不能一一具述。　《食疗方》

又　用鲨鱼胆、生白矾、生绿矾、腻粉、水银、麝香各半两，研，不见星。每服一钱，井华水下，取下五色涎，为妙。《圣济总录》

又　用苦参五两切，以好酒三斗，渍三十日。每服一合，日三服，常服不绝，若觉痹，即瘥。　苏颂方

一方　用苦参末二两，以猪肚盛之，缝合，煮熟，取出，去药。先饿一日，次早先饮新水一盏，将猪肚食之；如吐，再食，待一二时，以肉汤调无忧散五七钱服，取出大小虫一二万，为效。后以不蛀皂角一斤去皮子煮汁，入苦参末调糊，下何首乌末二两、防风末一两半、当归末一两、芍药末五钱、人参末三钱，丸梧子大。每服三五十丸，温酒或茶下，日三服。仍用麻黄、苦参、荆芥煎水洗之。张子和方

又　用黄柏末、皂角刺灰各三钱，研匀，空心酒服，取下虫物，并不损人。食白粥两三日，服补气药数剂。名神效散。如四肢肿，用针刺出水，再服。忌一切鱼肉发风之物。取下虫大小长短，其色不一，约一二升，其病乃愈也。　《仁存方》

又　大风子油一两　苦参末三两

入少酒，糊丸梧子大。每服五十丸，空心温酒下；仍以苦参汤洗之。　《普济方》

又　枫子木烧存性，研，轻粉，为末，麻油调搽。极妙。　《经验良方》

又　火麻仁三升淘，晒，以酒一斗浸一夜，研，取白汁滤入瓶中，重汤数沸收之。每饮一小盏，兼服茄根散、乳香丸取效。　《圣惠方》

大风疮裂。

大枫子烧存性，和麻油、轻粉研，涂；仍以壳煎汤，洗之。　《卫生方》

治癫风及热毒、风疮、疥癣。

九月末，掘取苦参去皮，曝干，取粉一斤，枳壳麸炒六两，为末，蜜丸。酒下三十丸，日二服，夜一服。一方去枳壳。《圣济总录》

蚺蛇酒　治诸风瘫痪，筋挛骨痛，痹木搔痒；杀虫，辟瘴及疠风疥癣恶疮。

用蚺蛇肉一斤、羌活一两，绢袋盛之，用糯米二斗蒸熟。安曲于缸底，置蛇于曲上，乃下饭密盖，待熟，取酒，以蛇焙，研，和药。其酒每随量，温饮数杯。忌风及欲事。亦可袋盛浸酒饮。　《集简方》

大风癞疮，营气不清，久风入脉，因而成癞，鼻坏色败。

用黄精根去皮，水洗净二斤曝干，纳粟米饭中，蒸至米熟，时时食之。　《圣济总录》

风水恶风，汗出身重，脉浮。

防己一两　黄芪一两二钱半　白术七钱半　炙甘草半两

锉散。每服五钱，生姜四片、枣一枚，水二盏，煎八分，温服。良久再服。腹痛加芍药。亦治风湿相搏，关节沉痛，微肿恶风。　仲景方

患湿风恶气。

大鳝作臛，空腹饱食，暖卧取汗出如胶，从腰脚中出，候汗干，暖五枝汤浴之。避风。三五日一作。甚妙。　孟诜

风痒如虫。

成炼雄黄　松脂等分

研末，蜜丸梧子大。每饮下十丸，日三，服百日。不忌酒肉盐豉。　《千金方》

体如虫行，风热也。

盐一斗　水一石

煎汤，浴之三四次。亦疗一切风气。《外台秘要》

通身风痒。

凌霄花为末，酒服一钱。　《医学正传》

皮肤风痒。

蝉蜕　薄荷叶等分

为末。酒服一钱，日三。　《集验方》

又　牛蒡茎叶煮汁，作浴汤。去皮间习习如虫行。　孟诜方

头面诸风。

香白芷切，以萝卜汁浸透，日干，为末。每服二钱，白汤下；或以嗜鼻。《直指方》

本草单方卷七

海虞缪希雍仲淳甫
延陵庄继光敛之甫　选
云间康　滋文初甫
延陵于舜玉执侯甫　同汇

破 伤 风

破伤中风。凡闪脱折骨诸疮，慎不可当风、用扇，中风则发痓，口噤，项急，杀人。

急饮竹沥二三升。忌冷饮食及酒。竹沥卒难得，可合十许束，并烧取之。《外台秘要》

又　雄黄　白芷等分

为末。酒煎，灌之，即苏。　《经验方》

又　苏方木为散，三钱酒服，立效。名独圣散。　《普济方》

又　用生蟹二两半切，剁如泥，入花椒一两，同酒炒熟，再入酒二盏半，温热服之，少顷，通身汗出。神效。

又　威灵仙半两　独头蒜一个　香油一钱

同捣烂，热酒冲服，汗出即愈。《易简方》

又　蟾酥二钱汤化为糊　干蝎酒炒　天麻各半两

为末，合捣，丸绿豆大。每服一丸至二丸，豆淋酒下。　《圣惠方》

又　乱发如鸡子大，无油器中熬焦黑，研，以好酒一盏沃之，入何首乌末二钱，灌之，少顷再灌。　《本草衍义》

又　腊月收取狐目，阴干。临时用二目一副，炭火微烧存性，研末，无灰酒服之。神效无比。　时珍方

又　用火命妇人取无根水一盏，入百草霜调，捏作饼，放患处，三五换。如神。　《试验方》

又　用病人耳中膜，并刮爪甲上末，唾调，涂疮口，立效。　《儒门事亲》

又　用蛴螬，将驼脊背捏住，待口中吐水，就取抹疮上，觉身麻汗出，无有不活者。一小儿额上跌破，七日成风。依此治之，时间就愈。　《婴童百问》

治打扑金刃伤，及破伤风，伤湿，发病强直，如痫状者。

天南星　防风等分

为末，水调敷疮上，出水为妙；仍以温酒调服一钱。已死，心尚温者，热童便调灌三钱。名夺命散，亦名玉真散。斗殴内伤、坠压者，酒和童便连灌三服，即苏。亦可煎服。　《三因方》

破伤风病，发热。

《医学正传》用蝉蜕炒，研，酒服一钱。神效。

《普济方》用蝉蜕为末，葱涎调，涂

破处，即时取去恶水，立效。名追风散。

治破伤风，有表证未解者。

用江鳔半两炒焦、蜈蚣一对炙，研，为末。以防风、羌活、独活、川芎等分，煎汤，调服一钱。

破伤风湿，如疟者。

以黄蜡一块，热酒化开服，立效。与玉真散对用，尤妙。　《瑞竹堂方》

破伤风肿。

新杀猪肉，乘热割片，贴患处，连换三片，其肿立消。　《简便方》

破伤风水肿，痛不可忍。

麝香末一字，纳疮中，出尽脓水，便效。　《普济方》

破伤中风，病传入里。

用左蟠龙即野鸽粪、江鳔、白僵蚕各炒半钱，雄黄一钱，为末，蒸饼，丸梧子大。每服十五丸，温酒下，取效。　《保命集》

破伤风病，无问表里，角弓反张。

秋蝉一个　地肤子炒八分　麝香少许

为末。酒服二钱。　《圣惠方》

破伤中风，身如角弓反张，筋急口噤者，用守宫丸治之。

守宫炙干，去足七枚　天南星酒浸三日，晒干一两　腻粉半钱

为末，以薄面糊丸绿豆大。每以七丸，酒灌下，少顷，汗出得解；更与一服，再汗，即瘥。或加白附子一两，以蜜丸。　《圣惠方》

破伤风搐，口噤强直者。

用鱼胶烧存性一两、麝香少许，为末。每服二钱，苏木煎汤调下。名香胶散。仍煮一钱封疮口。　《保命集》

破伤湿气，口噤强直。

用牡蛎粉，酒服二钱；仍外敷之，取效。　《三因方》

破伤风口噤。

用大豆一升，熬，去腥气，勿使太熟，杵末，蒸令气遍，取下甑，以酒一升淋之。温服一升，取汗。敷膏疮上，即愈。　《千金方》

破伤风痫，口噤身强。

肉苁蓉切片，晒干。用一小盏，底上穿一孔，烧烟于疮上薰之。累效。　《卫生总微》

破伤中风，牙关紧急。

天南星　防风等分

为末。每服二三匙，童子小便五升，煎至四升，分二服，即止也。　《经验方》

破伤风疮，作白痂无血者，杀人最速。

以黄雀粪直者，研末，热酒服半钱。《普济方》

挛

转筋挛急。

松节一两锉如米大　乳香一钱

银石器慢火炒焦，存一二分性，出火毒，研末。每服一二钱，热木瓜酒调下。一应筋病皆治之。　《秘宝方》

脚筋挛痛。

用木瓜数枚，以酒水各一半煮烂，捣膏，乘热贴于痛处，以帛裹之，冷即换，日三五度。　《食疗本草》

腰脚风血积冷，筋急拘挛疼痛者。

取茄子五十斤切，洗，以水五斗，煮取浓汁，滤去滓，更入小铛中煎至一升以来，即入生粟粉，同煎令稀稠得所，取出搜和，更入麝香、朱砂末，同丸如梧子大。每旦用秫米酒送下三十丸，近暮再服，一月乃瘥。男子女人通用，皆验。《图经本草》

眩　晕

诸风头晕。

苍耳叶晒干，为末。每服一钱，酒调下，日三服。若吐则以蜜丸梧子大，每服二十丸，十日全好矣。　《经验方》

又　天麻丸

消风化痰，清利头目，宽胸利膈；治心忪烦闷，头运欲倒，项急，肩背拘倦，神昏多睡，肢节烦痛，皮肤搔痒，偏正头痛，鼻齆，面目虚浮，并宜服之。

天麻半两　芎䓖二两

为末，炼蜜丸，如芡子大。每食后嚼一丸，茶酒任下。　《普济方》

头目眩运，甚则屋转眼黑，或如物飞，或见一为二。

用鹿茸半两、无灰酒三盏，煎一盏，入麝香少许，温服。

头目虚运。

车风一个即鹰头也去毛，焙　川芎一两

为末。酒服三钱。　《选奇方》

又　䴔鸠煮炙食之，顿尽一枚，至验。　《嘉祐方》

旋风眩冒。

用鸱头一枚炒黄　真蔄菇　白术各一两　川椒半两炒去汗

为末。蜜和，丸梧子大。每酒下二十丸。　《圣惠方》

老人风眩

用白羊头一具，如常治，食之。

风热上冲，头目运眩，或胸中不利。

川芎　槐子各一两

为末。每服三钱，用茶清调下；胸中不利，以水煎服。　洁古《保命集》

失血眩运。凡伤胎去血，产后去血，崩中去血，金疮去血，拔牙去血，一切去血过多，眩运闷绝，不省人事。

当归二两　芎䓖一两

每用五钱，水七分、酒三分，煎七分，热服，日再。　《妇人良方》

癫　狂

一切惊忧，思虑多忘，及心气不足，癫痫狂乱。

獖猪心二个切，入大朱砂二两、灯芯三两在内，麻扎，石器煮一伏时，取出砂，为末，以茯神末二两，酒打薄糊，丸梧子大，每服九丸至十五丸、二十五丸，麦门冬汤下；甚者，乳香入人参汤下。《百一选方》

风癫百病。

麻子四升　水六升

猛火煮，令芽生，去滓，煎取二升，空心服之。或发，或不发，或多言语，勿怪之，但令人摩手足，顿定，进三剂愈。　《千金方》

又　鹊巢多年者，烧灰，水服，疗癫狂鬼魅，及蛊毒。仍呼祟物名号。亦敷瘘疮，良。　《日华》

治失心癫狂。

用真郁金七两、明矾三两，为末，薄糊丸梧子大。每服五十丸，白汤下。有妇人癫狂十年，至人授此，初服心胸间有物脱去，神气洒然。再服而苏。此惊忧痰血，络聚心窍所致。郁金入心，去恶血；明矾化顽痰故也。　时珍方

又　用狗肝一具批开，以黄丹、硝石各一钱半，研匀，擦在内，用麻缚定，水一升煮熟，细嚼，以本汁送下。名黄石散。　《杨氏家藏》

卒发癫狂。

葶苈一升捣三千杵，取白犬血和，丸麻子大。酒服一丸，三服取瘥。　《肘后方》

又 自经死绳烧末，水服三指撮。陈蒲煮汁服，亦佳。

治狂癫不能语，不识人。

驴生脂，和酒服三升。 《孟诜方》

狂癫谬乱，不识人。

伏龙肝末，水服方寸匕，日三升。《千金方》

火惊失心。

霹雳木煮汁，服之；又挂门户大厌火灾。 藏器

热病狂邪，不避水火，欲杀人。

苦参末，蜜丸梧子大。每服十丸，薄荷汤下；亦可为末，二钱，水煎服。《千金方》

病笑不休。

沧盐煅赤，研，入河水煎沸，啜之，探吐热痰数升，即愈。 《儒门事亲》

痫

风痰痫疾。

大皂角半斤去皮子，以蜜四两涂上，慢火炙透，捶碎，以热水浸一时，挼取汁，慢火熬成膏，入麝香少许，摊在夹绵纸上晒干，剪作纸花，每用三四片，入淡浆水一小盏中洗淋下，以筒吹汁入鼻内，待痰涎流尽，吃脂麻饼一个，涎尽即愈。立效。名五痫膏。治诸风取痰如神。《普济方》

又 金灯花根似蒜者一个，以茶清研如泥。日中时，以茶调下，即卧日中，良久，吐鸡子大物，永不发。如不吐，以热茶投之。 《奇效良方》

又 天南星煨香一两 朱砂一钱

为末，猪心血丸梧子大。每防风汤化一丸。 《普济方》

又 九节菖蒲不闻鸡犬声者，去毛，木臼捣末，以獖猪心一个批开，砂罐煮

汤。调服三钱，日一服。 《医学正传》

又 生川乌头去皮二钱半 五灵脂半两

为末，猪心血丸梧子大。每姜汤化服一丸。

又生白矾一两 细茶五钱

为末，炼蜜丸如梧子大。一岁十丸，茶汤下；大人五十丸。久服，痰自大便中出，断除病根。名化痰丸。 《笔峰杂兴》

风痰迷心，癫痫及妇人心风血邪。

用甘遂二钱为末，以猪心取三管血，和药入猪心内，缚定，纸裹，煨熟，取末，入辰砂末一钱，分作四丸。每服一丸，将猪心煎汤调下，大便恶物为效。不下，再服。 《济生方》

又 熟艾于阴囊下，谷道正门当中间，随年岁灸之。 《斗门方》

久近风痫。

凌霄花或根叶为末，每服三钱，温酒下，服毕，解发，不住手梳。口噙冷水，温则吐去，再噙再梳，至二十日乃止。如此，四十九日绝根。百无所忌。 《奇效方》

多年痫病。

取腊月啄木鸟一个、无灰酒三升。先以瓦罐铺荆芥穗一寸厚，安鸟于上，再以穗盖一寸，倾酒入内，盐泥固济，炭火煅之，酒干为度，放冷取出，为末，入石膏二两、铁粉一两、炮附子一两、朱砂、麝香各一分，龙脑一钱，共研匀。每服一钱，先服温水三两口，以温酒一盏调服，即卧。发时又一服，间日再服，不过十服，即愈。 《保幼大全》

三十年痫，一切气块宿冷恶病。

苦参一斤 童子小便一斗二升

煎至六升，和糯米及曲，如常法作酒服，但腹中诸病皆治。酒放二三年不坏。多作救人，神效。 《圣惠方》

痫疾发作，涎潮搐搦，时作谵语。

虎睛一对微炒　犀角屑　大黄　远志去心各一两　栀子仁半两

为末，炼蜜丸绿豆大。每温服二十丸。

诸风膈痰，诸痫涎涌。

用瓜蒂炒为末，量人以酸齑水一杯调下，取吐。风痫，加蝎稍半钱；湿气肿满，加小豆末一钱；有虫，加狗油五七点、雄黄一钱。甚则加芫花半钱。立吐虫出。　《活法机要》

风痫，喉风咳嗽及遍身风疹，急中涎潮等证。不拘大人小儿，此药不大吐逆，只出涎水。

瓜蒂为末，壮年服一字，老少半字，早晨井华水下，一食顷，含砂糖一块，良久，涎如水出，年深者出墨涎有块，布水上也。涎尽，食粥一两口。如吐多，人困甚，即以麝香泡汤一盏饮之，即止。

暗风痫疾。

用腊月乌鸦一个，盐泥固济于瓶中，煅过放冷，取出，为末，入朱砂末半两。每服一钱，酒下，日三服。不过十日，愈。

又方　用浑乌鸦一个瓶固，煅，研　胡桃七枚　苍耳心子七枚

为末。每服一钱，空心热酒下。　并《保幼大全》

暗风痫疾，忽然仆地，不知人事，良久方醒。

蛇黄火煅，醋淬七次，为末。每调酒服二钱，数服愈。年深者亦效。　《危氏方》

惊　悸

惊悸因虚劳而得，补虚止惊，令人能食。

紫石英五两打如豆大，水淘一遍，以水一斗，煮取三升，细细服，或煮粥食。水尽，可再煎之。　张文仲方

治思虑过度，劳伤心脾，健忘怔忡，虚烦不眠，自汗惊悸。

用龙眼肉、酸枣仁炒、黄芪炙、白术焙、茯神各一两，木香半两、炙甘草二两半，㕮咀。每服五钱，姜三片、枣一枚，水二锺，煎一锺，温服。名归脾汤。《济生方》

治心神不定，恍惚健忘，不乐，火不下降，水不上升，时复振跳，常服滋阴养火全心气。

茯神二两去皮　沉香半两

为末，炼蜜丸小豆大。每服三十丸，食后人参汤下。名朱雀丸。　《百一选方》

惊悸善忘。心脏不安，上膈风热，化痰安神。

白石英一两　朱砂一两

为散。每服半钱，食后煎金银汤下。《济众方》

又　预知散　治惊悸健忘。

用虎骨酥炙、白龙骨、远志肉等分，为末。生姜汤服，日三。服久，则令人聪慧。　《永类钤方》

惊气入心络，暗，不能言语者。

用密陀僧末一匕，茶调服，即愈。

振悸不眠。

用酸枣仁二升，茯苓、白术、人参、甘草各二两，生姜六两，水八升，煮三升，分服。　《图经本草》

悸病后，目不瞑。

郁李酒饮之，使醉，即愈。所以然者，目系内连肝胆。恐则气急，胆横不下。郁李能去结，随酒入胆，结去胆下，则目能瞑矣。此盖得肯綮之妙者也。

恶梦惊扰，通宵不寐。

用辰砂如箭簇者，以绛囊盛，置髻中，即夜寝无梦，神魂安静，涉旬无不验者。道书谓：丹砂辟恶安魂，此可征也。

好魇多梦。

烧人灰置枕中、履中，自止。　《本草拾遗》

健　忘

心孔悯塞，多忘善误。

丁酉日密自至市，买远志着巾角中还，为末服之，勿令人知。　《肘后方》

又　取商陆花阴干百日，捣末。日暮，水服方寸匕，乃卧，思念所欲事，即于眠中醒悟也。　苏颂方

心虚风邪，精神恍惚健忘。

以铁铧久使者四斤，烧赤，投醋中七次，打成块，水二斗浸七日。每食后服一小盏。　时珍方

治健忘，益聪智。

七月七日取菖蒲为末，酒服方寸匕，并令饮酒不醉。忌铁器。　《千金方》

又　用戊子日取东引桃枝二寸枕之。

又　五月五日日未出时，取东引桃枝刻作三寸木人，着衣领带中佩之。　《千金方》

治健忘

七月七日收麻勃一升　人参二两

为末，蒸，令气遍。每临卧服一刀圭，能尽知四方之事。此乃治健忘，服之能记四方事也。陶云：逆知未来事，言过矣。　《范汪方》

又　七月七日取蛛网，置衣领中，勿令人知。　《别录》

又　五月五日收鳖爪，藏衣领中，令人不忘。　《肘后方》

汗①　附汗斑

自汗盗汗，常出为自汗，睡中出为盗汗。用五倍子研末，津调填脐中，缚定一夜即止也。　集灵方

又　每夜卧时，带饥吃黄饼一枚，不过数日即止。　《医林集要》

又　死人席缘烧灰，煮汁浴身自愈。时珍方

诸虚自汗，夜卧即甚，久则枯瘦。

黄芪麻黄根各一两牡蛎米泔浸洗，煅过

为散，每服五钱，水二盏，小麦百粒煎服。　《和剂局方》

怔忡自汗，心不足也。

人参半两当归半两獖猪腰子二个，以水二盏，煮至一盏半，取腰子细切，人参、当归同煎至八分，空心吃腰子。以汁送下。其滓焙干为末，以山药末作糊，丸绿豆大，每服五十丸，食远，枣汤下，不过两服即愈。一方加乳香二钱。《百一选方》

心虚自汗不睡者。

用獖猪心一个，带血破开，入人参、当归各二两，煮熟去药，食之。不过数服即愈。　《证治要诀》

心闷汗出不识人。

新汲水和蜜饮之甚效。　《千金方》

血虚心汗。别处无汗，独心孔有汗。思虑多则汗亦多，宜养心血。

以艾汤调茯神末，日服一钱。　《证治要诀》

病后虚汗，口干心燥。

地黄五两，水三盏，煎一盏半，分叁服，一日尽。　《圣惠方》

病后虚汗，及目中流汗。

杜仲　牡蛎等分

为末。卧时水服五匕，不止，更服。

---

① 汗附汗斑……一日尽《怪惠方》：原本脱，据清·顺治十五年本补。

《肘后方》

虚汗无度。

麻黄根　黄芪等分

为末，飞面糊丸梧子大。每用浮麦汤下百丸，以知为度。　《试验方》

湿温多汗，妄言烦渴。

石膏　炙甘草等分

为末。每服二钱匕，浆水调下。　庞安常方

食即汗出，乃脾胃虚也。

猪肝一斤薄切片，瓦上焙干，为末，白粥布绞汁，众手丸梧子大。空心饮下五十丸，日五。　《心镜方》

风热汗出。

水和云母粉，服三钱，不过再服，立愈。　《千金翼方》

盗汗不止。

太平白芷一两　辰砂半两

为末。每服二钱，温酒下。屡验。《集验方》

又　酸枣仁　人参　茯苓等分

为末。每服一钱，米饮下。　《简便方》

又　以豉三升微炒香，清酒三升渍三日，取汁，冷暖任服。不瘥，更作三两剂，即止。　《孟诜方》

又　麻黄根　椒目等分

为末。每服一钱，无灰酒下；外以麻黄根、故蒲扇为末扑之。　《奇效良方》

又　经霜桑叶研末，米饮服。

脾虚盗汗。

白术四两切片。以一两同土炒，以一两同牡蛎炒，一两同石斛炒，一两同麦麸炒。捡术为末。每服三钱，食远粟米汤下，日三服。　丹溪方

盗汗阴汗。

麻黄根、牡蛎粉扑之。

卒汗不止。

牛羊脂温酒频化，服之。　《外台方》

脚底多汗。

烧人场上土，铺于鞋底内蹉之；灰亦可。　《集玄方》

赤白汗斑。

白附子　硫黄等分

为末，姜汁调稀，茄蒂蘸擦，日数次。　《简便方》

夏月汗斑如疹。

用密陀僧八钱、雄黄四钱。先以姜片擦热，仍以姜片蘸末搽之，次日即焦。《活人心镜》

不得卧　附嗜卧

胆虚不眠，心多惊悸。

用酸枣仁一两炒香，捣为散。每服二钱，竹叶汤调下。

又　用马头骨灰、乳香各一两，酸枣仁炒二两，为末。每服二钱，温酒服。《圣惠方》

治胆热虚劳不眠。

榆叶同酸枣仁等分，蜜丸，日服。时珍方

胆风毒气，虚实不调，昏沉多睡。

用酸枣仁一两生用、全挺腊茶二两，以生姜涂炙微焦，为散。每服二钱，水七分，煎六分，温服。　《济众方》

日不得暝，乃阳气盛，不得入于阴，阴气虚，故目不得暝。治法，饮以半夏汤。

用流水千里外者八升扬之万遍，取其清五升，煮之，炊苇薪火，置秫米一升、半夏五合，徐炊，令竭为一升，去滓。饮汁一小杯，日三饮，以知为度。　《灵枢经》

夜不合眼，难睡。

灯草煎汤，代茶饮，即得睡。　《集简方》

男妇面无血色，食少嗜卧。

苍术一斤　熟地黄半斤　干姜炮冬一两，春秋七钱，夏五钱

为末，糊丸梧子大。每温水下五十丸。《拔萃方》

饱食便卧，得谷劳病。令人四肢烦重，嘿嘿欲卧，食毕辄甚。

用大麦蘖一升、椒一两并炒、干姜三两，捣末。每服方寸匕，白汤下，日三。《肘后方》[①]

不 能 食

脾胃虚弱，不思饮食。

生姜半斤取汁　白蜜十两　人参四两

银锅煎成膏。每米饮调服一匙。《普济方》

又　平胃散一斤，入干糖糟炒二斤半、生姜一斤半、红枣三百个煮取肉，焙干，通为末。逐日点汤服。

脾弱不食。

大豆黄二斤　大麻子三升

熬香，为末。每服一合，饮下，日四五服，任意。《千金方》

脾胃虚弱，饮食减少，易伤难化，无力肌瘦。

用干姜频研四两，以白饧切块，水浴过，入铁铫熔化，和丸梧子大。每空心米饮下三十丸。《十便方》

脾胃俱虚，不能消化水谷，胸膈痞闷，腹胁膨胀，连年累月，食减嗜卧，口无味。

神曲六两　麦蘖炒三两　干姜炮四两　乌梅肉焙四两

为末，蜜丸梧子大。每米饮服五十丸，日三服。《和剂局方》

腹中虚冷，不能饮食，食辄不消，羸弱生病。

苍术二斤　曲一斤炒

为末，蜜丸梧子大。每服三十丸，米汤下，日三服。大冷，加干姜三两；腹痛，加当归三两；羸弱，加甘草二两。《肘后方》

脾胃虚冷，不下食，积久羸弱，成瘵者。

用温州白干姜，浆水煮透，取出，焙干，捣末；陈廪米煮粥饮，丸梧子大。每服三五十丸，白汤下。其效如神。《图经本草》

脾胃虚弱，胸膈不快，不进饮食。

用毕澄茄为末，姜汁打神曲糊，丸梧子大。每姜汤下七十丸，日二服。《济生方》

理脾快气。

青橘皮一斤日干，焙，研末　甘草一两　檀香末半两

和匀收之。每用一二钱，入盐少许，白汤点服。

快膈进食。

麦蘖四两　神曲二两　白术　橘皮各一两

为末，蒸饼，丸梧子大。每人参汤下三五十丸。效。

启脾进食。

用谷蘖四两为末，入姜汁、盐少许，和作饼，焙干，入炙甘草、砂仁、白术麸炒各一两为末，白汤点服之；或丸服。《澹寮方》

喑

肺壅失音。

杉木烧炭，入碗中，以小碗覆之，用汤淋下，去碗饮水。不愈再作，音出乃

---

① 此下原本脱一页，清·顺治十五年本亦脱，待补。

止。　《集简方》

声失不出。

马屁勃　马牙硝_{等分}

研末，砂糖和，丸芡子大，噙之。
《摘玄方》

失音不语。

东家鸡栖木烧灰，水服尽一升。效。
藏器

又　人乳　竹沥各二合，温服。
《摘玄方》

卒然失音。

用生大豆一升、青竹算子四十九枚，
长四寸阔一分。水煮熟，日夜二服，瘥。
《孟诜方》

治哑病。

蝉蜕研末一钱，井花水服。藏器

消　瘅

消渴引饮。

用人参一两，葛粉二两，为末。发时
以煻猪汤一升，入药三钱、蜜二两，慢火
熬至三合，状如黑饧，以瓶收之。每夜以
一匙含咽，不过三服，取效也。　《圣济
总录》

三消渴疾。

以鲶鱼涎和黄连末为丸。乌梅汤每服
五七丸，日三服，取效。　苏颂方

又　用麦门冬鲜肥者二大两、宣州黄
连九节者二大两去，两头尖三五节，小刀
子理去皮毛，吹去尘，更以生布摩拭称
之，捣末，以肥大苦瓠汁浸麦门冬，经
宿，然后去心，即于臼中捣烂，纳黄连末
和丸，并手丸如梧子大。食后饮下五十
丸，日再。但服两日，其渴必定。若重
者，即初服一百五十丸，二日服一百二十
丸，三日一百丸，四日八十丸，五日五十
丸。合药要天气晴明之夜，方浸药，须静

处，禁妇人、鸡犬见之。如觉可时，只服
二十五丸，服讫觉虚，即取白羊头一枚治
净，以水三大斗煮烂，取汁约一斗，细细
饮之，勿食肉，勿入盐，不过三剂，平复
也。　《集验方》

又　用猪脊骨一尺二寸、大枣四十九
枚、新莲肉四十九粒、炙甘草二两、西木
香一钱，水五碗，同煎，取汁，渴则饮
之。　《三因方》

又　白芍药　甘草_{等分}

为末。每用一钱，水煎服，日三服。
有患此九年，服药止而复作。得是方，服
之七日，顿愈。古人处方殆不可晓，不可
以平易而忽之。　《经验方》

又　梅花汤

用糯壳炒出白花、桑根白皮等分，每
用一两，水二碗煎汁，饮之。　《三因
方》

又　腊月或端午日，用泥固济牡蛎煅
赤，研末。，每服一钱，用活鲫鱼煎汤调
下，只二三服，愈。　《经验方》

又　用鲫鱼一枚去肠留鳞，以茶叶填
满，纸包，煨熟，食之。不过数枚，即
愈。　《吕氏心统》

又　用瓜蒌根、黄连三两，为末，蜜
丸梧子大。每服三十丸，日二。

又　玉壶丸

用瓜蒌根、人参等分，为末，蜜丸梧
子大。每服三十丸，麦门冬汤下。忌酒面
炙煿。　《圣惠方》

又　用香水梨，或鸭梨，或江南雪梨
皆可，取汁，以蜜汤熬成，瓶收。无时以
热水或冷水调服，愈乃止。　《普济方》

又　韭苗日用三五两，或炒，或作
羹，勿入盐，入浆无妨，吃至十斤，即
住。极效。过清明勿吃。　秦宪副方

又　用五灵脂、黑豆去皮等分，为

末。每服三钱，冬瓜皮汤下。无皮用叶，亦可。日二服，不可更服热药，宜八味丸去附子，加五味子。若小渴者，二三服，即止。　《保命集》

又　独圣散

用出了子萝卜三枚净洗，切片，日干，为末。每服二钱，煎猪肉汤澄清，调下，日三服，渐增至三钱。生者，捣汁亦可；或以汁煮粥，食之。　《图经本草》

又　晚蚕砂焙干，为末。每用冷水下二钱，不过数服。　《斗门方》

又　乌豆置牛胆中阴干，百日吞尽，即瘥。　《肘后方》

又　白浮石　蛤粉　蝉壳等分

为末，鲫鱼胆汁七个调服三钱。神效。

又　用雄猪肚一枚，入黄连末五两，瓜蒌根、白粮米各四两，知母三两、麦门冬二两，缝定，蒸熟，捣，丸如梧子大。每服三十丸米饮下。　仲景方

又　用泥鳅鱼十头阴干，去头尾烧灰、干荷叶等分，为末。每服二钱，新汲水调下，日三。名沃焦散。　《普济方》

消渴饮水，日夜不止，小便数者。

用田螺五升、水一斗，浸一夜，渴即饮之，每日一换水及螺；或煮食，饮汁，亦妙。　《心镜方》

一用糯米二升煮稀粥一斗，冷定，入田中活田螺三升在内，待食粥尽，吐沫出，乃收，饮之，立效。　《圣惠方》

又　以黄雌鸡煮汁，冷饮，并作羹，食肉。　《心镜方》

消渴，饮水无度。

用　焊雄鸡水澄，滤，服之，不过二鸡之水，愈。神效。　《杨氏经验方》

又　用蜗牛十四枚形圆而大者，以水三合密器浸一宿，取水，饮之。不过一剂，愈。　《海上方》

消渴引饮，小便不利。

葵根五两

水三大盏煮汁，平旦服，日一服。　《圣惠方》

消渴饮水，日至数斗，小便赤涩。

用秋麻子仁一升，水三升，煮三四沸，饮。不过五升，瘥。　《肘后方》

肾消饮水，小便如膏油。

用茴香炒、苦楝子炒等分，为末。每食前酒服二钱。　《保命集》

消渴饮水，日至一石者。

浮萍捣汁，服之。

又方　用干浮萍、瓜蒌根等分，为末，人乳汁和，丸梧子大。空腹饮服二十丸，三年者，数日愈。　《千金方》

又　菠薐根　鸡内金等分

为末。米饮服一钱，日三。　《经验方》

消渴不止。

用生瓜蒌根切片，以水三斗煮至一斗，滤净，入炼净黄牛脂一合，慢火熬成膏，瓶收。每酒服一杯，日三。　《圣济总录》

又　菟丝子煎汤，任意饮之，以止为度。　《事林广记》

又　糯米泔任意饮之，即定；研汁亦可。　《外台秘要》

消渴无度。

干猪胞十个剪破去蒂，烧存性，为末。每温酒服一钱。　《圣济总录》

消渴饮水，骨节烦热。

用生芭蕉根捣汁，时饮一二合。　《圣惠方》

消渴不止，小便多。

用干冬瓜子、麦门冬、黄连各二两，水煎，饮之。冬瓜苗叶俱治消渴，不拘新干。　《摘玄方》

消中尿多，日夜尿七八升。

冬葵根五斤

水五斗，煮三斗。每日平旦服二升。《外台秘要》

消渴不止，下元虚损。

牛膝五两为末，生地黄汁五升浸之，日曝夜浸，汁尽为度，蜜丸梧子大。每空心温酒下三十丸。久服壮筋骨，驻颜色黑发，津液自生。 《经验方》

下虚消渴，心脾中热，下焦虚冷，小便多者。

牛羊乳每饮三四合。 《广利方》

肾虚消渴，难治者。

黑大豆炒 天花粉等分

为末，糊丸梧子大。每黑豆汤下七十丸。名救活散。 《普济妙方》

胃虚消渴。

羊肚煮烂，空腹服之。 《千金方》

消渴烦乱。

蚕蛹二两，以无灰酒一中盏、水一大盏，同煮一中盏，温服。 《圣惠方》

又 冬瓜瓢干者一两，水煎饮。《圣惠方》

又 取七家井索近瓶口结处烧灰，新汲水服二钱，不过三五服，效。 《圣惠方》

消渴羸瘦。

用兔一只去皮爪、五脏，以水一斗半煎稠，去滓，澄冷，渴即饮之。极重者，不过二兔。 《海上方》

消渴羸瘦，小便不禁。

兔骨和大麦苗煮汁，服，极效。《海上方》

多年消渴。

驴头肉煮汁，服二三升，无不瘥者。《孟诜方》

又 牝驴骨煮汁，服，极效。 时珍方

消渴重者。

众人尿坑中水，取一盏服之，勿令病人知，三度瘥。 《圣惠方》

止消渴。

以汤瓶内碱一两为末，粟米烧饭，丸梧子大。每人参汤下二十丸。 时珍方

又 牛鼻木二个洗，锉，男用牝牛，女用牡牛 人参 甘草半两 大白梅一个

水四碗，煎三碗，热服，甚效。《普济方》

又 缫丝汤煮粟米粥，食之。 《惠济方》

强中消渴。

猪肾荠苨汤 治强中之病，茎长兴盛，不交精液自出。消渴之后，即发痈疽。皆由恣意色欲，或饵金石所致，宜此以制肾中热也。

用猪肾一具、荠苨、石膏各三两，人参、茯苓、磁石、知母、葛根、黄芩、瓜蒌根、甘草各二两，黑大豆一升，水一斗半，先煮猪肾、大豆取汁一斗，去滓，下药，再煮三升，分三服。后人名为石子荠苨汤。 《千金方》

消中易饥。

肉苁蓉 山茱萸 五味子

为末，蜜丸梧子大。每盐酒下二十丸。 《医学指南》

又 绿豆 黄麦 糯米各一升

炒熟，磨粉。每以白汤服一杯，三五日见效。

老人烦渴不食。

大麦一升

水七升，煎五升，入赤饧二合，即饮之。 《奉亲书》

三消骨蒸。

黄连末，以冬瓜自然汁浸一夜，晒干，又浸，如此七次，为末，以冬瓜汁和丸梧子大。每三四十丸大麦汤下。寻常渴，只一服见效。 《易简方》

本草单方卷八

海虞缪希雍仲淳甫　选
延陵庄继光敛之甫
云间康　滋文初甫　同汇
延陵于舜玉执侯甫

黄　疸

三十六黄。

用鸡子一颗连壳烧灰，研，酢一合和之，温服，鼻中虫出，为效。　《外台秘要》

五种黄病，黄疸，谷疸，酒疸，女疸，劳疸也。黄汗者，乃大汗出，入水所致，身体微肿，汗出如黄柏汁。

用生茅根一把细切，以猪肉一斤合作羹，食。　《肘后方》

凡黄有数种，伤酒发黄，误食鼠粪亦作黄。因劳发黄多痰涕，目有赤脉，益憔悴，或面赤恶心者是也。

用秦艽一大两锉作两帖，每帖用酒半升浸，绞，取汁，空腹服，或利便止。就中饮酒人易治。屡用得效。　崔元亮方

又　治黄病，内外皆黄，小便赤，心烦口干者。以秦艽三两、牛乳一大升，煮取七合，分温，再服。此方出于许仁则。又孙真人方加芒硝六钱。　《广利方》

五般急黄。

山豆根末，水服二钱；若带蛊气，以酒下。　《备急方》

谷疸劳疸。谷疸，因食而得；劳疸，因劳而得。

用龙胆一两、苦参三两，为末，牛胆汁和，丸梧子大。食前以麦饮，或生大麦苗汁服五丸，日三服，不知，稍增。劳疸加龙胆一两、栀子仁三七枚，以猪胆和丸。　《删繁方》

治诸黄疸。

桦皮浓煮汁，饮之良。　《开宝方》

又　苦菜连花子研细二钱，水煎服，日二次，良。　汪颖方

又　柞木皮烧灰，末。水服方寸匕，日三。　藏器方

又　用栀子、茵陈、甘草、香豉四物作汤，饮。

黄疸阴黄。

并取瓜蒂、丁香、赤小豆各七枚，为末。吹豆许入鼻，少时黄水流出，隔日一用，瘥乃止。　孟诜《食疗》

黄疸如金。

晴明时清晨，勿令鸡犬妇人见，取东引桃根细如箸、若钗股者一握切细，以水一大升，煎一小升，空腹顿服，后三五日其黄离离，上如薄云散开，百日方平复也。黄散后，可时时饮清酒一杯，则眼中易散，否则散迟。忌食热面猪鱼等物。《必效方》

又　薏苡根煎汤，顿服。

黄疸睛黄，小便赤。

用生蔓菁子末，熟水服方寸匕，日三服。　孙真人

又　乱发灰，水服一钱，日三次。《肘后方》

治诸黄，利小便。

大麦苗杵汁，日日服。又消酒毒暴热，酒疸目黄。

黄疸初起。

柳枝煮浓汁半升，顿服。　《外台秘要》

黄疸，百药不效。

以驴头肉同姜齑煮汁，日服。　张文仲方

急黄欲死者。

雄雀屎汤化服之，立苏。　藏器方

食积黄疸。

丝瓜连子烧存性，为末。每服二钱。因面得病，面汤下；因酒得病，温酒下。连数服，愈。　《易简方》

食劳黄病，身目俱黄，及发肿积痛。

青矾半斤　醋一大盏

和匀，瓦盆内煅干为度，平胃散、乌药顺气散各半两为末，醋煮糊，丸梧子大。每酒或姜汤下二三十丸。不忌口，加锅灰。　《济急方》

脾病黄肿。

青矾四两煅成赤珠子　当归四两酒醅浸七日，焙　百草霜三两

为末，以浸药酒打糊，丸梧子大。每服五丸至七丸，温水下，一月后黄去，立效。

又方　绿矾四两　百草霜　五倍子各一两　木香一钱

为末，酒煮，飞面丸梧子大。每空心酒下五丸。

又方　平胃散、青矾各二两，为末，

醋糊丸，米饮下；或加乌沉汤四两，酒糊丸亦可。　《活法机要》

脾劳黄病。

针砂四两醋炒七次　干漆烧存性二钱　香附三钱半　平胃散五钱

为末，蒸饼，丸梧子大，任汤使下。《摘玄方》

男子酒疸。

用茵陈蒿四根、栀子七个、大田螺一个连壳捣烂，以百沸白酒一大盏冲汁，饮之。

又　用田螺将水养数日，去泥，取出，生捣烂，入好酒内，用布帛滤过，将汁饮之，日三服，效。　《寿域方》

《永类钤方》用小螺蛳养去泥土，日日煮食，饮汁，有效。

治黄疸吐血。

田螺十个

水漂去泥，捣烂，露一夜，五更取清，服二三次，血止，即愈。　《怪症方》

治酒积，面黄腹胀。

以猪项肉一两切如泥，合甘遂末一钱，作丸，纸裹，煨香，食之，酒下，当利出酒布袋也。　《普济方》

酒疸黄疾，心下懊痛，足胫满，小便黄，饮酒发赤黑黄斑。由大醉当风，入水所致。

黄芪二两　木兰一两

为末。酒服方寸匕，日三服。　《肘后方》

女劳黄疸，因大热大劳交接后，入水所致。身目俱黄，发热恶寒，小腹满急，小便难。

用猪膏半斤、乱发鸡子大三枚，和煎，发消，药即成矣。　《肘后方》

女劳黄疸，气短声沉。

用女人月经和血衣烧灰，酒服方寸

匕，一日再服，三日瘥。 《必效方》

房劳黄病，体重不眠，眼赤如朱，心下块起若瘕，十死一生。宜烙舌下，灸心俞、关元二七壮，以妇人内衣烧灰，酒服二钱。 《三十六黄方》

女劳黄疸，日晡发热恶寒，小腹急，大便溏黑，额黑。

滑石　石膏等分

研末。大麦汁服方寸匕，日三，小便大利。愈。腹满者，难治。 《千金方》

女劳黑疸。仲景曰：黄家日晡所[1]发热，而[2]反恶寒，此为女劳得之；膀胱急，小腹满，身尽黄，额上黑，足下热，因作黑疸，其[3]腹胀如水状[4]，大便必[5]黑，时溏，此女劳之病[6]水也。腹满者，难治。

硝石　矾石烧等分

为末，以大麦粥汁和服方寸匕，日三。病随大小便去。小便黄，大便黑是也。 《金匮方》

黑疸危疾。

瓜蒌根一斤捣汁六合，顿服，随有黄水从小便出。如不出，再服。 《简便方》

湿热黄疸。

蟹烧存性，研末，酒糊丸梧子大。每服五十丸，白汤下，日服一次。

又　黄牛粪日干，为末，面糊丸梧子大。每食前白汤下七十丸。 《简便方》

热结黄病。

灯笼草捣汁，服。多效。

又　扁竹捣汁，顿服一升；多年者，日再服之。 《药性论》

火黄身热，午后却凉，身有赤点或黑点者，不可治。宜烙手足心、背心、百会、下廉；内服紫草汤。

紫草　吴蓝一两　木香　黄连一两

水煎服。 《三十六黄方》

时行发黄。

竹叶五升切　小麦七升　石膏三两

水一斗半，煮取七升，细服，尽剂愈。 《肘后方》

又　用金黄脚雌鸡，治如食法，煮熟，食之，并饮汁，令尽。不过，再作。亦可少下盐豉。 《肘后方》

又　醋酒浸鸡子一宿，吞其白数枚。 《肘后方》

妇人黄疸，经水不调，房事触犯所致。

白矾　黄蜡各半两　陈橘皮三钱

为末，化蜡丸梧子大。每服五十丸，以滋血汤或调经汤下。 《济阴方》

痫黄如金，好眠吐涎。

茵陈蒿　白藓皮等分

水二锺，煎服，日二服。 《三十六黄方》

走精黄病，面目俱黄，多睡，舌紫甚，面裂若爪甲，黑者死。

用豉半两、牛脂一两煎过。绵裹烙舌，去黑皮一重。浓煎豉汤饮之。 《三十六黄方》

好食茶叶，面黄者。

每日食榧子七枚，以愈为度。 《简便方》

又　川椒红炒研末，为丸梧子大，汤下。 《简便方》

张景声十五岁，患腹胀面黄，众药不能治，以问嗣伯。嗣伯曰：此石蛔尔，极难疗。当取死人枕煮，服之。得大蛔虫，头坚如石者五六升，病即瘥。

① 所：据《金匮要略》补。
② 而：据《金匮要略》补。
③ 其：据《金匮要略》补。
④ 状：据《金匮要略》补。
⑤ 必：据《金匮要略》补。
⑥ 此女劳之病：据《金匮要略》补。

嘈杂

嘈杂吐水。

真橘皮去白为末，五更安五分于掌心舐之，即睡，三日必效。皮不真则不验。《怪症奇方》

妇人嘈杂，皆血液泪汗变而为痰，或言是血嘈。多以猪血炒食而愈。盖以血导血归原之意耳。此固一说，然亦有蛔虫作嘈杂者，虫得血腥则饱而伏也。 时珍方

醋心吐水。

槟榔四两　橘皮一两

为末。每服方寸匕，空心生蜜汤下。梅师方

醋心上攻。

用茱萸一合，水一杯，煎七分，顿服。近有人心如蜇破，服此，二十年不发也。累用有效。 《兵部手集》

又　食已吞酸，胃气虚冷者。

吴茱萸汤泡七次，焙干　姜泡等分

为末。汤服一钱。 《圣惠分》

食物醋心。

胡桃烂嚼，以生姜汤下，立止。《适用方》

又　萝卜生嚼数片，绝妙。干者、熟者、盐淹者及人胃冷者，皆不效。 时珍方

呕逆酸水。

羊屎十枚　酒二合

煎一合，顿服。未定，再服之。《兵部手集》

楂子去恶心咽酸，止酒痰黄水。 藏器

泄　泻

老少滑泻。

白术半斤黄土炒过　山药四两炒

为末，饭丸。量人大小，米汤服，或加人参三钱。 《集简方》

暴下洞泄。欧阳公常得此病，国医不能治。夫人买市人药一帖，进之而愈，力叩其方。

用车前子一味为末，米饮服二钱匕。云此药利道而不动气，水道利则清浊分，而谷藏自止矣。

暴泄身冷自汗，甚则欲呕，小便清，脉微弱，宜已寒丸治之。

毕拨　肉桂各二钱半　高良姜　干姜各三钱半

为末，糊丸梧子大。每服三十丸，姜汤下。 《和剂局方》

气虚暴泻，日夜三二十行，腹痛不止。夏月路行，备急最妙。

用硫黄二两、枯矾半两，研细，水浸，蒸饼丸梧子大，朱砂为衣。每服十五丸至二十丸，温水盐汤任下。 《秘宝方》

骤然水泻，日夜不止，欲死，不拘男妇。

用五月五日采苎麻叶阴干，为末。每服二钱，冷水调下。勿吃热物，令人闷倒，只吃冷物。小儿半钱。 《护命方》

腹胀忽泻，日夜不止，诸药不效，此气脱也。

用益智子仁二两浓煎，饮之，立愈。《得效方》

暴泄不止。

神曲炒二两　茱萸汤泡，炒半两

为末，醋糊丸梧子大。每服五十丸，米饮下。 《百一选方》

又　陈艾一把　生姜一块

水煎，热服。 《生生编》

水泻，腹鸣如雷，有火者。

石膏火煅、仓米饭和丸梧子大，黄丹为衣。米饮下二十丸，不二服。效。 李

楼方

肚腹微微作痛，痛即泻，泻亦不多，日夜数行者。

用荞麦面一味作饭，连食三四次，即愈。予壮年患此，两月瘦怯尤甚，用消食化气药，俱不效。一僧授此而愈。转用皆效。此可征其炼积滞之功夫。《简便方》

湿热虚泄。

山药　苍术等分

饭丸，米饮服。大人、小儿皆宜。《经验方》

脾湿水泻注下，困弱无力，水谷不化，腹痛甚者。

苍术二两　白芍药一两　黄芩半两　淡桂二钱

每服一两，水一盏半，煎一盏，温服。脉弦，头微痛，去芍药加防风二两。《保命集》

渴利不止。

羊肺一具入少肉，和盐豉作羹，食不过三具，愈。亦治下焦虚冷，小便频数。《普济方》

治脾胃虚寒泄泻　二神丸

用破故纸补肾，肉豆蔻补脾，二药虽兼补，但无斡旋，往往常加木香以顺其气，使之斡旋，空虚仓廪，仓廪虚则受物矣。屡用见效，不可不知。

脾胃虚冷，大肠滑泄，米谷不化，乏力。

用大附子十两连皮，同大枣二升于石器内，以水煮一日，常令水进□□①，取出，每个切作三片，再同煮半日，削去皮，焙为□，□②以枣肉和，丸梧子大。每空心米饮服三四十丸。

脏寒泄泻，体倦食减。

用猪大脏③一条去脂，洗净，以吴茱萸末填满，缚定，蒸熟，捣，丸梧子大。每服五十丸，米饮下。　《奇效良方》

大肠冷滑不止。

锺乳粉一两　肉豆蔻煨半两

为末，煮枣肉丸梧子大。每服七十丸，空心米饮下。　《济生方》

大肠寒滑，小便精出。

赤石脂　干姜各一两　胡椒半两

为末，醋糊丸梧子大。每空心米饮下五七十丸。有人病此，多服热药不效。或教服此，终四剂而愈。　寇氏《衍义》

脾虚泄泻。

白术五钱　白芍药一两冬月用　白豆蔻煨

为末，米饭丸梧子大。每米饮下五十丸，日二服。　《简便方》

风客胃泄。夏英公病此，太医以虚治，不效。霍翁曰：风客于胃也，饮以藁本汤而止。盖藁本能去风湿故耳。

暑月水泄。

五倍子末，饭丸黄豆大。每服二十丸，荷叶煎水下，即时见效。　《选奇方》

饮酒成泄，骨立，不能食，但饮酒即泄。

用嫩鹿茸酥炙、肉苁蓉煨一两、麝香五分，为末，陈白米饭丸梧子大。每米饮下五十丸。名香茸丸。　《普济方》

老人虚泄不禁。

熟附子一两　赤石脂一两

为末，醋糊丸梧子大。米饮下五十丸。　《家藏方》

水泻久痢。

破故纸炒一两　粟壳炙四两

---

① 进□□：据《本草纲目》当为"过两指"。

② □，□：据《本草纲目》当为"末，别"。

③ 大脏：指大肠。

为末，炼蜜丸弹子大。每服一丸，姜枣同水煎服。　《百一选方》

久泻肠滑。

白术炒　茯苓各一两　糯米炒二两

为末，枣肉拌食；或丸，服之。《简便方》

久泻不止。

肉豆蔻煨一两　木香二钱半

为末，枣肉和丸。米饮服四五十丸。

又方　肉豆蔻煨一两　熟附子七钱

为末，糊丸。米饮服四五十丸。

又方　肉豆蔻煨　粟壳炙等分

为末，醋糊丸。米饮服四五十丸。并《百一选方》

又　猪肾一个批开，掺骨碎补末煨熟，食之。神效，　《集简方》

又　用牸猪肚一枚，入蒜煮烂，捣膏，丸梧子大。每米饮服三十丸。丁必卿云：予次日五更，必水泻一次，百药不效，用此方入平胃散末，三两丸服，遂安。　《普济方》

又　白龙骨　白石脂等分

为末，水丸梧子大，紫苏木瓜汤下，量大人小儿用。　《心鉴》

久泻食减。

糯米一升，水浸一宿，沥干，慢炒熟，磨，筛，入怀庆山药一两。每日清晨，用半盏入砂糖二匙、胡椒末少许，以极滚汤调食。其味极佳，大有滋补，久服令人精暖有子。　《经验方》

多年脾泄，老人常患此，谓之水土同化。

吴茱萸三钱炮过，入水煎汁，入盐少许，通口服。盖茱萸能暖膀胱。水道既清，大肠自固。他药虽热，不能分解清浊也。　《仁存方》

治脾泄泻。一妇人年七十余，病泻五年，百药不效。予以感应丸五十丸投之，

大便二日不行，再以平胃散加椒红、茴香、枣肉为丸，与服，遂瘳。每因怒食举发，服之即止。此除湿消食，温脾补肾之验也。

五更肾泄。凡人每至五更，即溏泄一二次，经年不止者，名曰肾泄，盖阴盛而然。脾恶湿，湿则濡而困，困则不能治水，水性下流，则肾水不足。用五味子以强肾水，养五脏；吴茱萸以除脾湿，则泄自止矣。

五味子去梗二两　茱萸汤泡七次五钱

同炒香，为末。每旦陈米饮服二钱。《本事方》

滞　下

一切下痢，不拘丈夫、妇人、小儿。

木香一块方圆一寸　黄连半两

二味用水同煎干，去黄连，薄切木香，焙干，为末，分作三服：第一服橘皮汤下，二服陈米饮下，三服甘草汤下。此乃梦中观音所授方，服之屡验。　《秘宝方》

老少下痢，食入即吐。

用白蜡方寸匕　鸡子黄一个　石蜜　苦酒　发灰　黄连末各半　鸡子壳

先煎蜜、蜡、苦酒、鸡子四味，令匀，乃纳连、发，熬至可丸乃止。二日服尽，神效无比也。　华佗方

五色诸痢。

用零陵香草去根，以盐酒浸半月，炒干，每两入广木香一钱半，为末。里急腹痛者，用冷水服一钱半，通三四次后，用熟米汤服一钱半止。名返魂丹。只忌生梨一味。　《集简方》

又　用吴茱萸炒黄连，加木香等分，滑石研细水飞倍之，水丸服。

又　猬皮烧灰，酒服二钱。　《寿域

方》

赤白痢，小腹痛不可忍，下重或面青，手足俱变者。

用黄蜡三钱、阿胶三钱同熔化，入黄连末五钱，搅匀，分三次。小便不利，《局方》加茯苓末三钱，热服。神妙。《金匮要略》

治赤白痢、噤口痢及泄泻。

用黑牛儿即蜣螂，一名铁甲将军烧，研。每服半钱或一钱，烧酒调服。小儿以黄酒服。立效。《延寿方》

赤白下痢。

龙牙草即马鞭草五钱　陈茶一撮

水煎服。神效。《医方摘要》

又　午日午时，取完好荸荠洗净拭干，勿令损破，放瓶内，入好烧酒浸之，黄泥密封，收贮。遇有患者取二枚细嚼，空心用原酒送下。《经验方》

又　荠菜根叶烧灰服。极效。甄权方

又　腊猪骨烧存性，研末。温酒调服三钱。

又　十二月猪胆百枚，俱满盛黑豆入内，着麝香少许，阴干。每用五七粒为末。赤以甘草汤、白以生姜汤调服。《奇效方》

又方　用狗胆。

赤白下痢，因脾胃受湿腹痛，米谷不化。

用吴茱萸、黄连、白芍药各一两，同炒为末，蒸饼，丸弹子大。每服二三十丸，米饮下。名戊己丸。《和剂局方》

赤白重下痢发，令人下部疼痛，故名重下。日夜数十行，脐腹绞痛。

《肘后方》用黄连一升，酒五升，煮取一升半，分再服，当止也。

葛氏用豆豉熬小焦，捣服一合，日三；或炒焦，以水浸汁服。亦验。

《外台》用豉心炒，为末一升，分四服，酒下入口，即断也。

《药性论》治血痢如刺，以豉一升水渍相淹，煎二沸，顿服，取瘥。不瘥，再作。

赤白杂痢，困重者。

益母草日干　陈盐梅烧存性等分

为末。每服三钱。白痢干姜汤、赤痢甘草汤下。名二灵散。《家宝方》

诸痢初起。

大黄煨熟　当归各二三钱

壮人各五钱。水煎服，取利；或加槟榔。《集简方》

赤白暴痢如鹅鸭，肝痛不可忍者。

用黄芩、黄连各一两，水二升，煎一升，分三次热服。《经验方》

赤白久痢，并无寒热，只日久不止。

用黄连四十九个、盐梅七个，入新瓶内烧烟尽，热研。每服二钱，盐米汤下。《护命方》

赤白下痢，日夜无度，及肠风下血。

用川黄连去毛、吴茱萸汤泡过各二两，同炒香，拣出，各为末，以粟米饭和，丸梧子大，各收。每服三十丸。赤痢，甘草汤下黄连丸；白痢，姜汤下茱萸丸；赤白痢，各用十五丸，米汤下。《百一选方》

赤白久痢，积年不愈。

米饮调云母粉方寸匕，服二服，立见神效。《千金方》

里急后重。

不蛀皂角子米糠炒过　枳壳炒等分

为末，饭丸梧子大。每米饮下三十丸。《普济方》

久痢里急不止。

当归二两　吴茱萸一两

同炒香，去茱萸不用，为末，蜜丸梧子大。每服三十丸，米饮下。名胜金丸。

《普济方》

下痢腹痛。华老年五十余，病下痢腹痛，垂死，已备棺木。予用玄胡末三钱，米饮服之，痛即减十之五，调理而安。时珍方

洞注下痢。

羊骨灰，水服方寸匕。　《千金方》

一切泻痢，脉浮洪者，多日难已；脉微小者，服之立止。

巴豆皮、椿叶，同烧存性，研，化蜡丸绿豆大。每甘草汤下五丸。名胜金膏。《宣明方》

顺气止痢。

椿根白皮东南行者，长流水内漂三日，去黄皮，焙为末，每一两加木香二钱，粳米饭为丸。每服一钱二分，空心米饮下。　《经验方》

患痢人肛门急痛，及产妇阴痛。

诃子和蜡烧烟熏之，及煎汤熏洗。《大明方》

诸痢脾泄，脏毒下血。

雅州黄连半斤去毛，切，装肥猪大肠内，扎定，入砂锅中，以水酒煮烂，取连焙，研末，捣肠，和丸梧子大。每服百丸，米汤下。极效。　《直指方》

热毒赤痢。

黄连二两切片，瓦焙令焦，当归一两焙，为末，入麝香少许。每服二钱，陈米饮下。佛智和尚在闽，以此济人。　《本事》

《千金方》只用宣连一两，水煮，露一宿，空腹热服。

又　三七三钱研末，米泔水调服，即愈。　《集简方》

下痢鲜血。

犀角　地榆　生地黄各一两

为末，炼蜜为丸弹子大。每服一丸，水一升，煎五合，去滓，温服。　《圣惠方》

又　以椿树皮、荆芥等分，为末。冷醋调服一钱；血崩以醋煎服，神效。不可具述。《得效方》

又　腊月日未出时，取背阴地北引樗根皮，东流水洗净，持风处阴干，为末，每二两入寒食面一两，新汲水丸梧子大，阴干。每服三十丸，水煮滚倾出，温水送下。忌见日则无效。名如神丸。　《普济方》

时行血痢。

宋张叔潜秘书知剑州时，其阁下病血痢，一医用平胃散一两，入川续断末二钱半，每服二钱半，水煎服，即愈。绍兴壬子，会稽时行痢疾，叔潜之子以方传人，往往有验。小儿痢，服之皆效。

血痢不止。

用麻子仁汁煮绿豆，空心食，极效。《外台秘要》

又　干姜烧黑存性，放冷，为末。每服一钱，米饮下。神妙。　《集验方》

又方　用苦参炒焦，为末，水丸梧子大。每服十五丸，米饮下。　《存仁方》

又方　用炒黑蒲黄甚妙。

又　地榆晒研为末，每服二钱，掺在羊血上炙熟，食之，以捻头煎汤送下；或以地榆煮汁，熬如饴状，一服三合，捻头汤化下。捻头即油馓子。

又　木贼五钱水煎，温服，一日一服。亦治泻血不止，日二服。　《广利方》

《集简方》用贯众五钱煎酒，服。

又　胡黄连　乌梅肉　灶下土等分

为末，腊茶清下。　《普济方》

又　地锦草晒，研。每服二钱，空心米饮下。　《乾坤生意》

毒痢脓血，六脉微小，并无寒热。

宜以桑寄生二两，防风、大芎二钱

半，炙甘草三铢，为末。每服二钱，水一盏煎八分，和滓服。　《护命方》

便痢脓血，久而不止。

乌梅一两去核烧过，为末。每服二钱，米饮下，立止。　《圣济总录》

血痢腹痛，日夜不止。

以芸苔叶捣汁一合，入蜜一合，温服。　《圣惠方》

赤痢久下，累治不瘥。

黄连一两，鸡子白和为饼，炙紫为末，以浆三升，慢火煎成膏。每服半合，温米饮下。

一方　只以鸡子白和丸，服。　《胜金方》

赤痢热躁。

粳米半升水研，取汁，入瓷瓶中，蜡纸封口，沉井底一夜，平旦服之。　《普济方》

治热痢，及妇人产后下痢。

用蜡二棋子大、阿胶二钱、当归二钱半、黄连三钱、黄柏一钱、陈廪米半升，水三锺，煮米至一升，去米，入药煎至一锺，温服。神效。　《千金方》

治热痢下重。

用白头翁二两，黄连、黄柏、秦皮各三两，水七升，煮二升，每服一升。不愈，更服。妇人产后痢虚极者，加甘草、阿胶各二两。　《金匮玉函》

湿热泄痢。

用六一散加炒红曲五钱为末，蒸饼和丸梧子大。每服五七十丸，白汤下，日三服。　《丹溪心法》

热病下痢，困笃者。

用大青四两，甘草、赤石脂三两，阿胶二两、豉八合，水一斗，煮三升，分三服，不过二剂，瘥。　《肘后方》

老小白痢。

用陈北艾四两、干姜炮三两，为末，

醋煮仓米糊，丸梧子大。每服七十丸，空心米饮下。甚有奇效。　《永类方》

冷痢腹痛，下白冻如鱼脑。

赤石脂煅　干姜炮等分

为末，蒸饼和丸，量大小服，日三服。名桃花丸。　《和剂局方》

寒痢白色。

炒面，每以方寸匕入粥食之，能疗日泻百行，师不救者。　《外台方》

虚寒下痢，肠滑不禁。

针砂七钱半　官桂　枯矾各一钱

为末，以凉水调，摊脐上，下缚之。当觉大热，以水润之。可用三四次。名玉胞肚。　《仁存方》

冷滑下痢不禁，虚羸。

用缩砂仁熬，为末，以羊子肝薄切，掺之，瓦上焙干，为末，入干姜末等分，饭丸梧子大。每服四十丸，白汤下，日二服。

又方　缩砂仁　炮附子　干姜　厚朴　陈橘皮等分

为末，饭丸梧子大。每服四十丸，米饮下，日二服。　并《药性论》

冷痢腹痛，不能食者。

肉豆蔻一两去皮，醋和面裹，煨，捣末。每服一钱，粥饮调下。　《圣惠方》

冷痢厥逆，六脉沉细。

人参　大附子各一两半

每服半两，生姜十片、丁香十五粒、粳米一撮，水二盏。煎七分，空心温服。　《经验方》

脾泄气痢。

豆蔻一颗米醋调面裹，煨，令焦黄，和面研末，更以椽子炒，研末一两相和，又以陈廪米炒焦，为末。每以二钱煎作饮，调前二味三钱，旦暮各一服，便瘥。　《传信方》

气痢，众药不效。

用牛乳半斤、毕拨三钱，同煎减半，空腹顿服，即愈。此金吾张宝藏进方，愈唐太宗疾，授三品官。

虚痢危困，因血气衰弱者。

鹿茸一两酥炙，为末，入麝香五分，以灯心煮枣肉，和，丸梧子大。每空心米饮下三十丸。　《济生方》

老人虚痢不止，不能饮食。

上党参一两　鹿角去皮，炒，研五钱

为末。每服方寸匕，米汤调下，日三服。　《十便良方》

酒痢便血腹痛，或如鱼脑五色者。

干丝瓜一枚连皮烧，研，空心酒服二钱。　《经验良方》

酒痢下血。

百药煎　陈槐花等分

焙，研末，酒糊丸梧子大。每服五十丸，米饮送下。　《本事方》

痢下肠蛊。凡痢下应先白后赤；若先赤后白，为肠蛊。

牛膝二两捣碎，以酒一升渍，经一宿。每饮一两杯，日三服。　《肘后方》

下痢咽肿，春夏病此。

宜用白头翁、黄连各一两，木香二两，水五升，煎一升半，分三服。　《圣惠方》

暴痢后，气满不能食。

煮赤小豆食，一顿即愈。　孟诜方

下痢噤口。

人参　莲肉各三钱

以井华水二盏，煎一盏，细细呷之；或加姜汁炒黄连三钱。　《经验良方》

又　肥皂荚一枚，以盐实其内烧存性，为末，以少许入白米粥内，食之，即效。　《乾坤生意》

又　糯谷一升炒出白花，去壳，用姜汁拌湿，再炒，为末。每服一匙，汤下，三服即止。　《经验良方》

又　腊肉脯煨熟，食之。妙。　李楼方

下痢噤口，虽是脾虚；亦热气闭隔心胸所致。俗用木香失之温，用山药失之闭，惟参苓白术散加石菖蒲粳米饮调下，或用参苓石莲肉少入菖蒲服，胸次一开，自然思食。　士瀛①方

又　木鳖仁六个研泥，分作二份。用面烧饼一个，切作两半，只用半饼作一窍，纳药在内，乘热覆在病人脐上一时，再换半个热饼，其痢即止，遂思饮食。《经验方》

又　用大田螺二枚捣烂，入麝香三分作饼，烘热贴脐间，半日热气下行，即思食矣。甚效。　《丹溪纂要》

久痢噤口。

石莲肉炒，为末。每服二钱，陈仓米饮调下，便觉思食。甚妙。加入香连丸，尤妙。亦治脾泄肠滑。　《丹溪心法》

久痢噤口，病势欲绝。

用金丝鲤鱼一尾重一二斤者如常治净，用盐酱葱，必入胡椒末三四钱，煮熟，置病人前嗅之，欲吃随意，连汤食一饱，病即除根。屡治有效。　《医方摘要》

又　龙骨四两打碎，水五升煮取二升半，分五服冷饮；仍以米饮和丸，每服十丸。　《肘后方》

休息久痢。

白豆腐醋煎，食之，即愈。　《普济方》

休息痢疾，日夜无度，腥臭不可近，脐腹撮痛。

椿根白皮　诃黎勒各半两　母丁香三十枚

为末，醋糊丸梧子大。每服五十丸，

————————

① 瀛：据《本草纲目》当为"瀛"。

米饮下。　东垣方

休息痢疾，经年不愈。

取大虫骨炙黄焦，捣末，饮服方寸匕，日三。取效。　张文仲方

休息痢及霍乱。

梅叶煮浓汁，饮之。　《大明方》

止休息痢。

乌梅肉和建茶、干姜为丸，服。大验。　《大明方》

久泄久痢。

白石脂　干姜等分

研，百沸汤和面为稀糊搜之，并手丸梧子大。每米饮下三十丸。　《斗门方》

又　用骨碎补末入猪肾中煨熟，与食，顿住。盖肾主大小便，久泄属肾虚，不可专从脾胃也。《雷公炮炙论》用此方治耳鸣，耳亦肾之窍也。　时珍方

久泻虚痢，腹痛者。

食茱萸　肉豆蔻各一两　陈米一两半

以米一份同二味炒黄，为末；一份生研，为末，煮糊丸梧子大。每陈米饮下五十丸，日三服。　《普济方》

餐泻不化及久痢。

小椒一两炒　苍术二两土炒

研末，醋糊丸梧子大。每服五十丸。《普济方》

治久痢劳痢。

狗头骨灰和干姜、莨菪炒，见烟，为丸。空心白饮服十丸。极效。　甄权方

久痢五色。

大熟瓜蒌一个煅存性，出火毒，为末，作一服，温酒服之。　《本事方》

久痢不止。

罂粟花未开时，外有两片青叶包之，花开即落，收取为末。每米饮服一钱。神效。赤用红花，白用白花。

又　用罂粟壳蜜炙、厚朴姜制各四两，为细末。每服一钱，水一盏，姜三片，煎八分，温服。忌生冷。　《集效方》

肠滑久痢。

黑神散

酸石榴一个煅，烟尽，出火毒一夜，研末；仍以酸榴一块煎汤，服。神效。亦治久泻不止。　《普济方》

《圣济录》治血痢五色，用酸石榴生捣汁，每服五合。神效。

久痢，诸药不效。服此三服，宿垢去尽，即变黄色。

皂角子瓦焙，为末，米糊丸梧子大。每服四五十丸，陈茶下。　《医方摘要》

二① 便不通

二便不通胀急者。

生冬葵根二斤，捣汁三合生姜四两，取汁一合

和匀分二服，连用即通也。　《圣惠方》

又　白矾末填满脐中，以新汲水滴之，觉冷透腹内，即自然通。脐平者，以纸围环之。　《经验方》

又　酸草一大把，车前草一握，捣汁入沙糖一钱，调服一盏，不通再服。《摘玄方》

又　蜂房烧末，酒服二三钱，日二服。不拘大人小儿。　《子母秘录》

又　白花胡葵子为末，煮浓汁服之《千金方》

又　甘遂末，以生面糊调敷脐中及丹田内，仍艾灸三壮，饮甘草汤，以通为度。又大山赤皮甘遂末一两，炼蜜和匀，分作四服，日一服取愈。　《圣惠方》

① 二便不通……《直指方》：原本脱，据清明顺治十五年本补。

大小便秘鼓胀气促。

八角茴香七个大麻仁半两为末生葱白三七根

同研，煎汤调五苓散末服之，日一服。　《普济方》

治大小便卒关格不通。

取吴茱萸南行枝如手第二指中节，含之立下。　《苏颂方》

大小便闭及大肠虚闭。

用连须葱一根，姜一块，盐一捻，淡豉三七粒，捣作饼，烘掩脐中，扎定良久，气通即通，不通再作。《直指方》

大小便秘。

乱发灰三指撮，投半升水，服。　姚氏方

又　用雄鼠屎末缚脐中，立效。《普济方》

又　明月砂一匙安脐中，冷水滴之令透，自通也。　《圣惠方》

二便关格不通，闷胀，二三日则杀人。

以贝齿二枚、甘遂二铢，为末，浆水和，服，须臾即通也。　《肘后方》

又　蜀葵花一两捣烂、麝香半钱，水一大盏，煎服。根亦可用。

二便关格，胀闷愈绝。

蔓菁子油一合，空腹服之，即通。通后，汗出勿怪。《圣惠方》

又　用葵子二升、水四升，煮取一升，纳猪脂一鸡子，顿服。《肘后》

大小便秘，经月欲死者。

用推车客七个男用头，女用身；土狗七个男用身，女用头。新瓦焙，研末，樗树南向皮煎汁，调服。只一服，即通。《杨氏经验方》六七月寻牛粪中大蜣螂十余枚，线穿阴干，收之。临时取一个全者，放净砖上，四面以灰火烘干，当腰切断。如大便不通，用上截；小便不通，用下截。各为细末，取井华水服之。二便不通，全用。即解。

二便不通，诸药不效。

紫花扁竹根生水边者佳，研汁一盏，服，即通。　《普济方》

癃闭不通，小腹急痛，无问久新。

荆芥　大黄为末等分

每温水服三钱。小便不通，大黄减半；大便不通，荆芥减半。名倒换散。《普济方》

风秘气秘。

萝卜子炒一合，擂水，和皂荚末二钱服，立通。　《寿域神方》

消风顺气，治老人大肠秘涩。

防风　枳壳麸炒一两　甘草半两

为末，每食前白汤服二钱。　《简便方》

顺气利肠。

紫苏子　麻子仁等分

研烂，水滤取汁，同米煮粥，食之。《济生方》

大便不通。

用葵子末、人乳汁等分，和，服，立通。　《圣惠方》

又　乌桕木根长一寸劈破，水煎半盏，服之，立通。不用多吃，其功神圣。兼能取水治肿满。　《肘后方》

又　枳实　皂荚等分

为末，饭丸，米饮下。　《得效方》

又　用牵牛子半生半熟为末。每服二钱，姜汤下；未通，再以茶服。一方加大黄等分。一方加生槟榔等分。《简要方》

又　当归　白芷等分

为末。每服二钱，米汤下。　《圣济录》

又　张仲景《伤寒论》云：阳明病自汗，小便反利，大便硬者，津液内竭也。

蜜煎导之。

用蜜二合，铜器中微久煎之，候凝如饴状至可丸，乘热捻作挺，令头锐大如指、长寸半许，候冷即硬，纳便道中，少顷即通也。一法加皂角、细辛为末少许，尤速。

又　生姜削长二寸涂盐，纳下部，立通。　《外台秘要》

大肠秘塞。

蜣螂炒，去翅足，为末。热酒服一钱。　《圣惠方》

又　羊胆汁灌入，即通。《千金方》

热黄便结。

用芜菁子捣末，水和绞汁，服，少顷，当泻一切恶物，沙石草发并出。《食疗本草》

燥渴肠秘。

九月十月熟瓜蒌实取瓤，拌干葛粉银石器中，慢火炒熟，为末。食后、夜卧，各以沸汤点服二钱。　寇氏《衍义》

汗多便闭，津液耗涸，老人虚人，皆可用。

肉苁蓉酒浸，焙二两，研，沉香末一两为末，麻子仁汁打糊，丸梧子大。每服七十丸，白汤下。　《济生方》

大便虚秘。

松子仁　柏子仁　麻子仁等分

研泥，熔白蜡和，丸梧子大。每服五十丸，黄芪汤下。　寇氏《衍义》

老人闷塞。

绵黄芪　陈皮去白各半两

为末。每服三钱，用大麻子一合研烂，以水滤浆，煎至乳起，入白蜜一匙，再煎沸，调药空心服，甚者不过二服。此药不冷不热，常服无秘塞之患。其效如神。　《和剂局方》

老人虚秘。

阿胶炒二钱　葱白三根

水煎，化入蜜二匙，温服。

大便风秘。

蒺藜子炒一两　猪牙皂荚去皮酥炙五钱

为末。每服一钱，盐茶汤下。　《普济方》

大便秘塞，服药不通者。

沧盐三钱　屋檐烂草节七个

为末。每用一钱，竹筒吹入肛内一寸，即通。名提金散。　《圣济录》

小便不通。

磨刀交股水一盏，服之，效。　《集简方》

又　棕皮毛烧存性，以水酒服二钱，即通利。屡试甚验。　《摄生方》

又　猪脂一斤　水二斤

煎三沸，饮之，立通。　《千金方》

又　葛洪方

用大蝼蛄二枚取小体，以水一升渍，饮，须臾即通。

《寿域方》用土狗下截焙，研，调服半钱；生研亦可。

谈埜翁方　加车前草同捣汁，服。

《唐氏经验方》用土狗后截和麝捣，入脐中缚定，即通。

《医方摘要》用土狗一个炙，研，入冰片、麝香少许，翎管吹入茎内。

又　蚯蚓捣烂，浸水，滤汁，取浓汁半碗，服，立通。　《斗门方》

又　胡荽二两　葵根一握

水二升，煎一升，入滑石末一两，分三四服。《圣济总录》

又　以水四升洗甑带，取汁，煮葵子二升半，分三服。　《圣惠方》

又　用白鱼、滑石、乱发等分，为散。饮服半钱匕，日三。　《金匮要略》

又　白海蚆一对即贝子生一个，烧一个为末，温酒服。　田氏方

又　萱草根煎水，频服。《杏林摘要》

又　梁上尘二指撮水，服之。《外台秘要》

又　湿纸包白盐烧过，吹少许入尿孔中，立通。《普济方》

又　茵苣子捣饼，贴脐中，即通。《海上仙方》

《易简方》用茎叶捣，敷。

又　滑石末一升，以车前汁和，涂脐之四畔方四寸，干即易之。冬月水和。汤氏《产乳》

又　土瓜根捣汁，入少水解之，筒吹入阴窍；大便不通吹入肛内；二便不通，前后吹之。取通。《肘后方》

又　栀子仁十四个　独头蒜一个　沧盐少许

捣，贴脐及囊，良久，即通。《普济方》

小便不通，脐腹胀痛，不可忍，诸药不效者，不过再服。

用续随子去皮一两、铅丹半两，同少蜜捣，作团，瓶盛埋阴处，腊月至春末取出，炼蜜丸梧子大。每服二三十丸，木通汤下，化破尤妙。病急亦可旋合。《圣济录》

小便不通，胀急者。

象牙生煎，服之。《救急方》

又　用苦瓠子三十枚炒、蝼蛄三个焙，为末。每冷水服一钱。《圣济录》

小便不通，脐下满闷。

海金砂一两　腊南茶半两

捣碎。每服三钱，生姜甘草煎汤下，日二服；亦可末服。《图经本草》

小便不通，腹胀如鼓。

用田螺一枚，盐半匕，生捣，敷脐下一寸三分，即通。《类编》

《简易方》用蜗牛加麝香少许捣，贴脐下，以手摩之更妙。

小便不通，腹胀。

用瓜蒌焙，研，每服二钱，热酒下，频服，以通为度。《圣惠方》

长安王善夫病小便不通，渐成中满，腹坚如石，脚腿裂破出水，双睛凸出，饮食不下，痛苦不可名状。治满利小便渗泄之药服遍矣。予诊之曰：此乃奉养太过，膏粱积热，损伤肾水，至膀胱久而干涸，小便不化，火又逆上而为呕哕。《难经》所谓：关则不得小便，格则吐逆者。洁古老人言：热在下焦但治下焦，其病必愈。遂处以北方寒水所化大苦寒之药。

黄柏　知母各一两

酒洗，焙，研，入桂一钱为引，熟水丸如芡子大。每服二百丸，沸汤下，少时如刀刺前阴，火烧之状，溺如瀑泉涌出，床下成流，顾盼之间，肿胀消散。《内经》云：热者寒之。肾恶燥，急食辛以润之。以黄柏之苦寒，泻热补水润燥为君；知母之苦寒，泻肾火为佐；肉桂辛热为使，寒因热用也。

小便虚闭，两尺脉沉微，用利小水药不效者，乃虚寒也。

附子一个炮去皮脐，盐水浸良久　泽泻一两

每服四钱，水一盏半、灯心七茎煎服，即愈。《普济方》

老人尿闭。

白颈蚯蚓　茴香等分，杵汁，饮之，即愈。《集验方》

小便涩滞不通。

干箬叶一两烧灰　滑石半两

为末。每米饮服三钱。《普济方》

小便涩痛不通。

用蚕蜕纸烧存性，入麝香少许，米饮每服二钱。《普济方》

小便闭胀，不治杀人。

葱白三斤锉，炒，帕盛二个，更互熨

小腹，气透即通也。 《本事方》

小便艰难，或转胞腹满闷，不急疗，杀人。

用秦艽一两，水一盏，煎六分，分作二服。

又方 加冬葵子等分，为末。酒服一匕。 《圣惠方》

气壅关格不通，小便淋结，脐下妨闷。

徐长卿炙半两 茅根三分 木通 冬葵子一两 滑石二两 槟榔一分 瞿麦穗半两

每服五钱，水煎，入朴硝一钱温服，日二服。 《圣惠方》

男女转胞，不得小便。

寒水石二两 滑石一两 葵子一合

为末，水一斗，煮五升，时服一盏，即利。 《永类方》

小便转胞不出。

自取爪甲烧灰，服。

又 甘遂末一钱，猪苓汤调下，立通。 《笔峰杂兴》

又 纳衣鱼一枚于茎中。 《千金方》

小便不通，脐腹急痛。

牛蒡叶汁 生地黄汁二合

和匀，入蜜二合，每服一合，入水半盏，煎三五沸，调滑石末一钱，服。《圣济总录》

脬转小便不通，腹胀如鼓，数月垂死。

一医用猪脬吹胀，翎管插入溺孔，捻脬气吹入，即大尿而愈。 时珍方

胞转不通，非小肠膀胱厥阴受病，乃强忍房事，或过忍小便所致。当治其气则愈，非利药可通也。

沉香 木香各二钱

为末。白汤空腹服之，以通为度。《医垒元戎》

治[1] 心经留热小便赤涩。

用去皮栀子火煨、大黄连、炙甘草等分末之，水煎三钱服，无不利也。

大便燥结。

皂角核，烧存性服。其性得湿则滑，滑则燥之自通也。

又 厚朴生研，猪脏煮，捣和丸梧子大，每姜水下三十丸。 《千金良方》[2]

大便艰难。

桃花为末，水服方寸匕，即通。《千金方》

遗 尿

男妇遗尿。

枯白矾 牡蛎粉等分

为末。每服方寸匕，温酒下，日三服。 《选奇方》

老小尿床。

白纸一张铺席下，待遗于上，取纸晒干，烧灰，酒服。 《集简方》

夜卧遗尿。

本人荐草烧灰，水服，立瘥。 《千金方》

又 雄鸡肝、桂心等分，捣，丸小豆大。每服一丸，米饮下，日三服；遗精加白龙骨。

又 麻鞋尖头二七枚烧灰，岁朝井花水服之。 《选奇方》

又 用猪脬洗，炙，食之。 《千金方》

又 燕蓐草烧黑，研末，水进方寸匕。

---

① 治心经留热……《千金方》：原本脱，据清·顺治十五年本补。
② 据《本草纲目》当为《十便良方》。

亦止哕啘。即燕窠中草。　藏器方

　小便频遗。

　用雄鸡肠一具，作臛，和酒服。
《心镜方》

　又方　用雄鸡肠水煮汁，服，日三
次。　《普济方》

　小便遗失。

　用鸡肶胵一具并肠烧存性，酒服。男

用雌，女用雄。　《集验方》

　下虚尿床。

　羊肚盛水煮熟，空腹食四五顿，瘥。
《千金方》

　遗尿淋沥。

　白龙骨、桑螵蛸等分，为末。每盐汤
服二钱。　梅师方

本草单方卷九

海虞缪希雍仲淳甫　选

延陵庄继光敛之甫

云间康　滚文初甫　同汇

延陵于舜玉执侯甫

淋

男妇诸般淋疾。

用苦杖根洗净，锉一合，以水五合煎一盏，去滓，入乳香、麝香少许，服之。鄞县尉耿梦得内人患沙石淋，已十三年。，每溺痛楚不可忍，溺器中小便下沙石，剥剥有声，百方不效。偶得此方服之，一夕而愈。乃予目击者。　《本事方》

五种淋疾。

苎麻根两茎打碎，以水一碗半，煎半碗，顿服，即通。大妙。　《斗门方》

又　用石决明去粗皮，研为末，飞过。热水服二钱，每日二服。如淋中有软硬物，即加朽木末五分。　《胜金方》

又　灯心生煮，服之。败席煮服，更良。　《开宝》方

一男子病血淋胀痛，祈死。

以藕汁和发灰每服二钱，三日而血止痛除。

诸淋症。

虞抟兄年七十秋间，患淋二十余日，百方不效。后得一方。

取地肤草捣自然汁，服之，遂通。至贱之物有回生之功，如此。　《医学正传》

诸淋赤痛。

三叶酸浆草洗，研，取自然汁一合，酒一合和匀，空心温服，立通。　《灵苑方》

小便淋痛，或尿血，或沙石胀痛。

用川牛膝一两，水二盏，煎一盏，温服。一妇人患此十年，服之得效。杜牛膝亦可。或入麝香、乳香，尤良。　《直指方》

小便卒淋。

紫草一两为散，每食前用井华水服二钱。亦治产后淋沥。　《千金翼方》

治淋及小便卒不通。

龙须席弥败有垢者方尺煮汁，服之。藏器方

小便淋痛。

石韦、滑石等分，为末。每饮服刀圭，最快。　《圣惠方》

又　葵花根洗，锉，水煎五七沸，服之。如神。　《宝鉴》方

又　多年木梳烧存性，空心冷水服。男用女，女用男。　《救急方》

小便淋沥，痛不可忍。

鸡肫内黄皮五钱，阴干，烧存性作一服，白汤下，立愈。　《医林集要》

小便淋沥。

菟丝子煮汁，服。　范汪方

久淋不愈。一妇人患淋久卧，诸药不效。

用剪金花十余叶煎汤，服之，明早病减八分，再服而愈。王不留行是也。《资生经》

又　琥珀为末二钱　麝香少许

白汤服之，或萱草煎汤，服。老人虚人，以人参汤下；亦可蜜丸，以赤茯苓汤下。　《普济方》

又　生续断捣，绞汁，服。即马蓟根也。　《古今录验》

小便淋闷，服血药不效者。

用牡蛎粉、黄柏炒等分，为末。每服一钱，小茴香汤下取效。《医学集成》

小便淋浊及不禁，由心肾气虚，神不守，或梦遗白浊。

赤白茯苓等分，为末。新汲水飞，去沫，控干，以地黄汁同移①酒熬膏，捣和丸弹子大。空心盐汤嚼下一丸。《三因方》

小便热淋。

白茅根四升，水一斗五升，煮取五升，适冷暖饮之，日三服。《肘后方》

热淋胀痛。

麻皮一两　炙甘草三分

水二盏，煎一盏，服，日二，取效。《圣惠方》

热淋涩痛。

扁竹煎汤，频饮。　《生生编》

又　干柿　灯心等分

水煎，日饮。　朱氏方

热淋如血。

蚕种烧灰，入麝香少许，水服二钱。《家宝方》

下焦结热，小便淋闷，或有血出，或大小便出血。

瞿麦穗一两　甘草炙七钱五分　山栀子仁炒半两

为末。每服七钱，连须葱根七个、灯心五十根、生姜五片，水二碗，煎至七分，时时温服。名立效散。《千金方》

热淋下血。

取大麻根三九枚洗净，水五升，煮三升，分服，血止。神验。亦止带下崩中。《药性赋》

热淋血淋，不拘男女。

用赤小豆三合慢炒，为末，煨、葱一茎擂，酒热调服一钱。《修真秘旨》

小便血淋作痛。

车前子晒干，为末。每服二钱，车前叶煎汤下。　《普济方》

血淋痛涩。但利水道，则清浊自分。

海金沙末，新汲水或沙糖水服一钱。《普济方》

一方　海金沙草阴干，为末。煎生甘草，调服二钱。一加滑石飞过末。《夷坚志》

男妇血淋，亦治五淋。

多年煮酒瓶头箬叶，三五年至十年者尤佳，每用七个烧存性，入麝少许，陈米饮下，日三服。有人患此，二服愈。福建煮过夏月酒多有之。　《百一选方》

血淋苦痛。

乱发烧存性二钱，入麝香少许，米饮服。《圣惠方》

血淋涩痛。

生山栀子末　滑石等分

葱汤下。《经验方》

又　薜荔藤叶一握　甘草炙一分

日煎，服之。　时珍方

又　茄叶薰干，为末。每服二钱，温酒或盐汤下。隔年者尤佳。《经验良

————

① 移：据《本草纲目》当为"好"。

方》

尿血沙淋，痛不可忍。

黄芪、人参等分，为末，以大萝卜一个切一指厚四五片，蜜二两淹，炙，令尽不令焦。蘸末食无时，以盐汤下。　《永类钤方》

小便热淋。

马蓟根捣汁，服。　《圣惠方》

血淋热痛。

黄芩一两，水煎，热服。　《千金方》

小便血淋，痛不可忍。

香附子　陈皮　赤茯苓等分

水煎服。　《十便良方》

小便血淋。

血风草即地锦草，井水揉，服，三度即愈。　《经验方》

又　葵花根二钱　车前子一钱

水煮，日服之。　《简便方》

又　生地黄汁　车前叶汁各三合

和煎，服。　《圣惠方》

又　海螵蛸末一钱　生地黄汁

调服。

又方　海螵蛸　生地黄　赤茯苓等分

为末。每服一钱，柏叶车前汤下。《经验方》

又　蜣螂研水，服。　鲍氏方

男妇血淋。

用真百药煎、车前子炒、黄连各三钱半，木香二钱、滑石一钱，为末。空心灯草汤服二钱，日二服。　《普济方》

肾与膀胱虚冷，血淋色瘀者。

椒树根煎汤，细饮。色鲜者勿服。《证治要诀》

治久淋。

取葛上亭长折断，腹中有白子如小米三二分，安白板上阴干，二三日收之。若有人患十年淋服三枚，八九年以还服二枚。服时以水如枣许着小杯中，爪甲研之，当扁扁见于水中，仰面吞之，勿令近牙齿间。药虽微小，下喉自觉至下焦淋所，有倾药作，大烦急不可堪者，饮干麦饭汁，则药势止也。若无干麦饭，但水亦可耳。老小服三分之一，当下。淋疾如脓血，连连而去者，或如指头，或青或黄，不拘男女，皆愈。若药不快，淋不下，以意节度，更增服之。此方有毒，不宜轻用。

血淋不止。

棕榈皮半烧半炒，为末。每服二钱，甚效。　《家宝方》

小便气淋，结涩不通。

白芷醋浸，焙干，二两为末，煎木通、甘草，酒调下一钱，连进二服。《普济方》

又　用好绵四两烧灰、麝香半分。每服二钱，温葱酒连进三服。　《圣惠方》

沙石诸淋。

石首鱼头石十四个　当归等分

为末。水二升，煮一升，顿服，立愈。　《外台秘要》

沙石淋痛。

用九肋鳖甲醋炙，研末。酒服方寸匕，日三服，石出，瘥。　《肘后方》

又　黄蜀葵花一两炒，为末。每米饮服一钱。名独圣散。　《普济方》

又　马蔺花七枚烧，故笔头七枚烧，粟米一合炒，为末。每服三钱，酒下，日二服。名通神散。

沙石热淋，痛不可忍。

用薏苡仁子叶根皆可水煎，热饮，夏月冷饮，以通为度。　《经验方》

小便沙淋。

瓦松即屋上无根草，煎浓汤，乘热薰洗小腹约两时，即通。　《经验良方》

石淋作痛。

车前子二升，以绢袋盛，水八升，煮取三升，服之，须臾石下。　《肘后方》

石淋痛楚，小便中有石子者。

胡桃肉一升　细米煮浆粥一升

相和，顿服，即瘥。　《海上方》

又　五月五日收葵子炒，研。食前温酒下一钱，当下石出。　《圣惠》

小便石[①]淋，宜破血。

瞿麦子捣为末，酒服方寸匕，日三服，三日当下石。　《外台秘要》

治石淋，消结热。

可取雄鹊肉烧作灰，淋汁，饮之。以石投中解散者，是雄也。　《别录》

石淋导水。

用蝼蛄七个、盐二两，新瓦上铺盖，焙干，研末。每温酒服一钱匕，即愈也。　苏颂方

小便膏淋。

羊骨烧，研，榆白皮，煎汤，服二钱。　《圣惠方》

膏淋如油。

海金沙　滑石各一两　甘草梢二钱半

为末。每服二钱，麦门冬煎汤服，日二次。　《仁存方》

肾消膏淋，病在下焦。

苦楝子　茴香等分

为末。每温酒服一钱。　《圣惠方》

老人五淋，身热腹满。

小麦一升　通草二两

水二升，煮一升，饮之，即愈。《奉亲书》

五淋白浊。

螺蛳一碗连壳炒热，入白酒三碗，煮至一碗，挑肉食之，酒下数次，即效。《扶寿精方》

小便不禁　小便频数

小便不禁。

重鹊巢中草一个烧灰

每服二钱匕，以蔷薇根皮二钱煎汤，服之，日二。　《圣惠方》

又方　只用蔷薇根煮汁，饮。野生白花者良。

小便不禁，上热下寒者。

鹿角霜为末，酒糊和丸梧桐子大。每服三四十丸，空心温酒下。　《普济方》

小便无度，肾气虚寒。

破故纸十两酒蒸　茴香十两盐炒

为末，酒糊丸梧子大。每服百丸，盐酒下，或以米掺猪肾煨，食之。　《普济方》

小便无度，并茎内痛。杨子建《万全护命方》云：凡人小便频数，不计度数，便时茎内痛不可忍者，此疾必先大腑秘热不通，水液只就小肠，大腑愈加干竭；甚则浑身热心躁，思凉水，如此，即重症也。此疾本因贪酒色，积有热毒、腐物、瘀血之类。随虚，水入于小肠，故便时作痛也。不饮酒者，必平生过食辛热荤腻之物，又因色伤而然。此乃小便频而痛，与淋证涩而痛者不同也。

宜用萆薢一两水浸少时，以盐半两同炒，去盐，为末。每服二钱，水一盏，煎八分，和滓服之，使水道转入大肠；仍以葱汤频洗谷道，令气得通，则便数及痛自减也。

小便数多。

牡蛎五两炒，入小便三升，煎二升，分三服。神效。　《乾坤生意》

小便频数，脬气不足也。

---

① 据《外台秘要》补"石"。

雷州益智子盐炒，去盐　天台乌药等分

为末，酒煮山药粉为糊，丸如梧子大。每服七十丸，空心盐汤下。名缩泉丸。　《集验方》

藏器方　只取益智子仁二十四枚打碎，入盐同煎，服。有奇验。

又　白果十四枚七生七煨，食之，取效止。

又　小豆叶一斤，入豉汁中煮，和作羹，食之。　《心镜方》

心虚尿滑，及赤白二浊。

益智子仁　白茯苓　白术等分

为末。每服三钱，白汤调下。

遗[①]　精

肾虚遗精。

北五味子一斤，洗净水浸揉去核，再以水洗核，取尽余味，通置砂锅中，布滤过，入好蜂蜜二斤，炭火慢熬成膏，瓶收五日，出火性，每空心服一二茶匙，百沸汤下。　《保寿堂方》

肾虚遗精，多汗，夜梦鬼交。

用猪肾一枚，切开去膜，入附子末一钱，湿纸裹煨熟，空心食之，饮酒一杯，不过三五服效。　《经验方》

虚滑遗精。

白茯苓二两，缩砂一两为末，入盐二钱，羊肉批片掺药炙食，以酒送下。《普济方》

又　韭子五合，白龙骨一两，为末，空心酒服方寸匕。　《千金方》

虚劳溺精。

用新韭子二升，十月霜后采之，好酒八合浸一宿，以晴明日，童子向南捣一万杵，平旦温酒服方寸匕，日再服之。亦治女人白淫。　《外台秘要》

漏精白浊。

雪白盐一两，入瓶筑紧固济煅一日，出火毒。白茯苓、山药各一两，为末，枣肉和密丸梧子大，每枣汤下三十丸。盖甘以济咸，脾肾两得也。　《直指方》

元气虚寒，精滑不禁，大腑溏泄，手足厥冷。阳起石煅，研，钟乳粉各等分，酒煮附子，末，同面糊丸梧子大，每空心米饮服五十丸，以愈为度。　《济生方》

盗汗遗精。

鹿角霜二两　生龙骨炒　牡蛎煅各一两

为末，酒糊丸梧子大，每盐下四十丸。　《普济方》

玉茎强硬不痿，精流不住，时事如针刺，捏之则痛。其病名强中。乃肾滞漏疾也。

用韭子、破故纸各一两，为末。每服三钱，水一盏煎服，日三即住。　《经验方》

劳心梦泄。

龙骨　远志等分

为末，炼蜜丸梧子大，朱砂为衣。每服三十丸，莲子汤下。去朱砂，亦能暖精益阳。　《活人心统》

梦寐遗精。

乳香一块拇指大，卧时细嚼，含至三更咽下，三五即效。　《医林集要》

积热梦遗，心忪恍惚，膈中有热。

黄柏末一两　片脑一钱

炼蜜丸梧子大。每服十五丸，麦门冬汤下。　《本事方》

梦遗食减。

白色苦参三两　白术五两　牡蛎粉四两

为末，用雄猪肚一具洗净，砂罐内煮烂，石臼捣和，药干则入汁，丸小豆大。每服四十丸，米汤下，日三服。久服，身

---

① 遗精……《济生方》：原本脱，据清·顺治十五年本补。

肥进食，而梦遗立止。 《保寿堂方》

治梦遗，小便数。

用韭子二两、桑螵蛸一两，微炒，研末。每旦酒服二钱。 《三因方》

肾虚精竭。

羊肾一对切，于豉汁中以五味米糁作羹粥，食。 《心镜方》

脱阳危证。凡人大吐大泄之后，四肢厥冷，不省人事，或与女子交后，小腹肾痛，外肾搐缩，冷汗出，厥，须臾，不救。

先以葱白炒热，熨脐；后以葱白三七茎擂烂，用酒煮灌之，阳气即回。 华佗方

秘精益髓。

太乙金锁丹

用五色龙骨五两、覆盆子五两、莲花蕊四两未开者阴干、鼓子花即旋覆花三两，五月五日采之、鸡头子仁一百颗，并为末，以金樱子二百枚去毛，木白捣烂，水七升，煎浓汁一升，去渣，和药杵二千下，丸梧子大。每空心温盐酒下三十丸，服至百日，永不泄。如要泄，以冷水调车前末半合服之。忌葵菜。 《瑞竹堂方》

赤 白 浊

便浊精滑。男子小便日数十次，如稠米泔，心神恍惚，瘦瘁食减，得之女劳，令服桑螵蛸散药，未终一剂而愈。其药安神魂，定心志，治健忘，补心气，止小便数。

用桑螵蛸、远志、龙骨、菖蒲、人参、茯神、当归、龟甲醋炙各一两，为末。卧时人参汤调下二钱。如无桑上者，即用他树者，以炙桑白皮佐之。桑白皮行水，以接螵蛸就肾经也。

治思虑太过，心肾虚损，真阳不固，渐有遗沥，小便白浊，梦寐频泄。

菟丝子五两　白茯苓三两　石莲肉二两

为末，酒糊丸梧子大。每服三五十丸，空心盐汤下。 《和剂局方》

小便白浊，缘心肾不济，或由酒色，遂至已甚，谓之土淫。盖有虚热而肾不足，故土邪干水。史载之言：夏则土燥水浊，冬则土坚水清，即此理也。医者往往用补，其瘵反甚。惟服博金散，则水火既济，源洁而流清矣。

用络石人参、茯苓各二钱，龙骨煅一两，为末。每服一钱，空心米饮下，日二服。 《仁存堂方》

治肾经虚损，心气不足，思虑太过，真阳不固，漩有余沥，小便白浊如膏，梦中频遗，骨节拘痛，面黧肌瘦，盗汗虚烦，食减乏力。此方性温不热，极有神效。

用五倍子一斤、白茯苓四两、龙骨二两，为末，水糊丸梧子大。每服七十丸，食前盐汤送下，日三服。 《和剂方》

赤白浊淫及梦泄精滑。

黄柏炒　真蛤粉一斤

为末。每服一百丸，空心温酒下。黄柏苦而降火，蛤粉咸而补肾也。

又方　加知母炒、牡蛎粉煅、山药炒等分，为末，糊丸梧子大。每服八十丸，盐汤下。 《本事方》

白浊遗精。

石莲肉　龙骨　益智仁等分

为末。每服二钱，空心米饮下。

《普济》用莲肉、白茯苓等分，为末，白汤调服。

遗精白浊，盗汗虚劳。

桑螵蛸炙　白龙骨等分

为细末。每服二钱，空心用盐汤送下。 《外台秘要》

小便白浊。

糯稻草煎浓汁，露一夜，服之。
《摘玄妙方》

又　清明柳叶煎汤代茶，以愈为度。
《集简方》

又　陈冬瓜仁炒，为末，每空心米饮
服五钱。《救急易方》

肾虚白浊。

肉苁蓉　鹿茸　山药　白茯苓等分

为末，米糊丸梧子大。每枣汤下三十
丸。《圣济总录》

肾虚白浊，及两胁并背脊穿痛。

五味子一两炒赤，为末，醋糊丸梧子
大。每醋汤下三十丸。《经验良方》

气虚白浊。

黄芪盐炒半两　茯苓一两

为末。每服一钱，白汤下。《经验
良方》

湿痰白浊。

牡荆子炒，为末。每酒服二钱。
《集简方》

白浊频数，漩面如油，澄下如膏，乃
真元不足，下焦虚寒。

用萆薢、石菖蒲、益智仁、乌药等
分，每服四钱，水一盏，入盐一捻，煎七
分。食前温服，日一服，效乃止。名萆薢
分清饮。

白浊腹满，不拘男妇。

用益智仁盐水浸，炒、厚朴姜汁炒等
分，姜三片、枣一枚，水煎服。《永类
钤方》

小便白淫，因心肾气不足，思想无穷
所致。

黄连、白茯苓等分，为末，酒糊丸梧
子大。每空心枣汤下五十丸。《普济
方》

治人夜小便脚停白浊，老人虚人多此
证，令人卒死，大能耗人精液，主头昏
重。

用糯米五升炒赤黑　白芷一两

为末，糯粉糊丸梧子大。每服五十
丸，木馒头煎汤下。无此用《局方》补肾
汤下。若后生禀赋怯弱，房室太过，小便
太多，水管塞涩，小便如膏脂，入石菖
蒲、牡蛎粉。甚效。《经验》

赤白浊淋。

好大黄为末，每服六分，以鸡子一个
破顶入药，搅匀，蒸熟。空心食之，不过
三服，愈。《简便方》

小便赤浊。

远志　甘草水煮半斤　茯神　益智仁
各二两

为末，酒湖丸梧子大，每空心枣汤下
五十丸。《普济方》

小便赤浊，心肾不足，精少血燥，口
干烦热，头运怔忡。

菟丝子　麦门冬等分

为末，蜜丸梧子大。每盐汤下七十
丸。

心热尿赤，面赤唇干，咬牙口渴。

用木通、生地黄、炙甘草等分，入水
竹叶七片，水煎服。钱氏方

前阴诸疾

阴痿不起。

用雄鸡肝三具　菟丝子一升

为末，雀卵和，丸小豆。每服一百
丸，酒下，日二。

又方　用鲤鱼胆、雄鸡肝各一枚，为
末，雀卵和，丸小豆大。每吞一丸，或于
前方加附子一个。《千金方》

又　蛇床子　五味子　菟丝子等分

为末，蜜丸梧子大。每服三十丸，温
酒下，日三服。《千金方》

又　新五味子一斤为末，酒服方寸
匕，日三服。忌猪鱼蒜醋。尽一剂即得

力，百日以上可御十女，四时勿绝，更效。《千金方》

又 蜂窠烧研，新汲水服二钱，可御十女。《峋嵝神书》

又 覆盆子酒浸，焙，研为末，每旦酒服三钱。《集简方》

又 未连蚕蛾二升去头翅足炒，为末，蜜丸梧子大。每夜服一丸，可御十室，以菖蒲酒止之。《千金方》

又 泥鳅煮，食之。《集简方》

阴寒痿弱。

蜂房灰夜敷阴上，即热起。《千金方》

又 紫霄花 生龙骨各二钱 麝香少许

为末，蜜丸梧子大。每服二十丸，烧酒下。欲解饮生姜甘草汤。《集简方》

阴痿阴汗。

阳起石煅，为末。每服二钱，盐酒下。《普济方》

阴汗湿痒。

绵黄芪酒炒，为末，以熟猪心点吃。妙。《济急方》

又 密陀僧加蛇床子为末，敷之。

又 蒲黄末服三四度，瘥。《千金方》

肾风囊痒。

用猪尿脬火炙，以盐酒吃之。《救急方》

又 枯矾扑之。

又 泡汤沃洗。《御药苑方》

又 石菖蒲 蛇床子等分

为末，日搽二三次。《济急仙方》

又 吴茱萸煎汤，频洗，取效。《外台秘要》

又 麸炭、紫苏叶末，扑之。《经验方》

又 松毛煎汤，频洗。《简便方》

又 龙骨、牡蛎粉，扑之。《医宗三法》

肾风囊痒。

用椒、杏仁研膏，涂掌心，合阴囊而卧。甚效。《直指》

阴囊湿疮，出水不瘥。

用五倍子、腊茶各五钱，腻粉少许，研末。先以葱椒汤洗过，香油调搽，以瘥为度。《圣惠方》

阴痒生疮。

紫梢花一两 胡椒半两

煎汤，温洗，数次即愈。《总微论》

外肾生疮。

蚯蚓粪二分 绿豆粉一分

水涂之，干，又上之。

肾风下注生疮。

用驴蹄二十片烧灰，密陀僧、轻粉各一钱，麝香半钱，为末。敷之。《奇效方》

阴疮湿痒。

槐树北面不见日枝煎汤，洗三五遍，冷，再暖之。《必效方》

男子阴疮有二种：一者阴蚀，作白脓出；一者只生热疮。热疮用黄柏、黄芩等分，煎汤洗之。仍以黄柏、黄连作末敷之。

又方 黄柏煎汤，洗之；涂以白蜜。《肘后方》

男子阴疮，因不忌月事行房，阴物溃烂。

用室女血衲瓦上烧存性，研末，麻油调，敷之。

囊疮痛痒。

红椒七粒 葱头七个

煮水，洗之，愈。名驱风散。《经验方》

丈夫阴疮，茎及头溃烂，痛不可忍，久不瘥者。

以五月五日繁缕烧焦五分，入新出蚯蚓粪二分，入少水和，研作饼，贴之，干即易。禁酒面五辛，及热食等物。甚效。扁鹊方

炉精阴疮。

铅粉二钱　银杏仁七个

铜铫内炒至杏黄，去杏，取粉，出火毒，研，搽，效。　《集简方》

又　黄矾　青矾　麝香等分

为末，敷之，不过三度。　《千金方》

又　用青纸旧作簿签者，以唾粘贴，数日即愈，且护痛也。弥久者良，上有青黛，杀虫解毒。　时珍方

男子阴肿作痒。

用桃仁炒香，为末，酒服方寸匕，日三；仍捣敷之。亦治小儿卵癫。　《外台秘要》

又　大田螺二个和壳烧存性，入轻粉同研，敷之，效。　《医林集要》

玉茎生疮。

牛蹄甲烧灰，油调，敷之。　《奚囊方》

玉茎疮溃。

丝瓜连子捣汁，和五倍子末频搽之。丹溪方

玉茎生疮臭腐。

用猪脬一个连尿，去一半留一半，以煅红新砖焙干，为末，入黄丹一钱掺之，三五次瘥。须以葱椒汤洗。　《奇效方》

阴茎生疮，痛烂者。

以豉一分、蚯蚓湿泥二分，水研和，涂上，干即易之。禁热食酒蒜芥菜。《药性论》

阴上粟疮。

取停水湿处干卷苔皮，为末，敷之。神效。　《外台秘要》

阴头生疮。

蜜煎甘草末，频频涂之。神效。《千金方》

又　用溪港年久螺蛳烧灰，敷之。《奇效方》

阴头生疮，人不能治者。

鳖甲一枚烧，研，鸡子白和，敷。《千金翼》

男女阴蚀。

肥猪肉煮汁，洗，不过三十斤，瘥。《千金方》

阴蚀欲尽。

虾蟆灰　兔屎等分

为末，敷之。　《肘后方》

股阴𤷒疬。

无名异二钱　麝香一字　酒半碗

午后空腹服，立效。　《多能鄙事》

阴囊肿痛。

葱白、乳香捣，涂，即时痛止肿消。亦治玉茎肿。

阴癫肿痛。

荆芥穗瓦焙，为散。服二钱，即消。《寿域神方》

阴溃囊肿。

木馒头子　小茴香等分

为末。每空心酒服二钱，取效。《集简方》

卒阴肾痛。

牛屎烧灰，酒和，敷之，良。　《梅师方》

阴卒肿痛。

鸡翮六枝烧存性　蛇床子末等分

随左右敷之。　《肘后方》

又　柳枝三尺长二十枚细锉，水煮极热，以故帛裹包肿处；仍以热汤洗之。《集验方》

阴茎发肿。

用煨葱入盐，杵如泥，涂之。

阴肿痛痒。

荷叶　浮萍　蛇床子等分

煎水，日洗之。　《医垒元戎》

男子阴肿胀痛。

蛇床子末，鸡子黄调，敷之。　《永类方》

男子阴肿大如升，核痛。

马鞭草捣，涂之。　《集验方》

阴肿如斗。

取鸡翅毛一孔生两茎者，烧灰，饮服。左肿取右翅，右肿取左翅，双肿并取。　《肘后方》

又　蔓菁根捣，封之。　《集疗方》

阴肿如斗，痛不可忍。

雄黄　矾石各二两　甘草一尺

水五升，煮二升，浸之。　《肘后方》

胸中积热，及茎中痛。

用生甘草梢或加酒，煮玄胡索、苦楝子，尤妙。　元素方

阴冷发闷，冷气入腹，肿满杀人。

釜月下土和鸡子白，敷之。亦治男阴卒肿。　《千金方》

阴股常湿。

胡粉粉之。　《备急方》

阴下湿汗，及脚趾烂。

用滑石一两、石膏煅半两、枯白矾少许，研，掺之。　《集简方》

玉茎湿痒。

肥皂一个烧存性，香油调，搽，即愈。　《摄生方》

飞丝缠阴，肿痛欲断。

以威灵仙捣汁，浸洗。一人病此，得效。　《怪证方》

疝

小肠疝气。

用带毛雀儿一枚去肠，入金丝矾末五钱，缝合，以桑柴火煨成炭，为末。空心无灰酒服。年深者二钱，愈。　《瑞竹堂方》

又　地胆去翅足头微炒　朱砂各半两　滑石一两

为末。每苦杖酒食前调服二钱，即愈。　《宣明方》

又　每顿用鲫鱼十个，同茴香煮，食。久食自愈。　《生生编》

又　用牡荆实半升炒熟，入酒一锺，煎一沸，热服。甚效。　时珍方

又　天仙藤一两　好酒一碗

煮至半碗，服之。甚效。　孙天仁《集效方》

又　用紧小全蝎焙，为末。每发时服一钱，入麝香半字，温酒调服，少顷再进。神效。

又　黑参㕮咀，炒，为丸。每服一钱半，空心酒服出汗，即效。　《集效》

丈夫疝气，本脏气伤膀胱，连小肠等气。

金铃子一百个温汤浸过，去皮　巴豆二百个微打破

以面二升同于铜铛内，炒至金铃子赤为度，放冷取出，去核为末，巴面不用。每服三钱，热酒或醋汤调服。

一方　入盐炒茴香半两。　《经验方》

卒得疝气，小腹及阴中相引痛如绞，白汗出，欲死者。

以丹参一两为末。每服二钱，热酒调下。　《圣惠方》

又方　沙参捣，筛，为末。酒服方寸匕，立瘥。　《肘后方》

疝气疼痛。

杉木子一岁一粒烧，研，酒服。　时珍方

癫疝疼痛，钓肾偏坠，痛不可忍。

川楝子肉五两，分作五份：一两用破故纸二钱炒黄，一两用小茴香三钱、食盐半钱同炒，一两用莱菔一钱同炒，一两用牵牛子三钱同炒，一两用斑蝥七枚去头足同炒。拣去食盐、莱菔子、牵牛、斑蝥，只留故纸、茴香，同研为末，以酒打面糊，丸梧子大。每空心酒下五十丸。《澹寮》

膀胱疝痛。

用舶茴香、杏仁各一两，葱白焙干五钱，为末。每酒服二钱，嚼胡桃送下。《本事方》

小肠气坠。

《直指》用八角茴香、小茴香各三钱，乳香少许，水服取汗。孙氏《集效方》治小肠疝气，痛不可忍。用大茴香、荔枝核炒黑各等分为末。每服一钱，温酒调下。

濒湖《集简方》用大茴香一两，花椒五钱，炒研。每酒服一钱。

癫疝胀痛，及小肠气。

香附末二钱，以海藻一钱煎，酒空心调下，并食海藻。 濒湖《集简方》

小肠疝气，阴核肿痛。

用青皮炒，研五钱，老酒煎服，或酒糊丸，服。甚效。 时珍方

疝气坠痛。

用猪脬一枚洗，入小茴香、大茴香、破故纸、川楝子等分填满，入青盐一块缚定，酒煮熟，食之，酒下其药，焙，捣，为丸，服之。

癫疝偏坠，气胀不能动者。

牡丹皮 防风等分

为末。酒服二钱，甚效。 《千金方》

疝气危急。

玄胡索盐炒 全蝎去毒生用等分

为末。每服半钱，空心盐酒下。《直指方》

疝气入肾。

茴香炒，作二包，更换熨之。 《简便方》

又 地肤子即落帚子炒香，研末。每服一钱，酒下。 《简便方》

小肠气痛，绕脐冲心。

连蒂老丝瓜烧存性，研末。每服三钱，热酒调下；甚者不过二三服，即消。

下元虚损，偏坠茎痛，并可治疝。

茅山苍术净刮六斤，分作六份：一斤仓米泔浸二日，炒；一斤酒浸二日，炒；一斤青盐半斤炒黄，去盐；一斤小茴香四两炒黄，去茴香；一斤大茴香四两炒黄，去茴香；一斤用桑椹子汁浸二日，炒。取术为末。每服三钱，空心温酒下。 《积善堂方》

阴癫肿痛偏坠，或小肠疝气，下元虚冷，久不愈者。

沉香 木香各半两 葫芦巴酒浸，炒 小茴香炒各二两

为末，酒糊丸梧子大。每服五十丸。盐酒下。

治远年近日小肠疝气，偏坠挈痛，脐下撮痛，以致闷乱，及外肾肿硬，日渐滋长，及阴间湿痒成疮。

用吴茱萸去梗一斤，分作四份：四两酒浸、四两醋浸、四两汤浸、四两童小便浸一宿，同焙干，泽泻二两为末，酒糊丸梧子大。每服五十丸，空心盐汤或酒吞下如宜。方名星斗丸。 《和剂局方》

患疝疾，重坠大如杯。

以薏珠用东壁黄土炒过，水煮为膏，服，数次即消。

阴疝偏坠，痛甚者。

木鳖子一个磨，醋调黄柏、芙蓉末敷之，即止。 《寿域神方》

偏疝痛极，劫之立住。

用绵袋包暖阴囊，取天花粉五钱，以

醇酒一碗浸之，自卯至午，微煎滚，露一夜，次早低凳坐定，两手按膝，饮下即愈。未愈，再一服。　《本草蒙筌》

偏坠疝气。

山棠梂① 肉　茴香炒各一两

为末，糊丸梧子大。每服一百丸，空心白汤下。　《易简方》

阴肾癫肿。

橄榄核　荔枝核　山楂核等分

烧存性，研末。每服二钱，空心茴香汤调下。

卵㿗偏坠。

用双蒂茄子悬于房门上，出入用眼视之。茄蔫，所患亦蔫；茄干亦干矣。

又法　用双茄悬门上，每日抱儿视之二三次，钉针于上，十余日消失。　《保寿堂方》

偏坠疼痛。

苏方木二两　好酒一壶

煮熟，频饮，立好。

又　青娘子、红娘子各十枚，白面拌，炒黄色，去前二物，熟汤调服，立效也。　谈埜翁方

又　陈石灰炒　五倍子　山栀子等分

为末，面和，醋调，敷之，一夜即消。　《医方摘要》

木肾疝气。

楮叶　雄黄等分

为末，酒糊丸梧子大。每盐酒下五十丸。　《医学集成》

肾冷偏坠疝气。

用生雀三枚燎毛去肠，勿洗，以舶上茴香三钱，胡椒一钱，缩砂、肉桂各二钱，入肚内，湿纸裹，煨熟，空心食之，酒下。　《直指方》

冷气疝瘕。

葫芦巴酒浸，晒干　荞麦炒研　面各四两
小茴香一两

为末，酒糊丸梧子大。每服五十丸，空心盐汤或盐酒下，服至二月后，出白脓则除根。　《方广心法》

寒疝绞痛。

用乌雄鸡一头，治如食法；生地黄七斤同锉。著甑中蒸之，以器盛取汁，清旦温服，至晚令尽，当下。诸寒癖㿗，以白粥食之，久疝，不过三服。　《肘后方》

寒疝腹痛，挛急难忍，汗出厥逆。

大附子炒去皮脐一枚　山栀子炒焦四两

每用三钱，水一盏、酒半盏，煎七分，入盐一捻温服。　《宣明方》

一方　加蒺藜子等分，虚者加桂枝等分，姜糊为丸。酒服五十丸。

寒疝心痛，四肢逆冷，全不饮食。

桂心研末一钱，热酒调下，取效。　《圣惠方》

阴冷入腹。有人阴冷，渐渐冷气入腹，阴囊肿满，日夜疼闷欲死。

以布裹椒，包囊下，热气大通，日再易之，以消为度。　《千金方》

寒疝腹痛绕脐，手足厥冷，白汗出，脉弦而紧，用大乌头煎主之。

大乌头五枚去脐，水三升，煮取一升去滓，纳蜜二升煎，令水气尽。强人服七合，弱人服五合。不瘥，明日更服。　《金匮玉函方》

寒疝滑泄，腹痛肠鸣，自汗厥逆。

熟附子去皮脐　玄胡索炒各一两　生木香半两

每服四钱，水二盏，姜七片，煎七分，温服。　《济生方》

冷气内外肾钓痛。

盐研吴茱萸叶，罨之。神验，干即易。　《大明方》

阴下冷痛，入腹则肿满杀人。

---

① 棠梂：山楂的别名。

苋根捣烂，敷之。　时珍方

狐疝阴癞，超越举重，卒得此，及小儿狐疝，伤损生癞。

并用地肤子五钱、白术二钱半、桂心五分，为末。或饮或酒，服三钱。忌生葱桃李。　《必效方》

肾脏气发攻心，面黑欲死，及诸气奔豚喘急。

铅二两　石亭脂二两　木香一两　麝香一钱

先化铅，炒干，入亭脂急炒焰起，以醋喷之，倾入地坑内，覆住待冷，取研，粟饭丸茨子大。每用二丸，热酒化服，取汗，或下，或通气，即愈。如大便不通，再用一丸，入玄明粉五分服。　《圣济录》

脱　肛

大肠脱肛。

蜗牛壳去土，研末，羊脂熔化调，涂，送入即愈。　李延寿方

桑上蜗牛烧灰，和脂，涂，尤妙。范汪方

又　蜣螂烧存性，为末，入冰片研匀，掺肛上，托之即入。《医学集成》

又　狗涎抹之，自上也。《扶寿精方》

又　不蛀皂角五挺捶碎，水挼取汁二升，浸之，自收上。收后，以汤荡其腰肚上下，令皂角气行，则不再作。仍以皂角去皮酥炙，为末，枣肉和丸。米饮下三十丸。《圣惠方》

又　苦参　五倍子　陈壁土等分

煎汤，洗之。以木贼末敷之。《医方摘要》

又方　木贼烧存性，为末，掺之，按入，即上。一加龙骨末。《三因方》

又　炙麻鞋底，频按入。仍以故麻鞋底、鳖头各一枚，烧研敷之，按入，即不出也。《千金方》

又　蟾蜍皮一片，瓶内烧烟薰之并敷，效。　孙真人方

脱肛气热。

孩儿茶二分　熊胆五分　片脑一分

为末，人乳搽肛上，热汗自下而肛收也。亦治痔疮。　董炳方

大肠脱肛，下三五寸者。

用大田螺二三枚，将井水养三四日去泥。用鸡爪黄连研细末，入厣内，待化成水，以浓茶洗净肛门，将鸡翎蘸扫之，以软帛托上，自然不再发也。《经验方》

脱肛不收。

用五倍子末三钱，入白矾一块，水一碗煎汤，洗之，立效。　《三因方》

又方　用五倍子半升，水煮极烂，盛，坐桶上薰之，待温以手轻托上。内服参芪升麻药。《简便方》

又　贴水荷叶焙，研。酒服二钱。仍以荷叶盛末，坐之。《经验良方》

大肠脱肛，久积虚冷。

以鳖头炙，研。米饮服方寸匕，日二服。仍以末涂肠头上。《千金方》

脱肛，历年不入者。

生铁二斤，水一斤，煮汁五升，洗之，日再。《集验方》

久痢脱肛。

白龙骨粉扑之。　姚和众方

一用虎骨烧末。水服方寸匕，日三。《外台》

又　赤石脂、伏龙肝为末，敷之。一方加白矾。　钱氏小儿方

泄痢脱肛，已久者，黑圣散主之。

大蜘蛛一个，瓠叶两重包扎定，烧存性，入黄丹少许，为末。先以白矾、葱、椒煎汤洗，拭干，以前药末置软帛上托

入。甚有效也。　《乘闲方》

下血脱肛。

白鸡冠花　防风等分

为末，糊丸梧子大。空心米饮，每服七十丸。

一方　白鸡冠花炒　棕榈灰　羌活一两

为末。每服二钱，米饮下。　《永类钤方》

痔漏脱肛。

胡荽子一升　粟糠一升　乳香少许

以小口瓶烧烟，薰之。　《儒门事亲》

又　酢浆草煎汤洗，甚效。亦捣涂汤火伤。　时珍方

谷道痒痛

肛门肿痛。

马齿苋叶三叶　酸草等分

煎汤，薰洗，一日二次。有效。　时珍方

又　菟丝子熬黄黑，为末，鸡子白和，涂之。亦治痔如虫咬。　《肘后》

肛门肿痛，欲作痔疮。

急取屠刀磨水，服。甚效。　《集简方》

风入脏中发肿，不问新久。

以大豆一斗，水五斗，煮取一斗二升，去滓，入美酒半斗，煎取九升，旦服取汗。神验。　《千金》

谷道蟨痛肿痒。

杏仁杵膏，频敷之。　《肘后方》

下部蟨虫，痛痒脓血，旁生孔窍。

蜣螂七枚五月五日收者　新牛粪半两　肥羊肉一两炒黄

同捣成膏，丸莲子大，炙热，绵裹，纳肛中半日，即大便中虫出，三四度，永

瘥。　《集验方》

虫蚀肾府，肛尽肠穿。

用青蛙一枚、鸡骨一分烧灰，吹入。数用大效。　《外台秘要》

谷道生疮，久不愈。

用鸡肶胵烧存性，为末，干贴之。如神。　《圣济总录》

痔

大肠痔疾。

蟾蜍一个，以砖砌四方，安于内，泥住，火煅存性，为末。以猪广肠一截扎定两头，煮熟，切碎，蘸蟾末食之，如此三四次，其痔自落也。

痔疮有核。

白鹅胆二三枚，取汁，入熊胆二分、片脑半分，研匀，瓷器密封，勿令泄气。用则手指涂之，立效。　《保寿堂方》

又　鸭胆涂痔核。良。　时珍方

又　用马兰根捣敷片时，看肉平即去之，稍迟恐肉反出也。　《医学集成》

内痔不出。

草乌为末，津调，点肛门，内痔即反出，乃用枯痔药点之。　《集验方》

肛门酒痔

丝瓜烧存性，研末。酒服二钱。　严月轩方

鸡冠痔疾。

黄连末敷之。加赤小豆末，尤良。《斗门方》

反花痔疮。

木瓜为末，以鳝鱼身上涎调，贴之，以纸护住。　《医林集要》

五痔肛肿，久不愈，变成瘘疮。

用鸡冠花、凤眼草各一两，水二碗煎汤，频洗。　《卫生宝鉴》

年久痔漏。

田龟二三个，煮取肉，入茴香、葱、酱，常常食。累验。此疾大忌糟醋等热物。 《便民食疗》

十年痔疮。

熊胆涂之，神效。一切方不及也。《外台方》

久近痔病，三十年者，三服除根。

用莲花蕊、黑牵牛头末各一两半，当归五钱，为末。每空心酒服二钱。忌热物，五日见效。 孙氏《集效方》

患痔，诸药不效。

用木耳煮，食之而愈。

又 槐耳为末，每饮服方寸匕，日三，亦良。

痔大作，状如胡瓜，热气如火，僵仆不能行。先以槐枝浓煎汤洗，便以艾灸至四五壮，忽觉热气一道入肠中，因大转先泻血，后去垢秽，其痛甚楚，泻后失痔所在。 刘禹锡方

肠痔、气痔出脓。

用川山甲烧存性，研末一两，肉豆蔻三枚，为末。每米饮服二钱；甚者，加猬皮灰一两。中病即止。 寇氏《衍义》

风痔肿痛，发歇不定者是也。

白僵蚕二两洗，锉，炒黄，为末，乌梅肉和，丸桐子大。每姜蜜汤空心下五丸。妙。 《胜金方》

五痔作痛。

胡荽子炒，为末。每服二钱，空心温酒下，数服见效。 《海上仙方》

外痔肿痛。

白头翁草，一名野丈人，以根捣，涂之，逐血止痛。 《易简方》

痔疮肿痛。

铅白霜、白片脑半字，酒调，涂之，随手见效。 《婴童百问》

又 蚺蛇胆研，香油调，涂，立效。《医方摘要》

又 郁金末水调，搽之，即消。《医方摘要》

又 隔年风干橙子，桶内烧烟，薰之。神效。 《医方摘要》

又 鸭跖草挼软，纳患处，即效。危亦林《世医得效方》

又 用田螺一个，入片脑一分在内，取水搽之。仍先以冬瓜汤洗净。 《乾坤生意》

一 用田螺二枚，用针刺破，入白矾末，同埋一夜，取螺内水扫疮上。又善能止痛也。甚妙。 孙氏方

一 用马齿苋汤洗净，捣活螺蛳敷上，其病即愈。 《袖珍方》

又 蚕茧内入男子指甲，令满，外用童子顶发缠裹，烧存性，蜜调，敷之。仍日日吞牛胆制过槐子。甚效。 《积善堂方》

又 用赤足蜈蚣焙，为末，入片脑少许，唾调，敷之。 《直指方》

一 用蜈蚣三四条，香油煮一二沸，浸之，再入五倍子末二三钱，瓶收密封。如遇痛不可忍，点上油，即时痛止。大效。 《集效方》

又 用枳壳煨熟，熨之，七枚立定。《必效方》

又方 用枳壳末入瓶中，水煎百沸，先熏后洗。 《本事方》

又 用盆盛沸汤，以器盖之，留一孔，用洗净韭菜一把泡汤中，乘热坐孔上，先熏后洗，数日自然脱体也。 《袖珍方》

又 先以皂角烟熏之，后以鹅胆汁调白芷末，涂之，即消。《医方摘要》

又 水化鸡胆搽，亦效。 时珍方

又 鱼腥草一握，煎汤熏洗。仍以草挹痔，即愈。一方洗后以枯矾入片脑少许敷之。 《救急方》

又　用蜗牛浸油，涂之；或烧，研，敷之。　丹溪方

一　用蜗牛一枚，入麝香少许在内，碗盛，次日取水，涂之。　《济生方》

又　用金丝荷叶阴干，烧烟，桶中熏之。　时珍方

又　冬瓜煎汤洗之。　《袖珍方》

又　用大蛞蝓一个，研如泥，入龙脑一字、胭脂坯子半钱，同敷之。先以石薜煮水熏洗，尤妙。　《大全良方》

又　孩儿茶、麝香为末，唾津调，敷。　《集效方》

又　芥叶捣饼，频坐之。　《经效方》

痔疮风肿作痛。

胡麻子煎汤，洗之，即消。

痔疮疼肿，不可忍者。

胡黄连末、鹅胆汁调，搽之。　《集效方》

内痔肿痛。

朝阳黄土　黄连末　皮硝各一两

用猪胆汁同研如泥。每日旋丸枣大，纳入肛内，过一夜随大便去之。内服乌梅、黄连二味丸药。　《集效方》

下部痔漏。

大露蜂房烧存性，研末，掺之；干则以真菜子油调。　唐氏《经验方》

肛门痔漏肿痛。

用木鳖仁带润者，雌雄各五个，研细，作七丸，碗覆湿处，勿令干。每以一丸唾化开，贴痔上其痛即止。一夜一丸，自消也。江夏铁佛寺蔡和尚病此，痛不可忍，有人传此而愈。用治数人，皆有效。《集简方》

痔漏疮发。

旱莲草一把连根须，洗净，用石臼擂如泥，以极热酒一杯冲入，取汁，饮之；滓敷患处。重者不过三服，即安。累治有验。　《保寿堂方》

又　椒目一撮，研细。空心水服三钱。如神。　《海上方》

又　鲤鱼鳞二三片绵裹如枣形，纳入坐之，其痛即止。　《儒门事亲》

又　葱涎、白蜜和，涂之。先以木鳖子煎汤熏洗，其冷如冰，即效。一人苦此，早间用之，午刻即安也。　唐仲举方

又　无名异炭火煅红，米醋淬七次，为细末。以温水洗疮，绵裹箸头蘸末，填入疮口，数次愈。　《简便方》

痔瘘及牙齿疳䘌、虫牙。

啄木鸟烧存性，研末，纳孔中，不过三次。　《嘉祐》

诸痔发痒。

用全蝎不拘多少，烧烟熏之，即效。《袖珍方》

痔漏有虫。

黑白牵牛各一两炒，为末。以猪肉四两切碎，炒熟，蘸末食尽，以白米饭三匙压之，取下白虫为效。　《儒门事亲》

又　用狗肉煮汁，空腹服，能引虫也。　《永类钤方》

又　猬皮烧末，生油调，涂。　《肘后方》

治虫蚀痔痒。

蜣螂捣丸，塞下部，引虫出尽，永瘥。　《别录》

又　乌鳢肠以五味炙香，贴痔漏及蛀骭疮，引虫尽为度。　《日华》

一　用肠切断，炙熟，帛裹坐之，引虫出。　时珍方

又　水银、枣膏各二两，同研，绵裹，纳下部，明日虫出。　《梅师方》

又　桃根水煎汁，浸洗之，当有虫出。

痔疮有虫作痒，或下脓血。

多取槐白皮浓煎汤，先熏后洗，良久

欲大便，当有虫出。不过三度，即愈。仍以皮为末，绵裹，纳下部中。　《梅师方》

虫痔里急。

槟榔为末。每日空心以白汤调服二钱。

痔病秘结，用此宽肠。

黄连　枳壳等分

为末，糊丸梧子大。每服五十丸，空心米饮下。　《医方大成》

五痔下血。

五月五日采苍耳茎叶为末。水服方寸匕。神效。　《千金翼》

又　桑耳作羹，空心饱食，三日一作。待孔如鸟啄状，取大小豆各一升，合捣，作两袋蒸之，及熟，更互坐之，即瘥。　《圣惠方》

又　用猬皮合穿山甲等分，烧存性，入肉豆蔻一半，空腹热米饮服一钱。《衍义方》

又　雀林草即酢浆草一大握，水二升，煮一升，服，日三次，见效。　《外台秘要》

又　羊蹄秃菜连根烂蒸一碗，食。甚效。　时珍方

又　橡子粉　糯米粉各一升炒黄

水调作团子，饭上蒸熟，食之，不过四五次，效。　李楼《奇方》

又　鳢鱼作脍，以蒜齑食之。忌冷毒物。　《外台》

又　蒲黄末，水服方寸匕，日三服。《肘后方》

下血成痔。

稻藁烧灰淋汁，热浸三五度，瘥。崔氏《纂要》

肠痔下血，多年不止。

用木贼、枳壳各二两，干姜一两，大黄二钱半，并于铫内炒黑存性，为末。每粟米饮服二钱，甚效也。　《图经本草》

痔漏下血。

蚕纸半张，碗内烧灰，酒服自除。《备急方》

痔漏反花，泻血者。

用狐手足一副阴干，川山甲、猬皮各三两，黄明胶、白附子、五灵脂、蜀乌头、川芎、乳香各二两，锉细，入砂锅内固济候干，炭火煅红，为末，入木香末一两。以芫荽煎酒调下二钱，日三服。屡效。　《永类钤方》

肠风痔漏。

用萆薢、贯众去土等分为末。每服二钱，温酒空心服之。　孙尚《药方》

又　熊胆半两，入片脑少许研，和猪胆汁，涂之。　《寿域方》

酒痔下血

黄连酒浸，煮熟为末，酒糊丸梧子大。每服三四十丸，白汤下。

又　青蒿用叶不用茎，用茎不用叶，为末。粪前冷水，粪后水酒调服。　《永类钤方》

痔漏出水。

用蜣螂一枚阴干，入冰片少许，为细末。纸捻蘸末入孔内，渐渐生肉，药自退出，愈。　唐氏方

一用蜣螂焙干，研末。先以矾汤洗过，贴之。　《袖珍方》

又　用牛胆、猬胆各一枚，腻粉五十文，麝香二十文，以三味和匀，入牛胆中悬四十九日，取出为丸，如大麦大。以纸捻送入疮内，有恶物流出为验也。　《经验方》

蝼蛄漏疾。

槲叶烧存性，研。以米泔别浸槲叶，取汁洗疮后，乃纳灰少许于疮中。　《圣惠方》

本草单方卷十

海虞缪希雍仲淳甫
延陵庄继光敛之甫 选

云间康　滚文初甫
延陵于舜玉执侯甫 同汇

眼　目

一切目疾，雀目，赤目，青盲，内外障，翳风眼，用此觉目中凉冷为验。

杨梅青即空青洗净，胡黄连洗净各二钱半，槐芽日未出时勿语采之，入青竹筒内，垂于天月二德方，候干，勿见鸡犬，为末一钱半，共和匀，入龙脑一字，密收。每卧时漱口，仰头吹一字入两鼻内，便睡，隔夜更用。《圣济录》

一切眼疾，及生翳膜，久不愈者。

用茼实以柳木作碾磨去壳，每十两可得四两，非此法不能去壳也。用猪肝薄切，滚药，慢炙熟，为末，醋和，丸如梧子大。每服三十丸，白汤下。一方以茼实纳袋中，蒸熟，曝，为末，蜜丸，温水下。《圣济总录》

治目暗不见物，冷泪浸淫不止，及青盲、天行目暗等疾。

取西国草一名毕楞伽，一名覆盆子叶，曝干，捣极细，以薄绵裹之，用饮男乳汁浸，如人行八九里久，用点目中，即仰卧。不过三四日，视物如少年。忌酒面油物。《海上方》

内外目障，目昏生翳，远视似有黑花，及内障不见物。

用雀儿十个去翅足嘴，连肠胃骨肉研烂，磁石煅，醋淬七次，水飞，神曲炒，青盐、肉苁蓉酒浸，炙各一两，菟丝子酒浸三日，晒三两，为末，以酒二升，少入炼蜜，同雀、盐研膏和丸梧子大。每温酒下二十丸，日二服。《圣惠方》

治眼风痒，或生翳，或赤眦，一切皆主之。

宣州黄连末　蕤仁去皮研膏等分

和匀，取无虫干枣二枚，割下头去核，以二物填满，却以割下头合定，用少薄绵裹之，大茶碗盛于银器中，文武火煎，取一鸡子大，以绵滤，罐收，点眼。万万不失前后。试验数十人，皆应。

治一切远年障翳胬肉，赤肿疼痛。

用鱼子活水中生下者半两，以硫黄水温温洗净，石决明、草决明、青葙子、谷精草、枸杞子、黄连、炙甘草、枳实麸炒、牡蛎粉、蛇蜕烧灰、白芷、龙骨、黄柏各一两，白附子炮、白蒺藜炒、黄芩炒、羌活各半两，虎睛一只切作七片，文武火炙干，每一料用一片。上通为末，名决明散。每服三钱，五更时茶服，午夜再服。赤白翳膜七日减去；胬肉赤肿，痛不可忍者，三五日见效。忌猪鱼酒面、辛

辣、色欲。凡遇恼怒酒色风热即疼者，是活眼，尚可医治；如不疼，是死眼，不必医也。　《总录》

又　笼葤烧灰，淋汁，洗之，久自效。　《经验方》

又　冬青叶入朴硝研烂，贴之。海上方也。　《普济方》

又　真炉甘石半升，用黄连四两锉豆大，银石器内水二碗，煮二伏时，去黄连为末，入片脑二钱半，研匀罐收。每点少许，频用取效。

一方　炉甘石煅一钱　盆硝一钱

为末，热汤泡洗。

治目中百病，并卒痒痛。

乳汁浸黄连，频点眦中。　《外台秘要》

三十年失明。

用蒺藜七月七日收，阴干捣散，食后水服方寸匕，日二服。名补肝散。　《外台秘要》

又方　积年失明。

决明子二升为末。每食粥饮，服方寸匕。

病后失明。

羊胆点之，日二次。　《肘后方》

赤目失明，内外障翳。

太阴玄精石阴阳火煅　石决明各一两
蕤仁　黄连各二两　羊子肝七个竹刀切，晒

为末，粟米饭丸梧子大。每卧时茶服二十丸，服至七日，烙顶心，以助药力，一月见效。　《集验方》

十年青盲。

取白犬生子目未开时，乳频频点之，狗子目开，即瘥。　藏器

青盲不见。

雄鼠胆　鲤鱼胆各二枚

和匀，滴之，立效。

又　夜明砂糯米炒黄一两　柏叶炙一两

为末，牛胆汁和，丸梧子大。每夜卧时，竹叶汤下二十丸；至五更米饮下二十丸，瘥。乃止。　《圣惠方》

青盲内障。

白羊子肝一具　黄连一两　熟地黄二两

同捣丸梧子大，食远茶服七十丸，日三服。　《传信方》

又　春初取黄荆嫩头九蒸九暴半斤，用乌骨鸡一只，以米饲五日，安净板上，饲以大麻子二三日，收粪干，入瓶内熬黄，和荆头为末，炼蜜丸梧子大。每服十五丸至二十丸，陈米饮下，日二服。《圣济》

又　风赤生翳及坠眼，日久瞳损失明。

地黄花晒　黑豆花晒　槐花晒，各一两

为末，猪肝一具，同以水二斗，煮至上有凝脂，掠尽瓶收。每点少许，三四次愈。　《圣惠方》

青盲眼障，但瞳子不坏者，十得九愈。

用蔓菁子六升，蒸之气遍，合甑取下，以釜中热汤淋之，曝干还淋，如是三遍即收，为末。食后清酒服方寸匕，日再服。亦治虚劳目暗。　崔元亮《海上方》

病后青盲，日近者可治。

仙灵脾一两　淡豆豉一百粒

水一碗半，煎一碗，顿服，即瘥。《百一选方》

酒毒目盲。一人形实，好饮热酒，忽病目盲，而脉涩。此热酒所伤胃气，污浊血死其中而然。

以苏木煎汤，调人参末一钱服，次日鼻及两掌皆黑紫，此滞血行矣。再以四物汤加苏木、桃仁、红花、陈皮，调人参末服，数日而愈。　《丹溪纂要》

青盲雀目。

决明一升　地肤子五两

为末，米饮丸梧子大。每米饮下二三十丸。 《普济方》

又 用石决明一两烧过存性，外用苍术三两去皮，为末。每服三钱，以猪肝批开，入药末在内扎定，砂罐煮熟，以气薰目，待冷，食肝饮汁。 《龙木论》

治青盲。

鲤鱼脑髓和胆等分，频点目眦。 时珍方

洗青盲眼。

正月八、二月八、三月六、四月四、五月五、六月二、七月七、八月二十、九月十二、十月十七、十一月二十六、十二月三十日，每遇上件神日，用桑柴灰一合煎汤，沃之于瓷器中，澄取极清，稍热洗之。如冷，即重汤炖温，不住手洗，久久视物，如鹰鹘也。

一法 以桑灰、童子小便和，作丸。每用一丸泡汤，澄洗。 《龙木论》

又 新斫青桑叶阴干，逐月按日就地上烧存性，每以一合于瓷器内煎减二分，倾出澄清，温热洗目至百度。屡试有验。正月初八、二月初八、三月初六、四月初四、五月初六、六月初二、七月初七、八月二十、九月十二、十月十三、十一月初二、十二月三十日。昔有患此二十年，用是法洗，二年如旧。 《普济方》

肝虚雀目。

黄蜡不拘多少，熔汁取出，入蛤粉相和得所。每用刀子切下二钱，以猪肝二两批开，掺在内，麻绳扎定，水一碗同入铫子内，煮熟取出，乘热蒸服①至温，并肝食之，日二，以平安为度。其效如神。 《集验方》

雀目夜盲，遇夜不能视物。

用建昌军螺儿蚌粉三钱为末，水飞过。雄猪肝一叶披开，纳粉扎定，以第二泔煮七分熟，仍别以蚌粉蘸食，以汁送下，一日一作。与夜明砂同功。 《直指方》

雀目夜昏，百治不效。

石膏末每服一钱，猪肝一片薄批，掺药在上，缠定，砂瓶煮熟，切，食之，一日一服。 《明目方》

目暗昏花。

炉甘石火煅，童尿淬七次，代赭石火煅，淬七次，黄丹水飞各四钱，为末，白沙蜜半斤，以铜铛炼去白沫，更添清水五六碗，熬沸下药，文武火熬至一碗，滴水不散，以夹纸滤，入瓷器收之。并点日用。 《卫生易简方》

眼目昏暗。

每旦含黄柏一片，吐津洗之。终身行之，永无目疾。 《普济方》

又 柴胡六铢 决明子十八铢

治筛，人乳汁和敷目上，久久夜见五色。 《千金方》

眼热昏暗。

营实 枸杞子 地肤子各一两

为末。每服一钱，温酒下。 《圣惠方》

眼目昏花。

双弄丸

用甘菊花一斤、红椒去目六两为末，用新地黄汁和，丸梧子大。每服五十丸，临卧茶清下。 《瑞竹堂方》

肝虚目暗，茫茫不见。

珍珠末一两 白蜜二合 鲤鱼胆二枚

和合，铜器煎至一半，新绵滤过，瓶盛。顿点，取瘥。亦治青盲不见。 《圣惠方》

肝虚目暗，迎风流泪。

用腊月牯牛胆盛黑豆悬风处。取出，每夜吞三七粒，久久自明。 《龙木论》

―――――――

① 服：据《本草纲目》当为"眼"。

虚劳眼暗。久服可夜读书。

三月三日采芜菁花阴干，为末。每服二钱，空心井华水下。　慎微

劳伤肝气目暗方

用萤火二七枚，纳大鲤鱼胆中，阴干百日，为末。每点少许，极妙。一方用白犬胆。　《圣惠方》

治肝肾俱虚，眼昏黑花，或生障翳，迎风有泪。久服补肝肾，增目力。

车前子　熟地黄酒蒸三两　菟丝子酒浸五两

为末，炼蜜丸梧子大。每温酒下三十丸，日二服。名驻景丸。　《和剂局方》

一方　治久患内障。

车前子　干地黄　麦门冬等分

为末，蜜丸梧子大。服之，累试有验。　《圣惠方》

目昏难视。

楮桃　荆芥穗各五百枚

为末，炼蜜和弹子大。食后嚼一丸，薄荷汤下，日三服。　《易简方》

肾经虚损，眼目昏花，或云翳遮睛。

甘州枸杞子一斤好酒润透，分作四份：四两用蜀椒一两炒，四两用小茴香一两炒，四两用芝麻一两炒，四两用川楝肉一两炒。拣出枸杞，加熟地黄、白术、白茯苓各一两，为末，炼蜜丸，日服。《瑞竹堂方》

治眼昏。

枣树皮同老桑树皮，并取北向者等分，烧，研。每用一合井水煎，取清洗目，一月三洗，昏者复明。切忌荤酒房事。　时珍方

补肾明目。

生苄　熟苄各二两　川椒红一两

为末，蜜丸梧子大。每空心盐汤下三十丸。　《普济方》

又　芜菁子淘过一斤　黄精二斤

同和，九蒸九晒，为末。每空心米饮服二钱，日再服。

又方　蔓菁子二升　决明子一升

和匀，以酒五升煮干，曝，为末。每服二钱，温水调下，日二。　并《圣惠方》

眼暗补中。

葱子半升为末。每取一匙，煎汤一升半，去滓，入米煮粥，食之。亦可为末，蜜丸梧子大，食后米汤服二十丸，日三服。　《食医心镜》

明目方

兔肝和决明子作丸，服。

扁鹊明目，使发不落法。

十月上巳日取槐子去皮，纳牛胆中，阴干百日。初服一枚，再服二枚，日加一枚。至十日，又从一枚起，终而复始。令人可夜读书，延年益气力，变黑发。大良。

鹤脑和天雄、葱实服之，令人目明，夜能书字。　《抱朴子》

常服明目，使人洞视脏腑。

用芜菁子三升，以苦酒三升煮熟，日干，研，筛末。以井华水服方寸匕，日三。无所忌。《抱朴子》云：服尽一斗，能夜视见物。　《千金方》

明目坚齿去翳，大利老眼。

海盐以百沸汤泡散，清汁于银石器内，熬取雪白盐花，新瓦器盛。每早揩牙，漱水，以大指甲点水洗目，闭坐良久，乃洗面。名洞视千里法。极神妙。《永类钤方》

洗目令明。

柏叶上露、菖蒲上露并，旦旦洗之。　时珍方

又　柘木煎汤，按日温洗，自寅至亥乃止，无不效者。正月初二、二月初二，三月不洗，四月初五、五月十五、六月十

一、七月初七、八月初二、九月初二、十月十九，十一月不洗，十二月十四日。徐神翁方也。　《海上方》

滴眼令明。

伏翼血及胆血，滴目，令人不睡，夜中见物。

又　鹰睛和乳汁研之，日三，注眼中，见碧霄中物。忌烟熏。　《药性》

又　鹦①鹆目睛和乳汁研，滴目中，令人目明，能见霄外物。　藏器

又　青鱼目睛汁注目中，能夜视。《开宝》

目生障翳。

谷精草　防风等分

为末，米饮下，服之甚验。　《明目》

又　生辰砂一块，日日擦之，自退。《普济方》

又　鱼胆丸

用青鱼胆、鲤鱼胆、青羊胆、牛胆各半两，熊胆二钱半，麝香少许，石决明一两，为末，糊丸梧子大。每空心茶下十丸。　《龙木论》

又　用细料白瓷锺一个，大火煅过，研末，绢筛，加雄黄二分为末。早晚各点少许，不可多用。用牛角簪拨出翳膜为妙；若红，用人退末点四角，即愈。　孙夫人《集效方》

又　牙硝十两汤泡汁，厚纸滤过，瓦器熬干，置地上一夜，入飞炒黄丹一两、麝香半分，再罗过，入片脑钱许，入罐密收。每日点少许，甚效如神。　《济急仙方》

又　白龙散

只用硝置怀中百二日，入少脑研粉。张三丰方

又　楮白皮曝干，作一绳子，如钗股大，烧灰，细研。每点少许，日三五次，

瘥乃止。　崔氏方

又　三月收谷木软叶，晒干，为末，入麝香少许。每以黍米大，注眦，其翳自落。　《圣惠方》

又　刀刮爪甲细末，和乳点之。《集简方》

又　书中白鱼末，注少许于翳上，日二。　《外台秘要》

目生顽翳。

珍珠一两　地榆二两

水二大碗煮干，取珍珠以醋浸五日，热水淘去醋气，研细末用。每点少许，以愈为度。

内外障翳。

夜明砂末，批入猪肝内，煮食，饮汁，效。　《直指方》

目花翳痛。

贝子一两烧，研如面，入龙脑少许，点之。若有息肉，加珍珠末等分。　《千金方》

眼昏内障。

磁朱丸　治神水宽大渐散，昏如雾露中行，渐睹空花物成二体，久则光不收，及内障神水淡绿、淡白色者。

真磁石火煅，醋淬七次二两　朱砂一两　神曲生用三两

为末，更以神曲末一两煮糊，加蜜丸梧子大。每服二十丸，空心饭汤下，服后俯视不见，仰视微见星月，此其效也。亦治心火乘金，水衰反制之病，久病累发者，服之，永不更作。　倪微②德《厚③机启微集》

治目热，生赤白膜。

以雄雀屎和人乳，点上自烂。　《肘

①　鹦：据《本草纲目》当为"鸲"。
②　微：当作"维"。
③　厚：当作"原"。

后方》

肝热生翳。

楮实子研细，食后蜜汤服一钱，日再服。　《直指方》

赤翳攀睛。

照水丹　治眼翳惟厚者有效，及赤翳攀睛，贯瞳仁。

用海螵蛸一钱、辰砂半钱，乳细，水飞，澄取，以黄蜡少许，化和成剂，收之。卧时，火上旋丸黍米大，揉入眦中，睡至天明，温水洗下；未退，更用一次，即效。　《海上方》

内障目翳，或如偃月，或如枣花。

用象胆半两、鲤鱼胆七枚、熊胆一分、牛胆半两、麝香一分、石决明末一两，为末，糊丸绿豆大。每茶下十丸，日二。　《圣济方》

病后生翳。

白菊花　蝉蜕等分

为散。每用二三钱，入蜜少许，水煎服。大人小儿皆宜，屡验。　《救急方》

目中障翳，赤肿多眵泪。

密蒙花　黄柏根各一两

为末，水丸梧子大。每卧时，汤服十丸至十五丸。　《圣济录》

赤眼内障。有人患眼食蟹，遂成内障五年。忽梦一僧，以药水洗之，令服羊肝丸，求其方。

用洗净夜明砂、当归、蝉蜕、木贼去节各一两，为末。黑羊肝四两，水煮烂，和丸梧子大，食后熟水下五十丸。如法服之，遂复明也。　《类说》

赤目障翳。

熊胆丸

每以胆少许化开，入冰片一二片，铜器点之，绝奇；或泪痒加生姜粉些须。《齐东野语》

又　用黄连切片，井水熬浓，去滓，待成膏，入大青鱼胆和就，入片脑少许，瓶收密封。每日点之，甚妙。　《易简方》

肝虚目翳。凡气虚血虚，眼白俱赤，夜如鸡啄，生浮翳者。

用海蚌壳烧过成灰、木贼焙各等分，为末。每服三钱，用姜枣同水煎，和渣通口服，每日服二次。　《经验方》

赤白目翳。

《圣惠》治伤寒热毒攻眼，生赤白翳。用乌贼鱼骨一两，去皮，为末，入龙脑少许，点之，日三。

治诸目翳。

用乌贼骨、五灵脂等分，为细末，熟猪肝切片蘸食，日二。

治目中肤翳。

取风病乌驴肠肚内虫三七枚，曝干，入石胆五分同研，瓷盒收，勿令见风。每日点三五次，其翳自消。　《圣惠方》

目中浮翳遮睛。

白盐生研少许，频点，屡效。小儿亦宜。　《直指》

目中微翳。

车前叶　枸杞叶等分

手中揉汁出，以桑叶两重裹之，悬阴处一夜，破桑叶取点，不过三五度。《十便良方》

眼生花翳，涩痛难开。

景天捣汁，日点三五次。　《圣惠方》

目翳重者。

取猪胆皮曝干，作两股绳，如箸大，烧灰，出火毒，点之，不过三五度，瘥。《外台秘要》

拨云去翳。

用猪胰子一枚五钱，蕤仁五分，青盐一钱，共捣千下，令如泥。每点少许，取下膜翳为效。　孙氏《集效方》

又 蕤仁一两去油，入白蓬砂一钱，麝香二分，研匀，收之。去翳妙不可言。

辟瘴明目。

七物升麻丸

升麻 犀角 黄芩 朴硝 栀子 大黄各二两 豉二升

微熬，同捣末，蜜丸梧子大。觉四肢大热，大便难，即服三十丸，取微利为度；若四肢小热，只食后服二十丸。非但辟瘴，甚能明目。 王方鹿《岭南方》

点眼去翳。

菟丝草根一钱半捣烂，即叶如马蹄，开黄花者 川楝子十五个 胆矾七分 石决明五钱 皂荚一两 海螵蛸二钱

各为末，同菟根以水一锺浸二宿，去滓，一日点数次，七日见效也。 孙氏《集效方》

搐鼻去翳。

碧云散 治目赤肿胀，羞明昏暗，隐涩疼痛，眵泪风眼，鼻塞头痛脑酸，外翳扳睛诸病。

鹅不食草晒干二钱 青黛 川芎各一钱

为细末，噙水一口，每以末许㗜入鼻内，泪出为度。一方去青黛。 倪氏《启微集》

塞耳治翳。

诗云：赤眼之余翳忽生，草中鹅不食为名；塞于鼻内频频换，三日之间复旧明。 《集要方》

眼生黑花，年久不可治者。

炒椒目 炒苍术各一两

为末，醋糊丸桐子大。每服二十丸，醋汤下。 《本事方》

每夜目珠连眉棱骨疼，头半边肿痛，用黄连膏点之反甚，诸药不效。

以夏枯草二两、香附二两、甘草四钱为末。每服一钱半，清茶调服，下咽则疼减半，至四五服，良愈也。 时珍方

眼目热痛，泪出不止。

蒺藜子即大荠子捣筛，为末。卧时铜箸点少许入目，当有热泪及恶物出，甚佳。亦治眼中胬肉，夜夜点之。 崔元亮《海上方》

肝虚睛痛，冷泪羞明。

补肝散 用香附子一两、夏枯草半两为末。每服一钱，茶清下。 《简易方》

目痛累年，或三四十年。

生海蠃取汁，洗之；或入黄连末在内，取汁，点之。 陈藏器方

目生胬肉，或痒或痛，渐覆瞳仁。

用杏仁去皮二钱半、腻粉半钱研匀，绵裹箸头点之。 《圣济总录》

胬肉攀睛，赤脉贯瞳。

雀屎和首生男子乳，点即消。神效。 苏恭方

胬肉攀睛。

青萍少许，研烂，入片脑少许，贴眼上，效。 危氏《得效》

赤目胬肉，日夜痛者。

取好梨一颗，捣，绞汁，以绵裹黄连片一钱，浸汁。仰卧点之。 《图经本草》

目生胬肉，及珠管。

真丹 贝母等分

为末，点注，日三四度。 《肘后方》

眼中息肉。

驴脂 白盐等分

和匀，注两目眦头，日三次，一月瘥。

赤眼肿痛有数种，皆肝热血凝也。

用消风热药服之，夜用盐收豆腐片贴之。酸浆者勿用。 《证治要诀》

又 决明子炒研，茶调敷两太阳穴，干则易之，一夜即愈。亦治头风热痛。《医方摘玄》

又　桑灰二两　黄连半两

为末。每以一钱泡汤。澄清，洗之。《圣济总录》

又　自己小便乘热抹洗，即闭目少顷。此以真气退去邪热也。　《普济方》

又　甘草水磨明矾，敷眼胞上，效；或用枯矾频擦眉心。　《集简方》

又　烧酒洗，有效。　时珍方

又　以鲤鱼胆五枚、黄连末半两和匀，入蜂蜜少许，瓶盛，安饭上蒸熟。每用贴目眦，日五七度。亦治飞血赤脉。

火眼赤痛。

五月取老黄瓜一条，上开小孔去瓤，入芒硝令满，悬阴处，待硝透出，刮下，留点眼，甚效。　《寿域神方》

又　猪胆一个　铜钱三文

同置盏内蒸干，取胆，丸粟米大，安眼中。　《圣惠方》

火眼赤烂，紧闭目。

以热汤沃之，汤冷即止，频沃取安，妙在闭目；或加薄荷、防风、荆芥煎汤沃之，亦妙。　赵原阳《济急方》

风热赤眼。

用冬青叶五斗，捣汁，浸新砖数片五日，掘坑架砖于内，盖之，日久生霜刮下，入脑子少许，点之。　《济急仙方》

又　地肤子焙一升　生地黄半升取汁

和作饼，晒干，研末。每服三钱，空心酒下。　《圣惠方》

风赤眼痛。

张三峰真人碧云膏

腊月取羖羊胆十余枚，以蜜装满，纸套笼住，悬檐下，待霜出扫下。点之，神效也。

又　黄丹、蜂蜜调，点太阳穴，立效。　《明目经验方》

暴赤眼痛。

宣黄连锉，以鸡子清浸，置地下一夜，次早滤过，鸡羽蘸滴目内。

又方　苦竹两头留节，一头开小孔，入黄连片在内，油纸封，浸井中一夜，次早服竹节内水；加冰片少许外洗之。

《海上方》用黄连、冬青叶煎汤，洗之。

《选奇方》用黄连、干姜、杏仁等分为末，绵包浸汤，闭目乘热淋洗之。

又　荠菜根杵汁，滴之。　《圣惠方》

又　以管吹良姜末，入鼻取嚏；或弹出鼻血，即散。　谈埜翁《试验方》

天行赤目暴肿。

地骨皮三斤，水三斗，煮三升，去滓，入盐一两，取二升，频频洗点。　谢道人《天竺经》

时行火眼。

患人每日于井上视井，旋匝三遍，能泻火气。　《集玄方》

患赤目。

用秦皮煎水，澄清，洗，极效。　甄权方

目痛碜涩，不得瞑。

用青布炙热，不时熨之。仍蒸大豆作枕。　《圣惠方》

赤眼作痛。

芙蓉叶末，水和，贴太阳穴。名清凉膏。　《飞鸿集》

又　车前草自然汁，调朴硝末，卧时涂眼胞上，次早洗去。小儿目痛，车前草汁和竹沥点之。　《圣济总录》

又　鸭胆点赤目初起，效。　时珍方

赤眼涩痛。

桑叶为末，纸卷烧烟熏鼻，取效。《普济方》

又　荽菝　赤芍药　当归　黄连等分

煎汤，熏洗。　《卫生家宝方》

眼暴肿痛。

秦皮 黄连各一两 苦竹叶半升

水二升半，煮取八合，食后温服。
《外台秘要》

注目止痛。

用珍珠、黄连末，纳入田蠃内，良久取汁，注目中，痛自止。 弘景方

睡起目赤肿起，良久如常者，血热也。卧则归于肝，故热则目赤肿；良久血散，故如常也。

用生地黄汁浸粳米半升，晒干，三浸三晒，每夜以米煮粥，食一盏，数日即愈。有人病此，用之得效。 《医余》

目疾赤肿。

炉甘石火煅，尿淬 风化硝等分

为末。新水化一粟，点之。 《宣明方》

赤眼肿闭。

土朱二分 石膏一分

为末。新汲水调，敷眼头尾及太阳穴。 《直指方》

男妇赤眼，十分重者。

以山漆根磨汁，涂四围。甚妙。
《集简方》

暴赤眼痛，碜涩者。

嫩楮枝去叶，放地火烧，以碗覆之一日，取灰泡汤，澄清温洗。 《圣惠方》

治目中肤赤热痛。

取蛔虫大者，洗净断之，令汁滴目中，三十年肤赤亦瘥。 藏器方

赤目眦痛，不得开者。肝经实热所致，或生障翳。

用苦竹沥五合，黄连二分，绵裹，浸一宿，频点之，令热泪出。 梅师方

肝热赤目。

用大田螺七枚洗净，新汲水养，去泥秽，换水一升浸洗，取起于净器中，着少盐花于甲内，承取自然汁点目，逐个用了放去之。 《药性论》

血风赤眼，女人多患之。

用乌贼鱼骨二钱、铜绿一钱为末。每用一钱，热汤泡洗。 《杨氏家藏方》

飞血赤目热痛。

干蓝叶切二升 车前草半两 淡竹叶三握

水四升，煎二升，去滓，温洗，冷即再暖，以瘥为度。 《圣济总录》

风热赤眼。

以渐二泔，睡时冷调洗肝散、菊花散之类服之。 戴元礼方

眼赤涩痒。

犬胆汁注目中，效。 《圣惠方》

暴得赤眼生翳。

用蓝香子即本草罗勒子也，洗，晒。每纳一粒入翳内，闭目少顷，连膜而出。一方为末，点之。

赤脉贯瞳。

玄参为末，以米泔煮猪肝，日日蘸食之。 《济急仙方》

风眼肿痛。

鸡子白皮 枸杞白皮等分

为末。吹鼻中，一日三次。 《圣济总录》

风热目暗，涩痛。

车前子 宣州黄连各一两

为末。食后温酒服一钱，日二服。效。 《圣惠方》

治风毒攻眼，肿痒涩痛，不可忍者，或上下睑赤烂，或浮翳瘀肉浸睛。

五倍子一两 蔓荆子一两半

为末。取二钱，水二锺，铜石器内煎汁，去滓，乘热洗；留滓再煎用。大能明目去涩。 《博济》

积热眼涩。

三月三日或五月五日采青蒿花或子阴干，为末。每井华水空心服二钱。久服明目，可夜看书。名青金散。 《十便良

方》

眼目昏涩。

苍术半斤米泔浸七日，去皮切焙　木贼各二两

为末。每服一钱，茶酒任下。　《圣惠方》

目涩好眠。

取鼠一目，烧，研，和鱼膏点入目眦；兼以红囊盛两枚，佩之。

羞明怕日。

用石决明、黄菊花、甘草各一钱，水煎，冷服。　《明目集验方》

目中泪出。

盐点目中，冷水洗数次，瘥。　《范汪方》

目中出泪，或出脓。

用马齿苋子、人苋子各半两为末。绵裹铜器中蒸熟，熨大眦头。脓水出处，每熨以五十度为率，久久自绝。　《圣惠方》

泪出不止。

黄连浸浓汁，渍，拭之。　《肘后方》

肝虚下泪。

枸杞子二升，绢袋盛，浸一斗酒中，密封三七日，饮之。　《龙木论》

眼热流泪。

五倍子、蔓荆子煎汤洗后，用雄鸡胆点之。　《摘玄》

风眼下泪。

取腊月不落桑叶煎汤，日日温洗。或入芒硝。　《集简方》

迎风目泪，乃心肾虚热也。

用生玳瑁、羚羊角各一两，石燕子一双，为末。每服一钱，薄荷汤下，日一服。

眼流冷泪。

木耳烧存性一两　木贼一两

为末。每服二钱，以清泔煎服。《圣惠方》

疳眼冷泪。

乌贼鱼骨　牡蛎等分

为末，糊丸皂子大。每用一丸，同猪肝一具米泔煮熟，食。　《经验方》

治烂弦风、赤眼流泪，不可近光，及一切暴赤目疾。

用羯羊胆一枚，入蜂蜜于内蒸之，候干，研为膏。每含少许，并点之。一日泪止，二日肿消，三日痛定。盖羊食百草，蜂采百花，故有二百花草膏之名。　《夷坚志》

烂弦风眼。

黄连十文　槐花　轻粉少许

为末，男儿乳汁和之，饭上蒸过，帛裹熨眼上，三四次即效。屡试有验。《仁存方》

又　腻粉末口津和，点大眦，日二三四次。　《圣惠方》

又　明净皮硝一盏，水二碗煎化，露一夜，滤净澄清，朝夕洗目。三日其红即消，虽半世者亦愈也。　杨诚《经验方》

又　以真麻油浸蚕砂二三宿，研细，以篦子涂患处，不问新旧，隔宿即愈。陈氏《经验方》

又　胆矾三钱烧，研，泡汤，日洗。《明目经验方》

又　《集灵方》用五倍子煅存性，为末，入飞过黄丹少许，敷之，日三上。甚良。

《普济方》用五倍子研末，敷之。名拜堂散。

又　铜青水调，涂碗底，以艾熏干，刮下，涂烂处。　《卫生易简方》

洗烂弦风眼。

山矾叶三十片，同老姜三片浸水蒸热，熏洗。　时珍方

又　五味子、蔓荆子煎汤，频洗之。
谈埜翁《种子方》

又　五倍子　铜青　白蟮土等分

为末，热汤泡开，闭目淋洗，冷再热，洗之。眼弦不可入汤。　《济急方》

眼弦赤烂。

用蕤仁四十九个去皮、胡粉煅如金色一鸡子大研匀，入酥一杏仁许、龙脑三豆许研匀，油纸裹收。每以麻子许涂大小眦上，频用取效。　《近效方》

又方　用蕤仁、杏仁各一两去皮研匀，入腻粉少许为丸。每用热汤化洗。《经验良方》

又　薄荷以生姜汁浸一宿，晒干，为末。每用一钱，沸汤泡洗。　《明目经验方》

烂弦疳眼，其中有虫。

用覆盆叶咀嚼取汁，入筒中，以皂纱蒙眼，滴汁浸上下弦。转盼间，虫从纱上出而愈。治人多验。　《夷坚志》

倒睫拳毛，因风入脾经，致使风痒不住手擦，日久赤烂，拳毛入内。

将木鳖子仁捶烂，以丝帛包作条，左患塞右鼻，右患塞左鼻，其毛自分上下；次服蝉蜕药为妙。　《集效方》

拳毛倒睫。

以腊月蛰蝇干研，为末。以鼻频嗅之，即愈。　时珍

又　猬刺　枣针　白芷　青黛等分

为末。随左右目嚏鼻中，口含冷水。《瑞竹堂方》

又　凡赤眼患此者，翻转目睑，以狗尾草一二茎，蘸水戛去恶血，甚良。

飞丝入目。

磨浓墨点之，即出。　《千金方》

又　石菖蒲捶碎。左目塞右鼻，右目塞左鼻，百发百中。　《得效方》

又　青芥菜汁点之，如神。　《摘玄方》

又　蔓菁菜揉烂，帕包滴汁三两点，即出也。　《普济方》

杂物入目。

猪脂煮，取水面如油者，仰卧去枕，点鼻中，不过数度，与物俱出。　《圣惠方》

杂物眯目不出。

用东墙上马齿苋烧灰，研细，点少许眦头，即出也。　《圣惠方》

杂物及稻麦芒入目。

白蘘荷根取心，捣汁，滴入目中，立出。　《普济方》

麦芒入目。

大麦煮汁，洗之，即出。　孙真人方

又　以新布覆目中，将蛴螬从布上摩之，芒着布上出也。　《千金》

尘芒入目。

大藕洗，捣，绵绞滴目中，立出。《普济方》

沙尘入目。

取生蛴螬一枚，以其背于眼上影之，自出。　《肘后》

损目破睛。

牛口涎日点二次，避风。黑睛破者，亦瘥。　《肘后方》

目为物伤。

羊胆二枚　鸡胆三枚　鲤鱼胆二枚

和匀，日日点之。　《圣惠方》

物伤睛突，轻者睑胞肿痛，重者目睛突出，但目丝未断者，即纳入，急捣生地黄绵裹敷之。仍以避风膏药护其四边。《圣济总录》

患眼痛，多见鬼物，乃邪气入肝也。

觅死人枕煮，服之。仍埋枕于故处，立愈。

物伤睛陷，胬肉突出。

地肤洗去土二两

捣，绞汁，每点少许。冬月以干者煮浓汁。　《圣惠方》

眼生偷针。

布针一个，对井睨视已而折为两段，投井中，勿令人见。

耳

三十年耳聋。

酒三升，渍牡荆子一升七日，去滓，任性饮之。　《千金方》

多年老聋。

胜金透关散

用活鼠一枚，系定，热汤浸死，破喉取胆，真红色者是也；用川乌头一个泡去皮、华阴细辛二钱、胆矾半钱为末，以胆和匀，再焙干，研细，入麝香半字。用鹅翎管吹入耳中，口含茶水，日二次，十日见效，永除根本。　《家宝方》

多年耳聋，重者用三两度，初起者一上便效。

用驴前脚胫骨，打破，向日中沥出髓，以瓷盒盛收。每用绵点少许，入耳内，侧卧候药行，其髓不可[1]多用。以白色者为上，黄色者不堪。

又方　驴髓以针砂一合、水二合浸十日，取清水少许和髓搅匀，滴少许入耳中；外以方新砖半个烧赤，淬醋，铺磁石末一两在砖上，枕之至晚。如此三度，即通。　并《普济方》

年久耳聋。

用炼成鸡肪五两、桂心十八铢、野葛六铢，同以文火煎三沸，去滓。每用枣许，以苇筒炙熔，倾入耳中。如此十日，耵聍自出，长寸许也。乌雄鸡者良。《千金翼》

又　驴生脂和生椒捣熟，绵裹塞耳。

孟诜

诸般耳聋。

细辛末熔黄蜡，丸鼠屎大，绵裹一丸塞之，一二次即愈。须戒怒气。名聪耳丸。　《经验方》

又　用淘鹅油半匙、磁石一小豆、麝香少许和匀，以绵裹成挺之，塞耳中，口含生铁少许，用三五次，即有效。　《青囊方》

又　每日取吊脂，点入半杏仁许，便瘥。　苏颂

治耳鸣、耳聋一二十年者。

有柘根酒。用柘根二十斤、菖蒲五斗，各以水一石煮，取汁五斗；故铁二十斤煅赤，以水五斗浸，取清，合水一石五斗，用米二石、面二斗，如常酿成酒。用真磁石三斤为末，浸酒中三宿，日夜饮之，取一醉而眠，闻人声乃止。　《圣惠方》

耳卒聋闭。

协铁石半钱入病耳内，铁砂末入不病耳内，自然通透。　《直指方》

又　蚯蚓入盐，安葱内化水，点之，立效。　《胜金方》

又　甘遂半寸绵裹，插入两耳内，口中嚼甘草少许，自然通也。　《永类钤方》

又　菖蒲根一寸　巴豆一粒去心

同捣，作七丸。绵裹一丸塞耳，日一换。　《肘后方》

《经验方》只用巴豆一粒绵裹，针刺孔，通气塞之，取效。

又　竹筒盛鲤鱼脑于饭上蒸过，注入耳中。　《千金方》

又方　用鲫鱼脑，竹筒中蒸过，滴之。　《圣惠方》

————

① 不可：据《本草纲目》补。

又 杏仁去皮，拍碎，分作三份，以绵裹之，着盐如小豆许，以器盛于饭上蒸熟，令病人侧卧，以一裹捻油滴耳中，良久，又以一裹滴之，取效。 《外台》

又 蓖麻子一百个去壳，与大枣十五枚，入小儿乳汁和，丸作挺。每以绵裹一枚塞之，觉耳中热为度，一日一易，二十日瘥。 《千金方》

又 香附子瓦炒，研末 萝卜子

煎汤，早夜各服二钱。忌铁器。《易简方》

又 硫黄 雄黄等分

研末，绵裹塞耳数日，即闻人语也。《千金方》

又 蚯蚓 川芎各两半

为末。每服二钱，麦门冬汤下，服后低头伏睡。一夜一服，三夜立效。 《圣济总录》

耳聋不听。

鸡矢白炒半升 乌豆炒一升

以无灰酒二升乘热投入，服，取汗，耳中如闻鼓鼙，勿讶。 《外台》

肾虚耳聋。

用磁石、木通、菖蒲等分，袋盛，渍酒，日饮。

肾虚耳聋十年者，二服可愈。

小蝎四十九个 生姜如蝎大四十九片

同炒，姜干为度，研末，温酒服之，至一二更时，更进一服，至醉不妨。次日耳中如笙簧声，即效。 杜壬方

又 用鹿肾一对去脂膜，切，以豉汁入粳米二合，煮粥，食。亦可作羹。《圣惠方》

又 乌雄鸡一只治净，以无灰酒三升煮熟，乘热食三五只，效。

又 真磁石一豆大 穿山甲烧存性

研，一字新绵塞耳内，口含生铁一块，觉耳中如风雨声，即通。 《济生方》

肾热耳聋。

烧铁投酒中，饮之；仍以磁石塞耳，日易夜去之。 《千金方》

塞耳治聋。

蝼蛄五钱 川山甲炮五钱 麝香少许

为末，葱汁和丸塞之。外用㗜鼻，即通。 《普济方》

又 绵裹乌稍蛇膏豆许，塞之。神效。 时珍出《圣惠》

滴耳治聋。

蜗牛膏

用蜗牛一两，石胆、锺乳粉各二钱半，为末，瓷器盛之，火煅赤，研末，入冰片一字。每以油调一字，滴入耳中，无不愈者。 《圣惠方》

又 苟印膏滴耳中治聋，令左右耳彻。 藏器

熏耳治聋。

蚕蜕纸作捻，麝香二钱入笔筒，烧烟熏之，三次即开。

耳卒鸣聋，及肾虚，耳内如风水钟鼓声。

用川山甲一大片，以蛤粉炒赤，蝎梢七个、麝香少许，为末，以麻油化蜡丸作挺子，绵裹塞之。 《摄生方》

治肾气虚耳鸣。

用巴豆、菖蒲同椒目研细，松脂、黄蜡熔和为挺，纳耳中抽之。亦治卒聋，或如耳中打钟磬之声，日一易。神验。 甄权方

耳卒烘烘。

瓜蒌根削尖，以腊猪脂煎三沸，取塞耳，三日即愈。 《肘后方》

耳中常鸣。

生地黄截，塞耳中，日数易之；或煨熟，尤妙。 《肘后》

风病耳鸣。

盐五升，蒸热，以耳枕之，冷复易之。亦治耳卒疼痛。 《肘后方》

耳鸣耳痒，如流水及风声，不治成聋。

用生乌头掘得乘湿，削如枣核大，塞之。日易二次，不三日即愈。 《千金方》

耳卒肿痛。

牛蒡根切，绞汁二升

银锅内熬膏，涂之。 《圣济总录》

耳中卒痛。

磨刀铁浆滴入，即愈。 《活人心镜》

又 木香末以葱黄染鹅脂蘸末，深纳入耳中。 《圣济录》

耳忽大痛，如有虫在内奔走，或血水流出，或干痛不可忍者。

蛇蜕皮烧存性，研，鹅翎吹之，立愈。 杨拱《医方摘要》

耳忽作痛，或红肿内胀。

将经霜青箬露在外，将朽者烧存性，为末，敷入耳中，其疼即止。 杨起《简便方》

耳卒热肿。

木鳖子仁一两 赤小豆 大黄各半两

为末。每以少许生油调，涂之。 《圣惠方》

又 生商陆削尖，纳入，日再易。 《圣济录》

耳肿风毒出血。

取柳蠹粪化水，取清汁调白矾末少许，滴之。 《肘后方》

耳腮聋肿，及喉下诸肿。

用蜗牛同面研，敷之。

耳中有物如枣核，大痛不可动者。

以火酒滴入抑之，半时即可钳出。 李楼《奇方》

底耳疼痛。

桑螵蛸一个烧存性 麝香一字

研末。每用半字掺入，神效。有浓先洗净。 《经验方》

又 蝎梢七枚 去毒，焙，入麝香半钱为末。挑少许入耳中，日夜三四次，以愈为度。 《杨氏家藏方》

底耳肿痛，汁水不绝。

轻粉一钱 麝香一分

为末，掺之。 《简便》

耳中耵聍，干结不出。

用白蚯蚓入葱叶中化为水，滴耳令满，不过数度，即易挑出。

五般聤耳，出脓血水。

人牙烧存性、麝香少许，为末，吹之。名佛牙散。 《普济方》

耳中出血。

龙骨末吹入之。 《三因方》

又 蒲黄炒黑，研末，掺入。 《简便方》

《圣惠方》亦治聤耳出脓。

聤耳出脓。

穿山甲烧存性，入麝香少许吹之，日三，水干即愈。 鲍氏《小儿方》

又 用狗胆一枚、枯矾一钱调匀，绵裹塞耳内，三四次，即瘥。 《奇效良方》

又 用五倍子末吹之。 《普济方》

又 用五倍子焙干一两、全蝎烧存性三钱为末，掺耳中。 《经验方》

又 麻子一合干胭脂一分，研匀，作挺子，绵裹塞之。 《圣惠方》

又 蝉蜕五钱烧存性 麝香五分炒

研为末，绵裹塞之，追出恶物。效。 《海上方》

又 海螵蛸半钱 麝香一字

为末，以绵杖缴净，吹入耳中。 《澹寮》

又 楠木烧，研，以绵杖缴入。

《圣惠方》

又 生地龙 釜上墨 生猪脂等分,研

葱汁和匀,作挺子,绵裹塞之。《圣惠方》

治聤耳出脓疼痛,及耳生耵聍。

鹁鸠屎同夜明砂末等分,吹之。 时珍方

耳出臭脓。

用竹蛀虫末,胭脂盉子等分,麝香少许,为末,吹之。 朱氏集验。

治聤耳。

金丝荷叶捣汁,滴之。 时珍方

耳疳出脓。

用天鹅油调草乌末,入龙脑少许和,敷,立效。《通玄论》

又 用抱出鸡卵壳炒黄,为末,油调灌之,疼即止。《杏林摘要》

聤耳出汁。

陈皮烧,研一钱 麝香少许

为末,日掺。名立效散。

又 炉甘石 矾石各二钱 胭脂半钱 麝香少许

为末,缴净,吹之。《普济方》

又 茶蛀屑研末,日日缴净,掺之。 时珍出《圣惠》

又 香附末,以绵杖送入。蔡邦度知府常用,有效。《经验良方》

又 益母草绞汁,滴之。《圣惠方》

聤耳流水,或脓血。

取柑子嫩头七个,水入数滴,杵,取汁,滴之,即愈。

耳疳出汁。

青黛、黄柏末,干搽。 谈埜翁方

又 鸡子黄炒油,涂之。神妙。 谈埜翁方

聤耳有虫。

鲤鱼肠同酢捣烂,帛裹塞之。 时珍方

水入耳内,作脓疼痛。

如圣散 用箭秆内蛀末一钱、腻粉一钱、麝香半分,为末,以绵杖缴,尽送药入耳,以绵塞定,有恶物流出;甚者,三度即愈。《普济方》

又 薄荷汁滴入,立效。《外台秘要》

耳内湿疮。

蛇床子 黄连各一钱 轻粉一字

为末,吹之。《全幼心鉴》

漏耳诸疮。治耳内外恶疮,及头疮、肥疮、病疮。

黄马散

用黄柏半两、干马齿苋一两为末,敷之。《圣惠方》

耳疮肿痛。

五倍子末冷水调,涂;湿则干掺之。《海上方》

月蚀耳疮。

望夜取兔屎,纳虾蟆腹中,同烧末,敷之。《肘后方》

又 寡妇床头尘土和油,涂之。 藏器方

耳后月蚀。

烧蚯蚓粪、猪脂和,敷。《子母秘录》

耳生烂疮。

枣子去核,包青矾煅,研,香油调,敷之。《摘玄方》

两耳冻疮。

生姜汁熬膏,涂之。《暇日记》

耳病疣目。

黑雌鸡胆汁涂之,日三。《圣惠方》

百虫入耳。

蝉头烧,研,绵裹塞之,立出。 时

珍方

又　鸡冠血滴入，即出。　《胜金方》

又　莴苣捣汁滴入，自出也。　《千金方》

韭汁灌之，即出。

藏器方　以两刀于耳门上摩敲作声，自出。

又　川椒研末，醋浸灌之，自出。危氏方

又　胆矾末和醋灌之，即出。　《千金方》

又方　雄黄烧捻，熏之，自出。《十便良方》

又　以纸塞耳鼻，留虫入之耳不塞，闭口不言，少顷，虫当出也。　《集玄方》

又方　用生油调铜青滴入。　《卫生方》

又方　桃叶挼熟塞之；或捣汁，滴之；或作枕枕之。一夕自出。　梅师方

飞虫入耳。

石斛数条去根如筒子，一边纴入耳中，四畔以蜡封闭，用火烧石斛尽则止，熏右耳则虫从左出。未出，更作。　《圣济方》

恶虫入耳。

香油和稻秆灰汁，滴入之。　《圣济总录》

蚁入耳内。

鲮鲤甲烧，研，水调，灌入即出。《肘后方》

马蝗入耳。

取田中泥一盆，枕耳边，闻气自出。时珍方

蚰蜒入耳。

牛乳少少滴入，即出。若入腹者，饮一二升，即化为水。　《圣惠方》

又　羊乳灌之，即化成水。　《孟诜方》

又　用麻油作煎饼，枕卧，须臾自出。李元淳尚书在河阳日，蚰蜒入耳，无计可为，脑闷有声，至以头击门柱，奏状危困。因发御医疗之，不验。忽有人献此方，乃愈。　刘禹锡《传信方》《本草图经》

又　地龙为末，入葱内化水点入，则蚰蜒亦化为水。　《圣惠方》

蜈蚣入耳。

炙猪肪掩耳自出。亦治虫蚁入耳。梅师方

治蝇入耳害人。

皂荚蠹虫研烂，同鳝鱼血点之。　危氏方

蚤虱入耳。

菖蒲末炒热，袋盛枕之，即愈。《圣济录》

耳中有物不出。

用弓弩弦长三寸打散，一头涂好胶，注着耳中，徐徐粘引出。　《圣惠方》

本草单方卷十一

海虞缪希雍仲淳甫　选
延陵庄继光敛之甫
云间康　滚文初甫　同汇
延于舜玉执候甫

鼻

鼻中诸疾：鼻渊，鼻衄，鼻窒，鼻疮，及痘后鼻疮。

并用辛夷研末，入麝香少许葱白蘸入数次。甚良。　时珍方

鼻渊脑泻。

藕节　芎藭焙，研为末。每服二钱，米饮下。　《普济方》

又　生附子末、葱涎和如泥，罨涌泉穴。　《普济方》

又　大蒜切片贴足心，取效止。《摘玄方》

鼻渊脓血。

贝子烧研，每生酒服二钱，日三服。

脑崩流汁，鼻中时时流臭黄水，脑痛，名控脑痧。有虫食脑中也。

用丝瓜藤近根三五尺烧存性。每服一钱，温酒下，以愈为度。　《医学正传》

鼻渊流涕。

苍耳子炒，研为末，每白汤点服一二钱。　《证治要诀》

又　荜拨末吹之，有效。　《卫生简易方》

鼻渊出水。

孩儿茶末吹之，良。　《本草权度》

鼻塞出水，多年不闻香臭。

蒺藜二握当道车研过，以水一大盏，煮取半盏。仰卧，先满口含饭，以汁一合灌鼻中；不过，再灌。嚏出一两个息肉，似赤蛹虫，即愈。　《圣惠方》

鼻中息肉。

狗头灰方寸匕　苦丁香半钱

研末，吹之，即成水；或同硇砂少许，尤妙。　朱氏《集验方》

又　蛴螬十枚，纳青竹筒中，油纸密封，置厕坑内四十九日取出，晒干，入麝香少许为末。涂之，当化为水也。　《圣惠方》

又　地龙炒—分　牙皂—挺

为末，调蜜涂之，清水滴尽则除。《圣惠方》

又　用矾烧末，猪脂和绵裹，塞之数日，息肉随药出。

一方　用明矾一两、蓖麻仁七个、盐梅肉一个、麝香一字，杵，丸。绵裹塞之，化水自下也。　《千金方》

又　丁香绵裹，纳之。　《圣惠方》

白飞霞方　用硇砂点之，即落。《普济方》梁尘吹之。

又　青蒿　石灰等分

淋汁，熬膏，点之。 《圣济总录》

又 用细辛、白芷等分为末，以生地、胆汁和成膏。每用少许点之，取消为度。 《圣惠方》

又 苦葫芦子 苦丁香等分

入麝香少许，为末，纸捻点之。《圣惠方》

又 藜芦三分 雄黄一分

为末，蜜和。点之，每日三上，自消。勿点两畔。 《圣济方》

齆鼻作臭。

用鸡肾一对，与脖前肉等分，入豉七粒，新瓦焙，研，以鸡子清和，作饼。安鼻前，引虫出。忌阴人、鸡犬见。 《十便良方》

齆鼻，不闻香臭。

以铁锁磨石取末，和猪脂绵裹塞之，经日肉出，瘥。 《普济方》

鼻气壅塞，及鼻中息肉。

水服釜墨一钱。 《千金方》

鼻室气塞。

苦葫芦子为末，醇酒浸之，夏一日，冬七日。日少许点之。 《圣惠方》

鼻塞不通。

麻鞋烧灰吹之，立通。 《经验方》

鼻塞不通，肺气上攻而致者。

毕澄茄丸 用茄半两、薄荷三钱、荆芥穗一钱半为末，蜜丸芡子大，含咽。《御药院方》

鼻疮脓臭，有虫也。

苦参 苦矾一两 生地黄汁三合

水二盏，煎三合，少少滴之。 《普济方》

鼻疮咽塞，及干呕头痛，食不下。

用鸡子一枚，开一窍，去黄留白，着米醋、糖，火炖，沸，取下，更炖，如此三次，乘热饮之，不过一二度，即愈。《普济方》

鼻内生疮。

密陀僧 香白芷等分

为末。蜡烛油调，涂之。 《简便》

又 牛骨、狗骨烧灰，腊猪脂和，敷。亦治疳疮蚀入口鼻。 《千金方》

又 玄参末涂之；或以水浸软，塞之。 《卫生易简方》

鼻上生疮。

私窃孝子巾拭之，勿令人知。 时珍方

口鼻疳疮。

铜青 枯矾等分

研，敷之。

又方 人中白一钱、铜绿研，敷之。

疳蚀口鼻，数日欲尽。

文蛤烧灰，以腊猪肢① 和，涂之。《千金翼方》

疳蚀口鼻，穿唇透颊。

银屑一两，水三升，铜器煎一升，日洗三四次。 《圣济录》

鼻疳赤烂。

兰香叶本草名罗勒烧灰二钱 铜青五分 轻粉二字

为末。日敷三次。

钱乙小儿方

面鼻酒齄。

白丁香十二粒 蜜半两

早夜点，久久自去。 《圣惠》

又 鸬鹚屎一合研末，以腊月猪脂和屎，每夜涂，旦洗。 《千金方》

鼻上酒齄。

以浙米泔食后冷饮；外以硫黄入大菜头内煨，碾，涂之。 《证治要诀》

又 枇杷叶 栀子仁等分

每服二钱，温酒调下，日三。 《本事方》

————

① 肢：据《千金翼方》当为"脂"。

鼻齄赤疱。

密陀僧二两细研，人乳调，夜涂旦洗。亦治痘疮瘢黡。 《圣惠方》

又 桑黄能除肺热，故治赤鼻及肺火成痈。 自记

鼻擦破伤。

猫儿头上毛剪碎，唾粘，敷之。《易简方》

口

一切口疮。

鸡内金烧灰，敷之，立效。 《活幼新书》

满口烂疮。

萝卜自然汁，频漱去涎。妙。 李时珍方

口舌生疮。

用五倍子、密陀僧等分为末，浆水漱过，干贴之。名赴筵散。《院方》加晚蚕蛾。

又 细辛、黄连等分为末，掺之漱涎。甚效。名兼金散。一方用细辛、黄柏。 《三因方》

又 蚕茧五个包缝，砂瓦上焙焦，为末，抹之。 《圣惠方》

又 尿桶疍七分 枯矾三分

研匀，有涎拭去，数次即愈。 《集简方》

又 升麻一两 黄连三分

为末，绵裹含咽。 《本事方》

又 刮甑垢敷之。 时珍方

口舌唇内生疮。

西瓜皮烧，研，噙之。 震亨

口舌生疮，胸膈疼痛者。

用焦豉末含，一宿即瘥。 《圣惠方》

口舌生疮，众疗不瘥。

胆矾半两，入银锅内火煅赤，出火毒一夜，细研。每以少许敷之，吐去酸涎水，三四次瘥。 《胜金》

口舌糜烂。

蔷薇根避风打去土，煮浓汁，温含冷吐。冬用根皮，夏用枝叶。口疮日久，延及胸中生疮，三年以上不瘥者，皆效。《千金方》

又 地龙、吴茱萸，研末，醋调，生面和涂足心，立效。 《摘玄方》

《集简方》只用茱萸醋调，涂足心，一夕愈。

治心脾有热，舌颊生疮。

蜜炙黄柏 青黛各一分

为末，入生龙脑一字，掺之吐涎。寇氏《衍义》

一方 用黄柏、细辛等分为末，掺；或用黄柏、干姜等分亦良。名赴筵散。一用黄连，不用柏，乃《肘后方》也。

老幼口疮。

乌头尖一个 天南星一个

研末，姜汁和，涂足心，男左女右，不过二三次，愈。 《圣惠方》

大人口疮。

用密陀僧煅，研，掺之。

又 没石子炮三分 甘草一分

研末，掺之。月内小儿生者，少许置乳上吮之，入口即啼，不过三次。 《圣惠方》

又 蛇蜕皮水浸软，拭口内一二遍，即愈。仍以药贴足心。 《婴孩宝鉴》

又 黄柏蜜炒，研末。如神。

口吻生疮。

缩砂壳煅，研，擦之，即愈。 黎居士《简易方》

又 楸白皮贴之，频易，取效。 时珍方

口内热疮。

青钱念文烧赤，投酒中，服之，立瘥。　陈藏器《本草》

膀胱移热于小肠，上为口糜生疮溃烂，心胃壅热，水谷不下。

用柴胡、地骨皮各三钱，水煎，服之。　东垣《兰室秘藏》

饮酒口糜。

螺蚌煮汁，饮。　《圣惠方》

天行口疮。

五倍子末掺之，吐涎即愈。　庞氏《伤寒论》

久患口疮。

生附子为末，醋面调，贴足心，男左女右，日再易之。　《经验方》

口疮，连年不愈者。

天门冬　麦门冬并去心　玄参等分

为末，炼蜜丸弹子大。每噙一丸。《外科精义》

口中疳疮。

款冬花　黄连等分

为细末，用唾津调成饼子。先以蛇床子煎汤漱口，乃以饼子敷之，少顷，其疮立消也。　《经验方》

口疳臭烂。

用黄柏五钱、铜绿二钱为末，掺之去涎。名绿云散。　《三因方》

口疳龈烂，气臭血出，不拘大人小儿。

铅白霜　铜绿各二钱　白矾豆许

为末，扫之。　《宣明方》

吻上燕口疮。

取箸头烧灰，敷之。

又　胡粉一分　黄连半两

为末，敷之。　《普济方》

口角烂疮。

燕窠泥敷之，良。　《救急方》

太阴口疮。

甘草二寸　白矾一粟米大

同嚼，咽汁。　《保命集》

鹅口白疮。

地鸡即鼠妇，又名湿生虫研水，涂之，即愈。　《寿域方》

白口恶疮，状似木耳，不拘大人小儿。

并用五倍子、青黛为末，等分，以筒吹之。　《端效方》

口齿气臭。

用白芷、川芎等分为末，蜜丸芡实大，日咽之。　《济生方》

又　香薷一把，煎汁，含之。　《千金方》

《肘后方》正旦用井华水含之，吐弃厕下，数度即瘥。

又　用甜瓜子杵末，蜜和为丸。每旦漱口后，含一丸；亦可贴齿。　《千金方》

又　以绵裹象胆少许，贴齿根，平旦漱去，数度即瘥。　《海药》

香口辟臭。

豆蔻、细辛为末，含之。　《肘后方》

齿

一切牙痛。

三奈子一钱面包煨熟、麝香二字，为末。随左右嗤一字入鼻内，口含温水漱去。神效。名海上一字散。　《普济方》

牙齿疼痛。

舶上莳萝　芸苔子　白芥子等分

研末。口中含水，随左右嗤鼻内。效。　《圣惠方》

又　土狗一个，旧糟裹定，湿纸包煨焦，去糟研末，敷之立止。　《本事方》

又　秋茄花干之，旋烧，研，涂痛处，立止。　《海上名方》

又　梅花片、朱砂末各少许揾之，立止。　《集简方》

又　鸡屎白烧末，绵裹咬痛处，立瘥。　《经验方》

又　燕子屎丸桐子大，于痛处咬之，丸化即止。　《袖珍方》

又　老鼠一个去皮，以砒[1]砂擦上，三日肉烂化尽，取骨瓦焙，为末，入蟾酥二分、樟脑一钱。每用少许，点牙根上，立止。　孙氏《集效方》

牙齿肿痛。

胡麻仁五升，水一斗，煮汁五升，含漱吐之，不过二剂。神效。　《肘后方》

又　酸浆草一把洗净　川椒四十九粒去目

同捣烂，绢片裹定如箸大，切成豆豉大。每以一块塞痛处，即止。　节斋医论

又　苍耳子五升，水一斗，煮取五升，热含之，冷即吐去，后复含，不过一剂，瘥。茎叶亦可，或入盐少许。　《千金翼方》

又　隔年糟茄烧灰，频频干擦，立效。　《海上名方》

又　用镜面草半握，入麻油二点、盐半捻，挼碎，左疼塞右耳，右疼塞左耳，以薄泥饼贴耳门，闭其气；仍侧卧泥耳，一二时去泥，取草放水中，看有虫浮出。久者黑，次者褐，新者白。须于午前用之。

口疮蟨齿肿痛。

细辛煮浓汁，热含冷吐，取瘥。　《圣惠方》

牙齿裂痛。

死曲蟮为末，敷之，即止。　《千金翼方》

牙齿动摇疼痛，及打动者。

土蒺藜去角，生研五钱　淡浆水半碗

煎，入盐温漱。甚妙。或以贴牙根，即牢也。　《御药院方》

肾虚齿痛。

松香　硫黄等分

为末，泡汤漱之。甚效。　《经效济世方》

牙齿虚痛。

仙灵脾为粗末，煎汤频漱，大效。《奇效方》

虚气攻牙，齿痛血出，或痒痛。

骨碎补二两细锉，瓦锅慢火炒黑为末。如常揾齿，良久吐之，咽下亦可。刘松石云：此法出《灵苑方》，不独治牙痛，极能坚骨固牙，益精髓，去骨中毒气，疼痛牙动将落者，数擦立住，再不复动。经用有神。

胃火牙疼。

好软石膏一两淡酒淬过，为末，入防风、荆芥、细辛、白芷五分为末。日用揾牙。甚效。　《保寿堂》

热毒牙痛，热毒风攻头面，齿根肿痛，不可忍。

牛蒡根一斤捣汁，入盐花一钱，银器中熬成膏。每用涂齿根下，重者不过三度，瘥。　《圣惠方》

牙痛恶热。

黄连末掺之，立止。　李楼《奇方》

风牙疼痛。

文银一两烧红，淬，烧酒一盏，漱饮之，立止。　《集简》

风热牙痛。

紫金散　治风热积壅，一切牙痛，去口气，大有奇效。

好大黄瓶内烧存性，为末，早晚揾牙漱去。都下一家专货此药，两宫常以数千赎之，其门如市也。　《千金家藏方》

又　青盐一斤　槐枝半斤

水四碗，煎汁二碗，煮盐至干，炒，

————————

① 砒：据《孙氏集效方》当为"硇"。

研，日用揩牙洗目。 《经验方》

又 用油松节如枣大一块碎切、胡椒七颗，入烧酒炖二三盏，乘热入飞过白矾少许，噙漱三五口，立瘥。 《圣惠方》

风气牙痛，百药不效者。

用经霜丝瓜一个擦盐，火烧存性，研末，频擦涎尽，即愈。腮肿以水调，贴之。一试，即便可睡也。 《直指方》

风牙肿痛。

高良姜二寸 全蝎焙一枚

为末，掺之吐涎，以盐汤漱口。此乃乐清丐者所传，鲍季明病此，用之果效。王璆《百一选方》

又 五倍子一钱 黄丹 花椒各五分

为末。掺之即止也。

又 五倍末冷水调，涂颊外。甚效。

又 用荔枝连壳烧存性，研末，擦牙即止。 《普济方》

又 湿生虫巴豆仁 胡椒各一枚

研匀，饭丸绿豆大。绵裹一丸，咬之良久，涎出吐去。效不可言。 《济世方》

又 松叶一握 盐一合

酒二升煎，漱。 《圣惠方》

风虫牙痛。

百年陈石灰为末四两 蜂蜜三两

和匀，盐泥固济，火煅一日，研末，擦牙。神效。名神仙失笑散。 张三丰方

又 剪草 细辛 藁本等分

煎，水热漱，少顷自止。 《中藏经》

又 用胡椒、毕拨等分为末，蜡丸麻子大。每用一丸，塞蛀孔中。 《易简方》

又方 花碱填孔内，立止。

又方 刮松脂，滚水泡化，一漱止，试验。 《集简方》

又 杨柳白皮卷如指大，含咀，以汁浸齿根，数过即愈

又方 柳枝一握，锉，入少盐，花浆水煎，含，甚验。

又方 柳枝锉一升 大豆一升

合炒，豆熟瓷器盛之，清酒三升，浸三日，频含漱涎，三日愈。 《古今录鉴》

又 骨碎补 乳香等分

为末糊丸，塞孔中。名金针丸。《圣济总录》

又 杏仁针刺于灯上烧烟，乘热搭病牙上，又复烧搭七次，绝不疼痛，病牙逐时断落也。 《普济方》

又方 针刺桃仁灯上烧烟出，吹灭，安痛齿上，咬之，不过五六次，愈。《卫生家宝方》

又 露蜂房煎醋，热漱之。

一 用草蜂房一枚，盐实孔内，烧末，研过，擦之，盐汤漱去；或取一块咬之。秘方也。 《袖珍》

一 用露蜂房一个、乳香三块煎水，漱之。 《普济》

又 同细辛煎水，漱之。

又 同蜂房蒂绵包咬之，效。 《圣惠》

又 用天仙子一合，入小口瓶内烧烟，竹筒引入虫孔内，熏之即死，永不发。 《瑞竹堂方》

一 用莨菪子入瓶内，以热汤淋下，口含瓶口，令气熏之，冷更作，尽三合乃止，有涎津吐去。甚效。 《普济方》

又 橡斗五个入盐在内 皂荚一条入盐在内

同煅过，研末。日搽三五次，荆芥汤漱之。良。 《经验良方》

又方 葫芦子半升，水五升，煎三升，含漱之；茎叶亦可。不过三度。《圣惠方》

又 用蛇床子煎汤，乘热漱数次，立止。 《集简方》

又方 烧酒浸花椒，频频漱之。

又 雄雀屎绵裹，塞孔中，日二易之。效。 《外台秘要》

又 化蜡少许摊纸上，铺艾，以箸卷成筒，烧烟，随左右鼻熏，令烟满口中，呵气出，即疼止肿消。 《普济方》

风虫牙痛，不可忍者。

用熏陆香嚼，咽其汁，立瘥。 梅师方

又方 用乳香豆许，安孔中烧烟，箸烙化，立止。 朱氏《集验方》

又方 乳香 川椒末各一钱

为末，化蜡和作丸，塞孔中。

又 用蟾酥一片，水浸软，入麝香少许，研匀，以粟米大绵裹咬定，吐涎，愈。 《圣惠方》

龋齿风痛，灸左手阳明脉。

以苦参汤日漱三升，出入其风，五六日愈。此亦取其去风气湿热、杀虫之义。 淳于意方

牙齿虫痛。

藜芦末纳入孔中，勿吞汁。甚效。 《千金翼方》

又 以壁上白螺窠四五个，剥去黑者，以铁刀烧出汗，将窠烧汗，丸之，纳入牙中。甚效。

又 以乳香入窠内，烧存性纳之，亦效。

一方 用墙上白蛛窠包胡椒末，塞耳，左痛塞右，右痛塞左，手掩住侧卧，待额上有微汗，即愈。

又 雄黄末和枣肉，丸，塞孔中。 《类要方》

又 马牙一枚煅热，投醋中七次，待冷含之，即止。 《经验方》

又方 用香油抹箸头，蘸麝香末，绵

裹炙热咬之，换二三次，其虫即死。断根甚妙。 《医方摘要》

又方 以芜荑仁安蛀孔中及缝中，甚效。 危氏《得效方》

又 用马夜眼如米大，绵裹纳孔中，有涎吐去，永断根源；或加生附子少许。

又方 用马夜眼烧存性，敷之，立愈。 《玉机微义》

又 阿魏 臭黄各等分

为末，糊丸绿豆大。每绵裹一丸，随左右插入耳中，立效。 《圣惠方》

牙齿虫䘌。

韭菜连根洗，捣，同人家地板上泥和，敷痛处，腮上以纸盖住，一时取下，有细虫在泥上，可除根。

又方 韭根十个，用椒二十粒、香油少许，以木桶上泥同捣，敷病牙颊上，良久，有虫出，数次，即愈也。

又方 杏仁烧存性，研膏，绵裹纳虫孔中，取虫去风，其痛便止；重者，不过再上。 《食疗》

虫牙有孔。

蜘蛛壳一枚，绵裹塞之。 《备急方》

治虫牙。

啄木舌一枚 巴豆一枚

研匀。每以猪鬃一茎，点少许于牙根上，立瘥。名啄木散。 《圣惠方》

烟熏虫牙。

用瓦片煅红，安韭子数粒、清油数点，待烟起，以筒吸引至痛处，良久，以温水漱，吐有小虫出，为效。未尽作熏。 《救急良方》

齿䘌并虫，积年不瘥，从少至老者。

用雀麦一名杜姥草，俗名牛星草，用苦瓠叶三十枚洗净。取草剪长二寸，以瓠叶作五包包之，广一寸厚五分，以三年酢浸之，至日中以两包火炮，令热，纳口

中，熨齿外边，冷更易之。取包置水中解视，有虫长三分，老者黄色，少者白色，即二三十枚，少即一二十枚。此方甚妙。《外台秘要》

牙龈肿痛。

瓦花白矾半分，水煎，漱之，立效。《摘玄方》

牙龈肿烂，出臭水者。

芥菜秆烧存性，研，敷之，愈。

牙疳口疮。

孩儿茶、硼砂等分为末，搽之。

牙疳阴疳。

取锅盖黑垢同鸡肫胫黄皮灰、蚕茧灰、枯矾等分为末，敷之。兼治汤火伤。 时珍方

牙龈疳蚀。

百药煎　五倍子　青盐煅各一钱半　铜绿一钱

为末，日掺二三次。神效。《普济方》

牙龈疳臭。

五倍子炒焦一两　枯矾　铜青各一钱

为末。先以米泔漱净，掺之。神效方也。《集简方》

齿缝出血。

苦参一两　枯矾一钱

为末。日三揩之，立验。《普济》

齿根出血。

含用苇，多瘥。

牙缝出血不止者。

五倍子烧存性，研末，敷之，即止。《易简方》

牙齿出血不止，动摇。

白蒺藜末，旦旦擦之。　《道藏经》

牙宣露痛。

用丝瓜藤阴干，临时火煅存性，研，搽，即止。最妙。《海上方》

一　用丝瓜藤一握、川椒一撮、灯心

一把，水煎浓汁，漱吐，其痛立住。如神。《德生堂方》

治齿黄。

烧糯糠取白灰，旦旦擦之。　时珍方

齿败口臭。

水煮芎䓖，含之。　《广济方》

牙齿挺长，出一分。

常咋生地黄，甚妙。　《备急方》

牙齿日长，渐至难食。名髓溢病。

白术煎汤，漱服取效，即愈也。《备急良方》

齿落不生。

牛屎中大豆十四枚，小开豆头，以拄齿根，数度即瘥。　《千金方》

齿折，多年不生。

雄鼠脊骨煅，研末，日日揩之。甚效。　藏器方

利骨取牙。

白马尿浸茄科三日，炒，为末。点牙即落；或煎巴豆点牙，亦落。勿近好牙。 鲍氏方

刮霜取牙。

用鲫鱼一个去肠，入砒在内，露于阴地，待有霜，刮下瓶收。以针搜开牙根，点少许，咳嗽自落。

牢牙明目。

青盐二两　白盐四两　川椒四两煎汁

拌盐炒干，日用揩牙洗目，永无齿疾目疾。　《通变要法》

擦牙固齿

用羊胫骨烧过、香附子烧黑各一两，青盐煅过、生地黄烧黑各五钱，研用。濒湖方

唇

唇肿黑，痛痒不可忍。

四文大钱于石上磨，猪脂涂之，不过

数遍，愈。 《全幼新书》

唇紧疮裂。

屠儿垢烧存性，敷之。 《千金方》

沈唇紧裂。

用鳖甲及头烧，研，敷之。 《证治类要》

紧唇裂痛。

蝼蛄烧灰，敷之。 《千金方》

治口唇紧小，不能开合饮食，不治杀人。

作大炷，安刀釜上烧，令汗出，白布拭，涂之，日日五度；仍以青布烧灰，酒服。 时珍方

舌

舌肿满口，不能出声。

以蒲黄频掺，愈。

又方 用蒲黄末、干姜末等分，干搽。盖蒲黄凉血活血。又舌乃心之外候；手厥阴相火，乃心之臣使。得干姜是阴阳相济也。 时珍方

又 蓖麻仁四十粒去壳，研细，涂纸上作捻，烧烟熏之。未退，再熏，以愈为度。有人舌肿出口外，一村人用此法而愈。亦治舌上出血，用熏鼻。

舌卒肿大，如猪脬状满口，不治杀人。

釜底墨和醋涂舌上下，脱则更敷，须臾即消。 《千金方》

又 甘草煎浓汤，热漱频吐。 《圣济总录》

舌肿咽痛，咽生息肉。

秤锤烧赤，淬醋一盏，饮之。 《圣惠方》

木舌肿满，不治杀人。

蚯蚓一条，以盐花水涂之，良久渐消。 《圣惠方》

又 红芍药、甘草煎水，热漱。《圣惠方》

又 蟅虫炙五枚 食盐半两

为末，水二盏，煎十沸，时时热含，吐涎，瘥乃止。 《圣惠方》

木舌肿强。

硼砂末、生姜片，蘸揩，少时即消。《普济方》

又 白矾 桂心等分

为末，安舌下。 《圣惠方》

重舌木舌。

皂矾二钱，铁上烧红，研，掺之。《积德堂方》

重舌肿满。

伏龙肝末，牛蒡汁调，涂之。 《圣惠方》

又 五灵脂一两淘净为末，煎米醋，漱。 《经验良方》

又方 铁锁烧红，打下锈，研末，水调一钱，噙咽。 《生生编》

重舌涎出，水浆不入。

太阴玄精石二两 牛黄 朱砂 龙脑一分

为末，以铍针舌上出血，盐汤漱口，掺末咽津。神效。 《圣惠方》

重舌生疮。

蒲黄末敷之，不过三上，瘥。 《千金方》

舌上生苔，诸病舌苔。

以布染井水抹后，用姜片时时擦之，自去。 陶华方

面

少年面疱。

用浮萍日挼，罨之；并饮汁少许。《外台》

又方 紫背浮萍四两 防己一两

煎浓汁，洗之；仍以萍于斑黯上熟擦，日三五次。物虽微末，其功甚大，不可小看。 《普济方》

面多黯黵，雀卵色。

苦酒浸术，日日拭之，极效。 时珍方

面上黯点。

取白蜜和茯苓末涂之，七日便瘥也。孙真人《食忌》

面上雀斑。

蓖麻子仁　密陀僧　硫黄各一钱

为末，用羊髓和匀，夜夜敷之。《摘玄方》

又　三奈子　鹰粪　密陀僧　蓖麻子等分

研匀，以乳汁调之，夜涂旦洗。

面黑令白。

瓜蒌瓤三两　杏仁一两　猪腰一具

同研如膏，每夜涂之，令人光润，冬月不皲。 《圣济录》

面上紫块，如钱大，或满面俱有。

野大黄四两取汁　穿山甲十片烧存性　川椒末五钱　生姜四两取汁

和研，生绢包，擦；如干，入醋润湿，数次如初。累效。

抓破面皮。

生姜自然汁调轻粉末，搽之，更无痕迹。 《救急方》

又　香油调铅粉，搽之，一夕愈。《集简方》

灭痕。

用鹰屎二两、僵蚕一两半，为末，蜜和敷之。 《圣惠方》

又方　用鹰屎白、白附子各一两为末，醋和，敷，日三五次，痕灭止。《圣济总录》

颊　腮

疿腮肿痛。

醋调石灰，敷之。 《简便方》

妇人颊疮，每年频发。

水银一两半，以猪脂揉擦，令消尽，入黄矾石末二两、胡粉一两，再加猪脂和，令如泥。洗疮净，涂之；别以胡粉涂膏上。此甘家秘方也。 《肘后方》

咽　喉

九种喉痹，缠喉，风喉，烂喉，重舌木舌，飞丝入口。

用大皂荚四十挺切，水三斗，浸一夜，煎至一斗半，入人参末半两、甘草末一两，煎至五升，去滓，入无灰酒一升、釜墨二匕，煎如饧，入瓶，封埋地中一夜。每温酒化下一匕，或扫入喉内，取恶涎尽为度，后含甘草片。

喉风急症。一男子病缠喉风，表里皆肿，药不能下。

以凉药灌入鼻中，下十余行。外以阳起石烧赤、伏龙肝等分细末，日以新汲水调扫百遍，三日热始退，肿始消。此亦从治之道也。

急喉痹风，不拘大人小儿。

玄参　鼠粘子半生半炒各一两

为末，新汲水服一盏，立瘥。 《圣惠方》

风热喉痹，及缠喉风病。

用焰硝一两半　白僵蚕一钱　硼砂半两　脑子一字

为末，吹之。名玉钥匙。 《三因方》

急喉痹塞，牙关紧急不通，用此即破。

以蓖麻子仁研烂，纸卷作筒，烧烟熏吸，即通；或只取油作捻，尤妙。名圣烟筒。

缠喉风痹，不通欲死者。

用返魂草根一茎洗净，纳入喉中，待取恶涎出，即瘥。神效。更以马牙硝津咽之，绝根。返魂草一名紫菀，南人呼为夜牵牛

喉痹口噤。

用地白根即马兰根或叶，捣汁，入米醋少许，滴鼻孔中或灌喉中，取痰自开。无鲜者，取刷帚煎汁，服。 孙一松《试效方》

喉痹塞口。

用韭地红小蚯蚓数条，醋擂，取食之，即吐去痰血两三碗。神效。 《普济》

用地龙一条研烂，以鸡子白搅和，灌入，即通。 《圣惠方》

又 蜒蚰炙二七枚 白梅肉炒二七枚 白矾半生半烧二钱

研为末。每水调半钱，服得吐，立通。 《圣惠方》

急喉痹塞，逡巡不救。

皂荚生研末，每以少许点患处；外以醋调，厚封项下，须臾，便破出血，即愈；或挼水灌之，亦良。

又方 用皂角肉半截，水二盏，煎七分，破出脓血，即愈。 《直指方》

牙皂一挺去皮弦，醋浸，炙七次，勿令太焦，为末。每吹少许入咽，吐涎，即肿消痛止。 《圣济方》

咽中结块，不通水食，危困欲死。

百草霜，蜜和，丸芡子大。每新汲水化一丸灌下。甚者不过二丸。名百灵丸。 《普济方》

咽喉肿塞。

《伤寒蕴要》治痰涎壅滞，喉肿，水不可下者。

地松一名鹤风草，连根叶捣汁，鹅翎扫入去痰，最妙。

又 杜牛膝、鼓槌草，同捣汁，灌之。不得下者，灌鼻得吐，为妙。 《圣济》

又方 土牛膝春夏用茎，秋冬用根一把 青矾半两

同研，点患处，令吐脓血、痰沫，即愈。

喉痹肿塞，喘息不通，须臾欲绝。

用络石草二两，水二升，煎一碗，细细呷之，少顷，即通。 《外台秘要》

喉痹垂死。

用鸭嘴胆矾末，醋调，灌之，大吐胶痰数升，即瘥。累用，无不立验，神方也。

又 以鳢鱼胆点入少许，即瘥。病深者，水调灌之。 《灵苑方》

喉痹乳蛾，已死者复活。

用墙上壁钱七个，内要活蜘蛛二个，捻作一处，以白矾七分一块化开，以壁钱惹矾烧存性，出火毒，为末。竹管吹入，立时就好。忌热肉硬物。

喉风喉痹。

开关散

用白僵蚕炒、白矾半生半烧等分为末。每以一钱，用自然姜汁调，灌，得吐顽痰，立效。小儿加薄荷少许同调。

一 用白僵蚕炒半两、生甘草一钱为末，姜汁调服，涎出，立愈。 《集验》

一 用僵蚕三七枚、乳香一分为末。每以一钱烧烟，熏入喉中，涎出，即愈。 《圣惠》

一 用鸭嘴胆矾二钱半、白僵蚕炒五钱研。每一少许吹之，吐涎。名二圣散。 《济生方》

又方 用白梅肉绵裹，含之，咽汁。

又 巴豆二粒切断两头，纸卷作筒，以针穿孔内，入喉中，气透，即通。《胜金方》

又 天南星一个剜心，入白僵蚕七枚，纸包，煨熟，研末，姜汁调服一钱；甚者灌之，吐涎，愈。名如圣散。《博济方》

无南星，只用僵蚕为末，姜汁调，灌。《百一选方》

走马喉痹。

马屁勃即灰菰 焰硝一两

为末。每吹一字，吐涎血，即愈。《经验方》

又 诗云：急喉肿痹最堪忧，急取盛灯盏内油；甚者不过三五呷，此方原是圣人留。亦治急病中风痰厥。 时珍方

喉风闭塞。

腊月初一日，取猪胆不拘大小五六枚，用黄连、青黛、薄荷、僵蚕、白矾、朴硝各五钱装入胆内，青纸包了，将地掘一孔，方圆各一尺，以竹横悬，此胆在内，以物盖定。候至立春日取出，待风吹去胆皮、青纸，研末密收。每吹少许。神验。《经验方》

又 用灯心一握，阴阳瓦烧存性，又炒盐一匙。每吹一捻，数次立愈。《瑞竹堂方》

一方 用灯心灰二钱、蓬砂末一钱，吹之。

一 用灯心草、红花烧灰，酒服一钱，即消。《惠济方》

又 用红蓝花捣，绞汁一小升，服之，瘥。如无鲜者，以干红花浸湿，绞汁，煎服，亦效。

喉痹肿塞。

蜗牛七枚 白梅肉三枚

研烂，绵裹，含咽之，立效。

喉痹不通，浆水不入。

用麝① 干一片，含咽汁，良；或醋研汁，嚼，引涎出，亦妙。《外台秘要》

麝①干、山豆根为末，吹之如神，肿痛即消。《袖珍方》

又 用紫蝴蝶根一钱，黄芩、生甘草、桔梗各五分为末，水调顿服，立愈。名夺命散。《便民方》

冬月喉痹肿痛，不可用药者。

蛇床子烧烟于瓶中，口含瓶嘴吸烟，其痰自出。《圣惠方》

治喉痹欲绝，不可针药者。

干漆烧烟，以筒吸之。《圣济方》

治喉痹。

用皂荚末、明矾、好米醋同研，含之，咽汁，立瘥。《传信》

缠喉风。

牛草拳烧灰，吹。甚效。 时珍方

帝钟喉风，垂长数寸。

煅食盐，频点之，即消。《圣惠方》

喉闭乳蛾。

鸡肫黄皮勿洗，阴干，烧末，用竹管吹之，即破，愈。《青囊方》

又 虾蟆衣、凤尾草揩烂，入霜梅肉、煮酒各少许，再研绞汁，以鹅翎刷患处，随手吐痰，即消也。 赵潜《养病漫笔》

又 雄雀屎二十个，以砂糖和作三丸。每以一丸绵裹，含咽，即时遂愈；甚者，不过一丸。极有奇效。《普济方》

又 冰梅丸

用青梅二十枚、盐十二两淹五日，取梅汁入明矾三两，桔梗、白芷、防风各二两，猪牙皂角三十条，俱为细末，拌汁和梅入瓶收之。每用一枚，噙咽津液。凡中

————————

① 麝：据《外台秘要》当为"射"。

风痰厥，牙关不开，用此擦之，尤佳。

喉痹乳蛾。

用矾三钱，铜铫内熔化，入劈开巴豆三粒，煎干去豆，研矾吹之，入喉立愈；甚者，以醋调灌之。亦名通关散。

法制乌龙胆　用白矾末盛入猪胆中，风干，研末。每吹一钱入喉，取涎出，妙。《济生方》

又　用蟾酥和草乌尖末、猪牙皂角末等分，丸小豆大。每研一丸，点患处。神效。《活人心镜》

又　乌龙尾　枯矾　猪牙皂荚以盐炒黄等分

为末。或吹或点，皆妙。　孙氏《集效方》

风毒咽肿，咽水不下，及瘰疬咽肿。

水服莨菪子末两钱匕，神良。《外台秘要》

喉痹肿痛。

稻草烧取墨烟，醋调，吹鼻中；或灌入喉中。滚出痰，立愈。《普济方》

又　益母草捣烂，新汲水一碗，绞浓汁，顿饮，随吐愈。冬月用根。《卫生易简方》

又　老黄瓜一枚去子，入硝填满，阴干，为末。每以少许吹之。《医林集要》

又　露蜂房灰　白僵蚕等分

为末。每乳香汤服半钱。《食医心镜》用蜂房灰，每以一钱吹入喉内，不拘大人小儿。

又　用朴硝一两，细细含咽，立效；或加丹砂一钱。气塞不通，加生甘草末二钱半，吹之。《外台》

又　芥子末水和，敷喉下，干即易之。

又　用辣芥子研末，醋调取汁，点入喉内，待喉内鸣，却用陈麻骨烧烟，吸入，立愈。　并《圣惠方》

又　用蓬砂。白梅等分，捣丸茨子大。每噙化一丸。名破棺丹。《经验方》

又　五爪龙草　车前草　马兰菊各一握

捣汁，徐咽之。《医学正传》

又　石蟹磨水，饮；并涂喉外。《圣济录》

咽喉痹痛。

五月五日收桑上木耳白如鱼鳞者，临时捣碎，绵包弹子大，蜜汤浸，含之，立效。《便民方》

咽喉肿痛，咽物不得。

马勃一分　蛇壳一条

烧末，绵裹一钱，含咽，立瘥。《圣惠方》

热壅咽痛。

缩砂壳为末，水服一钱。戴原礼方

喉卒攻痛。

商陆切根炙热，隔布熨之，冷即易，立愈。《图经本草》

咽喉痛症。

凡先曾多服甘桔汤，慎勿以玉枢丹、紫金锭相继，犯者必死，中有大戟故也。　自记

咽喉肿痛，语声不出。

用瓜蒌皮、白僵蚕炒、甘草炒各二钱半为末。每服三钱半，姜汤下；或以绵裹半钱，含咽，一日二服。名发声散。《御药院方》

风热喉痛。

白矾半斤研末化水，新砖一片浸透，取晒，又浸，又晒，至水干，入粪厕中，浸一月，取洗，安阴处，待霜出扫收。每服半钱，水下。《普济方》

肺热喉痛，有痰热者。

甘草炒二两　桔梗米泔浸一夜一两　鼠粘

根二两

每服二钱，水一钟半，入阿胶半片，煎服。 钱乙《直诀》

热病咽痛。

童便三合，含之，即止。 《圣济总录》

治咽喉痛，不下饮食。

浆饮服笔头灰二钱。 时珍方

咽喉热痛。

龙胆汁擂水，服之。 《集简方》

喉痹痰嗽。

杏仁去皮熬黄三分

和桂末一分研，泥裹，含之咽汁。亦治卒失音声。 陈藏器《本草》

喉中发痈。

山豆根磨醋，噙之追涎，即愈。势重不能言者，频以鸡翎扫入喉中引涎出，就能言语。 《永类》

悬痈喉痛，风热上搏也。

恶实炒 甘草生等分

水煎，含咽。名启开散。 《普济方》

咽中悬痈，舌肿塞痛。

五倍子末 白僵蚕末 甘草末等分

白梅肉捣和，丸弹子大。噙咽，其痈自破也。 朱氏《经验方》

悬痈垂长，咽中烦闷。

白矾烧灰 盐花等分

为末，箸头频点在上，去涎。 《秘宝方》

喉中生肉。

绵裹箸头拄盐揩之，日五六度。 孙真人方

喉中似物，吞吐不出，腹胀羸瘦。

取白蘘荷根捣汁服，虫立出也。 梅师方

咽喉口舌生疮者。

以吴茱萸末醋调，贴两足心，移夜便愈。其性虽热，而能引热下行，盖亦从治之义也。 《集验方》

咽喉生疮，脾肺虚热上攻也。

麦门冬一两 黄连半两

为末，炼蜜丸梧子大。每服二十丸，麦门冬汤下。 《普济方》

喉痹已破，疮口痛者。

猪脑髓蒸熟，入姜醋吃之，即愈。《普济》

咽膈不利，风壅涎唾。

牛蒡子微炒 荆芥穗一两 炙甘草半两

为末。食后汤服二钱，当缓缓取效。 寇氏《本草衍义》

锁喉蛇瘴。岭南朴蛇瘴，一名锁喉瘴。项大肿痛连喉。

用赤足蜈蚣一二节，研细，水下即愈。 《圣济总录》

疗咽喉病及噎病。

用染布蓝水温服一钟，良。 时珍方

谷贼尸咽，喉中痛痒。此因误吞谷芒桧刺痒痛也。谷贼属咽，尸咽属喉，不可不分。

用脂麻炒研，白汤调下。 《三因方》

咽喉谷贼。小儿误吞稻芒，着咽喉中，不能出者，名曰谷贼。

惟以鹅涎灌之，即愈。盖鹅涎化谷，相制耳。 《夷坚志》

《直指方》用蓬砂、牙硝等分，蜜和半钱，含咽。

尸咽痛痒，语言不出。

榠实半两 芜荑一两 杏仁 桂心各半两

为末，蜜丸弹子大，含之。 《圣济总录》

天丝入咽。凡露地饮食，有飞丝入上，食之令咽喉生疮。急以白矾、巴豆烧灰，吹入即愈。 《琐碎》

一方　嚼胡麻叶，即愈。

咽喉怪症，生疮层层如叠，不痛，日久有窍出臭气，废饮食。

用臭橘叶煎汤，连服，必愈。　夏子益《奇方》

筋

筋骨急痛。

虎骨和通草煮汁，空肚服半升，复卧，少时汗出为效。切忌热食损齿。小儿不可与食，恐齿不生。　《食疗本草》

人身上结筋。

木勺打之，三下自散。

髭　发

南烛煎　益髭发及容颜，兼补暖。

三月三日，采叶并蕊子入大瓶中，干，盛以童便浸满瓶，固济其口，置闲处，经一周年取开。每用一匙，温酒调服，一日二次，极有效验。　《千金》

黑发方

用自己乱发洗净，每一两入川椒五十粒，泥固入瓶，煅黑，研末。每空心酒服一钱，令发长黑。

乌髭变白。

小雌鸡二只，只与乌油麻一件同水饲之。放卵时，收取先放者打窍，以朱砂末填入，糊定，同众卵抱出鸡，取出其药，自然结实，研粉蒸饼，和丸绿豆大。每酒下五七丸。不惟变白，亦且愈疾。　张璐方

小神丹方

真丹末三斤　白蜜六斤

搅和，日曝至可丸，丸麻子大。每旦服十丸，一年白发返黑，齿落更生，身体润泽，老翁成少。　《抱朴子·内编》

揩牙乌须。

麻油八两　盐花三两　生地黄十斤取汁

同入铛中，熬干，铁盖覆之，盐泥泥之，煅赤，取研末。日用三次，揩毕，饮姜茶。先从眉起，一月皆黑也。

乌须兼明目。

黑铅半斤

锅内熔汁，旋入桑条灰，柳木搅成沙，筛末。每早揩牙，以水漱口洗目。能固牙明目黑头发。　《胜金方》

染乌须发。

用五倍子一斤研末，铜锅炒之，勿令成块，如有烟起，即提下搅之，从容上火慢炒，直待色黑为度，以湿青布包扎，足踏成饼，收贮听用。每用时，以皂角水洗净须发，用五倍子一两、红铜末酒炒一钱六分、生白矾六分、诃子肉四分、没石子四分、硇砂一分，为末，乌梅、酸榴皮煎汤调匀，碗盛重汤煮四五十沸，待如饴状，以眉掠刷于须发上，一时洗去，再上包住，次日洗去，以核桃油润之，半月一染。甚妙。　《杏林摘要》

又　取青胡桃子上皮和蝌蚪捣为泥，染之。一染不变也。

一方　用蝌蚪、黑桑椹各半斤，瓶密封悬屋东，百日化泥，取涂须发，黑如漆也。

又　《岣嵝神书》云：三月三日取蝌蚪一合阴干，候椹熟时取汁一升，浸埋东壁下，百日取出，其色如漆，以涂髭发，永不白也。

又　谈埜翁方

用水蛭为极细末，以龟尿调，捻须稍，自行入根也。

一用白乌骨鸡一只，杀血入瓶中，纳活水蛭数十于内，待化成水，以猪胆皮包脂蘸，捻须稍，自黑入根也。

又　醋煮黑大豆，取豆煎稠，染之。

《千金方》

乌须铅梳

铅十两　锡三两　婆罗得三个　针砂　熟地黄半两　茜根　胡桃皮一两　没石子　诃黎勒皮　硫黄　石榴皮　磁石　皂矾　乌麻油各二钱半

为末，先化铅锡，入末一字，柳木搅匀，倾入梳模子，印成修齿，余末同水煮梳三日三夜，水耗加之，取出，故帛重包五日。每以熟皮衬手，梳一百下。须先以皂荚水洗净，拭干。　《普济方》

拔白换黑。

刮老生姜皮一大升，于久用油腻锅内，不须洗刷，固济，勿令通气，令精细人守之，文武火煎之，不得火急，自旦至夕即成矣，研为末。拔白后，先以小物点麻子大入孔中；或先点须下，然后拔之，以指捻入，三日后，当生黑者。神效。苏颂

治人无发。

以甜瓜叶捣汁，涂之，即生。　《嘉祐》

治发秃不生。

羊屎烧灰，淋汁沐头，不过十度，即生发长黑。和雁肪涂头，亦良。　藏器

或用羊屎纳鲫鱼腹中，瓦缶固济，烧灰，涂，发易生而黑。甚效。　苏颂

疬疮上不生髭发。

先以竹刀刮损，以莴苣子、猢狲姜末频频擦之。　《摘玄方》

眉发火瘢不生者。

蒲灰以正月狗脑和，敷，日二则生。《圣惠》

令发易长。

取东行枣根三尺，横安甑上蒸之，两头汗出收取，敷发，即易长。　《圣惠方》

令发不落。

榧子三个　胡桃二个　侧柏叶一两

捣，浸雪水梳发，永不落且润也。

《圣惠方》

又　桑白皮锉二升，以水淹浸，煮五六沸，去滓，频频洗沐，自不落也。

《圣惠方》

赤秃发落。

牛角　羊角烧灰等分

猪脂调，涂。　《圣惠方》

病后发落。

猢狲姜　野蔷薇嫩枝

煎汁，刷之。　《仁存方》

令发长黑。

生麻油　桑叶

煎过，去滓，沐发，令长数尺。

《普济方》

须发黄赤。

生地黄一斤　生姜半斤

各洗，研自然汁，留滓。用不蛀皂角十条去皮弦，蘸汁炙，至汁尽为度，同滓入罐内泥固，煅存性，为末。用铁器盛末三钱，汤调，停二日，卧时刷染须发上，即黑。　《本事方》

发毛黄赤。

羊屎烧灰和腊猪脂，涂之，日三夜一，取黑乃止。　《圣惠方》

发毛黄色。

以熊脂涂发，梳，散入床底，伏地一食顷，即出，便尽黑不过。用脂一升，效。　《千金方》

发槁不泽。

桑根白皮　柏叶各一升

煎汁沐之，即润。

头发垢腻。

鸡子白涂之，少顷洗去，光泽不燥。李濒湖

又　雁肪日日涂之。　《千金方》

眉毛不生。

芥菜子 半夏等分

为末，生姜自然汁调搽数次，即生。
孙氏《集效方》

腋

腋气胡臭。

大田螺一个，入麝香三分在内，埋露地七七日取出。看患洗，拭以墨涂上，再洗，看有墨处，是患窍，以螺汁点之，三五次即瘥。

又 牛脂和胡粉涂之，三度，永瘥。
姚氏方

又 鸡子两枚煮熟，去壳，热夹待冷，弃之三叉路口，勿回顾。如此三次，效。 《肘后方》

又 大蜘蛛一枚，以黄泥入少赤石脂末及盐少许，和匀，裹蛛煅之，为末，入轻粉一字，醋调成膏。临卧敷腋下，明早登厕，必泄下黑汁也。 《三因方》

又 自己小便乘热洗两腋下，日洗数次，久则自愈。 《集简方》

又 用自己唾擦腋下数过，以指甲去其垢，用热水洗手数遍。如此十余日，愈。

蛊 毒

蛊毒百毒，及诸热毒，时气热病，口鼻血出。

用人屎尖七枚烧灰，水调顿服，温覆取汗，即愈。勿轻此方。 《外台秘要》

蛊毒药毒。

甘草节以真麻油浸之，年久愈妙。每用嚼咽，或水煎服。神妙。 《直指方》

凡中蛊毒，或下血如鹅肝，或吐血，或心腹切痛，如有物咬。不即治之，食人五脏，即死。欲知是蛊，但令病人吐水，

沉者是，浮者非也。

用败鼓皮烧灰，酒服方寸匕，须臾，自呼蛊主姓名。 梅师方

一方 治蛊取败鼓皮广五寸长一尺、蔷薇根五寸如拇指大，水一升、酒三升，煮二升，服之，当下蛊虫，即愈。 《外台秘要》

中蛊下血如鸡肝，昼夜出血石余，四脏皆损，惟心未毁；或鼻破将死者。

苦桔梗为末，以酒服方寸匕，日三服。不能下药，以物勾口灌之，心中当烦，须臾自定，七日止。当食猪肝肺以补之。神良。一方加犀角等分。 《古今录验方》

解中蛊毒。其症腹内坚痛，面黄青色，淋露骨立，病变不常。

桑木心锉一斛，着釜中以水淹三斗，煮取二斗，澄清，微火煎得五升。空心服五合，则吐蛊毒出也。 《肘后方》

又 用斑蝥虫四枚去翅足炙熟、桃皮五月五日采取，去黑皮阴干、大戟去骨，各为末。加斑蝥一分，二味各用二分，和合枣核大，以米清服之，必吐出虫。一服不瘥，十日更服。此蛊洪州最多，有老妪解疗之。一人获缣二十四匹，秘方不传。后有子孙犯法，黄华公为都督，因而得之也。 席辩《刺史传》

又 地栗晒干，为末。白汤每服二钱。 《集验方》

吐解蛊毒。

以清油多饮，取吐。 《岭南方》

杀虫疗蛊，治诸毒。

预知子去皮，研服，有效。

蛊痢下血，男子妇人小儿，大腹下黑血茶脚色，或脓血如淀色。

柏叶焙干，为末，与黄连同煎为汁，服之。 《本草图经》

虫

寸白蛔虫。

胡粉炒燥方寸匕，入肉臛中，空心服，大效。　《备急》

又　蜂窠烧存性，酒服一匙，虫即死出。　《生生编》

又　酢石榴东引根一握洗，锉，用水三升，煎取半碗，五更温服尽，至明取下虫一大团，永绝根本。食粥补之。　崔元亮《海上方》

腹中白虫。

马齿苋水煮一碗，和盐、醋空腹食之，少顷白虫尽出也。　孟诜《食疗》

治寸白虫。

日食榧子七颗，满七日，虫皆化为水也。

《外台秘要》用榧子一百枚去皮，火燃，啖之，经宿虫消下也。胃弱者，啖五十枚。

又　槟榔二七枚为末。先以水一升煮槟榔皮，取一升，空心调末方寸匕服之，经日，虫尽出。未尽，再服，以尽为度。《千金》

又　雷丸水浸去皮，切，焙，为末。五更初，食炙肉少许，以稀粥饮服一钱匕。须上半月服，虫乃下。　《经验方》

又　樱桃东行根煮汁，服，立下。

又　金樱子东行根锉二两，入糯米三十粒，水二升，煎五合，空心服，须臾泻下。神验。　时珍方

又　先食猪肉一片，乃以砂糖水调黑铅灰四钱，五更服之，虫尽下，食白粥一日。许学士病嘈杂，服此下二虫一寸断，一长二尺五寸，节节有斑纹也。　《本事方》

蛔虫攻心，刺痛，吐清水。

龙胆一两去头锉，水二盏，煮一盏，隔宿勿食，平旦顿服之。　《圣惠方》

又　用葱茎白二寸、铅粉二钱捣丸，服之，即止。葱能通气，粉能杀虫也。杨氏《经验方》

又　干蚓熬作屑，去蛔虫，甚有效。弘景

蛔虫上行，出于口鼻。

乌梅煎汤，频饮并含之，即安。《食鉴本草》

脾胃有虫，食积作痛，面黄无色。

以石州芜荑仁二两和面炒黄色，为末。非时米饮服二钱匕。　《千金方》

男子妇人因食生熟物，留滞肠胃，遂至生虫。久则好食生米，否则终日不乐，至憔悴萎黄，不思饮食，以害其生。

用苍术米泔水浸一夜，锉，焙，为末，蒸饼，丸梧子大。每服五十丸，食前米饮下，日三服。　《经验方》

消渴有虫。

苦楝根白皮一握切，焙，入麝香少许，水二碗，煎至一碗，空心饮之，虽困顿不妨。下虫如蛔而红色，其渴自止。消渴有虫，人所不知。　《夷坚志》

虫食肛烂，见五脏则死。

以猪脂和马蹄灰绵裹，导入下部，日数度，瘥。　《肘后方》

活虱入腹为病，成癥瘕者。

旧梳篦煮汁，服之。　藏器方

头上生虱。

水银和蜡烛油揩之，一夜皆死。《摘玄方》

熏衣去虱。

百部、秦艽为末，入竹笼烧烟，熏之自落。亦可煮汤洗衣。　《经验方》

辟除蚤虱。

天茄叶铺于席下，次日尽死。即龙葵叶。

熏壁虱。

蟹壳烧烟，熏之。 《摘玄方》

辟除壁虱。

以木瓜切片，铺席下。 朏《仙神

隐》

烧烟去蚊。

五月，取浮萍阴干用之。

本草单方卷十二　女科

海虞缪希雍仲淳甫
延陵庄继光敛之甫　　选
云间康　滋文初甫
延陵于舜玉执候甫　　同汇

调　经

治妇人经脉不调，或前或后，或多或少，产前胎不安，产后恶血不下。兼治冷热劳，腰脊痛，骨节烦疼。

用丹参洗净切，晒，为末。每服二钱，温酒调下。　《妇人明理方》

又　阿胶一钱，蛤粉炒成珠，研末，热酒服，即安。一方入辰砂半钱。

月经不调，久而无子，冲任伏热也。

熟地黄半斤　当归二两　黄连一两

并酒浸一夜，焙，研为末，炼蜜丸梧子大。每服七十丸，米饮、温酒任下。禹讲师方

妇人夜热痰嗽，月经不调，形瘦者。

用瓜蒌仁一两，青黛、香附童尿浸晒一两五钱为末，蜜调噙化之。　《丹溪心法》

妇人血气作痛，及下血无时，月水不调。

用毕拨盐炒、蒲黄炒等分为末，炼蜜丸梧子大。每空心温酒服三十丸，两服即止。名二神丸。　陈氏方

妇女腹中血气刺痛，经候不调。

用玄胡索去皮，醋炒，当归酒浸炒各

一两，橘红二两，为末，酒煮米糊丸梧子大。每服一百丸，空心艾醋汤下。　《济生方》

妇女脐下气胀，月经不调，血气上攻欲呕，不得睡。

当归四钱　干漆烧存性二钱

为末，炼蜜丸梧子大。每服十五丸，温酒下。　《永类方》

经水不利，带下，少腹满，或经一月再见者。

土瓜　芍药　桂枝　䗪虫各三两

为末，酒服方寸匕，日三服。亦治妇人阴癫。　仲景《金匮方》

女子忽得少腹中痛，月经初来，便觉腰中切痛连脊间，如刀锥所刺，不可忍者。众医不别，谓是鬼疰，妄服诸药，终无益。其疾转增，审察前状相当，即用此药。其药用积雪草即地钱草，夏五月，正放花时即采，曝干，捣，筛，为末。每服二方寸匕，和醋二小合搅匀，平旦空腹顿服之。每旦一服，以知为度。如女子先冷者，即取前药五两，加桃仁二百枚去皮尖，熬，捣为散，以蜜为丸如梧子大。每旦空腹，以饮及酒下三十丸，日再服，以愈为度。忌麻子荞麦。　《图经本草》

经水过多。

赤石脂 破故纸各一两

为末。每服二钱，米饮下。 《普济方》

月经逆行，从口鼻出。

先以京墨磨汁服，止之；次用当归尾、红花各三钱，水一锺半，煎八分，温服。其经即通。

经血逆行。

鱼胶切炒，新绵烧灰。每服二钱，米饮调下，即愈。 《多能鄙事》

子宫寒冷。

取蛇床子仁为末，入白粉少许和匀，如枣大，绵裹，纳入阴户，自然温也。《金匮玉函方》

经　　闭

治妇人经血不通，赤白带下，崩漏不止，肠风下血，五淋，产后积聚，癥瘕腹痛；男子五劳七伤；小儿骨蒸潮热等证。其效甚速。宜六癸日合之。

用锦纹大黄一斤，分作四份：一份用童尿一碗、食盐二钱浸一日，切晒；一份用淳酒一碗浸一日，切晒，再以巴豆仁三十五粒同炒，豆黄去豆不用；一份用红花四两泡水一碗，浸一日，切晒；一份用当归四两，入淡醋一碗，同浸一日，去归切，晒。为末，炼蜜丸梧子大。每服五十丸，空心温酒下，取下恶物为验。未下，再服。名无极丸。 《医林集要》

治女人月经瘀闭不来，绕脐寒疝痛彻，及产后血气不调，诸癥瘕等病。

用干漆一两打碎，炒烟尽、牛膝末一两，以生地黄汁一升，入银石器中，慢熬，俟可丸，丸如梧子大。每服一丸，加至三五丸，酒饮任下，以通为度。 《指南方》

治女人月不通，脐下坚如杯，时发热往来，下痢，羸瘦。此为血瘕。若生肉瘕，不可治也。

干漆一斤烧，研　生地黄二十斤取汁

和煎至可丸，丸梧子大。每服三丸，空心酒下。 《千金方》

妇人经闭，结成瘕块，胀大欲死者。

马鞭草根苗五斤锉细，水五斗，煎至一斗，去滓，熬成膏。每服半匙，酒化下，日二服。 《圣惠方》

又　牛蒡根二斤锉，蒸三遍，以生绢袋盛之，以酒二斗浸五日。每食前温服一盏。 《普济方》

妇人宿有风冷，留血积聚，月水不通。

蓳蕳子一升　桃仁二升

酒浸去皮尖，研匀，入瓶内，以酒二斗浸，封五日后，每饮三合，日三服。《圣惠方》

妇人天癸不通。

驹胞衣煅存性，为末。每服三钱，入麝香少许，空腹新汲水下，不过三服。良。 孙氏《集效》

又　薏苡根一两水煎，服之，不过数服，效。 《海上方》

又　以茜草一两，煎酒服之，一日即通。甚效。

女经不行。

凌霄花为末。每服二钱，食前温酒下。 徐氏《胎产方》

又　厚朴三两炙，切，水三升，煎一升，分二服，空心饮，不过三四剂。神验。一方加红花。 梅师方

又　茶清一瓶，入砂糖少许，露一夜，服。虽三个月胎，亦通，不可轻视。 鲍氏方

月经久闭。

蚕砂四两砂锅炒半黄色，入无灰酒一壶，煮沸，澄去砂。每温服一盏，即通。

治女经积年不通。

龙胎同瓦松景天各少许，以水两盏，煎一盏，去滓，分二服，少顷，腹中转动便下。　许孝宗

妇人经闭，数年不通，面色萎黄，唇口青白，腹内成块，肚上筋起，腿胫或肿。

用桃树根、牛蒡根、马鞭草根、牛膝、蓬蘽各一斤锉，以水三升煎一升，去滓，更以慢火煎如饧状，收之。每以热酒调服一匙。　《圣惠方》

室女经闭。

当归尾　没药各一钱

为末，红花浸酒，面北饮之，一日一服。　《普济方》

又　牡鼠屎一两炒，研，空心温酒服二钱。　《千金方》

妇人血块。

土牛膝根洗，切，焙，捣为末，酒煎温服。极效。福州人单用之。　《图经本草》

妇人血癖作痛。

大黄一两　酒二升

煮十沸，顿服，取利。　《千金》

妇人小腹如鼓状，小便微难而不渴。此为水与血俱结在血室。

大黄二两　甘遂　阿胶各一两

水一升半，煮半升，顿服，其血当下。　张仲景方

妇人血气不行，上冲心膈，变为干血气者。

用丝瓜一枚烧存性，空心温酒服。《寿域神方》

干血气痛。

锦纹大黄酒浸，晒干四两为末，好醋一升熬成膏，丸芡子大。卧时酒化一丸，大便利一二行，红漏自下。乃调经仙药

也。或加香附。　《集验方》

血　崩

下血血崩，或五色漏带，并宜常服。滋血调气，乃妇人之仙药也。

香附子去毛，炒焦，为末。极热酒服二钱，立愈。昏迷甚者三钱，米饮下。亦可加棕灰。　《本事方》

崩中漏下。

桑耳炒黑为末。酒服方寸匕，日三服，取效。　《千金》

又　木耳半斤炒见烟，为末。每服二钱一分、头发灰三分，共二钱四分，以应二十四气，好酒调服，出汗。　孙氏《集效方》

又　石苇为末。每服三钱，温酒下，甚效。

崩中漏下五色，使人无子。

蜂房末三指撮，温酒服之。大神效。张文仲方

又　禹余粮煅研　赤石脂煅，研　牡蛎煅，研　乌贼骨　伏龙肝炒　桂心等分

为末。温酒服方寸匕，日服。忌葱蒜。　张文仲《备急方》

妇人漏下，赤白不止，令人黄瘦。兼治吐血。

地榆三两　米醋一升

煮十余沸，去滓，食前稍热，服一合。　《圣惠方》

漏下不断。

重鹊巢重巢者，连年重产之巢也。

柴烧研，饮服方寸匕，一日三服。治积年困笃者，一月取效。　《洞天录》

赤白带下，及血崩不止。

赤芍药　香附子等分

为末。每服二钱，盐一捻，水一盏，煎七分，温服，日二服，见效。名如神

散。 《良方》

赤白崩中。

猪毛烧灰三钱，以黑豆一碗、好酒一碗半，煮一碗，调服。

又 旧葫芦瓢烧存性 莲房煅存性等分

研末。每服二钱，热水调，服三服，有汗为度，即止。甚者五服止。最妙。忌房事发物生冷。 《海上方》

又 鱼缥胶三尺焙黄，研末，同鸡子煎饼，好酒食之。

妇人血崩。

以童便不住手洒炒香附，五日为度。忌铁。研细。每一斤与川木耳灰四两同研。每五分米醋汤空腹吞。治血崩有奇效。 《自传秘方》

又 黄绢灰五分 棕榈灰一钱 贯众灰 京墨灰 荷叶灰各五分

水酒调，服，即止。 《集简方》

又 草血竭嫩者，蒸熟，以油盐姜淹，食之，饮酒一二杯送下；或阴干，为末，姜酒调服一二钱，一服即止。生于砖缝、井砌间，少在地上也，即地锦草。危氏《得效方》

又 贯众半两煎酒，服之，立止。《集简方》

又 用防风去芦头炙赤，为末。每服一钱，以面糊、酒投之。此药累经效验。名独圣散。一方加黑蒲黄等分。 《经验方》

又 捣大蓟根，绞汁服半升，立瘥。甄权方

又 蚕砂为末，酒服三五钱。 《儒门事亲》

又 旧败蒲席烧灰，酒服二钱。《胜金方》

又 荸荠一岁一粒，烧存性，研末，酒服之。 李氏方

又 百草霜二钱，狗胆汁拌匀，分作二服，当归酒下。 《经验方》

又 荷叶烧，研末半两 蒲黄 黄芩各一两

为末。每空心酒服三钱。

又 小蓟茎叶洗、切、研汁一盏，入生地黄、白术半两煎减半，温服。 《千金方》

崩中腹痛。

毛蟹壳烧存性，米饮服一钱。 《证治要诀》

崩中下血，小腹痛甚者。

芍药一两炒黄色 柏叶六两微炒

每服二两，水一升，煎六合，入酒五合，再煎七合，空心分为两服。亦可为末，酒服二钱。 《圣惠方》

妇人血崩，血气痛，不可忍，远年近日不瘥者。

木贼一两 香附子一两 朴硝半两

为末。每服三钱。色黑者，酒一盏煎；红赤者，水一盏煎。和滓服，日二服。脐下痛者，加乳香、没药、当归各一钱同煎。忌生冷硬物猪鱼油腻酒面。《医垒元戎》

崩中血凝注者。

胡麻叶生捣一升，热汤绞汁半升服，立愈。 甄权方

崩中垂死。

肥羊肉三斤，水二斗，煮一斗三升，入生地黄一升，当归、干姜三两，煮三升，分四服。 《千金方》

治妇人崩中及下痢，日夜数十起，欲死者。以此入腹即活。

悬钩藤 蔷薇根 柿根 菝葜各一斤

锉入釜中，淹上四五寸，煮减三之一，去滓取汁，煎至可丸，丸梧子大。每温酒服十丸，日三服。 《千金翼》

崩中不止。

蚕故纸一张剪碎，炒焦 槐子炒黄各等分

为末，酒服，立愈。

又　好绵及妇人头发共烧存性　百草霜等分

为末。每服三钱，温酒下。或加棕灰。

一方　用旧棉絮去灰土一斤　新蚕丝一斤　陈莲房十个　旧炊箅一枚

各烧存性，各取一钱，空心热酒下，日三服，不过五日，愈。　《乾坤秘韫》

又　用五灵脂十两研末，水五碗，煎三碗，去滓，澄清，再煎为膏，入神曲末二两，和丸梧子大。每服二十丸，空心温酒下，便止。极效。　苏颂方

又方　用五灵脂烧研，以铁秤锤烧红淬酒，调服，以效为度。　《集效方》

又　胡桃肉十五枚灯上烧存性，研作一服，空心温酒调下。神效。

又　白扁豆花焙干，为末。每服二钱，空心炒米煮饮，入盐少许调下。效。

又　老丝瓜烧灰　棕榈灰等分

盐酒或盐汤下。　《奇效良方》

又　棕榈皮烧存性，空心淡酒服三钱。一方加煅白矾等分。　《妇人良方》

又　槐花三两　黄芩二两

为末。每服半两，酒一碗，铜秤锤一枚，桑柴火烧红，浸入酒中，调服。忌口。　《乾坤秘韫》

《本事方》只用黄芩为细末，霹雳酒下一钱。

又　漆器烧灰　棕灰各一钱

柏叶煎汤下。　《集简方》

血崩不止，不拘冷热。

用莲蓬壳、荆芥穗各烧存性等分，为末。每二钱，米饮下。　《圣惠方》

《妇人良方》只用荆芥穗于麻油灯上烧焦，为末。每二钱，童便调服。

血崩不止，诸药不效，服此立止。

用甜杏仁上黄皮烧存性，为末。每服三钱，空心热酒服。　《保寿堂方》

妇人血漏。

伏龙肝半两　阿胶　蚕砂炒各一两

为末。每空腹酒服二三钱，以知为度。　寇氏《衍义》

又　乱发洗净，烧，研，空心温酒服一钱。　《妇人良方》

经血不止。

五灵脂炒烟尽，研。每服二钱，当归两片、酒一盏，煎六分，热服，三五度取效。　《经效方》

又　拒霜花　莲蓬壳等分

为末。每用米饮下二钱。　《妇人良方》

又　红鸡冠花一味晒干，为末。每服二钱，空心酒调下。忌鱼腥猪肉。　孙氏《集效方》

又　侧柏叶炙　芍药等分

每用三钱，水酒各半煎服。室女用侧柏叶、木贼炒微焦等分，为末。每服二钱，米饮下。　《总录》

又　木贼炒三钱，水一盏，煎七分，温服，日一服。　《圣惠方》

又　阿胶炒焦，为末。酒服二钱。《秘韫》

又　牡蛎煅研，米醋搜成团，再煅，研末，以米醋调艾叶末，熬膏，丸梧子大。每醋汤下四五十丸。　《普济方》

月经不绝，来无时者。

案纸三十张烧灰，清酒半升和服，顿定。冬月用暖酒服之。　《传信方》

月水不断，劳损黄瘦，暂止复发，小劳辄剧者。

槐蛾炒黄　赤石脂各一两

为末。食前热酒服二钱。　《圣惠方》

又　桑黄焙研，每服二钱，食前热酒下，日二服。　《普济方》

经水不止，及血崩。

用黑驴屎烧存性，研末，面糊丸梧子大。每空心黄酒下五七十丸。神妙。《医鉴》

止月经太过。

用甜瓜子仁研末，去油，水调服。藏器方

治妇人四十九岁以后，天癸当住，每月却行，或过多不止。

用条芩心二两，米醋浸七日，炙干，又浸，如此七次，为末，醋糊丸梧子大。每服七十丸，空心酒下，日二。《瑞竹堂方》

妇人五十后，经水不止者，作败血论。

用茜根一名过山姜一两，阿胶、侧柏叶炙黄芩各五钱，生地黄一两，小儿胎发一枚烧灰。分作六贴，每贴水一盏半，煎七分，入发灰服之。《经验方》

妇人血禁失音。

用铁钥匙以生姜、醋、小便同煎服。

妇人血黄。

黄茄子竹刀切，阴干，为末。每服二钱，温酒调下。《摘玄方》

赤白带下

妇人五色带下。

以面作煎饼七个，安于烧赤黄砖上，以黄瓜蒌敷面上，安布两重，令患者坐之，令药气入腹熏之，当有虫出，如蚕子。不过三度，瘥。藏器方

赤白带下。

槿根皮二两切，以白酒一碗半，煎一碗，空心服之。白带用红酒，甚妙。《纂要奇方》

又　水和云母粉，方寸匕服，立见神效。《千金方》

又　夏枯草花开时采，阴干，为末。每服二钱，米饮下，食前服。《徐氏家传》

又　益母草花开时采，捣为末。每服二钱，食前温汤下。《集验方》

又　韭根捣汁，和童尿露一夜，空心温服，取效。《海上仙方》

又　禹余粮火煅，醋淬　干姜等分

赤下干姜减半，为末。空心服二钱。《胜金方》

又　白果　莲肉　江米各五钱　胡椒一钱

为末，乌骨鸡一只，如常治净，装末满腹，煮熟。空心食之。亦治遗精白浊。

赤白带下，不问老稚孕妇，悉可服。

取马齿苋捣汁，绞，三大合，和鸡子白二枚，先温令热，乃下苋汁，微温，顿饮之。不过，再作，即愈。崔元亮《海上方》

妇人带下，脐腹冷痛，面色萎黄，日渐虚困。

用葵花一两阴干，为末。每空心温酒服二钱。赤带用赤葵，白带用白葵。《圣惠方》

赤白带下不止者。

狗头烧灰为末，每酒服。《圣惠方》

妇人赤白带下多年者。

以石燕为末，水飞过。每日服半钱至一钱，米饮服。至一月，诸疾悉平。时珍方

赤白带下，年深月久不瘥者。

取白芍药三两，并干姜半两，锉，熬令黄，捣末。空心水饮服二钱，七日再服。《广济方》只用芍药炒黑研末，酒服之。贞元《广利方》

赤白带下，日久黄瘁，六脉微涩。

伏龙肝炒令烟尽　棕榈灰　屋梁上尘

炒烟尽等分

为末，入龙脑、麝香各少许。每服三钱，温酒或淡醋汤下。一年者半月可安。《大全方》

妇人白带，多因七情内伤，或下元冷所致。

沙参为末。每服二钱，米饮下。《证治要诀》

又　用酒及艾叶煮鸡卵，日日食之。《袖珍方》

又　白鸡冠花晒干，为末。每旦空心酒服三钱。赤带用红者。　《集效方》

又　椿根白皮一两半　干姜炒黑　白芍药炒黑　黄柏炒黑各二钱

为末，粥糊丸，白汤下。　丹溪方

白带不止。

槐花炒　牡蛎煅等分

为末。每酒服三钱，取效。《摘玄方》

室女白带，因冲任虚寒者。

鹿茸酒蒸，焙二两　金毛狗脊　白蔹各一两

为末，用艾煎，醋打糯米糊丸梧子大。每温酒下五十丸，日二。　《济生方》

白带沙淋。

白鸡冠花　苦葫芦等分烧存性

空心火酒服之。　《摘玄方》

白带白淫。

风化石灰一两　白茯苓三两

为末，糊丸梧子大。每服二三十丸，空心米饮下。绝妙。　《集玄方》

女人白淫。

糙糯米　花椒等分

炒为末，醋糊丸梧子大。每服三四十丸，食前醋汤下。　《简便方》

妇人白浊滑数，虚冷者。

鹿角屑炒黄，为末，酒服二钱。《妇人良方》

妇人白沃，经水不利，子脏坚澼①，中有干血，下白物。

用矾石烧、杏仁等分，研匀，炼蜜丸枣核大，纳入肠中，日一易之。　《金匮方》

孕妇诸疾

治妇人胎前产后诸疾危证。

用益母紫色花者，于端午小暑，或六月六日花开时，连根收采，阴干，用叶及花子，忌铁器。研为细末，炼蜜丸如弹子大，随证嚼服，用汤使。其根烧存性为末，酒服，功与黑神不相上下。其药不限丸数，以病愈为度。或丸如梧子大，每服五七十丸；又可捣汁，滤净，熬膏服之。名济阴还魂丹。胎前脐腹痛，或作声者，益母草末米饮下。胎衣不下，及横生不顺，死胎不下，经日胀，满闷心痛，益母草末并用炒盐汤下。产后血晕眼黑，血热口渴，烦闷，如见鬼神，狂言，不省人事，以童子小便和酒化下。产后恶血不尽，结滞刺痛，上冲心胸，满闷，童子小便酒下。产后血崩漏下，糯米汤兼阿胶下。　昝殷《产宝》

胎前产后，逆生横生，瘦胎，补虚损，及理月候不调，崩中。

百草霜　白芷等分

为末。每服二钱，童子小便同醋调匀，热酒化服，不过二服。　杜壬方

丹溪加滑石，以芎归汤调之。

安胎顺气。

香附子炒为末，浓煎紫苏汤服一二钱。一方加砂仁。　《中藏经》

胎前气盛壅滞者，八九月时，必用枳壳、苏梗以顺气，胎前无滞，则产后无

———————
① 澼：据《金匮要略》当为"癖"。

虚。若气禀弱者，即大非所宜矣，以紫苏加补气药服之。

胎热横闷。

生银五两　葱白三寸　阿胶炒半两

水一盏，煎服。亦可入糯米作粥食。《圣惠方》

安胎清热。

条芩　白术等分炒

为末，米饮和，丸梧子大。每服五十丸，白汤下。或加神曲。凡妊娠调理以四物汤去地黄，加白术、黄芩为末。常服甚良。　《丹溪纂要》

又　用白药子一两、白芷半两为末。每服二钱，紫苏汤下。心烦热，入砂糖少许。名铁罩散。　《圣惠方》

又　白药子一味为末，鸡子清调，敷脐上，即胎不堕矣。此热病护胎要药也。自传秘方

孕妇束胎。

白术　枳壳麸炒等分

为末，烧饭丸梧子大。八月一日，每食前温水下三十丸，胎瘦则易产也。《保命集》

妊娠恶阻，胎气不安，气不升降，呕吐酸水，起坐不便，饮食不进。

用香附子一两，藿香叶、甘草各二钱，为末。每服二钱，沸汤入盐调下。亦治头风睛痛。名二香散。　《圣惠方》

妇人始觉有孕，取弓弩弦一枚，缝袋盛带左臂上，则转女为男。《房屋经》云：凡觉有娠，取弓弩弦缚妇人腰下，满百日解却。此方乃紫宫玉女秘传方也。　《千金方》

妊娠腰痛。

用破故纸二两炒香，为末。先嚼胡桃肉半用，空心温酒调下二钱。名通气散。　《妇人良方》

又　鹿角截五寸长，烧赤，投一升酒中，又烧又浸，如此数次，细研。空心酒服方寸匕。　《产宝方》

妊娠腰痛如折者。

银一两，水三升，煎二升，服之。《子母秘录》

妊娠胎痛，由本妇冲任脉虚。惟宜抑阳助阴内补。

用熟地黄二两、当归一两微炒为末，梧子大。每温酒下三十丸。　《本事方》

怀胎腹痛。

枳壳三两麸炒　黄芩一两

每服五钱，水一盏半，煎一盏服。若胀满身重，加白术一两。　《活法机要》

胎动腹痛。

桑寄生一两半　阿胶炒五钱　艾叶半两

水一盏半，煎一盏，去滓，温服。或去艾叶。　《圣惠方》

妊娠腹痛，月未足，如欲产之状。

用知母二两为末，蜜丸梧子大。每粥饮下二十丸。　《小品方》

孕妇子烦。

竹沥频频饮之。

又方　茯苓二两　竹沥一升

水四升，煎二升，分三服。不瘥，更作之。　《梅师方》

妊娠子烦，口干，不得卧。

黄连末，每服一钱，粥饮下；或酒蒸黄连丸，亦妙。　《妇人良方》

妊娠子烦，因服药致胎气不安，烦，不得卧者。

知母一两洗焙，为末，枣肉丸弹子大。每服一丸，人参汤下。医者不识此病，作虚烦治，反损胎气。产科郑宗文得此方于陈藏器《本草拾遗》中，用之良验。　《集验方》

孕妇咳嗽。

贝母去心，麸炒黄，为末，砂糖拌丸茨子大。每含咽一丸。神效。　《急救

方》

眵内赤目。

生地黄薄切，温水浸，贴。 《小品方》

胎赤烂眼，昏暗。

用蝎虎数枚，以罐盛黄土按实，入蝎虎在内，勿令损伤。以纸封口，穿数孔出气。候有粪数粒，去粪上一点黑者，只取一头白者，唾津研成膏，涂眼睫周回，不得揩拭。来早以温浆水洗，三次，甚效。《圣济总录》

妊娠水肿，始自两足，渐至喘闷，足趾出水，谓之子气。乃妇人素有风气，或冲任有血风，不可作水，妄投汤药，宜天仙藤散主之。

天仙藤洗，微炒 香附子炒 陈皮 甘草 乌药等分

为末。每服三钱，水一大盏，生姜三片、木瓜三片，紫苏三叶，煎至七分，空心服，一日三服。小便利，气脉通，肿渐消，不须多服。 《妇人良方》

妊娠水肿，身重，小便不利，洒淅恶寒，起即头眩。

用葵子、赤茯苓各三两为末，饮服方寸匕，日三服，小便利则愈。若转胞者，加发灰。神妙。 《金匮要略》

禹讲师用新汲水下。

妊娠浮肿。

羌活、萝菔子同炒香，只取羌活为末。每服二钱，温酒调下，一日一服，二日二服，三日三服。亦治风水浮肿。《本事方》

妇人胎肿，属湿热。

山栀一合炒，研。每服二三钱，米饮下。丸服亦可。 丹溪

又 乌鳢最能去湿、下水，与蒜同食；又可与白术、茯苓、橘皮煮食。下子肿，大效。 自记

妊娠吐水，酸心腹痛，不能饮食。

人参 干姜炮等分

为末。以生地黄汁和，丸梧子大。每服五十丸，米汤下。 《和剂局方》

妊娠中恶，心腹疼痛。

桔梗一两锉

水一锺，生姜三片，煎六分，温服。《圣惠方》

妊娠尿难，饮食如故。

用贝母、苦参、当归四两为末，蜜丸小豆大。每饮服三丸至十丸。 《金匮要略》

妊娠子淋，小便不利。

猪苓五两

为末。熟水服方寸匕，日三服。亦治通身肿满。 《小品方》

妊娠子淋，不得小便。

滑石末水和，泥脐下二寸。 《外台秘要》

孕妇热淋。

车前子五两 葵根切一升

煎取一升半，分三服，以利为度。梅师方

妊娠患淋，热痛酸楚，手足烦疼。

地肤子十二两

水四升，煎二升半，分服。 《子母秘录》

妊娠吐衄不止。

马勃末，浓米饮服半钱。 《圣惠方》

子痫昏冒。

缩砂和皮炒黑，热酒调下二钱。不饮者，米饮下。此方安胎止痛，其效不可尽述。 温隐居方

腹中儿哭。

黄连煎浓汁，母常呷之。 熊氏《补遗》

孕妇腹内钟鸣。

鼢鼠壤土研末二钱

麝香汤下，立愈。　时珍

妊娠风寒卒中，不省人事，状如中风。

用熟艾三两，米醋炒极热，以绢包熨脐下，良久即苏。　《妇人良方》

妊娠伤寒壮热，赤斑变为黑斑，溺血。

用艾叶如鸡子大，酒三升，煮二升半，分为两服。　《伤寒类要》

又　以葱一把，水三升，煮，热服汁，食葱令尽，取汗。《伤寒类要》

妊娠伤寒。

用鲤鱼一头烧末，酒服方寸匕，令汗出。　《秘录》

妊娠感寒，时行者。

用大鲫鱼一头烧灰，酒服方寸匕；无汗，腹中暖痛者，以醋服取汗。　《产乳方》

妊娠热病。

取井底泥敷心下及丹田，可护胎气。　时珍方

又　伏龙肝末一鸡子许，水调服之。仍以水和，涂脐方寸，干又上。　《伤寒类要》

又　青羊屎研烂，涂脐，以安胎气。《外台秘要》

胎前疟疾。

夜明砂末三钱

空心温酒服。　《经验秘方》

又　酒蒸常山　石膏煅各一钱　乌梅炒五分　甘草四分

酒水各一盏，浸一夜，平旦温服。《集验方》

妊娠疟疾，先因伤寒变成者。

用高良姜三钱锉，以猯猪胆汁浸一夜，东壁土炒黑，去土，以肥枣肉十五枚，同焙，为末。每用三钱，水一盏，煎热，将发时服。神妙。　《永类钤方》

胎产下痢。

用龟甲一枚醋炙为末，米饮服一钱，日二。　《经验》

妊娠下痢，疠痛。

用乌鸡卵一个开孔。去白留黄，入铅丹五钱，搅匀，泥裹煨干，研末。每服二钱，米饮下。一服愈是男，二服是女。

妊娠下痢白色，昼夜三五十行。

黄柏厚者蜜炒令焦，为末，大蒜煨熟，去皮，捣烂和丸梧子大。每空心米饮下三五十丸，日三服。神妙不可述。《妇人良方》

妊娠血痢。

阿胶二两　酒一升半

煮一升，顿服。

临产下痢。

栀子烧研，空心热酒服一匙；甚者，不过五服。　《胜金方》

经水三个月不行，验胎法。

川芎生为末，空心煎艾汤服一匙，腹内微动者，是有胎；不动者，非也。《灵苑方》

鬼胎癥瘕，经候不通。

芫花根三两锉，炒，为末。每服一钱，桃仁煎汤调下。当利下恶物而愈。《圣惠方》

胎前诸疾　胎动不安

胎上逼心　漏胎　堕胎

妊娠胎动，或腹痛，或抢心，或下血不止，或倒产，子死腹中。

艾叶一鸡子大　酒四升

煮二升，分二服。　《肘后方》

治妇人妊娠伤动，或子死腹中，血下疼痛，口噤欲死。服此探之，不损则痛止，已损便立下。

当归二两　芎劳一两

为粗末。每服三钱，水一盏，煎令沥沥欲干，投酒一盏，再煎一沸，温服或灌之，约人行五里，再服。不过三五服便效。名佛手散。　《备急方》

胎动不安。

木贼去节　川芎等分

为末。每服三钱，水一盏，入金银一钱煎服。　《圣济总录》

又　朱砂末一钱，和鸡子白三枚搅匀，顿服。胎死即出，未死即安。　《普济方》

又　炒豉煎汁，服。　华佗方

胎动上逼。

弩弦系带之，立下。　《医林集要》

胎动迫心作痛。

艾叶鸡子大，以头醋四升，煎二升，分温服。　《子母秘录》

胎上冲心。

葡萄根及藤叶煮浓汁，饮之，即安。　孟诜

妊娠偶因所触，或跌坠伤损，致胎不安，痛不可忍者。

缩砂熨斗内炒热，去皮，用仁捣碎。每服二钱，热酒调下，须臾，觉腹中胎动；极热，即胎已安矣。神效，　孙尚《药方》

妊娠因夫所动，困绝。

以竹沥饮一升，立愈。　《产宝》

妊娠胎动，已见黄水者。

干荷蒂一枚炙，研为末，糯米淘汁一锺调服，即安。　唐氏《经验方》

胎动不安，腹痛下黄水。

用糯米一合　黄芪　芎劳各五钱

水一升，煎八合，分服。　《产宝方》

梅师方无芎劳。

因惊胎动出血。

取黄连末，酒服方寸匕，日三服。《子母秘录》

妊娠胎动，忽下黄汁如胶，或如小豆汁，腹痛不可忍者。

苎根去黑皮，切二升，银一斤，水九升，煎四升，每服以水一升入酒半升，煎一升，分作二服。一方不用银。　梅师方

《妇人良方》用银五两、苎根切二两，酒一锺，水一大锺，煎一锺服。

胎动下血，疞痛抢心。

用葱白煮浓汁，饮之。未死即安，已死即出。未效再服。

一方　加川芎。

一方　用银器同米煮粥及羹，食。深师方

治胎动不安，漏血。

银煮水，入葱白、粳米作粥，食。时珍方

妊娠胎漏，下血欲死。

黄蜡一两　老酒一碗

熔化，热服，顷刻即止。

《甄权》用白蜡鸡子大，煎三四沸，投美酒中服。

胎动下血，或胎已死。

百草霜二钱　棕灰一钱　伏龙肝五钱

为末。每服一二钱，白汤入酒及童便调下。　《笔峰杂兴》

胎动欲产，日月未足者。

蒲黄二钱，井华水下。　《集一方》

又　取槐树东引枝，令孕妇手把之，即易生。　《子母秘录》

又　全蛇蜕一条，绢袋盛，绕腰系之。　《千金方》

又　梁上尘　灶突墨等分

酒服方寸匕。　《千金方》

孕妇漏胎下血。

五倍子末，酒服二钱。神效。　《集验方》

又　鸡肝一具，切，和酒五合服之。
孟诜

漏胎下血，血尽子死。

葵根茎烧灰，酒服方寸匕，日三。
《千金方》

又　用鸡子黄十四枚，以好酒二升，煮如饧，服之。未瘥，再作，以瘥为度。
《普济方》

漏胎难产，因血干涩也。

用清油半两，好蜜一两，同煎数十沸，温服。胎滑即下。他药无益，以此助血为效。　《胎产须知》

妊娠下血不止。

鹿角屑　当归各半两

水三盏，煎减半，顿服。不过二服。
《普济方》

又　阿胶三两炙，为末，酒一升半，煎化服，即愈。

又　阿胶末二两　生地黄汁半斤

捣汁，入清酒二升，分三服。　梅师方

又　用桃枭烧存性，研，水服取瘥。
葛洪方

妇人有漏下者，有半产后下血不绝者，有妊娠下血者，并宜胶艾汤主之。

阿胶二两　艾叶三两　芎䓖　甘草各二两　当归　地黄各三两　芍药四两

水五升，清酒五升，煮取三升，乃纳胶，令消尽。每温酒一升，日三服。　仲景《金匮要略》

伤胎血结，心腹痛。

取童子小便，日服二升，良。　杨氏《产乳》

频惯堕胎，或三四月即堕者。

于两月前，以杜仲八两糯米煎汤，浸透，炒去丝、续断二两，酒浸，焙干，为末。以山药五六两为末，作糊丸梧子大。每服五十丸，空心米饮下。　《肘后方》

堕胎下血。

小蓟根叶　益母草五两

水三大碗，煮汁一碗，再煎至一盏，分二服，一日服尽。　《圣济总录》

又　丹参十二两　酒五升

煮取三升，温服一升，一日三服。亦可水煮。　《千金方》

堕胎，下血不止。

代赭石末一钱　生地黄汁半盏

调服，日三五次，以瘥为度。　《圣济录》

又　当归焙一两　葱白一握

每服五钱，酒一盏半，煎八分，温服。　《圣济总录》

又　榆白皮　当归焙各半两

入生姜水煎服之。　《普济方》

又　墨三两火烧，醋淬三次，出火毒　没药一两

为末。每服二钱，醋汤下。　《普济方》

堕胎腹痛，血出不止。

羚羊角烧灰三钱，豆淋酒下。　《普济方》

堕胎，血瘀不下，狂闷寒热。

鹿角屑一两为末，豉汤服一钱，日三，须臾，血下。　《圣惠》

《子母秘录》治堕胎血下烦闷方同。

妊娠尿血。

豆酱一大盏　干生地黄二两

为末。每服一钱，米饮下。　《普济方》

孕　痛

孕中有痛。

洪州乌药软白香辣者五钱，水一锺，牛皮胶一片，同煎至七分，温服。　《妇人良方》

又　薏苡仁煮汁，吞，频频饮之，冷即易之。　《妇人良方》

脏躁悲伤

妇人脏躁，悲伤欲哭，象若神灵，数欠者，大枣汤主之。

大枣十枚　小麦一升　甘草二两

每服一两，水煎服之。亦补脾气。

下　胎

病，欲去胎。

鸡子一枚，入盐三指撮服。张文仲方

又　虻虫十枚炙，捣为末。酒服，胎即下。

又　用蟹爪二合，桂心、瞿麦各一两，牛膝二两，为末。空心温酒服一钱。《千金方》

妊娠去胎。

麦蘖一升，蜜一升，服之即下。《外台秘要》

女人服草药堕胎，腹痛者。

生白扁豆去皮，为末，米饮服方寸匕；浓煎汁饮，亦可。凡服药胎气已伤未堕者，或口噤手强，自汗头低，似乎中风，九死一生。医多不识，作风治，必死无疑。

断　胎

妇人断产。

蚕子故纸一尺烧，为末，酒服，终身不产。　《千金方》

又　剪文书纸有印处烧灰，水服一钱匕，效。　藏器

又　水银以麻油煎一日，空心服枣大一丸，永断，不损人。　《妇人良方》

又　零陵香为末，酒服二钱。每服至一两，即一年绝孕。盖血闻香即散也。《医林集要》

催　生

临产顺胎，九月十月服此，永无惊恐。

用香附子四两、缩砂仁炒三两、甘草炙一两为末。每服二钱，米饮下。名福胎饮。　朱氏《集验方》

妇人临产月服之，令胎滑易生，极有效验。

通明乳香半两　枳壳一两

为末，炼蜜丸梧子大。每空心酒服三十丸。名神寝丸。

胎滑易产。

弓弩弦烧末，酒服二钱。《续十全方》

又　榆皮焙，为末，临月日三服方寸匕，令产极易。　陈承《本草别说》

催生丹　腊月取兔脑髓一个，涂纸上吹干，入通明乳香末二两，同研令匀，于腊日前夜安棹上，露星月下，设[①] 茶果，斋戒焚香，望北拜告曰：大道弟子某修合，救世上难生妇人药，愿降威灵，佑助此药，速令生产。祷毕，以纸包药露一夜，天未明时，以猪心血捣和，丸芡子大，朱砂为衣，纸袋盛，悬透风处。每服一丸，温醋汤下。良久未下，更用冷酒下一丸，即产。　《经验方》

临产催生。

蒲黄　地龙洗，焙　陈橘皮等分

为末，另收。临时各抄一钱，新汲水调服，立产。　唐慎微方

又　路旁破草鞋一只洗净，烧灰，酒

---

① 设：据《本草纲目》补。

服二钱。如得左足生男，右足生女；覆者儿死，侧者有惊。自然之理也。　《胎产方》

又　蜀葵子二钱　滑石三钱

为末，顺流水服五钱，即下。《催生方》

又　以黄葵子四十九粒研烂，温水服之，良久即产。

《经验方》用子焙，研三钱，井华水服。无子用根煎汁，服。

治人弱难产。

麝香一钱　盐豉一两

以旧青布裹之，烧红，为末，以秤锤淬酒服二钱，即下。　郭稽中方

催生去胎。

芫花根剥皮，以绵裹点麝香，套入阴穴三寸，即下。　《摄生妙用》

催生下胞。

取蓖麻子十四枚，两手各把七枚，须臾，立下。　《肘后方》

又　弓弩弦催生，取其速也；折弓弦止血，取其断绝也。

本草单方卷十三　女科

海虞缪希雍仲淳甫
延陵庄继光敛之甫　　选
云间康　滋文初甫
延陵于舜玉执亿甫　　同汇

产　难

治难产预服。

用枳壳四两、甘草二两为末。每服一钱，白汤点服。名瘦胎饮。自五月后，一日一服，至临月。不惟易产，仍无胎中恶病也。

妇人难产，乃儿枕破，与败血裹其子也。逐其败血，即顺矣。

用盐豉一两，以旧青布裹了烧赤，乳细，入麝香一钱，为末。取秤锤烧红，淬酒，调服一大盏。名胜金散。　郭稽中方

妇人难产，经日不生。

云母粉半两

温酒调服，入口即产。不顺者即顺，万不失一。　《积德堂方》

又　鹿粪干湿各三钱，研末，姜汤服，立效。　《经验方》

妇人难产，数日不出。

桃仁一个劈开，一片书可字，一片书出字，吞之即生。　《删繁方》

治产三五日不下，垂死，及矮小女子交骨不开者。

用干龟壳一个酥炙、妇人头发一握烧灰，川芎、当归各一两。每服秤七钱，水煎服，如人行五里许，再一服，生胎死胎俱下。

难产催生。

凤仙子二钱研末，水服，勿近牙；外以蓖麻子随年数捣，涂足心。　《集简方》

又　败笔头一枚烧灰，研，生藕汁一盏，调下，立产。若母虚弱及素有冷疾者，温汁服之。　《胜金方》

又　母丁香三十六粒　滴乳香三钱六分

同活兔胆和杵千下，丸作三十六丸。每服一丸，好酒化下，立验。名如意丹。　《经验方》

又　郎君子手把之便生，极验。《本草主治》

又　带海马于身，甚验。临时烧末，饮服；并手握之，则易产。　藏器

又　两手各把石燕一枚，立效。《唐本草》

又　冰片研末少许，新汲水服，立下。　《别录》

又　牛屎中大豆一枚，掰作两片。一书父，一书子，仍合住。水吞之，立产。昝殷《产宝》

又　土蜂儿窠水泡汤，饮之。取时逢单是男，双是女。最验。　《良方》

又　难产，临时细嚼马槟榔数枚，井华水送下，须臾，立产；再以四枚去壳，两手各握二枚，恶水自下也。欲断产者，常嚼二枚，水下久，则子宫冷，不能孕矣。　汪机方

又　芸苔子治难产，歌云：黄金花结粟米实，细研酒下十五粒；灵丹功效妙如神，难产之时能救急。

治胎脏干涩难产。剧者，并进三服，良久，腹中气宽胎滑，即下也。

用黄葵花焙，研末，熟汤调服二钱。无花用子半合，研末，酒淘去滓，服之。《产宝》

妇人难产，及月日未至而产。

临时取夫衣带五寸烧，为末，酒服之，裈带最佳。　藏器

妇人难产，不拘横生，倒产，胎死腹中。用此屡效。

用大柞木枝一尺洗净、大甘草五寸，并寸折，以新汲水三升半，同入新砂瓶内，以纸三重紧封，文武火煎至一升半。待腰腹重痛，欲坐草时，温饮一小盏，便觉下开豁；如渴，又饮一钟，至三四钟，便生，更无诸苦。切不可坐草太早，及坐婆乱为也。名催生柞木饮。　昝殷《产宝》

又　用当归三两、芎劳一两为末。先以大黑豆炒焦，入流水一盏、童便一盏，煎至一盏，分为两服。未效，再服。《妇人良方》

难产及霍乱，身冷转筋。

于床下烧厕筹，取热气彻上。亦主中恶鬼气。此物最微，其功可录。　藏器

难产横生。

蜂蜜　真麻油各半碗

煎减半，服，立下。　《海上方》

横生倒产。

人参末　乳香末各一钱　丹砂末五分研

匀

鸡子白一枚，入生姜自然汁三匙，搅匀冷服，即母子俱安。神效。　《妇人良方》

妇人逆产。

以手中指取釜下墨，交画儿足下，即顺。　《千金方》

又　梁上尘酒服方寸匕。　《子母秘录》

又　吞火麻子二七枚，即止。　藏器方

盘肠生产。产时子肠先出，产后不收者，名盘肠产。

以半夏末频𪘁鼻中，则上也。　《妇人良方》

盘肠生产，肠干不上者。

以磨刀水少润肠，煎好磁石一杯，温服，自然收上。　扁鹊方

妇人产中，肠痒不可忍。

将铁线袋密安所卧褥下，勿令知之。　藏器方

阴脱玉门不闭

子宫脱下。

蓖麻子仁　矾枯等分

为末，安纸上托入；仍以蓖麻子仁十四枚研膏，涂顶心，即入。　《摘玄方》

妇人阴脱。

白及　乌头等分

为末，绢裹一钱，纳阴中，入三寸，腹内热即止，日用一次。　《广济方》

下　死　胎

治子死腹中，并双胎一死一生。服之，令死者出生，生者安。神验方也。

用蟹爪一升、甘草二尺、东流水一

斗，以苇薪煮至二升，滤去渣，入真阿胶三两，令烊。一顿服，或分二服。若人困不能服者，灌入即活。　《千金方》

子死腹中，胞破不生。此方累效，救人几万数也。

鬼臼不拘多少黄色者，去毛，为细末，不用筛罗，只捻之如粉为度。每服一钱，无灰酒一盏，同煎八分，通口服，立生如神。名一字神散。　《妇人良方》

子死腹中不出。

朱砂一两，水煮数沸，为末，酒服立出。　《十全博救方》

又　用三家鸡卵各一枚、三家盐各一撮、三家水各一升，同煮，令妇东向饮之。　《千金方》

又　取本妇鞋底炙热，熨腹上下七次，即下。　《集玄方》

又　冬葵子为末，酒服方寸匕。若口噤不开者，灌之。药下即苏。　《千金方》

又　桂末二钱，待痛紧时，童子小便温热调下。名观音救生散。亦治难产横生，加麝香少许，酒下。比之水银等药不损人。　何氏方

子死腹中，或产① 经数日不下。

以瞿麦煮浓汁，服之。　《千金方》

子死腹中，母气欲绝。

伏龙肝末三钱，水调下。　《十全传救方》

胎死腹中，或母病欲下胎。

榆白皮煮汁，服二升。　《子母秘录》

胎死不下，月未足者。

大豆醋煮，服三升，立便分解；未下，再服。　《子母秘录》

胎死腹中，及胞衣不下者。

取炊蔽户前烧末，水服，即下。
《千金方》

又　蚁蛭土炒三升，囊盛，拓心下，自出。　藏器方

妊娠胎死不出，及胞衣不下，产后诸疾狼狈者。

刺羊血，热饮一小盏。极效。　《圣惠方》

胞衣不下

胞衣不出。

牛膝八两　冬葵子一合

水九升，煎三升，分三服。　《延年方》

《千金方》惟用牛膝一两。煎作一服。

又　水煮弓弩弦，饮酒五合，或烧灰酒服。　《千金方》

又　以本妇裈覆井上，或以所着衣笼灶上。　《千金方》

又　皂角刺烧灰，为末。每服一钱，酒调下。　熊氏《补遗》

又　洗儿汤服一盏，勿令知之。
《延年秘录》

难产，胞衣不出，余血抢心，胀刺欲死者。

腊月收兔皮毛烧灰，酒服。极效。
苏恭

又　莲蓬壳或荷叶蒂酒煮，服之。
藏器

胎衣不下，恶血冲心。

用五灵脂半生半炒，研末。每服二钱，温酒下。　《产宝》

胞衣不下困极，腹胀则杀人。

蝼蛄一枚，水煮二十沸，灌入，下喉即出也。　《延年方》

胞衣不出，鼻衄及口鼻大衄不止。

取折弓弦烧灰，同枯矾等分，吹之，

---

① 产：据《本草纲目》补。

即止。 时珍

横生逆生，胞衣不下，须臾不救。

用蛇蜕一具、蝉蜕十四个、头发一握，并烧存性，分二服，酒下。仍以小针刺儿足心三七下，擦盐少许，即生。

又 铁斧烧赤淬酒，服。亦治产后血瘕，腰腹痛。 时珍

阴 蚀

女人阴肿。

甘菊苗捣烂，煎汤，先熏后洗。《得效方》

妇人阴痛。

牛膝五两 酒三升

取一升半，去滓，分三服。 《千金》

妇人阴肿坚痛。

枳实半斤碎炒，帛裹，熨之，冷即易。 《子母秘录》

女人阴痒。

炙猪肝纳入，当有虫出。 《肘后方》

又 小蓟叶煮汤，日洗三次。 《广济方》

又 蛇床子一两，白矾二钱，煎汤，频洗。 《集简方》

又 墙头烂茅草 荆芥 牙皂等分

煎水，频熏洗之。 《摘玄方》

妇人阴肿作痒。

蒜汤洗之，效，乃止。 《永类钤方》

妇人阴肿，或生疮。

枸杞根煎水，频洗。 《永类钤方》

又 雄鸡肝切片，纳入引虫出尽，良。 时珍

妇人阴疮。

紫葳即凌霄花为末，用鲤鱼脑或胆调，

搽。 《摘玄方》

妇人阴䘌作痒。

羊肝纳入引虫。 《集简方》

一方 用牛肝纳入，亦引虫。 时珍

女人阴疮如虫咬，痒痛者。

生捣桃叶，绵裹纳之，日三四易。《食疗本草》

一方 硫黄末敷之，瘥，乃止。《肘后方》

产门虫疽，痛痒不可忍。

用杏仁去皮烧存性，杵烂，绵裹，纳入阴中，取效。 《食疗本草》

妇人阴蚀疮烂者。

用狼牙三两、水四升，煮取半升，以箸缠绵浸汤，沥洗，日四五遍。 《金匮玉函方》

妇人阴吹，胃气下泄阴吹，此谷气之实也。

用猪膏半斤、乱发鸡子大三枚，和煎，发消药成矣。分再服，病从小便中出也。 张仲景方

妇人阴癫，硬如卵状。

随病之左右，取穿山甲之左右边五钱，以砂炒焦黄，为末。每服二钱，酒下。 《摘玄方》

妇人疝痛，名小肠气。

马鞭草一两，酒煎滚，服；以汤浴身取汗，甚妙。 《纂要奇方》

女阴挺出。

茄根烧存性，为末，油调在纸上，卷筒安入内，一日一上。 《乾坤生意》

又 铁锈粉一钱 龙脑半钱

研，水调，刷产门。 危氏《得效方》

乳 少

妇人无乳。

用母猪蹄四枚，水二斗，煮一斗，入土瓜根、通草、漏芦各三两，再煮六升，去滓，纳葱豉作粥或羹，食之。或身体微热，有少汗出，佳。未通，再作。《广济方》

一　用水牛鼻作羹，食之，不过两日，乳下无限。气壮人尤效。《孟诜方》

乳汁清少。

死鼠一头烧末，酒服方寸匕，勿令妇知。《子母秘录》

妇人乳少，因气郁者，涌泉散。

王不留行　穿山甲炮　龙骨　瞿麦穗　麦门冬等分

为末。每服一钱，热酒调下后，食猪蹄羹。仍以木梳梳乳，一日三次。《卫生宝鉴》

乳汁不下，乃气脉壅塞也；又治经络凝滞，乳内胀痛，邪蓄成痈。服之自然内消。

漏芦二两半　蛇蜕十条炙焦　瓜蒌十个烧存性

为末。每服二钱，温酒调下，良久，以热羹汤投之，以通为度。《和剂方》

又　麦门冬去心，焙，为末。每用三钱，酒磨犀角约一钱许，温热调下。不过二服，便下。熊氏《补遗》

又　二母散

贝母　知母　牡蛎粉等分

为细末。每猪蹄汤调服二钱。王海藏

又　白僵蚕末二钱，酒服，少顷，以芝麻茶一盏投之，梳头数十遍，乳汁如泉也。《经验方》

又　赤小豆煮汁，饮之。《产书》

又　木莲二个　猪前蹄一个

烂煮，食之，并饮汁尽，一日即通。无子妇人食之，亦有乳也。《集简方》

又　莴苣子三十枚研细，酒服。

又方　莴苣子一合　生甘草三钱　糯米　粳米各半合

煮粥，顿食之。

又　京三棱三个，水二碗，煎汁一碗，洗奶，取汁出为度。极妙。《外台秘要》

产后回乳，产妇无子食乳，乳不消，令人发热恶寒。

用大麦蘖二两炒，为末。每服五钱，白汤下。甚良。丹溪

又　神曲炒，研，酒服二钱，日二，即止。甚验。时珍方

又　用男子裹足布勒住，经宿即止。时珍

乳　痈

妇人乳痈，未成者，即散；已成者，即溃；痛不可忍者，即不疼。神验不可云喻也。

用真陈橘皮汤浸去白，酒面炒微黄，为末。每服二钱，麝香调酒下。初发者，一服见效，名橘香散。张氏方

乳痈初起。

雄鼠屎七枚，研末，温酒服，取汗即散。《寿域方》

又　白芷　贝母各二钱

为末，温酒服。《秘传外科方》

《直指方》只用贝母二钱，令人数吮之，即愈。

又　大熟瓜蒌一枚，熟捣，以白酒一斗，煮取四升，去滓，温服一升，日三服。《子母秘录》

又　黄明水胶以浓醋化，涂之，立消。杨起《简便方》

又　鹿角磨浓汁，涂之；并令人嗍去黄水，随手即散。

乳痈红肿。

蒲公英一两　忍冬藤二两

捣烂，水二锺，煎一锺，食前服，睡觉，病即去矣。　《积德堂方》

又　扁竹根如僵蚕者，同萱草根为末，蜜调，敷之。神效。　《永类钤方》

乳痈肿痛。

萱草根擂，酒服；以滓封之。　时珍方

又　水杨柳根生擂，贴疮，其热如火，再贴，遂平。　《永类钤方》

乳痈初发，肿痛结硬欲破，一服即瘥。

以北来真桦皮烧存性，研，无灰酒服方寸匕，卧觉，即瘥也。　《灵苑方》

乳痈妒乳，初起坚紫，众疗不瘥。

柳根皮熟捣，火温帛裹，熨之，冷更易，一宿消。　《肘后方》

乳痈胀痛，乳妇气脉壅塞，乳汁不行，及经络凝滞，奶房胀痛，留蓄作痈毒者。

用葵菜子炒香、缩砂仁等分为末，热酒服二钱。此药滋气脉，通营卫，行津液。极验。　《妇人良方》

勒乳成痈。

益母草为末。水调，涂肿上，一宿自瘥。生捣亦得。　《圣惠方》

乳痈腐烂。

靴内年久桦皮烧灰，酒服一钱，日一服。　《经验方》

乳痈溃烂，见内者。

猫儿腹下毛坩锅内烧存性，入轻粉少许，油调，封之。　《济生秘览》

妇人吹乳。

用头垢内加白芷、贝母、半夏为丸。一面取其末搐鼻取嚏；一面以酒吞丸三钱。　《自传秘方》

又　用猪牙皂角去皮，蜜炙，为末，

酒服一钱。　《袖珍方》

又　诗云：妇人吹奶法如何？皂角烧灰蛤粉和；热酒一杯调八分，管教时刻笑呵呵。

又　陈皮一两　甘草一两

水煎服，即散。

又　鼠屎七粒　红枣七枚去核

包屎烧存性，入麝香少许，温酒调服。　《集要方》

又　户限下土和雄雀粪，暖酒服方寸匕。　藏器方

《圣惠方》只用雀粪。

又　五月五日棕箬烧灰。酒服二钱即散。累效。　《济急仙方》

又　用韭地中蚯蚓屎研细，筛过，米醋调，厚敷，干则换，三次即愈。凉水调亦可。　蔺氏《经验方》

吹奶疼痛。

蜘蛛一个面裹，烧存性，为末，酒服即止。神效。

又　鹿角屑炒黄，为末，酒服二钱。仍以梳梳之。　《经验方》

妇人乳肿。

马尿涂之，立愈。　《产宝方》

乳疮肿痛。

用芝麻炒焦，研末，以灯窝油调涂，即安。　《集玄方》

妇人乳岩，因久积忧郁，乳房内有核，如指头，不痛不痒，五七年成痈，名乳岩，不可治也。

用青皮四钱，水一盏半，煎一盏，徐徐服之，日一服，或用酒服。　丹溪方

此方还该加贝母、橘叶、连翘、自然铜等药。然体弱人亦须酌量施治。

乳头裂破。

胭脂、蛤粉为末，敷之。　危氏《得效方》

又　秋月冷茄子裂开者，阴干，烧存

性，研末，水调，涂。　　《补遗方》

产后诸疾

益母膏　治产妇诸疾，及折伤内损，有瘀血。每天阴则痛。神方也。

三月采益母草连根叶茎花净洗，于箔上摊曝水干，以竹刀切长五寸，勿用铁刀，置于大锅中，以水浸过二三寸煎煮，候草烂，水减三之二，漉去草，取汁约五六斗，入盆中澄半日，以绵滤去浊滓，以清汁入釜中，慢火煎取一斗，如稀饧状，瓷瓶封收。每取暖酒和服，日再服；或和羹粥亦可。如远行，即更炼至可丸收之，服至七日，则疼渐平复也。产妇恶露不尽，及血晕，一二服便瘥。其药无忌，又能治风、益心力。　　《外台秘要》

产后百病。

地黄酒

用地黄汁渍曲二升，净秫米二斗，令如常法酿之，至熟封七日，取清常服，令相接。忌生冷、鲊蒜、鸡猪肉，一切毒物。未产先一月酿成，夏月不可造。《千金》

产后诸病。凡产后秽污不尽，腹满，及产后血晕，心头硬，，或寒热不禁，或心闷，手足烦热，气力欲绝诸病。

并用延胡索炒，研。酒服二钱。甚效。　《圣惠方》

产后诸疾，血晕心闷，烦热厌厌，气欲绝，心头硬，乍寒乍热。

续断皮一握

水三升，煎二升，分三服，如人行一里，再服。无所忌。此药救产后垂死。《子母秘录》

古方有炒紫豆汤，破血去风，除气防热。产后两日，尤宜服之。

用乌豆五升、清酒一斗。炒豆令烟绝，投酒中，待酒紫赤色，去豆，量性服之。可日夜三盏。神验。中风口噤加鸡屎白二升和炒，投之。亦治月经不断。　苏颂

新产补虚。

以乌雌鸡一只，治净，和五味炒香，投二升酒中，封一宿，取饮，令人肥白。又和乌麻油二升熬香，入酒中，极效。孟诜

妇人临产，勿令惊扰。惟宜摒除杂人，令安静自产。产后更烂壮煮壮鸡，取汁作粳米粥与食，自然无恙，乃和气之效也。盖壮鸡汁性滑而濡，不食其肉，恐难消也。

产后闷乱，血气上冲，口干腹痛。

《梅师方》用生藕汁三升饮之。

庞安时用藕汁、生地黄汁、童子小便等分煎服。

产后因怒气发热迷闷者。

用荆芥穗以新瓦半炒半生，为末，童子小便服一二钱。若角弓反张，以豆淋酒下；或锉散，童尿煎服，极妙。盖荆芥，乃产后要药；而角弓反张，乃妇人急候。得此症者，十存一二而已。　戴元礼《要诀》

产后血闷。

清酒一升和生地黄汁煎服。　梅师方

产后烦热，内虚短气。

用甘竹茹一升，人参、茯苓、甘草各二两，黄芩二两，水六升，煎二升，分服，日三服。名甘竹茹汤。　《妇人良方》

产后烦热，逆气。

用苦竹根切一斗五升，煮取七升，去滓，入小麦二升、大枣二十枚，煮三四沸，入甘草一两、麦门冬一升，再煎至二升。每服五合。　《妇人良方》

产后烦闷。

蒲黄方寸匕，东流水服。极良。
《产宝方》

产后烦懑，不食者。

白犬骨烧灰，研，水服方寸匕。
《千金翼》

产后烦闷汗出，不识人。

用羚羊角烧末，东流水服方寸匕。未
愈，再服。　《千金》

一方　加芍药、枳实等分炒，研末，
汤服。

产后烦躁。

禹余粮一枚状如酸馅者，入地埋一
半，紧筑炭灰一斤，煅之，湿土罨一宿，
打破，去外面石，取里面细者，研，水淘
五七度，日干，再研万遍，用甘草汤服二
钱，一服立效。　《经验方》

产后寒热，心闷极胀百病。

羖羊角烧末，酒服方寸匕。　《秘
录》

产后血攻，或下血不止，心闷面青，
身冷欲绝者。

新羊血一盏，饮之，三两服妙。　梅
师方

产后血乱，奔入四肢。

以狗头骨灰，酒服二钱。甚效。
《经验方》

产后发狂。

四物汤加青黛末，煎服。　《摘玄
方》

产后血晕。

人参一两　紫苏半两

以童尿酒水三合，煎服。　《医方摘
要》

又　鹿角一段烧存性，出火毒，为
末，酒调灌下，即醒。　《摘要方》

又　苏方木三两，水五升，煎取二
升，分服。

又　芸苔子　生地黄等分

为末。每服三钱，生姜七片，酒水各
半锤，童便半锤，煎七分，温服，即苏。
《海上方》

又　韭菜切，安瓶中，沃以热醋，令
气入鼻中，即醒。　《丹溪心法》

又　鳔胶烧存性，酒和童子小便调服
三五钱，良。　《事林广记》

又　漆器烧烟，熏之，即苏。又杀诸
虫。　时珍

产后血眩风虚，精神昏冒。

荆芥穗一两三钱　桃仁五钱去皮尖

为末。水服三钱。若喘加杏仁去皮尖
炒、甘草各三钱。　《保命集》

产后血晕，恶物冲心，四肢冰冷，唇
青腹胀，昏迷。

红药子一两　头红花一钱　水二锤　妇
人油钗二只

同煎一锤，服，大小便俱利，血自下
也。　禹讲师《经验方》

产后血晕，五心烦热，气力欲绝，及
寒热不禁。

以接骨木破如算子一握，用水一升，
煎取半升，分服。或小便频数，恶血不止
服之，即瘥。此木煮之三次，其力一般。
乃起死妙方也。　《产书》

产后血晕筑心，眼倒风缩，欲死者。

取干荆芥穗捣，筛末。每用二钱匕，
童子小便一小盏调匀，热服，立效。口噤
者，挑齿；口闭者，灌鼻中。皆效。
《图经本草》

产后血晕，心闷气绝。

红花一两为末，分作二服，酒二盏，
煎一盏，连服。如口噤者，擘口灌之；或
入小便，尤妙。　《子母秘录》

又　以丈夫小便研浓墨一升，服。
《子母秘录》

产后晕绝。

半夏末，冷水和丸大豆大，纳鼻中，

即愈。此扁鹊法也。

产后血晕，不知人事。

用五灵脂二两半生半炒，为末。每服一钱，白水调下。如口噤干开灌之，入喉即愈。 《图经本草》

产后血晕，身痉直口，目向上牵急，不知人。

取鸡子一枚去壳分清，以荆芥末二钱调服，即安。甚效捷。乌鸡子尤善。 宗奭方

伤寒产后，血晕欲死。

用荷叶、红花、姜黄等分炒，研末，童子小便调服二钱。 庞安常方

妇人恶血，攻聚上面，多怒。

牡丹皮半两 干漆烧烟尽半两

水二锺，煎一锺，服。 《诸症辨疑》

妇人产后大虚，心腹绞痛，厥逆。

用羊肉一斤，当归、芍药、甘草各七钱半，用水一斗，煮肉取七升，入诸药煮二升，服。 胡洽方

产后心痛。

鸡子煮酒，食，即安。 《备急方》

产后心痛，恶血不尽也。

荷叶炒香，为末。每服方寸匕，沸汤或童子小便调下。或烧灰，或煎汁，皆可。亦治胎衣不下。 《救急方》

治产后恶露不下，血结冲心刺痛，或经水将来，遇冒寒踏冷，其血必往来心腹间，刺痛不可忍。谓之血母。并治产后心腹诸疾。产后三日，不可无此。

用芸苔子炒、当归、桂心、赤芍药等分为末。每酒服二钱，赶下恶物。 杨氏《产乳》

产后血气攻心痛，恶物不下。

用灶中心土研末，酒服二钱，泄出恶物，立效。 《救急方》

产后心痛，血气上冲，欲死。

郁金烧存性，为末二钱，米醋一呷调灌，即苏。 《袖珍方》

产后腹痛。

五灵脂 香附 桃仁等分

研末，醋糊丸。服一百丸。或用五灵脂末、神曲糊丸，白术、陈皮汤下。 丹溪方

又方 户限下土，热酒服一钱。 藏器

产后腹痛如绞。

当归头尾末五钱 白蜜一合

水一锺，煎一锺，分二服。未效，再服。 《妇人良方》

产后腹痛，血不尽者。

鹿角烧，研，豉汁服方寸匕，日二。《秘录》

又 麻黄去节为末，酒服方寸匕，一日二三服，血下尽即止。 《子母秘录》

产后腹痛。血不下者。

以酒煮蟹，食之。 《日华》

产后血闭。

桃仁二十枚去皮尖 藕一块

水煎服之。 《经验方》

又 取鸡子白一枚，入醋一半，搅服。 藏器

产后瘀血。

马料黑豆炒令焦黑，及热，投酒中，渐渐饮之。

产妇滞血腹痛。

鲤鱼鳞烧灰，酒服。亦治血气痛。苏颂

产妇腹痛。有干血。

用䗪虫二十枚去足、桃仁二十枚、大黄二两为末，炼蜜杵和，分为四丸。每以一丸，酒一升煮取二合，温服。当下血也。名大黄䗪虫丸。 张仲景方

产后血胀，腹痛引胁。

当归二钱 干姜炮五分

为末。每服三钱，水一盏，煎八分，入盐醋少许，热服。 《妇人良方》

产后血疼，欲死者。

槐鸡半两为末，酒浓煎，饮，立愈。《妇人良方》

又 新麻布能逐瘀血，妇人血闭腹痛，产后血痛。以数重包白盐一合煅，研，温酒服之。 时珍

产后儿枕刺痛。

黑白散

用乌金石烧，酒淬七次、寒水石煅为末，等分。每用粥饮服一钱，即止。未止，再服。 洁古《保命集》

产后儿枕痛，恶露不尽。

山楂煎汁，入砂糖，服之，立效。丹溪

妇人儿枕痛，及血崩腹痛，消积。

用蟹壳烧，研，酒服。 时珍

儿枕血瘕。

蒲黄三钱，米饮服。 《产宝》方

产后血痛有块。

用姜黄、桂心等分为末，酒服方寸匕，血下尽即愈。 昝殷《产宝》

产后血痛有块，并经脉行后，腹痛不调。

黑神散

用熟地黄一斤、陈生姜半斤同炒干，为末。每服二钱，温酒调下。 《妇人良方》

产后血瘕痛。

桂末酒服方寸匕，取效。 《肘后方》

又 取铁秤锤烧赤，淬酒，热饮。又治男子疝痛。 《开宝》

产后腹痛欲死，因感寒起者。

陈蕲艾二斤焙干，捣，铺脐上，以绢覆住，熨斗熨之，待口中艾气出，则痛自止矣。 《经验》

产后腰痛，乃血气流入腰腿，痛不可转者。

败酱 当归各八分 芎藭 芍药 桂心各六分

水二升，煮八合，分二服。忌葱。《广济方》

产后腹中痒。

箭笴及镞密安所卧席下，勿令妇知。藏器

产后血多。

山漆研末，米汤服一钱。 《集简方》

产后亡血过多，心腹彻痛者。

用贯众状如刺猬者一个，全用不锉，只揉去毛及花萼，以好醋蘸湿，慢火炙，令香熟，候冷为末。米饮空心每服二钱。甚效。兼治赤白带下年深，诸药不能疗者。 《妇人良方》

产后血崩。

莲蓬壳五个 香附二两

各烧存性，为末。每服二钱，米饮下，日二。 《妇人良方》

产后下血。

炙桑根白皮煮水，饮之。 《肘后方》

产后下血，羸瘦迨死。

蒲黄二两，水二升，煎八合，顿服。《产宝》

产后泻血不止。

干艾叶半两炙熟 老生姜半两

浓煎汤一服，立效。 孟诜

产后尿血。

用牛膝，水煎，频服。 熊氏《补遗》

产后虚汗。

黄芪 当归各一两 麻黄根二两

每服一两，煎汤服。

又 马齿苋研汁三合，服。如无，以

干者煮汁。 《妇人良方》

产后诸虚，发热自汗。

人参 当归等分

为末，用猪腰子一个，去膜，切小片，以水三升，糯米半合，葱白二茎，煮米熟，取汁一锺，入药煎至八分，食前温服。 《永类方》

产后自汗，壮热气短，腰脚痛不可转。

当归三钱 黄芪合芍药酒炒各二钱 生姜五片

水一锺半，煎七分，温服。 《和剂局方》

产后自汗不止。

郁金末，卧时调涂于乳上。 《集简方》

产后盗汗。

牡蛎粉 麦麸炒黄等分

每服一钱，用猪肉汁调下。 《经验方》

产后口渴。

苦薏生研末，米饮服二钱，立愈。亦止霍乱。 《大明》

产后口干舌缩。

用鸡子一枚打破，水一盏，搅服。 《经验方》

产后血渴，不烦者。

新石灰一两 黄丹半钱

渴时浆水调服一钱。名桃花散。 《活法机要》

产后因怒哭伤肝，呕青绿水。

用韭菜一斤，取汁，入姜汁少许，和饮，遂愈。 《摘玄方》

产后呃逆。

白豆蔻 丁香各半两

研细。桃仁汤服一钱，少顷，再服。 《乾坤生意》

产后咳逆呕吐，心忡目运。

用石莲子两半、白茯苓一两、丁香五钱为末。每米饮服二钱。 《良方补遗》

产后咳逆，三五日不止，欲死者。

取壁蟢窠三五个，煎汁，呷之。良。时珍

产后气逆。

青陈皮为末，葱白、童子小便煎，二服。 《经验后方》

产后鼻衄。

荆芥焙，研末，童子小便服二钱。 《妇人良方》

产后气喘。

胡桃肉 人参各二钱

水一锺，煎七分，顿服。

产后气喘面黑，乃血入肺窍，危证也。

用苏木二两，水两碗，煮一碗，入人参末一两服。随时加减，神效不可言。胡氏

产后血冲，心胸喘满，命在须臾。

用血竭、没药各一钱研细，童便和，酒调服。 《医林集要》

产后水肿，血虚浮肿。

泽兰 防己等分

为末。每服二钱，醋汤下。 《备急方》

产后青肿，乃血水积也。

干漆 大麦芽等分

为末，新瓦罐中相间铺满，盐泥固济，煅赤放冷，研末。每服一二钱，热酒下。但是产后诸疾，皆可服。 《妇人经验方》

产后腹胀不通，转气急，坐卧不安。

以麦蘗一合为末，和酒服，良久通转。神验。 李绛《手集》

产后壮热头痛，颊赤口干，唇焦烦渴，昏闷。

用松花、蒲黄同川芎、当归、石膏等

分为末。每服二钱，水二合，红花二捻，同煎七分，细呷。　《本草衍义》

产后舌出不收。

丹砂敷之；暗掷盆盎作堕地声惊之，即自收。　《集简方》

产后不语。

人参　石菖蒲　石莲肉等分

每服五钱，水煎服。　《妇人良方》

产后败血，及邪气入心，如见祟物，癫狂。

用大辰砂一二钱细研，飞过，用饮儿乳汁三四茶匙调湿，以紫项地龙一条入药，滚三滚，刮净，去地龙不用，入无灰酒一锺，分作三四次服。　何氏方

产后秘塞。许学士云：产后汗多，则大便秘，难于用药，惟麻子粥最稳。不惟产后可服，凡老人诸虚风秘，皆得力也。

用大麻子仁、紫苏子各二合洗净，研细，再以水研，滤取汁一锺，分二次煮粥，啜之。　《本事方》

又　以葱涎调腊茶末，丸百丸，茶服自通。不可用大黄利药。利者，百无一生。　郭稽中方

产后秘塞，大小便不通。

用桃仁、葵子、滑石、槟榔等分为末。每空心葱白汤服二钱，即利。　《集验方》

产后秘塞，五七日不通。不宜妄服药丸。

宜用大麦芽炒黄为末，每服三钱，沸汤调下，与粥间服。　《妇人良方》

产后秘塞，出血多。

以人参、苏子仁、枳壳麸炒为末，炼蜜丸梧子大。每服五十丸，米饮下。《济生方》

产后虚闷。

阿胶炒　枳壳炒各一两　滑石二钱半

为末，蜜丸梧子大。每服五十丸，温水下。未通，再服。　《和剂局方》

产妇尿秘。

鼠妇七枚，熬，研末，酒服。　《千金方》

产后尿秘不通者。

陈皮一两去白，为末。每空心温酒调二钱，一服即通。　《妇人良方》

产后遗尿。

猪脬　猪肚各一个

糯米半升入脬内，更以脬入肚内，同五味煮，食。　《医林集要》

产后遗尿，或尿数。

桑螵蛸炙半两　龙骨一两

为末。每米饮服二钱。　徐氏《胎产方》

产后遗溺不禁。

鸡屎烧灰，酒服方寸匕。　《产宝》

妇人因生产阴阳易位，前阴出粪，名曰交肠病。

取旧幞头烧灰，酒服。仍间服五苓散分利之。如无幞头，凡旧漆纱帽皆可代之。此皆取漆能行败血之义耳。

产肠不收。

用油五斤炼熟，盆盛，令妇坐盆中，饭久。先用皂角炙，去皮研末，吹少许入鼻作嚏，立上。　《斗门方》

又　捣蓖麻仁贴其丹田，一夜而上。　时珍方

又　全蝎炒，研末，口噙水，鼻中喑之，立效。　《卫生宝鉴》

产后阴脱。

绢盛蛇床子，蒸热，熨之。

又法　蛇床子五两　乌梅十四个

煎水，日洗五六次。并治妇人阴痛。《千金方》

又　以温水洗软，用雄鼠屎烧烟，熏，即入。　熊氏方

又　《千金》用鳖头五枚烧，研，并

华水服方寸匕，日三。

《录验》加葛根二两，酒服。

产后诸淋。

紫荆皮五钱半

酒半，水煎，温服。 熊氏《补遗》

产妇胕损，小便淋沥不断。

黄丝绢三尺，以炭火淋汁，煮极烂，清水洗净，入黄蜡半两、蜜一两、茅根二钱、马勃末二钱，水一升，煎一盏，空心顿服。服时勿作声，作声即不效。名固胕散。

又方 产时伤胕，终日不小便，只淋沥不断。用生丝黄绢一尺、白牡丹根皮末、白及末各一钱，水二碗，煮至绢烂如饧，服之。不宜作声。 《妇人良方》

恶风入腹久肿，及女人新产，风入产户内，如马鞭嘘吸，短气咳嗽者。

用鲤鱼长一尺五寸，以尿浸一宿，平旦以木笡从头贯至尾，文火炙熟，去皮，空心顿食，勿用盐醋。 《外台秘要》

产后阴户燥热，遂成翻花。

泽兰四两煎汤，熏洗二三次；更入枯矾煎洗之，即安。 《集简方》

妇人产后，月水往来，乍多乍少。

白狗粪烧灰，酒服方寸匕。日三服。《千金方》

妇人产后，中风口噤，手足瘛疭如角弓；或产后血晕，不省人事，四肢强直；或心眼倒筑，吐泻欲死。

用荆芥穗子焙，为末。每服三钱，豆淋酒调服，或童子小便服之；口噤则挑齿灌之；龈噤则灌入鼻中。其效如神。大抵产后太眩则汗出，而腠理疏，易于中风也。许叔微《本事方》云：此药委有奇效神圣之功。一妇人产后，睡久及醒，则昏昏如醉，不省人事。医用此药及交加散，云服后当睡，必以左手搔头。用之果然。昝殷《产宝方》云：此病多因怒气伤肝，

或忧气内郁，或坐草受风而成。急宜服此药也。戴原礼《证治要诀》名独行散。贾似道《悦生随抄》呼为再生丹。

产后中风，胁不得转。

交加散

用生地黄五两研汁、生姜五两取汁，交互相浸一夕。次日各炒拌，浸汁干，仍焙为末。每酒服方寸匕。 《济生方》

产后搐搦强直者，不可便作风中。乃风入脏，与破伤风同。

用鳔胶一两，以螺粉炒焦，去粉为末，分三服，煎蝉蜕汤下。 《产宝》方

产后中风，口噤瘛疭，角弓反张。

黑豆二升半，同鸡屎白一升炒熟，入清酒一升半，浸取一升，入竹沥服，取汗。 《产宝》

产后中风，不省人事，口吐涎沫，手足瘛疭。

当归 荆芥穗等分

为末。每服二钱，水一盏，酒少许，童尿少许，煎七分灌之，下咽即有生意。神效。 《圣惠方》

产后中寒，遍身冷直，口噤不识人。

白术一两 泽泻一两 生姜五钱

水一升，煎服。 《至宝方》

产后肾劳如疟者。

体热用猪肾，体冷用犬肾。 藏器

产后下痢。

大荆芥四五穗，于盏内烧存性，不得犯油火，入麝香少许，以沸汤些需调下。此药虽微，能愈大病，不可忽之。 深师方

又 用野鸡一只，作馄饨食之。《食医心鉴》

又 鲨鱼骨及尾烧灰，米饮服。但须先服生地黄蜜煎等讫，然后服此，无不断也。 藏器

产后下痢赤白者。

用紫苋菜一握切，煮汁，入粳米三合，煮粥，食之，立瘥也。《寿亲养老方》

产后下痢赤白，里急后重，疗痛。

用桃仁焙干、沉香、蒲黄炒各等分为末。每服二钱，食前米饮下。《妇人良方》

产后下痢，日五十行。

用桑木里蠹虫粪炒黄，急以水沃之，稀调得所，服之，以瘥为度。此独孤讷祭酒方也。《必效方》

产后虚羸。

黄雌鸡一只，去毛，背上开破，入生百合三枚、白粳米半斤，缝合，入五味汁中煮熟，开腹取百合，并饭和汁作羹，食之，并食肉。《圣惠方》

产后蓐劳，寒热虚汗，肢体疼痛。

用猪肾一对，切细片，以盐酒拌之。先用粳米一合，葱椒煮粥。盐醋调和，将腰子铺于盆底，以热粥倾于上，盖之，如作盦生粥，食之。《济生方》

产后虚羸，令人肥白健壮。

羊脂二斤　生地黄汁一斗　生姜汁五升
白蜜三升

煎如饴，温酒服一杯，日三。《小品方》

产妇面黚，如雀卵色。

以羊胆、猪胰、细辛等分，煎三沸，夜涂，旦以浆水洗之。《录验方》

背腿间一点痛，不可忍者。

芫花根末，米醋调，敷之。如不住，以帛束之。妇人产后有此尤宜。《袖珍方》

妇人杂病

四制香附丸　治妇人、女子经候不调。兼诸病。

大香附子擦去毛一斤，分作四份：四两淳酒浸，四两淳醋浸，四两盐水浸，四两童子小便浸。春三、秋五、夏一、冬七日。淘洗净，晒干，捣烂，微焙，为末，醋煮面糊丸梧子大。每酒下七十丸。瘦人加泽兰、赤茯苓末二两，气虚加四君子料，血虚加四物料。《瑞竹堂方》

《法生堂方》煮附济阴丸　治妇人月经不调，久成癥积，一切风气。

香附子一斤，分作四份，以童溲、盐水、酒、醋各浸三日；艾叶一斤，浆水浸过，醋糊和作饼，晒干；晚蚕砂半斤炒，莪茂四两酒浸，当归四两酒浸。各焙为末，醋糊丸梧子大。每服七十丸，米饮下，日二。

醋附丸　治妇人、室女一切经候不调，血气刺痛，腹胁膨胀，心忪乏力，面色萎黄，头晕恶心，崩漏带下，便血，癥瘕积聚，及妇人数堕胎，由气不升降，服此尤妙。

香附子米醋浸半日，沙锅煮干，捣，焙，石臼为末，醋糊为丸，醋汤下。

《澹寮方》艾附丸　治同上。

香附子一斤　熟艾四两醋煮　当归酒浸二两

为末，如上丸服。

青囊丸　亦治妇人诸病。

用香附略炒一斤、乌药略炮五两三钱为末，水醋煮，面糊为丸，随证用引。如头痛，茶下；痰气，姜汤下。多用酒下，妙。　邵真人方

又　狗阴卵

治妇人十二疾，烧灰服。　苏恭

妇人劳热心忪。

地黄煎

用生干地黄、熟干地黄等分为末，生姜自然汁，入水相和，打糊丸梧子大。每服三十丸，用地黄汤下，或酒醋茶汤下亦

可，日三服。觉脏腑虚冷，则晨服八味丸。地黄性冷坏脾。阴虚则发热，地黄补阴血故也。　《妇人良方》

妇人骨蒸烦热，寝汗，口干引饮，气喘。

天门冬十两　麦门冬八两并去心

为末，以生地黄三斤，取汁熬膏，和，丸梧子大。每服五十丸，以逍遥散去甘草，煎汤下。　《活法机要》

妇人血劳，憔悴困倦，喘满虚烦，嘘嘘少气，发热多汗，口干舌涩，不思饮食，名血风劳。

用五加皮、牡丹皮、赤芍药、当归各一两为末。每用一钱，水一锺，用青钱一文，蘸油入药，煎七分，温服。常服能肥妇人。名油煎散。　《和剂局方》

妇人血厥，平居无疾苦，忽如死人，身不动摇，目闭口噤，或微知人，眩冒。移时方寤。此名血厥，亦名郁冒。出汗过多，血少，阳气独上，气塞不行，故身如死。气过血还，阴阳复通，故移时方寤。妇人尤多此证。

用白薇、当归各一两，人参半两、甘草一钱半。每服五钱，水二锺，煎一锺，温服。　《本事方》

血风脑运。妇人血风攻脑，头旋闷绝，忽死倒地，不知人事者。

用苍耳草嫩心，阴干，为末。以酒服一大钱。其功甚效。此物善通顶风，连脑盖。　《斗门方》

妇人血气刺痛。

用荔枝核烧存性半两、香附子炒一两为末。每服二钱，盐汤、米饮任下。名蠲痛散。　《妇人良方》

妇人腹痛，内伤疠刺。

没药末一钱，酒服便止。　《图经本草》

盲肠气痛，妇人少腹痛。

禹余粮为末，每米饮服二钱，日二服。极效。　《卫生易简方》

治妇人血刺小腹，痛不可忍；亦可常服补血虚，破气块。甚效。

用芸苔子微炒、桂心各一两，高良姜半两，为末，醋糊丸梧子大。每淡醋汤下五丸。　《灵苑方》

妇人血气游走作痛，及腰痛。

蓬莪茂　干漆二两

为末。酒服二钱；腰痛，核桃酒下。　《普济方》

妇人气盛血衰，变生诸证，头运腹满，皆宜抑气散主之。

香附子四两炒　茯苓　甘草炙各一两　橘红二两

为末。每服二钱，沸汤下。　《济生方》

妇人五心发热。

水仙花同干荷叶、赤芍药等分为末。白汤每服二钱，热自退。　时珍方

因怒病呃。一女子性躁味厚，暑月因怒而病呃。每作则举身跳动，昏冒不知人。其形气俱实，乃痰因怒郁，气不得降，非吐不可。遂以人参芦半两、逆流水一盏半，煎一大盏，饮之，大吐顽痰数碗，大汗，昏睡一日而安。　丹溪方

女人头痛。

香附子末，茶服三钱，日三五服。《经验良方》

妇人小便，卒不得出者。

紫菀为末，井华水服三撮即通；小便血者，服五撮立止。　《千金方》

妇人遗尿。

桑螵蛸酒炒，为末，姜汤服二钱。亦治妊娠遗尿不禁，桑螵蛸十二枚为末，分二服，米饮下。　《千金方》

又　雄鸡翎烧灰，酒服方寸匕，日三。　《千金翼方》

交接违礼，女人血出不止。

青布同发烧灰，纳之。　僧垣《集验方》

附　祈　嗣

妇人无子。

立春日雨水，夫妇各饮一杯，还房有孕。亦取其资始发育万物之义也。　藏器令妇不妒。

取妇人月水布裹虾蟆，于厕前一尺，入地五寸埋之。　张华《博物志》

本草单方卷十四　幼科

海虞缪希雍仲淳甫　选
延陵庄继光敛之甫
云间康　滋文初　同汇
延陵于舜玉执候甫

初　生

初生解毒。小儿初生，未可便与朱砂、蜜，只以甘草一指节长炙，碎，以水二合，煮取一合，以绵染点儿口中约一蚬壳，当吐出胸中恶汁，此后待儿饥渴，更与之。令儿智慧无病，出痘稀少。　王璆《选方》

又　小儿初生，嚼生芝麻，绵包与儿咂之，其毒自下。

又　用橄榄一个烧，研、朱砂五分和匀，嚼生芝麻一口，吐唾和药，绢包如枣核大，安儿口中，待咂一个时顷，方可与乳。此药取下肠胃秽毒，令儿少疾及出痘稀少也。　《集效方》

又　小儿初生，未出声时，以黄连煎汁，灌一匙，令终身不出斑；已出声者灌之，斑虽发亦轻。此祖方也。更用黄连煎汤浴儿，使不生疮及丹毒。　王海藏

又　初生小儿十三日，以本身剪下脐带烧灰，用乳汁调服，可免痘患；或入朱砂少许。　《保幼大全》

兔血丸　初生儿服之，终身不出痘毒，或出亦稀少。

腊月八日取生兔一只，刺血和荞麦面，少加雄黄四五分，候干，丸如绿豆大，以乳汁送下二三丸。遍身发出红点是其徵验也，但儿长成，常以兔肉啖之，尤妙。　《保寿堂方》

小儿初生。

浴汤中入盐少许，拭干，以腻粉少许摩其身。既不畏风，又散诸气。　《全幼心鉴》

又　益母草五两，煎水浴之，不生疮疥。　《简要方》

又　猪胆入汤浴之，不生疮疥。姚和众方

又　七月八月，或三伏日，或中秋日，剪葫芦须如环子脚者，阴干，于除夜煎汤浴小儿，则可免出痘。　《经验方》

小儿初生，无肤色赤，因受胎未得土气也。

取车辇土碾，敷之，三日后生肤。时珍方

初生无皮色赤，但有红筋，乃受胎未足也。

用早白米粉扑之，肌肤自生。　《圣济方》

生 下 胎 疾

小儿胎热。

黑豆二钱　甘草一钱

入灯心七寸、淡竹叶一片，水煎。
《全幼心鉴》

婴儿胎热火疮。

用鸡子五枚，煮熟，去白取黄、乱发
如鸡子大，相和于铁铫中，炭火熬之，初
甚干，少顷即发黑，乃有液出，旋取置碗
中，以液尽为度。取涂疮上，即以苦参末
粉之。顷在武陵生子，蓐内便有热疮，涂
诸药无益，而日益剧，蔓延半身，昼夜号
啼，不乳不睡。因阅本草得此方，用之，
果神效也。　刘禹锡《传信方》

初生胎热，或身体黄者。

以真牛黄一豆大，入蜜调膏，乳汁化
开，时时滴儿口中。形色不实者，勿多
服。　钱氏方

又　初生先以猪乳乳之，出月可免惊
痫、痘疹之患。　张焕

小儿血眼，自初生艰难，血瘀眦睚，
遂溅渗其睛，不见瞳仁。轻则上胞赤肿，
重则弦烂。

用杏仁二枚去皮尖，嚼、乳汁三五
匙，入腻粉少许，蒸熟绢包，频点。重
者，加黄连、朴硝最良。　《全幼心鉴》

小儿胎赤眼。

用小儿吐出蛔虫二条，瓷盒盛之，纸
封埋湿地，五日取出化为水，瓷碗收。每
日以铜箸点之。　《普济方》

又　灯心蘸鸡胆点，甚良。时珍

又　初生时，以韭汁少许灌之，即吐
出恶水、恶血，永无诸疾。　《四声本
草》

初生目闭，由胎中受热也。

以熊胆少许，蒸水洗之，一日七八

次。如三日不开，服四物汤加甘草、天花
粉。　《全幼心鉴》

婴儿目涩，月内目闭不开，或肿涩羞
明，或出血者，名慢肝风。

用甘草一截，以猪胆汁炙，为末。每
用米泔调少许，灌之。　《幼幼新书》

小儿胎惊。

琥珀　防风各一钱　朱砂半钱

为末。猪乳调一字入口中。最妙。
《直指方》

又　蝎一枚，薄荷叶包炙，为末，入
朱砂、麝香少许。麦门冬煎汤，调一字。
效。　《汤氏宝书》

小儿惊啼。

黄芩　人参等分

为末。每服一字，水饮下。　《普济
方》

小儿惊热，夜卧多啼。

朱砂半两　牛黄一分

为末。每用一字，犀角磨水调下。
《普济方》

又　初生小儿惊风欲死。

朱砂磨新汲水，涂五心。最验。
《斗门方》

小儿惊啼，发歇不定。

用腊月缚猪绳烧灰，水服少许。　藏
器

百日发惊。

蚱蝉去翅足，炙三分　赤芍药三分　黄芩
二分

水二盏，煎一盏，温服。　《圣惠
方》

小儿胎痫。

琥珀　朱砂各少许　全蝎一枚

为末。麦门冬汤调服一字。　《直指
方》

小儿胎寒，腹痛汗出。

用衣中白鱼二七枚，绢包于儿腹上，

回转摩之，以愈为度。 《圣惠方》

小儿胎寒好啼，昼夜不止，因此成痫。

当归末一小豆大，以乳汁灌之，日夜三四度。 《肘后方》

小儿躯啼，面青腹强，是忤客气。

新马粪一团，绞汁灌之。 《圣济总录》

大头风，小儿惊风。

并用大蒜七个，先烧红地，以蒜逐个于地上磨成膏。却以僵蚕一两，去头足，安蒜上，碗覆一夜，勿令泄气。只取蚕，研末。每用嗜鼻，口内含水。有效。《普济方》

小儿舌膜。初生儿有白皮裹舌根，可以指甲刮破，令血出。用烧矾末半绿豆许敷之。若不摘去，其儿必哑。 《至宝方》

初生不啼。

取冷水灌之，外以葱白茎细鞭之，即啼。 《全幼心鉴》

小儿口噤。

三圣散

用干蜘蛛一枚，去足，竹沥浸一宿，炙焦、蝎稍七个、腻粉少许为末。每用一字，乳汁调，时时灌入口中。 《直指》

治小儿十日内，口噤不能咽乳。蜘蛛一枚去足，炙焦，研末，入猪乳一合，和匀，分作三服，徐徐灌之。神效无比。《圣惠方》

又 猪乳灌之。甚良。杨士瀛

又 牛黄为末，以淡竹沥化一字灌之；更以猪乳滴之。 《外台方》

小儿口噤，面赤者，属心；白者属肺。

用鸡矢白如枣大，绵裹，以水一合煮，分二服。

一方 酒研，服之。 《千金方》

小儿口噤。

用雀屎水丸麻子大。饮下二丸，即愈。《千金方》

小儿百日内噤风，口中有物如蜗牛，或如黄头白虫者。

薄猪肪擦之，即消。 《圣惠方》

小儿口紧，不能开合饮食，不治即死。

蛇蜕烧灰，拭净，敷之。 《千金方》

初生吐乳不止。

人乳二合 蘧蒢① 篾少许 盐二粟大

同煎沸，入牛黄米许与服。 《鬼遗方》

撮口脐风，乃胎热也。

用蜗牛五枚，去壳，研汁涂口，取效乃止。

又方 用蜗牛十枚，去壳，研烂，入莳萝末半分，研匀，涂之取效。甚良。

又 用天浆子有虫者一枚、直僵蚕炒一枚、腻粉少许研匀，以薄荷自然汁调灌之。名白龙膏。取下毒物，神效。 《圣惠方》

又 壁鱼儿研末。每以少许涂乳，令儿吮之。 《圣惠方》

初生断脐后，伤风湿，唇青口撮，出白沫，不乳。

用全蝎廿一个，无灰酒涂炙，为末，入麝香少许。每用金银煎汤调半字服之。 《全幼心鉴》

又 用壁虎后半截焙，为末，男用女乳，女用男乳，调匀，入稀鸡矢少许，掺舌根及牙关；仍以手蘸摩儿，取汗出。甚效。 《笔峰杂兴》

小儿初生，以绵裹脐带，离脐五六寸扎定咬断，以鹅翎筒送药一二分，入脐大

_____

① 蘧蒢：用苇或竹编的粗席。

孔，轻轻揉散，以艾柱灸脐头三壮，结住，勿打动。候其自落，永无脐风之患，万不失一。脐硬者，用之；软者，无病，不必用也。其法用阴干枣猫儿研末三个、珍珠四十九粒捶碎、炒黄丹五分，白枯矾、蛤粉、血竭各五钱，研匀，如上法用。脐有三孔，一大二小也。 时珍方

脐风出汗。

蝼蛄 甘草等分

并炙，为末，敷之。 《总录》

又 小儿断脐，即用清油调发灰敷之。不可伤水。脐湿不干，亦敷之。

小儿脐肿。

荆芥煎汤洗净，以煨葱刮薄，出火毒，贴之，即消。 《海上方》

儿脐肿出汁。

白石脂末熬，温扑之，日三度，勿揭动。《独行方》

脐风湿肿，久不瘥者。

蜂房烧，末，敷之，效。 《子母秘录》

小儿脐肿，出汗不止。

白矾烧灰，敷之。 《圣惠方》

小儿脐湿，不早治，成脐风，或肿赤，或出水。

用当归、胡粉等分为末，试之最验；或加麝香少许。若愈后，因尿入复作，再敷，即愈。 《圣惠方》

《全幼心鉴》同，但加落下脐带烧，研一钱，无胡粉。

小儿脐疮。

蛴螬研末，敷之，不过数次，效。《千金方》

小儿初生，大小便不通。

用真香油一两，皮硝少许，同煎滚，冷定，徐徐灌入口中，咽下即通。 《经验方》

襁褓小儿，大小便不通，并惊热痰实，欲得溏动者。

大黄浸酒炒 郁李仁去皮，研各一钱 滑石末一两

捣和，丸黍米大。二岁小儿三丸，量人加减。 钱乙方

初生便闭。

甘草 枳壳煨各一钱半

水半盏煎服。 《全幼心鉴》

初生不尿。

人乳四合 葱白一寸

煎滚，分作四服，即利。 刘涓子《鬼遗方》

初生尿涩不通。

车前捣汁，入蜜少许灌之。 《全幼心鉴》

小儿初生七八日，大小便血出，乃热传心肺，不可服凉药。只以生地黄汁五七匙、酒半匙、蜜半匙和，服之。 《全幼心鉴》

惊搐 附客忤

小儿惊风。

白僵蚕 蝎稍等分 天雄尖 附子尖各一钱微炮

为末。每服一字，或半钱，以姜汤调灌之。甚效。 寇氏《衍义》

小儿客忤。

剪驴膊上旋毛一弹子，以乳汁煎，饮。 《外台》

又 用全蝎一个，以薄荷四叶裹定，火上炙焦，同研为末，分四服，白汤下。亦治大人风涎，即上方作一服。 《经验方》

小儿客忤卒中者。

烧母衣带三寸，并发灰少许，乳汁灌之。 《外台秘要》

又 生半夏一钱 皂角半钱

为末。吹少许入鼻，取嚏，惊散。

又　牛鼻津，水和少许，灌之。
《外台方》

小儿客忤，因见生人所致。

取来人囟上发十茎，断儿衣带少许，合烧研末，和乳饮儿，即愈。　《千金方》

治惊风，十不失一。其诗云：一半朱砂一半雪，其功只在青蒿节。任教死去也还魂，服时须用生人血。

用青蒿蠹和朱砂、汞粉各五分，同研，丸粟粒大。一岁一丸，乳汁服。
《保婴集》

小儿客忤，面青惊痛。

铜照子鼻烧赤，少酒淬过，与儿饮。
《圣惠方》

小儿积热，毛焦睡语，欲发惊者。

牛黄六分　朱砂五钱

同研，以犀角磨汁，调服一钱。
《总微论》

又　牛胆酿南星末，阴干，有奇功。
苏颂方

小儿客忤，口不能言。

细辛末　桂心末等分

以少许纳口中。

惊风不醒。

白乌骨雄鸡血，抹唇上，即醒。
《医学集成》

客忤夜啼。

用本家厨下烧残火柴头一个，削平焦处，向上朱砂书云：拨火杖，拨火杖，天上五雷公，差来作神将，捉住夜啼鬼，打杀不要放，急急如律令。书毕，勿令人知，安立床前脚下，男左女右。　《峋嵝神书》

急慢惊风。

夺命散　治痰涎壅塞咽喉，命在须臾。服此坠下风痰，乃治惊利痰之圣药也。

真礞石一两　焰硝一两

同煅过，为末。每服半钱或一钱。急惊痰热者，薄荷自然汁入生蜜调下；慢惊脾虚者，木香汤入熟蜜调下；亦或雪糕丸绿豆大。每服三丸。　《婴孩宝鉴》

急慢惊风，口角㖞斜，搐搦痰盛。

用天浆子房去皮生用三枚，干蝎生用七枚，朱砂一钱，研匀，饭丸粟米大。每服二丸，荆芥汤送下。　《圣惠方》

一加僵蚕炒，研为末。每以麻黄汤调服一字。　苏颂方

中恶客忤，项强欲死。

衣鱼十枚，研敷乳上，吮之，入咽立愈；或以二枚涂母手中，掩儿脐，得吐下愈。外仍以摩项强处。

小儿惊忤，暴惊卒死，中恶。

用蜀漆二钱炒、左顾牡蛎一钱二分，浆水煎服，当吐痰而愈。名千金汤。　阮氏方

小儿惊窜，两眼看地不上者。

皂角烧灰，以童尿浸刮屎柴竹用火烘干为末。贴在囟门，便苏。　王氏《小儿方》

小儿诸惊，仰向后者。

灯火淬其囟门、两肩、脐之上下；眼翻不下者，淬其脐之上下；不省人事者，淬其手足心、心之上下；手拳不开，口往上者，淬其顶心；两手心撮，口出白沫者，淬其口上下、手足心。　《惊风秘诀》

又　麝香少许，乳汁涂儿口中取效；醋调亦可。　《广利方》

小儿卒惊，似有痛处，不知疾状。

用雄鸡冠血少许，滴口中。妙。　谈氏方

小儿急惊。

用生蚯蚓一条，研烂，入五福化毒丹

一丸，同研，以薄荷汤少许化下。累试有验。　《普济方》

又　远年白田螺壳烧灰，入麝香少许，水调灌之。　《普济方》

急惊涎潮，壮热闷乱。

铁粉二钱　朱砂一钱

为末。每服一字，薄荷汤调下。《杨氏家藏》

急惊昏迷，不省人事。

石绿四两　轻粉一钱

为末，薄荷汁入酒，调一字服，取吐。　《全婴方》

小儿急惊肺胀，喘满胸高，气急胁缩，鼻胀闷乱，咳嗽烦渴，痰潮声嘎。俗名马脾风。不速治，死在旦夕。

白牵牛　黑牵牛半生半炒　大黄煨　槟榔各取末一钱

每用五分，蜜汤调下。痰多加轻粉一字。名牛黄夺命散。　《全幼心鉴》

小儿慢惊，及天吊夜啼。

用蝙蝠一枚去肠翅，炙黄焦，人中白、干蝎焙、麝香各一分，为末，炼蜜丸绿豆大。每服乳汁下三丸。名返魂丹。《圣惠方》

小儿慢惊搐搦，涎壅厥逆。

生川乌头去皮脐一两　全蝎十个去尾

分作三服，水一盏、姜七片煎服。汤氏《婴孩宝鉴》

慢惊瘛疭，定魄安魂益气。

用血竭半两、乳香二钱半，同捣成剂，火炙熔，丸梧子大。每服一丸，薄荷煎汤化下。夏月用人参汤。　《御药院方》

慢脾惊风。

白附子半两　天南星半两　黑附子一钱并炮去皮

为末。每服二钱，生姜五片，水煎服。亦治大人风虚，止吐化痰。　《杨氏家藏》

又　人参　冬瓜仁各半两　南星一两

浆水煮过，为末。每用一钱，水半盏，煎三分，温服。　《本事方》

慢脾惊风，利痰奇效。

用开元通宝钱背后上下有两月痕者，其色淡黄黑，颇小。以一个放铁匙上炭火烧四围，上下各出珠子，取出候冷，倾入盏中，作一服。以南木香汤送下，或人参汤亦可。钱虽利痰，非胃家所好，须以木香佐之。　《直指方》

小儿久病，或吐泻后，生惊转成慢脾。

用蝎稍二两为末，以石榴二枚剜空，用无灰酒调末填入盖定，坐文武火上，时时搅动，熬膏取出，放冷。每服一字，金银薄荷汤调下。

《本事方》治吐利后，昏睡生风痫，慢脾症。

全蝎　白术　麻黄去节等分

为末。二岁以下一字，三岁以上半钱，薄荷汤下。

脾虚而成慢惊者，用益黄、理中之药，必伤人命。当于心经中，以甘温补土之源；更于脾土中，以甘寒泻火，以酸凉补金，使金旺火衰，风木自平矣。今立黄芪汤泻火补金益土，为神治之法。

用炙黄芪二钱、人参一钱、炙甘草五分、白芍五分，水一大盏，煎半盏，温服。　东垣方

小儿泻后眼上窜，三日不乳。目黄如金，气将绝。此慢肝惊风也，宜治肝。

用水飞代赭石末，每服半钱，冬瓜仁煎汤调下，愈。　好古方

马脾风病。小儿风热喘促，闷乱不安，谓之马脾风。

甘遂面包煮一钱半　辰砂水飞二钱半　轻粉一角

为末。每服一字，浆水少许，滴油一小点，抄药在上，沉下，去浆灌之。名无价散。　《全幼心鉴》

乌沙惊风。小儿惊风，遍身都乌者。

急推向下，将黄土一碗捣末，入久醋一锺，炒热包定，熨之，引下至足，刺破为妙。　《小儿秘诀》

小儿惊热。

钩藤一两　硝石半两　甘草炙一分

为末。每温水服半钱，日三服。名延龄散。　《圣济录》

又　牛黄一杏仁大　竹沥　姜汁各一合

和匀与服。　《总微论》

又　天竺黄二钱　雄黄　牵牛末各一钱

研匀，面糊丸粟米大。每服五丸，薄荷汤下。　钱乙方

小儿惊热，心肺积热，夜卧多惊。

铅霜　牛黄各半分　铁粉一分

研匀。每服一字，竹沥调下。　《圣济总录》

小儿因惊，吐逆作搐，痰涎壅塞，手足掣疭，眼睛斜视。

枳壳去穰麸炒　淡豆豉等分

为末。每服一字，甚者半钱。急惊，薄荷自然汁下；慢惊，荆芥汤入酒三五点下。日三服。　陈文中方

二气砂　升降阴阳，既济水火，为扶危救急之神药。治久患反胃及一切吐逆，小儿惊吐。其效如神。

用水银一两、硫黄六铢细研，炒作青砂头后，入水火既济炉，抽之如束针纹者，成就也。按胡演《丹药秘诀》云：升灵砂法，用新锅安逍遥炉上，蜜搭锅底，文火下烧，入硫黄二两熔化，投水银半斤，以铁匙急搅，作青砂头，如有焰起，喷醋解之。待永不见星取出，细研，盛入水火鼎内，盐泥固济下，以自然火升之，干水十二盏为度。取出如束针纹者，成

矣。此丹最能镇坠，主上盛下虚，痰涎壅盛，头旋吐逆；杀精魅恶鬼气。　时珍方

小儿惊啼。啼而不哭，烦也；哭而不啼，躁也。

用蝉蜕二七枚去翅足，为末，入朱砂末一字，蜜调与吮之。　《活幼口议》

惊后瞳斜。小儿惊后，瞳仁不正者。

人参　阿胶糯米炒成珠各一钱

水一盏，煎七分温服；日再服，愈，乃止。　《直指方》

婴孩惊风后失音，不能言。

肥儿丸

芜荑　神曲　麦芽　黄连各炒一钱

为末，猪胆汁打糊，丸黍米大。每服十丸，木通汤下。黄连能去心窍恶血。《全幼心鉴》

小儿惊邪。

安息香一豆许，烧之自除。　《奇效良方》

小儿截惊。

以芭蕉汁、薄荷汁煎匀，涂头项，留囟门；涂四肢，留手足心勿涂。甚效。《笔峰杂兴》

小儿惊痫。

雁喉下白毛，疗小儿痫有效。

又　自落翎毛，小儿佩之，辟惊痫。《日华子》

小儿惊痫一百二十种。

用荆芥穗二两、白矾半生半枯一两，为末，糊丸黍米大，朱砂为衣。每姜汤下二十丸，日二服。　《医学集成》

惊痫发热。

干蓝　凝水石等分

为末，水调，敷头上。　《圣惠方》

又　用丹参、雷丸各半两，猪膏二两，同煎七上七下，滤去渣盛之。每以摩儿身上，日三次。　《千金方》

痫 附风痰

小儿诸痫。

雄黄　朱砂等分

为末。每服一钱，猪心血入齑水调下。　《直指方》

小儿痫疾。

用衣中白鱼七枚、竹茹一握，酒一升，煎二合，温服之。　《外台秘要》

小儿风痫。

取蝎五枚。以一大石榴割头剜空，纳蝎于中，以头盖之。纸筋和黄泥封裹，微火炙干，渐加火煅赤，候冷去泥，取中焦黑者，细研，乳汁调半钱，灌之便定。儿稍大，以防风汤调服。　《箧中方》

小儿风痫，瘛疭。

用人参、蛤粉、辰砂等分为末，以狠猪心和血丸绿豆大。每服五十丸，金银汤下，一日二服。大有神效。气虚者是要药。　《卫生宝鉴》

又　飞鸱头三枚即鹞　铅丹一斤

为末，蜜丸梧子大。每酒服三丸，日三次。　《千金方》

治风热惊痫，瘛疭。

紫石英　白石英　寒水石　石膏　干姜　大黄　龙齿　牡蛎　甘草　滑石等分

㕮咀，水一升，煎去三分，食后温服，无不效者。名风引汤。　《金匮方》

惊痫中风，壮热掣疭，吐舌出沫。

用猪卵一双切细、当归二分，以淳酒三升，煮一升，分服。　《普济方》

小儿惊痫，不知人，嚼舌仰目者。

犀角浓磨水，服之立效。为末亦可。　《广利方》

癫痫瘛疭，眼暗嚼舌。

雄黄　黄丹炒各一两

为末，入麝香少许，以牛乳汁半升熬成膏，和杵千下，丸麻子大。每温水服三五丸。　《直指方》

小儿羊痫。

羖羊角烧存性，以酒服少许。　《普济方》

又　白羊屎中豆，日日服之，良。《总微论》

小儿羊痫，寒热。

三月三日取羊齿可治。　《别录》

小儿虫痫，胃寒虫上，诸症危恶，与痫相似。

用白芜荑、干漆烧存性等分为末。米饮调服一字至一钱。　杜壬方

卒得痫疾。

钩藤　甘草炙各二钱

水五合，煎二合。每服枣许，日五夜二度。　《圣惠方》

小儿惊痫。

用入蛰蝙蝠一个，入成块朱砂三钱在腹内，以新瓦合煅存性，为末，候冷。空心分四服，儿小分五服，白汤下。　《医学集成》

又　青黛量儿大小，水研服之。亦治疳热夜啼。　《生生编》

又　五月五日取猪齿烧灰，服。《别录》

小儿惊痫，发热。

取月候血和青黛，水调服一钱，入口即瘥。量儿加减。　《圣惠方》

小儿惊痫掣疭。

用虎睛水调灌之，良。　《经验方》

久年惊痫。

守宫膏

用守宫一个剪去四足，连血研烂，入珍珠、麝香、龙脑、朱砂各一字，研匀，以薄荷汤调服。仍先或吐或下去痰涎，而后用此，大有神效。　《奇效方》

小儿痫后，喑不能言。

以天南星湿纸包煨，为末。雄猪胆汁调服二字。　《全幼心鉴》

小儿痫病瘥后，血气上虚，热在皮肤，身面俱肿。

萎蕤　葵子　龙胆　茯苓　前胡等分

为末。每服一钱，水煎服。　《圣济总录》

附① 风痰

一切风痰。

白僵蚕七个直者，细研，姜汁调，灌之。　《胜金方》

小儿风痰热毒壅滞。凉心压惊。

抱龙丸

用牛胆南星一两，入金钱薄荷十片、丹砂一钱半、龙脑、麝香各一字，研末，炼蜜丸芡子大。每服一丸，竹叶汤化下。

小儿风痰壅闭，语音不出，气促喘闷，手足动摇。

诃子半生半炮去核　大腹皮等分

水煎服。名二圣散。　《全幼心鉴》

小儿痓风，头及四肢皆往后。

以鸭涎滴之。　《海上方》

天　钓

小儿天钓。

芸苔子　生乌头去皮尖，各二钱

为末。每用一钱，水调，涂顶上。名涂顶散。　《圣济总录》

天钓惊风，翻眼向上。

用干蝎全者一个瓦炒、好朱砂三绿豆大为末，饭丸桐子大，外以朱砂少许为衣。同酒化下一丸，顿愈。　《圣惠方》

天钓，目睛上视。

用壁鱼儿干者十个、湿者五个，用乳汁和研，灌之。　《圣惠方》

小儿天钓，头目仰视，痰塞内热。

川金牛儿即蝉蜕，以浆水煮一日，晒干，为末。每用一字，冷水调下。　《卫生易简方》

天钓惊风，发歇不定。

鹊屎炒研半钱，入牛黄、麝香各半钱，炒蝎五枚，为末。每服半钱，新汲水下。　时珍方

小儿盘肠，内钓腹痛。

用乳香、没药、木香等分，水煎服之。　阮氏《小儿方》

又　用葱汤洗儿腹，仍以炒葱捣贴脐上，良久尿出痛止。　《婴孩宝鉴》

又　以莪茂半两，用阿魏一钱化水浸一日夜，焙，研。每服一字，紫苏汤下。　《保幼大全》

小儿盘肠内钓，腹痛不止。

用阿魏为末、大蒜半瓣炮熟，研烂，和丸麻子大。每艾汤服五丸。　《总微论》

小儿内钓，多啼。

银朱半钱　乳香煨　蒜各一钱

为末，研，丸黍米大。半岁五丸，薄荷汤下。　《心鉴》

小儿盘肠气痛。

延胡索　茴香等分

炒，研。空心米饮，量儿大小与服。《卫生方》

又　用萝卜子炒黄，研末。乳香汤服半钱。　《直指方》

又　山栀子仁半两　草乌头少许

同炒过，去草乌，入白芷一钱，为末。每服半钱，茴香、葱白酒下。　《普济方》

———————

① 附：据《目录》补。

痘 疮

预解痘毒，多者令少，少者令不出。

每用鹤卵一枚煮，与小儿食之。《活幼全书》

又 用白水牛虱，一岁一枚，和米粉作饼，与儿空腹食之，即下恶粪，终身可免痘疮。 谈埜翁方

一方 用白牛虱四十九枚焙、绿豆四十九粒、朱砂四分九厘研末，炼蜜丸小豆大，以绿豆汤下。

又 用白鸽卵一对，入竹筒封，置厕中，半月取出，以卵白和辰砂三钱，丸绿豆大。每服三十丸，三豆饮下。毒从大小便出也。 《泽江方》

又方 每除夜煮白鸽汁饲儿；仍以毛煎汤浴，则出痘稀少。

又 用鸡卵一枚，活地龙一条入卵内，饭上蒸熟，去地龙，与儿食。每岁立春日食一枚，终身不出痘也。 《保和方》

又 用头生鸡卵一枚，童便浸七日，水煮食之，永不出痘。连食七枚，俱头生者佳。 李氏方

又 用头生鸡子三五枚，浸厕坑内五七日，取出煮熟，与食。数日再日一枚，永不出痘。 李捷方

消解痘毒。

紫草一钱 陈皮五分 葱白三寸

新汲水煎服。 《直指方》

阴阳二血丸 治小儿痘疮，未出者稀，已出者减。

用兔血、鹿血，各以青纸盛，置灰上晒干、乳香、没药各一两，雄黄、黄连各五钱，朱砂、麝香一钱，为末，炼蜜丸绿豆大。每服十丸。空心酒下。儿小者减之。 《集效方》

浴儿免痘。

除夕黄昏时，用大乌鱼一尾，小者二三尾，煮汤浴儿遍身七窍俱到，不可嫌腥，以清水洗去也。若不信，但留一手或一足不洗，遇出痘时，则未洗处偏多也。此方乃异人所传，不可轻异。 《医方摘要》

又 十二月取兔头煎汤浴小儿。凉热去毒，令出痘稀。 《饮膳正要》

又 五六月取丝瓜蔓上卷须，阴干。至正月初一日子时，用二两半煎汤，父母只令一人知，温浴小儿身面上下，以去胎毒，永不出痘。纵出亦少也。 《体仁汇编》

时行暄暖，恐发痘疮。

用生麻油一小盏，水一盏旋旋倾下油内，柳枝搅稠如蜜。每服二三蚬壳，大人二合，卧时服之。三五度，大便快利，疮自不生矣。此扁鹊油剂法也。

又 用生玳瑁、生犀角各磨汁一合，和匀，温服半合，日三服。最良。未发内消，已发稀少。 《灵苑方》

扁鹊三豆饮 治天行痘疮。预服此饮，疏解热毒，纵出亦少。

用绿豆、赤小豆、黑大豆各一升，甘草节二两，以水八升，煮极熟，任意食豆饮汁，七日乃止。

时行疮疹正发，服此则可无患。

茜根煎汁，入少酒饮之。 《奇效良方》

婴童痘疹三四日，隐隐将出未出，色赤便闭者。

紫草二两锉，以百沸汤一盏泡，封，勿泄气，待温时服半合，则疮虽出亦轻。大便利者，勿用。煎服亦可。 《经验方》

小儿发热，不拘风寒饮食，时行痘疹，并宜用之。

以葱涎入香油内，手指蘸油摩擦小儿五心、头面项背诸处。最能解毒凉肌。《直指方》

小儿将痘，发热失表，忽作腹痛，及膨胀努气，干霍乱。由毒气与胃气相搏，欲出不得出也。

以商陆根和葱白捣，敷脐上，斑止痘出，方免无虞。 《摘玄方》

痘疮稠密，不拘大人小儿。

生犀于涩器中，新汲水磨浓汁，冷饮服之。 钱乙方

痘疮稠密，盛则变黑者。

用生獖猪血一橡斗、冰片半分，温酒和服。潘氏云：一女病发热腰痛，手足厥逆，日加昏闷，形证极恶，疑是痘候。时暑月，急取屠家败血，倍用龙脑和服，得睡须臾，一身疮出而安。若非此方，则横夭矣。

痘疹烦热。

人中白或老粪缸中白垢，洗净研末。每白汤或酒服二钱。 《痘疹便览》

金汁亦佳。

痘疮烦渴。

粉甘草炙　瓜蒌根等分

水煎服之。甘草能通血脉，发痘疮也。 《直指方》

癍痘烦喘，小便不利者。

用鳖甲二两、灯心一把，水一升，煎六合，分二服。凡患此，小便有血者，中坏也；黑厌无脓者，十死不治。 庞安时

痘疮狂躁心烦，气喘妄语，或见鬼神，疮色赤未透者。

用龙脑一钱细研，旋以猪心血丸茨子大。每服一丸，紫草汤下。少时，心神便定，得睡疮发。

又方　用猪獖第二番血清半杯、酒半杯，和匀，入龙脑一分，温服。良久，利下瘀血一二行，疮即红活。此治痘疮黑黡

候恶，医所不治者，百发百中。 《总微论》

痘疮狂乱，循衣摸床，大热引饮。

用益元散加朱砂二钱、冰片三分、麝香一分，每灯草汤下二三服。 王氏方

癍痘厥逆。癍痘服凉药，多手足厥冷，脉微。

用干姜炮二钱半、粉甘草炙一钱半，水二锺，煎一锺。服。 庞安常

痘疮不出。

红花子　紫草茸各半两　蝉蜕二钱半

水酒锺半，煎减半，量大小加减服。庞安常

又　食葡萄酒，甚效。 苏颂

又　荔枝肉浸酒，饮并食之。忌生冷。 《痘疹论》

疮疹不快。

板蓝根一两　甘草一钱

每服半钱或一钱，取雄鸡冠血二三点，同温酒少许调下。 钱氏方

又　胡荽二两切，以酒二大碗，煎沸沃之，以物盖定，勿令泄气，候冷去滓，微微含喷，从项背至足令遍。勿喷头面。《经验》

又　干山查为末，汤点服之，立出红活。 《得效方》

又　桑蝎能发痘。 自记

又　乳香研细，猪心血和，丸茨实大，温水化服一丸。 《闻人规·痘疹论》

又　老丝瓜近蒂三寸连皮烧存性，入朱砂研末，蜜水服。 《直指》

又　以水煎蝉脱汁，服，甚良。 宗奭

时珍云：蚕脱为痘疹家要药，治目中翳障及疳疮。

小儿痘疮，时出不快，壮实狂躁，咽膈壅塞肿痛，大便秘塞不利。若大便利者，勿服。

牛蒡子炒一钱二分 荆芥穗二分 甘草节四分

水一杯，同煎至七分，温服。已出亦可。名必胜散。 《和剂局方》

痘疮便秘四五日。

用肥猪膘一块，水煮熟，切如豆子大与食，自然脏腑滋润，痂疕易落，无损于儿。 陈文中方

咽喉痘疹。

牛蒡子二钱 桔梗一钱半 粉甘草节七分

水煎服。 《痘疹要诀》

防痘入目。

白芥子末，水调涂足心，引毒归下，令疮疹不入目。 《全幼心鉴》

《集简方》用胭脂取汁点之。

痘风疮症。

羊屎烧灰，清油调，敷之。 《全幼心鉴》

痘疮胀痛。

白芍药为末，酒服半钱匕。 《痘疹方》

灌　浆

痘疮灌浆时，内虚泄泻。

每亚芙蓉五厘，加炒莲肉末五分，米饮调下。神应。 自传秘方

痒　塌

痘疮作痒。

蝉蜕三七枚炙 甘草炙一钱

水煎服之。 《心鉴》

又方 房中宜烧茶烟，恒熏之。

痘疹作痒难忍，抓成疮及疱，欲落不落。

百花膏 用上等石蜜，不拘多少，汤

和，时时以翎刷之。其疮易落，自无瘢痕。 《全幼心鉴》

痘风疮痒有虫。

蓼子为末，蜜和鸡子白，同涂，虫出，不作痕。 《药性论》

陷　伏

痘疮倒陷。

腊月取人中白，火煅，为末。温水服三钱，陷者自出。 《儒门事亲》

又 十二月取老鸦左翅，辰日烧灰，用豮猪血和丸芡子大。每服一丸，以豮猪尾血同温水化服，当出也。 《闻人规论》

又 干胭脂三钱 胡桃烧存性一个

研末。用胡荽煎酒服一钱，再服，取效。 《救急方》

瘢痘倒陷，毒气壅遏于里，则为便血，昏睡不醒。其证甚恶。

用抱出鸡子壳去膜，新瓦焙，研。每服半钱，热汤调下。婴儿以酒调，抹唇舌上，并涂风池、胸背。神效。

倒　靥

痘疮已出，复为风寒外袭，窍闭血凝，其点不长，变为黑色，此为倒靥，必身痛，四肢微厥，但温肌散邪，则热气复行，而瘢自出也。紫背荷叶散治之。荷叶能升发阳气，散瘀血，留好血；僵蚕能解结滞之气故也。二件等分为末。用胡荽汤酒调下半钱。此药易得，而活人甚多，胜于龙脑、人牙也。 《证治要诀》

痘疮倒靥，色黑，唇口冰冷，危证也。

用狗蝇七枚擂细，和醋酒少许调服，移时即红润。 《海上方》

痘疮方出，风寒外袭，或变黑，或青紫，此倒靥也。宜温肌发散，使热气复行，而瘢自出。

用人齿脱落者，不拘多少，瓦罐固济煅过，出火毒，研末。出不快而黑靥者，獖猪血调下一钱；因服凉药，血涩倒靥者，入麝香，温酒服之。其效如神。 钱氏小儿方

一方 用人牙、猫牙、猪牙、犬牙等分，火煅，研末，蜜水调服一字。名无价散。

又 湿生虫为末，酒服一字，即起。《痘疹方》

又 郑州麻黄去节半两，以蜜一匙，同炒良久，以水半升，煎数沸，去沫，再煎去三分之一，去滓，乘热服之，避风。其疮复出也。

一法 用无灰酒煎，其效更速。 寇氏《衍义》

又 以橄榄核磨汁，服。 时珍方

又 用白狗或黑狗一只，喂以生粟米，候下屎，取未化米为末，入麝香少许，新汲水服二钱。 《保幼大全》

又 用雄雀粪入麝香少许，米饮服一钱。 《保幼大全》

黑　陷

瘢痘倒陷变黑，毒入心欲死。庞安常论云：瘢痘始有白疱，忽搐入腹，渐作紫黑色，无脓，日夜叫乱者。

郁金一枚 甘草二钱半

水半碗，煮干，去甘草，切片，焙，研为末，入真脑子炒半钱。每用一钱，以生猪血五七滴，新汲水调下，不过二服。甚者，毒气从手足心出，如痛状，乃五死一生之候也。 李时珍

痘疮黑陷，乃心热血凝也。

用生玳瑁、生犀角同磨汁一合，入猪心血少许，紫草汤五匙和匀，温服。《闻人规论》

又 穿山甲 蛤粉

炒，为末。每服五分，入麝香少许，温酒服，即发红色。如神。 《直指方》

痘靥发搐，黑陷者。

用桃胶煎汤，饮之；或水熬成膏，酒化服之。大效。 《总微论》

痘疮干黑，危困者。

用棠梂子为末，紫草煎酒调服一钱。

痘疮黑陷，腹胀危笃者。

用人粪、猫粪、猪粪、犬粪等分，腊月初旬收埋高燥黄土坑内，至腊八日取出，砂罐盛之，盐泥固济，炭火煅，令烟尽为度，取出为末，入麝香少许，研匀，瓷器密封收之。一岁一字，二岁半钱，三岁一钱，蜜水调下，须臾疮起。此乃以毒攻毒。用火化者，从治之义也。名四灵无价散。此为劫剂。

百祥丸 治瘢疮变黑，大便秘结。

用大戟一两，枣三枚，水一碗，同煮，曝干，去大戟，以枣肉焙，丸。服从少至多，以利为度。

百祥膏 治痘疮归肾，紫黑干陷，不发者，宜下之；不黑者，慎勿下。

红芽大戟不以多少，阴干，浆水煮极软，去骨，日干，复纳原汁，尽焙，为末，水丸粟米大。每服二十丸，研赤脂麻汤下。亦治嗽而吐青绿水者。 洁古《活法机要》

搽敷黑陷。

牛黄二粒 朱砂一分

研末，蜜浸，胭脂取汁调搽，一日一上。 王氏方

又 用竹园荽草煎酒，敷其身，即发起。 《直指方》

少许点之，即时变红活色。　朱都御史方

蛆　痘

痘烂生蛆。

嫩柳叶铺席上，卧之，蛆尽出而愈
也。　李楼《奇方》

痘后余毒　附麻疹

小儿痘后生痈。

烧鸡尾毛灰，和水敷之。　时珍方

痘后痈毒初起。

以三豆膏治之，神效。

绿豆　赤小豆　黑大豆_{等分}

为末。醋调，时时扫涂，即消。
《医学正传》

又　生蚬浸水，洗痘痈，无瘢痕。
时珍

痘疮瘢痕，或凸，或凹。

韶粉_{一两}　轻粉_{一锭}

和研，猪脂调，敷。　陈文中方

又方　羊胰_{二具}　羊乳_{一升}　甘草末二
两

和匀，涂之，明旦以猪蹄汤洗去。
《千金方》

痘疮赤瘢。

鸡子_{一枚酒醋浸七日}　白僵蚕_{二七枚}

和匀，揩赤，涂之。甚效。　《圣惠
方》

瘢痘入目，生翳障。

用白菊花、谷精草、绿豆皮等分为
末。每用一钱，以干柿饼一枚、粟米泔一
盏同煮，候泔尽，食柿。日食三枚。名通
神散。近者五七日，远者半月见效。
《直指》

又　用兔屎日干，为末。每服一钱，
茶下即安。　《普济方》

收靥　附溃烂不收

痘疮不收。

象牙屑，铜铫炒黄红色，为末。服八
分或一钱，白水下。　王氏方

又　墙上白螺蛳壳洗净，煅研，掺
之。　《医方摘要》

痘疮溃烂。

以腊月黄牛屎烧，取白灰敷之，或卧
之，即易痂疤而无瘢痕。　王纶·白龙散

又　用荞麦粉频频敷之。　《痘疹
方》

痘疮疳蚀，脓水不绝。

用出了蚕蛾茧，以生白矾末填满，煅
枯，为末，擦之。甚效。　陈文中方

落　痂

痘不落痂。

砂糖调新汲水一杯，服之；白汤调，
亦可。日二服。　刘提点方

痘痂不落灭瘢方

用羊胫骨髓炼一两、轻粉一钱，和成
膏，涂之。　陈文中方

痘　疔

小儿痘疔。

雄黄_{一钱}　紫草_{三钱}

为末，胭脂汁调。先以银簪挑破，搽
之。极效。　《集简方》

四圣丹　治小儿痘中有疔，或紫黑而
大，或黑坏而臭，或中有黑线。此症十死
八九，惟此方点之，最妙。

用豌豆四十九粒烧存性、头发灰三
分、真珠十四粒炒，研，为末，以油胭脂
同杵成膏。先以银簪挑破疔，去恶血，以

又　轻粉　黄丹

等分为末。左目吹右耳，右目吹左耳，即退。　王氏《痘疹方》

又　水煮螺蛳，常食，佳。　《济急仙方》

痘疮入目，羞明生翳。

毕澄茄末，吹少许入鼻中三五次，效。　《飞鸿集》

癍痘生翳，一切目疾。

以木贼擦取爪甲末，同朱砂末等分研匀，以露水搜丸芥子大。每以一粒点入目内。　《圣惠方》

癍痘生翳，半年以上者，一月取效；一年者，不治。

用猪悬蹄二两瓦瓶固济，煅、蝉蜕壳一两、羚羊角一分为末。每岁一字，三岁以上三钱，温水调服，一日三钱。　钱氏小儿方

小儿痘后障翳。

用蛇蜕一条洗，焙、天花粉等分为末，以羊肝破开，夹药缚定，米泔水煮，食。　《齐东埜语》

又　直往山中东西地上，不许回顾，寻兔屎二七粒，以雌雄槟榔各一个，同磨不落地，井水调服。百无一失，其效如神。　《经验方》

痘后目翳。

取覆盆子根洗，捣，澄粉，日干，蜜和少许，点于翳丁上，日二三次，自散。百日内治之，久即难疗。　《活幼口议》

又　水银一钱　號丹五钱

研作六丸，坩锅糊定，火煅一日取出，薄绵裹之。左翳塞右耳，右翳塞左

耳，自然坠下。　危氏方

痘后目翳，隐涩泪出，久而不退。

用谷精草为末，以猪肺或猪肝蘸食。

一方　加蛤粉等分，同入猪肝内煮熟，日食之。

《鸿飞集》加石决明火煅，与谷精草等分。

癍疮入目。

浮萍阴干，为末，以生羊肝半个，同水半盏煮熟，捣烂，绞汁，调末服。甚者，不过一服；已伤者，十服见效。　危氏方

痘疹入目。

紫贝一个即蚜螺也，生研细末，用羊肝切片，掺上扎定，米泔煮熟，盛露一夜，空心嚼食之。　《婴童百问》

又方　马屁勃　蛇皮各五钱　皂角子十四个

为末，入罐内，盐泥固济，烧存性，研。每温酒服一钱。　《集效方》

痘疮入目。

猪蹄爪甲烧灰，浸汤滤净，洗之甚妙。　《普济方》

又方　鸡子壳烧，研，入片脑少许点之。　《鸿飞集》

附① 麻疹

小儿癍疹。

发灰饮服三钱。　《子母秘录》

治疹疮不得出。

柽木叶阴干，为末，新汲水调服。神验。《本经》不载，失之矣。　自记

本草单方卷[①] 十五　幼科

海虞缪希雍仲淳甫　　　选
延陵庄继光敛之甫
云间康　滋文初甫　　　同汇
延陵于舜玉执侯甫

疳

小儿诸疳积及无辜疳，一服退热，二服烦渴止，三服泻痢住。用端午午时，取暇蟆金眼大腹不足不鸣者，搥死置尿桶中，侯生蛆食尽。取蛆入新布袋悬长流水中三日，新瓦焙干入麝香少许，为末，每空心以砂糖汤调服壹钱；或梗米糊为丸，每米饮服二三十丸。　《直指方》。

一切疳疾，尿如米泔，大便不调。《圣济总录》：六月取粪坑中蛆，淘浸入竹筒中封之，待干研末，每服一二钱，入麝香米饮服之。又方用蛆蜕，米泔逐日换浸五日，再以清水换浸三日，晒焙为末，入黄连末等分，每半两入麝香五分，以猪胆汗和丸，黍米大，每服三四十丸，米饮下神效。

小儿五疳。

以黄土、姜汁、酒、蜜四炒黄连为君，以使君子为臣，白芍药酒煮为佐，广木香为使。

小儿疳疾。

土裹蜣螂煨熟与食之。　《韩氏医通》

一切疳毒。

夜明砂五钱，入瓦瓶内，以精猪肉叁两，薄切。入瓶内，水煮熟，午前以肉与儿食，饮其汁，取下腹中胎毒；次用生姜四两和皮，切，炒同，黄连末糊丸黍米大，米饮服，日三次。　《全幼心鉴》

脾热疳疾。

用胡黄连、黄连各半两，朱砂二钱半，为末。入猪胆内，扎定，以杖子钓悬于砂锅内，浆水煮一炊久，取出研烂，入芦荟、麝香各一分，饭和丸麻子大。每服五七丸至一二十丸，米饮下。　钱乙《小儿直诀》

小儿脾疳。

芦荟　使君子等分

为末。每米饮服一二钱。　《卫生》

小儿疳疾，腹大贪食者。

黄泥裹牡鼠烧熟，去骨取肉，和五味豉汁作羹，食之。勿食骨，甚瘦人。《孟诜方》

小儿疳积，腹大黄瘦，骨立，头生疮，结如麦穗。

用立秋后大虾蟆，去首足肠，以清油

涂之，阴阳瓦炙熟，食之，积秽自下。连服五六枚，一月之后，形容改变，妙不可言。

小儿疳热，肚胀潮热，发焦。不可用大黄、黄芩伤胃之药，恐生别证。以胡黄连五钱、五灵脂一两为末，雄猪胆汁和，丸绿豆大。米饮下，每服一二十丸。《全幼心鉴》

小儿疳热，流注遍身，疮蚀，或潮热肚胀，作渴。

猪肚黄连丸

用猪肚一个洗净，宣黄连五两切碎，水和，纳入肚中，缝定，放在五升粳米上蒸烂，石臼捣千杵，或入少饭同杵，丸绿豆大。每服二十丸，米饮下。仍服调血清心之药佐之。盖小儿之病，不出于疳，则出于热，常须识此。　《直指方》

疳热有虫，瘦悴。久服充肥。

榆仁一两　黄连一两

为末，猪胆汁七枚，和入碗内，饭上蒸熟，一日蒸一次，九蒸，乃入麝香半钱，汤浸蒸饼和丸绿豆大。每服五七丸至一二十丸，米饮下。　钱氏《小儿直诀》

小儿疳瘦。

端午日取蟾眉脂，以朱砂、麝香为丸麻子大。空心服一丸。如脑疳，以奶汁调，滴鼻中。甚妙。

小儿疳瘦。久服消食，和气，长肌肉。

陈皮一两　黄连以米泔浸一日一两半

研末，入麝香三分，用猪胆盛药，以浆水煮熟取出，用粟米饭和丸绿豆大。每服一二十丸，米饮下。　钱氏小儿方

小儿疳瘦。长肌退热，除蛔虫。

蚕蛹为末，饮服。　时珍

疳气浮肿。常服自消。

黑牵牛　白牵牛各半生半炒取末　陈皮青皮等分为末

糊丸绿豆大。每三岁儿服二十丸，米汤下。　郑氏《小儿方》

小儿疳气，不可疗者。

绿矾煅赤，醋淬三次，为末，入麝香少许，枣肉和丸绿豆大。每服十丸，温水下，日三。　《集验方》

小儿久疳，体虚不食，诸病后，天柱骨倒。医者不识，谓之五软。

用白僵蚕直者炒，研。每服半钱，薄荷酒下。名金灵散。　郑氏方

小儿疳劳，潮热往来，五心烦躁，盗汗咳嗽。

以黄连、胡黄连各二两，以鳖血一盏、吴茱萸一两，同入内浸过一夜，炒干，去茱、血，研末，入柴胡、川芎、芜荑各一两，人参半两、使君子仁二十个，为末，煮粟米粉糊，和为丸如黍米大。每用热水量大小，日服一二三钱。　《全幼心鉴》

小儿疳水。

珠子甘遂炒　青橘皮等分

为末。三岁用一钱，以麦芽汤下，以利为度。忌酸三五日。名水宝散。　《总微论》

小儿冷疳，面黄腹大，食即吐者。

母丁香七枚，为末，乳汁和蒸三次，姜汤服之。　《卫生方》

痞块疳积。

五灵脂炒烟尽　真阿魏去砂，研等分

用黄雄狗胆汁和，丸黍米大。空心津咽三十丸。忌羊肉醋面。　《简便》

小儿疳泻。

赤石脂末，米饮调服半钱，立瘥。加京芎等分，更妙。　《斗门方》

小儿疳泻，冷热不调。

胡黄连半两　绵姜一两炮

为末。每服半钱，甘草节汤下。《卫生总微论》

小儿疳泻，下痢。

用虾蟆烧存性，研，饮服方寸匕。《子母秘录》

小儿疳痢。

薤白生捣如泥，以粳米粉和蜜作饼，炙熟与食，不过三两服。　杨氏《产乳》

又　地榆煮汁，熬如饴糖，与服便已。　《肘后方》

又　鸡子同光粉炒干，服。　《日华》

小儿疳痢，羸瘦多睡，坐则闭目，食不下。

用蚺蛇胆豆许二枚，煮通草汁，研化，随意饮之；并涂五心下部。　杨氏《产乳》

小儿疳痢，垂死者。

益母草嫩叶同米煮粥，食之，取足，以瘥为度。甚佳。饮汁亦可。　《广利方》

又　新羊屎一升，水一升，渍一夜，绞汁，顿服，日午乃食。极重者，不过三服。　《总录方》

一方　新牛屎一升，水一升，搅，澄汁服，不过三服。　《必效方》

五疳八痢，面黄肌瘦，好食泥土，不思饮食。

用大干大蟾蜍一枚烧存性、皂角去皮弦一钱烧存性、蛤粉水飞三钱、麝香一钱为末，糊丸粟米大。每空心米饮下三四十丸，日二服。名五疳保童丸。　《金婴方》

治小儿无辜，闪癖，瘰疬；或头干黄耸，或乍痢乍瘥，诸状多者。

大黄九两锦纹新实者，若微朽即不中用，削去皮，捣筛为散；以好米醋三升和，置瓦碗中，于大铛内浮汤上，炭火慢煮，候至成膏可丸，乃贮器中。三岁儿一服七丸梧子大，日再服，以下出青赤脓为

度。若不下，或下少，稍稍加丸；若下多，又须减之。病重者，七八剂方尽根。大人亦可用之。此药惟下宿脓，不令儿利也。须禁食毒物。乳母亦禁之。一加木香一两半。　崔知悌方

治无辜疳病。

夜明砂捣，熬，为末，拌饭与三岁小儿食之。甚验。　慎微

小儿疳蛔。

鸱鹕屎干，研为末，炙猪肉蘸食。有奇效。　苏颂方

小儿诸疳，遍身或面上生疮，烂成孔臼，如大人杨梅疮。

用蒸糯米时，甑蓬四边滴下气水，以盘承取，扫疮上，不数日即效。百药不效者，用之如神。　《集简方》

小儿疳疮，肾疳，鼻疳，头疮，耳疮，久不瘥者。

石绿　白芷等分

为末。先以甘草水洗疮，拭净，敷之。　《集玄方》

小儿口疳。

黄连　芦荟等分

为末。每蜜汤服五分。走马疳，入蟾灰等分、青黛减半、麝香少许。　《简便方》

又　蔗皮烧，研，掺之。　《简便方》

又　经霜茄蒂烧灰，抹。奇效。　丹溪方

又·人中白煅　黄柏蜜炙焦

为末等分，入冰片少许。以青布拭净，掺之。累效。　《经验方》

齿鼻疳疮。

粪蛆有尾者烧灰一钱　褐衣灰五分

和匀，频吹。神效无比。

又　毡褐不拘红黑，烧存性　白矾烧枯各一钱　尿桶白碱一钱半烧过

同研，搽。神效。《简便方》

疳蚀口鼻。

五倍子烧存性，研末，掺之。《普济方》

小儿鼻䘌。鼻下两道，赤色有疳。

以米泔水洗净，用黄连末敷之，日三四次。《子母秘录》

小儿鼻疳，蚀烂。

胆矾烧烟尽，研末，掺之，一二日愈。《集简方》

又 乌贼鱼骨 白及各一钱 轻粉二字

为末，搽之。钱乙小儿方

小儿食肥甘，肾受虚热，口作臭息，次第齿黑，名曰崩砂；渐至龈烂，名曰溃槽；又或血出，名曰宣露；重则齿落，名曰腐根。

用兰香子末、轻粉各一钱，密陀僧煅，醋淬，研末半两，和匀。每以少许敷齿及根，立效。内服甘露饮。《活幼口议》

小儿齿疳。

鸭嘴胆矾一钱匙上煅红 麝香少许

研匀，敷龈上，立效。《活幼口议》

走马牙疳。

用鸡肫黄皮不落水者五枚、枯矾五钱研，搽，立愈。《经验方》

一方 用鸡肫黄皮灯上烧存性，入枯矾、黄柏末等分，麝香少许。先以米泔洗漱，后贴之。《心鉴方》

又 铜青 滑石 杏仁等分

为末，擦之，立效。邵真人方

又 蚕蜕纸灰，入麝香少许，贴之。《直指方》加白僵蚕等分，或加乳香少许。

又 用妇人尿桶中白垢火煅一钱、铜绿三分、麝香一分和匀，贴之。神效。

又 五倍子 青黛 枯矾 黄柏等分

为末。先以盐汤漱净，掺之，立效。《便览》

走马牙疳，侵蚀口鼻。

干蚵蚾[①] 黄泥裹，同煅过 黄连各二钱半 青黛一钱

为末，入麝香少许，和研，敷之。郑氏小儿方

走马疳蚀，透骨穿腮。

生南星一个当心剜空，入雄黄一块，面裹烧，候雄黄作汁，以盏子合定，出火毒，去面为末，入麝香少许，拂疮数日。甚验。《经验方》

又 以抱退鸡子软白皮，包活土狗一个，放入大虾蟆口内，草缚泥固，煅过，取出研末，贴之，以愈为度。名金鞭散。《普济》

小儿耳疳，生于耳后，肾疳也。

地骨皮一味，煎汤洗之；仍以香油调末，搽之。高文虎《蓼州闲录》

水泻奶疳。

椒一分去目，研末，酥调，少少涂脑上，日三度。《延龄方》

滞 颐

小儿流涎，脾热也；或兼胸膈有痰。

新桑根白皮捣自然汁，涂之。甚效。干者，煎水。《圣惠方》

又 用牛噍草绞汁，少少与服。《普济方》

又 取东行牛口中涎沫，涂口中及颐上，自愈。亦治小儿口噤，身热吐沫，不能乳。《外台秘要》

又 白羊屎烧灰，频纳口中。《千金方》

解颐脱臼，不能收上。

---

① 蚵蚾：蟾蜍的别名。

用南星末、生姜汁调，涂两颊，一夜即上。　《医说》

龟　背

小儿龟背。

以龟尿摩其胸背，久久即瘥。　孙真人方

解　颅

小儿解颅不合。

以蟹螯同白及末捣，涂，以合为度。宗奭

囟开不合，鼻塞不通。

天南星泡去皮，为末，淡醋调绯帛上，贴囟门，炙手频熨之，立效。　钱氏《小儿直诀》

囟　陷

小儿囟陷，乃冷也。

水调半夏末，涂足心。

又　乌头　附子并生去皮脐二钱　雄黄八分

为末，葱根捣，和作饼，贴陷处。《全幼心鉴》

囟　填

小儿生下，囟门即肿者。

黄柏末水调，贴足心。　《普济方》

行　迟

小儿行迟，至三岁不能行者，用此便走。

五加皮五钱　牛膝　木瓜二钱半

为末。每服五分，米饮入酒二三点，调服。　《全幼心鉴》

语　迟

小儿语迟。

社坛胙酒纳口中，佳。　藏器方

诸　疾

小儿无故卒死。

取葱白纳入下部，及两鼻孔中，气通或嚏，即活。　陈氏《经验方》

小儿夜啼。

乳香一钱　灯花七枚

为末。每服半字，乳汁下。　《圣惠方》

又　伏龙肝末二钱　朱砂一钱　麝香少许

为末，蜜丸绿豆大。每服五丸，桃符汤下。　《普济方》

又　灯心烧灰，涂乳上饲儿。　丹溪方

又　黑牵牛末一钱，水调敷脐上，即止。

又　甑带悬户上，即止。　《子母秘录》

又　烧尸场土置枕边。　《集简方》

又　鸡窠草安席下，勿令母知。　日华本草

又　以鸡翮翎安席下，勿令母知。时珍

又　用本儿初穿毛衫儿，放瓶内，自不哭也。　《生生编》

治小儿一百二十日内夜啼。

用蝉蜕四十九个去前截，用后截为末，分四服。钩藤汤调，灌之。　《心鉴》

《普济》蝉花散　治小儿夜啼不止，状若鬼祟。用蝉蜕下半截为末一字，薄荷汤入酒少许调下。或者不信，将上截为末煎汤调下，即复啼也。古人立方，莫知其妙。

小儿邪热在心，夜啼不止。

以灯花二三颗，灯心汤调，抹乳，吮之。　时珍方

小儿腹痛，夜啼。

树孔中草，暗着户上，即止。　《圣惠方》

又　蠮虫炙　芍药　芎劳各二钱

为末。每用一字，乳汁调下。　《圣惠》

夜啼，腹痛面青，冷证也。

用大蒜一枚煨，研，日干、乳香五分捣，丸芥子大。每服七丸，乳汁下。　危氏《得效方》

小儿肚痛，曲脚而啼。

安息香丸

安息香酒蒸成膏　沉香　木香　丁香　藿香　八角茴香各三钱　香附子　缩砂仁　炙甘草各五钱

为末，以膏和，炼蜜丸芡子大。每服一丸，紫苏汤化下。　《全幼心鉴》

胎寒腹痛，啼哭吐乳，大便泻青，状若惊搐，出冷汗。

姜黄一钱　没药　乳香各二钱

为末，蜜丸芡子大。每服一丸，钩藤煎汤化下。　《和剂方》

小儿拗哭不止，令三姓妇人抱儿，卧驴槽中，移时即止。勿令人知。　藏器

小儿暑风。暑毒入心，痰塞心孔，昏迷搐搦。此乃危急之证，非此丸生。料眩瞑之剂，不能代之。

三生丸

用白附子、天南星、半夏并去皮等分，生研，猪胆汁和，丸黍米大。量儿大

小，薄荷汤下。令儿侧卧，呕出痰水，即苏。　《全幼心鉴》

小儿中暑，吐泻烦渴。

谷精草烧存性，用器覆之，放冷，为末。每冷米饮服半钱。　《保幼大全》

小儿霍乱吐泻。

土蜂窠炙，研，乳汁服一钱。　《圣惠方》

又　尿滓末即人中白，乳上服之，良。　《千金方》

又　诃黎一枚为末，沸汤服一半，止；未止，再服。　《子母秘录》

又　厕屋户帘烧灰，饮服一钱。　时珍

小儿吐泻。

芹菜切细，煮汁饮之，不拘多少。《子母秘录》

小儿吐泻注下，小便少。

白龙丸

用熟附子五钱，白石脂煅、龙骨煅各二钱半，为末，醋面糊丸黍米大。每米饮量儿大小服。　《全幼心鉴》

小儿吐泻，黄色者，伤热也。

用石膏、寒水石各五钱，生甘草二钱半，为末。滚汤调服一钱。名玉露散。钱氏小儿方

小儿吐泻胃虚，及有惊痰。

梓朴散

用厚朴一两、半夏汤泡七次，姜汁浸半日，晒干一钱，以米泔三升同浸一百刻，水尽为度。如未尽，少加火熬干，去厚朴，只研半夏。每服半钱或一字，薄荷汤调下。　钱乙《小儿直诀》

小儿呕逆。

取壁螲窠二七枚，煮汁饮之。　藏器

小儿呕吐，壮热发痫。

葛粉二钱，水二合，调匀，倾入锡锣中，重汤荡热，以糜饮和食。　昝殷《食

医心镜》

治哕气呕逆，小儿吐乳，大人吐食，反胃辟痁。

并水煮仙人杖，服之。　藏器

小儿吐逆频并，不进乳食，手足心热。

用红曲年久者三钱半、白术麸炒一钱半、甘草炙一钱为末。每服半钱，煎枣子米汤下。　《经济方》

小儿呕吐不定。

用五倍子二个一生一熟、甘草一握，湿纸煨过，同研为末。每服半钱，米泔调下，立瘥。　《袖珍方》

呕吐不止

丁香　生半夏各一钱

生姜汁浸一夜，晒干，为末，姜汁打糊，和，丸黍米大。量大小用姜汤下。《全幼心鉴》

小儿吐逆不定，虚风喘急。

白附子　藿香等分

为末。每米饮下半钱。　《保幼大全》

小儿吐逆不止。宜此清镇。

用黄丹研末，小枣肉和，丸芡子大。每以一丸，针䇲① 于灯上烧过，研细，乳汁调下。一加朱砂、枯矾等分。　谢氏《小儿方》

小儿泄泻。

肉豆蔻五钱　乳香二钱半　生姜五片

同炒黑色，去姜，研为膏，收旋丸绿豆大。每量大小，米饮下。　《全幼心鉴》

小儿热泻。

黄柏削皮，焙，为末，用米汤和，丸粟米大。每服一二十丸。米汤下。　《十全博救方》

小儿滑泄

白石脂　白龙骨等分

为末，水丸黍米大。每量大小，木瓜紫苏汤下。名白龙丸。　《全幼心鉴》

小儿久泻脾虚，米谷不化，不进饮食。

温白丸

用白术炒二钱半、半夏曲二钱半、丁香半钱为末，姜汁面糊丸黍米大。每米饮随大小服之。　《全幼心鉴》

小儿吐乳。

取田中地龙粪一两研末。空心以米汤服半钱，不过二三服，效。　《圣惠方》

哯乳不止。

腻粉一钱　盐豉七粒去皮

研匀，丸麻子大。每服三丸，藿香汤下。　《活幼口议》

小儿饮乳后，吐逆不入腹。

取芦藋虫二枚，煮汁饮之。呕逆与哯乳不同，乳饱后哯出者，为哯乳也。

婴儿吐乳。小儿百日晬内，吐乳，或粪青色。

用年少妇人乳一盏，入丁香十枚、陈皮去白一钱，石器煎一二十沸，细细与服。　陈文中小儿方

小儿吐乳，胃寒者。

白豆蔻仁十四个　缩砂仁十四个　生甘草二钱　炙甘草二钱

为末。常掺入儿口中。　危氏《得效方》

襁褓吐乳，咳嗽久不愈。

石燕子为末，以蜜调少许，涂唇上，日三五次。　《卫生宝鉴》

百日儿疟。水鉴仙人歌曰：疟是邪风寒热攻，直须治术免成空；常山刻作人形状，钉在孩儿生气宫。如金生人，金生在巳，即钉巳上；木生人，钉亥上；火生人，钉寅上；水土生人，钉申上也。

———————

① 䇲：据《本草纲目》当为"签"。

小儿胎疟。

乌猫屎一钱煅存性　桃仁七枚

同煎服一盏，立瘥。　温居士方

又　鹿角生研为末，先发时以乳调一字服。　《千金方》

又　鸡腔胫黄皮烧存性，乳服。男用雌，女用雄。　《千金方》

小儿邪疟。

以麝香研墨，书去邪辟魔四字于额上。　《经验方》

小儿瘅疟，壮热不寒。

黄丹二钱

蜜水和，服。冷者，酒服。名鬼哭丹。　刘涓子《鬼遗方》

婴儿疟疾，无计可施。

代赭石五枚煅红，醋淬　朱砂五分　砒霜豆大

同以纸包七重，打湿煨干，入麝香少许，为末。香油调一字，涂鼻尖上及眉心、四肢。神应。　《保幼大全》

小儿滞下赤白者。

用鹿角灰、发灰等分，水服二钱，日二。　《千金方》

小儿下痢赤白多时，体弱不堪。

以宣黄连用水浓煎，和蜜，日服五六次。　《子母秘录》

神仙救苦散　治小儿赤白痢下，日夜百行不止。

用罂粟壳半两醋炒，为末，再以铜器炒过、槟榔半两炒赤，研末各收，每用等分。赤痢，蜜汤下；白痢，砂糖汤下。忌口味。　《心鉴》

热毒血痢。

忍冬藤浓煎，饮。　《圣惠方》

小儿白痢，似鱼冻者。

白鸭杀取血，滚酒泡服，即止也。　《摘玄》

小儿刮肠痢疾，噤口闭目，至重者。

精猪肉一两薄切，炙香，以腻粉末半钱铺上，令食；或置鼻头闻香，自然要食也。　《活幼口议》

小儿积痢。

用百草霜二钱、巴豆煨去油一钱研匀，以飞罗面糊和，丸绿豆大。每服三五丸。赤痢，甘草汤下；白痢，米汤下；红白，姜汤下。名驻车丸。　《全幼心鉴》

小儿久痢。

狗头烧灰，白汤服。　《千金方》

小儿渴利。

冬瓜汁饮之。　《千金方》

小儿诸热。

大黄煨熟　黄芩各一两

为末，炼蜜丸麻子大。每服五丸至十丸，蜜汤下。加黄连，名三黄丸。　钱氏小儿方

小儿风热，昏懵躁闷，不能食。

用消梨三枚切破，以水二升，煮取汁一升，入粳米一合，煮粥食之。　《圣惠方》

小儿风寒，烦热有痰，不省人事。

荆芥穗半两焙　麝香　片脑各一字

为末。每茶服半钱。大人亦治。　《普济方》

天竺黄能凉心经，去风热，作小儿药尤宜，和缓故也。

小儿发热。

以白蜜一合，和鸡子三颗搅服，立瘥。　《普济方》

小儿身热。

石膏一两　青黛一钱

为末，糕糊丸龙眼大。每服一丸，灯心汤化下。　《普济方》

小儿身热，食不生肌。

楮叶可作汤浴。又主恶疮生肉。　《别录》

小儿蒸热，脾虚羸瘦，不能饮食。

用白术、白茯苓、白芍药各一两，甘草半两，为散，姜枣煎服。妇人血虚肌热者，并同此方。名吃力伽散。　《外台秘要》

小儿骨蒸，体瘦心烦。

天灵盖酥炙　黄连等分

研末。每服半钱，米饮下，日二服。《圣惠方》

小儿骨蒸潮热，减食瘦弱。

用秦艽、炙甘草各一两。每用一二钱，水煎服之。钱乙加薄荷叶五钱。《圣惠方》

小儿热渴，久不止。

葛根半两，水煎服。　《圣惠方》

婴孩寒热。

冬瓜炮熟，绞汁，饮，　《子母秘录》

小儿风寒。

萝卜子生研末一钱。温葱酒服之，取微汗，大效。　《卫生易简方》

小儿伤寒。

淡竹沥　葛根汁各六合

细细与服。　《千金方》

小儿伤寒，百日内患壮热。

用铁铧一斤烧赤，水二斗淬三七次，煎一半，入柳叶七片浴之。　《圣济方》

小儿热病，壮热烦渴，头痛。

生地黄汁三合　蜜半合

和匀，时时与服。　《普济方》

夹惊伤寒。

紫背浮萍一钱　犀角屑半钱　钩藤钩三七个

为末。每服半钱，蜜水调下。连进三服，出汗为度。　《圣济录》

小儿狂躁，蓄热在下，身热狂躁，昏迷不食。

栀子仁七枚　豆豉五钱

水一盏，煎七分，服之。或吐或不吐，立效。　《集验方》

小儿狂语，夜后便发。

竹沥夜服二合。　姚和众《至宝方》

小儿烦满欲死。

鸡子壳烧末，酒服方寸匕。　《子母秘录》

小儿脑热，好闭目，或太阳痛，或目赤肿。

川芎劳　薄荷　朴硝各二钱

为末，以少许吹鼻中。　《全幼心鉴》

小儿热哕。

牛乳二合　生姜汁一合

银器文武火煎至五六沸，量儿与服之。

小儿自汗盗汗，潮热往来。

胡黄连　柴胡等分

为末，蜜丸芡子大。每用一二丸，水化开，入酒少许，重汤煮一二十沸，温服。　《保幼大全》

小儿盗汗身热。

龙胆草　防风各等分

为末。每服一钱，米饮调下。亦可丸服及水煎服。　《婴童百问》

小儿盗汗。

麻黄根三分　故蒲扇灰一分

为末。以乳服三分，日三服。仍以干姜三分同为末，三分掺之。　《古今录验》

小儿虚汗。

白术五钱　浮小麦一撮

水煮干，去麦，为末。用黄芪汤下一钱。　《全幼心鉴》

小儿晬嗽，百日内咳嗽痰壅。

贝母为钱　甘草半生半炙二钱

为末，砂糖丸芡子大。每米饮化下一丸。　《全幼心鉴》

小儿咳嗽，声不出者。

紫菀末　杏仁等分

入蜜同研，丸芡实大。每服一丸，五味子汤下。　《全幼心鉴》

小儿热嗽。

甘草二两，猪胆汁浸五宿，炙，研末，蜜丸绿豆大。食后薄荷汤下十丸。名凉膈丸。　《圣惠方》

小儿寒嗽。用百部炒、麻黄去节各七钱半为末，杏仁去皮尖炒，仍以水略煮三五沸，研泥，入熟蜜和，丸皂子大。每服二三丸，温水下。　钱氏小儿方

小儿痰喘，昼夜不乳食。

以人参寸许、胡桃肉一枚，煎汤一蚬壳许，灌之，喘即定。观音梦授方。盖人参定喘，胡桃连皮能敛肺故也。

小儿痰喘咳嗽，膈热，久不瘥。

瓜蒌实一枚去子，为末，以寒食面和作饼子，炙黄，再研末。每服一钱，温水化下，日三服，效乃止。　刘河间《宣明方》

小儿病气喘，因动土犯禁，但按九宫看太阳在何宫？取其土煎汤饮之，喘即定。　时珍方

小儿齁喘。

活鲫鱼七个，以器盛，令儿自便尿养之，待红，煨熟，食。甚效。　《集简方》

小儿痰齁多年。

海螵蛸末，米饮服一钱。　叶氏《摘玄方》

小儿风痰。

铜绿不拘多少，研粉，醋面糊丸芡子大。每薄荷汤化服一丸，须臾吐涎如胶。神效。名绿云丹。

小儿痰哮。

向南墙上年久螺蛳为末，日晡时以水调成，日落时以手合掌皈依，吞之即效。　叶氏《摘玄方》

小儿盐哮。

芝麻秸瓦内烧存性，出火毒，研末，以淡豆腐蘸食之。　《摘玄方》

又　鼠屎烧，研，水酒空心服之，一岁一钱。

小儿失音不语。

取虾蟆胆汁点舌上，立愈。　孙氏《集验方》

小儿口噤，病在咽中，如麻豆许，令儿吐沫，不能乳食。

葛蔓烧灰一字，和乳汁点之，即瘥。　《圣惠方》

小儿项软，乃肝肾虚，风邪袭入。

用附子去皮脐、天南星各二钱为末，姜汁调，摊贴天柱骨；内服泻青丸。　《全幼心鉴》

又　蛇含石一块煅七次，醋淬七次，研郁金等分，为末，入麝香少许，白米饭丸龙眼大。每服一丸，薄荷汤化下，一日一服。　《活幼全书》

小儿赤目。

水调黄连末，贴足心。甚妙。　《全幼心鉴》

又　茶调胡黄连末，涂手足心，即愈。　《济急仙方》

婴儿赤目，在蓐内者。

人乳浸黄柏末，点之。　《小品》

小儿麸翳未坚，不可乱投药。

宜以珊瑚研如粉，日少少点之，三日愈。　钱相公《箧中方》

小儿目翳，或来或去，渐大侵睛。

雪白盐少许，灯心蘸点日三五次，不痛不碍。屡用有效。　《活幼口议》

小儿心痛。

白乌骨鸡屎五钱晒干　松脂五钱

为末，葱头汁和丸梧子大，黄丹为衣。每醋汤服五丸。忌生冷硬物。三四日立效。　《婴童百问》

小儿雀目。

夜明砂研，猪胆汁和，丸绿豆大。每米饮下五丸。

一方加黄芩等分为末。米泔煮猪肝，取汁调服半钱。

小儿雀盲，至晚忽不见物。

用羖羊肝一具，不用水洗，竹刀剖开，入谷精草一撮，瓦罐煮熟，日食之。屡效。忌铁器。如不肯食，炙熟，捣，作丸绿豆大，每服三十丸，茶下。《家宝方》

小儿羸瘦。

甘草三两炙焦，为末，蜜丸绿豆大。每温水下五丸，日二服。《金匮玉函》

小儿羸瘦，食不生肌。

乌骨鸡肋煅烧存性。每服三指，酒下，良。《别录》

小儿不乳。

用雄雀屎四枚末之，与吮。《总微方》

小儿百日内，无故口青，不饮乳。

用凌霄花、大蓝叶、芒硝、大黄等分为末，以羊髓和，丸梧子大。每研一丸，以乳送下，便可吃乳。热者可服，寒者勿服。昔有人休官，后云游湖湘，修合此方，救危甚多。《普济方》

小儿饮乳不快，似喉痹者。

取㸶牛角煅灰，涂乳上，咽下即瘥。

崔元亮

小儿伤乳腹胀，烦闷欲睡。

大麦面生用，水调一钱服；或微炒亦可。《保幼大全》

又方　烧鼠二枚，为末。日服二钱半，汤下。

小儿腹胀。

父母指爪甲烧，敷乳上，饮之。《千金方》

小儿腹胀，黄瘦。

用干鸡矢一两、丁香一钱为末，蒸饼，丸小豆大。每米汤下十丸，日三服。《活幼全书》

腹皮胀急，青色，不速治，须臾死。

胡粉盐熬色变，以摩腹上。《子母秘录》

小儿胁痛。

《千金》有马通粟丸。

小儿卒然肚皮青黑，乃血气失养，风寒乘之，危恶之症也。大青为末，纳口中，以酒送入。《保幼大全》方

小儿发黄，皮肉面目皆黄。

用生瓜蒌根捣，取汁二合，蜜二大匙和匀，暖服，日一服。《广利方》

小儿黄疸。

胡黄连　川黄连各一两为末

用黄瓜一个去瓤留盖，入药在内，合定面裹，煨熟，去面，捣，丸绿豆大。每量大小，温水下。《总微论》

小儿黄疸，眼黄脾热。

用青瓜蒌焙，研。每服一钱，水半盏，煎七分，卧时服。五更泻下黄物，立可。名逐黄散。亦治酒黄疸疾。《普济方》

小儿鳞体，皮肤如蛇皮。鳞甲之状，由气血否涩。亦曰胎垢，又曰蛇体。

白僵蚕去嘴为末，煎汤浴。一加蛇蜕。《保幼大全》

小儿痞溃。

急性子　水红花　大黄各一两

俱生研末，每味取五钱，外用皮硝一两拌匀。将鹁鸽一个，或白鸭一只，亦可去毛屎剖腹。勿犯水，以布拭净，将末装入内，用线扎定，砂锅内入水三碗，重重纸封，以小火煮干。将鹁鸽翻调，焙黄色，冷定。早晨食之，日西时疾极软，三日大便下血，病去矣。忌冷物百日。孙天仁《集验方》

小儿痞块，腹大肌瘦面黄，渐成疳疾。

使君子仁三钱　木鳖子仁五分

为末，水丸龙眼大。每以一丸，用鸡子一个，破顶入药在内，饭上蒸熟，空心食之。　《简便方》

小儿闪癖。

灯笼草研膏，敷。　《嘉祐》方

小儿乳癖。

白芥子研末，水调摊膏，贴之，以平为期。　《本草权度》

小儿吃泥。

用腻粉一分，砂糖和，丸麻子大。空心米饮下一丸，良久，泻出泥土，瘥。《经验方》

又　取好黄土煎黄连搜之，晒干，与食。　姚和众《童子秘诀》

又　买市中羊肉一斤，令人以绳系于地上，拽至家洗净炒，炙食，或煮汁亦可。　姚和众方

小儿凡疰劳瘦，或时寒热。

用鳖头一枚烧灰，新汲水服半钱，日一服。　《圣惠方》

小儿魃病。

以红纱袋盛夜明砂，佩之。　《直指方》

小儿魃病，寒热如疟。

用冬瓜、扁蓄各四两，水二升，煎汤浴之。　《千金方》

小儿咽肿痹痛者。

用鲤鱼胆二七枚和伏龙肝，以涂咽外，立效。　《千金方》

又蛇蜕烧末，以乳汁服一钱。

小儿疝气，并内吊肾气。

以葛袋盛盐，于户口悬之，父母用手捻料尽，即愈。　《日华本草》

小儿冷疝气痛，肤囊浮肿。

金铃子去核五钱　吴茱萸二钱半

为末，酒糊丸黍米大。每盐汤下二三十丸。　《全幼心鉴》

小儿寒疝，腹痛，大汗出。

用梨叶浓煎七合，分作数服饮之，大良。　《图经本草》

小儿差癫。

用杜父鱼即土捕鱼也，擘开口咬之七下即消。差癫，阴核大小也。

小儿淋疾。

檞叶三片煎汤，服一鸡子壳，小便即时下也。　孙真人方

小儿淋疾，日夜凡三百起。

用蒸饼、大蒜、淡豆豉三物捣丸，令以温水下三十丸，日三服，当日病减三之一。明日又三服，三日病除。宋孙琳尝以此治宁宗在藩，有验获赏。或问其说，琳曰：小儿何缘有淋？只是水道不利，三物皆能通利故尔。　《爱竹淡薮》

小儿血淋。

鸡屎尖白如粉者，炒，研，糊丸绿豆大。每服三五丸，酒下，四五服，效。

小儿石淋。

牯牛阴毛烧灰，浆水服一刀圭，日再。　张文仲

小儿秘涩。

枳壳煨去穰　甘草各一钱

以水煎服。　《圣惠方》

小儿秘结。

猪苓一两

以水少许煮鸡屎白一钱，调服，立通。　《外台秘要》

小儿不尿，乃胎热也。

用大葱白切四片，用乳汁半盏同煎片时，分作四服，即通。不饮乳者服之，即饮乳。若脐四旁有青黑色及口撮者，不可救也。　《全幼心鉴》

小儿尿闭，乃热结也。

用大地龙数条去泥，入蜜少许研，敷

茎卵。仍烧蚕蜕纸、朱砂、龙脑、麝香同研少许，以麦门冬灯心煎汤，调服。《全幼心鉴》

钱氏捻头散　治小儿小便不通。

用延胡索、枯① 楝子等分为末。每服半钱或一钱，以捻头汤食前调下。如无捻头，滴油数点代之。　钱氏小儿方

小儿虚闭。

葱白三根煎汤，调生蜜、阿胶末服。仍以葱头染蜜插入肛门，少顷即通。《全幼心鉴》

小儿遗尿，膀胱冷也。夜属阴，故小便不禁。

破故纸炒，为末。每夜热汤服五分。《婴童百问》

又　小豆叶捣汁，服之。　《千金方》

小儿尿血。

甘草一两二钱

水六合，煎二合。一岁儿一日服尽。姚和众《至宝方》

小儿大便下血。

藕节晒干，研末。

人参、白蜜煎汤调服，日二服。《全幼心鉴》

又　甑带灰涂乳上，饮之。　《外台秘要》

小儿脱肛。

五倍子为末。多以艾绒卷倍子末成筒，放便桶内，以瓦盛之，令病者坐于桶上，以火点着，使药烟熏入肛门，其肛自起；随后将白矾为末，复搽肛门，其肛自紧，再不复脱。

又　螺蛳二三升，铺在桶内坐之，少顷即愈。　《简便》

又　荆芥、皂角等分，煎汤洗之，以铁浆涂上。亦治子宫脱出。　《经验方》

闻雷即昏。一小儿七岁，闻雷即昏

倒，不知人事。此气怯也。

以人参、当归、麦门冬各二两，五味子五钱，水一斗，煎汁五升；再以水五升煎滓，取汁二升。合煎成膏。每服三匙，白汤化下，服尽一斤，自后闻雷自若矣。虚者可用。　《简便方》

小儿虫病。凡大人小儿有虫病，但每月上旬，侵晨空腹食使君子仁数枚，或以壳煎汤咽下。次日，虫皆死而出也。或云七生七煨，食，亦良。忌热饮茶。犯之即泻。此物味甘气温，既能杀虫，又益脾胃，所以能敛虚热而止泻利。为小儿诸病要药。　时珍方

小儿蛔虫。

用苦楝根皮同鸡卵煮熟，空心食之，次日虫下。　《集简方》

又方　抵圣散

用苦楝皮二两、白芜荑半两为末。每以一二钱水煎，服之。　《经验方》

小儿蛔虫，啮心腹痛。

单用鹤风② 研末，以肥猪肉汁下之。五岁一服二分，虫出即止也。　李绛《兵部手书集方》

小儿蛔咬，心痛面青，口中沫出，临死者。

取扁竹十斤锉，以水一石煎至一斗，去滓，煎如饴。隔宿勿食。空心服一升，虫即下也。仍常煮汁作饭食。《海上歌》云：心头急痛不能当，我有仙人海上方；扁蓄醋煎通口咽，管教时刻即安康。《食疗方》

小儿蛔痛。

五灵脂末二钱　灵矾火飞半钱

每服一钱，水一盏，煎五分，温服，当吐出虫，愈。　阎孝忠《集效方》

---

① 枯：《小儿药证直诀》为"苦"。

② 风：据《本草纲目》当为"虱"。

小儿蛔痛，口流涎沫。

使君子仁为末，米饮五更调服一钱。《全幼心鉴》

小儿流涕，是风寒也。

白芷末　葱白

捣，丸小豆大。每茶下二十丸。仍以白芷末、姜汁调涂太阳穴，乃食热葱粥，取汗。　《圣惠方》

小儿鼻干无涕，脑热也。

用黄米粉、生矾末各一两，每以一钱水调，点囟上，日二次。　《普济方》

小儿鼻塞、头热。

用熏草一两、羊髓三两，铫内慢火熬成膏，去滓。日摩背上三四次。　《圣惠方》

小儿头热，鼻塞不通。

湿地龙粪捻饼，贴囟上，日数易之。《圣惠方》

小儿疣目。

用鸡肫黄皮擦之，自落。　《集要方》

小儿阴肿，多因坐地风袭，及虫蚁所吹。

用蝉蜕半两煎水洗。仍服五苓散，即肿消痛止。　危氏方

小儿阴肿，阳明经风热、湿气相搏，茎阴无故肿，或痛缩。宜宽此一经自愈。

广木香　枳壳麸炒二钱半　炙甘草二钱

水煎服。　鲁氏《小儿方》

蚯蚓吹小儿阴肿。

取雄鸭涎抹之，即消。　《海上方》

小儿阴肿赤痛，日夜啼叫，数日退皮，愈而复作。

用老杉木烧灰，入腻粉、清油调敷，效。　危氏《得效方》

小儿囊肿

天花粉一两　炙甘草一钱半

水煎，入酒服。　《全幼心鉴》

小儿阴癀，肿大不消。

硼砂一分水研，涂之，大有效。《集玄方》

小儿卵肿。

地龙粪以薄荷汁和，涂之。　危氏《得效方》

丹　毒

诸恶疮肿，小儿游瘤丹毒。

慈菇叶捣烂，涂之，即消。　苏颂

治小儿火疮，丹肿疮毒。

鲤鱼血涂之，立瘥。　苏恭

热丹

白上① 一分　寒水石半两

为末，新汲水调涂。　钱乙小儿方

小儿丹肿。

绿豆五钱　大黄二钱

为末，用生薄荷汁入蜜调涂。　《全幼心鉴》

小儿火丹，热如火，绕脐即损人。

马苋捣，涂。　《广利方》

小儿丹毒，从两股走及阴头。

用李根烧为末，以田中流水和，涂之。《千金方》

小儿赤丹，从脚跌起。枣根煎汤，频浴之。　时珍

小儿丹毒，从髀起流下阴头，赤肿出血。

用鲫鱼肉切五合、赤小豆末二合捣匀，入水和，敷之。　《千金方》

赤游风丹，渐渐肿大。

五味子焙，研，热酒服一钱，自消。神效。　《保幼大全》

赤游风丹，行于上下，至心即死。

菘菜捣，敷之，即止。　《子母秘

---

① 上：据《本草纲目》当为"土"。

录》

丹瘤。

木鳖子仁研如泥，醋调敷之，一日三五上，效。　《外科精义》

又　蓖麻子仁五个去皮，研，入面一匙，水调涂之。甚效。　《修丹秘旨》

小儿丹瘤，游入腹内必死。初发，急以截风散截之。

白芷　寒水石

为末，生葱汁调涂。　《全幼心鉴》

小儿丹毒，作疮出水。

豉炒烟尽，为末，油调敷之。　姚和众方

诸　疮

小儿诸疮，恶疮，秃疮，蝼蛄疮，浸淫疮。

并宜楝树皮或枝烧灰，敷之。干者，猪脂调。　《千金方》

小儿头身恶疮。

慈竹箨烧散，和油涂之；或入轻粉少许。　时珍

婴儿胎疮满头。

用水边乌桕树根晒，研，入雄黄末少许，生油调搽。　《经验良方》

小儿头上生疮。

海螵蛸　白胶香各二钱　轻粉五分

为末。先以油润洗净，乃搽末，二三次即愈。　《卫生简易方》

又　镜面草日干，为末，和轻粉、麻油敷之，立效。　《杨氏家藏方》

又　猪腰子一个批开，去心膜，入五倍子、轻粉末等分在内，以砂糖和面固济，炭火炙焦，为末，清油调涂。　《经验良方》

小儿头疮，粘肥及白秃。

用皂角烧黑为末，去痂敷之。不过三次即愈。　《笔峰杂兴》

小儿头疮白秃。

蔗滓烧存性，研末，乌桕油调涂频频，取瘥。烧烟勿令入人目，能使暗明。　时珍

又　大蜈蚣一条、盐一分，入油内浸七日，取油搽之。极效。　《海上》

又　韶脑一钱　花椒二钱　脂麻二两

为末。以退猪汤洗后，搽之。　《简便方》

又　醋和榆白皮末涂之，虫当出。　《产乳方》

又　生羊骨髓调轻粉，搽之。先以泔水洗净，一日二次，数日愈。　《经验方》

又　猪蹄甲七个，每个入白矾一块、枣儿一个，烧存性，研末，入轻粉、麻油调搽。不过五上，愈。

又　瓠藤同裹盐荷叶煎汤，浓汁洗，三五次愈。　《总录》

白秃腊梨。

灰窑内烧过红土墼四两　百草霜一两　雄黄一两　胆矾六钱　榆皮三钱　轻粉一钱

为末，猪胆汁调，剃头后搽之。百发百中，神方也。　陆氏《积德堂方》

小儿头疮，浸淫成片。

梁上尘和油瓶下滓，以皂荚汤洗后，涂之。　《子母秘录》

小儿头疮，昼开出脓，夜即复合。

用鲫鱼长四寸一枚去肠，大附子一枚去皮研末，填入炙焦，研，敷，捣蒜封之。效。　《圣惠方》

小儿头疮，久不愈。

胡桃和皮灯上烧存性，碗盖出火毒，入轻粉少许，生油调涂一二次，愈。　《保幼大全》

小儿头疮，因伤湿入水成毒，脓汁不

止。

用红曲嚼，罨之。甚妙。

小儿奶疿，生面上。

用枫香为膏，摊，贴之。　《活幼全书》

小儿眉疮。

黑驴屎烧研，油调涂之，立效。《圣惠方》

又　猪颈骨髓六七枚，白胶香二钱，同入铜器熬稠，待冷为末，麻油调涂。

小儿鼻下生疮。

牛草拳烧，研，敷。　《别录》

小儿鹅口。

桑皮汁和胡粉，涂之。　《子母秘录》

小儿口疮。

羊脂煎薏苡根，涂之。　《活幼新书》

又　五月五日虾蟆炙，研末，敷之即瘥。　《子母秘录》

小儿口疮，不能吮乳。

密陀僧末醋调，涂足心。疮愈洗去。《简易方》

又　刚子一枚，连油研，入黄丹少许。剃去囟上发贴之，四边起粟泡，便用温水洗去。乃以菖蒲汤再洗，即不成疮。神效。　《瑞竹堂方》

小儿口疮糜烂。

黄丹—钱　生蜜—两

相和，蒸黑。每以鸡毛蘸搽，效。《普济方》

又　生硫黄水调，涂手足心，效即洗去。　危氏《得效方》

小儿口疮，通白者。

白僵蚕炒黄，拭去黄肉毛，研末，蜜和，敷之，立效。　《小儿宫气方》

小儿口疮白漫，拭净，桑白皮中白汁涂之，便愈。又涂金刃所伤燥痛，须臾血

止，仍以白皮裹之。甚良。　苏颂

小儿口疮白屑，如鹅口，不须服药。

以生天南星去皮脐，研末，醋调，涂足心，男左女右。　阎孝忠《集效方》

婴儿鹅口，白厚如纸。

用坯子胭脂，以乳汁调，涂之，一宿效。男用女乳，女用男乳。　《集简方》

又　嚼黍米浓汁，涂，有效。　时珍方

小儿鹅口，满口白烂。

枯矾—钱　朱砂二分

为末。每以少许敷之，日三次。神验。　《普济方》

鹅口疮，自内生出，可治；自外生入，不可治。

用食草白鹅下清粪，滤汁，入砂糖少许搽之；或用雄鹅粪眠倒者烧灰，入麝香少许，搽之。并效。　《永类铃方》

小儿唇肿。

桑木汁涂之，即愈。　《圣惠方》

鹅口重舌。

竹沥同焰硝点之。　《普济方》

小儿舌疮，饮乳不得。

白矾和鸡子置醋中，涂儿足底，二七日愈。　《千金方》

又　白及末、乳汁调涂足心。　《圣惠方》

重舌木舌。

僵蚕为末，吹之，吐痰甚妙。

一方　僵蚕—钱　黄连蜜炒二钱

为末，掺之，涎出为妙。　陆氏《积德方》

小儿口疮风疳。

用柳木蛀虫矢烧存性，为末，入麝香少许，搽之。杂木亦可。　《幼幼新书》

重舌木舌，胀大塞口。

半夏煎醋，含漱之。

小儿重舌。

皂角刺灰入朴硝或脑子少许漱口，掺入舌下，涎出自消。　《圣惠方》

又　甑带烧灰，敷舌下。亦治小儿鹅口。　《圣惠方》

又　釜下土和苦酒，涂之。　《千金方》

小儿重舌重腭。

并用蛇蜕灰醋调，敷之。　《圣惠方》

小儿燕口，两角生疮。

发灰三钱，饮汁服。　《子母秘录》

《圣惠》以猪脂和发灰涂疮上。

小儿吻疮，经年欲腐。

葵根烧，研，敷之。　《圣惠方》

小儿耳疮。

屠几上垢敷之。　《千金方》

小儿月蚀。

蔷薇根四两　地榆二钱

为末。先以盐汤洗过，敷之。　《全幼心鉴》

小儿耳疮月蚀。

胡粉和土，涂之。　《子母秘录》

又　黄连末敷之。　《子母秘录》

小儿瘰疬。

脂麻，连翘等分，为末，频频食之。　《简便方》

又　榆白皮生捣如泥，封之，频易。　《必效方》

小儿咽病生疮。

猪牙车骨年久者，槌碎炙，令髓出，热取涂之。　《小品方》

又　韭地曲蟮屎、米泔水和，煅过，入百草霜等分，研末，香油调涂之。　《摘玄方》

又　鼠屎研末，香油调，搽。

小儿骨疮。

《海上方》诗云：小儿骨痛不堪言，出血流脓甚可怜；寻取水蛇皮一个，烧灰

油抹敷疼边。

小儿脐疮，出血及脓。

海螵蛸，胭脂为末，油调，搽之。　《圣惠方》

小儿脐疮下[1] 合者。

黄柏末涂之。　《子母秘录》

又　伏龙肝末敷之。亦用龙骨煅，研，敷。　《圣惠方》

又　甑带烧灰，敷之。　《子母秘录》

小儿脐疮出汁，久不瘥。

虾蟆烧末敷之，日三。甚验。一加牡蛎等分。　《外台秘要》

又　马齿苋烧，研，敷之。　《千金方》

小儿脐烂成风。

杏仁去皮研，敷。　《子母秘录》

小儿蓐疮。

五月五日取蟾蜍炙，研末，敷之，即瘥。　《子母秘录》

又　嚼泽兰心封之，良。　《子母秘录》

小儿天疱湿疮。

曝干百合花研末，菜子油涂，良；或用生百合捣，涂，亦佳。

孩子热疮。

乱发一团如梨子大，鸡子黄十个煮熟，同于铫子内熬至甚干，始有液出，旋置盏中，液尽为度，用敷疮上。即以苦参粉粉之。神效。　《传信方》

小儿脓疮，遍身不干。

用黄柏末入枯矾少许，掺之即愈。　《简便方》

小儿浸淫疮，痛不可忍，发寒热者。

刺蓟叶捣烂，新水调，敷疮上，干即易之。　《简要济众方》

————

[1] 下：：据《本草纲目》当为"不"。

小儿虫疮。

榆皮末和猪脂涂绵上，覆之，虫出立瘥。　《千金方》

小儿甜疮。

大枣去核，填入绿矾，烧存性，研，贴之。　《拔萃方》

本草单方卷十六　外科

海虞缪雍仲淳甫　　选
延陵庄继光敛之甫
云间康　滋文初甫　　同汇
延陵于舜玉执侯甫

痈　疽

治消渴愈后，预防发痈疽，先宜服此。

用忍冬藤根茎花叶皆可，不拘多少入瓶内，以无灰好酒浸，以糠火煨一宿，取出晒干，入甘草少许，研为细末，以浸药酒打面糊，丸梧子大。每服五十丸至百丸。汤酒任下。名忍冬丸。此药不特治痈疽，大能止渴。亦治五痔诸瘘。　《外科精要》

凡消渴而后发痈疽，或先痈疽而后发渴，并宜服此。治渴补虚，安和脏腑。若常服终身，可免痈疽之疾。

用绵黄芪箭簳者去芦六两，一半生用，一半以盐水润湿，饭上蒸三四次，焙，锉、粉甘草一两，一半生用，一半炙黄为末。每服二钱，白汤点服，早晨日午各一服。亦可煎服。名黄芪六一汤。《外科精要》

又　用嫩桑条细切一升，熬香，煎饮。亦无禁忌。久服终身不患偏风。　苏颂

治痈疽发背，肠痈奶痈，无名肿毒，焮痛实热，状类伤寒，不问老幼、虚实服之。托里未成者，内消已成者，即溃。

忍冬叶　黄芪各五两　当归一两　甘草八钱

为细末。每服二钱，酒一盏半，煎一盏，随病上下，日再服；以滓敷之。《和剂局方》

治一切痈疽发背，疔毒恶候浸大，有死血阴毒在中，则不痛，敷服即痛；有忧怒积气内攻，则痛不可忍，敷服即不痛；或蕴热在内，热逼人手不可近，敷服即清凉；或气虚冷溃而不敛，敷服即敛；若七情内郁，不问虚实寒热，治之皆愈。

用远志不拘多少，米泔浸洗，捶去心，为末。每服三钱，温酒一盏调，澄少顷，饮其清，以滓敷患处。名远志酒。《三因方》

治痈疽发背，不问发在何处，发眉发颐，或头或项，或背或腰，或胁或乳，或手足，皆有奇效。乡落之间，僻陋之所，贫乏之人，药材难得，但虔心服之，俟其疽破，仍以神异膏贴之。其效甚妙。

用忍冬藤生取一把，以叶入砂盆研烂，入生查子酒少许，稀调得所，涂于四围，中留一口泄气。其藤只用五两，木槌槌损，不可犯铁。大甘草筛，生用一两。同入砂瓶内，以水二碗，文武火慢煎至一

碗，入无灰好酒一大碗，再煎十数沸，去
滓，分为三服，一日一夜吃尽。病重者，
一日二剂。服至大小肠通利，则力到，无
不愈矣。如无生者，只用干者，然力终不
及生者效速。名忍冬酒。　《外科精要》

凡有疽疾，一日至三日之内，宜连进
十余服，方免变症，使毒气出外；服之稍
迟，毒气内攻，渐生呕吐，或鼻生疮菌，
不食即危矣。四五日后，亦宜间服之。

用真绿豆粉一两、乳香半两、灯心同
碾，和匀。以生甘草浓煎汤调下一钱，时
时呷之。若毒气冲心，有呕逆之证，大宜
服此。名内托护心散，又名乳香万全丸。
盖绿豆压热下气，消肿解毒；乳香消诸痈
肿毒。服至一两。则香彻疮孔中，真圣药
也。　李嗣立《外科》

一切痈疽恶毒将发，预期服之，能消
肿逐毒，使毒不内攻。功效不可具述。

用大横纹粉草二斤槌碎，河水浸一
宿，揉取浓汁，再以密绢滤过，银石器内
慢火熬成膏，以瓷罐收之。每服一二匙，
无灰酒或白汤下。曾服丹药者，亦解之。
或微利无妨。名国老膏。　《外科精要》

又　甘草三两微炙，切，以酒一斗同
浸瓶中。用黑铅一斤熔成汁，投酒中取
出，如此九度。令病者饮酒至醉，寝后即
愈也。　《经验方》

又　以麻油一斤，银石器煎二十沸，
和醇醋二碗，分五次一日服尽，使毒内
消。　《直指方》

痈疽肿毒，一切恶疮。

豨莶草端午采者一两　乳香一两　白
矾烧半两

为末。每服二钱，热酒调下。毒重
者，连进三服。得汗妙。　《乾坤秘韫》

诸般痈肿。

新掘天门冬三五两洗净，砂盆擂细，
以好酒滤汁，顿服。未效，再服，必愈。

《医学正传》

痈疽恶疮。

紫花地丁连根同苍耳叶等分捣烂，酒
一锺搅汁，服。　杨诚《经验方》

痈疽疮疡，皆因气滞血凝而致，宜服
药引气通血。最忌臭秽不洁，触之，毒必
引蔓。香附子最能进食宽气，名独圣散。

用香附子去毛，以生姜汁淹一宿，焙
干，研为细末。无时以白汤服二钱。如疮
初作，以此代茶；疮溃后亦宜服之；或只
以《局方》小乌沉汤，少用甘草。愈后服
至半年，尤妙。　陈自明《外科精要》

痈疽肿毒初起。

取薜荔茎叶即木莲一握研汁，和酒温
服，利下恶物，去其根本。

又　用木莲四十九个揩去毛，研细，
酒解开，温服。功与忍冬不相上下。

一云用薜荔叶干末，酒服亦效。　俱
《外科精要》

背疽初发。

用黄明牛皮胶四两、酒一碗，重汤炖
化，随意饮尽。不能饮者，滚白汤饮之。
服此，毒不内攻，不传恶症。　阮氏《经
验方》

又方　加穿山甲四片，同烧存性，研
末。酒调服。极效。　唐氏《经验方》

一切痈疽，及肠痈、奶痈，赤肿未
破，或已破而脓血不散，发热疼痛，能食
者，并宜排脓托里散。

用地蜈蚣、赤芍药、当归、甘草等分
为末。每服二钱，温酒送下。　《和剂局
方》

痈疽焮痛。

用络石茎叶一两洗，晒，勿见火、皂
荚刺一两新瓦焙黄、甘草节半两、大瓜蒌
一个取仁炒香，乳香、没药各三钱。每服
二钱，水一盏，酒半盏，慢火煎至一盏，
温服。络木者无用。名止痛灵宝散。

《外科精要》

一切痈疽，及打扑伤损，未破疼痛者。

以生地黄杵如泥，摊在上，掺木香末于中，又摊地黄泥一重，贴之。不过三五度，即内消也。　王衮《博济方》

一切痈疽发背，无名肿毒，年少气壮者。

用黑牵牛、白牵牛各一合，布包槌碎，以好醋一碗，熬至八分，露一夜，次日五更温服。以大便出脓血为妙。名济世散。　张三峰仙方

痈疽疔肿恶疮，及黄疸。

慈菇连根同苍耳草等分，捣烂，以好酒一锺滤汁，温服；或干之为末，每酒服三钱。　《乾坤生意》

痈疽寒颤。

乳香半两，熟水研服。颤发于脾，乳香能入脾故也。　《仁斋直指方》

恶毒痈肿，或连阴卵、髀间，疼痛挛急，牵入小腹，不可忍、一宿即杀人者。

用茴香叶捣汁一升服之，日三四服。其滓以贴肿上。冬月用根。此是外国神方，起死回生神验。

腹内生疮在肠脏，不可药治者。

取皂角刺不拘多少，好酒一碗，煎至七分温服。其脓血悉从小便中出。极效。不饮酒者，水煎亦可。　蔺氏《经验方》

痈疽恶毒。

番降末、枫乳香等分，为丸，熏之，去恶气。甚妙。　《集简方》

痈疽发背，一切肿毒。

荞麦面　硫黄各二两

为末，井华水和作饼，晒收。每用一饼，磨水敷之。痛则令不痛，不痛则令痛，即愈。　《直指方》

治一切痈肿发背，无名肿毒，初发焮热。未破者，取效如神。

用隔年陈小粉，愈久者愈佳，以锅炒之，初如饧，久炒则干，成黄黑色，冷定研末，陈米醋调成糊，熬如黑漆，瓷罐收之。名乌龙膏。用时摊纸上，剪孔贴之，即如冰冷，疼痛即止；少顷觉痒。干亦不能动，久则肿青自消，药力亦尽而脱落。甚妙。药易而功大，济生者宜收藏之。《积善堂方》

痈疽发背，初起者。

用獖猪腰子一双，同飞面捣如泥，涂之即愈。

痈疽初起。

干姜一两炒紫色，研末，醋调敷四围，留头自愈。　《诸症辨疑》

痈肿初起。

芫花末和胶，涂之。　《千金方》

痈肿未成，用此拔毒。

水调牡蛎粉涂之，干更上。　姚僧垣《集验方》

痈疽发背，无名肿毒，贴之如神。

紫花地丁草三伏时收，捣，以白面和成饼，盐醋浸一宿，贴之。昔有一尼发背，梦得此方，数日而痊。　孙天仁《集验方》

痈肿未成脓。

牛耳垢封之，即散。　时珍方

治一切痈疽发背，流注诸肿毒，冷热不明者。

紫荆皮炒三两　独活去节炒三两　赤芍药炒二两　生白术一两　木蜡炒一两

共为末。用葱汤调，热敷之，名冲和膏。血得热则行，葱能散气也。疮不甚热者，酒调之；痛甚者，加乳香；筋不伸者，亦加乳香。大抵痈疽流注，皆是气血凝滞所成，遇温则散，遇凉则凝。此方温平。紫荆皮乃木之精，破血消肿；独活乃土之精，止风动血，引拔骨中毒，去皮间湿气；芍药乃火之精，生血止痛；木蜡乃

水之精，消肿散血，同独活能破石肿坚硬；白芷乃金之精，去风生肌止痛。盖血生则不死，动则流通。肌生则不烂，痛止则不煣，风去则血自散，气破则硬可消、毒自除。五者交治，病安有不愈者乎？《仙传方》

一切痈肿未溃。

用干人粪末、麝香各半钱，碾匀，以豆大津调，贴头外，以醋面作钱护之。脓溃去药。 寇宗奭《衍义》

铁箍散 治一切痈疽发背，乳痈恶疮，不拘已成未成，已穿未穿，并用。

芙蓉叶或根皮或花，或生研或干研末，以蜜调涂于肿处四围，中间留头。干则频换。初起者，即觉清凉，痛止肿消；已成者，即脓聚毒出；已穿者，脓出易敛。妙不可言。或加生赤小豆末，尤妙。

痈疽疮肿，已溃未溃皆可。

用盐白梅烧存性，为末，入轻粉少许，香油调涂四围。 王氏《简易方》

治一切痈疽赤肿，不拘善恶。水调赤小豆末涂之，无不愈者。但其性粘，干则难揭。入苎根末，即不粘。此法尤佳。时珍

《小品方》同，无苎根末。

痈疽肿毒。

重阳前取芙蓉叶研末，端午日取苍耳草烧存性，研末，等分，蜜水调涂四围，其毒自不走散。名铁井阑。 《简便方》

又 黄蜀葵花用盐掺收瓷器中，密封经年不坏。每用敷之，自平自溃。无花用根叶亦可。 《直指方》

诸般痈肿。

黄明胶一两，水半升化开，入黄丹一两，煮匀。以翎扫上疮口；如未成者，涂其四围自消。 《本事方》

痈疽发背。

榆根白皮切，清水洗，捣烂，和香油敷之，留头出气。燥则以苦茶频润，不粘更换新者。将愈，以桑叶嚼烂，随大小贴之，口合乃止。神效。

痈疽结热。

芭蕉根捣烂，敷肿处，去热毒。《别录》

痈肿煣热作痛。

大黄末醋调涂之，燥即易。不过数易即退。甚验神方也。 《肘后方》

痈疽腮肿。

取朱槿叶或花同芙蓉叶、牛蒡叶、白蜜研膏，敷之即散。 时珍

痈疽便闭。

紫草 瓜蒌实等分

新水煎服。

又 用生甘草二钱半，井水煎服。能疏导恶物。 俱《直指方》

痈疮大痛。

壁虎焙干，研末，油调敷之，即止。《医学摘要》

治痈肿无头。

蚕茧烧灰酒服，次日即破。 时珍

又 牛蒡子吞一枚即出。茼①麻子亦佳。 苏恭方

痈肿无头，三日后。

取葵子一百粒水吞之，当日开也。《孟诜方》

又 白瓷器研末，敷，可代针。 时珍方

又 蜀葵子为末，水调，敷之。《经验后方》

阴疽不发，头凹沉黯，不疼无热，服内补散不起。

用人牙煅过、穿山甲炙各一分为末，分作两服，用当归、麻黄煎酒下；外以姜汁和面敷之。

---

① 茼：据《本草纲目》当为"苘"。

又　川乌头　硫黄　人牙煅过

为末，酒服亦效。　《仁斋直指方》

诸般痈肿，拔毒止痛。

荷叶中心蒂如钱，不拘多少，煎汤淋洗，拭干，以飞过寒水石同腊猪脂涂之。《本事方》

又　龙葵茎叶捣，敷。　《经验方》

痈疽，有脓不溃。

箔经绳烧，研，和腊猪脂敷四畔，即溃。不须针灸。　时珍

又　苦酒和雀屎如小豆大，敷疮头上，即穿也。　《肘后方》

决痈代针。

白鸡翅下两边第一毛烧灰，水服，即破。　《外台秘要》

痈脓不出。

人乳汁和面，敷之，比晓脓尽出，不可近手。　《千金》

痈疽拔脓。痈疽不破，或破而肿硬无脓。

斑蝥为末，以蒜捣膏，和水一豆许贴之，少顷，脓出，即去药。　《直指方》

痈疽恶疮，脓血不止。

地骨皮不拘多少，洗净，刮去粗皮，取细白瓤。以粗皮同骨煎汤洗，令脓血尽；以细瓤贴之。立效。有一朝士，腹胁间病疽经岁。或以地骨皮煎汤淋洗，出血一二升，家人惧，欲止之。病者曰：疽似少，快更淋之。用五升许，血渐淡，乃止。以细瓤贴之，次日结痂愈。　唐慎微《本草》

痈疽不合。

破蒲席烧灰，腊月猪脂和，纳孔中。《千金方》

又　牛屎烧末，用鸡子白和封，干即易之。神验也。　《千金月令》

痈疽不敛，不拘发背，一切疮。

用鳖甲烧存性，碾，掺。甚妙。　李楼《怪症奇方》

又　经霜黄桑叶为末，敷之。　《直指方》

溃痈作痒。

以盐摩其四围，即止。　《外科精义》

痈疽恶肉。

白炭灰　白荻灰等分

煎膏，涂之，蚀尽恶肉以生肉。膏贴之亦去黑子。此药只可留十日，久则不效。　《肘后》

内痈未成。

取伏鸡屎，水和，服，即瘥。　《千金方》

又　石蟹捣，敷久，疽疮无不瘥者。　藏器

肠痈未成。

马牙烧灰，鸡子白和，服之。　《千金方》

肠胃生痈，有败血，腥秽殊甚，脐腹冷痛。用此排脓下血。

单叶红蜀葵根　白芷各一两　白枯矾
白芍药各五钱

为末，黄蜡熔化为丸梧子大。每空心米饮下二十丸。待脓血出尽，服十宣散补之。　坦仙《皆效方》

肠内生痈。

雄鸡顶上毛并屎烧末，空心酒服。《千金方》

肠痈已成，小腹肿痛，小便似淋，或大便艰涩，下脓。

用甜瓜子一合、当归炒一两、蛇壳一条，㕮咀。每用四钱，水一盏半，煎一盏，食前服，利下恶物为妙。　《圣惠》

肠痈内痛。

大枣连核烧存性　百药煎等分

为末。每服一钱，温酒服，日一，取效。　《直指方》

肠痈外敷。

死人冢上土作泥，涂之，良。　《千金方》

肠痈腹痛，其状两耳轮甲错，腹痛或绕脐有疮如粟，下脓血。

用马蹄灰和鸡子白涂，即拔毒气出。《千金方》

治小肠痈。

鳝鱼头烧灰，酒服，有效。　《医学集成》

腹痈有脓。

薏苡仁附子败酱汤

用薏苡仁十分、附子二分、败酱五分捣为末。每以方寸匕，水二升煎一升，顿服，小便当下，即愈。　张仲景《金匮玉函》

肺痈。

以白酒浆炖鱼腥草，熟食之，愈。不妨多食。　自传秘方

阴下悬痈，生于谷道前、阴器后。初发如松子大，渐如莲子。数十日后，赤肿如桃李，成脓即破，破则难愈也。

用横纹甘草一两四寸截断，以溪涧长流水一碗（河水、井水不用），以文武火慢慢蘸水炙之，自早至午，令水尽为度，劈开视之，中心水润乃止，细锉。用无灰好酒二小碗，煎至一碗，温服，次日再服，便可保无虞。此药不能急消，过二十日方得消尽。必未破时，用粉甘草一斤作一剂，乃能服尽立消。　李迅方

下部悬痈，择人神不在日，空心用井华水调百药煎末一碗，服之，微利后，却用秋葫芦，一名苦不老，生在架上而苦者，切片，置疮上灸二七壮。萧端式病此连年，一灸遂愈。　《永类钤方》

坐马痈。

纺车弦烧灰，敷之。　时珍

便痈肿痛。

贝母　白芷等分

为末。酒调服或酒煎服，以滓贴之。《永类钤方》

便痈脓血。

白胶香一两为末，入麝香、轻粉少许，掺之。　《袖珍》

外肾痈疮。

抱出鸡卵壳　黄连　轻粉等分

为细末，用炼过香油调涂。　《医林正宗》

手足甲疽。

雄黄　蛇皮等分

为末。以泔洗净，割去甲入肉处，敷之，一顷痛定。神效。　《近效方》

甲疽溃痛，胬肉裹趾甲，脓血不瘥者。

用牡蛎头厚处生研为末。每二钱，红花煎酒调下，日三服。仍用敷之取效。《胜金方》

治甲疽生于脚趾边，肿烂。

用蔺茹三两、黄芪二两，苦酒浸一宿，以猪脂五合煎，取膏三合，日三涂之，即消。　《孟诜方》

甲疽肿痛。

石胆一两烧烟尽，研末敷之，不过四五度，瘥。　梅师方

甲疽延烂，或因割甲伤肌，或因甲长侵肉，遂成疮肿，黄水浸淫相染，五趾俱烂，渐上脚跌，泡浆四边起，如火烧疮，日夜怪憎，医不能疗。

绿矾石五两烧至汁尽，研末，色如黄丹收之。每以盐汤洗拭，用末厚敷之，以软帛缓裹。当日即汁断疮干。每日一遍。盐汤洗濯，有脓处使净，敷其痂干处，不须近。但有急痛者，涂酥少许，令润。五日即觉上痂起，依前洗敷，十日痂渐渐剥

尽。软处或更生白脓泡，即擦破敷之，自然瘥也。《外台秘要》

甲疽胬肉脓血，疼痛不愈。

用乳香为末、胆矾烧，研，等分，敷之，内消即愈。《灵苑方》

甲疽疮脓，生足趾甲边，赤肉突出，时时举发者。

黄芪二两　葿茹一两

醋浸一宿，以猪脂五合，微火上煎取三合，绞去滓，以封疮口上，日三度，其内自消。《外台秘要》

妇人甲疽。妇人趾甲内生疮，恶肉突出，久不愈，名臭田螺。

用皂矾日晒夜露，每以一两煎汤，浸洗。仍以矾末一两，加雄黄二钱、硫黄一钱、乳香、没药各一钱，研匀，搽之。《医方摘要》

积年骨疽，一捏一汁出者。

熬饴糖勃疮上。仍破生鲤鱼搶之，顷时括视虫出，更洗，敷药，虫尽则愈。《肘后》

又　鼠皮生剥贴附骨疽疮，即追脓出。　时珍方

附骨疽漏。

蜣螂七枚，同大枣捣，敷。　刘涓子方

胕疽青烂，生于腨胫间，恶水淋漓，经年疮冷，败为深疽青黑，好肉虚肿，百药不瘥，或瘥而复发。

先以药饵去恶肉，后用渍猪屎散，甚效。以猪屎烧，研为末，纳疮孔令满，白汁出吮去，更敷，有恶肉再蚀去，乃敷。以平为期。有验。　《千金方》

痒疽内固。

黄芪　人参各一两

为末，入真龙脑一钱，用生藕汁和丸绿豆大。每服二十丸，温水下，日日服。《本事方》

异疽，似痈而小有异，脓如小豆汁，今日去，明日满。

用芸苔捣熟，布袋盛于热灰中煨熟，更互熨之，不过两三度。无叶用干者。《千金方》

酒毒生疽。一妇人嗜酒，胸生一疽，脉紧而涩。

用酒炒人参、酒炒大黄等分为末。姜汤服一钱，得唾[1]汗出而愈。　丹溪医案

脑上痈疖。

石灰入饭内捣烂，合之。　李楼《奇方》

疽疮有虫。

生麻油滓贴之，绵裹，当有虫出。《千金方》

石　痈

石痈诸痈。

赤小豆五合，纳苦酒中五宿，炒研。以苦酒和涂，即消。加瓜蒌根等分。

石痈，坚硬如石，不作脓。

茛宕子为末。醋和，敷疮根，即拔出。《千金方》

又　用蛇蜕皮贴之，经宿便愈。《圣济总录》

又　用橡子一枚，以醋于青石上磨汁，涂之，干即易。不过十度即平。《千金方》

又　生商陆根捣，擦之。燥即易，取软为度。亦治湿漏诸疖。　张文仲方

又　梁上尘灰，葵根，英灰等分，用醋和，敷之。　《千金方》

————

① 唾：据《本草纲目》当为"睡"。

瘭疽

瘭疽恶毒。肉中忽生一瓢子，大如豆粟，或如梅李，或赤或黑，或白或青，其㿠有核，核有深根应心，能烂筋骨。毒入脏腑即杀人。但饮葵根汁，可折其热毒。姚僧坦《集验方》

手足瘭疽。此瘭喜着手足肩背，累累如赤豆，剥之汁出。

用芸苔叶煮汁，服一升，并食干熟菜数顷。少与盐酱。冬月用子研水服。《千金方》

又　生人发灰，米汤服二钱；外以生人发灰三分、皂角刺灰二分、白芨一分为末，干掺；或以猪胆汁调。　《直指方》

又　大鲫鱼长三四寸者　乱发灰一鸡子大　猪脂一升

同煎膏，涂之。　《千金方》

又　以温醋、米泔洗净，用胡燕窠土和百日男儿屎，敷之。　《千金》

瘭疽着手足肩背，累累如米起，色白，刮之汁出，愈而复发。

虎屎白者，以马尿和之，晒干烧灰，粉之。　《千金方》

瘭疽毒疮，喜着十指，状如代指，根深至肌，能坏筋骨；毒气入脏杀人。

宜烧铁烙之，或灸百壮，日饮犀角汁，取瘥。　《千金方》

瘭疽彻骨痒。

狗屎烧灰涂疮，勿令病者知。　藏器

多骨疽

骨疽不愈，愈而复发，骨从孔中出。

宜疮上灸之。以乌雌鸡一只，去肉取骨，炒成炭，以三家甑蔽、三家砧木刮屑各一两，皆烧存性，和导疮中，碎骨当出

尽而愈。　《千金方》

又　芜菁子捣敷之，用帛裹定，日一易之。　《千金方》

骨疽不合。

掘地作坑，口小里大，深三尺，以干鸡屎二升同艾及荆叶捣碎，入坑内，烧令烟出，以疮口就熏，用衣拥之，勿令泄气，半日当有虫出。甚效。　《千金方》

多骨疮，不时出细骨。乃母受胎未及一月，与六亲骨肉交合，感其精气，故有多骨之名。用密陀僧末，桐油调匀，摊之即愈。　《寿域方》

疔　疮

疔肿痈疽，及一切无名肿毒。

用野菊花茎叶、苍耳草各一握共捣，入酒一碗，绞汁服；以滓敷之，取汗即愈。或六月六日采苍耳叶、九月九日采野菊花为末，每酒服三钱亦可。　《卫生易简方》

孙氏《集效方》只用野菊花连茎捣烂，酒煎，热服取汗；以滓敷，即愈。

疔疮发背。

草乌头去皮，为末，用葱白连须和，捣丸豌豆大，以雄黄为衣。每服一丸，先将葱一根细嚼，以热酒送下，或有恶心，呕三四口，用冷水一口止之，即卧，以被厚盖，汗出为度。亦治头风。　《乾坤秘韫》

疔疮肿毒。

端午采豨莶草日干，为末。每服半两，热酒调下，汗出即愈。极有效验。《集简方》

又　小蓟四两　乳香一两　明矾五钱

为末。酒服二钱，出汗为度。　《普济方》

疔肿初起。

王不留行子为末，蟾酥丸黍米大。每服一丸，酒下汗出，即愈。 《集简方》

又 白芷一钱 生姜一两擂 酒一盏

温服取汗，即散。 《袖珍方》

疔疮入腹。

牡猪屎和水绞汁，服三合，立瘥。《圣惠方》

疔疮发汗。

千年石灰炒十分，旧黑伞纸烧灰一分，各为末，和匀，每用一小匙。先以齑水些少，倾入香油些少，同末搅匀，沸汤一盏调下，厚被盖之，一时大汗出也。《医方捷径》

疔肿疮毒已笃者。

用土蜂房一个、蛇退一条，黄泥固济，煅存性，为末。每服一钱，空心好酒下，少顷，腹中大痛。痛止，其疮已化为黄水矣。轻者，一服立效；甚者，不过二服。 《普济方》

一切疔肿，危困者。

用苍耳根叶捣，和小儿尿绞汁，冷服一升，日二服，拔根出。

邵真人方

苍耳根三两半 乌梅肉五个 连须葱三根

酒二锺，煎一锺，热服取汗。

疔疮垂死。

甘菊花一握捣汁一升，入口即活。此神验方也。冬月采根。 《肘后方》

赤疔疮。

用狗宝八分、蟾酥二钱、龙脑二钱、麝香一钱为末，好酒和，丸麻子大。每服三丸，以生葱三根同嚼细，用热葱酒送下，暖卧汗出为度。后服流气追毒药，贴拔毒膏，取愈。 《通玄论》

一切疔肿，及无名肿毒恶疮。

刘松石《经验方》用苍耳草梗中虫一条、白梅肉三四分，同捣如泥，贴之，立愈。

《圣济总录》用麻虫即苍耳草内虫炒黄色、白僵蚕、茶各等分为末，蜜调，涂之。

又 用苍耳节内虫四十九条，槌碎入人言少许，槌成块。刺疮令破，敷之少顷，以手撮出根，即愈。

疔肿恶毒。

取苍耳蠹虫烧存性，研末，油调，涂之，即效；或以麻油浸死收贮，每用一二枚捣，敷，即时毒散。大有神效。 时珍

又 艾蒿一担烧灰，于竹筒中淋取汁，以一二合和石灰如糊。先以针刺疮至痛，乃点药三遍，其根自拔。 孙真人《千金方》

疔肿初起。

多年土内锈钉，须露天者良，火煅，醋淬，刮下锈末，不论遍次，煅取收之。每用少许，人乳和，挑破敷之；仍炒，研二钱，以齑水煎滚，待冷调服。 《普济方》

又 用蜣螂心在腹下取之，其肉稍白是也。贴疮半日许，再易，血尽根出即愈。刘禹锡患疔毒困极。试用辄效，一夕百苦皆已。

又 蟾酥加铁锈、桑卤、当门子，可拔疔根；更入牛黄、冰片愈妙。兼消一切肿毒。 自传秘方

又 用门白灰一撮罗细，以独蒜或新蒜苔染灰，擦疮口，候疮自然出少汗，再擦，少顷即消散也。虽发背痈肿亦可擦之。

又 用八角儿杨柳上者，阴干去壳四枚，如冬月无此，取其窠代之，蟾酥半钱，巴豆仁一个，粉霜、雄黄、麝香少许。先以八角儿研如泥，入熔化黄蜡少许，同众药末和作膏子，密收。每以针刺疮头破，出血，用榆条送膏子麦粒大入疮

中，以雀粪二个放疮口，疮回即止，不必再用也。名透骨膏。忌冷水。如针破无血，系是着骨疔，即男左、女右中指甲末刺出血糊药；若又无血，即刺足大拇趾血糊药；如都无血，必难医也。

又 粪下土 蝉蜕 全蝎等分

捣作钱大饼，香油煎滚，温贴疮上，以津敷疮四围，疔自出也。

疔疮毒肿不破。则毒入腹。

《青囊杂纂》用蝉蜕炒，为末，蜜水调服一钱；外以津和涂之。

《医方大成》用蝉蜕、僵蚕等分为末，醋调涂疮四围，候根出拔去，再涂。

又 用雄黄、蟾酥各五分为末，葱蜜捣，丸小米大。以针刺破顶，插入。甚妙。 《积善堂方》

又 白马齿烧灰，先以针刺破，乃封之，用湿面围肿处，醋洗去之，根出。大验。 《肘后方》

又 用生蜜与隔年葱研膏，先刺破涂之，如人行五里许，则疔出。后以热醋汤洗去。 《济急仙方》

又 生人脑即耳垢也，盐泥等分，研匀，以蒲公英汁和，作小饼封之。大有效。 《圣惠方》

又 牡狗屎五月五日烧灰涂敷，数易之。亦治马鞍疮。神效。 《圣惠方》

又 用蟾酥以白面、黄丹搜作剂。每丸麦粒大，以指爬动疮上，插入；重者，挑破纳之。仍以水澄膏贴之。 危氏方

疔肿初起刮破，以热屎尖敷之，干即易。不过十五遍，即根出，立瘥。 《千金方》

疔毒肿痛。

白姜石末和鸡子清，敷之，干即易，疔自出。神验。亦治乳痈肿大。 崔氏方

又 鱼腥草捣烂，敷之，痛一二时，不可去草；痛后一二日，即愈。 陆氏

《积善堂方》

疔肿毒疮，黑色焮肿者，乃服丹石毒也；赤色者，肉面毒也。

用龙葵根一握洗，切、乳香末、黄连三两、杏仁六十枚和捣，作饼，厚如三钱。依疮大小敷之，觉痒即换去。痒不可忍，切忽搔动。候炊久，疮中似石榴子戢戢然，乃去药。时时以甘草汤温洗，洗后以蜡贴之。终身不得食羊肉。如无龙葵，以蔓菁根代之。 《圣济总录》

疔毒疽疮。凡手指及诸处有疮起发痒，身热恶寒或麻木，此极毒之疮也。

急用针刺破，挤去恶血，候血尽，口噙凉水吮之，水温再换，吮至痛痒皆住，即愈。 《保寿堂方》

疔肿有根。

用大针刺作孔，削蔓菁根如针大，染铁生衣刺入孔中。再以蔓菁根、铁生衣等分捣，涂于上，有脓出即易。须臾根出，立瘥。忌油腻生冷、五辛粘滑陈臭。 《肘后方》

赤根疔疮。

马牙齿捣末，腊猪脂和，敷，根即出也。烧灰亦可。 《千金方》

疔肿拔根。

斑蝥一枚捻破，以针划疮上作米字形样，封之，即出根也。 《外台秘要》

又 用白僵蚕为末，封之拔根，极效。 《别录》

又 取户边蜘蛛杵烂，醋和。先挑四畔血出，根稍露，敷之，干即易，一日夜根拔出。大有神效。 《千金方》

疔毒恶肿。

生乌头切片，醋熬成膏，摊贴，次日根出。

又 两头尖一两 巴豆四个

捣，贴疔，自拔出。 《普济方》

又 磁石末，酢和，封之拔根，立

出。　《外台秘要》

又　用荔枝肉、白梅各三两捣，作饼子，贴于疮上，根即出。　《济生》

治疔疮，发背恶疮。

用海马炙黄一对、穿山甲黄土炒、朱砂、水银各一钱，雄黄三钱，龙脑、麝香各少许，为末，入水银研不见星。每以少许点之，一日一点，毒自出也。　《秘传外科》

疔肿乳痈。

地黄捣，敷之，热即易。性凉消肿，无不效。　《梅师方》

疔疮中风，肿痛。

用驴屎炒，熨疮上，五十遍。极效。　《普济方》

鱼脐疔疮，似新火针疮，四边赤，中央黑，可刺之。若不大痛，即杀人也。

用腊月鲍鱼头灰、发灰等分，以鸡溏粪和，涂之。　《千金方》

又　瞿麦烧灰，和油敷之，甚佳。崔氏方

又　寒食饧涂之，良；干者烧灰。《千金方》

鱼睛疔疮。

枯矾末，寒食面糊调贴。消肿无脓。崔氏方

疔肿鱼脐。

《外台》用蛇壳鸡子大，水四升，煮三四沸，服汁，立瘥。

《直指》治鱼脐疮出水，四畔浮浆。

用蛇蜕烧存性，研鸡子清和，敷。

诸　　肿

一切肿毒发背，乳痈便毒，恶疮初起者。

并用五叶藤或根一握、生姜一块，捣烂，入好酒一碗，绞汁，热服取汗；以渣

敷之，即散。一用大蒜代姜亦可。　《寿域神方》

一切肿毒，不问已溃未溃，或初起发热。

用金银花连茎叶，自然汁半碗，煎八分，服之；以滓敷上。败毒托里，散气和血，其功独胜。　《积善堂方》

肿毒初起。

败龟版一枚烧，研，酒服四钱。《小山方》

又　穿山甲能行瘀血，通经络，消痈肿，排脓血。　自方

瘀血不散，变成痈肿。

生菴䕡蒿捣汁一升，服之。　《广和方》

疮肿无头。

皂角刺烧灰，酒服三钱，嚼葵子三五粒，其处如针刺，为效。　《儒门事亲》

头面忽肿，热毒风气内攻，或连手足赤肿，触着痛者。牛蒡子根一名蝙蝠刺洗净，研烂，酒煎成膏。以热酒服一二匙；仍用绢摊，贴肿处。肿消痛减。　《斗门方》

手足肿痛，欲断。

取蚯蚓三升，以水五升，绞汁二升半，服之。　《肘后方》

一切肿疾。

红花熟捣，取汁服，不过三服，便瘥。　《外台秘要》

一切肿毒，及伤寒遗毒，发于目之前后及项下，肿硬。

用见肿消草、生白芨、生白蔹、土大黄、生大蓟根、野苎麻根捣成饼，入芒硝一钱和，贴留头，干即易之。若加金线重楼及山慈菇尤妙。　《伤寒蕴要》

一切肿毒，赤游风。

皆用芭蕉根捣烂，涂之。《肘后方》

一切肿毒。

松香八两　铜青二钱　蓖麻仁五钱

同捣作膏，摊贴。甚效。　李楼《奇方》

又　用野葡萄根晒，研为末，水调涂之，即消也。名赤龙散。　《儒门事亲方》

又　鼢鼠壤土和醋，敷之。极效。藏器方

诸疮肿毒。

鲫鱼一斤者去肠，柏叶填满，纸裹泥包，煅存性，入轻粉二钱，为末，麻油调搽。　《普济方》

热毒疮肿。

生茄子一枚割去蒂并内穰，二分似罐子形，合于疮上。即消也。如已出脓，再用，取瘥。　《圣济总录》

痈肿热毒。

家芥子末同柏叶捣，涂，无不愈者。大验。得山芥更妙。　《千金翼方》

风热肿毒。

芸苔苗叶根　蔓菁根各三两

为末，以鸡子清和，贴之即消。无蔓菁即以商陆代之，甚效也。　《近效方》

一切毒肿，不问硬软。

取椒叶十重，敷肿上，旧帛裹之，日三易之，当重重有毒气为水，流在叶上。冬月取干叶盐水浸软，或取根皮捣烂，敷之，皆效。止痛消肿食脓血，胜于众药。范汪东阳方

一切肿毒初起。

用绿豆粉炒黄色、猪牙皂角一两为末，用米醋调，涂之。皮破者，油调之。《经验方》

又　麻油煎葱黑色，趁热通手旋涂，自消。　《百一选方》

又　带泥山药、蓖麻子、糯米等分，水浸，研，敷之，即散也。　《普济方》

背上忽肿如盘，不识名者。

取水中白石子一二碗，烧热投水中，频洗之，立瘥。　苏颂方

暴发红肿，痛不可忍者。

腊糟糟之。　谈埜翁《试验方》

肿毒热痛。

醋调白芷末，敷之。　《卫生易简方》

又　用大雄鼠一枚，清油一斤煎焦，滴水不散，滤，再煎，下炒紫黄丹五两，柳枝不住手搅匀，滴水成珠，下黄蜡一两，熬带黑色成膏，瓷瓶收之，出火毒。每用摊贴，去痛而凉。名灵鼠膏。　《经验方》

肿毒焮痛。

陈藏器《本草》，用醋和土蜂窠涂之。《直指方》加川乌头等分。云：未结则散，已结则破也。

一切肿毒，痛不可忍。

蓖麻子仁捣，敷，即止也。《肘后方》

无名痈肿，疼痛不止。

山漆磨米醋调涂，即散。已破者，研末干涂。　《集简方》

诸疮肿硬。

针头散　用蟾酥、麝香各一钱研匀，乳汁调和，入罐中待干。每用少许津调，敷之。外以膏护住，毒气自出，不能为害也。　《保命集》

痈疖肿硬无头，不变色者。

米粉四两　葱白一两

同炒黑，研末，醋调，贴一伏时，又换，以消为度。名乌金散。　《外科精义》

肿毒不破。

胆矾　雀屎各少许，点之。　《直指方》

蚀烂痈肿，及疣赘瘤痣。

柞栎木灰四斗，桑柴灰四斗，石灰一

斗五升，以沸汤调湿，甑中蒸一日。取釜中沸汤七斗，合甑一淋之取汁，再熬至一升，投乱头发一鸡子大，消尽；又剪五色采投入，消尽，瓶盛密收。每以少许点破之。煎时勿令鸡犬、妇人小儿见之。《普济方》

毒攻手足，肿痛欲断。

苍耳捣汁，渍之；并以渣敷之，立效。春用心，冬用子。 《千金翼方》

热毒攻肢，手足肿痛欲脱。

以水煮马屎汁，渍之。 《外台秘要》

手足心风气毒肿。

盐、椒末等分，酢和，敷之，立瘥。《肘后方》

热毒攻手，肿痛欲脱。

猪膏和羊屎涂之。 《外台秘要》

手指肿痛。

浆水入少盐，热渍之，冷即易之。孙真人方

手指肿毒恶疮。消毒止痛。

镜面草捣烂，敷之。 《寿域神方》

穿掌肿毒。

新桑叶研烂，罨之，即愈。 《通玄论》

手搔疮肿，作脓。

用锅脐墨研细，清油调，搽。 《简便方》

脚腿红肿，热如火炙，俗名赤游风。用铁锈水涂解之。 《圣济》

治游肿。

瓷瓯中白灰，醋磨敷之。 藏器

毒热足肿作痛，欲脱者。

苦参煮酒，渍之。 姚僧坦《集验方》

脚跟肿痛，不能着地。

用黄牛屎入盐，炒热罨之。 王永辅《惠济方》

夏月趾肿，不能行走者。

九月收茄根，悬檐下，逐日煎汤洗之。 《简便方》

肿毒尿闭，因肿毒未溃，小便不通。

用葱切，入麻油煎至黑色，去葱取油，时涂肿处，即通。 《普济方》

一人因开甑热气蒸面，即浮肿眼闭。一医以意取久用炊布为末，敷，随消。盖此物受汤上之气多，故用此引出汤毒。亦犹盐水取咸味，以类相感也。

发 背

发背初起，疑似者。

便以秦艽、牛乳煎服，得快利三五行，即愈。 崔元亮《海上方》

发背痈疽诸毒，初觉壮热烦渴者。

用癫狗宝一两、腊月黑狗胆、腊月鲤鱼胆各一枚，蟾酥二钱，蜈蚣炙七条，硇砂、乳香、没药、轻粉、雄黄、乌金石各一钱，粉霜三钱，麝香一分，同为末。用首生男儿乳一合，黄蜡三钱，熬膏和，丸绿豆大。每服一丸或三丸，以白丁香七枚研，调新汲水送下，暖卧汗出为度。不过三服，立效。后食白粥补之。 《济生》

发背痈疽初起。

甘草一大两，水炙，捣碎。水一大升浸之，器上横一小刀子，露一宿，平明以物搅，令沫出，去沫，服之。但是疮肿发背，皆有效。 苏颂《图经》

治发背痈疽，不问浅深大小，利去病根，则免传变。

用车螯即昌娥紫背光厚者，以盐泥固济，煅赤，出火毒一两、生甘草末二钱半、轻粉五分为末。每服四钱，用瓜蒌一个，酒二碗，煎一碗，调服，五更转下恶物为度。未下，再服。甚者，不过二服。名车螯转毒散。 《外科精义》

凡人中热毒，眼花头晕，口干舌苦，心惊背热，四肢麻木，觉有红晕在背后者。

取槐花子一大抄，铁勺炒褐色，以好酒一碗浇之，乘热饮酒，一汗即愈。如未退，再炒一服。极效。纵成脓者，亦无不愈。　刘松石《保寿堂方》

治诸般发背痈肿。

用干柞木叶、干荷叶中心蒂、干萱草根、甘草节、地榆各四两细锉。每用半两，水二碗，煎一碗，早晚各一服。已成者，其脓血自渐干涸；未成者，其毒自消散也。忌一切饮食毒物。　《本事普救方》

发背疔疮。

豨莶草　五叶草即五爪龙，野红花即小蓟，大蒜等分，擂烂，入热酒一碗，绞汁服，得汗立效。　《乾坤生意》

发背痈毒，痛不可忍。

马鞭草捣汁，饮之；以滓敷患处。《集简》

发背初生，一切痈疽皆治。

单用紫荆皮为末，酒调箍住，自然撮小不开；内服柞木饮子。乃救贫良剂也。《仙传外科》

发背初起。

用鸡肫黄皮不落水者，阴干。临时温水润开，贴之，随干者润，不过三五个，即消。　杨氏《经验方》

发背痈疽，大如盘，臭腐不可近。

桐叶醋蒸，贴上。退热止痛，渐渐生肉收口。极验秘方也。　《医林正宗》

发背初起，恶寒啬啬，或已生疮肿，瘾疹。

硝石三两

暖水一升，泡化，青布摺三重，温拓赤处，热即换，频易，取瘥。　《外台》

发背肿毒未成者。

用活蟾一个，系放疮上。半日蟾必昏愦，置水中救其命。再易一个，如前法，其蟾必踉跄；再易一个，其蟾如旧，则毒散矣。累验极效。若势重者，以活蟾一个或两三个，破开连肚乘热合疮上，不久，必臭不可闻。再易二三次，即愈。慎勿以物微见轻也。　《医林集要》

又　用甘草三大两生捣，筛末、大麦曲九两和匀，取好酥少许入内，下沸水搜如饼状，方圆大于疮一分，热敷肿上。以细片及故纸隔令通风，冷则换之。已成者脓水自出；未成者，肿便内消。仍当吃黄芪粥为妙。　《海上方》李北海言：此方乃神授，极奇秘。

发背诸恶疮。

取粪坑泥阴干，为末。新水调敷，其痛立止。　时珍

发背痈疽，成疮者。

苏颂《图经》用龙葵一两为末、麝香一分研匀，涂之。甚善。

《袖珍方》用虾蟆一个，同老鸦眼睛草茎叶捣烂，敷之即散。神效。

又　用雄鸡冠血滴疽上，血尽再换。不过五六鸡，痛止毒散，数日自愈。《保寿堂方》

发背痈疽，一切肿毒。

用胡燕窠土、鼠壤土、榆白皮、瓜蒌根等分为末，以女人月经衣，水洗取汁和，敷肿上，干即易之。溃者封其四围。五日瘥。　《千金方》

收敛痈疽。

猫头一个煅，研

鸡子十个煮熟去白，以黄出油，入白蜡少许，调灰敷之；外以膏护住。神效。《医方摘要》

痈疽发背初作，及经十日以上肿赤焮热，日夜疼痛，百药不效者。

用鰕鸡子一枚、新狗屎如鸡子大搅

匀，微火熬，令稀稠得所，捻作饼子，于肿头上贴之，以帛包抹，时时看视，觉饼热即易，勿①令转动及歇手②，经一宿定。如日多者，三日贴之，一日一易，至瘥乃止。此方秽恶，不可施之于贵人。一切诸方皆不能及，但可备择而已。　《千金方》

治一切发背痈疽，无头恶疮，肿毒疔痛；一切风痒，臁疮杖疮，牙疼喉痹。

五月五日采苍耳草根数担，洗净晒萎，细锉，以大锅五口，如水煮烂，以筛滤去粗滓，布绢再滤，复入净锅，武火煎滚，文火熬稠，搅成膏，以新罐贮封。每以敷贴，即愈。名万应膏。牙疼即敷牙上，喉痹敷舌上或噙化，二三次即效。每日用酒服一匙，极有效。　《集简方》

发背恶疮，诸痈疽。

好光粉二两　真麻油三两

慢火熬，以柳枝急搅，至滴水成珠，入白胶末少许，入器，水浸两日，油纸摊贴。名神应膏。

治发背疮，甚效。

取麦饭石碎棋子，炭火烧赤，投米醋中浸之，如此十次，研末，筛细，入乳钵内，用数人更研五七日，要细腻如面四两、鹿角一具要生取连脑骨者。其自脱者不堪用。每二三寸截之，炭火烧，令烟尽，即上，为末，研细二两、白蔹生研末二两，用三年醋入银石器内煎，令鱼目沸旋，旋入药在内，竹杖子不住搅，熬一二时久，稀稠得所，倾在盆内待冷，以纸盖，收勿令尘入。用时以鹅翎拂膏于肿上，四围赤处尽涂之，中留钱大泄气。如未有脓，即内消；已作头，即撮小；已溃者，用时先以猪蹄汤洗去脓血，故帛挹干，乃用药。其疮切忌手触动，嫩肉仍不可以口气吹风，及腋气、月经、有孕人见之。合药亦忌此等。初时，一日一洗一

换；十日后，二日一换。此药要极细，方有效；若不细，涂之即极痛也。

发背痈疽不起发，或瘀肉不腐溃，及阴疮瘰疬，流注臁疮，顽疮恶疮，久不愈者。用桑木灸法。未溃，则拔毒止痛；已溃，则补接阳气。亦取桑通关节，去风寒；火性畅达，出郁毒之气。

其法以干桑木，劈成细片，扎作小把，燃火吹息，灸患处。每次灸片时，以瘀肉腐动为度；内服补托药。诚良方也。

发背发乳。

猪脂切片，冷水浸贴，日易四五十片。甚妙。　《救急》

发背初起未成，及诸热肿。

以湿纸拓上，先干处是头，着艾灸之，不论壮数。痛者，灸至不痛；不痛者，灸至痛。乃止。其毒即散，不散亦免内攻。神方也。　袁绛《兵部手集》

背疮灸法

凡觉背上肿硬疼痛，用湿纸贴寻疮头。用大蒜十颗、淡豆豉半合、乳香一钱细研。随疮头大小，用竹片作圈围定，填药于内，二分厚。着艾灸之，痛灸至痒，痒灸至痛，以百壮为率。与蒜钱灸法同功。　《外科精要》

又　凡背肿，取独蒜横截一分，安肿头上，炷艾如梧子大，灸蒜百壮，不觉渐消。多灸为善，勿令大热。若觉痛，即掣起蒜；蒜焦，更换新者，勿令损皮肉。但是发背及痈疽恶疮，肿核初起，有异，皆可灸之，不计壮数。惟要痛者，灸至不痛；不痛者，灸至痛而止。疣赘之类灸至亦便成痂自脱。其效如神。

发背已溃。

用鸡肫黄皮同绵絮焙末，搽之，即

---

① 勿：据《千金要方》补。

② 手：据《千金要方》为"气"。

愈。

发背溃烂。

陈芦叶为末，以葱椒汤洗净，敷之。神效。　《乾坤秘韫》

又　黄黑牛粪多年者，晒干为末，入百草霜，匀细，掺之。　谈埜翁方

发背欲死。

芭蕉根捣烂，涂之。　《肘后方》

又　伏龙肝末，酒调，厚敷之，干即易。平乃止。　《千金方》

又　冬瓜截去头，合疮上。瓜烂截去，更合之。瓜未尽，疮已小敛矣。乃用膏贴之。　《肘后方》

又　宗奭云：凡发背及一切痈疽者，削冬瓜一大块，置疮上，热则易之。分散热毒气，甚良。

丹　毒

五色丹毒，俗名游肿。犯者多死，不可轻视。

以榆树白皮末，鸡子白和，涂之。《千金方》

又　取人中黄粪清，饮二合；并涂之。良。　《千金方》

又　芒根煎浓汁，日三浴之。　《外台秘要》

又　蒲席烧灰，和鸡子白，涂之。良。　《千金方》

游风丹肿。

芸苔叶捣，敷，即消。　《千金方》

一切热毒，丹肿腮痛。

鸡子白和赤小豆末，涂。神效。《小品方》

火丹赤肿遍身者。

羚羊角烧灰，鸡子清和，涂之。神效。　《外台》

又　大黄磨水，频刷之。　《急救方》

热毒丹疮。

《千金方》用慎火草捣汁，拭之，日夜一二十遍。

一方　入苦酒捣泥，涂之。

又　思邈曰：凡天下极冷无过藻草。但有患热毒肿，并丹毒者，取渠中藻菜切，捣，敷之，厚三分，干即易。其效无比。

老小火丹。

黄芩末水调，涂之。　梅师方

赤黑丹疥，或痒或燥，不急治，遍身即死。

白瓷末，猪脂和，涂之。　《圣济录》

又　煎青羊脂，摩之，数次愈。《集验方》

丹从脐起，槟榔末醋调，敷之。

身面卒得赤斑，或癗子肿起，不治杀人。

羖羊角烧灰，鸡子清和，涂之。甚妙。　《肘后方》

火焰丹肿。

老鸦眼睛草叶入醋，细研，敷之，能消赤肿。　苏颂《图经本草》

火焰丹毒。

水调芒硝末，涂之。　《梅师方》

又方　银朱调鸡子清，涂之。　李楼《怪症方》

火焰丹毒，从头起者。

生葱汁涂之。

缠蛇丹毒。

马蔺草擂醋，搽之。　《济急方》

身面丹肿，如蛇状者。

以雨滴阶上苔痕水花，涂头上，即愈。　危氏《得效方》

赤瘤丹毒。

无名异末，葱汁调涂，立消。　《简

便方》

发丹如瘤。

生绵羊脑同朴硝研，涂之。　《瑞竹堂方》

治足胫以上火丹。

镜面草捣汁，服兼敷。　时珍方

火灶丹毒，从两脚起，如火烧。

五加皮根叶烧灰五两，取煅铁家槽中水和，涂之。　杨氏《产乳》

丹石毒发，发热者。

不得食热物，不用火为使。但着厚衣，暖卧。取油一匙含咽，戒怒二七日也。

《枕中记》云：服丹石人，先宜以麻油一升，薤白三升切，纳油中，微火煎黑，去滓合酒。每服三合，百日气血充盛也。

火毒生疮。凡人冬月向火，大气入内，两股生疮，脓水淋漓。

用黄柏末掺之，立愈。　张杲《医说》

杨梅疮

治杨梅疮，不犯轻粉，病深者月余，浅者半月即愈。服轻粉药，筋骨挛痛瘫痪，不能动履者，服之亦效。

用土茯苓一两，薏苡仁、金银花、防风、木瓜、木通、白鲜皮各五分，皂荚子四分。气虚加人参七分，血虚加当归七分。水二大碗，煎，饮，一日三服。搜风解毒，妙不可言。惟忌饮茶及羊牛鸡鹅鱼肉、烧酒、法面、房劳。盖秘方也。　时珍方

杨梅疮，筋骨痛。

椰壳烧存性，临时炒热，以滚酒泡服二三钱，暖覆取汗，其痛即止。神验。时珍

杨梅疮痘，小如指顶，遍身者。先服败毒散，后用此解皮肤风热。不过十服愈。

用瓜蒌皮为末。每服三钱，烧酒下，日三服。　《集简方》

治广疮结毒。

木瓜一味，末之。日五服，白汤吞三钱。　自方

筋骨毒痛，因患杨梅疮，服轻粉药成者。

野蔷薇根白皮洗三斤　水酒十斤

煮一炷香。每日任饮，以愈为度。邓笔峰方

一方　用刺蔷薇根三钱，五加皮、木瓜、当归、茯苓各二钱，以酒二盏，煎一盏，日服一次。

轻粉毒痛，年久不愈者。

威灵仙三斤　水酒十瓶

封煮一炷香，出火毒。逐日饮之，以愈为度。　《集简方》

解轻粉毒。近有好淫之人，多病杨梅毒疮，药用轻粉，愈而复发；久则肢体拘挛，变为痈漏，延绵岁月，竟致废笃。

惟锉土茯苓三两，或加皂荚、牵牛各一钱，水六碗，煎三碗，分三服。不数剂，多瘥。盖此疾始由毒气干于阳明而发，加以轻粉燥烈，久而水衰，肝挟相火来凌脾土。土属湿，主肌肉，湿热郁蓄于肌腠，故发为痈肿；甚则拘挛。《内经》所谓湿气害人皮肉筋骨是也。土茯苓甘淡而平，能去脾湿。湿去则营卫从而筋脉柔，肌肉实而拘挛痈漏愈矣。

中轻粉毒，齿缝出血臭肿。

贯众　黄连各半两

煎水入冰片少许，时时漱之。　陆氏《积德堂方》

杨梅恶疮。

马鞭草煎汤，先熏后洗，气到便爽，

痛肿随减。 陈嘉谟《本草蒙筌》

又 银朱 官香等分

为末，以纸卷作捻，点灯置桶中，以鼻吸烟，一日一作，七日愈。

一方 银朱二钱 孩儿茶一钱 龙挂香一钱 皂角子一钱

为末，如上法用。

又方 银朱 轻粉各一钱 黄蜡 清油各一两

化开和收，以油纸摊贴，疮痂自脱也。

又 雄黄一钱半 杏仁三十粒去皮 轻粉一钱

为末。洗净，以雄猪胆汁调上，二三日即愈。 《积德堂方》

杨梅疮年久，破烂坑陷者。

用银朱、水粉、线香各三钱，乳香、没药各五分，片脑二分，为末。以纸卷作捻，浸油点灯照疮，日三次，七日见效。须先服通圣散数贴，临时口含椒茶，以防毒气入于齿也。

男女下疳。

母猪粪黄泥包，煅存性，为末。以米泔洗净，搽，立效。 《简便方》

又 用孩儿茶末，米泔洗净，敷之。神效。或加胡黄连等分。 《外科》

又 孩儿茶一钱 珍珠一分 片脑半分

为末，敷之。 《纂奇方》

又 孩儿茶一钱，轻粉一分，片脑一字，为末，搽之。 唐氏方

又 炉甘石火煅，醋淬五次一两 孩儿茶三钱

为末，油调，敷，立愈。 邵真人方

又 破丝网烧存性 孩儿茶各五分

研末，以浓茶洗净，挲[1]之三五次，效。忌生酒房事发物。 《集简方》

又 橄榄烧存性，研末，油调敷之。或加孩儿茶等分。 《乾坤生意》

又方 五倍子 花椒去子炒各一钱 细辛焙三分

为末。先以葱汤洗净，搽之，一二日即生肉也。 《杏林摘要》

又 驼绒烧灰，水澄过，入炒黄丹等分为末，搽之，即效。 《经验方》

又 鸡卵壳炒，研，油调，敷之。《杏林摘要》

蛀干阴疮

以桐油伞纸烧灰，出火毒一夜，敷之，便结痂。 《袖珍》

又 鲫鱼胆取汁涂痔疮、阴蚀疮，杀虫止痛。点喉中，并治骨鲠、竹刺不出。时珍

阴头疳蚀。

鸡内金不落水，拭净，新瓦焙脆，出火毒，为细末。先以米泔水洗疮，乃搽之。亦治口疳。 《经验方》

痔疮成漏，脓水不止。

用羊羔儿骨，盐泥固济，煅过，研末五钱，入麝香、雄黄末各一钱，填疮口，三日外，必合。 《总微论》

下疳湿疮。

蚕茧盛头垢，再以一茧合定，煅红，出火毒，研，搽。 杨氏方

又 发灰一钱 枣核七个

烧，研，洗，贴。 《心鉴》

妒精下疳。

大诃子烧灰，入麝香少许。先以米泔水洗，后搽之；或以荆芥、黄柏、甘草、马鞭草、葱白煎汤洗，亦可。 《夷坚志》

身面疳疮，出黄水者。

葵根烧灰，和猪脂涂之。 《食疗本草》

————————

[1] 挲：用手指按捺。

久 漏 疮

疮久成漏。

忍冬草浸酒，日日常饮之。 元礼《要诀》

下部漏疮。

苦参煎汤，日日洗之。 《直指方》

漏疮肿痛。

柳根红须煎水，日洗。

又方 用杨柳条罐内烧烟熏之，出水即效。 《摘玄方》

又 猪胆七个，绵胭脂十个，洗水和匀，搽七次即可。 《救急方》

漏疮脓血。

白乳香二钱 牡蛎粉一钱

为末，雪糕丸麻子大。每姜汤服三十丸。 《直指方》

漏疮水溢，乃肾虚也。

牵牛末二钱半，入切开猪肾中，竹叶包定，煨熟，空心温酒送下。借肾入肾，一纵一横，两得其便。恶水即泄，不复淋沥。 《直指方》

漏疮恶秽。

大腹皮煎汤洗之。 《直指方》

漏疮不合。

童尿制炉甘石、牡蛎粉外塞之；内服滋补药。

诸瘘不合。

先以泔清温洗，拭净，取葵菜微火烘暖，贴之。不过二三日，药引脓尽，即肉生也。忌猪鱼蒜、房事。 《必效方》

九漏有虫。

干人屎、干牛屎隔绵贴之，虫闻其气即出。若痒，则易之。虫尽乃止。 《千金方》

骨蒸痈漏，服轻粉致伤脾胃气血，筋骨疼痛，久而溃烂成痈，连年累月，至于终身成废疾者。

土萆薢一两，有热加芩连，气虚加四君子汤，血虚加四物汤。水煎代茶，月余即安。 《外科发挥》

溃痈不合。

老鼠一枚，烧末，敷之。 《千金方》

诸疮久溃。

丝瓜根熬水扫之，大凉即愈。 《应验方》

疮口不敛。

生肌肉，止疼痛，去恶水。

寒水石烧赤，研二两 黄丹半两

为末，掺之。名红玉散。 《和剂局方》

又 五倍子焙，研末，以蜡醋脚调，涂四围，效。

诸疮不合。

白胶香 轻粉各二钱

猪脂和，涂。 《直指方》

又 秦艽为末，掺之。 《直指方》

敛疮生肌。

黄柏末，面糊调，涂，效。 《宣明方》

又 水红花根煎汤，淋洗；仍以其叶晒干，研末，敷疮上，每一次。 谈埜翁《试验方》

长肌肉。

白蜡与合欢皮同入长肌肉膏中，用之神验。盖白蜡属金，禀受收敛坚强之气，为外科要药。 震亨

又 仙人杖，乃长肉之秘药，蘸麻油于空室中烧之，取滴下油涂痈疽，已溃长肉。

疮中朽骨，久疽、久漏中有朽骨。

以乌骨鸡胫骨实以砒石，盐泥固济，煅红，出毒，以骨研末，饭丸粟米大。每以白纸捻送一粒入窍中，以拔毒膏药封之，其骨自出。 《医学正传》

本草单方卷十七　外科

海虞缪希雍仲淳甫　选
延陵庄继光敛之甫
云间康　滋文初甫　同汇
延陵于舜玉执侯甫

恶　疮

一切恶疮。

蟾酥一钱　白面二钱　朱砂少许

井华水调成小锭子，如麦大。每用一锭，井华水服。如疮势紧急，五七锭葱汤服亦可，汗出即愈。

诸疮肿毒。

牛蒡根三茎洗，煮烂，捣汁，入米煮粥，食一碗。甚良。　《普济方》

恶疮毒肿。

迎春花阴干，研末，酒服三钱，出汗便愈。　《易简方》

又方　地松捣汁，日服三四次。《外台秘要》

火赫毒疮。患此急防毒气入腹。

枸杞叶捣汁服，立瘥。　《肘后方》

肺热生疮，遍身皆是。

用苦参末、粟米饭，丸梧子大。每服五十丸，空心米饮下。　《御药院方》

肺毒风疮，状如大风。

用好桑叶净洗，蒸熟一宿，日干，为末，水调二钱匕服。名绿云散。　《经验方》

遍身生疮，阴囊两脚尤甚者。

草乌一两　盐一两

水化浸一夜，炒赤，为末；猪腰子一具，去膜，煨熟，竹刀切，捣，醋糊丸绿豆大。每服三十丸，空心盐汤下。

身上有小热疮，年久不愈者。

但多食野鸭，即瘥。　孟诜

恶疮痈肿软疖，未溃者。

以酒煮茅针服。一孔一针，二孔二针。

疮气呕吐。

绿豆粉三钱　干胭脂半钱

研匀，新汲水调下，一服立止。《普济方》

癞风虫疮。

干虾蟆一两炙　长肥皂一条去皮子，蘸酒再炙

为末。以竹管引入羊肠内系定，以麸铺甑内，置药麸上，蒸熟，入麝香半钱，去麸同捣，为丸如梧子大。每温酒服二十一丸。　《直指方》

恶疮癞疾。但是恶疾遍体，面目有疮者，皆可服之。

用白艾蒿十束，如升大，煮取汁，以曲及米，一如酿酒法，候熟，稍稍饮之。《梅师方》

恶疾风疮。

狼毒，秦艽等分，为末。每服方寸匕，温酒下，日一二服。　《千金方》

一切风疮，顽癣疥癞，年久不愈者，不过二三服，必愈。

用黑火柴头鱼一个即乌鳢也，去肠肚，以苍耳叶填满，外以苍耳安锅底，置鱼于上，少少着水，慢火煨熟，去骨皮，淡食，勿入盐酱。功效甚大。　《医林集要》

项边马刀，属少阳经。

用连翘二斤　瞿麦一斤　大黄三两　甘草半两

每用一两，以水一碗半，煎七分，食后热服。十余日后，灸临泣穴二七壮，六十日决效。

对口恶疮。

野苦荬擂汁一锺，入姜汁一匙，和酒服；以渣敷一二次，即愈。　唐瑶《经验方》

又　猫头骨烧存性，研。每服三五钱，酒下。　吴球《便民食疗》

又　热鸡血频涂之，取散。　《皆效方》

对口毒疮，已溃出脓。

取韭地蚯蚓捣细，凉水调敷，日换三四次。　《扶寿精方》

痈疽恶疮，杨梅诸疮。

水银一两　朱砂　雄黄各二钱半　白矾绿矾各二钱半

碾匀，罐盛，灯盏盖定，盐泥固济，文武火炼升，罐口收。每以三钱入乳香、没药各五分，洒太乙膏上，贴之。绝效。名五宝霜。

毒疮肿痛，号叫卧眠不得。

取独头蒜两颗，捣烂，麻油和，厚敷疮上，干即易之。屡用救人，无不神效。曾有患肩上疮，连心痛闷；又有患脑痈，久不瘥。用此并愈。

疬疮遍身。

以浮萍浓煮汁，浴半日，多效。此方甚奇。　苏颂

恶疮似癞，十年者。

地黄叶捣烂，日涂，盐汤先洗。《千金方》

脚肚风疮如癞。

桐油，人乳等分，扫之，数次即愈。《集简方》

人面恶疮。多生膊上，状如人面，有口能食，食多，则膊内肉胀起；或不食，则一臂痹焉。历试诸药无效。惟贝母为末，以小苇筒毁其口，灌之，数日成痂，遂愈。江左商人患此，验过。　李时珍记

附骨坏疮，久不瘥。脓汁不已，或骨从疮孔中出。

用大虾蟆一个、乱头发一鸡子大、猪油四两，煎枯去滓，待凝如膏。先以桑根皮乌头煎汤洗，拭干，煅龙骨末掺四边，以前膏贴之。　《锦囊秘览》

头疮生蛆，头皮内时有蛆出。

以刀切破，挤丝瓜叶汁擦之，蛆出尽，绝根。　小山《怪症方》

猫眼睛疮。身面生疮，似猫儿眼，有光彩无脓，但痛痒不常，饮食减少。名曰寒疮。

多吃鸡鱼葱韭，自愈。　夏氏《奇方》

瘑疮如眼，上高下深，颗颗累垂如瞽眼，其中带青，头上各露一舌，毒孔透里者，是也。

用生井蛙皮烧存性，为末，蜜水调敷之。　《直指方》

疮似蜂窠，愈而复发。

胡粉，朱砂等分，为末，蜜和，涂之。　《圣济》

蛇缠疮毒。

水缸底蚯蚓一条，连泥捣敷，即愈。

又　雄黄末醋调，敷之。　《普济方》

又方　用镜面草入盐，杵烂敷之。妙。

一切恶疮。

用白胶香、沥青各一两，以麻油、黄蜡各二钱半同熔化，入冷水中，扯千遍，摊贴之。名水沉金丝膏。　《儒门事亲》

又　燕窠内外泥粪研细，油调，搽。一加黄柏末。　《瑞竹堂方》

又　巴豆三十粒，麻油煎黑去豆，以油调硫黄、轻粉末，频涂取效。　《普济方》

又　水银　黄连　胡粉熬黄各一两
研匀，敷之；干则以唾调。　《肘后》

又　紫花地丁日干，以罐盛烧烟，对疮熏之，出黄水取尽，愈。　《卫生易简方》

又　用鳗鱼骨炙，为末，入诸色膏药中，贴之，外以纸护之。　《经验方》
一云母粉敷之。　《千金方》

无名恶疮。

梁上倒挂尘二条　韭地蚯蚓泥少许，生蜜和，捻作饼如钱大，阴干。用蜜水调，频敷之。　杨起《简便方》

卒得恶疮，人不识者。

牛膝根捣，敷之。　《千金方》

又　柳叶或皮煮汁，入盐，频洗之。亦治面上恶疮。　《肘后》

恶疮不愈。

左缠藤即忍冬藤一把捣烂，入雄黄五分，水二升，瓦罐煎之，以纸封七重，穿一孔，待气出，以疮对孔熏之，三时久，大出黄水；后用生肌药，取效。　《选奇方》

又　狗头骨灰同黄丹末等分，敷之。　《寿域方》

恶疮久不瘥。

煎三家洗碗水，令沸，入盐洗之，不过三五度。　藏器方

多年恶疮。

天茄叶贴之，或为末贴。　《救急良方》

又　蒲公英捣烂，贴。　《救急方》

多年恶疮，或痛痒生衅。

用马粪并齿，同研烂，敷上，不过数次瘥。　《兵部手集》

多年恶疮，百方不瘥，或焮痛不已者。

并捣烂马齿苋敷上，不过三二遍，便瘥。　李绛《兵部手集》

恶疮癣癞，十年不瘥者。

苦瓠一枚，煮汁搽之，日三度。　《肘后》

又　蟾蜍烧灰，敷。一切有虫恶痒、滋胤疮，效。　《药性》

恶疮有虫，久不愈者。

以柏枝节烧沥，取油敷之，三五次，无不愈。亦治牛马疥。　陈承《本草别说》

积年恶疮，反花疮，漏疮，不瘥者。

牛蒡根捣，和腊月猪脂，日日封之。

疮久不瘥，积年痛痒难堪者。

马齿苋捣烂，封之；煎稠敷，亦可。　《千金方》

诸恶疮肿，胻疮溃烂久者。

以水煮女贞叶，乘热贴之，频频换易；米醋煮亦可。

口舌生疮，舌肿胀出。

捣女贞叶汁，含浸，吐涎。　时珍

诸般毒疮。

切蒜蘸门臼尘，擦手足心，至出汗即消。　时珍方

一切诸疮。

五倍子　黄柏等分

为末，敷之。　《普济方》

蛇皮恶疮。

铁浆频涂之。　谈埜翁方

诸般疮毒，臁疮金疮，汤火等疮。

用黄蜡一两、香油三两、黄丹半两同化，开螟冷瓶收，摊贴。　王仲勉《经验方》

疮肿初起。

泽兰捣，封之，良。　《集简方》

诸疮肿痛。

杏仁去皮，研，滤，取膏，入轻粉、麻油调搽。神效。不拘大人小儿。　鲍氏方

诸疮肿痛，不可忍者。

葵花根去黑皮，捣烂，入井华水调稠，贴之。　《普济方》

又　用家鸭粪同鸡子清调敷，即消。《圣惠方》

恶疮疼痛。

枫香，腻粉等分，为末，浆水洗净，贴之。　《寿亲养老书》

恶疮痂痒作痛。

以扁豆捣封，痂落即愈。　《肘后方》

又方　以扁竹捣封，痂落即瘥。

积年诸疮。

蜘蛛膜贴之，数易。　《千金方》

日久顽疮不收者。

银朱一钱　千年地下石灰五分　松香五钱　香油一两

为末，化摊纸上，贴之。　《应急良方》

顽疮瘘疮，脓水淋漓。敛诸疮口。

用古墓中石灰，棺下者尤佳。　时珍方

热毒湿疮。有人遍身生疮，痛而不痒，手足尤甚，粘着衣被，晓夕不得睡。有人教以菖蒲三斗日干，为末，布席上卧之，仍以衣被覆之，既不粘衣，又复得睡。不五七日，其疮如失。后以治人，应手神验。　《衍义本草》

走皮湿疮，满颊满项，浸淫湿烂，延及两耳，痒而出水，发歇不定。田野名悲羊疮。

用凌霄花并叶煎汤，日日洗之。　杨仁斋《直指方》

风热毒疮，脐下腹上，下连二阴，遍生湿疮，他处并无，痒而痛，大小便涩，出黄汁，食亦减，身面微肿。医作恶疮治，热痛甚。问其人，嗜酒食、喜鱼蟹发风等物，急令以马齿苋四两杵烂，入青黛一两，再研匀，涂之。即时热减，痛痒皆去。仍以八正散日三服之，分散客热。药干即上，如此二日，减三分之一，五日减三分之二，二十日愈。此盖中下焦蓄风热毒气也，若不出，当作肠痈内痔。仍须禁酒色、发风物；不禁，后必重患内痔。宗奭方

头疮热疮，风湿诸毒。

五倍子　白芷等分

研末，掺之，脓水即干。如干者，以清油调，涂。　《易简方》

治风邪客于肌中，浑身搔痒，致疮疥及脾肺风毒，攻冲生疮干湿，日久不瘥。

用剪刀草七两不见火、轻粉一钱为末，掺之。干者，麻油调，搽。名滑肌散。　《和剂局方》

卷毛毒疮。生头中，初生如蒲桃，痛甚。

黄柏一两　乳香二钱半

为末，槐花煎水调作饼，贴于疮口。《普济方》

天柱毒疮。生脊大椎上，大如钱，赤色出水。

驴蹄二片　胡粉熬一分　麝香少许

为末，醋和，涂之；干则掺之。

《圣惠方》

玉枕生疮。生枕骨上如痈，破后如箸头。

用原蚕蛾炒、石苇等分为末，干贴，取瘥。　《圣济总录》

面上毒疮，初起者。

急寻水蜒蚰一二条，用酱少许共捣，涂纸上贴之即退。纸上留一小孔出气，此乃凌汉章秘传，极效方也。　谈埜翁《试验》

面上恶疮，五色者。

盐汤浸帛拓疮上，五六度即瘥。《药性论》

香瓣疮。生面上、耳边，浸淫出水，久不愈。

用殺羊须、荆芥、干枣肉各二钱，烧存性，入轻粉半钱，每洗，拭，清油调，搽，二三次必愈。亦治口吻疮。

绕指毒疮，生手足指上。

以活田螺一枚，生用捣碎，缚之，即瘥。　《多能鄙事》

火带疮，绕腰生者。

采剪春罗花或叶捣烂，蜜调，涂之。为末亦可。　《证治要诀》

鱼脐疮肿黑，状狭而长，一因风毒蕴结，二因气血凝滞，三因误食人汗而生。

用腊猪头烧灰，鸡卵白调敷，日数易，即愈。　《名医录》

窝疮。

鲫鱼批片，贴之；或同桃叶捣，敷，杀其虫。　时珍

卒得窝疮，常时生两脚间。

用白犬血涂之，立愈。　《肘后方》

疮中生蛆。

绿矾末掺贴，即化为水。　《摘玄方》

月蚀疳疮。

虎头骨二两捣碎　猪脂一斤

熬膏，涂之。　《神效方》

月蚀疮，绕耳根。

以鸡胆日三涂之。　孟诜

又　以救月杖烧为灰，油和，敷之。藏器　乃治魇神药。

金腮疮蚀，初生如米豆，久则穿蚀。

用鸡内金焙、郁金等分为末。盐浆漱了，贴之。忌米食。　《圣济总录》

黄水疮。

芋苗晒干，烧存性，研，搽。　邵真人《经验方》

黄水脓疮。

官粉煅黄　松香各三钱　黄丹一钱　飞矾二钱

为末，香油二两熬膏，敷之。　邵真人方

一方　槿树子烧存性，猪骨髓调，涂之。　时珍

湿毒胫疮。

野园荽夏月采取，晒，收为末。每以五钱汞粉、五分桐油调作隔纸膏，周围缝定，以茶洗净，缚上膏药，黄水出，五六日愈。此吴竹卿方也。　《简便方》

有人患脚疮，冬月顿然无事，夏月臭烂，痛不可言。此因行草间，惹蛇交，遗沥疮中。有蛇儿冬伏夏出故也。

以生虾蟆捣，敷之，日三，即换。凡三日，一小蛇自疮中出，以铁箝取之，其病遂愈。　苏颂方

琅琊女子右股病疮，痒而不痛，愈而复作。华佗取稻糠色犬一只，系马走五十里，乃断头，向痒处合之，须臾，一蛇在皮中动，以钩引出，长三尺许，七日而愈。此亦怪证，取狗之血腥，以引其虫耳。　《华佗别传》

妇人足疮，经年不愈，名裙风疮。

用男子头垢、桐油调作隔纸膏，贴之。　《简便方》

女人趾疮，甲内恶肉，突出不愈。

蜈蚣一条焙，研，敷之；外以南星末醋和，敷四围。　《医方摘要》

足疮生虫。南方地卑湿，人多患足疮，岁久生虫如蛭，乃风毒攻注而然。

用牛或羊或猪肚，去粪不洗，研如泥，看疮大小，入煅过泥矾半两以上，研匀，涂帛上贴之，须臾痒入心，徐徐连帛取下，火上炙之，虫出如丝发、马尾千万，或青白赤黑，以汤洗之，三日一次。不过数次，虫尽疮愈。　南宫从《岣嵝神书》

疮中恶肉。

寒食面二两　巴豆五分

水和作饼烧，末，掺之。　《仙传外科》

诸疮恶肉胬肉。

用乌梅肉烧存性，研，敷，一夜立尽。　《圣惠方》

疮疡刺骨。

草血竭即地锦草捣，罨之自出。《本草权度》

露雨触疮。凡秋露春雨着草，人素有疮及破伤者，触犯之，疮顿不痒痛；若中风及毒水，身必反张，似角弓之状。

急以盐豉和面，作碗子于疮上，灸百壮，出恶水数升，乃知痛痒而瘥也。　藏器

疮犯恶露，甚者杀人。

薤白捣烂，以帛裹煨热，去帛，敷之，冷即易换。亦可捣作饼，以艾灸之，热气入疮，水出即瘥也。　梅师方

冷露疮烂。

藿香叶、细茶等分，烧灰，油调，涂叶上贴之。　应验

下部虫䘌[1]。

梅叶、桃叶一斤，杵烂，蒸及热，纳小器中，隔布坐蒸之，虫尽死也。　《外台》

臀生湿疮。

日以新砖坐之，能去湿气。　《集玄方》

坐板疮疥。

生芝麻嚼，敷之。　《笔峰杂兴》

又　丝瓜皮焙干，为末，烧酒调，搽之。　《摄生众妙方》

岐毒初起。

芭蕉叶熨斗内烧存性，入轻粉、麻油调涂，一日三上；或消或破，皆无痕也。《仁斋直指方》

漆疮作痒。

油调贯众末，涂之。　《千金方》

反 花 疮

反花疮毒，初生恶肉如米粒，破之血出，肉随生，反出于外。

用鸐鸧屎三两，炒黄为末，温浆水洗后，敷之。　《圣惠方》

反花恶疮，肉出如饭粒，根深脓溃。

柳枝叶三斤，水五升，煎汁二升，熬如饧，日三涂之。　《圣惠方》

反花恶疮，恶肉反出如花。

藜芦末、猪脂和，敷，日三五上。《圣济总录》

又　鲫鱼一个去肠，以羖羊屎填满，烧存性。先以米泔洗过，搽之。

人马反花疮。

刮取鬼屎生阴湿地如菜，亦如地钱，黄白色，和油涂之。　藏器方

赤 白 癜 风

紫白癜风。

—————

① 䘌：据《外台秘要》补。

桑枝十斤　益母草三斤

水五斗，慢煮至五斤，去滓，再煎成膏。每卧时，温酒调服半合，以愈为度。《圣惠方》

又　乌蛇肉炙六两　枳壳麸炒　牛膝　天麻各三两　熟地黄四两　白蒺藜　五加皮　防风　桂心各二两

锉片，以绢袋盛，无灰酒二斗中浸之，密封七日。每温服一小盏。忌鸡鹅鱼肉发物。《圣惠方》

又　猪胰一具，酒浸一时。饭上蒸熟，食，不过十具。《寿域方》

治癜风。

用茄蒂蘸硫附末，掺之。取其散血也。白癜用白茄蒂，紫癜用紫茄蒂，亦各从其类耳。时珍方

白癜风疾。

白蒺藜子六两

生捣为末。每汤服二钱，日二服，一月绝根。服至半月，白处见红点。神效。孙真人《食忌》

又　猫儿刺枝叶烧灰，沥汁；或煎膏涂。藏器

又　韭叶上露，旦旦涂之。时珍

白癜驳风。

桑柴炭灰二斗

甑内蒸之，取釜内热汤洗，不过五六度，瘥。《圣惠方》

白驳风，生头面上，浸淫渐长，似癣者，刮令燥痛。

炙鳗鲡鱼油，热搽之，不过三度，即瘥。《集验方》

鼻面紫风，乃风热上攻阳明经络。亦治刺瘾疹。

舶上硫黄，白矾枯等分，为末，每以黄丹少许，以津液和，涂之，一月见效。《宣明方》

汗斑癜风。

羊蹄根二两　独科扫帚头一两　枯矾五钱　轻粉一钱　生姜半两

同杵如泥，以汤澡浴，用手抓患处，起粗皮，以皮包药，着力擦之。暖卧取汗即愈。乃盐山刘氏方，比用硫黄者更妙。蔺氏《经验方》

又　端午日收紫背浮萍晒干。每以四两，煎水浴，并以萍擦之；或入汉防己二钱亦可。《袖珍方》

鹅掌风病。

蕲艾真者四五两，水四五碗，煮五六滚，入大口瓶内盛之，用麻布二层缚之，将手心放瓶上熏之，如冷再热。如神。陆氏《积德堂方》

又方　鸽屎白、雄鸡屎，炒，研，煎水，日洗。

白游风肿。

螺蛳肉入盐少许，捣泥贴之。神效。叶氏《摘玄方》

白癜风癣。

用小麦摊石上，烧，铁物压出油，搽之。甚效。《医学正传》

轻粉　硫黄　黄丹　官粉各三钱

共为细末，夏月熏出汗时，以鲜王瓜蘸药末搽之。神效，不论赤白癜风。

瘾　疹

遍身风疹，胸颈脐腹，及近隐皆然，多涎痰，夜不得睡。

用苦参末一两、皂角二两，水一升，揉滤取汁，石器熬成膏，和末丸梧子大。每服三十丸，食后温水服，次日便愈。寇氏《衍义》

风热瘾疹。

浮萍蒸过焙干　牛蒡子酒煮，晒干，炒各一两

为末。每薄荷汤服一二钱，日二次。

《古今录验》

风疹遍身，百计不愈。

煅云母粉，清水调服二钱，良。

《千金方》

皮肤风疹。

枳实醋浸，火炙，熨之即消。　《外台秘要》

风瘙瘾疹。

赤小豆　荆芥穗等分

为末，鸡子清调，涂之。

又方　锈铁磨水，涂之。　《集简方》

治赤疹。

用蛇衔草捣极烂，敷之，即瘥。　苏颂方

风疹作痒。

枳壳三两麸炒，为末。每服二钱，水一碗，煎六分，去滓温服。仍以汁涂。《经验方》

风气瘙痒。

用大薄荷、蝉蜕等分为末。每温酒调服一钱。　《永类钤方》

风瘙瘾疹，身痒不止。

用苍耳茎、叶、子等分为末。每服二钱，豆淋酒调下。　《圣惠方》

风疹瘙痒，不能忍者。

赤土研末，空心温酒服一钱。　《御药院方》

风瘙瘾疹，作痒成疮。

用蚕砂炒一升，水五斗，煮取一斗二升，去砂，洗浴。避风。　《圣惠方》

治瘾疹痒。

楮枝茎叶煮汤，洗浴。　《别录》

风瘙瘾疹，心下迷闷。

巴豆五十粒去皮，水七升，煮二升，以帛染拭之，随手愈。　《千金方》

瘾疹风疮疼痛。

白僵蚕焙，研，酒服一钱，立瘥。

《圣惠方》

疥

一切疮疥。

荆芥末，以地黄自然汁熬膏，和丸梧子大。每三十五丸，茶酒任下。　《普济方》

人疥马疥。

马鞭草不犯铁器，捣自然汁半盏，饮尽，十日内愈。神效。　《集验方》

一食白鸽肉，立愈。

疥疮瘙痒。

油核桃一枚　雄黄一钱　艾叶杵熟一钱

捣匀绵包。夜卧裹阴囊，立效。勿洗。　《集简方》

干湿虫疥。

狼毒不拘多少捣烂，以猪油调，搽患处。方睡勿以被蒙头，恐药气伤面。《经验方》

又　山豆根末，腊猪脂调，涂。《备急》

又　猪脂煎芫花，涂之。　《肘后方》

又　楝根皮　皂角去皮子等分

为末，猪脂调，涂。　《奇疾方》

积年久疮。

猪肚内放皂角煮熟，去皂角，食之。《袖珍方》

疥癣满身，不可治者。

何首乌、艾叶等分，水煎浓汤洗浴。甚能解痛生肌肉。　王衮《博济方》

风疽疮疥。凡脚腨及曲瞅中痒，搔则黄水出是也。

以青竹筒三尺，着大豆一升在内，以马屎糠火烧熏，以器两头取汁，搽之。先以泔清和盐洗之。不过三度，极效。《千金方》

湿病疥疮。

胡燕窠大者，用托子处土为末，以淡盐汤洗，拭干，敷之，日一上。　《小品方》

癣

癣疮作痒。

雀儿草即酸母草擦之，数次愈。《永类方》

癣疮有虫。

川槿皮煎，入肥皂浸水，频频擦之；或以槿皮浸汁，磨雄黄尤妙。　《简便》

又　清晨采露水丝瓜叶七斤，逐片擦七下。如神。忌鸡鱼发物。　《摄生众妙》

癣久不瘥。

用羊蹄根捣三钱，入川百药煎二钱、白梅肉擂匀，以井华水一盏，滤汁，澄清。天明，空心服之。不宜食热物。其渣抓破擦之。三次即愈。　《永类方》

又　用羊蹄根杵，绞汁，入轻粉少许，和入膏，涂之，三五次即愈。　《简要济众方》

风癣疙瘩。

梓叶木　棉子　羖羊屎　鼠屎等分

入瓶中合定烧，取汁，涂之。　《试效录验方》

头上疮癣

蜂房研末，腊猪脂和，涂之，效。《圣惠方》

头耳诸疮，眉癣，燕窝疮。

并用肥皂煅存性一钱，枯矾一分研匀，香油调，涂之。　《摘玄》

身面恶癣。

紫背龙芽草即蛇含，入生矾研，敷，二三次断根。　《直指方》

炼眉疮癣。小儿面湮疮，又名炼银疮。乃母受胎时，食酸辣等物所致。

用百药煎五钱、生白矾二钱为末，油调，搽之①。　《外科精义》

患癣初在颈项间，后延上左耳，遂成湿疮浸淫。用斑蝥、狗胆、桃根，诸药徒令蜇蠚其疮转甚。偶于楚州，卖药人教用芦荟一两，炙甘草五钱，研末，先以温浆水洗癣，拭净敷之，立干便瘥，真神奇也。　刘禹锡《传信方》

牛皮血癣。

烟胶三钱，寒水石三钱，白矾二钱，花椒一钱半，为末，腊猪脂调搽。　《积德堂方》

牛皮风癣。

生驴皮一块，以朴硝腌过，烧灰油调敷之，名一扫光。李楼《奇方》

又旧皮鞋底，烧灰入轻粉少许，麻油调抹，亦治小儿头疮。　《直指方》

牛皮顽癣。

雌黄末入轻粉，和猪膏敷之。　《直指方》

荷钱癣疮。

巴豆仁三个，连油杵泥，以生绢包擦，日一二次，三日全好。　《经验方》

两脚癣疮。

白犬血涂之立瘥。　《奇效方》

积年干癣。

生茄擦之黄水出，每逢阴雨即痒，用狼毒末涂之。　《圣惠方》

又　东壁土，摩干湿二癣，极效。《苏恭方》

杨梅疮癣。

汞粉、大枫子肉等分，为末涂之即愈。　《岭南卫方》

又　轻粉一钱，杏仁四十二个，去皮

----

① 之。《外科精义》……《摘玄方》：原本脱，据清·顺治十五年本补。

洗疮，试干搽之，不过三次即愈。干则以鹅胆汁调。　《摘玄方》

浸淫疮

凡卒得毒气攻身，或肿痛，或赤痒，上下周匝，烦毒欲死。此浸淫毒疮。

生鲫鱼切片，和盐捣贴，频易之。《圣惠方》

浸淫恶疮有汁，多发于心下。不早治，周身则杀人。

熬秫米，令黄黑，杵末，敷之。《肘后方》

又　用胡燕窠中土，研末，水和，敷。　葛氏方

又　以鸡冠血涂之，日四五度。《肘后方》

浸淫诸疮。

猪牙车骨年久者，椎破，烧令脂出，乘热涂之。　《普济方》

浸淫癣疮。

洗净，以雀屎、酱瓣和研，涂之。《千金翼》

天疱疮

天疱湿疮。

丝瓜汁调辰粉，频搽之。

又　莲蓬壳烧存性，研末，井泥调涂。神效。　《海上方》

痱子

痱子瘙痒。

干壁土末敷之，随手愈。　《普济方》

暑月痱疮，及腋下赤肿。

冬霜和蚌粉敷之，立瘥。腊雪亦良。陈承

便毒

便毒，不拘已成未成，随即消散。

斑蝥三个去翅足，炒，滑石三钱，同研，分作三服，空心白汤下，日一服。毒从小便出。如痛，以车前、木通、泽泻、猪苓煎饮，名破毒饮。甚效。　东垣

又　鸡子一个开孔，入红娘子六个，纸包，煨熟，去红娘子，食鸡子，以酒下。小便淋沥出脓血，即愈。　陆氏《积德堂方》

又　端午日午时，取树上青胡桃，筐内阴干，临时全烧为末，黄酒服，少行一二次，有脓自大便出，无脓即消，二三服平。无青者，用干胡桃七个烧，研，酒服，不过三服见效。　《经验方》

以上二方须加全蝎乃佳。

又方　用胡桃三枚，夹铜钱一个食之，即愈。

治露痕，即羊核便毒也。

用石首胶一两烧存性，研末，酒服；外以石菖蒲生研，罨之，效。

便毒初发。

黄瓜蒌一个　黄连五钱

水煎，连服，效。　《永类方》

又　水胶熔化，涂之即散。　《直指方》

又　鲫鱼一枚　山药五钱

同捣，敷之即消。　《医林集要》

又　用南五倍子炒黄，研末，入百草霜等分，以腊醋调涂于患处，一日一夜即消。　《杏林摘要》

便毒肿痛。

贯众酒服二钱，良。　《多能鄙事》

便毒肿痛，已大而软者。

用鱼鳔胶，热汤或醋煮软，乘热研烂，贴之。 《直指方》

臁 疮

臁胫生疮。

人乳、桐油等分，和匀，以鹅翎扫涂。神效。 《摘玄方》

又 雄鸡肫内皮洗净，贴之，一日一易，十日愈。 《小山奇方》

里外臁疮。

羊屎烧存性，研末。入轻粉掺之。《集效方》

又 烧过人骨碎者，为末，掺之。《寿域神方》

臁疮热疮。

黄柏一两 轻粉三钱

猪胆汁调，搽之；或只用蜜炙黄柏一味。

臁疮顽疮。

铜绿七分研 黄蜡一两化

熬，以厚纸拖过表里，别以纸隔。贴之，出水妙。亦治杨梅疮及虫咬。 《笔峰杂兴》

血风臁疮。

船上旧油灰，将泥作釜，煅过，研末，入轻粉少许。苦茶洗净，敷之。忌食发物。 邵真人《经验方》

又 官粉四两，调入碗内，以蕲州艾叶烧烟熏干，入乳香少许同研，香油调作隔纸膏，反覆贴之。 《集效方》

一方 官粉炒过，桐油调作隔纸膏，贴之。 《简便方》

远近臁疮。

黄丹飞，炒 黄柏酒浸七日，焙各一两 轻粉半两

研细。以苦茶洗净，轻粉填满，次用黄丹护之。外以蘗末摊膏贴之，勿揭动，

一七效。 《集效方》

臁胫烂疮。

以酋汁洗，拭，刮虎骨末敷之。《便民图纂》

又 牛蹄甲烧灰，桐油和，敷。《海上方》

又 《海上方》诗云：左脚草鞋将棒挑，水中洗净火中烧；细研为末加轻粉，洗以盐汤敷即消。

又 陈艾五钱 雄黄二钱

青布卷作大炷，点火熏之，热水流数次，愈。 《笔峰杂兴》

又 端午日午时，采翻白草洗收。每用一握，煎汤，盆盛，围住熏洗。极效。刘松石《保寿堂方》

臁疮久烂。

灶内黄土年久者研细，入黄柏、黄丹、赤石脂、轻粉末等分，清油调。入油绢中贴之，勿动，数日愈。纵痒，忍之，良。 《济急良方》

脚胫烂疮，臭秽不可近。

用蜒蚰十条瓦焙，研末，油调，敷之，立效。 《救急方》

臁疮不合。

以酋汁温洗，拭干，用葱汁调轻粉敷之。

又 轻粉五分 黄蜡一两

以粉掺纸上，以黄蜡铺之，缚在疮上，黄水出即愈。 《永类方》

又 葱盐汤洗净，拭干，以马屁勃末敷之，即愈。 仇远《稗史》

蛀脚臁疮。

干马齿苋研末，蜜调敷上，一宿，其虫自出。神效。 《海上方》

脚上臭疮。

熟鸡子黄，黄蜡一钱，煎油，涂之。

鹤 膝 风

鹤膝风挛。

紫荆皮二钱，老酒煎服，日一次。
《直指方》

鹤膝风病。

酒醩糟四两 肥皂一个去子 芒硝一两

五味子一两 沙糖一两 姜汁半碗

研匀，日日涂之。加入烧酒尤妙。

膝风疼痛。

菊花、陈艾叶作护膝，久则自除也。
吴旻《扶寿方》

代 指 天 蛇

代指肿痛，乃五脏热注而然。

刺热汤中七度，刺冷水中三度，即以
羊胆涂之，立愈。 《外台秘要》

又 以唾和白硇砂，搜面作碗子，盛
唾令满，着硇末少许，以指浸之，一日即
瘥。 《千金方》

又 地榆煮汁，渍之，半日愈。

又 以黄蜡、松胶相和，火炙笼指，
即瘥。 《千金翼方》

又 乌梅核仁捣烂，和醋浸之。
《肘后方》

指头肿毒，痛甚者。

乌梅肉和鲜鱼捣，封之，妙。 李楼
《奇方》

手足发指毒，痛不可忍。

用壁间泥、蜂窠为末，入乳香少许，
研匀，以醋调，涂，干即以醋润之。
《奇效方》

天蛇头疮，生手指头上。

用蜈蚣一条烧烟，熏一二次，即愈；
或为末，猪胆汁调，涂之。 《奇效方》

又 用水蛇一条去头尾，取中截如手

指长，剖去骨肉，勿令病者见。以蛇皮包
手指，自然束紧，以纸外裹之。顿觉遍身
皆凉，其病即愈。数日后解，视手指有一
沟，如小绳在皮内，宛然有一小蛇，头目
俱全也。 《经验方》

天蛇头指痛，臭甚者。

黑豆生研末，入茧内笼之。 《济急
方》

瘰 疬

男女瘰疬。

《经验方》用牡蛎煅，研末四两、玄
参末二两，面糊丸梧子大。每服三十丸，
酒下，日三服，服尽除根。

初虞世云：瘰疬不拘已破未破，用牡
蛎四两、甘草一两为末。每食后，用腊茶
汤调服一钱。其效如神。

瘰疬结核，或破，未破。

以新薄荷二斤取汁、皂荚十挺水浸去
皮，捣取汁，同于银石器内熬膏，入连翘
末半两、连白青皮、陈皮、黑牵牛半生半
炒各一两，皂荚仁一两半，同捣和，丸梧
子大。每服三十丸，煎连翘汤下。 《济
生方》

瘰疬马刀，不问已溃未溃，或日久成
漏。

用夏枯草六两，水二锺，煎七分，食
远温服。虚甚者，则煎汁熬膏服，并涂患
处，兼以十全大补汤加香附、贝母、远志
尤善。此物生血，乃治瘰疬之圣药也。其
草易得，其功甚多。 薛己《外科》

瘰疬结核，或破，或不破，下至胸前
者，皆治之。

用何首乌洗净，日日生嚼，并取叶
捣，涂之。数服即止。其药久服延年黑
发，用之神效。 《斗门方》

瘰疬未破。

用月季花头二钱、沉香五钱、芫花炒三钱碎，锉，入大鲫鱼腹中，就以鱼肠封固，酒水各一锺，煮熟，食之，即愈。鱼须安粪水内游死者方效。此方活人多矣。　谈埜翁《试验方》

又　野菊花根捣烂，煎酒服；以渣敷之，自消。不消，亦自破也。　《瑞竹堂经验方》

内消瘰疬，不拘大人、小儿。

用斑蝥一两去翅足，以米一升同炒，米焦，去米不用，入薄荷四两为末，乌鸡子清丸如绿豆大。空心腊茶下三丸，加至五丸，却每日减一丸，减至一丸，后每日五丸，以消为度。　《经验方》

又　水红花子不拘多少，一半微炒，一半生用，同研末。食后，好酒调服二钱，日三服。已破者，亦治。久则效，效则止。　寇宗奭《本草衍义》

又　连翘、芝麻等分，为末，时时服之。　《简便方》

项上瘰疬。

白僵蚕为末，水服五分，日三服，十日瘥。　《外台秘要》

瘰疬初起。

用壁虎一枚焙，研。每日服半分，酒服。　《青囊》

又　服海藻黄连散及海藻酒可消。《肘后方》

盘蛇瘰疬，围接项上。

海藻　荞麦面炒过　白僵蚕炒去丝等分

为末，白梅汤浸，取肉减半和，丸绿豆大。每服六七十丸，食后临卧米饮下，日五服，其毒当从大便泄去。若与淡菜连服尤好。淡菜生于海藻上，亦治此也。忌豆腐、鸡羊、酒面。　阮氏方

瘰疬肿痛，久不痊。

用猫头蹄骨，并涂酥，炙黄，为散。每日空心米饮下一钱匕。　《圣惠方》

瘰疬经年。

木鳖仁一个去油，研，以鸡子白和，入瓶内，安甑中蒸熟。食后食之，每日一服，半月效。

又　瘰疬非胡桐泪不能除。　元素

又　肥皂荚乃治瘰疬要药，而《本草》及附方俱不载，可见《本草》亦不能尽也。　自记

瘰疬发背，疔疮诸肿。

紫花地丁根去粗皮，同白蒺藜为末，油和，涂。神效。　《乾坤秘韫》

瘰疬恶疮及软疖。

用白胶香一两瓦器熔化，去滓，以蓖麻子六十四个去壳，研膏，熔胶投之，搅匀，入油半匙头，至点水中试软硬，添减胶油得所。以绯帛量疮大小摊贴，一膏可治三五疖也。　《儒门事亲》

瘰疬瘘疮。

楸煎神方

秋分前后，早晚令人持袋摘楸叶纳袋，秤取十五斤，以水一石，净釜中煎取三斗，又换锅煎取七八升，又换锅煎取二升，乃纳不津器中。用时，先取麻油半合、蜡一分、酥一栗子许，同消化；又取杏仁七粒、生姜少许同研，米粉二钱同入膏中，搅匀。先涂疮上，经二日来，乃拭却，即以篦子匀涂楸煎满疮上，仍以软帛裹之，旦日一拭，更上新药，不过五六上。已破者，即便生肌；未破者，即内消。瘥后，须将养半年。采药及煎时，禁孝子、妇人、僧道、鸡犬见之。　《篋中方》

瘰疬鼠瘘。

白牛屎、白马屎、白羊屎、白鸡屎、白猪屎各一升，于石上烧灰，漏芦末二两，以猪膏一升煎乱发一两，同熬五六沸，涂之。神验。　《千金》五白散

治鼠瘘有核、脓血。用热牛屎封之，

日三。 《肘后方》

又 以石菖蒲生研，罨之微破。以猫儿连皮毛烧灰，用香油调，敷。内服白蔹末，酒下。多多为上。仍以生白蔹捣烂，入酒少许，敷之，效。 《证治要诀》

瘰疬结核。

铅三两铁器炒，取黑灰醋和，涂上，故帛贴之。频换去恶汁，如此半月，不痛不破，内消为水而愈。 《传信方》

男妇瘰疬。

猫儿睛眼草一二捆，井水二桶，五月五日午时，锅内熬至一桶，去滓，澄清，再熬至一碗，瓶收。每以椒葱槐枝汤洗疮净，乃搽此膏，数次愈。

颈项瘰疬。

用带壳蝼蛄七枚，生取肉，入丁香七粒于壳内，烧过，与肉同研，用纸花贴之。 《救急方》

瘰疬初作未破，作寒热。

草乌头半两、木鳖子二个，以米醋磨细，入捣烂葱头、蚯蚓粪少许，调匀。敷上，以纸条贴，令通气孔，妙。 《医林正宗》

瘰疬未穿。

靛花、马齿苋同捣，日日涂敷，取效。 《简便方》

瘰疬已破。

羊屎烧五钱、杏仁烧五钱，研末，猪骨髓调，搽。 《海上方》

又 蜗牛烧，研，轻粉少许，用猪骨髓调，敷。 危氏

又 狸头烧灰，频敷之。 《千金方》

瘰疬溃烂。

冷饭团切片或为末，水煎服；或入粥内食之。须多食为妙。江西所出，色白者良。忌铁器发物。 《积德堂方》

又 腊猫屎以阴阳瓦合，盐泥固济，煅过，研末，油调，搽之。 《儒门事亲》

又 用黄颡鱼破开，入蓖麻子二十粒，扎定，安厕坑中冬三日、春秋一日、夏半日，取出洗净，黄泥固济，煅存性，研，香油调，敷。 《普济方》

瘰疬溃烂，流串者。

用荆芥根下段煎汤，温洗良久，着疮破紫黑处，以针刺去血，再洗三四次。用韭地上蚯蚓一把，五更时收取，炭火上烧红，为末。每一匙入乳香、没药、轻粉各半钱，穿山甲九片炙，为末，油调，敷之如神。此武进朱守所传有验方。 《保命集》

《活法机要》载此方相同，但敷药用樟脑、雄黄等分为末，麻油调搽。

瘰疬，汁出不止。

用鸭脂调半夏末，敷之。 《永类钤方》

疬破经年，脓水不绝。

用百年茅屋厨中壁土为末，入轻粉调敷，半月即干，愈。 《永类方》

多年瘰疬。

用蝙蝠一枚、猫头一个，俱撒上黑豆烧至骨化，为末，掺之；干即油调，敷。内服连翘汤。 《集效方》

上 部 疮

头面诸疮。

以醋汤洗净，百草霜入腻粉少许，生油调，涂，立愈。 《证类本草》

腊梨头疮，不拘大人、小儿。

用独核肥皂荚去核，填入沙糖，入巴豆二枚，扎定，盐泥包，煅存性，入槟榔、轻粉五七分，研匀，香油调搽。先以灰汁洗过，温水再洗，拭干乃搽，一宿见效。 《普济方》

梅花秃癣。

用清油一碗，以小竹子烧火，入内煎沸沥猪胆汁一个，和匀。剃头擦之，二三日即愈。勿令日晒。　《普济方》

白秃头疮。

破红朱漆器，剥取红，烧灰，油调，敷之。　《救急方》

又　用贯众、白芷为末，油调，涂之。　《圣惠方》

又　獐耳细辛，其味辛辣，为末，以槿木煎油调，搽。　《活幼全书》

又　雄黄、猪胆汁和，敷之。　《圣济录》

又　羊肉如作脯法炙香，热拓上，不过数次，瘥。　《肘后方》

头疮白屑，或惟有赤痕。

蓖麻子仁四十九粒　白果　胶枣各三枚　瓦松三钱　肥皂一个

捣为丸，洗面用之，良。　《扶寿方》

白秃虫疮。

藜芦末，猪油调，涂之。　《肘后方》

鸡屎白秃。

甜瓜蔓连蒂，不拘多少，以水浸一夜，砂锅熬苦汁，去滓，如饧盛收。每剃去痂疕，洗净，以膏一盏加半夏末二钱、姜汁一匙、狗胆汁一枚，和匀，涂之，不过三上。忌食动风之物。　《儒门事亲》

脑风面疮。

白炭烧红，投沸汤中，温洗之，取效。　《百一方》

诸　疖

痈肿疮疖。

小青叶生捣，敷之，甚效。　苏颂

头疖肿毒。

怀香根研末，麻脂调，涂，七日腐落。　时珍

癞头软疖，及诸热疮。

五倍子七个研末，香油四两熬至一半，布绞去滓，搽之，三四遍即可。勿以水洗之。　《普济方》

头上软疖。

用抱出鸡卵壳烧存性，研末，入轻粉少许，清油调，敷。　危氏方

又　虾蟆剥皮贴之，收毒即愈。《活幼全书》

软疖频作。

露蜂房二枚烧存性，以巴豆二十一粒煎清油二三沸，去豆，用油调，敷。甚效。　唐氏《得效方》

软疖不愈。

烂船底油石灰研末，油调，敷之。胡氏方

些小痈疖，发热时。

即用粉草节晒干，为末，热酒服一二钱，连进数服，痛热皆止。　《外科精要》

鬓边生疖。

猫颈上毛，猪颈上毛各一把，鼠屎一粒，烧，研，油调，敷之。　《寿域方》

热疖肿毒。

芸苔子、狗头骨等分，为末，醋和，敷之。《千金方》

暑月生疖。

黄杨木叶捣烂，涂之。　时珍

疖子初起。

葛蔓烧灰，水调，敷之，即消。《千金方》

疖毒已破。

益母草捣，敷，甚妙。　《斗门方》

预免疮疖。

凡小儿每年六月六日，照年岁吞肥皂荚子，可免疮疖之患。大人亦可吞七枚或

二十一枚。　吴旻《扶寿方》

结　核

治人皮肌头面上生瘤，及结核，大者如拳，小者如栗，或软或硬，不疼不痒。宜用此药，不可辄用针灸。

生天南星大者一枚研烂，滴好醋五七点。如无生者，以干者为末，醋调。先用针刺患处，令气透，乃贴之，觉痒则频贴，取效。　《济生方》

恶核肿结。

小蒜、吴茱萸等分，捣，敷，即散。《肘后方》

痰核红肿寒热，状如瘰疬。

石灰火煅，为末，以白果肉同捣，贴之；蜜调亦可。　《活人心统》

人生痰核，如指大，红肿者。

以煤赭为末，菜子油，调搽，其肿即消。　时珍

头核脑痹。头枕后生痰核，正者为脑，侧者为痹。

用轻虚白浮石烧存性，为末，入轻粉少许，麻油调，扫涂之。勿用手按，即涨。或加焙干黄牛粪尤好。亦治头疽。《直指方》

颏下结核。

大蜘蛛不计多少，好酒浸过，同研烂，澄去滓。临卧时服之，最效。　《医林集要》

项后结核，或赤肿硬痛。

以生山药一挺去皮、蓖麻子二个同研，贴之。如神。　《救急方》

瘿　气

项下瘿气。

用小麦一升，醋一升渍之，晒干，为末；以海藻洗，研末三两和匀。每以酒服方寸匕，日三。　《小品》

又　用海藻一斤，绢袋盛之，以清酒二斤浸之，春夏二日、秋冬三日。每服二合，日三。酒尽再作。其滓曝干，为末，每服方寸匕，日三服。不过两剂，即瘥。　范汪方

又　苔脯能消项瘿。曾有僧患此，每食辄用苔作脯，数月全愈。乃知海物皆能除是疾也。　《夷坚志》

又　用水涯露出柳根三十斤，水一斛，煮取五升，以糯米三升，如常酿酒。日饮。　范汪方

又　秫米三斗炊熟，取圆叶白杨皮十两，勿令见风，切，水五升，煮取二升，渍曲末五两，如常酿酒。每旦一锺，日再服。　崔氏方

又　用羊靥七枚阴干、海藻、干姜各一两，桂心、昆布、逆流水边柳须各一两，为末，蜜丸芡子大。每含一丸，咽津。　《千金方》

又　针砂入水缸中浸之，饮食皆用此水。十日一换砂，半年自消散。　《直指方》

又　自然铜贮水瓮中。逐日饮食，皆用此水，其瘿自消。　《直指方》

又　鼠粘子根一升，水三升，煮取一升半，分三服；或为末，蜜丸，常服之。《救急方》

又　猪靥焙四十九枚　真朱砂罐煅四十九粒　沉香二钱　橘红四钱

为末。临卧冷酒徐徐服二钱，五服见效。重者，一料愈。以除日合之。忌酸咸、油腻、涩气之物。　《医林集要》

瘿气初起。　海藻一两　黄连一两

为末，时时舐咽。先断一切厚味。丹溪

项下卒肿，其囊渐大，欲成瘿者。

昆布、海藻等分，为末，蜜丸杏仁大，时时含之，咽汁。　《外台秘要》

瘿气结核，瘰瘰肿硬。

以昆布一两洗去咸，晒干，为散。每以一钱，绵裹好醋中浸过，含之咽汁，味尽，再易之。　《圣惠方》

疗生瘿疾，一二年者。

以万州黄药子半斤须紧重者为上；如轻虚即是他州者力慢，须用加倍。取无灰酒一斗，投药入中，固济瓶口。以糠火烧一伏时，待酒冷，乃开。时时饮一杯，不令绝酒气。经三五日后，常把镜自照，觉消即停饮。不尔，便令人项细也。　《千金方》

瘘

一切瘘疮。

霜后收苦瓠花，曝研末，敷之。　时珍方

诸瘘不愈。

鲮鲤甲二七枚烧灰，猪脂调，敷。《千金方》

一切冷瘘。

人吐蛔虫烧灰。先以甘草汤洗净，涂之，无不瘥者。慎口味。　《千金方》

治鼠瘘蚁瘘，有细孔如针者。

取蛇吞鼠，以腊月猪脂煎焦，去滓，涂之。　《千金方》

鼠瘘核痛，未成脓。

以柏叶捣，涂；熬盐熨之。气下即消。　姚僧坦《集验方》

鼠瘘已溃。

鸡卵一枚，米下蒸半日，取黄熬令黑。先拭疮令干，以药纳孔中，三度即愈。　《千金方》

鼠瘘已破，出脓血者。

白藓皮煮汁，服一升，当吐若鼠子也。　《肘后方》

鼠瘘溃烂。

鼠一枚，乱发一鸡子大，以三岁腊猪脂煎，令消尽。一半涂之，一半酒服。葛氏方

又　新鼠屎一百粒，收密器中五六十日，杵碎，敷，效。　《千金方》

肉丁

身上生肉丁。

胡麻花擦之，即愈。　时珍方

胬肉

人身有胬肉。

可听人家钉棺时斧声，便下手速擦二七遍，以后自得消平。　藏器方

瘤

疣瘤初起。

柳丝上花蜘蛛网丝缠之，久则自消。《简便方》

又　用稻上花蜘蛛十余，安桃枝上，待丝垂下，取东边者捻为线，系之，七日一换。自消落也。　《总微论》

消瘤。

用獐肉或鹿肉剖如厚脯，炙热，拓之。可四炙四易，出脓便愈。不除，再以新肉用之。　《外台秘要》

身面粉瘤。

旧皮鞋底洗净，煮烂，成冻子，常食之，瘤自馊如豆腐，极臭。　《直指方》

腋下瘤。

用长柄苦葫芦烧存性，研末，搽之，以消为度。有老妪右腋生瘤，渐长至尺许，其状如瓠，久而溃烂。一方士教以此

法用之，遂出水消尽而愈。　濒湖《集简方》

疣痣

面黡疣痣。

水调矿灰一盏，好糯米全者半插灰中，半在灰外，经宿，米色变如水精。先以针微拨动，点少许于上，经半日汁出，剔去药，不得着水，二日而愈也。　《集玄方》

疣痣瘤赘。

石灰一两，用桑灰淋汁，熬成膏，刺破贴之。　《普济》

疣痣黑子。

巴豆一钱　石灰炒过　人言一钱　糯米五分炒

研，点之。　《怪症方》

又　斑蝥三个　人言少许

以糯米五钱炒黄，去米，入蒜一个，捣烂，研，点之。

身面黑痣。

藜芦灰五两，水一大碗，淋汁，铜器重汤煮成黑膏，以针微刺破，点之，不过三次，效。　《圣惠方》

血痣溃血。有人旧生一痣，偶抓破血出一线，七日不止，欲死。

用五灵脂末掺上，即止也。　杨洪《医方选要》

身面疣目。

苦酒渍石灰六七日，取汁，频滴之，自落。　《千金方》

又　以猪脂揩之，令血出少许。神验不可加。　《千金方》

又　七月七日以大豆拭疣上三过，使本人种豆于南向屋东头，第二溜中豆生叶，以热汤沃杀，即愈。

又　牛口涎频涂之，自落。　《千金方》

又　蜡纸卷硫黄末少许，点淬之，有声自去。　《普济方》

又　盗酸酒醅，洗而咒之曰：疣痣不知羞，酸酒醅洗头，急急如律令。咒七遍，自愈。　《外台》

手足疣目。

盐敷上，以舌舔之，不过三度，瘥。　《肘后方》

雀卵面斑。

鸬鹚骨烧灰，研，入白芷末、猪脂和，夜涂旦洗。　《摘玄方》

雀卵斑黯。

樱桃枝同紫萍、牙皂、白梅肉研，和，日用洗面。　时珍方

粉淬面黯。

杏花　桃花各一升

东流水浸七日，洗面二七遍，极妙。　《圣济总录》

又　白石脂六两　白蔹十二两

为末，鸡子白和，夜涂旦洗。　《圣济》

面疮粉刺[①]。

菟[②]丝子苗绞汁，涂之，不过三上。　《肘后方》

妇人面疮，名粉花疮。

以定粉五钱，菜子油调泥碗内。用艾一二团烧，烟熏之，候烟尽，覆地上一夜，取出，调搽。永无瘢痕，亦易生肉。

谈埜翁《试验方》

---

① 粉刺：据《肘后方》补。
② 菟：据《肘后方》补。

本草单方卷十八 外科

海虞缪希雍仲淳甫
延陵庄继光敛之甫 选
云间康浤文初甫
延陵于舜玉执侯甫 同汇

手 足 皴 裂

手足皴裂。

五倍子末同牛骨髓，填纳缝中，即安也。 《医方大成》

又 椒四合，以水煮之，去渣，渍之半日，顷出令燥，须臾，再浸，候干，涂猪羊脑髓。极妙。 《胜金方》

又 猪脂着热酒中，洗之。 《千金方》

又 生白果嚼烂，夜夜涂之。

又 白芨末口嚼，涂之，勿犯水。《济急方》

治手足皴裂，出血。

以酒化猪脑，洗并涂之。 时珍

冬月皴裂。

牛鼻绳末和五倍子末填入，薄纸贴之。 《急救方》

尸脚拆裂，无冬夏者。

鸡屎煮汤，渍半日，取瘥乃止。《千金方》

嵌甲作痛，不能行履者。

浓煎陈皮汤，浸良久，甲肉自离，轻手剪去，以虎骨末敷之，即安。 《医林集要》

割甲成疮，连年不愈。

川乌头尖 黄柏等分

为末。洗了，贴之。以愈为度。《古今录验》

脚趾缝烂至见筋者。

用生桐油抹上，干即愈。 《经验方》

脚丫湿烂。

茶叶嚼烂，敷之，有效。 《摄生方》

一方 荆芥叶捣，敷。

又 用蚌蛤粉干搽之。 《寿域方》

脚缝搔痒成疮，有窍出血不止。

尿桶箍年久者佳，烧灰敷之。 时珍

足趾肉刺。

无食子三枚 肥皂荚一挺

烧存性，为末，醋和，敷之，立效。《奇效方》

又 刺破，以新酒醋和羊脑，涂之，一合愈。 《古今录验》

又 先以汤浸，刮去一层，用黑木耳贴之，自消烂，不痛。 《近效方》

又 莨菪根擂汁，涂之。

又 脚生肉刺，裩系莕根，谓系于裩带上也。 《雷公炮制论·序》

脚肚生疮，初起如粟大，搔之不已，

成片包脚相交，黄水出，痒不可忍，久成痼疾。

用百药煎末唾搽，逐疮四围涂之，自外入内。先以贯众汤煎洗之，日一次。《医林集要》

又　用酸石榴皮煎汤，冷定，日日扫之，取愈乃止。　《医学正宗》

鸡眼作痛，剥去皮。

以焊鸡汤洗之。　《简便方》

鸡眼作痛作疮。

地骨皮同红花研细，敷之，次日愈。《闺阁事宜》

脚趾鸡眼。

先挑破，取黑白虱各一枚，置于上缚之。数用自愈。　《便民图纂》

鸡眼，割破出血。

以血见愁草捣，敷之。

远行脚趼成泡者。

水调生面涂之，一夜即平。《海上方》

行路足肿，被石垫伤者。

草鞋浸尿缸内半日，以砖一块烧红，置鞋于上，将足踏之，令热气入皮里，即消。　《救急方》

冻　疮

治冻疮。

腊月雀脑涂，或用烧灰，油调涂之亦可。　孟诜

又　取鸭脑涂，良。　时珍

又　茄根煮汤浸，良。　丹溪方

耳足冻疮。

橄榄核烧，研，油调涂之。　《乾坤生意》

冻耳成疮。

白蔹、黄柏等分，为末，生油调搽。　谈埜翁方

冻疮皲裂。

桐油一碗　发一握

熬化，瓶收。每以温水洗，令软，敷之即安。　《救急方》

又　甘草煎汤洗之，次以黄连、黄柏、黄芩末，入轻粉、麻油调，敷。　谈埜翁方

又　附子去皮为末，以水面调，涂之，良。　谈埜翁《试验方》

冻疮裂痛。

乳汁调黄柏末，涂之。　《儒门事亲》

冻指欲堕。

马粪煮水，渍半日，即愈。　《千金方》

冻疮趾烂。

鹅掌上黄皮烧，研，搽。若脚趾缝湿烂，焙，研，油调，涂之。

风水及马汗入疮

疮伤风水。

青布烧烟于器中，以器口熏疮，得恶汁出，则痛痒瘥。　藏器《本草》

疮伤风伤水，作肿。

鲤鱼目烧灰，敷之，汁出，即愈。　藏器

疮伤风水，肿痛。

取葱青叶和干姜、黄柏等分煮汤，浸洗，立愈。　《食疗》

疮伤风水，痛剧。

用马屎烧烟熏，令汁出，愈。　《千金方》

凡疮为海水咸物所伤，及风吹裂痛，不可忍。

用蜜半斤、水酒三十斤，防风、当归、羌活、荆芥各二两为末，煎汤浴之，一夕即愈。　《使琉球录》

疮伤风水，痛剧欲死。

牛屎烧烟熏，令汁出，即愈。　《外台秘要》

风入疮口，肿痛。

刘寄奴为末，掺之，即愈。　《圣惠方》

刺伤中水，肿痛。

煮韭热拓之。　《千金方》

抓疮伤水，肿痛难忍者。

以耳垢封之，一夕水出尽而愈。郑师甫云：余常病此，一丐传此方。

疮伤水湿

胡粉　炭灰等分

脂和涂孔上，水即出也。　《千金方》

驴马汗毒所伤疮，痛。

白矾飞过　黄丹炒紫等分

贴之。　王氏《博济方》

马气入疮，或马毛入疮，皆肿痛烦热，入腹则杀人。

多饮醇酒，至醉即愈。妙。　《肘后方》

又　以冷水浸之，频易水。仍饮好酒，立瘥。　《千金方》

马汗入疮。

干冬瓜烧，研，洗净敷之。

又　用皮阴干，为末，涂亦妙。兼主折伤损痛。　李时珍方

又　鸡毛烧灰，酒服方寸匕。　《集验方》

马汗入疮，毒攻心，欲死者。

烧粟干灰淋汁，浸洗，出白沫，乃毒气也。

跌扑损伤

折伤接骨。

杨拱《摘要方》用土鳖焙存性，为末。每服二三钱，接骨神效。

一方　生者擂汁，酒服。

《袖珍方》用土鳖六钱隔纸砂，锅内焙干、自然铜二两用火煅，醋淬七次为末。每服二钱，温酒调下。病在上，食后；在下，食前。神效。

董炳《集验方》用土鳖阴干一个，临时旋研入药，乳香、没药、龙骨、自然铜火煅醋淬各等分，麝香少许，为末。每服三分，入土鳖末，以酒调下。须先整定骨，乃服药；不则接挫也。此秘方兼可服以代杖。

又　无名异　甜瓜子各一两　乳香没药各一钱

为末。每服五钱，热酒调服。小儿三钱。服毕，以黄米粥涂纸上，掺左顾牡蛎末裹之，竹篦夹住。　《多能鄙事》

又　烧过童子骨一两　乳香二钱　喜红绢一方烧灰

为末，热酒调服。先以桐木片扎定。立效。　《医林集要》

又　鱼鹰取骨烧存性，以古铜钱一个煅红，醋淬七次。为末，等分。酒服一钱，不可过多。在下，空心；在上，食后服。极有效验。须先夹定，缚，乃服此。

唐·蔺道人方

又　接骨木半两　乳香半钱　芍药当归　芎劳　自然铜各一两

为末，化黄蜡四两，投药搅匀，众手丸如芡子大。若止伤损，酒化一丸；若碎折筋骨，先用此敷贴，乃服。　《卫生易简方》

又　酒调白芨末二钱服。其功不减自然铜、古铢钱也。　《永类方》

跌扑损伤，骨碎折，筋断，痛不可忍。此药极能理伤续断，累用累验。

用路头墙角下往来人便溺处久碎瓦片一块，洗净，火煅，米醋淬五次，黄色为度，刀刮细末。每服三钱，好酒调下。在

上食前，在下食后。不可以轻易而贱之，诚神方也。 邵真人《经验方》

又 急取雄鸡一只刺血，量患人酒量，或一碗，或半碗，和饮，痛立止。神验。 《青囊方》

又 死童子骨煅过，香瓜子仁炒干，为末。好酒下，止痛极速。 《扶寿精方》

坠跌、打击内伤神效方

水蛭 麝香各一两

锉碎，烧令烟出，为末。酒服一钱，当下蓄血。未止，再服，甚效如神。《古今录验》

又 麻黄烧灰 头发灰各一两 乳香五钱

为末。每服三钱，温酒下。立效。王仲勉《经验方》

又 干冬瓜皮一两 真牛皮胶一两

锉入锅内，炒存性，研末。每服五钱，好酒热服，仍饮一瓯，厚盖取微汗，其痛即止，一宿如初。极效。 《摘玄方》

又 重阳日收老茄子百枚去蒂，四破切之，硝石十二两捣碎，以不津器先铺茄子一重，乃下硝石一重，如此间铺令尽。以纸数层密封，安置净处，上下以新砖承覆，勿犯地气。至正月后取出，去纸两重，日中曝之，逐日如此。至二三月，度茄已烂，开瓶倾出，滤去滓，别入新器中，以薄绵盖头，又曝至成膏，乃可用。每以酒调半匙，空腹饮之，日再。恶血散，则痛止而愈矣。若膏久干硬，即以饭饮化动用之。亦治发背恶疮，用上膏以酒服半匙，更以膏涂疮四围，觉冷如水，疮干便瘥。其有根在肤腠者，亦可内消。《图经本草》

又 半两钱五个火煅，醋淬四十九次 甜瓜子五钱 珍珠五钱

研末。每服一字，好酒调，随上下、食前后服。 《青囊方》

伤损内痛，兵杖所加，木石所迸，血在胸背胁下，刺痛。

用青竹茹、乱发各一团，炭火炙焦，为末，酒一升，煮三沸，服之，三服愈。《千金方》

打扑伤痛。

羊角灰以砂糖水拌，瓦焙焦，为末。每热酒下二钱，仍搽痛处。 《简便方》

打扑伤肿。

熟麻油和酒服之，以火烧热地，卧之，觉，即痛肿俱消。 赵葵《行管杂录》

打伤肿痛。

无名异为末，酒服赶下四肢之末，血皆散矣。 《集验方》

折伤，瘀血在腹。

刘寄奴 骨碎补 延胡索各一两

水二升，煎七合，入酒及童子便各一合，炖温服之。 《千金方》

又 用白马蹄烧烟尽，研末，酒服方寸匕，日三夜一，血化为水也。 刘涓子《鬼遗方》

又 虻虫二十枚熬过 牡丹皮一两

为末。酒服方寸匕，血化为水也。若久宿血在骨节中者，二味等分。 《备急方》

治从高坠下，木石压伤，及一切伤损，瘀凝积痛，不可忍。并以此药推陈致新。

大黄酒蒸一两 杏仁去皮三七粒

细研，酒一碗，煎六分，鸡鸣时服，至晓取下瘀血，即愈。名鸡鸣散。

《和济方》治跌压，瘀血在内，胀满。

大黄 当归等分

炒研。每服四钱，温酒服，取下恶物，愈。

蹉跌损伤，血瘀骨痛。

鹿角末，酒服方寸匕，日三。　《千金方》

坠落车马，筋骨痛不止。

延胡索末，豆淋酒服二钱，日二服。《圣惠方》

诸伤，瘀血不散。

五六月，收野苎叶、紫苏叶擂烂，敷金疮上，即时血止。如瘀血在腹内，顺流水绞汁服，即通。血皆化水，以生猪血试之，可验也。秋冬用干叶煎服亦可。

打伤，瘀血攻心者。

人尿煎服一升，日一服。　苏恭《本草》

坠伤扑损，瘀血在内，烦闷者。

蒲黄末，空心温酒服三钱。　《塞上方》

打扑损伤，恶血攻心，闷乱疼痛，作呕者。

以干荷叶五片烧存性，为末。每服二钱，童子热尿一钱，食前下，日二三服，利下恶物。其效如神。　《圣惠方》

折伤堕坠，瘀血在腹，气短。

大豆五升

水一斗，煎汁二升，顿服。剧者，不过三作。　《千金方》

从高坠下，损，瘀血在腹，刺痛。

取旧蒲席久卧者烧灰，酒服二钱；或以蒲黄、当归、大黄、赤芍药、朴硝煎汤，调服，血当下。　甄权

从高落下，瘀血抢心，面青气短，欲死。

胡粉一钱和水服，即安。　《肘后方》

又　取杏枝一握，水一升，煮减半，入酒三合，和匀，分服，大效。　苏颂

跌扑损伤，瘀血凝滞，心腹胀痛，大小便不通，欲死。

用红蛭石灰炒黄半两，大黄、牵牛头末各二两，为末。每服二钱，热酒调下，当下恶血，以尽为度。名夺命散。　《济生方》

损伤血出，痛不可忍。

用篱上婆婆针袋儿擂，水服；渣罨疮口，立效。　时珍

磕扑青肿。

老黄茄极大者，切片如一指厚，新瓦焙，研为末。欲卧时，温酒调下，服二钱匕，一辰消尽无痕迹也。　《胜金》

伤损不食。凡打扑伤损三五日，水食不入口者。用生猪肉二大钱打烂，温水洗去血水，再擂烂，以阴阳汤打和。以半钱用鸡毛送入咽内，却以阴阳汤灌下之，其食虫闻香，窦开瘀血而上，胸中自然解。此乃损血凝聚心间，虫食血饱，他物虫不来探故也。谓之骗通之法。　邵氏

闪挫腰痛。

西瓜青皮阴干，为末，盐酒调服三钱。　《摄生众妙方》

闪肭脱臼，青黑肿痛。

用黍米粉、铁浆粉各半斤，葱一斤，同炒存性，研末，以醋调服，三次后，水调入少醋，贴之。

阴雨发损痛。

海燕煮汁服，取汗即解。　时珍

打扑损伤，骨碎及筋伤烂。

用生地黄熬膏，裹之以竹简编夹，急缚，勿令转动，一日一夕可十易之，则瘥。许元公尝过桥坠马，右臂白脱，左右急捩入白中，昏迷不知痛苦，急取此药封肿处，中夜方苏，达旦痛止，痛处已白。日日换贴，其瘀肿移至肩背，乃以药下，去黑血三升而愈。　《肘后方》

折伤接骨。

大虾蟆生研如泥，劈竹裹缚其骨，自痊。　《备急方》

又 牛蹄甲一个 乳香 没药各一钱

为末，入甲内烧灰，以黄米粉糊和成膏，敷之。 《秘韫》

续断绝筋骨。

生蟹去壳同黄捣烂，微炒，纳入疮中，筋即连也。 藏器

又 生捣牡鼠敷之，三日一易。 《别录》

脑破骨折。

蜜和葱白捣匀，厚封，立效。 《肘后方》

颠扑伤损。

紫苏捣敷之，疮口自合。 谈埜翁《试验方》

一切从高坠下，及木石所迮，落马扑车，瘀血凝滞，气绝欲死者。

用净土五升，蒸热，以故布重裹作二包，更互熨之。勿大热，恐破肉，取痛止，则已。神效。 《千金方》

又 用糯稻秆烧灰，以新熟酒连糟入盐和，淋取汁，淋痛处，立瘥。 刘禹锡《传信方》

跌磕伤损。

黄牛屎炒熟，封之，裹定，即效。 《简便方》

打扑伤损。

用绿豆粉新铫炒紫，新汲水调，敷，以杉木皮缚定。其效如神。 《澹寮方》

跌扑伤损，扭闪出骨窍等证。

蚕砂四两炒黄 绿豆粉四两炒黄 枯矾二两四钱

为末，醋调，敷之，绢包缚定，换三四次，即愈。忌产妇近之。 邵真人《经验良方》

打扑血聚，皮不破者。

用萝卜或叶捣，封之。 邵氏方

折伤止痛。

白矾末一匙泡汤一碗，帕蘸乘热熨伤处，少时痛止；然后，排整筋骨，点药。 《灵苑方》

折伤筋骨，瘀血疼痛。

鼠屎烧末，猪脂和，敷，急裹，不过半日，痛止。 《梅师方》

又 水獭一个肢解，入罐内，固济待干，煅存性，为末。以黄米煮粥，摊患处。掺獭末于粥上，布裹之，立止疼痛。 《经验后方》

一切损伤，止血生肌，令无瘢痕。

用盐藏杨梅和核杵如泥，做成挺子，以竹筒收之。凡遇破伤，研末敷之。神效。 《经验》

筋骨伤破。

以热白马屎敷之，无瘢。 《千金方》

坠马拗损。

桑根白皮五斤为末。一斤煎膏，敷之，便止。以后亦无宿血，终不发动。 《经验方》

踠折，伤筋骨，痛不可忍者。

用生地黄一斤、藏瓜姜糟一斤、生姜四两，都炒热，布裹，罨伤处，冷即易之。曾有人伤折，医令捕一生摄龟，将剥取肉，研涂之。夜梦龟传此方，用而得愈。 时珍

折伤闪肭。

杜牛膝捣，罨之。 《卫生易简方》

闪拗手足。

生姜 葱白

捣烂，和面炒热，罨之。 《易简方》

坠损肠出。

新汲井水，冷喷其身面，则肠自入也。 《嘉祐方》

胁破肠出。

以香油抹手送入，煎人参、枸杞子温淋之。吃羊肾粥，十日即愈。 危氏方

打扑瘀痕。

水调半夏末涂之，一宿即没也。
《永类钤方》

破伤血出。

何首乌末敷之即止。神效。 《笔峰
杂兴方》

破损血出不止。

以陈紫苏叶蘸所出血，按烂敷之，血
不作脓，且愈后无瘢。甚妙也。 《永类
钤方》

杖扑伤损，淤血淋漓者。

随即嚼烂三七，罨之即止；青肿者，
即消散。若受杖时，先服一二钱，则血不
冲心。杖后尤宜服之。产后服亦良。 时
珍方

灸疮 附灭瘢

灸疮肿痛。

灶中黄土末，煮汁淋之。 《千金
方》

灸疮血出。一人灸火至五壮，血出不
止如尿，手冷欲绝。

以酒炒黄芩二钱为末，酒服即止。
李楼《怪症奇方》

又 用死蜣螂烧，研，猪脂和，涂。
《千金方》

灸疮不敛。

瓦松阴干，为末。先以槐枝葱白汤洗
后，掺之，立效。 《济生秘览》

又 芙蓉花研末，敷之。 《奇效》

灸后火气入内，两股生疮，汁水淋漓
者。

用薄荷煎汁，频涂，立愈。 张杲
《医说》

身面瘢痕。

禹余粮、半夏等分，为末，鸡子黄
和，敷。先以布拭赤，勿见风日三十日。

十年者灭。 《圣济录》

身上瘢痕。

黄矾末烧，令汁尽，胡粉炒黄各八
分，细研，以腊月猪脂和研如泥。以生布
揩令赤，乃涂药五度。取鹰粪白、燕窠中
草烧灰等分，和人乳涂之，其瘢自灭，肉
平如故。 《集验方》

瘢痕凸起。

热瓦频熨之。 《千金方》

灭诸瘢痕。

大鼠一枚，以腊猪脂四两，煎至销
尽，滤净，日涂三五次。先以布拭。亦避
风。 《普济方》

又 冬青叶烧灰，入面膏，治瘢[1]
瘃，灭瘢痕，殊效。 苏颂

金 疮

一切金疮，及刀斧伤。

白僵蚕炒黄，研末，敷之，立愈。
《斗门方》

又 五倍子 降真香等分

炒，研末，敷之，皮肉自痊。名啄合
山。 《拔萃方》

又 五月五日，以牡鼠同石灰捣，
收，敷之。神效。 时珍方

又 以天鹅绒毛贴之，立愈。 汪颖
方

又 捣络石，敷之，立瘥。 苏恭方

刀斧折伤。

白药子干末，敷之。能止血除痛。
马志方

金疮折损。

苎麻叶，甚散血。五月五日收取，和
石灰捣作团，晒干收贮。遇有金疮折伤
者，研末，敷之，即时血止，且易痂也。

———————

[1] 瘢：据《本草纲目》当为"皵"。

时珍方

金疮出血。

白芍药一两熬黄，为末。酒或米饮服二钱，渐加之。仍以末敷疮上，即止。良验。　《广利方》

又　韭汁和风化石灰，日干。每用为末，敷之，效。　濒湖《集简方》

又　五月五日，采金樱子叶同桑叶、苎叶等分阴干，研末，敷之血止口合。名军中一捻金。　时珍

又　旋复花叶捣，敷，立止。　《大明方》

又　云母粉敷之。绝妙。　《事林广记》

又　柳絮封之，即止。　《外台秘要》

又　磁石末敷之，止痛断血。　《千金方》

又　车前叶捣，敷之。　《千金方》

又　榴花半斤　石灰一升

捣和，阴干。每用少许敷之，立止。崔元亮《海上方》

金疮止血。

钓樟木根皮刮屑，敷之。甚验。《别录》

又　用晚蚕蛾炒，为末，敷之，即止。并生肌。神效。　《胜金方》

金疮出血，不可以药速合，则内溃伤肉。

只以黄丹、滑石等分为末，敷之。《集玄方》

金疮出血不止。

以嫩紫苏、桑叶同捣，贴之。　《永类钤方》

又　血见愁草即地锦草研烂，涂之。危氏《得效方》

又　小蓟苗捣烂，涂之。　孟诜《食疗本草》

金疮肿痛。

蔷薇根烧灰，每日白汤服方寸匕，一日三服。　《抱朴子方》

又　生牛膝捣，敷，立止。　《梅师方》

金疮杖疮，作痛。

赤龙鳞即古松皮煅存性，研末，搽之。最止痛。　《永类钤方》

金疮磕损，折伤血出，疼痛不止者。

用葱白、砂糖等分，研，封之，痛立止，无痕瘢也。

金疮出血不止，成内漏。

用蝙蝠二枚烧末，水服方寸匕，当下水而血消也。　《鬼遗方》

金疮内漏。

雄黄半豆大纳之，仍以小便服五钱，血皆化为水。　《肘后方》

又　牡丹皮为末，水服三指撮，立尿出血也。　《千金方》

金疮，瘀血在腹者。

大葱白二十枚　麻子三升

杵碎，水九升，煮一升半，顿服，当吐出脓血而愈。未尽，再服。　《千金方》

金疮困顿。

蚯蚓屎末，水服方寸匕，日三服。《千金方》

金疮伤重被惊。

以女人中衣旧者炙裆熨之。　李筌《太白经注》

金疮出血闷绝。

蒲黄半两，热酒灌下。　危氏方

金疮闷绝，不识人。

琥珀研粉，童子小便调一钱，三服瘥。　《鬼遗方》

被斫断筋。

旋葛根捣汁，沥疮中。仍以滓敷之，日三易。半月则断筋便续。　《外台秘

要》

金疮，肠出纳入。

以磁石、滑石各三两为末，米饮服方寸匕，日再。 刘涓子《鬼遗方》

又 以干人屎末抹入，桑白皮线缝合，热鸡血涂之。 《生生编》

又 用小麦五升，水九升，煮取四升，绵滤取汁，待极冷，令病人卧席上，含汁噀之，肠渐入，噀其背。并勿令病人知，及多人见。旁人语，即肠不入也。又须抬席四角轻摇，使肠自入。十日中，但略食羹物，慎勿惊动，即杀人。 刘涓子《鬼遗方》

金疮接指。

凡指断及刀斧伤，用真苏木末敷之；外以蚕茧包缚完固。数日如故。 《摄生方》

针疮出血不止。

用人粪烧，研，敷之。 《千金方》

金疮痈肿，及竹木签刺等毒。

用糯米三升，于端午前四十九日，以冷水浸之，一日两换，水轻淘，勿令搅碎，至端午日取出，阴干，绢袋盛，挂通风处。每用旋取，炒黑为末，冷水调如膏药，随疮大小，裹定疮口，外以布包定，勿动，直候疮瘥。若金疮犯生水，作脓肿甚者，急裹一二日夕，即不作脓肿也；若痈疽疮初发，才觉焮肿，急贴之，一夜便消。亦治喉痹痄腮，用前膏贴项下及肿处，一夜便消。干即换之，常令湿为妙。 《灵苑方》

下蚕室创口流血不合。

以所割势捣粉，酒服，不数日愈。 时珍方

金疮犯内，血出不止。

取所交妇人中衣带三寸烧末，水服。 《千金方》

金疮中风。

自己小便日洗二三次，不妨入水。 《圣惠方》

金疮中风，角弓反张。

取蒜一升去心，无灰酒四升煮极烂，并滓服之，须臾得汗，即瘥。 《外台秘要》

金创中风，痉强欲死。

生葛根四大两，以水三升，煮取一升，去滓，分服。口噤者，灌之；若干者，捣末调三指撮；仍以此及竹沥，多服取效。《贞元广利方》

金疮不合。

烧象皮灰和油，敷之。 时珍方

刀疮伤湿溃烂，不生肌。

寒水石煅一两 黄丹二钱

为末。洗，敷。甚者，加龙骨一钱、孩儿茶一钱。 《积德堂方》

跌扑伤疮。

夏枯草口嚼烂，罨上即愈。 《卫生易简》

又 用青蒿捣，封之，血止则愈。

又 用青蒿、麻叶、石灰等分，五月五日捣和，晒干。临时为末，搽之。《肘后方》

治针刺入肉。

以乌鸦翅三五枚炙焦，研末，醋调，敷之，数次即出。甚效。 时珍方

又 蓖麻子去壳，研烂。先以帛衬伤处，敷之，频看，若见刺出，即拔去。恐药紧弩出好肉。或加白梅肉同研，尤好。 《卫生易简方》

杖 疮

临杖预服。

无名异末，临时温服三五钱，则杖不甚痛，亦不甚伤。 谈埜翁《试效方》

杖疮焮肿。

六月六日，取黄瓜入瓷瓶中，水浸之。每以水扫于疮上，立效。　《集效方》

杖疮青肿。

用湿绵纸铺伤处，以烧过酒糟捣烂，厚铺纸上良久，痛处如蚁行，热气上升即散。　《简便》

又　豆腐切片，贴之，频易。

一法　以烧酒煮，贴之，色红即易，不红乃已。《拔萃》

打杖肿痛。

凤仙花叶捣如泥，涂肿破处，干则又上，一夜血散即愈。冬月，收取干者，研末，水和，涂之。　叶廷器《通变要法》

又　雄黄二分　密陀僧一分

研末，水调，敷之。极效。　《救急方》

又　新石灰、麻油，调搽。甚妙。《集简方》

又　未毛鼠同桑椹子入麻油中，浸酿。临时取涂。甚效。　《西湖志》

又　绿豆粉炒，研，以鸡子白和，涂之。妙。《生生编》

杖疮未破。

干黄土末、童尿，入鸡子清调，涂刷上，干即随以热水洗去，复刷复洗数十次，以紫转红为度。仍刷两胯，以防血攻阴也。　《摄生方》

杖疮已破。

鸡子黄熬油，搽之。甚效。　唐宝《经验方》

杖疮血出。

猪血一升　石灰七升

和剂，烧灰，再以水和丸，又烧，凡三次，为末，敷之，效。　《外台秘要》

治杖疮。

爵床捣汁，涂之，立瘥。　苏恭方

夹棍伤，出水不止。

煅蚌灰，研，敷之。　自记

箭头入肉

刀箭金疮。

茅花罯之，止血并痛。

又　香白芷嚼烂，涂之。《集简方》

卒被毒箭。

麻仁数升杵汁，饮。《肘后方》

又　雄黄末敷之，沸汁出，愈。《外台秘要》

解药箭毒。

研山獭骨少许，敷之，立消。　时珍方

箭镞入肉。

用天水牛取一角者，小瓶盛之，入硇砂一钱，同水数滴在内，待自然化水，取滴伤处，即出也。

又象牙刮末，水和，敷之，即出也。

箭头不出。

万圣神应丹

端午前一日，不语寻取莨菪科根本枝叶花实全好者，道云：先生你却在这里。道罢，用柴灰自东南起围了，以木椑子掘取根下周围土，次日日未出时，依前不语，用镢头取出，洗净，勿令鸡犬妇人见。于净室中，以石臼捣如泥，丸弹子大，黄丹为衣，以纸袋封悬高处，阴干。遇有箭头不出者，先以象牙末贴疮口，后用绯帛袋盛此药，放脐中，绵兜肚系了，当便出也。　张子和《儒门事亲方》

又　《集异记》云：有河朔健将为飞矢中目，拔矢而镞留中，钳之不动，痛困俟死。忽梦胡僧，令以米汁注之，必愈。广询无悟者。一日忽逢丐食僧，肖所梦者。叩之云：但以寒食饧点之。如法施用，顿觉清凉，尽减苦楚。至夜，疮痒，

用力一钳而出，旬日而瘥。　时珍方

箭镞入腹或肉中，有聚血。

以妇人月经衣烧灰，服方寸匕。《千金方》

箭镞入骨，不可移者。

《杨氏家藏方》用巴豆微炒同蜣螂捣，涂，斯须痛定，必微痒，忍之。待极痒，乃撼动拔之，立出。此方传于夏侯郓，云：凡诸疮皆可疗。拔后，以黄连贯众汤洗，拭，敷生肌散。

竹木刺入肉

竹木刺入肉。

多年熏肉切片，包裹之，即出。《急救方》

又　干羊屎烧灰，猪脂和涂，不觉自出。亦治箭镞入肉。　《千金方》

刺入肉中者。

白梅嚼，敷之，即出。《孟诜方》

又　以鸡尾毛二七枚和男子乳封之，当出。　《孟诜方》

恶刺伤人。

莨菪根水煮汁，渍之，冷即易。神方也。《千金方》

竹木刺入肉，不出者。

鹿角烧灰，水和涂上，立出。久者，不过一夕。《千金方》

竹木针刺，在肉中不出，疼痛。

以王不留行为末，熟水服方寸匕；兼以根敷之，刺即出。　梅师方

刺入肉中，百理不瘥。

松脂流出如乳头香者，敷上，以帛裹三五日，当有根出，不痛不痒不觉，自安。　《兵部手集》

竹木入肉，针拨不尽者。

以人齿垢封之，即不烂也。　《通变要法》

刺伤手足，犯露水肿痛，多杀人。

以桑枝三条煻火炮热，断之以头，熨疮上令热，冷即易之。尽二条，则疮自烂。仍取韭白或薤白敷上，急以帛裹之。有肿更作。　《千金方》

汤　火　伤

汤火灼伤。

用瓶盛麻油，以箸就树夹取黄葵花，收入瓶内，勿犯人手，密封收之。遇有伤者，以油涂之。甚妙。　《经验方》

又　用荞麦面炒黄，研末，水和，敷之。如神。　《奇效方》

又　庄浪大黄生研，蜜调，涂之。不惟止痛，又且灭瘢。此乃金山寺神人所传。　《夷坚志》

又　用景德镇瓷器打碎，埋灶内，炭火铺上，一夜取出，去毒，为末，入黄丹少许，敷之，立愈。《活幼口议》

又　馒头皮烧存性，研末，敷之，立愈。《肘后方》

又　银朱研细，菜油调，敷，二次愈。　《多能鄙事》

又　丝瓜叶焙，研，入辰粉一钱调，搽之；生者[①]捣，敷，一日，即好也。《海上名方》

又　虎骨炙黄焦，研，敷。神效。《易简方》

又　柏叶生捣，涂之，系定，三二日止痛灭瘢。　《图经本草》

又　皂矾和凉水浇之，其疼即止，肿亦消。　《经验方》

又　刘寄奴捣末。先以糯米浆鸡翎扫上，后乃掺末。并不痛，亦无痕。大验。凡汤火伤，先以盐末掺之，护肉不坏，后

---

① 生者：据《本草纲目》补。

乃掺药为妙。 《本事方》

又 蛇莓汁敷之，痛即止。 时珍方

又 熟鸡子黄一个，取黄炒取油，入腻粉十文搅匀，扫上，三五日永无瘢痕。《集验》

又 猪胆汁调黄柏末，涂之。 《外台秘要》

又 经霜桑叶烧存性，为末，油调，敷之，三日愈。 《医学正传》

又 油调芙蓉叶末，敷之。有奇效。《奇效方》

汤火伤疮，焮赤疼痛，毒腐成脓。用此拔毒，止疼痛，敛疮口。

用麻油四两、当归一两，煎焦，去滓，入黄蜡一两，搅化，放冷，摊帛，贴之。神效。 《医林集要》

又 老杉树皮烧存性，研，敷之；或入鸡子清调，敷；或用香油调，一二日愈。 时珍方

油伤火灼，痛不可忍。

石膏烧末，敷之。良。 梅师方

火烧疮。

用菰根烧灰，和鸡子白涂，效。《易简方》

火烧闷绝，不省人事者。

新尿炖服二三升。良。 《千金方》

热油灼痛。

以白蜜涂之。

诸 骨 鲠

骨鲠及竹木刺入咽喉，不拘大人小儿，日久或入脏腑，痛刺黄瘦甚者，服之皆出。

腊月收鳜鱼胆悬北檐下，令干。每用一皂子，煎酒温呷，得吐，则鲠随涎出；未吐，再服，以吐为度。酒随量饮，无不出者。蠡鲩鲫胆皆可。 《胜金方》

诸骨哽咽。

狗涎频灌，自下。 仇远《稗史》

治骨鲠不下。

蓬砂一块含化咽汁，脱然而失。此软坚之征也。 《夷坚志》

又 食薤白即下。

又 栗子内薄皮烧存性，研末，吹入咽中，即下。

咽喉物哽。

金凤花根嚼烂，噙咽，骨自下。鸡骨尤效。即以温水漱口，免损齿也。亦治误吞铜铁。 危氏《得效方》

咽喉骨哽。

猪牙皂角二条切碎，生绢袋盛满，缝好，线缚顶中，立消。 《简便方》

又 五月五日午时，韭畦中面东勿语，取蚯蚓泥藏之。每用少许，擦喉外，其骨自消。名六一泥。

兽骨鲠咽。

虎骨为末，水服方寸匕。 《外台方》

鸡鱼骨哽。

贯众 缩砂 甘草等分

为粗末，绵包少许，含之咽汁，久则随痰自出。只贯众一味浓煎，连服，亦妙。 《普济方》

又 用苎麻根捣汁，以匙挑灌之，立效。 《医方大成》

又 用野苎麻根捣碎，丸如龙眼大。鱼骨，鱼汤下；鸡骨，鸡汤下。 谈埜翁《试验方》

鸡鹅骨哽。

赤茎威灵仙五钱，井华水煎服，即软如绵，吞下也。甚效。

鸡骨哽咽。

五倍子末掺入喉中，即化下。

鱼骨哽咽，不能出。

用饴糖丸鸡子黄，大吞之；不下，再

吞。　《肘后方》

又　鸬鹚嗉吞之，最效。

又　翅羽烧灰，水服亦妙。　《太平御览》

又　鲤脊三十六鳞焙，研，凉水服之，其刺自跳出。神效。　《笔峰杂兴》

骨刺入肉。

象牙刮末，以水煮白梅肉调涂，自软。　《简要济众》

误吞金银铜钱等物，不化者。

浓煎缩砂汤，饮之，即下。　危氏《得效方》

误吞金银铜铁在腹。

烧白炭红，急为末，煎汤呷之。甚者刮末三钱，井水调服。未效，再服。　时珍方

误吞铜铁不下。

南烛根烧，研，热水调服一钱，即下。　《圣惠方》

误吞铁石骨刺不下，危急者。

王不留行、黄柏各等分，为末，汤浸蒸饼，丸弹子大，青黛为衣，线穿挂风处。用一丸冷水化，灌之。　《百一选方》

误吞钱钗及竹木。

取饴糖一斤，渐渐食尽，便出。《外台秘要》

误吞钗环。

取薤白曝萎，煮熟，切，食一大束，钗即随出。　葛洪

误吞珠钱，哽在咽者。

铜弩牙烧赤，纳水中，冷饮汁，立愈。　《圣惠方》

误吞铜钱。

羊胫骨烧灰，以煮稀粥食，神效。亦治吞金银器物。　谈埜翁方

又　荸荠研汁，细细呷之，自然消化成水。　《百一选方》

又　艾蒿一把，水五升，煎一升，顿服便下。　钱利公《箧中方》

又　多食胡桃，自化出也。胡桃与铜钱共食，即成粉，可证矣。　李楼方

误吞钉针。

多食猪羊脂，久则自出。　《肘后方》

一女子误吞针，诸人不能治。一人教令煮蚕豆同韭菜食之，针自大便出。此亦可验其性之利脏腑也。　《积善堂方》

误吞竹木。

秤锤烧红，淬酒，饮之。　《集玄方》

又　烧故铁锯令赤，渍酒热饮。　藏器方

误吞稻芒。

白饧频食，良。　《简便方》

桃李哽咽。

狗骨煮汤，摩颈上。　《子母秘录》

误吞水蛭。

以蒸饼半个，和狗涎吃之，连食二三，其物自散。　《德生堂方》

误吞水蛭成积，胀痛黄瘦。

饮浸蓝水，取下则愈。　时珍方

食菹吞蛭，蛭唼脏血，脏痛黄瘦。

饮热羊血一二升；次早，化猪脂一升，饮之，蛭自下也。　《肘后方》

误吞马蝗入腹。

酒和田中泥一二升服，当利出。　时珍方

误吞马蝗，得疾数月，消瘦。每日饮食入咽，如万虫钻攻，且痒且痛。皆以为劳瘵，投药罔效。一医令旦起勿食，遣诣十里外，取行路黄土至，以温酒二升搅之，投药百粒饮之。觉痛几不堪，及登溷，下马蝗千余宛转，其半已困死，病人亦惫甚。调理三日乃安。究其所，乃夏月燥渴，饮涧水一杯，似有物入咽，遂得此

病。医曰：虫入人脏，势必孳生，饥则聚咂精血，饱则散处。脏腑苟知杀之，而不能扫取，终无益也。是以请先枵腹诱之，虫久不得土味，又喜酒，故乘饥毕集，一洗而空。　《夷坚志》

误吞蜈蚣。

刺猪羊血灌之，即吐出。　《三元延寿书》

诸虫兽螫伤

人咬伤疮。

龟板骨　鳖肚骨各一片

烧，研，油调，搽之。　叶氏《摘玄》

人咬手指。

瓶盛热尿，浸一夜，即愈。　《通变要法》

人咬疮溃烂。

摄龟甲烧末，敷之。　时珍

人咬指烂久，欲脱者。

鳖甲灰敷之。　叶氏《摘玄方》

虎狼伤疮。

月经衣烧末，酒服方寸匕，日三。陈藏器方

虎犬伤人。

矾末纳入，裹之。止痛尤妙。　《肘后方》

虎爪伤人。

先吃清油一碗，仍以油淋洗疮口。

马咬成疮。

益母草切细，和醋炒，涂之。　孙真人方

马咬踏疮，肿痛作热。

鼠屎二七枚　故马鞧五寸

和烧，研末，猪脂调，敷之。　梅师方

治马扑损痛。

夜明砂以三枚投热酒一升，取清服，立止，数服便瘥。　《传信方》

蛇毒、溪毒、沙虱、射工等所伤，口噤眼黑，手足强直，毒攻腹内成块，逡巡不救。

苍耳嫩苗一握，取汁和酒，温灌之；以滓厚敷伤处。　《胜金方》

又　白矾　甘草等分

为末。冷水调服二钱。　《瑞竹堂方》

蛇虺咬伤。

青苎麻嫩头捣汁，和酒等分，服三盏；以渣敷之，毒从窍中出。以渣弃水中，即不发。看伤处有窍，是雄蛇；无窍是雌蛇。以针挑开伤处成窍，敷药。《摘玄方》

又　青木香不拘多少，煎水服。效不可述。　《袖珍方》

又　取半边莲捣汁，饮；以滓围涂之。　《寿域方》

又　葵根捣，涂之。　《古今录验》

毒蛇咬伤。

先以小便洗去恶血，次以牙垢封而护之。甚妙，且不肿痛。　《医方摘要》

又　以竹筒合疮上，熔蜡灌之，效。　徐玉方

又　独茎狼牙根或叶捣烂，腊猪脂和，涂之，立瘥。　崔氏方

又　人屎厚封之，即消。　《千金方》

蝮伤昏死，一臂如股，遍身皮胀，黄黑色。

以新汲水调香白芷末，频灌之。觉脐中撺撺然，黄水自口出，腥秽逆人，良久，消缩如故。或云：以麦门冬汤调尤妙，仍以末搽之。　《夷坚志》

又　五灵脂一两　雄黄半两

同为末，酒调，灌二钱。神效。

蛇伤溃烂，百药不愈。

以新汲水洗净，腐败见白筋，挹干。用白芷末入胆矾、麝香少许掺之，恶水涌出。日日洗掺，一月平复。 《夷坚志》

疗蛇咬疮。

猪槽水浸之，效。 藏器方

又 摄龟尾佩之，辟蛇。蛇咬，则刮末敷之，便愈。 《抱朴子》

蛇咬毒入腹。

取两刃于水中相摩，饮其汁。 藏器方

蛇伤手肿。

用新剥羊肚一个，带粪割一口，将手入浸，即时痛止肿消。 《集要方》

蛇入七孔。

割母猪尾血滴入，即出也。 《千金方》

蛇入人口。因热取凉卧地下，有蛇入口，不得出者。

用刀破蛇尾，纳椒二三粒，裹定，须臾，即自退出也。 《圣惠方》

蛇绕不解。

热汤淋之，即脱。 《千金方》

蛇咬，牙入肉中，痛不可堪。

虾蟆肝捣，敷之，立出。 《肘后方》

蛇骨刺入，毒痛。

铁精粉豆许，刺入疮内。 《肘后方》

蛇咬蝎螫。

烧刀矛头，令赤，置白矾于上，汁出热滴之，立瘥。神验。 刘禹锡《传信方》

蛇虫螫伤。

人耳垢、蚯蚓屎和涂，出尽黄水，立愈。 《寿域方》

虫蛇兽毒，及蛊毒。

生明矾、明雄黄等分，于五月端午日研末，黄蜡和，丸梧子大。每服七丸，念药王菩萨七遍，熟水送下。 东坡《良方》

蛇虺蜈蚣咬伤

蜘蛛捣烂，敷之，甚妙。 直指方

蛇蝎蜈蚣毒虫伤。

以五灵脂末涂之，立愈。 《金匮钩玄》

蝎虿螫伤。

蝎有雌雄。雄者，痛在一处，以井底泥封之，干则易；雌者，痛牵诸处，以瓦沟下泥封之。若无雨，以新汲水从屋上淋下，取泥。 《肘后方》

又 端午日午时，收壁虎一枚，以鸡胆开一窍盛之，阴干。每以一星敷上，即止。神效。 《青囊方》

又 温汤渍之，数易，至旦愈。 华佗方

蜈蚣螫伤。

取灰苋菜擦之，即止。

又 菜子油倾地上油掺之，即好，勿令四眼人见。 陆氏《积德堂方》

又 蚯蚓泥敷之，效。 《集效方》

又 麻履底炙热，揩之，即安。 《外台秘要》

又 画地作王字，内取土掺之，即愈。 《集简方》

又 鸡冠血涂之。 钱相公《箧中方》

又 嚼香附涂之，立效。 《袖珍方》

又 嚼胡椒封之，即不痛。 《多能鄙事》

百虫咬伤。

以灯火熏之，出水，妙。 《济急方》

治蜂螫。

用芋梗嚼破，以汁涂，有验。

又　薄荷叶挼，贴之。　《外台秘要》

又　野苋挼，擦之。

又　嚼青蒿封之，即安。　《肘后方》

蜂螫肿痛。

蜂房为末，猪膏和敷，或煎水洗。《千金方》

蜂蚁叮螫。

反手取地上土敷之，或取醋调。《千金方》

蜘蛛咬疮，遍身皆有。

以青葱叶一枚去尖头，将蚯蚓入叶内，紧捏两头，勿令泄气，频摇动，即化为水。以点咬处。甚效。　谭氏《小儿方》

又　油麻研烂，敷之。亦治诸虫咬伤。　《经验后方》

蜘蛛咬毒，缚定咬处，勿使毒行。

以贝母末酒服半两，至醉。良久，酒化为水，自疮口出，水尽乃塞疮口。甚妙。亦治蛇蝎咬伤。　《直指方》

蜘蛛伤，频治不愈者。

捣萝藦叶封，二三度，能烂丝毒，即化作脓也。　时珍方

蜘蛛咬毒，腹大如妊，遍身生丝。

唉羊乳旋愈。　《传信方》

斑蜘蛛咬头上。一宿，咬处有二道赤色，细如箸，绕项上，从胸前下至心；经两宿，头面肿疼，大如数升碗，肚渐肿，几不救。

取大蓝汁一碗，加麝香、雄黄点于咬处，两日悉平，作小疮而愈。

花蜘蛛咬人，与毒蛇无异。

用苍耳捣汁一盏，服；仍以滓敷之。　《摘玄方》

天蛇毒疮，似癞非癞。天蛇乃草间花蜘蛛也。人被其螫，为露水所濡，乃成此疾。

以秦皮煮汁一斗，饮之，即瘥。　宗奭

壁镜毒人，必死。

白矾涂之。　《太平广记》

蜗牛咬人，毒行遍身者。

蓼子煎水浸之，立愈。不可近阴，令弱也。　陈藏器《本草方》

蚯蚓咬人，形如大风，眉须皆落。

惟以石灰水浸之，良。以盐汤浸，并饮一盏，亦愈。　《经验方》

蝼蛄咬人。

醋和石灰涂之。　《圣惠方》

蚯蚓呵肿。

令妇人以吹火筒，吹其肿处，即消。时珍

蠼螋溺人影，令发疮，如热痱，而大若绕腰周匝，不可疗。

惟扁豆叶敷之，即瘥。

孙真人云：予曾得此疮，经五日治不愈。有人教画地，作蠼螋形，以刀剜取腹中土，用唾和涂之，再涂即愈。

蠼螋尿疮，状如茱萸，中央白脓，恶寒壮热。

磨犀角汁涂之。　《千金方》

蠼螋尿疮。

乌鸡翅毛烧灰，油调敷之。虫畏鸡故也。　《琐碎录》

又　磨刀垩敷之，有效；亦可涂瘰疬结核。　藏器

又　酢和胡粉，涂之。　《千金方》

鼠咬成疮。

猫毛烧灰，入麝香少许，唾和封之。猫须亦可。　《救急方》

猫咬成疮。

雄鼠屎烧灰，油和，敷之。　《寿域方》

又　取薄荷汁涂之，有效。　李时珍

方

狐尿刺疮。

以蒲公英白汁涂之，即愈。　苏颂方

狐尿刺人肿痛。

用热蜡着疮，并烟熏之，令汗出，即愈。　《肘后》

狐尿刺疮，痛甚者。

热白马尿渍之。　《千金方》

木蛭毒疮。南方多雨，有物曰木蛭，大类鼻涕，生于古木之上，闻人气，则闪闪而动，人过其下，堕人体间，即立成疮，久则遍体。

惟以朱砂、麝香涂之，即愈。张杲《医说》

中沙虱毒。沙虱在水中，人澡浴，则着人身，钻入皮里。初得，皮上正赤，如小豆黍粟，摩之，痛如刺；三日，寒热，发疮。毒若入骨，杀人。岭南多此。

即以茅叶刮去，以苦菜汁涂之，佳。《肘后方》

射工溪毒。

独蒜切三分，厚贴上，灸之，令蒜气射入，即瘥。　梅师方

治疯犬咬伤。

即用虾蟆后足捣烂，水调服之。先于顶心拔去血发三两根，则小便内见沫也。《袖珍方》

又　取本犬脑敷之，后不复发。《肘后方》

又　紫荆皮末、砂糖调涂，留口退肿。口中仍嚼咽杏仁去毒。　《仙传外科》

又　头垢　猬皮等分

烧灰，水服一盏。口噤者，灌之。

又　用斑蝥七枚，以糯米炒黄，去米为末。酒一盏，煎半盏，空心温服，取下小肉狗三四十枚，为尽。如数少，数日再服七次，无狗形，永不再发也。累试累验。　《卫生易简方》

又　大斑蝥三七枚，去头翅足，用糯米大一勺略炒过，去斑蝥；别以七枚如前炒，色变复去之；别以七枚如前，至青烟为度，去蝥。只以米为粉，用冷水入清油少许，空心调服；须臾，再进一服，以小便利下毒物为度。如不利，再进。利后肚疼，急用冷水调青靛服之，以解其毒，否则有伤。黄连水亦可解之，但不宜服一切热物也。　《医方大成》

又　雄黄五钱　麝香二钱

为末，酒下作二服。　《救急良方》

又　以蚯蚓泥敷，出犬毛，神效。苏恭方

疯犬咬伤肿痛。

人参置桑柴炭上烧存性，以碗覆定，少顷，为末，掺之，立瘥。　《经验方》

恶犬咬伤。

洗净毒，以热牛屎封之，即时痛止。《千金方》

又　左盘龙即人屎也。厚封之，数日即愈。　蔺氏《经验方》

又　虎骨刮末，水服方寸匕，并敷之。　《小品方》

又　蓖麻子五十粒去壳，以井花水研膏。先以盐水咬痛处，乃贴此膏。　《袖珍方》

犬咬血出。

以水洗，至血止，绵裹之。　《千金方》

狗咬伤，疮烂。

嚼杏仁涂之。　寇氏《衍义》

狗咬伤，疮重发者。

用蔓菁根捣汁，服之，佳。　《肘后方》

犬咬疮，重发者。

以头垢少许纳疮中，用热牛屎封之。

本草单方卷十九

海虞缪希雍仲淳甫　选
延陵庄继光敛之甫
云间康　滋文初甫　同汇
延陵于舜玉执侯甫

奇　病

离魂异疾。凡人自觉本形作两人，并行并卧，不辨真假者，离魂病也。

用辰砂、人参、龙齿、赤茯苓各一钱，浓煎半盏，调水飞过朱砂末一钱，临卧服。服久，则真者气爽，假者自化矣。夏子益《奇疾方》

肉人怪病。人顶生疮五色，如樱桃状。破则自顶分裂，连皮剥脱至足。名曰肉人。

常饮牛乳自消。　夏氏《奇方》

眼见禽虫飞走诸物，乃肝胆之疾。

青桐子花　酸枣仁　玄明粉　羌活各一两

为末。每服二钱，水煎，和滓，日三服。　《良方》

人睛忽垂至鼻，如黑角塞，痛不可忍，或时时大便血出，痛。名曰肝胀。

用羌活煎汁服，数杯自愈。　夏子益

眉毛动摇，目不能交睫，唤之不应，但能饮食。

用蒜三两杵汁，调饮，即愈。　夏子益

鼻中毛出，尽[①]夜可长一二尺，渐粗圆如绳，痛不可忍，摘去复生。此因食猪羊血过多致此。

用生乳香、硇砂各一两为末，饭丸梧子大。每空心、临卧各服十丸，水下，自然退落。夏子益

口内肉球，有根如线五寸余如钗股；吐出乃能食物，捻之则痛彻心者。

麝香一钱研水服之，日三，即消。

胁漏出水不止。

用乌牛耳垢敷之，即瘥。

足疔怪疾。两足心凸肿，上生黑豆疮，硬如疔。胫骨生碎孔，髓流出，身发寒颤，惟思饮酒。此是肝肾冷热相吞。

用炮川乌头末敷之，内服韭子饮。效。　夏氏《奇方》

脉溢怪症。有人毛窍节次血出不止，皮胀如鼓，须臾，目鼻口被气胀合，此名脉溢。

生姜自然汁和水各半盏服，即安。夏子益

气奔怪病。人忽遍身皮底混混如波浪声，痒不可忍，抓之血出，不能解，谓之气奔。

以苦杖、人参、青盐、细辛各一两，

————

① 尽：据《本草纲目》当为"昼"。

作一服，水煎，细饮尽，便愈。 夏子益

血余怪病。手十指节断坏，惟右筋连无节，肉虫出如灯心，长数尺，遍身绿毛卷，名曰血余。

以茯苓、胡黄连煎汤，饮之，愈。夏氏《奇方》

肉坏怪病。凡口鼻出腥臭水，以碗盛之，状如铁色虾鱼走跃，捉之即化为水，此肉坏也。

但多食鸡馔，即愈。 夏氏《奇方》

血溃怪病。凡人目中白珠浑黑，视物如常，毛发坚直如铁条，能饮食而不语，如醉，名曰血溃。

以五灵脂为末，汤服五钱，即愈。夏子益

肉锥怪疾。有人手足忽长倒生肉刺如锥，痛不可忍者。

但食葵菜即愈。 夏子益

血壅怪病。人遍身忽然肉出如锥，既痒且痛，不能饮食。名血壅。不速治，必溃脓血。

以赤皮葱烧灰，淋洗；饮豉汤数盏。自安。 夏子益

恶肉毒疮。一人年十四，腕软处生物，如黄豆大，半在肉中，红紫色，痛甚，诸药不效。一方士以水银四两、白纸二张，揉熟蘸银擦之，三日自落而愈。李楼《怪症方》

截肠怪病。大肠头出寸余，痛苦，干则自落，又出，名为截肠病。若肠尽即不治。但初觉截时，用器盛芝麻油坐浸之。饮大麻子汁数升，即愈也。 夏子益

吃饭直出。

栀子二十个微炒去皮，水煎服。《怪症奇方》

寒热怪病。寒热不止数日，四肢坚如石，击之但钟磬声，日渐瘦恶。

用茱萸、木香等分，煎汤饮之，愈。

夏子益

发斑怪症。有人眼赤，鼻张大喘，浑身出斑，毛发如铜铁刀。热毒气结于下焦也。

白矾、滑石各一两，为末，作一服，水三碗，煎减半，不住服，尽即安。 夏子益

疟后怪症。口鼻中气出，盘旋不散，凝如黑盖色，过十日，渐至肩，与肉相连，坚胜金石，无由饮食。

煎泽泻汤，日饮三盏，连服五日，愈。 夏子益

脐虫怪病。腹中如铁石，脐中水出，旋变作虫行绕身，唼痒难忍，拨扫不尽。

用苍术浓煎汤，浴之。仍以苍术末入麝香少许，水调服。 夏子益

灸疮飞蝶。因艾火灸后，疮痂退落，疮内鲜肉片子，飞出如蝶腾空，痛不可忍，是血肉俱热怪病也。

用朴硝、大黄各半两为末，水调下，微利即愈。 夏氏《奇方》

筋肉化虫。有虫如蟹，走于皮下，作声如小儿啼，为筋肉之化。

雄黄、雷丸各一两，为末，掺猪肉上，炙熟，吃尽，自安。 夏氏《奇方》

应声虫病。腹中有物作声，随人语言。

用板蓝汁一盏，分五服，效。 夏子益。

虱出怪病。临卧浑身虱出，约至五升，随至血肉俱坏，每宿渐多，痛痒不可言状。惟吃水卧床，昼夜号哭，舌尖出血不止，身齿俱黑，唇动鼻开。

但饮盐醋汤十数日，即安。 夏氏《奇方》

女人异疾。女人月事退出，皆作禽兽之形，欲来伤人。

先将绵塞阴户，乃顿服没药末一两，

白汤调下，即愈。　危氏方

产后乳悬。妇人产后，两乳忽长，细小如肠，垂过小肚，痛不可忍，危亡须臾，名曰乳悬。

将芎劳、当归各一斤，以半斤锉散，于瓦器内用水浓煎，不拘多少，频服。仍以一斤半挫块，于病人桌下烧烟，令将口鼻吸烟，用尽。未愈，再作一料。仍以蓖麻子一粒，贴其顶心。　夏子益

一妇人产后用力，垂出肉线长三四尺，触之，痛引心腹欲绝。

老姜连皮三斤捣烂，入麻油二斤拌匀，炒干。先以熟绢五尺，折作方结，令人轻轻盛起肉线，使之屈曲作三团，纳入产户，乃以绢袋盛姜，就近熏之，冷则更换，熏一日夜，缩入大半，二日尽入也。此乃魏夫人传方。但不可使线断，断则不可治矣。　夏子益

祟　病

女人与邪物交通，独言独笑，悲思恍惚者。

雄黄一两，松脂二两，熔化，以虎爪搅之，丸如弹子，夜烧于笼中，令女坐其上，以被蒙之，露头在外。不过三剂自断。仍以雄黄、人参、防风、五味子等分为末。每旦井水服方寸匕，取愈。　《肘后方》

治妇人梦与鬼交者。

鹿角屑微炒，清酒服一撮，即出鬼精。　《孟诜方》

鬼魅。

獭肝末，水服方寸匕，日三。　《千金方》

鬼疰精魅。

败箄笠烧灰，酒服。　《别录》

鬼魅传尸，瘟疫魉魉，神祟。

以太岁所在日时，当户烧古厕木，熏。　藏器

癫狂邪祟。凡狂发欲走，或自高贵称神，或悲泣呻吟，此为邪祟。

以蚕纸烧灰，酒水任下方寸匕。亦治风癫。　《肘后方》

鬼魇不寤。

皂荚末，刀圭吹之，能起死人。　《千金方》

夜卧禁魇。

凡卧时，以鞋一仰一覆，则无魇及恶梦。　《起居杂忌》

又　以赤缯一尺，枕之即安。　《肘后方》

辟禳魇鬼。

以雄黄带头上，或以枣许系左腋下，终身不魇。　张文仲方

鬼击诸病。卒然着人，如刀刺状，胸胁腹内切痛，不可抑按，或吐血鼻血下血，一名鬼排。

以淳酒吹两鼻内，良。　《肘后》

又　以熟艾如鸡子大三枚，水五升，煎二升，顿服。　《肘后方》

又　白犬头取热血一升，饮之。　《百一选方》

又　鼠屎烧末，水服方寸匕；不省者，灌之。　《肘后方》

鬼打及强鬼排人，突中恶者。

铁椎柄和桃奴、鬼箭等，作丸服之。　藏器

中鬼昏厥，四肢拳冷，口鼻出血。

用久污溺衣烧灰。每服二钱，沸汤下。男用女，女用男。　赵原阳真人《济急方》

鬼击成病，腹中烦满欲绝。

雄黄粉，酒服一刀圭，日三服，化血为水也。　《千金方》

鬼击身青作痛。

用金银花一两，水煎，饮之。　李楼《怪病方》

卒得鬼打。

取刀鞘二三寸烧末，水服。腰刀者，弥佳。　藏器

鬼击卒死。

乌鸡冠血沥口中，令咽；仍破此鸡，拓心下，冷乃弃之道边。妙。　《肘后方》

又　吹醋少许，入鼻中。《千金方》

鬼排卒死。

用乌雄鸡血涂心下，即苏。　《风俗通》

妖魅猫鬼病人，不肯言鬼。

以鹿角屑捣末，水服方寸匕，即言实也。　《录验方》

猫鬼野道病，歌哭不自由。

腊月死猫头烧灰，水服一钱匕，日二。　《千金方》

辟鬼除邪。

阿魏枣许为末，以牛乳或肉汁煎五六沸，服之，至暮，以乳服安息香枣许。久者，不过十日。忌一切菜。　唐·崔行功《纂要》

服　食

单味　丸　膏　粥　杂制

服玉方

后魏李预得餐玉之法，乃采访蓝田，掘得若环璧杂器形者，大小百余枚，槌作屑，日食之。经年，云有效验，而好酒损志，及疾笃，谓妻子曰：服玉当屏居山林，排弃嗜欲，而吾好色不绝，自致于死，非药之过也。尸体必当有异于人，勿使速殡，令后人知餐服之功。时七月中旬，长安毒热。停尸四日，而体色不变，口无秽气。　慎微

服丹砂法云：

南方养生治病，无过丹砂。其法用升麻末三两、研炼过光明砂一两，以蜜丸梧子大。每日食后服三丸。　王方庆《岭南方》

服胡麻法

用上党胡麻三斗淘净，甑蒸令气遍，日干，以水淘去沫，再蒸，如此九度，以汤脱去皮，簸净炒香，为末，白蜜或枣膏丸弹子大。每温酒化下一丸，日三服。忌毒鱼狗肉生菜。服至百日，能除一切痼疾；一年，身面光泽，不饥；二年，发白返黑；三年，齿落更生；四年，水火不能害；五年行及奔马；久服长生。

孙真人云：用胡麻三升去黄褐者，蒸三十遍，微炒香，为末，入白蜜三升，杵三百下，丸梧子大。每旦服五十丸。人过四十以上，久服明目洞视，肠柔如筋也。

服云母法

上白云母二十斤，薄劈，以露水八斗作汤，分半淘洗二次。又作二斗作汤，纳芒硝十斤木器中，渍二十日取出，绢袋盛悬屋上，勿见风日，令燥。以鹿皮为囊揉之，从旦至午，筛渣复揉，得好粉五斗，余者弃之。以粉一斗，纳崖蜜二斤，搅糊入竹筒中，薄削，封口漆固，埋北垣南崖下，入地六尺，覆土，春夏四十日，秋冬三十日出之，当成水若洞洞不消，更埋三十日。此水能治万病及劳气风疼。每以温水一合，和服之，三服。十日，小便当变黄；二十日，腹中寒澼消；三十日，龋齿更生；四十日，不畏风寒；五十日，诸病皆愈，颜色日少，长生神仙。　《千金方》

服乳歌

仙家酒仙家酒，两个葫芦盛一斗。五行酿出真醍醐，不离人间处处有。丹田若有干涸时，咽下重楼润枯朽。清晨能饮一

升余，返老还童天地久。

接命丹 治男妇气血衰弱，痰火上升，虚损之证。又治中风不语，左瘫右痪，手足疼痛，动履不便，饮食少进诸证。

用人乳二杯香甜白者为佳，以好梨汁一杯和匀，银石器内炖滚。每日五更一服。能消痰补虚，生血延寿。此乃以人补人，其妙无加。 《集简方》

服甘菊法

用甘菊，三月上寅日采苗，名曰玉英；六月上寅日采叶，名曰容成；九月上寅日采花，名曰金精；十二月上寅日采根，名曰长生。四件并阴干百日。取等分，以成日合捣千杵，为末，每酒服一钱匕；或以蜜丸梧子大。酒服七丸，一日三服，百日轻润，一年发白变黑。服之二年，齿落再生；五年，八十岁老人变为儿童也。

服蒺藜法

蒺藜子一石，七八月熟时收取，日干，舂去刺，杵为末。每服二钱，新汲水调下，日三服，勿令中绝，断谷长生。服之一年以后，冬不寒，夏不热；二年老者复少，发白变黑，齿落更生；服之三年，身轻长生。 《神仙秘旨》

服黄精法

黄精细切一石，用水二石五斗煮之，自旦至暮，候冷，以手挼碎，布袋榨取汁，煎之，渣干为末，同入釜中煎至可丸，丸如鸡子大。每服一丸，日三服，绝粮。轻身除百病。渴则饮水。 《臞仙神隐书》

服菟丝子法

取菟丝子实一斗，酒一斗浸，曝干，再浸，又曝，令酒尽乃止，捣筛。每酒服二钱，日二服。此药治腰膝，去风；兼能明目。久服令人光泽，老变为少。十日外

饮啖，如汤沃雪也。 《抱朴子仙方》

服豨莶草法

五月五日、六月六日、九月九日采叶去根茎花实，净洗，曝干，入甑中，层层洒酒与蜜，蒸之，又曝，如此九过，则气味极香美，熬捣筛末，蜜丸服之，甚益元气。治肝肾风气，四肢麻痹，骨间冷，腰膝无力者；亦能行大肠气。

服莫耳法

莫耳根苗叶实皆洗濯，阴干，烧灰，汤淋取浓汁，泥连两灶，炼之，灰汁耗，即旋取傍釜中热灰汤益之，一日夜不绝火，乃旋得霜，干瓷瓶收之。每日早晚酒服二钱。补暖去风驻颜，尤治皮肤风，令人肤革清净。每澡沐，入少许尤佳。宜州学昌从谏服此十余年，至七八十红润轻健，皆此药力也。 苏颂《良方》

椒红丸 治元脏伤惫，目暗耳聋。服此百日，觉身轻少睡，足有力，是其效也；服及三年，心智爽悟，目明倍常，面色红悦，髭发光黑。

用蜀椒去目及合口者，炒出汗，曝干，捣取红一斤。以生地黄捣自然汁，入铜器中煎至一升，候稀稠得所，和椒末，丸梧子大。每空心暖酒下三十丸。合药时，勿令妇人鸡犬见。

诗云：其椒应五行，其仁通六义。欲知先有功，夜见无梦寐。四时去烦劳，五脏调元气。明目腰不痛，身轻心健记。别更有异能，三年精自秘。回老返婴童，康健不思睡。九虫顿消亡，三尸自逃避。若能久饵之，神仙应可冀。

地仙丹

昔有异人赤脚张传此方，于猗氏县一老人服之，寿百余，行走如飞，发白反黑，齿落更生，阳事强健。此药性平，常服能除邪热，明目轻身。

春采枸杞叶，名天精草；夏采花，名

长生；秋采子，名枸杞子；冬采根，名地骨皮。并阴干，用无灰酒浸一夜，晒露四十九昼夜，取日精月华气，待干，为末，炼蜜丸，如弹子大。每早晚各用一丸，细嚼，以隔夜百沸汤下。此药采无刺味甜，其有刺服之无益。

金髓煎

枸杞子逐日摘红熟者，不拘多少，以无灰酒浸之，蜡纸封固，勿令泄气。两月足，取入砂盆中擂烂，滤取汁，同浸酒入银锅内，慢火熬之，不住手搅，恐粘住不匀，候成膏如饧，净瓶密收。每早温酒服二大匙，夜卧再服。百日身轻气壮，积年不辍，可以羽化也。　《经验》

治虚损百病，发白再黑，返老还童。

用女贞实十月上巳日收，阴干。用时，以酒浸一日，蒸透，晒干，一斤四两；旱莲草五月收，阴干，十两为末；桑椹子，三月收，阴干，十两为末，炼蜜丸梧子大。每服七八十丸，淡盐汤下。若四月收桑椹捣汁和药，七月收旱莲捣汁和药，即不用蜜矣。　《简便方》

服楮实法

楮实正赤时收取，阴干，筛末，水服二钱匕，益久乃佳。《抱朴子》云：楮木实赤者服之，老者成少，令人彻视见鬼神。道士梁须，年七十服之，更少壮，到百四十岁，能行及走马。　苏颂

服桑叶法

以四月桑茂盛时，采叶。又十月霜后，三分二分已落时，一分在者名神仙药，即采取。与前叶同阴干，捣末，丸散任服；或煎水代茶，饮之。能止消渴。

又　霜后煮汤，淋洗渫手足，去风痹，殊胜。

补虚益气。

黄精、枸杞子等分，捣作饼，日干，为末，炼蜜丸梧子大。每汤下五十丸。

《奇效良方》

滋阴养血，温补下元。

三才丸

用天门冬去心、生地黄各二两，二味用柳甑箄，以酒洒之，九蒸九晒，待干秤之，人参一两为末、蒸枣肉捣和，丸梧子大。每服三十丸，食前温酒下，日三服。

洁古《活法机要》

七宝美髯丹　乌须发，壮筋骨，固精气，续嗣延年。

用赤白何首乌各一斤，米泔水浸三四日，瓷片削去皮，用淘净黑豆二升，以砂锅木甑铺豆及首乌，重重铺盖，蒸之。豆熟取出，去豆曝干，换豆再蒸，如此九次，曝干，为末、赤白茯苓各一斤去皮，研末，以水淘去筋膜及浮者，取沉者捻块，以人乳十碗浸匀，晒干，研末、牛膝八两去苗，浸一日，同何首乌第七次蒸之，至第九次止，晒干，当归八两酒浸，晒、枸杞子八两酒浸，晒、菟丝子八两酒浸，生芽，研烂，晒、补骨脂四两，以黑芝麻炒香，并忌铁器，石臼为末，炼蜜和，丸弹子大一百五十九丸。每日三丸，侵晨温酒下，午时姜汤下，卧时盐汤下。其余并丸梧子大，每日空心，酒服一百丸，久服极验。　《积善堂方》

交感丹　凡人中年，精耗神衰。盖由心血少，火不下降；肾气惫，水不上升，致心肾隔绝，营卫不和。上则多惊；中则塞痞，饮食不下；下则虚冷遗精。愚医徒知峻补下日丰，惟不能生水滋阴，而反见衰悴。但服此方半年，屏去一切暖药，绝嗜欲，然后习秘固沂流之术，其效不可殚述。俞通奉年五十一，遇铁瓮城申先生，授此服之，老犹如少年，至八十五乃终也。因普示群生，同登寿域。

香附子一斤新水浸一宿，石上擦去毛，炒黄
茯苓去皮木四两

为末，炼蜜丸弹子大。每服一丸，侵早细嚼，以降气汤下。

降气汤 用香附子如上法半两、茯神二两、炙甘草一两半为末，点沸汤，服前药。 《瑞竹堂经验方》

不老丹 补脾益肾，服之七十亦无白发。

茅山苍术刮净，米泔浸软，切片，四斤：一斤酒浸，焙；一斤醋浸，焙；一斤，盐四两炒；一斤，椒四两炒 赤白何首乌各二斤，米泔浸，竹刀刮切，以黑豆、红枣各五升同蒸，至豆烂，曝干 地骨皮去骨一斤

各取净末，以桑椹汁和成剂，铺盆内，汁高三指，日晒夜露，取日月精华，待干，以石臼捣末，炼蜜和，丸梧子大。每空心酒服一百丸。 王海藏《医垒元戎》

少阳丹

苍术米泔浸半日，刮皮，晒干，为末，一斤 地骨皮温水洗净，去心，晒，研末，一斤 熟桑椹二十斤，入瓷盆内揉烂，绢袋压汁

和末如糊，倾入盆内，日晒夜露。采日精月华，待干，研末，炼蜜和，丸赤小豆大。每服二十丸，无灰酒下，日三服。一年发变返黑，三年面如童子。 刘松石《保寿堂方》

交加丸 升水降火，除百病。

苍术刮净一斤，分作四份：一份米泔浸，炒；一份盐水浸，炒；一份川椒炒；一份破故纸炒 黄柏皮刮净一斤，分作四份：一份酒浸，炒；一份童尿浸，炒；一份小茴香炒，一份生用

拣去各药，只取术、柏为末，炼蜜和，丸梧子大。每服六十丸，空心盐汤下。 邓才《笔峰杂兴》

固真丹 燥湿养脾，助胃固真。并可治疝。

茅山苍术一斤，分作四份：一份，青盐一两炒，一份；川椒一两炒，一份；川楝子一两炒，一份，小茴香、破故纸各一两炒

并拣术研末，酒煮面糊丸梧子大。每空心米饮下五十丸。 《瑞竹堂方》

苍术膏 除风湿，健脾胃，变白驻颜，补虚损，大有功效。

苍术新者，刮去皮，薄切，米泔水浸二日，一日一换，取出，以井华水浸过二寸，春秋五日，夏三日，冬七日，漉出，以生绢袋盛之，放在一半原水中，揉洗津液出，纽干，将渣又捣烂，袋盛，于一半原水中揉至汁尽为度。将汁入大砂锅中，慢火熬成膏。每一斤入白蜜四两，熬二炷香。每膏一斤入水澄白茯苓末半斤，搅匀，瓶收。每服三匙，侵早、临卧各一服，以温酒送下。忌醋及酸物、桃李雀蛤、菘菜鸡鱼等物。 《笔峰杂兴》

《经验方》以前二味为末。丸服，不如作膏为妙。

补骨脂丸 治下元虚败，脚手沉重，夜夜盗汗，纵欲所致。此药壮筋骨，益元气。

补骨脂四两炒香 菟丝子四两酒蒸 胡桃肉一两去皮 沉香研二钱半

炼蜜丸如梧子大。每服二三十丸，空心盐汤、温酒任下。自夏至起，冬至止，日一服。此乃唐宣宗时，张寿太尉知广州得方于南番。人有诗云：三年持节向边隅，人信方知药力殊。夺得春光来在手，青蛾休笑白髭须。 《和剂方》

胡桃丸 益血补髓，强筋骨，延年明目，悦心润肌，能除百病。

用胡桃仁四两捣膏，入破故纸、杜仲、草薢末各四两，杵匀，丸梧子大。每空心温酒、盐汤任下五十丸。 《御药院方》

仙茅丸 壮筋骨，益精神，明目，黑髭须。

仙茅二斤，糯米泔浸五日去赤水，夏月浸三日，铜刀刮，锉，阴干，取一斤 苍术二斤，米泔

浸五日刮皮，焙干，取一斤　枸杞子一斤　车前子十二两　白茯苓去皮　茴香炒　柏子仁去壳各八两　生地黄焙　熟地黄焙各四两

为末，酒煮糊丸如梧子大。每服五十丸，食前温酒下，日二服。《圣剂总录》

强筋补益。

四圣不老丹

明松香一斤，以无灰酒砂锅内，桑柴火煮数沸，竹枝搅稠乃住火，倾入水内结块，复以酒煮九遍，其脂如玉，不苦不涩乃止，为细末，用十二两入白茯苓末半斤、黄甘菊花末半斤、柏子仁去油取霜半斤，炼蜜丸如梧子大。每服空心好酒送下七十二丸。须择吉日修合，勿令妇人鸡犬见之。

草还丹　益元阳，补元气，固元精，壮元神，乃延年续嗣之圣药也。

山茱萸酒浸，取肉一斤　破故纸酒浸，焙干半斤　当归四两　麝香一钱

为末，炼蜜丸梧子大。每服八十一丸，临卧盐汤下。　吴旻《扶寿方》

滋阴养生。

五月五日采五方侧柏叶三斤，远志去心二斤，白茯苓去皮一斤，为末，炼蜜和丸梧子大。每以仙灵脾酒下三十丸，日再服。并无所忌，勿示非人。

麋鹿丸　补心神，安脏腑，填骨髓，理腰脚，能久立，聪耳明目，发白变黑，貌老还少。

凡麋鹿取当年新角，连脑顶者，为上。看角根有斫痕处，亦堪用；蜕角根下平者，不堪。取角五具或四具、三具、二具、一具为一剂，去尖一大寸，即角长七八寸，取势截断，量把锉得，即于长流水中，以竹器盛悬浸十宿。如无长流水处，即于净盆中满着水浸，每夜易换，软即将出，削去皱皮，以利锉锉取白处，至心即

止，以清粟米泔浸两宿，初经一宿即干，握沥去旧水，置新绢上曝干，择去恶物、粗骨皮及锉不匀者，以无灰美酒于大瓷器中浸经两宿，其药及酒俱入净釜中，初用武火煮一食久，后以文火微煎如蟹目沸，以柳木篦徐徐搅，不得住手，时时添酒，以成煎为度，煎时皆须平旦下手，不得经宿，仍看屑如稀胶，即以牛乳五升、酥一片[1]，以次渐下后项药。仍以麋角一条炙，令黄，为末，与诸药同制之。

槟榔　通草　秦艽　肉苁蓉　人参　菟丝子酒浸两宿，别捣晒干　甘草各一两

上捣为末。将胶再煎一食顷，似稀稠粥即止火，少时投诸药末相和，稠粘堪作丸，即以新器盛贮，以众手一时丸如梧子大，如粘手着少酥涂手。其服饵之法：空腹以酒下之。初服三十丸，日加一丸，加至五十丸为度，日二服。至一百日内，忌房室。服经一月，腹内诸疾，自相驱逐，有微利勿怪，渐后多泄气能食。患气者，加枳实、青木香各一两。服至二百日，面皱光泽；一年齿落更生，强记身轻若风，日走数百里；二年令人肥饱，少食；七十以上服之，却成后生，肠作筋体[2]，预见未明，四年常饱不食，自见仙人；三十下服之不辍，颜一定而不变。修合时，须在净室中，勿令阴人鸡犬孝子等见。妇人服之尤佳。如饮酒食面，口干眼涩，内热者，即服三黄丸，微利之。如此一度发动，以后方始调畅也。　《千金方》

斑龙丸　治诸虚。

用鹿茸酥炙，或酒炙亦可、鹿角胶炒成珠、鹿角霜、阳起石煅红，酒淬、肉苁蓉酒浸、酸枣仁、柏子仁、黄芪蜜炙各一两、当归、黑附子炮、地黄九蒸九焙各八

———————
[1] 片：《千金要方》作"斤"。
[2] 体：《千金要方》作"髓"。

钱，辰朱砂半钱，各为末，酒糊丸梧子大。每空心温酒下五十丸。　《澹寮方》

二至丸　补虚损，生精血，去风湿，壮筋骨。

用鹿角镑细，以真酥一两、无灰酒一升，慢火炒干，麋角镑细，以真酥二两，米醋一升，煮干，慢火炒干，取四两、苍耳子酒浸一宿，焙，半斤，山药、白茯苓、黄芪蜜炙各四两，当归酒浸焙五两，肉苁蓉焙酒浸、远志去心、人参、沉香各二两，五味子一两。通为末，酒煮糯米糊丸梧子大。每服五十丸，温酒盐酒任下，日二服。　《杨氏家藏方》

秋石四精丸　治思虑色欲过度，损伤心气，遗精，小便数。

秋石　白茯苓各四两　莲肉　芡实各二两

为末，蒸枣肉和，丸梧子大。每空心盐汤下三十丸。　《永类钤方》

秋石交感丹　治白浊遗精。

秋石一两　白茯苓五钱　菟丝子炒五钱

为末，用百沸汤一盏，井华水一盏，煮糊丸梧子大。每服一百丸，盐汤下。《郑氏家传方》

人参膏　用人参十两细切，以活水二十盏浸透，入银石器内，桑柴火缓缓煎取十盏，滤汁；再以水十盏煎取五盏，与前汁合煎成膏，瓶收，随病作汤使。丹溪云：多欲之人，肾气衰惫，咳嗽不止，用生姜橘皮煎汤化膏服之。浦江郑兄，五月患痢，又犯房室，忽发昏运，不知人事，手撒目暗，身汗如雨，喉中痰鸣如曳锯声，小便遗失，脉大无伦。此阴亏阳绝之证也。予令急煎大料人参膏，仍与灸气海十八壮，右手能动，再三壮，唇口微动，遂与膏服一盏，半夜后服三盏，眼能动，尽三斤，方能言而索粥，尽五斤而痢止，至十斤而全安。若作风治，则误矣。一人背疽，服内托十宣药已，多脓出，作呕发热，六脉沉数有力，此溃疡所忌也。遂与大料人参膏，入竹沥饮之。参尽一十六斤，竹伐百余竿而安。后经旬余，值大风拔木，疮起有脓，中有红线一道，过肩胛，抵右肋。予曰：急作参膏，以芎归橘皮作汤，入竹沥姜汁饮之，尽三斤而疮溃，调理乃安。若痈疽溃后，气血俱虚，呕逆不食，变证不一者，以参芪归术等分，煎膏服之，最妙。

天门冬膏　去积聚风痰，补肺，疗咳嗽失血，润五脏，杀三虫伏尸，除瘟疫，轻身益气，令人不饥。

以天门冬流水泡过，去皮心，捣烂取汁，砂锅文武炭火煮，勿令大沸，以十斤为率，熬至三斤，却入蜜四两，熬至滴水不散，瓶盛埋土中一七，去火毒。每日早晚白汤调服一匙。若动大便，以酒服之。《医方摘要》

琼玉膏　常服开心益智，发白返黑，齿落更生，辟谷延年。治痈疽劳瘵，咳嗽吐血等证。乃铁瓮城申先生方也。

生地黄十六斤取汁　人参末一斤半　白茯苓末三斤　白沙蜜十斤滤净

拌匀，入瓶内，箬封，安砂锅中，桑柴火煮三日夜，再换蜡纸重封，浸井底一夜，取起再煮一伏时。每以白汤或酒点服一匙。丹溪云：好色虚人咳嗽唾血者，服之甚捷。国朝太医院进御服食，议加天门冬、麦门冬、枸杞子末各一斤，赐名益寿永真膏。《臞仙方》加琥珀、沉香半两。

地髓煎

生地黄十斤洗净，捣压取汁　鹿角胶一斤半　生姜半斤绞取汁　蜜二升　酒四升

文武火煮地黄汁数沸，即以酒研紫苏子四两取汁，入煎一二十沸，下胶化，下姜汁、蜜再煎，候稠，瓦器盛之。每空心酒化一匕服，大补益。　《千金方》

白术膏　服食滋补，止久泄痢。

上好白术十斤切片，入瓦锅内水淹过二寸，文武火煎至一半，倾汁入器内，以渣再煎，如此三次，乃取前后汁，同熬成膏，入器中一夜，倾去上面清水，收之。每服二三匙，蜜汤调下。　《千金良方》

参术膏　治一切脾胃虚损，益元气。

白术一斤　人参四两

切片，以流水十五碗浸一夜，桑柴文武火煎，取浓汁熬膏，入炼蜜收之。每以白汤点服。　《集简方》

地黄酒　补虚弱，壮筋骨，通血脉，治腹痛，变白发。

用生肥地黄绞取汁，同曲米封密器中五七日，启之，中有绿汁，真精英也，宜先饮之。乃滤汁藏贮。加牛膝汁，效更速。亦有加群药者。

枸杞酒　补虚弱，益精气，去冷风，壮阳道，止目泪，健腰脚。

用甘州枸杞子煮烂，捣汁，和曲米酿酒；或以子同生地黄袋盛，浸酒煮，饮。

黄精酒　壮筋骨，益精髓，变白发，治百病。

用黄精、苍术各四斤，枸杞根、柏叶各五斤，天门冬三斤，煮汁一石，同曲十斤、糯米一石，如常酿酒，饮。

天门冬酒　润五脏，和血脉。久服除五劳七伤，癫痫恶疾。常令酒气相接，勿令大醉。忌生冷。十日当出风疹毒气，三十日乃已，五十日不知风吹也。

冬月用天门冬三十斤去心，捣碎，以水二石，煮汁一石，糯米五斗、细曲十斤，如常炊酿酒熟。日饮三杯，酿初熟，微酸，久乃味佳。　《千金方》

桑椹酒　补五脏，明耳目。治水肿，不下则满，下之则虚，入腹则十无一活。

用桑椹捣汁，煎过，同曲米如常酿酒，饮。

甘菊花酒　治头风，明耳目，去痿痹，消百病。

用甘菊花煎汁，同曲米酿酒；或加地黄、当归、枸杞诸药亦佳。

薏苡仁酒　去风湿，强筋骨，健脾胃。

用绝好薏苡仁粉，同曲米酿酒；或袋盛煮酒。饮之。

五加皮酒　去一切风湿痿痹，壮筋骨，填精髓。

用五加皮洗刮去骨，煎汁，和曲米酿成，饮之；或切碎，袋盛浸酒，煮，饮；或加当归、牛膝、地榆诸药。

五加皮地榆煮酒法　能去风湿，壮筋骨，顺气化痰，添精补髓。久服延年益老，功难尽述。

五加皮、地榆刮去粗皮各一斤，袋盛，入无灰酒二斗，大坛封固，安大锅内，文武火煮之。坛口上安米一合，米熟为度。取出埋土，去火毒。以渣晒干为丸，每服五十丸，药酒送下，卧时再服。《试验方》

仙灵脾酒　益丈夫，兴阳，理腰膝冷。

用淫羊藿一斤、酒一斗浸三日，逐日饮之。　《食医心镜》

《圣惠方》同，云：治偏风不遂，强筋坚骨。

仙茅酒　治精气虚寒，阳痿膝弱，腰痛痹缓，诸虚之病。

用仙茅九蒸九晒，浸酒，饮。

大麻仁酒　治骨髓风毒，疼痛，不可运动。

用大麻仁水浸取沉者一大升，曝干，于银器中旋旋慢炒香熟，入木臼中捣至万杵，待细入白粉即止，平分为十贴。每用一贴，取家酿无灰酒一大碗，同麻粉用柳槌蘸入砂盆中，擂之，滤去壳，煎至减

半，空腹温服一贴。轻者，四五贴见效；甚者，不出十贴，必失所苦。效不可言。《箧中方》

蚕砂酒　治风缓顽痹，诸节不随，腹内宿痛。

用原蚕砂炒黄，袋盛，浸酒，饮。

长松酒　滋补一切风虚。乃庐山休休子所传。

长松一两五钱状似独活而香，乃酒中圣药也 熟地黄八钱　生地黄　黄芪蜜炙　陈皮各七钱　当归　厚朴　黄柏各五钱　白芍药煨 人参　枳壳各四钱　苍术米泔制　半夏姜汁白矾制　天门冬　麦门冬　砂仁　黄连各三钱

木香　蜀椒　胡椒　桃仁各二钱　小红枣肉八个　老米一撮　灯心五寸长一百二十根

一料分十剂，绢袋盛之。凡米五升造酒，一尊煮一袋，窨久，乃饮。《韩氏医通》

羊羔酒　大补元气，健脾胃，益腰肾。

用米一石，如常浸蒸；嫩肥羊肉七斤、曲十四两、杏仁一斤，同煮烂，连汁拌末，入木香一两同酿。勿犯水十日，熟，极甘滑。

一法　羊肉五斤蒸烂，酒浸一宿，入消梨七个，同捣取汁，和曲米酿酒，饮之。《宣和化成殿真方》

戊戌酒　大补元气。

用黄犬肉一只，煮一伏时捣如泥，和汁拌炊糯米三斗，入曲，如常酿酒，候熟，每旦空心饮之。《养老方》

鸡头粥　益精气，强志意，利耳目。

鸡头实三合煮熟，去壳，粳米一合煮粥，日日空心食。《经验方》

麻子仁粥　治风水腹大，腰脐重痛，不可转动。

用冬麻子半斤研碎，水滤取汁，入粳米二合煮稀粥，下葱椒盐豉，空心食。亦治大便不通。《食医心镜》

法制青皮　常服安神调气，消食解酒益胃。不拘大人小儿。宋神宗每食后，咀数片。乃邢和璞真人所献，名万年草。刘跋改名延年草。

用青皮一斤浸去苦味，去瓤，拣净　白盐花五两　炙甘草六两　舶茴香四两

甜水一斗煮之，不住手搅，勿令着底，候水尽，慢火焙干，勿令焦，去甘草、茴香，只取青皮密收，用服。王氏《易简方》

壮阳益肾。

用白羊肉半斤生切，以蒜薤食之，三日一度。甚妙。《心镜方》

补肾兴阳。

用虾米一斤、蛤蜊二枚，茴香、蜀椒各四两，以青盐化酒炙炒，以木香粗末一两和匀，乘热收新瓦瓶中，密封。每服一匙，空心盐酒嚼下。甚妙。

暖益腰膝。

王方平通灵玉粉散　治腰膝，暖水脏，益颜色，其功不可具载。

硫黄半斤、桑柴灰五斗淋取汁，煮三伏时，以铁匙抄于火上试之，伏火即止，候干，以大火煅之。如未伏，更煮，以伏为度，煅了研末，穿地坑一尺二寸，没水于中，待水清，取，和硫末坩锅内煎如膏，铁钱抄出，细研饭丸麻子大。每空心盐汤下十丸。极有效验。杜光庭《玉函方》

兼　治

丸　散　汤　酒　膏

苏合香丸　治传尸骨蒸，殗殜肺痿，痃疟鬼气，卒心痛，霍乱吐利，时气鬼魅，瘴疟，赤白暴痢，瘀血，月闭，痃癖丁肿，小儿惊痫客忤，大人中风，中气狐

狸等病。

用苏合油一两、安息香末二两，以无灰酒熬成膏，入苏合油内；白术、香附子、青木香、白檀香、沉香、丁香、麝香、荜拨、诃梨勒煨去核、朱砂、乌犀角镑各二两，龙脑、熏陆香各一两，为末，以香膏加炼蜜和成剂。蜡纸包收。每服旋丸梧子大，早服取井华水，温冷任意，化服四丸；老人、小儿一丸。　《和剂局方》

枳术丸　消痞强胃。久服令人食自不停也。

白术一两东壁土炒过，去土　枳实麸炒，去麸一两

为末，荷叶包饭煨熟，捣和，丸梧子大。每服五十丸，白汤下。气滞加橘皮一两，有火加黄连一两，有痰加半夏一两，有寒加干姜五钱、木香三钱，有食加神曲、麦蘖各五钱。　《洁古家论》

紫金丸　治产后恶露不快，腰痛，小腹如刺，时作寒热头痛，不思饮食。又治久有瘀血，月水不调，黄瘦不食。亦疗心痛腹痛，小肠疝痛。功与失笑散同。

以五灵脂水淘净，炒末一两，以好醋调稀，慢火熬膏，入真蒲黄末和，丸龙眼大。每服一丸，以水与童子小便各半盏，煎至七分温服，少顷，再服，恶露即下；血块经闭者，酒磨服之。　杨氏《产乳》

威喜丸　治丈夫元阳虚惫，精气不固，小便白浊，余沥常流，梦寐多惊，频致遗泄。妇人白淫白带，并治之。

白茯苓四两去皮作匮，以猪苓四钱半入内，煮二十余沸，取出日干，择去猪苓为末，化黄蜡搜和，丸弹子大。每嚼一丸，空心津下，以小便清为度。忌米醋。

黄鹤丹　治百病。乃朱衣翁在黄鹤楼所授方，故名。

用香附子一斤、黄连半斤，洗，晒，为末，水糊丸梧子大。外感，葱姜汤下；内伤，米饮下；气病，木香汤下；血病，酒下；痰病，姜汤下；火病，白汤下。余可类推。

保安丸　治风热积壅，化痰涎。治痞闷，消食化气导血。

用大黄四两、牵牛子半炒半生四两，为末，炼蜜丸如梧子大。每服十丸，白汤下，并不损人。如要微利，加一二十丸。《卫生宝鉴》用皂荚熬膏和丸，名坠痰丸，又名全真丸、金宣丸。曾御服有验，赐名保安丸。

四蒸木瓜圆　治肝肾脾三经气虚，为风寒暑湿相搏，流注经络。凡遇气化变更，七情不和，必至发动，或肿满，或顽痹，憎寒壮热，呕吐自汗，霍乱吐利。

用宣州大木瓜四个切盖剜空听用。用一个入黄芪、续断末各半两于内；一个入苍术、橘皮末各半两于内；一个入乌药、黄松节末各半两于内黄松节即茯神中心木也；一个入威灵仙、苦葶苈末各半两于内。以原盖签定，用酒浸透，入蒸内蒸熟，晒，三浸三蒸三晒，捣末，以榆皮末水打糊，丸如梧子大。每服五十丸，温酒盐汤任下。　《御院药方》

白飞霞制天一丸

用灯心十斤，米粉浆染，晒干，研末，入水澄去粉，取浮者晒干二两五钱、赤白茯苓去皮共五两、滑石水飞五两、猪苓二两、泽泻三两、人参一斤切片，熬膏和药，丸如龙眼大，朱砂为衣。每用一丸，任病换引。大段小儿生理向上，本天一生水之妙，诸病以水道利为捷径也。《韩氏医通》

养正丹　又名交泰丹。乃宝林真人谷伯阳方也。却邪辅正，助阳接真。治元气亏虚，阴邪交荡，上盛下虚，气不升降，呼吸不足，头旋气短，心怯惊悸，虚烦狂

言盗汗，腹痛腰痛，反胃吐食，霍乱转筋，咳逆。又治中风涎潮，不省人事，阳气欲脱，四肢厥冷，伤寒阴盛，自汗唇青，脉沉；妇人产后月候不匀，带下腹痛。

用铁盏一只，入黑铅熔汁，次下水银，次下朱砂末，炒不见星，少顷，乃下硫黄末，急搅，有焰洒醋解之，取出研末，糯粉煮糊，丸绿豆大。每服二十丸，盐汤下。四味皆等分。此药升降阴阳，既济心肾，神效不可具述。 《和剂局方》

万病解毒丹 一名太乙紫金丹，一名玉枢丹。解诸毒，疗诸疮，利关节，治百病，起死回生，不可尽述。凡居家远出，行兵动众，不可无此。

山慈菇去皮，洗极净，焙二两 川五倍子洗，刮，焙二两 千金子仁白者，研，纸压去油一两 红芽大戟去芦，洗，焙一两半 麝香三钱

以端午、七夕、重阳或天德月德、黄道上吉日，预先斋戒盛服，精心治药为末，陈设拜祷。乃重罗令匀，用糯米浓饮和之，木臼杵千下，作一钱一锭。病甚者，连服取利一二行，用温粥补之。凡一切饮食药毒，蛊毒瘴气，河豚土菌，死牛马等毒，并用凉水磨服一锭，或吐或利即愈。痈疽发背，疗肿杨梅等一切恶疮，风疹赤游痔疮，并用凉水或酒磨，涂，日数次，立消。阴阳二毒，伤寒狂乱，瘟疫喉痹喉风，并用凉水入薄荷汁数匙化下。心气痛并诸气，用淡酒化下。泄泻痢下，霍乱绞肠痧，用薄荷汤下。中风中气，口紧眼歪，五癫五痫，鬼邪鬼胎，筋挛骨痛，并暖酒下。自缢溺水，鬼迷，心头温者，冷水磨灌之。传尸痨瘵，凉水化服，取下恶物虫积为妙。久近疟疾，将发时，东流水煎桃枝汤化服。女人经闭，红花酒化服。小儿惊风，五疳五痢，薄荷汤下。头

风头痛，酒研，贴两太阳上。诸腹鼓胀，麦芽汤化下。风虫牙痛，酒磨涂之；亦吞少许。打扑伤损，松节煎酒下。汤火伤，毒蛇恶犬，一切虫伤，并冷水磨涂，仍服之。 《百一选方》

萤火丸 一名武威丸，又名冠军丸。主辟疫病，恶气百鬼，虎狼蛇虺，蜂虿诸毒，五兵白刃，盗贼凶害。昔汉冠军将军武威太守刘子南，从道士尹公受得此方，为将未尝被伤。

用萤火、鬼箭羽、蒺藜各一两，雄黄、雌黄各二两，羖羊角煅存性一两半，矾石火烧二两，铁锤柄入铁处烧焦一两半，俱为末，以鸡子黄丹雄鸡一具，和捣下千，丸如杏仁。作三角绛囊盛五丸，带于左臂上，从军系腰中，居家挂户上，甚辟盗贼也。 《神仙感应篇》

益元散 又名天水散、太白散、六一散。解中暑，伤寒疫疠，饥饱劳损，忧愁思虑，惊恐悲怒，传染并汗后遗热，劳后诸疾；兼解两感伤寒，百药酒食，邪热毒。治五劳七伤，一切虚损内伤，阴痿，惊悸健忘，痫瘛，烦满，短气痰嗽，肌肉疼痛，腹胀闷痛，淋秘涩痛，服石石淋。疗身热呕吐，泄泻胀①澼，下痢赤白，除烦热，胸中积聚，寒热。止渴消蓄水，妇人产后损液，血虚阴虚，热甚，催生下乳。治吹乳乳痈，牙疮齿疳。此药大养脾肾之气，通九窍六腑，去留结，益精气，壮筋骨，和气，通经脉，消水谷，保真元，明耳目，安魂定魄，强志轻身，驻颜益寿，耐劳役饥渴。乃神验之仙药也。

白滑石水飞过六两 粉甘草一两

为末。每服三钱，蜜少许，温水调下。实热用新汲水下，解利用葱豉汤下，通乳用猪肉面汤调下，催生用香油浆下。

————

① 胀：据《本草纲目》当为"肠"。

凡难产或死胎下，下皆由风热燥涩，结滞紧敛，不能舒缓故也。此药力至则结滞顿开而瘥矣。

香乌散　治男妇诸病。

香附　乌药各等分

为末。每服一二钱，饮食不进，姜枣汤下；疟疾，干姜白汤下；腹中有虫，槟榔汤下；头风虚肿，茶汤下；妇人冷气，米饮下；产后血攻，心脾痛，童便下；妇人血海痛，男子疝气，茴香汤下。　《乾坤秘韫》

一切气疾，心腹胀满，噎塞噫气，吞酸，痰逆呕恶，及宿酒不解。

香附子一斤　缩砂仁八两　甘草炙四两

为末，每白汤入盐点服；为粗末，煎服亦可。名快气汤。　《和剂局方》

升降诸气。

藿香一两　香附炒五两

为末。每以白汤点服一钱。　《经验济世方》

琥珀散　止血生肌，镇心明目，破癥瘕气块，产后血晕闷绝，儿枕痛，并宜饵此方。

琥珀一两　鳖甲一两　京三棱一两　延胡索半两　没药半两　大黄六铢

熬，捣，为散。空心酒服三钱匕，日再服。神验莫及。产后即减大黄。　海藏

花蕊石散　治五内崩损，喷血出斗升，用此治之。

花蕊石煅存性，研如粉，以童子小便一锺，男入酒一半，女入醋一半，煎温，食后调服三钱；甚者五钱。能使瘀血化为黄水。后以独参汤补之。　葛可久《十药神书》

又　治一切金刃箭镞伤，打扑伤损，狗咬至死者，急以药掺伤处，其血化为黄水，再掺便活，更不疼痛。如内损血入脏腑，煎童子小便入酒少许，热调一钱服，

立效。畜牲抵伤，肠出不损者，急纳入，桑白皮线缝之，掺药血止，立活。妇人产后，败血不尽，血晕，恶血奔心，胎死腹中，胎衣不下至死，但心头温暖者，急以童子小便调服一钱，取下恶物如猪肝，终身不患血风血气。若膈上有血，化为黄水，即时吐出，或随小便出，甚效。

硫黄四两　花蕊石一两

并为粗末，拌匀，以胶泥固济，日干，瓦罐一个盛之，泥封口，焙干，安在西方砖上，砖上书八卦五行字，用炭一秤蔟匝，从巳午时自下生火，煅至炭消，冷定取出，为细末，瓶收用。　《和剂局方》

象骨散　治脾胃虚弱，水谷不消，噫气吞酸，吐食霍乱，泄泻脓血，脐腹疼痛，里急频并，不思饮食诸证。

用象骨四两炒，肉豆蔻炮、枳壳炒各一两，诃子肉炮、甘草各二两，干姜半两炮，为末。每服三钱，水一锺半，煎八分，和滓热服，食前，日三次。　《宣明方》

一切胸膈停痰壅食，受寒痞哽，及夏月饮水过伤。

用瓜蒂二钱半熬黄、赤小豆二钱半为末。每用一钱，以香豉一合，热汤七合，煮糜去滓，和腹[①]。少少加之，快吐乃止。名瓜蒂散。　仲景方

四君子汤　治脾胃气虚，不思饮食。诸病气虚者，以此为主。

人参一钱　白术二钱　白茯苓一钱　炙甘草五分　姜三片　枣一枚

水二锺，煎一锺，食前温服，随证加减。

治中汤　张仲景治胸痹心中痞坚，留气结胸，胸满，胁下逆气抢心，治中汤主

———————

① 腹：据《伤寒论》当为"服"。

之,即理中汤。

人参 白术 干姜 甘草各三两

四味以水八升,煮三升,每服一升,日三服,随证加减。此方自晋宋以后至唐,名医治心腹痛者,无不用之。或作汤,或蜜丸,或为散,皆有奇效。胡洽居士治霍乱,谓之温中汤。陶隐居《百一方》云:霍乱,余药乃或难求,而治中方、四顺汤、厚朴汤,不可暂缺,常须预合自随也。唐·石泉公王庆云:数方不惟霍乱可医,诸病皆疗也。四顺汤用人参、甘草、干姜、附子炮各二两,水六升,煎二升半,分四服。

枳术汤 心下坚大如盘,边如旋杯,水饮所作。寒气不足,则手足厥逆,腹满胁鸣相逐;阳气不通即水[①]冷;阴气不通即骨疼;阳前通则恶寒,阴前通则痹不仁。阴阳相得,其气乃行。大气一转,其气乃散。实则失气,虚则遗尿,名曰气分。宜此主之。

白术一两 枳实七个

水五升,煮三升,分三服,胸中软即散。 仲景《金匮玉函方》

甘桔汤 通治咽喉口舌诸病。宋仁宗加荆芥、防风、连翘,遂名如圣汤,极言其验也。按王好古《医垒元戎》载之颇详,云:失音加诃子,声不出加半夏。上气加陈皮,涎嗽加知母、贝母,咳、渴加五味子,酒毒加葛根,少气加人参,呕加半夏、生姜,唾脓血加紫菀,肺痿加阿胶,胸膈不利加枳壳,心胸痞满加枳实,目赤加栀子、大黄,面肿加茯苓,肤痛加黄芪,发斑加防风、荆芥,疫毒加鼠粘子、大黄,不得眠加栀子。干咳嗽,乃痰火之邪郁在肺中,宜苦梗以开之;痢疾腹痛,乃肺金之气郁在大肠,亦宜苦梗开之,后用痢药。此药能开提气血,故气药中宜用之。

治寒劳虚羸,及产后心腹疝痛。

用肥羊肉一斤,水一斗,煮汁八升,入当归五两、黄芪八两、生姜六两,煮取二升,分四服。《胡洽方》无黄芪。《千金方》有芍药。 《金匮要略》

治中风伤湿,半身不遂,口目喎斜,肤肉瘴痹,骨节疼痛,及年久疥癣,恶疮风癞诸证。

用白花蛇一条,取龙头虎口黑质白花,尾有佛指甲,目光不陷者为真,以酒洗,润透,去骨刺,取肉四两、羌活二两、当归身二两、真天麻二两、真秦艽二两、五加皮二两、防风一两,各锉匀,以生绢袋盛之,入金华酒坛内,悬胎安置,入糯米生酒醅五壶,浸袋,箬叶密封,安坛于大锅内,水煮一日,取起,埋阴地七日,取出。每饮一二杯。仍以滓日干,研末。酒糊丸梧子大。每服五十丸,用煮酒吞下。切忌见风、犯欲及鱼羊鹅面发风之物。 濒湖方

白菊花酒 治丈夫、妇人久患头风眩闷,头发干落,胸中痰壅。每发即头旋眼昏,不觉欲倒者是其候也。先灸两风池各二七壮,并服此酒及散,永瘥。其法:春末夏初,收白菊软叶阴干,捣末,空腹取一方寸匕,和无灰酒服之,日再服,渐加三方寸匕。若不饮酒者,但和羹粥汁服之,亦得。秋八月合花收,曝干,切,取三大斤以生绢袋盛,贮三大斗酒中,经七日服之,日三次,常令酒气相续为佳。 苏颂

豆淋酒法 治产后百病。或血热,觉有余血、水气;或中风困笃;或背强口噤;或但烦热瘛疭口渴;或身头皆肿,或身痒呕逆直视;或手足顽痹,头旋眼眩。此皆虚热中风也。

————

① 水:据《伤寒论》当为"身"。

用大豆三升，熬熟至微烟出，入瓶中，以酒五升沃，日[①] 经一日以上，服酒一升，温覆，令少汗出身润，即愈。口噤者加独活半斤，微微槌破，同沃之。产后宜常服，以防风气，又消结血。　寇氏《衍义》

倒仓法　朱震亨论曰：肠胃为积谷之室，故谓之仓；倒者，推陈以致新也。胃属土，受物而不能自运。七情五味有伤，中宫停痰积血，互相缠纠，发为痈疽，为劳瘵，为蛊胀；成形成质，为窠为臼，以生百病。而中宫衍和，自非丸散所能去也。此方出自西域异人，其法：

用黄肥牡牛肉二十斤，长流水煮成糜，去滓，滤取液，再熬成琥珀色，收之。每饮一锺，随饮至数十锺，寒月温饮。病在上，则令吐；在下，则令利；在中，则令吐而利。在人活变。吐利后渴，即服其小便一二碗，亦可荡涤余垢。睡二日，乃食淡粥；养半月，即精神强健，沉疴悉亡也。须五年忌牛肉。

杂　治

正旦烧鹊巢灰，撒门内，辟盗。　时珍

辟厌疫病。

正月元旦，面东，以齑水吞赤小豆三七枚，一年无诸疾。

又　七月立秋日，面西，以井华水吞赤小豆七枚，一秋不犯痢疾。

澡浴除病。

正月一日、二月二日、三月三日、四月四日，以至十二月十二日，皆用枸杞叶煎汤洗澡，令人光泽，百病不生。《洞天保生录》

适他方，不服水土。

刮鞋底下土，和水服，即止。　藏器方

注车注船。凡人登车船烦闷头痛，欲吐者。

宜用徐长卿、石长生、车前子、车下李根皮各等分，捣碎，以方囊系半合于衣带及头上，则免此患。　《肘后方》

香衣辟汗。

丁香一两为末　川椒六十粒

和之，绢袋盛佩，绝无汗气。　《多能鄙事》

夏衣生霉点。

梅花煎汤洗之，即去。甚妙。　时珍

五月五日取河边木七寸，投酒中，二遍饮之，必能令人饮酒不醉。　藏器

凡人逃走，取其发于纬车上逆转之，则迷乱，不知所适。　藏器

鳗鲡烧烟熏蚊，令化为水；熏毡及屋舍、竹木，断蛀虫；置骨于衣箱，断诸蠹。　张鼎

新造屋柱下，败蒲扇灰四隅下埋之，蚊永不入。

禁鼠法

逐月旦日，取神后土，泥屋之四角及塞鼠穴，一年鼠皆绝迹。神后，正月起中，顺行十二辰。

治牛疫。

狐头尾烧灰，和水灌之。

马患诸病。

白凤仙花连根叶熬膏，遇马有病，抹其眼四角上，即汗出而愈。　《卫生易简方》

牛马急黄黑汗。

水研胡桐泪三二两，灌之，立瘥。《唐本草》

桃树生虫。

煮猪头汁浇之，即止。　《种树书》

―――――――
① 日：《本草纲目》无。

解白酒酸。

用石决明，不拘多少，数个，以火炼过，研为细末，将酒荡热，以决明末搅入酒内，盖住一时，取饮之，其味即不酸。

解中诸毒

酒食诸毒。

大豆一升，煮汁服，得吐即愈。《广记》

中饮食毒。

雄黄、青黛等分，为末。每服二钱，新汲水下。　邓笔峰方

饮馔中毒，未审何物，卒急无药。

只煎甘草、荠苨汤，入口便活。《金匮玉函方》

食物中毒。

贝子一枚，含之自吐。

《圣惠》治漏脯毒、面臛毒，及射罔在诸肉中有毒。并用贝子烧研，水调半钱，服。

一切食毒。

缩砂仁末，水服一二钱。　《事林广记》

有人好食豆腐，中毒，医治不效。忽见卖豆腐人，言其妻误以萝卜汤入锅中，遂致不成。其人心悟，乃以萝卜汤饮之而瘳。

郁肉脯毒。

杵薤汁，服二三升。　葛洪方

漏脯中毒。

犬屎烧，末，酒服方寸匕。　《肘后》

菜毒脯毒。

凡野菜煮脯肉、马肝、马肉毒，以头垢枣核大，含之咽汁，能起死人；或白汤下亦可。　《小品方》

中马肝、漏脯、果菜诸毒。

猪骨烧灰，水服方寸匕，日三服。时珍

解肉脯毒。凡肉密器盖过宿者，为郁肉；屋漏沾肴者，为漏脯。皆有毒。

捣韭汁饮之。并治食物中毒。　张文仲《备急方》

六畜肉毒。

小豆一升烧，研，水服三方寸匕。神良。　《千金方》

一方　东壁土末水服一钱，即安。《集玄方》

《肘后方》治药毒，烦闷欲死者，调水三升，顿饮。

食狗肉毒，心下坚，或腹胀口干，忽发热妄语。

芦根煮汁服。亦治中马肉鲢鲥鱼及食蟹毒。　《千金方》

牛马肉毒。

甘草煮浓汁，饮一二升或煎酒服，取吐或下。如渴，不可饮水，饮之即死。《千金方》

又　豉汁和人乳，频服之，效。《卫生易简方》

牛马肉毒及肝毒。

取好土三升，煮，清一升服，即愈。《肘后》

食牛马六畜肉，生疔肿欲死者。

捣乌桕叶自然汁一二碗，顿服，得大利，去毒，即愈；未利再服。冬用根。时珍方

食牛马毒杀人者。

省头草连根叶，煎水服，即消。　唐瑶《经验方》

中牛肉毒。

猪齿烧灰，水服一钱。又治痘疮倒陷。　时珍

食牛肉作胀，解牛肉毒。

用牛胃中未化草，加姜桂盐醋食之。

刘恂

啖蛇牛肉毒。

牛啖蛇者，毛发向后，其肉杀人。但饮人乳汁一升，立愈。　《金匮要略》

中诸毒肉，吐血不止，痿黄痒者。

以葱子一升，水煮，冷服半升，日一夜一，血定乃止。　《孟诜方》

剥马中毒，被骨刺破，欲死。

以马肠中粟屎捣敷，以尿洗之，大效。绞汁饮之。亦可。　《外台秘要》

食鸭肉不消成病，胸满面赤，不能食者。

以糯米泔一盏饮之，即消。　时珍

食雉中毒，吐下不止。

用生犀角末方寸匕，新汲水调服，即瘥。　《圣惠方》

食鸡子毒。

饮醋少许，即消。　《广记》

食鱼中毒。烦乱，或成癥积。

鱼鳞烧灰，水服二钱。　时珍

亦治诸鱼骨鲠。　《别录》

中鳝鱼毒。

食蟹即解。　董炳《验方》

黄鳝鱼毒，食此鱼犯荆芥，能害人。

服地浆解之。　《集简方》

荠鸡炙食，解诸鱼虾毒。　时珍

解河豚毒。

一时仓卒无药，急以清麻油多灌，取吐出毒物，即愈。　《卫生易简方》

食蟹中毒。

紫苏煮汁，饮二升。　《金匮要略》

《集验方》用干蒜煮汁，饮。

《圣惠方》用藕汁饮。

溪毒射工，凡中之者。

知母连根叶捣，作散服。亦可投水捣，绞汁，饮一二斗。夏月出行，多取其屑自随。欲入水，先取少许，投水上流，便无畏；兼辟射工。亦可煮汤浴之，甚佳。　《肘后良方》

水毒中人，一名中溪，一名中湿，一名水病。似射工而无物。初得恶寒，头目微疼，旦醒暮剧，手足逆冷。三日则生虫食下，不痒不痛。过六七日，虫食五脏，注下不禁。

以小蒜三升，煮微热，大热即无力，以浴身。若身发赤斑纹者，毋以他病治之也。　《肘后方》

中水毒病，手足冷至膝肘，即是。

以浮萍日干，为末。饮服方寸匕，良。　姚僧坦《集验方》

中水毒病，初起头痛恶寒，拘急心烦。

用梨叶一把捣烂，以酒一盏，搅，饮。　《篋中方》

解水中毒。

蛇莓根捣末，夏月欲入水，先以少末投中流，更无所畏；又辟射工。家中以器贮水浴身，亦宜投少许。　《肘后方》

闭口椒毒，气欲绝，或出白沫，身体冷。

急煎桂汁服之，多饮新汲水一二升。　梅师方

《金匮方》以地浆饮之。

又　仲景方煮蒜饮之。

解蜀椒毒。

鸡毛烧烟吸之，并水调一钱服之。　《千金方》

中巴豆毒，下利不止。

黄连、干姜等分，为末，水服方寸匕。　《肘后方》

又　大豆一升煮汁，饮之。　《肘后方》

解乌头毒，不拘川乌、草乌。

用多年陈壁土泡汤，服之；冷水亦可。　《通变要法》

中砒毒，心腹绞痛，欲吐不吐，面青

肢冷。

用杨梅树皮煎汤二三碗，服之，即愈。　《易简方》

凡水肿及疮病，服轻粉后，口疮龈烂。

金器煮汁，频频含漱，能杀粉毒，以愈为度。　《外台秘要》

取轻粉毒。

出山黑铅五斤　打壶一把

纳土茯苓半斤、乳香三钱，入烧酒十五斤，封固，重汤煮一日夜，埋土中出火毒。每日早晚任性饮数杯后，用瓦盆接小便，自有粉出为验。服至筋骨不痛乃止。　《医方摘要》

解诸药毒已死，但心头温者。

用绿豆粉调水服。　《卫生易简方》

服药过剂，闷乱者。

饴糖食之。　《千金方》

又　豉汁饮之。　《千金方》

制杀诸虫。

生芜荑　生槟榔各四两

为末，蒸饼，丸梧子大。每服二十丸，白汤下。　《本事》

中沙虱毒。

斑蝥二枚，一枚末服；一枚烧至烟尽，研末，敷疮中。立瘥。　《肘后方》

解中蛊毒，吐下血如猪肝。

茜草根、蘘荷叶各三分，水四升，煮二升，服，即愈。自当呼虫主姓名也。　《小品方》

解中鸩①毒，气欲绝者。

葛粉三合，水三盏，调服；口噤者，灌之。　《圣惠方》

解蛇虫毒。饮食中得之，咽中如有物，咽不下，吐不出，心下热闷。

兜铃一两，煎水服，即吐出。　崔行功《纂效方》

中蜈蚣毒，舌胀出口是也。

雄鸡冠血浸舌，并咽之。　《青囊杂纂》

诸中毒恶，热闷欲死者。

新粪汁，水和，服；或干者，干末渍汁。名破棺汤。　苏恭方

解中酒毒，恐烂五脏。

茅根汁，饮一升。　《千金方》

酒多致病。

河西柳晒干，为末。每服一钱，温酒调下。　《易简方》

烧酒醉死。

急以新汲水浸其发，外以故帛浸湿，贴其胸膈，仍细细灌之，至苏而已。　濒湖《集简方》

解烧酒毒。

绿豆粉荡皮，多食之，即解。

中煤炭毒，一时晕倒，不救杀人。

急以清水灌之。　唐瑶《经验方》

解乌头、附子、天雄毒。

并用防风煎汁，饮之。并解野菌毒。　《千金方》

鸭血热饮，解野葛毒已死者，入咽即活。　孟诜

又　挖开口后，灌鸡子三枚，须臾吐出野葛，乃苏。　《肘后方》

胡蔓野毒即断肠草一叶入口，百窍流血。

惟急取凤凰胎即鸡卵抱未成雏者，已成者不用，研烂，和麻油灌之，吐出毒物乃生，少迟即死。　《岭南卫生方》

解莨菪毒。

升麻煮汁，多服之。　《外台秘要》

解钩吻毒，面青口噤，欲死。

以葱涕啑之，即解。　《千金方》

解斑蝥毒。

玉簪根擂水，服之即解。　赵真人

————

① 鸩：据《本草纲目》当为"鸩"。

《济急方》

解五石毒。

茅苊生捣汁，多服之，立瘥。　苏颂《图经》

解硫黄毒。

黑铅煎汤，服，即解。　《集简方》

硫黄毒发，气闷。

用羊血热服一合，效。　《圣惠方》

解砒石毒。

绿豆粉　寒水石等分

以蓝根汁，调服三五钱。　《卫生易简》

一方　糯稻草烧灰，新汲水淋汁，滤清，调青黛三钱服。　《摘要》

解砒霜毒。

地浆调铅粉服之，立解。　《集玄方》

又　锡器于粗石上磨水，服之。《济急方》

解砒霜毒，烦躁如狂，心腹疗痛，四肢厥冷，命在须臾。

黑铅四两磨水一碗，灌之。　华佗《危病方》

辟山岚瘴气

山岚瘴气。

生熟大蒜各七片，共食之，少顷腹鸣，或吐血，或大便泄，即愈。　《摄生方》

预辟瘴疠。

桃仁一斤　吴茱萸　青盐各四两

同炒熟，以新瓶密封。——取出，拣取茱盐，将桃仁去皮尖，每嚼一二十枚。山居尤宜之。　余居士《选奇方》

辟瘴不染。

生葛捣汁一小盏，服，去热毒气也。《圣惠方》

热瘴昏迷烦闷，饮水不止。至危者，一服见效。

生地黄根、生薄荷叶等分，擂烂，取自然汁入麝香少许，并华水调下。觉心下顿凉，勿再服。　《普济方》

救　荒

济饥辟谷仙方

用大豆五斗淘净，蒸三遍，去皮；用大麻子三斗浸一宿，亦蒸三遍，令口开取仁。各捣为末，和捣作团，如拳大，入甑内蒸，从戌至子时止，寅时出甑，午时晒干，为末。干服之，以饱为度，不得食一切物。第一顿得七日不饥，第二顿得四十九日不饥，第三顿得三百日不饥，第四顿得二千四百日不饥，更不必服，永不饥也。不问老少，但依法服食，令人强壮，容貌红白，永不憔悴。口渴即研大麻子汤饮之，转更滋润脏腑。若要重吃物，用葵子三合，研末煎汤，冷服取下药如金色，任吃诸物，并无所损。

黄山谷煮豆帖言：荒年以黑豆一升，挼净，入贯众一斤，锉如骰子大，同以水煮，用文火斟酌，至豆熟取出，日干，覆令展尽余汁，簸去贯众。每以空心啖豆五七粒，能食百草木枝叶，有味可饱。

荒年代粮。

糯米一斗淘汰，百蒸百曝，捣末。日食一餐，以水调之，服至三十日止，可一年不食。　《肘后方》

荒年辟谷。

粳米一升　酒三升

渍之，曝干，又渍，取出，稍食之，可辟三十日。足一斗三升，辟谷一年。《肘后方》

山中辟谷，凡避难无人之境。

取白茅根洗净，咀嚼。或石上晒焦，

捣末，水服方寸匕。可辟谷不饥。 《肘　　　榆皮、檀皮，为末，日服数合。
后方》　　　　　　　　　　　　　　《救荒本草》

　　断谷不饥。

先醒斋医学广笔记

明·缪希雍　撰

序　一

古鄣丁长孺先生，世好医学，而独心服吾师仲淳先生。盖稽其言有征，验之事不忒，一方一案，必辑而录之，以公海内。所谓《先醒斋笔记》，无不以为枕中鸿宝矣。金沙好事者复广之，增所未备，不无小补。顾余佩服师训，雅欲家守其说，人师其用，而旧刻远藏他郡，未必遐迩流通。首春无事，简阅故本，删其余论，附以臆说。追思承事吾师于三箬①之下，五易裘葛②。《本草经疏》一书，相与究尾明首，寻注合经，宣扬至理，穷极天地；每疏一品，必相顾而笑，谓仓公、仲景而在，当无奈我两人何也。余不敏，于吾师幸得子斋张公之秘焉，因为重刻此记，以广其传。虽然，黄帝至圣，生而神灵，尚有灵兰之藏，即《经疏》未必尽该，况一二笔记哉！姑识以俟世之君之。

崇祯壬午夏虞山李枝季虬甫述

---

① 箬（ruò 若）：指箬竹。喻时序更替，此处指三年。
② 裘葛：此喻寒暑变迁，此处指历时五年。

序　二

　　先大夫雅好医，录方几成帙。予小子试之，茫乎无绪也。岁丁亥，交缪仲淳氏。仲淳豪爽，自负岐黄之诀，谛① 东垣、仲景以上，尤注精本草。曰：三坟书不传，传者此尔。游辙不持药囊，为人手疏方，辄奇中。其所诊视及刀匕汤液，与俗医左，俗医不能解，辄谤。遇险怪症，数年不起，或皇遽计无复之，必拱手请质缪先生。仲淳往往生死人，攘臂② 自快，不索谢。上自明公卿，下至皂田院乞儿，直平等视，故索方者日益相知，录其方递相传试，靡不奇验。仲淳一切无所吝，曰：顾用之何如尔？仲淳意所独到，坚执不移，至俗医相顾却走，意气闲定自若。其察脉审症，四顾踯躅，又甚细、甚虚、甚小心。生平好游，缁流羽客，樵叟村竖，相与垂盼睐，披肝胆，以故搜罗秘方甚富，然惟仲淳能衷之。曰：我以脉与证试方，不以方尝病也。予辛亥赐告归，不敢以山中余日漫付高枕，汇三十余年所积方，取奇中者裁之仲淳，并录后先医案，类而梓之，以广其传，窃自附古人手录方书之意云！仲淳讳希雍，海虞故家子，多侨寓，所至称寓公。

癸丑春日曲肱道人丁元荐题

---

① 禘（dì弟）：祭祀，此处作崇拜。
② 攘臂：将袖伸臂，振奋或发怒的样子。

自　序

予既不事王侯，独全微尚，幽栖自遂，远于尘累，以保天年。然无功及物，亦岂道人之怀乎？于是搜辑医方，精求药道，用存利济，随所试效，病家藏之，好事者抄录，转相授受，复多获验。先是长兴丁客部长孺手集予方一册，命之曰《先醒斋笔记》，梓行于世，板留岩邑，未便流通。交游中多索此书者，卒无以应。予适旅泊金沙，文学庄君敛之，时时过从，请增益群方，兼采本草常用之药，增至四百余品，详其修事，又增入伤寒、温病、时疫治法要旨，并属其季君敜①之，镂板流行，传之远迩。庶穷乡僻邑，舟次旅邸，偶乏明医，俾病者按方施治，以瘳疾苦，则是书或有补于世也夫！敛之曰：善。

时天启二年岁次壬戌仲冬既望东吴缪希雍

---

① 敜：疑为敠字。

目　录

卷 之 一

中 风

治法大略

凡言中风，有真假内外之别。差之毫厘，谬以千里。何者？西北土地高寒，风气刚猛，真气空虚之人，猝为所中，中脏者死，中腑者成废人，中经络者可调理而瘳。治之之道，先以解散风邪为急，次则补养气血。此真中外来风邪之候也。其药以小续命汤，桂枝、麻黄、生熟附子、羌独活、防风、白芷、南星、甘草之属为本。若大江以南之东西两浙、七闽、百粤、两川、滇南、鬼方，荆、扬、梁三州之域，天地之风气既殊，人之所禀亦异。其地绝无刚猛之风，而多湿热之气。质多柔脆，往往多热多痰。真阴既亏，内热弥甚，煎熬津液，凝结为痰，壅塞气道，不得通利，热极生风，亦致猝然僵仆类中风证。或不省人事，或言语謇涩，或口眼歪斜，或半身不遂。其将发也，外必先显内热之候，或口干舌苦，或大便闭涩，小便短赤，此其验也。刘河间所谓此证全是将息失宜，水不制火。丹溪所谓湿热相火，中痰中气是也。此即内虚暗风，确系阴阳两虚，而阴虚者为多，与外来风邪迥别。法当清热顺气，开痰以救其标；次当治本，阴虚则益血，阳虚则补气，气血两虚则气血兼补，久以持之。设若误用治真中风药，如前种种风燥之剂，则轻变为重，

重则必死。祸福反掌，不可不察也。初清热则天门冬、麦门冬、甘菊花、白芍药、白茯苓、栝蒌根、童便；顺气则紫苏子、枇杷叶、橘红、郁金；开痰则贝母、白芥子、竹沥、荆沥、栝蒌仁。次治本，益阴则天门冬、甘菊花、怀生地、当归身、白芍药、枸杞子、麦门冬、五味子、牛膝、人乳、白胶、黄柏、白蒺藜之属；补阳则人参、黄芪、鹿茸、大枣。

乙卯春正月三日，予忽患口角歪斜，右目及右耳根俱痛，右颊浮肿。仲淳曰：此内热生风及痰也。治痰先清火，清火先养阴。最忌燥剂。

真苏子三钱　广橘红三钱　栝蒌根三钱　贝母四钱　天门冬三钱　麦门冬五钱　白芍药四钱　甘草七分　鲜沙参三钱　明天麻一钱　甘菊花三钱　连翘二钱

河水二盅半，煎一盅，加竹沥、童便各一杯，霞天膏四五钱。饥时服，日二剂。

初四至初九日，加淮生地黄三钱；初十，加牛膝四钱，黄柏二钱；十三日，去连翘，加石斛三钱五分，五味子七分，白扁豆二钱，干葛八分；十八日，去连翘、天麻、干葛、白扁豆，加莲肉四十粒。

正月廿二日定方：初日进二剂，后每日一剂。天门冬三钱　麦门冬五钱　生地黄五钱　白芍药四钱　牛膝酒蒸，五钱　炙甘草一钱　贝母二钱　栝蒌根二钱　莲肉四十粒　酸枣仁六钱　真苏子二钱　黄柏一钱五分　甘菊花二钱五分　鲜沙参三钱　广橘红二

钱 五味子八分

河水三盅，煎一盅，饥时服。

二月十二日定方：天门冬三钱　麦门冬五钱　真苏子二钱五分　广橘红二钱五分　白茯苓三钱　贝母三钱　黄柏一钱五分　栝蒌根二钱　五味子七分　鲜沙参三钱　玄参二钱　甘菊花二钱五分　甘草一钱五分　酸枣仁五钱　生地黄四钱　白芍药四钱　牛膝五钱　莲肉六十粒

十日后，去栝蒌根。三月廿八日，去玄参，加石斛三钱。至五月尽，病始全愈。前方中曾加参二钱，服二剂，反觉浮火上升，即去之。

丸方：胡麻仁三斤，即黑芝麻　桑叶酒拌蒸晒，三斤　何首乌三斤，九蒸九晒，人乳拌至一倍、两倍　苍术二斤，米泔浸，洗净，刮去皮，拌黑豆蒸，又拌蜜酒蒸，又拌人乳蒸，凡三次，蒸时须烘晒极干，气方透　牛膝如法，二斤　甘菊花二斤　怀生地三斤　天门冬去心，酒蒸，二斤　柏子仁二斤　黄柏一斤　枸杞子二斤

又丸方：先时合成，病中仲淳以为可服，日进两许，百日后方易前丸。人参去芦，人乳浸，饭上蒸，切片烘干，十两　五味子去枯者，打碎，蜜蒸烘干，十两　山茱萸肉八两　沙苑蒺藜一半炒为末，一半打糊和药，十二两　川巴戟天如法去骨，以甘菊花、枸杞子同酒浸，蒸晒干，八两　莲须金黄色者良，六两　枸杞子去枯者及蒂，人乳润过，烘干，十二两　川牛膝去芦，酒蒸，十两　天门冬六两　莲肉去心，每粒分作五六块，瓦器内炒焦黄，忌铁，十二两　白茯苓如法人乳拌晒，八两　黄柏蜜炙，四两　砂仁炒，二两　怀生地十二两　鹿角霜酥拌炒，研如飞面，十二两　鹿茸六两，火燎去毛，切片，酥炙　菟丝子末八两　加甘菊花六两

炼蜜，同蒺藜糊和，丸如梧子大。每六钱，空心饥时各一服，淡盐汤吞。

治右半身不遂。右属气虚。

白蒺藜炒去刺　甘菊花　何首乌如法　黄芪蜜炙　天门冬去心　麦门冬去心　人参去芦　漆叶酒拌，九蒸九晒，各一斤　白茯苓水澄　白芍药酒炒　牛膝去芦，酒蒸，各十二两　川续断十两　橘红八两

炼蜜丸梧子大。空心白汤下。忌食白莱菔、牛肉、牛乳。若在左者属血虚，宜加当归身、熟地黄、鹿角胶、柏子仁各斤许，酥炙杜仲八两。如火盛多痰，肺经有热者，去人参，加青蒿子、鳖甲各十二两。如左右臂俱转掉不便者，亦用此方。

王宇泰治臧位宇气虚痰多，脾胃有湿，晚年半身不遂，神效。

人参一斤　半夏曲二斤，姜汁、竹沥制　白术半斤　牛膝一斤　天门冬一斤　怀生地一斤

用长流水煎成膏，再入鹿角胶一斤，虎骨胶一斤，霞天胶一斤，河间府梨膏一斤，炼蜜二斤。各制膏和匀，重汤煮一日夜，出火气。每空心临卧取半酒杯，以竹沥、梨汁各二杯，人乳、桑沥各一杯，和匀，重汤炖热，调服。

寒

伤寒时地议并六经治法

夫伤寒者，大病也。时者，圣人所不能违者也，以关乎死生之大病，而药不从时，顾不殆哉。仲景，医门之圣也。其立法造论，后之明师如华佗、孙思邈辈，莫不宗之。汉末去古未远，风气犹厚，形多壮伟，气尚敦庞，其药大都为感邪即病而设。况南北地殊，厚薄不侔，故其意可师也，其法不可改也。循至今时，千有余年，风气浇①矣，人物脆矣。况在荆扬交广梁益之地，与北土全别，故其药则有时而可改。非违仲景也，实师其意，变而通之，以从时也。如是则法不终穷矣。故作斯议，条列其方，稍为损益，以从时地。俾后之医师，知所适从。庶几患斯疾

────────

① 浇：轻薄。

者，可免于夭枉尔。

辨验外感真伪法

凡外感必头疼，其疼也不间昼夜。探其舌本，必从喉咙内干出于外，多兼烦躁。不烦躁者，即轻证也。不头疼而发热，不发热而头疼，头虽疼而有时暂止，口虽干而舌本不燥，骨虽疼而头不疼，虽渴而不欲引饮，至夜或偶得寐，遇食不好，亦不恶居处，虽若怔忡而神气安静。凡若此者，皆非伤寒也。

三阳治法总要

太阳病 其证发热，恶寒，恶风，头痛，项强，腰脊强，遍身骨痛，脉虽浮洪而不数，多不传经。烦躁，脉数急者，是欲传经。宜先发汗以解表邪。其药以羌活汤为主：羌活三钱，前胡二钱，甘草八分，葛根二钱，生姜三片，枣二枚，杏仁九粒，去皮尖，研烂。水煎服。秋深冬月，应用此方，亦可量加紫苏、葱白。如冬月天气严寒，感邪即病，服此药不得汗，本方加麻黄一钱，生姜四片（共前七片），得汗，勿再服。如病人自觉烦躁，喜就清凉，不喜就热，兼口渴，是即欲传入阳明也。若外证头疼，遍身骨疼不解，或带口渴，鼻干，目疼，不得卧，即系太阳阳明证。羌活汤中加石膏、知母、麦冬，大剂与之，得汗即解。如自汗，烦躁，头疼，遍身骨疼不解者，羌活一钱，桂枝七分，石膏一两二钱，麦冬六钱，知母三钱，竹叶一百二十片，白芍药二钱，甘草八分。如冬月即病太阳证，恶寒，畏风，头疼，遍身骨疼，自汗，不渴，宜用桂枝八分，芍药二钱，甘草一钱，大枣二枚，生姜一片。太阳病不解，热结膀胱，其人如狂，血自下者愈。其外证不解者，不可下，当先解表；表证罢，少腹急结者，乃可下之，桃仁承气汤。无蓄血证，大承气汤。

正阳阳明病 正阳阳明者，胃家实是也。其证不大便，自汗，潮热，口渴，咽干，鼻干，呕或干呕，目眴眴不得眠，畏人声，畏木声，畏火，不恶寒，反恶热，或先恶寒，不久旋发热，甚则谵语，狂乱，循衣摸床，脉洪大而长。宜急解其表，用竹叶石膏汤大剂与之。不呕，无汗，与葛根汤，亦须大剂。若表证已罢，脉缓，小便利，是病解矣。若表证罢后，邪结于里，大便闭，小便短赤，宜用调胃承气汤或小承气汤下之。下后，按其腹中不作痛而和，病即已解；如作痛，是燥粪未尽也，再用前药下之，以腹中和，二便通利为度。阳明病不能食，若其人本虚，勿轻议下。阳明病头眩，咳而咽痛者，用葛根、甘草、桔梗、麦冬四味浓煎，数数与之。阳明病无汗，小便不利，心中懊侬者，当发黄。急用栀子、麦冬、淡豆豉，大剂浓煎与之。如已见身黄，急加茵陈为君主之。阳明病，衄血，此缘失于发汗，宜用荆芥二钱，葛根三钱，麦冬五钱，牡丹皮一钱五分，蒲黄二钱，茅根二两，侧柏叶二钱，生地黄三钱，浓煎与之，兼饮童便。阳明病，心下硬满者，此邪未入于腹中，慎勿下之。用竹叶石膏汤，加栝蒌一个，捣碎，桔梗二钱，黄连一钱。阳明病，邪结于里，汗出身重，短气，腹满而喘，潮热，手足漐然汗出者，此大便已硬也。六七日已来，宜下之，用小承气汤；不解，换大承气汤，勿大其剂。若大便不硬者，慎勿轻下。阳明病，发汗不解，腹满急者，亟下之。伤寒六七日，目中不了了，睛不和，无表证，大便难，宜承气汤下之。阳明病，下之早，外有热，手足温，不结胸，心中懊侬，不能食，但头汗出，栀子豉汤主之。阳明病，发潮热，大便溏，胸满不去者，与小柴胡汤去人参，加栝蒌、黄连。阳明病自汗出，或发汗后，小便利，津液内竭，大便虽硬，不可攻之。须俟其自大便，用蜜导或胆导法通之。大下后，六七日不大便，烦不解，腹满痛，本有宿食，宜再用承气汤下之。食谷欲呕，属阳明，非少阳也。胸中烦热者，竹茹汤主之。竹茹三钱，麦冬五钱，枇杷叶拭去毛，三大片，芦根三两。内无热证者，小便利，口不渴，此为阳明虚也，吴茱萸汤主之。吴茱萸二钱，人参三钱，生姜一钱五分，大枣三枚，水煎，日三服。凡阳明病，多汗，津液外出，胃中燥，大便必硬，硬则谵语，以小承气汤下之。若一服谵语止者，勿再服。阳明谵语，发潮热，脉滑而数者，小承气汤主之。服药后腹中转气者，更与一服；若不转气者，勿更与之；若服药后，次日不大便，脉反微涩者，里虚也。为难治，勿复议下。阳明病，下血谵语者，此为热入血室，汗止在头。用荆芥三钱，葛根三钱，黄芩一钱五分，麦冬五钱，牡丹一钱五分，生蒲黄二钱，浓煎，以童便兑饮之。阳明病，脉浮紧，咽燥口苦，腹满而喘，发热，汗出，恶热身重。若下之，则胃中空虚，客气动膈，心中懊侬，舌上有苔者，栀子豉汤主之。若渴欲饮水，舌燥者，白虎汤加人参主之；若脉浮，发热，口渴，小便不利者，猪苓汤主之。阳明病，协热下利者，宜六一散；心下痞者，以黄连栝蒌汤调服之；脉浮迟，表热里寒，下利清谷者，四逆汤主之。附子、干姜、甘草。跌阳脉浮而涩，小便数，大便硬，其脾为约，麻子仁丸主之。麻仁十三两，芍药四两，枳实四两，大黄八两，厚朴三两，杏仁六两，蜜丸如梧子大。每用十丸，日三服。阳明实则谵语，虚则郑声。郑声者，重语也。直视，谵语，喘满者死；下利者亦死。发汗多，若重发其汗，谵语，脉短者死；脉和者不死。若吐若下后不解，不大便五六日，或至十余日，日晡时发潮热，不恶寒，独语如见鬼状；若剧者，发则不识人，循衣妄撮，惕而不安，微喘直视，脉弦者生，涩者死。涩者阳证见阴脉也。微者，但发热谵语者，大承气汤下之。利，勿再服。阳明病发狂，弃衣而走，登高而歌，此阳明实也，以承气汤呕下之；如便不结者，大剂白虎汤灌之。石膏四两，麦冬二两，知母一两五钱，加大青一两，甘草七钱。太阳阳明病，协热下利者，宜六一散，以黄连煎汤调服之。太阳阳明并病，六七日表证仍在，其人发狂者，以热在下焦，少腹当硬满，小便自利，下其血乃愈，当用桃仁承气汤。又二阳并病，太阳证罢，潮热，汗出，大便难，谵语者，宜大承气汤。

少阳病　其证口苦，咽干，目眩，往来寒热，胸胁痛，胸满或痛，耳聋。脉法弦细。头痛发热者，属少阳。少阳不可发汗，发汗则谵语。胃和者当自愈。不和者则烦而悸。伤寒三日，少阳脉小者，欲已也。凡太阳病不解，传入少阳者，胁下硬满，干呕不能食，往来寒热，未经吐下，脉沉紧者，与小柴胡汤。柴胡二钱四分，人参九分，黄芩九分，甘草九分，半夏一钱五分，生姜九分，大枣二枚，水煎，温服，日三。加减法：若胸中烦而不呕，去半夏、人参，加栝蒌实一枚；若胁下痞硬，去大枣，加牡蛎二钱半；若渴者，去半夏，加人参、栝蒌根；若腹中痛者，去黄芩，加芍药三钱；若心下悸、小便不利者，去黄芩，加茯苓二钱；若不渴、外有微热者，去人参，加桂一钱，夏勿用。温覆，取微汗愈；若咳者，去人参、大枣，加五味子一钱，少佐以干姜。阳明少阳并病，必下利，脉滑而数，有宿食也。当承气汤下之。若已吐下、发汗、温针，谵语，柴胡汤证罢，此为坏病。知犯何逆，以法治之。三阳合病，脉大，上关上，但欲睡眠，目合则汗。药用百合一两，麦门冬五钱，炙甘草一钱，知母二钱，竹叶五十片，栝蒌根二钱，鳖甲如法，三钱，白芍药二钱。三阳合病，腹满，身重，谵语，遗尿，白虎汤加百合主之。伤寒六七日，无大热，其人烦躁者，此为阳去入阴故也。伤寒三日，三阳为尽，三阴当受邪。其人反能食而不呕，此为三阴不受邪也。

三阴治法总要

三阴病，其证有二。一者病发于三阳，不时解表，以致邪热传入于里。虽云阴分，病属于热，粪结宜下，腹满不可按宜下，有燥粪协热下利宜下。腹痛下利，宜芍药、黄芩、炙甘草以和之。如便脓血，即加滑石、黄连，佐以升麻、干葛；如邪虽入里，粪犹未结，宜清其热。渴者用白虎汤、竹叶石膏汤；不渴或心下痞者，宜黄连、黄芩、芍药、枳壳、麦冬、栝蒌辈以清之。或邪未结于下焦，少腹不坚痛，而误用芒硝以伐真阴，洞泄不已，元气将脱，宜用人参、白术、炙甘草、大枣、干姜、芍药，大剂与之；不止，佐以升提，升麻、葛根、柴胡之类。

若从无阳邪表证，从不头疼、发热，寒邪直中阴经，此必元气素虚之人，或在极北高寒之地，始有是证。法宜温补以接其阳，附子、人参、干姜、官桂，大剂与之。阳回寒退，即以平补之剂调之。勿过用桂、附，以防其毒。三阴各经见证，悉从仲景《伤寒论》法治之。如少阴咽痛，咽中生疮，声不出，用苦酒汤，到咽即效。故知古人立法，非今人可及也。

春温夏热病大法

冬伤于寒，至春变为温病，大都头疼、发热，或渴或不渴。三阳证俱。然亦间有先微寒，后即发热者，大抵发热其常也。药用辛温，佐以辛寒，以解表邪。太阳宜羌活汤；阳明宜白虎汤；无汗不呕者，间用葛根汤。少阳往来寒热等证，不可汗、吐、下，宜和解，小柴胡汤。渴者去半夏，加栝蒌根；耳聋热盛，去人参，加麦冬、知母、栝蒌根；渴亦加之。

至夏变为热病，其表证大约与春温同，但热比于温则邪气更烈耳。解表用白虎汤、竹叶石膏汤。有太阳证则加羌活；有少阳证则加柴胡、黄芩。如发斑，白虎汤、竹叶石膏汤加玄参、栀子、桔梗、鼠粘、连翘、大青、小青、青黛，大剂与之。二证若大便秘，宜按之。其邪已结于内，便硬，宜察邪结中焦，小承气汤、调胃承气下之。邪结下焦，少腹坚痛，始用大承气汤下之。

伤寒、温疫，其不可治及难治者，皆属下元虚。

伤寒、温疫，三阳证中，往往多带阳明者，以手阳明经属大肠，与肺为表里，同开窍于鼻；足阳明经属胃，与脾为表里，同开窍于口。凡邪气之入，必从口鼻，故兼阳明证者独多。

邪在三阳，法宜速逐，迟则胃烂发斑。或入于里，则属三阴。邪热炽者，令阴水枯竭，于法不治矣。此治之后时之过也。

近代医师卤莽，既不明伤寒治法，又不识杂证类伤寒，往往妄投汗、下之药，以致虚人元气，变证丛生。元气本虚之人，未有不因之而毙者矣。戒之哉！汗、下之药，焉可尝试也？

时气伤寒　除阴症不可服。

苦参一两，水、酒各一碗，煎八分；重者，水、醋各半服之。一汗而愈。不论伤寒久近，立效。《本草》云：天行尤良。

史鹤亭太史，丁亥春患瘟疫，头痛，

身热，口渴，吐白沫，昼夜不休。医师误谓太史初罢官归，妄投解郁行气药，不效；又投以四物汤，益甚。诸医谢去，谓公必死。遣使迎仲淳至，病二十余日矣，家人具以前方告。仲淳曰：误也。瘟疫者，非时不正伤寒之谓，发于春故谓瘟疫。不解表，又不下，使热邪弥留肠胃间，幸元气未尽，故不死。亟索淡豆豉约二合许，炒香。麦门冬两许，知母数钱，石膏两许。一剂，大汗而解。时大便尚未通，太史问故？仲淳曰：昨汗如雨，邪尽矣。第久病津液未回，故大便不通，此肠胃燥，非有邪也。今日食甘蔗二三株，兼多饮麦门冬汤。不三日，去燥粪六十余块而愈。

章衡阳铨部患热病，病在阳明，头痛，壮热，渴甚且呕，鼻干燥，不得眠，诊其脉洪大而实。仲淳故问医师，医师曰：阳明证也。曰：然。问所投药，曰：葛根汤。仲淳曰：非也。曰：葛根汤非阳明经药乎？曰：阳明之药，表剂有二：一为葛根汤，一为白虎汤。不呕吐而解表，用葛根汤。今吐甚，是阳明之气逆升也，葛根升散，故用之不宜。白虎汤硬石膏、知母、甘草。加麦门冬、竹叶，名竹叶石膏汤。石膏辛能解肌，镇坠能下胃家痰热；肌解热散则不呕，而烦躁壮热皆解矣。遂用大剂竹叶石膏汤，疏方与之，且戒其仲君曰：房荆非六十万人不可，李信二十万则奔还矣。临别去，嘱曰：斯时投药，五鼓瘳。天明投药，朝餐瘳。已而果然。或谓呕甚，不用半夏，何也？仲淳曰：半夏有三禁，渴家、汗家、血家是也。病人渴甚而呕，是阳明热邪炽甚，劫其津液，故渴；邪火上升，故呕。半夏辛苦温而燥，有毒，定非所宜。又疑其不用甘草，何也？曰：呕家忌甘，仲景法也。

高存之邻人卖腐者，伤寒发哕，两日夜不醒人事。其子乞方，仲淳问曰：汝父当时曾头疼、身热乎？曰：然。曰：曾服汗药乎？曰：未也。曾吐、下乎？曰：未也。仲淳因索伤寒书检之，其方类用干姜、柿蒂、丁香及附子等温热之药，末条仅载白虎汤一方。仲淳思之曰：伤寒头疼、身热、口渴，本属阳明热邪传里，故身凉、发哕，未经汗、吐、下，邪何从而出？第其人年老多作劳，故于白虎汤中加参三钱。二剂立起。

于润父夫人娠九月，患伤寒阳明证，头疼，壮热，渴甚，舌上黑苔有刺，势甚危。仲淳投竹叶石膏汤。索白药子医马病者。不得，即以井底泥涂脐上，干则易之。一日夜尽石膏十五两五钱，病瘳。越六日，产一女，母子并无恙。

存之一家人妇伤寒，来乞方。仲淳已疏方与之矣。见其人少年，问曰：若曾病此乎？曰：然。曰：愈几日而妻病？曰：八九日。曰：曾有房欲否？曰：无之。仲淳故曰：若有房欲，此方能杀人也。其人即置方不取。遂以裤裆、雄鼠粪、麦冬、韭白、柴胡，二剂势定；更用竹皮汤，二三剂全愈。

姚平子伤寒，头疼，身热，舌上苔，胸膈饱闷，三四日热不解，奄奄气似不属者。一医以其体素弱，病久虚甚，意欲投参少许。仲淳叱曰：参一片入口死矣。亟以大黄一两，栝蒌二枚，连子切片，黄连，枳实下之。主人惊疑，不得已减大黄之半。二剂便通，热立解，遂愈。

张太学璇浦内人，患热入血室，发狂欲杀人，白下。医以伤寒治之，煎药未服。陈锡玄邀仲淳往诊。仲淳云：误矣。覆其药，投一剂而安。先与童便，继与凉血行血、安心神药，遂定。

翁文学具茨，感冒壮热，舌生黑苔，烦渴，势甚剧。时稽勋诸昆仲环视挥涕，群医束手。仲淳以大剂白虎汤，一剂立苏。或问仲淳，治伤寒有秘法乎？仲淳云：熟读仲景书，即秘法也。白虎汤中曾加人参三钱。

四明虞吉卿，因三十外出诊，不忌猪肉，兼之好饮，作泄八载矣。忽患伤寒，头痛如裂，满面发赤，舌生黑苔，烦躁口渴，时发谵语，两眼不合者七日，洞泄如注，较前益无度。其尊人虞仲韶年八十二矣，客寓庄敛之处，方得长郎凶问，怀抱甚恶，膝下止此一子，坐待其毙，肠为寸裂。敛之问余曰：此兄不禄，仰韶必继之。即不死，八十二老人，挟重赀而听其扶榇东归，余心安乎？万一有此，惟有亲至鄞耳！余闻其语，为之恻然。急往诊，其脉洪大而数。为疏竹叶石膏汤方，因其有腹泻之病，石膏止用一两，病初不减。此兄素不谨良，一友疑其虚也，云：宜用肉桂、附子。敛之以其言来告。余曰：诚有是理，但余前者按脉，似非此证，岂不数日脉顿变耶？复往视其脉，仍洪大而数。余曰：此时一投桂、附，即发狂登屋，必不救矣。一照前方，但加石膏至二两。敛之曰：得毋与泄泻有妨乎？余曰：热邪作祟，此客病也，不治立殆。渠泄泻已八年，非暴病也。治病须先太甚，急治其邪，徐并其凤恙除之。急进一剂，夜卧遂安，即省人事；再剂而前恶证顿去；不数剂霍然，但泻未止耳。余为疏脾肾双补丸方，更加黄连、干葛、升麻，以痧痢法治之。不一月，泻竟止。八载沉疴，一旦若失。仰韶耄矣，别余归老，拜谢垂涕，谓父子得以生还，皆余赐也。

应敛之一庄仆，因受寒发热，头痛如裂，两目俱痛，浑身骨内疼痛，下元尤甚，状如刀割，不可堪忍，口渴甚，大便日解一次，胸膈饱胀，不得眠，已待毙矣。敛之以其证来告，为疏一方：干葛三钱，石膏一两半，麦门冬八钱，知母三钱半，羌活二钱半，大栝蒌半个，连子打碎，枳壳一钱，桔梗一钱，竹叶一百片，河水煎服。四剂而平。此太阳阳明病也。贫人素多作劳，故下体疼痛尤甚。以羌活去太阳之邪；石膏、竹叶、干葛、知母、麦门冬解阳明之热；栝蒌、枳壳、桔梗，疏利胸膈之留邪；故遂愈。

一奴伤寒，热解后，复下血不止。主人以痢药投之，更甚。仲淳云：此伤寒失汗之余症也。用地榆、麦门冬、知母、竹叶，以代仲景诸血证药，遂愈。

常熟吴见，吴在京邸时，有小青衣患伤寒，愈而复，复而愈，愈而再复，不知其几。赵文肃公谓仲淳曰：此非兄不能救，他人亦不肯往。仲淳亟驰诊之：病人面色黄白，六脉微弱，大便不通，胸中不快，亦不思食。曰：此为伤寒百合坏症之余邪且退矣。胸中不快，虚而气壅，非实邪也；不大便者，久病津液枯，气弱不能送也。投以人参五钱，麦门冬两许，炒枳壳八钱。尽剂立解而瘥。

庄敛之一仆，因伤寒后劳复，发热，头痛，腹内作泻，势甚危急。余为疏方：山栀仁四钱，枳实二钱，豆豉一两，川黄连二钱，干葛三钱，调六一散五钱服。二剂热退、泻止，头痛亦愈。但不思饮食，为去山栀、枳实、黄连，加鳖甲四钱，炙甘草二钱半，麦门冬五钱。不数剂而愈。

梁溪一男子素虚，春中感冒，头痛，肌痛，发热。羌活二钱，麦门冬三钱，炙甘草一钱，紫苏一钱五分，北细辛七分，前胡一钱五分。次日，头痛止。热未退，口渴。仲淳用芍药、五味子。人曰：风邪未退，遽用酸敛，何也？曰：因人而施尔！一帖即愈。麦门冬三钱，甘草一钱，栝蒌根二钱五分，干葛一钱五分，桑白皮三钱，桔梗一钱，白芍药一钱，五味子五分。

从祖近湖公少年，因房劳食犬肉伤寒。诸医以其虚也，攻补兼施，至发狂登屋，奔走呼号，日夜令壮夫看守者几月余。急走使延朱远斋。远斋先命人煎人参膏二斤以待，用润字号丸药数钱下之，去黑粪无算，势遂定，奄奄一息，邻于死矣。徐以参膏灌之，至百二十日全瘥。

治伤风后耳聋。仲淳定。

甘菊花二钱 石菖蒲忌铁，一钱 柴胡六分 栝蒌根二钱 贝母去心，二钱 前胡一钱 甘草六分 北细辛四分 苏梗一钱 桑白皮忌铁，二钱

加竹沥一杯，不拘时服。

赵和斋年六十，患外感。予以他事请见，延至中堂，云：偶因劳倦体疲，正欲求教。予为之诊视，细按其六部，并察其形神，谓云：翁病属外邪，非劳发也。须着意珍重。时葛存诚在坐，予私谓云：此病是极重外感，邪气有内陷之兆，恐难挽回。别去三日，大雨中复来邀看，则神气已脱，脉无伦次。问其所服何药？云石膏汤。予云：病证固重，服药又差，无汗发热，非阳明证，何得用石膏？此太阳症未经发汗，邪气传里，里虚水涸，不胜邪热，真气已脱，必不可救。时犹以予言为妄，不两日而毙矣。

魏季尝正产后，饮食不节，复感风寒，遂致发热谵语，喘咳气逆，恶露绝不至，势甚急迫。予谓此症俱系外来客邪，尚属可救。设正气虚脱现诸症者，必无幸矣。何以见之？以脉气浮大有力故也。用大剂疏风消食之药，二剂便霍然。先是有用白术、归、芎等补药，几为所误。二条附①。

暑

治伤暑。

高存之次郎，童时，夏月身热十昼夜，止饮白汤。诸医汗之不解，以麻仁丸下之，热如故。惶急中，仲淳忽至，诊曰：此伤暑也。白虎汤是其本方，因误汗、下虚甚，加人参三钱。一剂微汗瞑眩，少顷热解。更疏一方，防其疟、痢，仍用人参二钱，兼健脾、清暑、导滞之剂。未几疟作，如方饮之，疟止痢又作。存之不得已，于生脉散中加益元散饮之。儿尫羸甚，诸医曰：数日后死矣。举家惶急，禳祷纷纭。仲淳复自松陵来，存之语之故。仲淳曰：生脉、益元散得之矣。不诊而谛视儿，问糜甘否？曰：甘。大呼曰：病去矣。存之且喜且讶，儿旦夕虞不保，兄言何易也？仲淳曰：视儿目光炯炯，且饮食味甘，是精神已旺，胃气转矣。寻果脱然起。

臧玉涵子岁半，盛夏咳嗽七日，因浴受惊，又伤食，大热倦顿三日，不敢与药，目翳唇茧舌干。谋之仲淳，曰：此暑病也，当与白虎汤。玉涵曰：腹泻，石膏无害乎？曰：先以天水散探之。服二钱，少顷，药夹痰而吐，微汗身凉，黄昏复热；又以天水散二钱，不效。仲淳曰：其为暑症无疑，当以白虎汤加人参。因儿患肺热且止。仲淳再诊之曰：暑邪客于皮肤分肉，有热无寒，是为瘅疟。断当用白虎汤。连服二剂，不效。鼻露，眼开，口不纳气，势甚危，叩仲淳曰：此正气不足胜邪也。偶思《刺疟论》有云，凡疟先时一食顷乃可治，过时则失之也。又云，无刺熇熇之热，无刺浑浑之脉，无刺漉漉之汗。意者服药不得时耶！将前药并剂，煎露一宿，鸡鸣温服之，病顿失。更不须调理，精神渐复，经年无病。以此知仲淳察

---

① 二条附：指以上二个医案。天启本无。始出崇祯本。

病望气，灵心慧眼，又知服药贵及时。当早服晚投，当晚服早投，当热而温，当温而热，均失之也。此玉涵自定案。

任丘裴在涧弃家逃禅，持戒茹素，遍游五岳，足迹几满天下，偶客金坛，寓西禅寺僧舍，酷暑中坐卧小楼，日持准提咒三千，念佛号三万。忽患头痛如斧劈，身热发躁，口干，日饮冷水斗余，渴犹未解，自分必死。庄敛之怜其旅病，时过视疾。一日，急走苍头召敛之永诀，以所携书画玩器尽授敛之，泣而言曰：兄其为我收藏，吾死后，切勿用世俗礼葬我，惟以两缸盛吾尸其中，以三尺地埋之耳！敛之涕泗填胸，束手无策。余此时游梁溪阳羡间，敛之命余仆克勤相追归，视其脉知系受暑，为疏竹叶石膏汤方。敛之如方制药，躬为煎服。不二剂，发热、口渴俱止。几十剂，病始退，旋加健脾药十余帖而安。

伤暑霍乱神方 包瑞溪学宪传，仲淳累验。

丝瓜叶一片，白霜梅肉一枚并核中仁，同研极烂，新汲水调服，入口立瘥。

又方马铭鞠传。用粟米连壳捣碎，煎汤温服，下口立愈。屡试神效。

又方梁溪顾圣符传。取扁豆叶捣汁一碗，饮之立愈。

又方 高存之家仆妇患此，仲淳以砂仁炒研，一两，盐一撮，沸汤调，冷定，服一剂愈。伤冷物者，加吴茱萸四钱。

又方 用青蒿嫩叶，手揉如豆大，井水吞下数枚，立愈。

治中暑昏眩，烦闷欲死。

挖地深尺余，取黄土，以新汲水调化，饮一二瓯，立愈。

又方 取田中泥浆涂脐上，令壮者溺其上，并溺口中，得咽立起。

治中暑大小便不通。

用田螺三枚，捣烂，入青盐三分，摊成膏，贴在脐下一寸，即愈。

疟

如发热口渴，先服此方一二剂。

麦门冬五钱　蜜炙知母二钱五分　研细硬石膏五钱　竹叶三十片　粳米一撮

煎八分，不拘时服。

治热多，作吐，头痛，口渴，无汗或汗少。

白茯苓三钱　橘红二钱　山楂肉二钱　竹茹二钱　蜜炙知母二钱　麦门冬四钱　研细硬石膏五钱

治寒多，热少，无汗。

干姜一钱，生用　柴胡一钱五分　当归　广皮　吴茱萸　土炒白术各三钱

如呕吐而寒甚者，此方去柴胡、当归，加人参二钱，姜汁炒半夏一钱；如泻，去当归，加茯苓二钱；如有食，脾胃不健，第二方去当归，加白豆蔻末七分；如寒热相半及先寒后热者，第二方加黄芩一钱；如汗多，加酒炒白芍药三钱，蜜炙黄芪三钱，去柴胡；如伤食，必恶食，第二方加山楂五钱，白豆蔻末七分，炒神曲二钱，姜汁炒厚朴一钱；如渴甚者，不可用半夏，当用第一方加天花粉二钱，倍用麦门冬、知母，须三四剂方可换健脾胃药；或兼用健脾胃药；如白茯苓、白术、广陈皮、白芍药、人参、白豆蔻、山楂等剂是也；如寒甚，只用第二方加人参五钱、生姜五片；如寒热俱甚，久不止者，前方中去白术、干姜，加鳖甲醋炙，研极细，二钱，地骨皮二钱，麦门冬五钱，牛膝五钱。

太阳经疟，头痛，遍身骨痛，项脊觉强主方。如渴则兼阳明矣。

羌活二钱，此系太阳主药　前胡一钱五分　猪苓一钱　炒泽泻一钱　陈皮二钱

恶寒，加姜皮，甚则加桂枝。渴则加

干葛。渴甚汗多，加麦门冬、知母、竹叶、白术。久病用黄芪。虚甚加人参。

治秋深寒热甚而汗多者。

人参白虎汤中加桂枝。素有血证及咳嗽者，勿用参、桂。

阳明经疟，热甚，渴甚，烦躁，恶人声，恶心，不眠主方。

硬石膏研细　麦门冬各五钱加至一两五钱　知母去皮，蜜炙，三钱加至一两　竹叶四十片加至一百片　粳米一撮

水三大碗，煎一碗，不拘时服。如疟初发，汗未大透，本方加干葛三钱；痰多，本方加栝蒌根三钱，橘红三钱，竹沥一杯；如呕，本方去竹叶，换竹茹三钱，橘红三钱；汗多，本方去干葛，加人参、元气虚倍之。白术各三钱；如兼恶寒甚，指爪色黯，本方加桂枝一钱五分。头痛，骨痛，又兼前症，此太阳阳明也，本方加羌活二钱；如在秋末冬初，又兼恶寒，加桂枝一钱。每日下午，别服开胃健脾，消食消痰，兼除寒热疟邪药一剂。方具于后：

麦门冬五钱　鳖甲三钱加至一两　广橘红　人参各三钱加至五钱，素有肺火者勿用　白豆蔻仁四分加至七分　白茯苓三钱　乌梅肉一枚　白术二钱加至四钱，胃热及肺火咳嗽勿用　酒洗牛膝二钱加至八钱

水三盅，煎一盅。研入白豆蔻末，乘热服。如热甚而呕，加木瓜三钱，枇杷叶三大片，竹茹二钱；如虚寒胃弱，有痰有湿，因而呕者，加半夏矾汤泡，一钱加至三钱，姜汁十匙加至半杯，渴而便燥者勿用。

少阳经疟，往来寒热相等，口苦而呕，或兼耳聋，胸胁痛主方。

小柴胡汤柴胡、黄芩、半夏、甘草、人参　鳖甲三钱至七钱　牛膝　橘红各三钱至五钱

如恶食，本方加炒枳实一钱，白豆蔻五分；如有肺火，本方去人参、半夏，加麦门冬五钱，牛膝、鳖甲、橘红如故；如

爪黯、便燥及痰盛，方中去半夏，加当归三钱，竹沥一大杯。恶寒甚，本方加桂枝一钱至二钱，生姜皮一钱至五钱；如兼阳明，渴欲引饮，此少阳阳明也。本方去半夏，加石膏八钱，麦门冬五钱，竹叶三十片。每日下午，别服开胃健脾，消食消痰，兼除寒热疟邪等药如前方。

太阴脾疟，寒从中起，寒甚而后热，呕甚，呕已乃衰主方。

桂枝二钱　人参三钱　酒炒白芍药三钱　姜皮三钱

水二盅，煎一盅，空心饥时各一服，再煎五六分。下午别服开胃健脾，消食消痰，兼除寒热疟邪药如前方。

少阴经疟，恶寒，心烦而渴，小便艰涩，无汗，躁欲去衣，或手足冷，或欲饮水，或咽痛主方。

鳖甲　牛膝各三钱至七钱　知母二钱至五钱　桂枝一钱至二钱　细辛五分　橘红三钱　白茯苓三钱　猪苓一钱　泽泻一钱　人参三钱，有肺火勿用　姜皮一钱至三钱

水二盅，煎八分，空腹饥时各一服。如寒甚，倍人参、姜皮。如热甚，倍鳖甲、牛膝，加乌梅肉。有痰，加竹沥。下午别服开胃健脾，消食消痰，除寒热药，大略如前方。

厥阴经疟，色苍苍然，善太息不乐主方。

桂枝一钱至三钱　柴胡一钱至三钱　鳖甲二钱至四钱　当归三钱至五钱　橘红二钱至三钱　牛膝二钱至五钱　何首乌五钱

水三碗，煎一碗，空心饥时服。便燥及昏晕欲死，本方加麦门冬、竹沥。下午别服开胃健脾，消食消痰，除热药如前方。如有肺火及内热，去桂枝，加知母三钱。

治阳分间日疟，寒热俱甚，烦躁，舌苔。

硬石膏三两　知母五钱　麦门冬一两五钱　竹叶一百片　栝蒌根六钱　贝母五钱　广陈皮三钱　发日加人参五钱，有肺热者勿用　姜皮一钱

隔夜煎成，露一宿，五更服。

治隔一日一发，先热后寒，热少寒多，午时发，头疼，筋骨痛，唇燥，口干，恶心，无汗，后半夜凉，天明头痛止。

羌活二钱，头不痛即去之　干葛二钱五分　陈皮三钱　麦门冬五钱　知母二钱　生姜皮二钱　炙甘草五分　何首乌五钱

水二盅，煎八分，露一宿，天明温服。

治胎前疟，热多，口渴方。

酒炒黄芩二钱　柴胡一钱　硬石膏五钱至一两　去心麦门冬五钱至一两　知母去皮，蜜炙，忌铁，二钱至四五钱　广橘红二钱至三钱　白茯苓三钱　竹叶五十片至一百片

胃虚，加人参二钱至三五钱。河水两碗，煎八分，饥时服，发日五更温服，滓再煎六分并进。如热甚寒亦甚，本方加生姜皮二钱至四钱，白术三钱。

治胎前疟，寒甚，不渴，少汗方。

人参　生姜皮各五钱至一两　去白广橘红二钱至四钱

河水二碗，煎八分，五更温服，再煎五六分并进。寒甚者，阳气虚而下陷也，益阳气则寒自止、邪自散矣，故应多服人参。如汗多，并加黄芪五六钱。

治产后疟主方。

当归三钱至五钱　柴胡一钱　鳖甲四钱至七钱　牛膝一两　白茯苓三钱　广橘红三钱　生姜皮一钱至二钱　炒黑干姜四分至六七分

水二盅，煎八分，露一宿，五更温服。如渴，加麦门冬六钱，竹叶五十片，青蒿三五钱，去生姜皮、干姜；如渴甚，更加知母三钱，栝蒌根三钱。痰多，并加贝母四钱；如脾胃弱，加人参三钱至一两，元气虚亦如之；有肺热者，去人参，加白芍药四钱；如汗多，加黄芪二钱至五钱。寒甚，加桂枝七分至一钱二分，炒黑干姜七分；如恶露未尽亦加之，并加益母草五钱，炒黑豆一两，苏木五钱，打碎，别以锦裹入药煎；热多，加青蒿三四钱。

治三日疟，寒多。

当归酒洗，二钱五分　桂枝一钱五分　干姜二钱　广陈皮五钱　何首乌洗净切片，五钱　人参三钱至一两

治三日疟，寒热俱甚，或早晏不齐，作止不一。

鳖甲　牛膝　何首乌　广橘红　麦门冬各五钱　知母三钱　桂枝一钱五分　姜皮三钱，无汗倍之　乌梅一枚　干葛三钱，汗多或呕去之，无汗倍之

水三盅，煎一盅，露一宿，发日五更温服，渣再煎七分，余日空心饥时服。如渴，加石膏一两，竹叶五十片，渴止去之；气虚，加人参五钱；如汗多，加黄芪三钱；兼便燥，加归身五钱；不思食及食难化，加人参五钱，白豆蔻仁七分，厚朴一钱五分；如泄，去石膏、知母、竹叶，倍白术，加茯苓三钱，车前子二钱，肉豆蔻一钱，泽泻一钱；痰多，加竹沥一大杯。

治三日疟，热多，渴甚。

鳖甲　牛膝　何首乌　麦门冬各五钱加至两二钱　知母四钱加至七钱　橘红五钱　石膏八钱加至三两　竹叶三十片至百片

水三大碗，煎一碗，露一宿，发日五更温服。如恶食，加醋炒青皮一钱五分，白豆蔻仁七分；无汗或有汗而少，加干葛四钱；汗多，本方加人参、白术；气虚，倍加人参；如呕，本方加竹茹、乌梅；便燥，加当归。得汗渴止，去石膏、干葛。下午别服开胃健脾，消食消痰，药如前法。

治三日疟，寒多热少，汗少或无汗。

人参　白术各五钱至一两　橘红四钱至六钱　桂枝二钱至三钱　姜皮五钱至一两　白豆蔻仁七分

水三碗，煎一碗，露一宿，发日五更温服，渣再煎七分，连进不拘时，空心饥时服。

治三日疟阴分。黄氏姑服之立起。

何首乌二两　牛膝一两　当归五钱，便燥用，胃弱勿用　鳖甲醋炙，一两　广橘红三钱

水三盅，煎一盅，空心服，立愈。虚极者，加人参一两。

治三日疟。

人参一两　生姜皮五钱

水二盅，煎八分，空心服。于中父病疟，初服此不效。仲淳坚持此方，加参至三两，生姜皮至一两五钱，二服即起。

治疟邪未尽而痢作者，先服此方二三剂。

鳖甲三钱　广陈皮去白，三钱　白茯苓三钱　柴胡一钱　白芍药三钱　干葛一钱

如恶寒，寒热交作，加柴胡二钱，生姜皮一钱；如渴，去姜皮，加寒水石七钱，滑石四钱；如无汗，加干葛二钱至三四钱。可服参者，加参三钱。

次服方服之滞下必止。

干葛二钱五分　升麻醋炒，七分　莲肉去心，四十粒，炒　炙甘草一钱　乌梅肉二枚　广橘红三钱　白扁豆炒，二钱　鳖甲二钱　白茯苓二钱　白芍药酒炒，三钱　黄芩酒炒，一钱五分　川黄连土炒，二钱加至三钱

河水二盅半，煎八分，调水飞过滑石末四钱。兼吞滞下丸。二三服，送以葛根汤，或莲子汤亦佳。如腹痛，以炒砂仁三四钱浓汤，吞滞下丸。

治久疟不已，似劳证。

当归酒洗，五钱，便燥者用　牛膝酒浸，五钱　鳖甲三钱　何首乌自采鲜者，五钱　广橘红三钱　生姜皮二钱五分　柴胡一钱五分，已上

二味，热多无汗者用，有汗则去之　贝母三钱

水三盅，煎一盅，加竹沥一大杯。发日五更时服。隔夜先煎，露一宿，临服时再重汤炖温。盖疟者，暑气为病也。暑得露即解，世鲜知者。

防疟方夏秋不辍，必无疟矣。

何首乌十二两　真茅山苍术十两　半夏六两　橘红八两　人参四两　白茯苓八两　藿香叶三两　白豆蔻仁一两五钱

为细末，米粉糊加姜汁丸如绿豆大。每五钱，下午及临卧白汤吞。

时淳年十七，时为疟所苦，凡汤液丸饮巫祝，靡不备尝，终无救于病。遍检方书，乃知疟之为病，暑邪所致也。经曰：夏伤于暑，秋必痎疟。遂从暑治，不旬日瘳。后数以意消息，散邪之外，专养胃气，痰多者消痰，气虚者补气，血虚者益血；又分脏腑经络，各从其类以施向导。即经年不愈者，竟霍然起矣。

沈少卿中丞，请告时苦疟。仲淳往诊之，惫甚。曰：再一发死矣。先生何方立止之。仲淳曰：何言之易也。书三方作五剂，一日夜饮尽，次早疟止。先二剂清暑，用大剂竹叶石膏汤加桂枝，以其渴而多汗也。次二剂健脾去积滞，用橘红、白豆蔻、白术、茯苓、谷蘖、乌梅、白扁豆、山楂、麦芽。最后一剂，人参、生姜皮各一两，水煎，露一宿，五更温服，尽剂而效。

顾伯钦患疟，仲淳之门人疏方，以白虎汤加人参一两。一庸工云：岂有用参至两数者乎？改用清脾饮，二十余剂而疟不止，体尫弱。仲淳至，笑曰：此虚甚，非参不可，吾徒不谬也。投以大剂参、芪，一剂而瘥。

人参一两　黄芪蜜炙，一两　知母蜜炙，五钱　陈皮二钱　干葛二钱　甘草八分　石膏五钱

庄敛之妾患疟，寒少热甚，汗少，头痛，不嗜饮食。余为诊，脉洪数而实。用麦门冬五钱，知母三钱五分，石膏一两五钱，竹叶六十片，粳米一撮，橘红二钱，牛膝一两，干葛三钱，白茯苓三钱，白扁豆三钱。三剂不应。忽一日，凡寒热者再，昏迷沉困，不省人事，势甚危急。敛之过余云：恐是虚脱，前方石膏、知母、竹叶似近寒凉，非其治也。余亦心疑，为去石膏等，而加人参二钱。已别矣，余追想前脉的非属虚，急令人往嘱，令其将参煎好，勿轻与服，待按脉加斟酌焉。次早往视其脉，洪数如初，急止人参勿服，惟仍用前方而加石膏至二两，何首乌五钱。令其日进二剂，疟遂止。

庄敛之前患疟妾，越一载，忽头痛如裂，心内杂乱不清，喉作痛，失音，舌破，咳嗽有痰，胸膈饱胀，恶心不思饮食，如此者四日矣。日渐增剧，陡发寒热如疟状，寒少热多，热后频出汗方解。平时有心口痛证，并作下元无力如脚气状。敛之疑为伤寒。余曰：此受暑之证，即前年所患疟而势加剧耳。法当先去其标。令以石膏二两，麦门冬五钱，知母三钱，橘红二钱半，牛膝五钱，鳖甲四钱，竹叶一百五十片，贝母三钱，栝蒌根三钱，河水煎服。三四剂心内清，头疼，喉痛，失音，舌破，饱胀，寒热俱愈，但恶心不思食如故，而心口痛，下元无力不减。余为去石膏、知母、竹叶、鳖甲、贝母、栝蒌根，而加延胡索二钱，五灵脂七分，生蒲黄一钱五分，薏苡仁八钱，木瓜二钱，石斛三钱，白扁豆三钱，白芍药三钱，竹茹二钱，枇杷叶三大片，炙甘草四分。几十剂而愈。

高存之甥女嫁后，患胎疟久不止。仲淳云：病在阴分。以人参五钱，牛膝一两，兼健脾清暑。一剂而止。章衡阳子室患疟后失音，寒热愈甚，告急仲淳。仲淳云：

此必疟时不遇明眼人，妄投半夏故也。投以大剂麦门冬、白茯苓、炙甘草、鳖甲、知母、贝母。数剂瘳。

治停食发疟。

梁溪王兴甫，偶食牛肉，觉不快，后遂发疟，饮食渐减，至食不下咽，已而水饮亦不下，白汤过喉间，呕出作碧色，药不受，小便一滴如赤茶，大便闭。诸医束手。仲淳忽至，视之，令仰卧，以指按至心口下偏右，大叫，因询得其由。用丸药一服，至喉辄不呕，水道渐通，次日下黑物数块如铁丸。药用矾红① 和平胃散作末，枣肉和丸，白汤下三钱。其病如失。再以人参五钱，麦门冬五钱，橘红三钱，白芍药三钱，水煎服。四日起。

治疟母丸方

鳖甲醋炙，四两　蟅虫煅存性，研极细，一两半　广橘红一两五钱　射干晒干，一两　青皮醋炒，八钱　人参八钱　肉桂去皮，六钱　干漆煅烟起存性，研如飞尘，五钱

为极细末，醋煮稀糯糊和丸如梧子大。每四钱，空心淡姜汤下。

痢

滞下如金丸滞下俗呼痢疾。

真川黄连真姜汁浸，隔土如法炒九次，不拘斤两

细末，姜汁和水趺丸，如梧子大，贮磁器中封固。如胃弱，以莲子四十粒，橘红二钱，人参二钱，升麻醋炒，七分，煎汤，吞四钱；腹痛，以白芍药三钱，炙甘草一钱，黄柏一钱，升麻醋炒，七分，煎汤，吞四钱。已后各条加减，皆以丸药四钱为率。里急甚，以白芍药三钱，炙甘草一钱，当归二钱，升麻醋炒，七分，煎汤，吞四钱；

---

① 矾红：即醋煅绿矾。

后重甚，加槟榔一钱五分，枳壳一钱，木香汁七匙，调入；口渴及发热，调滑石末三钱，去木香；小便赤涩短少或不利，加滑石末三钱，调入各症汤中吞药；赤多，加乌梅肉二钱，山楂肉三钱，红曲二钱；兼里急，用当归等加入如前方；白多，加吴茱萸汤泡一次，七分，酒炒黄芩一钱五分；恶心欲吐，即噤口痢，多加人参、石莲肉、绿色升麻醋炒，可用至八分或一钱，白扁豆炒，三钱，白芍药酒炒，三钱；久痢不止，加肉豆蔻一钱，莲肉去心，炒黄，三钱，砂仁炒，一钱五分，人参三钱，白扁豆炒，去壳，二钱，炙甘草一钱，橘红二钱，白芍药酒炒，三钱，白茯苓二钱，细末，炼蜜丸如梧子大。每服三钱，米汤下；若积滞未尽，加滑石末三钱，每服四钱，白汤吞；水泻无积滞者，用人参、橘红、炒砂仁汤吞三钱。

凡治滞下，非元气壮实多咳能食之人，慎勿轻用大黄、巴豆、牵牛、甘遂、大戟等下药。凡产后滞下，积滞虽多，腹痛虽极，不可用大黄等药行之，致伤胃气，遂不可救。但用人参、白芍药、当归、红曲、醋炒升麻、益母草，加炙甘草一倍，滑石末四五钱足矣。若恶露未尽，兼用乳香、没药各七分五厘，炒砂仁末一钱，久之自愈。血虚，可加蛤粉炒阿胶二钱。凡胎前滞下，宜用黄芩、黄连、白芍药、炙甘草、橘红、赤曲、枳壳、炒莲肉，略用升麻。未满七月，勿用滑石。证急者必须用之，不拘此例。

护心夺命丹治虚弱人患痢及痢久脾胃虚者。

肉豆蔻一两五钱　白芍药酒炒，六两　炙甘草一两　广橘红三两　白扁豆炒，三两　滑石六两　赤曲炒研，四两　莲肉去心，炒焦黄，五两　绿色升麻醋炒，二两五钱　川黄连切片，拌好酒，同吴茱萸浸二宿，瓦上炒干，分开连、萸各贮，净黄连三两，白痢加茱萸一两

细末，炼蜜丸如绿豆大。每服三钱，白汤吞。如噤口痢并虚弱人，即以前方中去豆蔻，另以人参三钱煎浓汤吞。

加味滞下丸

川黄连白痢如前法，赤痢用湿槐花炒，去槐花，八两　白芍药酒浸，切片炒，五两　乌梅肉二两　滑石水飞如法，六两　炙甘草二两　升麻绿色者，醋炒，三两　莲肉去心，炒如法，六两　白扁豆炒去壳，三两　红曲簸净炒，五两　干葛二两

为细末，蜜丸。每五钱，白汤吞，饥时服。证重者，日三服。

又滞下丸

川黄连如法制，一斤　滑石末八两　槟榔四两　炙甘草三两　木香为末，和水隔汤烊，二两五钱　枳壳炒，五两　白芍药酒炒，五两

细末，荷叶汤稍加姜汁，糊成丸如绿豆大。每服三四钱，乌梅汤吞。若加吴茱萸、白扁豆、陈皮各三两，治白痢。作四样：一无木香；一无槟榔、枳壳；一加当归；一加吴茱萸、白扁豆、橘红，去槟榔、枳壳。燥热、烦渴、恶心者，勿用木香。元气虚弱者，勿用槟榔、枳壳；积滞多而后重者，用槟榔、枳壳。里急色赤者，用当归。惟恶心、呕吐及不思食者勿用。久痢，加肉豆蔻。

治血痢痛甚汤液仲淳传自包瑞溪学宪，试之神效。

白芍药酒炒，五钱，此一味仲淳加入者　枳壳槐花同炒，去槐花，五钱　升麻醋炒，七分　真川黄连姜汁炒，五钱　滑石末三钱　乳香没药各七分五厘　山楂肉三钱　甘草五分

治噤痢神效。

绿色升麻醋炒，一钱　人参三钱　莲肉去心，炒焦黄，三十枚

水一盏，煎半盏饮之。蜜和为丸更妙。每四钱一服，白汤吞。

治久痢，红中兼有青色白痰，间发热。

真川黄连槐花炒，一钱五分　白芍药酒炒，

二钱　广陈皮三钱　人参一钱　莲肉炒，十二枚　肉豆蔻八分　炙甘草五分　山楂肉二钱　绿升麻醋炒，五分　砂仁炒，一钱　滑石末二钱五分，调服

治噤口痢，吐不纳药者。

人参一两　川黄连姜汁制，五钱　石莲子炒，去心，五钱

水二盅，煎八分，小杯缓服之。吐止痢亦止。

大黄丸痢初起壮实者可用，胃弱者禁施。

川大黄切片，蜜蒸，一斤　白芍药酒浸，切片炒，六两　甘草炙，三两　槟榔四两　木香切片，不见火，为末，一两　枳壳炒，四两

细末，炼蜜同水煎，木香和捣为丸，如绿豆大。白莱菔汤吞三钱，重者五钱。以行两三次，腹中爽快为度。胃气虚极之人，勿轻用之。积滞重而元气虚者，以人参汤吞；孕妇以人参、缩砂汤吞。行后，另用人参丸补之。

予家夏秋患此甚众，辄依前方疗之，岁为常，并以应里中之索方者，一一神验。黄聚川年兄太夫人，年八十余，偶患痢，胸膈胀，绝粒数日。予以升麻、人参、黄连、莲肉方授之，参至一两，诸子骇甚，再问予。予曰：迟则不救矣。一剂啜粥，再剂腹中响，一泄痢即止。今年九十余，尚健也。

陈赤石督学，因校士过劳感暑，遂滞下纯血，医皆难之。陈刺史曰：此非缪仲淳莫能疗也。使者旁午，得之吴门，一日夜驰至武林。仲淳诊得其所由，遂用人参五钱，升麻七分，炙甘草一钱五分，乌梅二枚，红曲一钱五分，川黄连三钱，白芍药二钱，莲肉四十粒，煎调滑石末五钱。二剂而愈。督学曰：痢止矣，心摇摇不能阅卷，奈何？仲淳曰：此劳心太过，暑因客之故尔。加竹叶、干葛、酸枣仁。一剂遂平。

姚公远幼子病痢，一医误下之，遂下纯血，气喘，身热，不思食。仲淳偶至，亟以人参四五钱、石莲子、白芍药、升麻、橘红、草石蚕、白扁豆、滑石末、炙甘草。投以一剂，喘平，血止；又数剂，痢止。仲淳临别嘱公远曰：儿百日内不出痘则生，以下多元气未复故也。未几即痘，果殇。

家弟稚端幼病痢甚，日夜数十次，服数剂即愈。

人参三钱　吴茱萸滚汤泡七次，一钱　川黄连姜汁炒，一钱

后二味饭锅上蒸，水煎至八分，温服。如不受，以药一匙，间米汤一匙，渐渐饮之，胃气渐复。如头痛发热，煎方中加寒水石六钱，即硬石膏，干葛一钱，别调六一散四钱，冷水服。

庚子秋，华氏妹归宁，忽痢，日夜几百行，身热，发呕，一呕数十声不绝。吴医争欲下之，且曰：补即死矣。时仲淳以先王母病留湖滨，怜其促治后事甚亟，曰：既已知危，何不以药试之？服如金丸。因思饮，予固守仲淳前方，以人参五钱、炒黄连、白扁豆、升麻、滑石、炙甘草、橘红，再进如金丸。二剂势稍定，更数服愈。华水部至今感服。

友人虞元静房中人方孕，五月患滞下，腹痛日不下数次。为定此方，甫服一盅，觉药行至腹，即解一次，痛亦随已，滞下全愈。

川黄连四钱　白芍药三钱　黄芩三钱　白扁豆二钱　莲肉四十粒　橘红一钱半　枳壳三钱　红曲二钱　干葛一钱半　升麻五分　炙甘草一钱　乌梅肉一枚

治毒痢及发疹时疹毒下利方

鲜金银藤即忍冬藤，数两，煎浓汁三大碗　入地榆五钱　川黄连槐花湿拌炒，四钱　黄柏二钱　黄芩二钱　白芍药酒炒，三钱　炙甘草二钱　升麻绿色者，醋炒，六分

同煎至一碗，调水飞过滑石末五钱，

不拘时服。

治湿热腹痛。

一少年贵介，暑月出外，饮食失宜，兼以暑热，遂患滞下。途次无药，病偶自止。归家腹痛不已，遍尝诸医之药，药入口，痛愈甚，亦不思食。仲淳视之曰：此湿热尔。其父曰：医亦以湿热治之而转剧。仲淳曰：投何药？曰：苍术、黄连、厚朴、枳壳、陈皮等。仲淳曰：误也。术性温而燥，善闭气，故滞下家忌之。郎君阴虚人也，尤非所宜。更以滑石一两为细末，以牡丹皮汁煮之，别以白芍药酒炒，五钱，炙甘草二钱，炒黑干姜五分，水煎，调滑石末服之。须臾小便如注，痛立止。

秦公蕃病痢，医误投涩剂，一服痢止，湿热无自而出，遍攻肢体骨节间，以致项强，目赤，肩、臂、腕、膝、足、胫俱发肿，痛甚不能转侧。仲淳疏方寄之，用白芍药、石斛、牛膝、木瓜、黄柏、薏苡仁、炙甘草、车前子、茯苓。痛虽止，尚不能转侧，更用蒺藜、菊花、何首乌、胡麻、黄柏、炙甘草。复逾年愈。其始病时，一医稍投参、术，痛极欲死。此系木证，阴虚有火，又加湿热暑湿交攻，故现此证，名痢风。阴虚火多，故不受补，又不宜燥，惟微寒清平之剂调之，久之自愈。

凡治滞下，与大肠滑泄自利不止不同。滑泄自利不止，有可涩之道，故古人有间用罂粟壳及诃梨勒以止其滑泄。若夫滞下，本属湿热涩滞不行，法宜疏利，药忌兜涩。大肠者，肺之腑也。大肠既有湿热留滞，则肺家亦必有热。肺乃华盖之脏。经曰：脾气散精，上归于肺，通调水道，下输膀胱。是肺气喜通利，恶闭涩，故古人药性中每云利肺气，其意概可见已。倘误用罂粟壳、诃梨勒，使湿热无所宣泄，肺气不得下行，非惟滞下增剧，湿

热薰蒸，上干乎肺，则胀闷、气逆、不得眠、不思食诸证至矣。又有久嗽不愈，缘于肺虚有火，法当清肺润肺，忌用涩燥闭气之药。设若误用粟壳、诃子，俾火壅于肺，不得下降，若兼参、术、半夏，即死不旋踵矣。世医往往蹈此覆辙相寻，卒无悟者！聊为论著，敢告方来。

已上疟、痢二门诸方，皆仲淳斟酌所定，因证加减，与时消息，可谓详且尽矣。然不尽用方书所载，投之辄效，百不爽一，盖独开门户者也。

外有时行疫痢一证，三十年前，间或有之，今则往往夏末秋初，沿门阖境患此。其证大都发热，头疼，口渴，烦躁，下痢，溺涩，甚者一日夜行百次。或兼发斑疹，势甚危迫。世医妄指为漏底，殊不知此是时气使然。因世人禀赋渐薄，积感湿蒸厉气所致。治法当清热解毒表散为急，如升麻、葛根、柴胡、黄连、黄芩之类。或热甚渴甚，前药中可加寒水石。更有别证，以意加减。切忌下行、破气、收涩，如大黄、芒硝、槟榔、枳实、乌梅、粟壳等。犯此者多致不救。上一条附①。

泄　泻

天地之间，动静云为者，无非气也。人身之内，转运升降者，亦气也。天地之气不和，则山川为之崩竭。人身之气不调，则肠胃失其转输。外则风寒暑湿之交侵，内则饮食劳倦之不节，肠胃因之而变，此泄泻之由也。致疾之端匪一，治疗之法自殊。经云：春伤于风，夏生飧泄。春者木令，风为木气，其伤人也，必土脏受之。又风为阳邪，其性急速，故其泄必

---

① 上一条附：指时行疫痢一证，此条天启本无。崇祯本始加。

完谷不化，洞注而有声，风之化也，古之所谓洞风是也。宜先以风药发散升举之；次用参、芪、白术、茯苓、大枣、甘草、肉桂等药，以制肝实脾。芍药、甘草乃始终必用之剂。伤暑作泻，必暴注、大孔①作痛，火性急速，失于传送也；口多渴，小便多赤或不利，身多发热；泻后则无气以动，热伤气也。清暑，用十味香薷饮、清暑益气汤。内虚之人，中气不足，用六和汤；不止，用黄连理中汤，或加桂苓甘露饮。肾泄者，《难经》所谓大瘕泄也。好色而加之饮食不节者多能致此。其泄多于五更或天明，上午溏而弗甚，累年弗瘳，服补脾胃药多不应，此其候也。夫脾胃受纳水谷，必藉肾间真阳之气薰蒸鼓动，然后能腐熟而消化之。肾脏一虚，阳火不应。此火乃先天之真气，丹溪所谓人非此火不能有生者也。治宜益火之原，当以四神丸加人参、沉香，甚者加熟附、茴香、川椒。

又有醉饱行房，肾气虚乏，湿热乘之，下流客肾，久泄不止。治宜升阳除湿，次用八味丸加山药、茯苓，地黄减半。

肾司二便，久泄不止，下多亡阴，当求责肾，破故子、肉豆蔻、茴香、五味子之属不可废也。白术、陈皮，虽云健胃除湿，救标则可，多服反能泻脾，以其燥能损津液故耳！

长夏湿热令行，又岁湿太过，民多病泄。当专以风药，如羌活、防风、升麻、柴胡、白芷之属。必二三剂，缘除风能胜湿故也。

泄而少食，胃弱故也。人参为君，扁豆、橘皮佐之。

泄而食不消，缩砂、人参、肉豆蔻。

泄而腹痛，白芍药、炙甘草、防风、木香。

泄而气弱，干葛、人参、白术、白茯苓。

泄而小水不利，车前子末、木通。中焦有湿热者，当用猪苓、泽泻。

肉积作泻，用肉豆蔻、山楂、蒜。

面积作泻，萝卜子。

感寒而泄，理中汤加紫苏。

湿痰作泻，半夏、白术、茯苓为君，神曲为佐。

九制黄连，最能止泻，须与人参等分乃可。盖久泻不止，多缘气虚，纯用苦寒，胃气愈闭；又下多亡阴，必用人参，亦阳生阴长之意也。然此亦指肠胃虚热者而言，如虚寒者不宜概用②

脾肾双补丸治肾泄。

人参去芦，一斤　莲肉去心，每粒分作八小块，炒黄，一斤　菟丝子如法另末，一斤半　五味子蜜蒸烘干，一斤半　山茱萸肉拣鲜红肉厚者，去核，烘干，一斤　真怀山药炒黄，一斤　车前子米泔淘净，炒，十二两　肉豆蔻十两　橘红六两　砂仁六两炒，最后入　巴戟天十二两，甘草汁煮，去骨　补骨脂圆而黑色者佳，盐水拌炒，研末，一斤

为细末，炼蜜和丸如绿豆大。每五钱，空心饥时各一服。如虚而有火者，火盛肺热者，去人参、肉豆蔻、巴戟天、补骨脂。忌羊肉、羊血。

梁溪一女人，茹素，患内热，每食肠鸣，清晨大瘕泄。脾胃双补丸内去肉豆蔻，以白芍药代之，外加白扁豆十二两，立愈。

无锡秦公安患中气虚不能食，食亦难化，时作泄，胸膈不宽。一医误投枳壳、青皮等破气药，下利完谷不化，面色黯白。仲淳用人参四钱，白术二钱，橘红钱许，干姜泡，七分，甘草炙，一钱，大枣，肉豆

---

① 大孔：肛门。

② 此注天启本无。崇祯本始有。

蔻，四五剂渐愈。后加参至两许全愈。三年后，病寒热不思食，他医以前病因参得愈，仍投以参，病转剧。仲淳至曰：此阴虚也，不宜参。乃用麦门冬、五味子、牛膝、枸杞、芍药、茯苓、石斛、酸枣仁、鳖甲等十余剂愈。

从妹患泄后虚弱，腹胀不食，季父延诸医疗之。予偶问疾，见其用二陈汤及枳壳、山楂等味。予曰：请一看病者。见其向内卧眠，两手置一处，不复动。曰：元气虚甚矣，法宜用理中汤。恐食积未尽，进以人参三钱、橘红二钱，加姜汁竹沥数匙。夜半思粥，神思顿活。季父大喜，尽谢诸医。再以六君子汤加山楂肉、砂仁、麦门冬调理之，数剂立起。

治腹痛作泄。予患腹痛泄，日十余度，仲淳以一剂止之。

人参一钱五分　苍术米泔浸炒，三钱　黄连姜汁炒三次，一钱　北五味蜜蒸，一钱　橘红一钱五分　肉豆蔻　吴茱萸汤泡　白茯苓各一钱　藿香五分

庄敛之平日素壮，食善啖。丁巳四月，忽患泄泻，凡一应药粥蔬菜，入喉觉如针刺，下咽即辣，因而满腹绞辣，随觉腹中有气先从左升，次即右升，氤氲遍腹，即欲如厕，弹响大泄，粪门恍如火灼，一阵甫毕，一阵继之，更番转厕，逾时方得。离厕谛视，所泄俱清水，盈器白脂上浮，药粥及蔬菜俱不化而出，甚至梦中大遗，了不收摄。诸医或云停滞，或云受暑，或云中寒，百药杂投，竟如沃石。约月余，大肉尽脱，束手待毙。敛之有媚母，朝夕相视，哀号呼天，恨不以身代也。余于仲夏末，偶过金坛，诊其脉洪大而数，知其为火热所生病，为疏一方，用川黄连三钱，白芍药五钱，橘红二钱，车前子三钱，白扁豆三钱，白茯苓三钱，石斛三钱，炙甘草一钱。嘱其煎成将井水澄冷，

加童便一杯始服。临别再三叮咛云：此方勿出以示人，恐时师见之，大笑不已也。若为躯命计，须坚信服之耳！敛之却众医，下键煎服。药方入喉，恍如饮薄荷汁，隐隐沁入心脾，腹中似别成一清凉世界。甫一剂，夜卧达旦，洞泻顿止；连服三剂，大便已实。前泄时药粥等物，凡温者下咽，腹中遂觉气升，即欲大解，一切俱以冷进方快，家人日以为常；至是啖之，觉恶心畏冷，旋易以温，始相安。余曰：此火退之征也。前方加人参二钱半，莲肉四十粒，红曲一钱五分，黄芪三钱，升麻五分，黄连减半。五六剂后，余将返长兴，敛之持方求余加减。余曰：此已试效，方宜固守多服，但去升麻可耳！越月余，余再过金坛，敛之频蹙向余曰：自先生去后，守方煎服，几三十余剂矣。今泻久止而脾气困顿，不知饥饱，且稍饮茶汤，觉肠满急胀，如欲寸裂，奈何？余曰：大泻之后，是下多亡阴也，法宜用补。倘此时轻听盲师，妄用香燥诸药，取快暂时，元气受伤，必致变成蛊胀，即不救矣。复为疏一丸方：人参五两，白芍药六两，炙甘草一两，五味子六两，绵黄芪五两，山茱萸肉五两，怀山药五两，熟地黄八两，牛膝六两，紫河车二具，蜜丸。空心饥时各一服，而日令进前汤液方。敛之相信甚力，坚守二方，服几三年，脾胃始知饥而嗜食，四体亦渐丰矣。敛之恒对余言，每遇脾胃不和时，或作泻，觉腹中有火，则用黄连，否则去之，一照余方修治煎服，泄遂止而脾顿醒。迄今以余所疏方，俨如重宝，十袭珍藏，谓余不啻起死而生之也。其病初平后，余劝其绝欲年余。敛之因出妾，得尽发家人私谋，乃知向之暴泄，由中巴豆毒。本草中巴豆毒用黄连、冷水解之。余用大剂黄连澄冷方服，正为对治。向使如俗医所疑停滞、受寒、中暑法治之，何啻

千里？即信为是火，而时师所投黄连，不过七八分至钱许止矣。况一月之泻，未有不疑为虚寒者，用黄连至四钱，此俗医所必不解也。向余嘱其勿出以示人，为是故耳！始知察脉施治，贵在合法，神而明之，存乎其人耳！

余治敛之泻止后，恐其元气下陷，急宜升举，用升麻以提之。初不知其为中毒也，乃因用升麻太早，致浊气混于上焦，胸中时觉似辣非辣，似嘈非嘈，迷闷之状，不可名状。有时滴酒入腹，或啖一切果物稍辛温者，更冤苦不胜。庄一生知其故，曰：此病在上焦，汤液入口即下注，恐未易奏功，宜以噙化丸治之。用贝母五钱，苦参一两，真龙脑薄荷叶二钱，沉香四钱，人参五钱。为极细末，蜜丸如弹子大。午食后临卧时各噙化一丸。甫四丸，胸中恍如有物推下，三年所苦，一朝若失。

治泄泻在阳明胃、太阴脾经者。

白茯苓三钱　白术炒，二钱　炙甘草三钱　车前子炒，三钱　陈皮二钱　升麻五分　干葛一钱　姜片三大片　砂仁炒，一钱　川黄连一钱五分，姜汁炒，如无湿热者去之

河水二盅，加枣肉二枚，饥时服。

治大便不通。张选卿屡验。

朱砂研如飞面，五钱　真芦荟研细，七钱

滴好酒少许和丸。每服一钱二分，好酒吞。朝服暮通，暮服朝通。须天晴时修合为妙。

唐震山年七十余，大便燥结，胸中作闷。仲淳曰：此血液枯槁之候。用大肉苁蓉三两，白酒浸洗去鳞甲，切片，白汤三碗，煎一碗，顿饮。饮竟，大便通，胸中快然。偶一医问疾，曰：此劫药也。当调补脾胃为主。易以白术、厚朴、茯苓、陈皮，病如故。唐翁曰：误矣。仍饮前药，立解。高存之闻而叩其故，仲淳曰：肉苁蓉峻补精血，骤用之反动大便，药性载甚明也。

卷 之 二

脾 胃

黄病有积神方一平头试之神验。

苍术炒 厚朴姜汁炒 橘红 甘草 山楂肉 白茯苓 麦芽各二两 槟榔一两 绿矾火煅研细，一两五钱

为末，枣肉丸如梧子大。每服一钱，白汤吞，日三服。凡服矾者，忌食荞麦、河豚，犯之即死。

治老人伤冷食及难化之物。

生姜或紫苏煎汤，置浴锅内，令病者乘热浸汤内，以热手揉心胃肚腹，气通食化矣。

又方 蕲艾灸胃脘并肚，气从口鼻出，立愈。

治胃脘痛属火证者。一女婢患此数十年，一剂良已。

橘红 淡豆豉 山栀仁炒黑，各三钱 生姜五片 枳壳一钱

水一盅半，煎七分服。

又治胃脘痛。仲淳疗瑶母方。

橘红二钱 白豆蔻仁五分 香附童便炒，忌铁，研细，三钱 延胡索醋煮，切片，粒粒金黄色者良，二钱五分 白芍药酒炒，四钱 甘草四分，炙 白茯苓三钱 白木香五分，磨汁入煎药内 紫苏子研，二钱 紫苏梗二钱

河水二盅，煎一盅，不拘时服，豆蔻仁口嚼之下药。

又方 口渴，肩骨疼酸痛，不能饮食者，神效。

真紫苏子隔纸焙，研细 橘红 白茯苓

各三钱 竹茹二钱 白芍药酒炒，四钱 木瓜忌铁，三钱 石斛酒蒸，三钱 酸枣仁炒爆研，四钱 麦门冬五钱 甘草五分 白豆蔻仁四分，先嚼下

饥时服。

治胃中有痰欲吐。陈潜斋传。

广橘红 栝蒌仁各四钱

姜汁竹沥和丸梧子大。食后服。

治脾经痰饮，五更咳嗽，喉中如有物，咽之不下，服之甚验。仲淳立。

白茯苓四两 苏子另研如泥，入药同捣，三两 白豆蔻仁七钱 贝母去心，三两 栝蒌根三两 薄荷叶一两五钱 连翘三两 硼砂另研如飞面，七钱 广橘红四两 麦门冬去心，三两 猫儿残叶六两 山楂肉三两 麦芽炒取净面，一两五钱 神曲炒，一两五钱，出峡江县 霞天膏曲四两 枇杷叶四两

为极细末，怀山药粉糊和丸如麻子大。白汤吞三四钱。

治痰嗽吐不已，胸膈有冷物上塞，饮热汤稍下。

橘红 白茯苓 苏子研细 栝蒌仁蛤粉拌炒，研细，各三钱 半夏姜汁炙，一钱 远志去心，甘草汁浸蒸，一钱五分 白豆蔻仁五分 吴茱萸汤泡去梗，一钱

河水二盅半，煎八分。饥时服，加姜汁五匙，竹沥一杯。

化痰生津噙化丸治胶痰，不治阴虚痰火。

五倍子拣粗大者，安大钵头内，用煮糯米粥汤浸，盖好，安静处，七日后常看，待发芽黄金色，又出黑毛，然后将箸试之，若透内无硬，即收入粗瓦钵中，擂

如酱，连钵日中晒，至上皮干了，又擂匀，又晒，晒至可丸，方丸弹子大，晒干收用。其味甘酸，能生津化痰。

治痰。

用樗木叶捣煎汤，不时呷，渐渐痰少，兼治膈气呕吐。

赵太学文度，顽痰积血，仲淳以霞天膏加化痰消瘀之剂，治之而愈。

痰厥

金坛庠友张逢甫内人，方食时触暴怒，忽仆地，气遂绝。延一医视之，用皂角灰吹鼻中不嚏，用汤药灌之不受，延至午夜，谓必不治，医告去。逢甫急叩庄一生，一生过视之，六脉尚全而独气口沉伏，细寻之滑甚。曰：此肝木之气逆冲入胃，胃中素有痰，致痰夹食闭胃口，气不得行而暴绝也。但历时久，汤药不入矣。急宜吐之可活，所谓木郁则达之也。亟令覆其身，垂手向床下，以鹅翎蘸桐油，启齿探入喉中，展捎①引吐，出痰与食，才一口，气便稍通，再探吐至两三口，便觉油臭，以手推翎，但不能言。一生曰：无妨矣。知其体怯，不宜多吐，急煎枳、橘推荡之药灌之，尽剂而苏。后以平肝和胃药，调理数剂复故。此因暴怒，怒则气上逆，痰因气壅，故现斯证耳。所谓尸厥也，治厥往往有误。予故表其证以示后来云。

饮

饮与痰不同，痰胶粘而饮惟水，治法亦异。饮虽有五，总之或缘饮酒过多，酒后发渴，多饮茶汤。或好饮冷酒。或因天暑烦渴，多饮凉水及冰。因酒而得者则多湿热，因饮冷而得者则多寒湿，或因郁而得者则属木气侵脾。药亦小有不同，要以降气、燥湿、散郁、健脾、行水为宗，乃治法之要领也。

方：

半夏姜汁、明矾浸透，四两　广陈皮去白，四两　白茯苓四两　猪苓二两　泽泻米泔浸炒，二两　旋覆花蒸，三两　厚朴姜汁炒，一两五钱　白术土炒，二两　枳实麸炒，一两　人参一两

酒湿者，加川黄连一两，木香五钱。寒湿者，加苍术二两，木香五钱，白豆蔻五钱。因郁者，加紫苏四两，去苍术。为细末，稀米糊入姜汁和丸如绿豆大。每五钱，淡姜汤下，连进三服，空心饥时皆可服。如卒急不及治丸，取二十倍中一倍作汤，入豆蔻仁末、木香汁、姜汁和饮，亦立效。

丹阳葛文学宇十内人，因作家劳郁患饮证，每发呕吐不已，肠如欲出，所吐俱清水，动以盆桶计，日夜不止，不思饮食。就医金坛，诸医以健脾行气，理郁清痰药投之愈剧，困顿待毙。宇十计无复之矣。适余偶从苕上来，庄敛之与宇十姻戚也，向余语，故余即与敛之偕往。视脉审证，知为饮无疑，乃用前方加人参三钱。一剂吐止，再剂霍然，随啜粥糜，脾气渐复。至今每病作，检予方服之即平。

云间康孟修患寒热不食，久之，势甚危，以治寒热剂投不应。遍检方书，与王宇泰议，投五饮丸，立瘥。盖饮证原有作寒热之条，故治饮，病自去矣。

治痹方朱比部大复传。

真茅山苍术十斤，洗净，先以米泔浸三宿，用蜜酒浸一宿，去皮，用黑豆一层，拌苍术一层，蒸二次，再用蜜酒蒸一次，用河水砂锅内熬浓汁，去渣，隔汤煮滴水成珠为度。每膏一斤，和炼蜜一斤，白汤调服。

一老人专用此方，八十余身轻矫捷，甚于少年。

———————

① 捎（shāo 稍）：拂掠。

蕲州何刺史年七十余，守桐川，饮啖过少年。叩其故，曰：平生服苍术丸，每日数钱。

真茅山苍术四斤，如法洗浸，去皮切片，以桑椹、怀生地、何首乌各一斤，熬浓汁至无味而止，去渣滤清，下苍术浸之，晒干复浸，汁尽为度，细末，又以人乳拌匀，晒干数次，约重数两，炼蜜为丸。白汤或酒吞。

治蛊胀由于脾虚有湿。

黄司寇葵峰中年病蛊，得异方，乃真茅山苍术末也。每清晨米饮调三钱，服不数月，强健如故。终身止服术，七十余终。少停，疾作矣。

又方　通血香一钱，取小葫芦一个，不去子膜，入香在内，再入煮酒，仍以所开之盖，合缝封之。以酒入锅，悬葫芦酒中，挨定，不可倾侧，盖锅密煮，以三炷线香为率。煮时其香透达墙屋外。煮完，取葫芦内子膜并药烘干，共为细末。每服一钱，空心酒送下，间五日服一钱。服尽葫芦内药，约有五六钱之数，病已释然矣。通血香陕西羊绒客人带来，苏杭有。

又方　徐文江夫人病蛊胀，张涟水治之，百药不效。张曰：计穷矣。记昔年西山有老妪患此，意其必死。后过复见之，云：遇一方上人得愈。徐如言访妪，果在也。问其方，以陈葫芦一枚，去顶入酒，以竹箸松其子，仍用顶封固，重汤煮数沸，去子饮酒尽，一吐几绝，吐后腹渐宽，调理渐愈。盖元气有余而有痰饮者也。若肾虚脾弱者，宜用金匮肾气丸，十全大补汤去当归，加车前子、肉桂。

沈孝通观察，中年无子，患中满蛊胀，势[1]孔棘，静养郭外小园中，恣然[2]独坐、独宿、食淡者五年。归脾汤、六味地黄丸，朝暮间服不辍，连举二子。

顾奉常务远，目黄，脾气弱。仲淳疏方，用山茵陈三钱，人参三钱，薏仁三钱，莲肉焙，三钱，木通八分，黄连酒炒，一钱，山栀仁炒，八分，白术土炒，一钱，石斛酒蒸，三钱，茯苓二钱。皆治疸之剂。以事冗未服，既而身目皆黄，小便亦赤，乃服仲淳先见。饮前药稍愈，一按摩者投以草汁药酒，脾败遂不起。临没下瘀血数升，亦蓄血证也，以其年迈不绝欲故尔！

施灵修乃兄，七年前曾患疸症，服草药愈。后复发，坐多气多劳，故草药不效。服田螺，发胀，一日夜大作寒热，因发渴，小便如油，眼目黄且赤，手足黄紫。仲淳以瘀血发黄，服后药，大小便通，黄及渴俱减。

橘红一钱五分　红曲炒研，二钱　山楂肉五钱　郁金汁十五匙　薏苡六钱　木瓜忌铁，三钱　牛膝去芦，五钱酒蒸五分　麦门冬去心，五钱　车前子二钱五分　赤茯苓三钱　川通草五分　白芍药酒炒，四钱　竹茹二钱

河水二盅，煎八分，饥时服。三日后加人参三钱。

孙侯居比部，病腹中若有癥瘕，不食不眠，烦懑身热。仲淳投以人参、芍药、茯苓、麦门冬、木通、枣仁、石斛。方甫具，史鹤亭太史至，见方中有大剂人参，骇曰：向因投参至剧，此得无谬乎？仲淳曰：病势先后不同。当时邪未退，滞未消，故不宜。今病久饱胀烦闷者，气不归元也；不食者，脾元虚也。不眠而烦者，内热津液少也。今宜亟用此药矣。四剂而瘳。后复病，仲淳诊之曰：此阴虚也，非前证矣。更以麦门冬、白芍药、甘枸杞、五味子、生地黄、车前子，而热遂退。

神效沉香丸又名聚宝丸。

真沉香二钱　真麝香八分　血竭一钱五

---

① 势：阴茎。
② 恣（xiāo 消）然：无拘无束之貌。

分 乳香一钱五分 缩砂仁二钱 木香二钱
延胡索一钱 没药五分

细末，糯米糊丸如弹子大，用辰砂一
钱五分为衣。治男子翻胃呕吐，饮食不通。
此是胃脘寒痰结阻，诸医无效，屡试神
验，烧酒磨服。男妇腹痛，诸气作痛，产
后血气攻心，用陈酒磨服。如热气痛，葱
汤嚼下。小儿天吊作痛，啼叫不已，葱汤
磨服。

太学顾仲恭，遭乃正之变，复患病在
床。延一医者诊视，惊讶而出，语其所亲
云：仲恭病已不起，只在旦晚就木，可速
备后事。仲恭闻知，忧疑殊甚。举家惶
惶，计无所出，来请予诊脉。按其左手三
部平和，右手尺寸无恙，独关部杳然不
见，谛视其形色虽尪羸，而神气安静。予
询之，曾大怒乎？病者首肯云：生平不善
怒，独日来有拂意事，恼怒异常。予曰：
信哉！此怒则气并于肝，而脾土受邪之证
也。经云，大怒则形气俱绝，而况一部之
脉乎！甚不足怪，第脾家有积滞，目中微
带黄色，恐成黄疸。两三日后，果遍体发
黄，服茵陈利水平肝顺气药，数剂而瘳。

李文孺四年前曾患黄疸，嗣后每诊其
脉甚沉涩，肝脾尤甚，望其面色如黄土。
予尝私语相知云：文孺色脉不佳，恐非久
于人世者，且又好劳损神，多怒伤气。后
疸果复发不起。已上二条附。

虚 弱

天王补心丹陈练塘先生得自蛮洞中。

宁心保神，益气固精，壮力强志，令
人不忘，清三焦，化痰涎，去烦热，除惊
悸，疗咽干，养育心神。

人参 怀山药坚白者 麦门冬去心 当
归身酒洗，各一两 怀生地 天门冬去心，各
一两三钱三分 丹参去黄皮，八钱 百部去芦土

白茯神去粗皮，坚白者良 石菖蒲去毛 柏
子仁去油者佳，另研 甘草长流水润炙 北五
味去枯者 杜仲以上七味各六钱六分 远志三钱
三分 白茯苓一两五钱四分

净末，炼蜜丸如弹，重一钱，朱砂一
两研极细为衣。食远临卧时嚼化，后饮灯
芯汤一小杯。

加味六味地黄丸滋阴固精明目，不寒不热
和平之剂，久服延年。

怀生地如法制，八两 怀山药四两 白
茯苓坚白者，四两，人乳拌，晒干又拌，多多更妙
山茱萸去核，四两 牡丹皮三两 麦门冬
去心，六两 泽泻原方，三两，目病减半 甘菊
花苦者不用，六两 真甘枸杞去蒂，六两 北
五味去枯者，六两

细末，蜜丸如梧子大。空心淡盐汤服
四钱。又方加白蒺藜炒去刺，五两。

治目疾久不愈。

天王补心丸临卧服，加味六味地黄丸
空心服。虚甚者地黄丸加紫河车一具，酒
洗极净，磁罐内酒煮极烂，捣如泥，或焙
干为末。二方朝夕并进，久久自效。世医
治目多补肾，不知补心。心，君火也。

治虚眼方

枸杞子 生地 麦门冬各三钱 龙胆
草一钱，下焦无湿热者勿用

水二盅，煎七分半，饥时服。如脾气
不佳，加白豆蔻末五六分。

治肝肾二经目疾。从父病后眼花，服此立
愈。

真甘枸杞一斤，去蒂 真怀生地黄一斤，
极肥大者，酒洗净

河水砂锅内熬膏，以无味为度，去
渣，重汤煮，滴水成珠，便成膏也。每膏
一斤，入炼蜜六两，空心白汤化下。

又丸方仲淳立。真甘枸杞一斤 甘菊花
去蒂，一斤 白蒺藜炒去刺，一斤

细末，炼蜜丸梧子大。每四五钱，空

心白汤吞。入地黄斤许更妙。

黄学谕潜白患风泪眼，每出则流泪盈颊。仲淳疏一方寄之。谷精草为君，蒺藜和枸杞之属佐之，羊肝为丸。不终剂愈。

治不眠。以清心火为第一义。

麦门冬五钱 茯神 丹参 沙参各三钱 竹茹二钱 炙甘草一钱 竹叶六十片 石斛酒蒸，三钱 远志一钱 生地四钱 枣仁炒，五钱 五味子八分 有痰者，加竹沥。

乌须明目丸脾胃不和者，去槐角子。仲淳立。

女贞实酒拌九蒸九晒，净末，一斤 甘菊花十二两 何首乌赤白各半，净二斤，如法蒸晒 桑叶一斤 牛膝酒蒸，一斤 怀生地酒洗，净二斤 甘枸杞去枯者，一斤 乳拌茯苓酥一斤 麦门冬去心，一斤半 槐角子十两 苍术蜜酒浸蒸晒，十二两 人参一斤，人乳拌烘干 山茱萸肉酒蒸，十二两

乌饭子①之嫩者取汁熬膏，每斤加炼蜜半斤，丸如梧子大。每日二服，服五钱，白汤吞。忌白莱菔、牛肉、牛乳、蒜、桃、李、雀、蛤。

补心肾，久服轻身延年。仲淳定。有热人宜之。

头桑叶九蒸九晒，一斤 黑芝麻九蒸九晒，一斤 甘菊花去蒂，八两 何首乌一斤 甘枸杞一斤 白蒺藜炒去刺，另末，一斤 女贞实酒拌九蒸九晒，一斤

细末，炼蜜丸梧子大。白汤或酒服。

补虚丸方许廓如丈传，服之有奇验。

棉花子仁一斤 补骨脂四两 白茯苓二两 没药二两

炼蜜丸如梧子。空心淡盐汤服。

凉血去湿补阴益气丸予服之甚验，仲淳立。

真茅山苍术二斤 怀生地酒洗，一斤 甘菊花一斤 车前子米泔浸，八两 人参八两 牛膝八两 白茯苓八两，人乳拌，积粉至一斤

天门冬熬膏和丸。

治虚弱阴精不足。

白茯苓粉一斤，拌人乳，晒至一斤半 另将童便重汤炖温，取壮盛女子月经布一二个洗入便内，拌入茯苓粉，晒干，将茯苓粉再磨，加鹿角胶四两，酒化，同炼蜜丸如梧子大。空心服，白汤吞三钱。服久，痰从大便出。

又方 前方加熟地黄半斤 苍术八两 鹿角胶四两 黄柏四两 菟丝子半斤 砂仁三两

养阴凉血补心滋肾丸予长儿久服此神验。

麦门冬六两 鳖甲六两 五味子六两 怀生地黄八两 山茱萸四两 牡丹皮三两 白茯苓三两，拌人乳晒至六两 天门冬四两 杜仲去皮切片，酥炙，四两 黄柏四两 砂仁二两 甘草一两 怀山药四两 柏子仁拣净，八两，酒蒸，另研细如泥 车前子三两 菟丝子净末，八两 枸杞子去枯者，八两 远志肉三两 牛膝四两

炼蜜为丸，空心白汤服五钱。仲淳定。

集灵方出内府。补心肾，益气血，延年益寿。

人参 枸杞 牛膝酒蒸 天门冬去心 麦门冬去心 怀生地黄 怀熟地黄七味各一斤

河水砂锅熬膏如法，加炼蜜，白汤或酒调服。

通真延龄丹

五味子三斤 山茱萸二斤 菟丝子二斤 砂仁一斤 车前子一斤 巴戟天一斤 甘菊花二斤 枸杞子三斤 生地黄三斤 熟地黄三斤 狗肾四斤 怀山药二斤 天门冬一斤 麦门冬三斤 柏子仁二斤 鹿角霜二斤 鹿角胶四斤 人参二斤 黄柏一斤半 杜仲一斤半 肉苁蓉三斤 覆盆子一斤 没食子一斤 紫河车十具 何首乌四斤 牛膝三斤 补骨脂一斤 胡桃肉二斤 鹿茸一斤 沙苑蒺藜四斤，二斤炒磨入药，二斤磨粉打糊

为末，同柏子仁、胡桃肉泥、蒺藜

---

① 乌饭子：为杜鹃花科植物乌鸦果的果实。

糊、酒化鹿角胶，炼蜜和丸如梧子大。每服五钱，空心饥时各一服，龙眼汤吞。有火者不可服。

梦遗封髓丹

黄柏去皮蜜炙，半斤　砂仁四两，最后炒入药末中　甘草二两

山药糊为丸。加远志肉甘草汁煮去骨，二两　猪苓一两　白茯苓一两五钱　莲须二两　山茱萸三两　北五味去枯者，一两五钱　名大封髓丹，出《医垒元戎》。仲淳屡用之验。

种子方鸿一兄传自高中白。

沙苑蒺藜八两，粗者四两为末，粗者四两为膏　川续断酒蒸，二两　菟丝子三两，煮三日　山茱萸肉生用　芡实粉生用　莲须各四两，生用　覆盆子生用　甘枸杞子各二两

前末，以蒺藜膏同炼蜜和丸如梧子大。每服四五钱，空腹盐汤下。有火者宜服此，兼治梦遗。

又方此方仲淳传自江右邓医官。真合州补骨脂沉实者，二斤，以食盐四两入滚汤，乘热浸一宿，晒干；次用杜仲去皮，酒炒去丝，四两，煎浓汤，浸一宿，晒干；次用厚黄柏去皮蜜炙，四两，煎浓汤，浸一宿，晒干别用鱼胶四两，剪碎，以蛤粉炒成珠，同补骨脂炒香，磨细末，将胡桃肉捣如泥，盛以锡盆蒸之，取油和末。量加蜜捣和丸如梧子大。空心用三钱，白汤或淡盐汤吞，晚间或饥时更一服。老年人及阳虚无火者宜此，有火者忌之。

种子奇方

柏子仁去油者，好酒浸一宿，砂锅上蒸，捣烂如泥　鲜鹿茸火燎去毛净，酥炙透，如带血者，须慢火防其泪破血走也，切片为末，等分

和柏子仁泥捣极匀，加炼蜜丸如梧子大。每服空心三钱，淡盐汤吞。

补肾健脾益气方朱鹤山老年久患腰痛，日服一剂，强健再生子，八十未艾。

白茯苓三钱　枸杞子一两　怀生地二钱　麦门冬五钱　人参二钱　陈皮三钱　白术三钱

河水二盅，煎八分。

高存之长郎患腹痛。仲淳问曰：按之痛更甚否？曰：按之则痛缓。仲淳曰：此虚症也。即以人参等药饮之，数剂不愈，但药入口则痛止。其痛每以卯时发，得药渐安。至午痛复发，又进再煎而安。近晚再发，又进三剂而安，睡则不复痛矣。如是者月余，存之疑之。更他医药则痛愈甚，药入痛不止矣。以是服仲淳方不疑，一年后渐愈。服药六百剂，全愈。

人参三钱　白芍药三钱　炙甘草一钱　橘红一钱五分

后加木瓜一钱　麦门冬三钱　当归身二钱

又重定方　人参四钱　白芍药三钱　麦门冬三钱　甘草一钱五分　当归三钱　枸杞子三钱　山茱萸肉二钱　木瓜二钱　黄柏一钱五分　鳖甲二钱

又以鹿角胶间服。又以饮食少、时恶心，去当归、黄柏，加牛膝三钱，秦艽一钱五分，石斛二钱，酸枣仁三钱，延胡索一钱。

丸方　鳖甲　北五味　白芍药各四两　当归身五钱　麦门冬　牛膝　黄柏蜜炙　枸杞各四两　炙甘草二两　川续断酒洗，三两　杜仲酥炙，三两　怀熟地五两　山茱萸肉四两　白茯苓三两　车前子二两五钱　怀山药炒，三两　人参人乳浸，四两　天门冬酒洗，去心　鹿角胶各四两

炼蜜丸。每服四钱。

高存之长郎，两年腹痛愈后，又患臂痛。每发一处，辄于手臂指屈伸之间肿痛不可忍，三四日方愈，痛时在手，即不能动。仲淳曰：此即前病之余，虚火移走为害也。立丸方，凡四五更，定服至此方，全愈。

治臂痛方

怀生地黄一斤　牡丹皮阔而厚者良，酒蒸，六两　山茱萸肉八两　白茯苓为末，水澄去筋膜，蒸晒再磨，以人乳拌晒数次，六两　山药八两，切片炒　泽泻米泔浸，切片炒，六两　天门冬去心，酒蒸，烘燥，六两　麦门冬去心，烘燥，八两　五味子如法烘干，八两　牛膝酒蒸，八两　黄柏切片，蜜拌炒褐色，八两　枸杞子去枯者及蒂，八两　砂仁二两，炒　甘菊花八两　何首乌一斤　虎前胫骨二对，酒蒸三日，酥炙透　白蒺藜炒去刺，十两　菟丝子三两

为细末，炼蜜丸如梧子大。每服五钱，空心白汤下。

高存之婿浦生，气上逆，每饭下一二口，辄嗳气数十口，再饭再嗳，食顷，三四作。仲淳曰：此气不归元，中焦不运也。每剂须人参二钱。不信，服他医快气药愈甚。逾二三月，仲淳云：今须参四钱矣。不信。又逾二三月，仲淳云：今须参六钱矣。不信。又逾月，饮食不下，每呕，冷气如团而出，上下气不属，分必死。存之坐其家，迫令服仲淳药。服首剂不动，服再煎不动，然亦不如他汤药辄呕也。服三煎，忽心口下如爆一声，上则嗳气，下则小遗无算，上下洞然，即索粥，顿食三四碗，不上逆也。服五六剂，减参二钱，嗳逆复作，复用六钱而安。一月后，方减参二钱，服半年全愈。

人参六钱　麦门冬三钱　五味子二钱　橘红一钱　砂仁一钱　白芍药二钱　角沉香五分　益智仁一钱五分　山茱萸肉三钱　真苏子二钱　枇杷叶三大片

水煎，临服加沉香汁十五匙，逆水芦根汁一大盏。又十倍为末，山药糊丸，空心白汤吞。

陆祚先乃正，咳嗽，饱胀，痰喘，水火不通，眠食俱废。人参君　白芍药君　苏子炒研极细，佐　枇杷叶三大片　白茯苓佐　二服得眠，大小便通，啜粥。

顾仲恭心肾不交，先因失意久郁，及平日劳心，致心血耗散。去岁十月晨起，尚未离床，忽左足五趾麻冷，倏已至膝，便不省人事，良久而苏，乍醒乍迷，一日夜十余次。医者咸云痰厥。仲淳云：纯是虚火。服丸药一剂，今春觉体稍健，至四月后，丸药不继，而房事稍过，至六月初十，偶出门，前症复发，扶归，良久方醒。是日止发一次，过六日，天雨，稍感寒气，前症又发二次。见今两足无力，畏寒之甚，自腹以上不畏寒。仲淳云：人之五脏，各有致病之由，谨而察之，自不爽也。夫志意不遂则心病，房劳不节则肾病，心肾交病则阴阳将离，离则大病必作，以二脏不交故也。法当清热补心、降气豁痰以治其上，益精强肾、滋阴增志以治其下，则病本必拔，以心藏神，肾藏精与志故也。平居应独处旷野，与道流韵士讨论离欲之道，根极性命之源，使心境清宁，暂离爱染，则情念不起，真精自固，阴阳互摄而形神调适矣。

暂服汤液方

贝母三钱　白茯苓三钱　远志肉一钱五分　酸枣仁五钱　苏子二钱　石斛三钱　麦门冬五钱　甘草炙，五分　木瓜三钱　牛膝八钱　石菖蒲一钱，人乳和童便浸，忌铁

水二盅，煎八分，调入牛黄末一分，天竺黄末二分，竹沥一大杯，临卧饥时各一服。三剂后，加人参五钱，枇杷叶三片，调入牛黄一分，天竺黄三分，霞天膏五钱。

丸方　远志肉　天门冬　麦门冬　白茯神　白茯苓人乳拌晒，各六两　枣仁八两　杜仲四两　怀生地八两　白芍药六两　甘草蜜炙，三两五钱　川黄柏六两　牛膝十两　五味子六两

蜜丸如梧子大。每空心服五钱，临卧六钱，石斛汤加竹沥送下。忌猪牛羊肉、羊血、面、蒜、胡椒、鲤鱼、牛乳、白莱菔。

一人年三十三岁，因努力即发心腹饱满疼痛，直至脐下皆板，两胁空松不可言，腹寒即欲就火，火至稍睡痛止，大便不通，小便短缩似宿茶，日夜不卧，至五周时，饮食渐加，时常举发，大约性嗜酒、善怒、劳碌所致。仲淳为之疏方，用当归身五钱，牛膝四钱，麦门冬五钱，白芍药五钱，酒炒，炙甘草七分，五味子一钱，广橘红二钱，茅根打碎，一钱五分，怀生地三钱。宜多食韭菜、童便、胡桃肉。

娄东王官寿患遗精，闻妇人声即泄，瘠甚欲死。医告术穷。仲淳之门人，以远志为君，莲须、石莲子为臣，龙齿、茯神、沙苑蒺藜、牡蛎为佐使，丸服，稍止，然终不断。仲淳以前方加鳔胶一味，不终剂而愈。

治腰痛。

钱晋吾文学，腰痛甚，诊之气郁，兼有伤瘀血停滞。仲淳投以牛膝五钱，当归身二钱五分，炙甘草一钱，紫苏梗一钱，五加皮三钱，广橘红二钱，香附二钱，童便炒，研细末，川续断二钱，水二盏，煎八分，饥时加童便一大杯服。二剂愈。

又方　先外祖李思塘公，少年患腰痛，至不能坐立。诸医以补肾药疗之，不效。朱远斋者，湖明医也。用润字号丸药下之，去黑粪数升。盖湿痰乘虚流入肾中作苦。痰去，方以补药滋肾，不逾月起。惜其方传者不真。

治盗汗。予妇幼患此，仲淳以二剂疗之，今二十余年不发。

黄芪蜜炙，三钱　北五味二钱　酸枣仁炒研，五钱　炙甘草一钱　麦门冬去心，三钱　人参三钱　白芍药酒炒，三钱　香附童便浸炒，二钱　龙眼肉十枚

治噎。

苏子研细，二钱　广橘红二钱五分　麦门冬去心，五钱　白芍药酒炒，四钱　枇杷叶去毛刷净蜜炙，三大片　山楂肉三钱　白豆蔻仁四分，先嚼下　人参三钱

逆水芦根汁一大盏，河水一盏半，同芦根汁煎至八分，加姜汁三匙，竹沥一杯，饥时服。

治溺有余沥，精不固。

菟丝子半斤，净　牛膝与何首乌同蒸，半斤，净　柏子仁去油者，酒蒸，另研如泥，十二两　杜仲四两，净　麦门冬去心，六两　枸杞六两　北五味六两　血鹿角一斤　鹿茸去毛，酥炙六两　车前子米泔浸，四两　白茯苓多用人乳拌晒，四两　大何首乌赤白各半，蒸如法，一斤　没石子三两

细末，炼蜜丸如梧子。每服五钱，空腹白汤吞。

治鼻衄、肠风、腹胀、便燥。

麦门冬去心，十两　怀生地十两　天门冬去心，六两　五味子去枯者，四两　鳖虱胡麻酒拌，九蒸九晒，去壳，另研如泥，十二两　山茱萸肉六两　白芍药八两　当归身五两　砂仁炒，二两　紫苏子六两，另研，后入

炼蜜丸如梧子大。每五钱，空心白汤吞。

治腿酸足胫痛。

牛膝去芦，酒蒸，八两　杜仲六两　怀生地蒸熟，八两　甘枸杞八两　山茱萸肉六两　五味子　黄柏各六两　白茯苓三两　砂仁三两

细末，炼蜜丸如梧子大。每五钱，空心白汤吞。皆仲淳定。

补肾固精方

北五味　如法为细末，每服以好酒下方寸匕。久之兼可御女。

治弱症吐血、夜热、不眠、腰痛。陈潜斋传。

紫河车一具，男而首胎佳　自采侧柏叶东南枝，去粗梗，阴干，四斤

将河车入石臼内，木杵轻轻捣，渐下柏叶，以极烂为度，起置磁盆内，砂锅上

蒸熟，烈日曝干，如无日色，或夏天，将柏叶摊成薄饼于磁盆上，火烘干，研细末，蜜丸如梧子大。空心淡盐汤下五钱。家叔久患肠风，百药不效，服此顿释。

久嗽噙化丸仲淳定。

真龙脑薄荷叶三两五钱　百部酒浸，去心，三两五钱　麦门冬去心，二两　天门冬去心，二两　桑白皮蜜炙，三两　枇杷叶蜜炙，三两　贝母去心，二两　桔梗米泔浸蒸，去芦，一两　甘草蜜炙，七钱　天花粉二两　玄参一两　北五味蜜炙，一两　款冬花蕊二两　紫菀八钱　真柿霜二两　橘红一两

极细末，炼蜜丸如弹子大。不时噙化，临卧更佳。

于中父患目珠痛如欲堕，胸胁及背如槌碎状，昼夜咳嗽，眠食俱废，自分不起，促仲淳诀别。仲淳曰：何至是耶！令日进童便三大碗，七日下黑血无数，痛除，咳、热如故。再投以二冬、贝母、苏子、橘红、白芍药、鳖甲、青蒿子、桑根白皮、五味子、百部、枇杷叶、竹沥、童便，久之未痊。太夫人及胞弟润父疑其虚，促用参、芪。仲淳不可。润父阴以黄芪二钱入前药尝之，竟夕闷热，目不交捷，始信仲淳不谬。固守前方，兼服噙化丸勿辍，逾月平。盖中父病起于乃翁之变，哀伤过甚，更触恼怒所致，非虚也。肺热而实，肝火上冲，故不宜参、芪尔。

里中一童子，年十五，患寒热，咳嗽，面赤，鼻塞，夜剧，家人以为伤风。仲淳视之曰：阴虚也。盖伤风之证，面色宜黯，今反赤而明。伤风发热，必昼夜无间。今夜剧，鼻塞者，因虚则火上升壅肺，故鼻塞。以是知其阴虚也。投以麦门冬、五味、桑皮、贝母、百部、鳖甲、生地黄、沙参。不四剂瘥。

臧仪部静涵，患气喘，自汗，昼夜不眠食。诸医以外感治之，病甚。仲淳诊之

曰：此肾虚气不归元，故火上浮，喘汗交作；脾虚故不思食。亟以麦门冬、五味子、枸杞子，滋阴敛肺；以苏子、橘红，降气消痰；以芍药、酸枣仁、茯苓，补脾敛汗。不数剂瘥。

赵景之太史未第时，因肄业劳心太过，患梦遗证已三四年矣。不数日一发，发过则虚火上炎，头面烘热，手足逆冷，终夜不寐。补心肾及涩精药，无不用过。壬申春，偶因感冒来邀诊视，谈及前证之苦。予为之疏一丸方，以黄柏为君，佐以地黄、枸杞、莲须、膘胶、山茱、五味、车前、天麦门冬之类。不终剂而瘥。初时，景之意恐黄柏太寒，不欲用。予谓尊恙之所以久而不愈者，正未用此药耳！《五脏苦欲补泻》云：肾欲坚，急食苦以坚之，黄柏是矣。肾得坚，则心经虽有火而精自固，何梦遗之有哉？向徒用补益收涩而未及此，故难取效。

湖广张仲虎客邸耽于青楼，且多拂意之事，至冬底，发大寒热，咳嗽。吴中医者皆以外感治之，发表和解，无不遍试。适毛子晋拉予视之，见其神色消耗，脉气虚数中时复一结，咳嗽有血，卧不贴席。予谓子晋曰：此阴虚内伤证也。阴精亏竭，故脉见虚数。内有瘀血，故结脉时见。肺肝叶损，所以卧不能下。此不治之证，况误认外感，多服发散，复蹈虚虚之故耶。不数日而殁。

太学许韬美形体卑弱，神气短少，且素耽酒色，时常齿衄。辛未春，偶患右乳傍及肩背作痛异常，手不可近，扪之如火，日夜不眠。医以内伤治之，服桃仁、红花、乳、没、延胡、灵脂等药，甘余剂不效。邀余诊视，六脉虚数，肝肾为甚。予断为阴虚火旺之证，当滋养阴血，扶持脾胃，俾阴血渐生，虚火降下，则痛不求其止而止矣。如必以和伤治痛为急，则徒

败胃气，克削真元，非所宜也。疏一方付之，用生地、牡丹皮、芍药、牛膝、枸杞、续断、石斛、甘草、桑枝、麦冬、苏子。嘱其服十剂方有效，以阴无骤补之法耳。服至八剂后，复邀过看，诊其脉气渐和，精神渐旺，向未出房室，此则能步至中堂，但痛处未尽除，然而生机则跃跃矣。惜其欲速太过，惑于群小，弃置予方，复以前药杂进。一月后，胃气果败，作呕逆；阴血愈耗，发潮热；脾气伤尽，作腹胀。再半月而死矣。以上三条附。

吐　血

吐血三要法

宜行血，不宜止血。

血不行经络者，气逆上壅也。行血则血循经络，不止自止。止之则血凝，血凝则发热，恶食，病日痼矣。

宜补肝，不宜伐肝。

经曰：五脏者，藏精气而不泻者也。肝为将军之官，主藏血。吐血者，肝失其职也。养肝则肝气平而血有所归，伐之则肝虚不能藏血，血愈不止矣。

宜降气，不宜降火。

气有余即是火，气降即火降，火降则气不上升，血随气行，无溢出上窍之患矣。降火必用寒凉之剂，反伤胃气，胃气伤则脾不能统血，血愈不能归经矣。今之疗吐血者，大患有二：一则专用寒凉之味，如芩、连、山栀、四物汤、黄柏、知母之类，往往伤脾作泄，以致不救。一则专用人参，肺热还伤肺，咳嗽愈甚。亦有用参而愈者，此是气虚喘嗽，气属阳，不由阴虚火炽所致，然亦百不一二也。

仲淳立论，专以白芍药、炙甘草制肝。枇杷叶、麦门冬、薄荷叶、橘红、贝母清肺。薏苡仁、怀山药养脾。韭菜、番降香、真苏子下气。青蒿、鳖甲、银柴胡、牡丹皮、地骨皮补阴清热。酸枣仁炒研、白茯神养心。山茱萸肉、枸杞子补肾。予累试之辄验，然阴无骤补之法，非多服药不效。病家欲速其功，医者张皇无主，百药虽试，以致殒身。覆辙相寻不悟，悲夫！郁金治吐血圣药，患无真者尔。

顾季昭患阴虚内热。仲淳云：法当用甘寒，不当用苦寒。然非百余剂不可，慎勿更吾方。欲加减，使吾徒略加增损可也。果百剂而安。

天门冬　麦门冬　桑白皮　贝母　枇杷叶各二钱　地骨皮三钱　五味子一钱　白芍药二钱　鳖甲三钱　苏子研细，二钱　车前子二钱

王司丞逊之患吐血。仲淳诊之云：多服童便自愈。别去，贻书门人张选卿曰：逊之旋已勿药矣，但相公年尊，右手脉弱甚，此非细故，可致意逊之预为计。时文肃公尚无恙，不两月，而逊之疾瘳，文肃一病不起。

加味六味地黄丸治吐血，赵冠山子服之立起。

地黄半斤　天门冬　麦门冬　牛膝　鳖甲　黄柏　青蒿　五味子　橘红　枇杷叶　怀山药　山茱萸肉各四两　泽泻　牡丹皮　白茯苓各二两

煎方　苏子炒研，二钱　枇杷叶三大片　生地黄三钱　广陈皮二钱　白芍药三钱　茅根一两　麦门冬五钱　桑白皮二钱　番降香一钱二分，血止去之　贝母二钱　牛膝四钱　鳖甲四钱　甘草一钱　天门冬二钱

治阴虚喉痛。喉间血腥气，声哑，到此便难措手。

麦门冬三钱　天门冬三钱　薄荷八分　贝母三钱　苏子研，一钱　橘红二钱　炙甘草一钱　百部去心，三钱　款冬花蕊二钱　鳖

甲如法，四钱　桑白皮如法，四钱　怀生地三钱

河水二盅，煎八分，加童便一杯，饥时服。

丸方　六味地黄丸中加鳖甲、天门冬、麦门冬、百部、五味子、真阿胶，各如山药之数，炼蜜丸。每六钱，空心淡盐汤吞，饥时白滚汤吞。以上皆仲淳法。

庄含之久患吐血，岁常数发。其平素善心计，多穷思不寐，凡细务必亲。戊午冬遂大发，气一上逆，则吐血盈碗，夜卧不宁。医者百药杂投，迁延至巳未夏日，夜不瞑目者凡七。至后三日去血十七盅，每盅约二碗余。汤糜不能咽，才一勺入口，喘嗽数百声不止，血随涌出。第冷童便凉水稍能下。时方盛暑，两足苦寒若冰，着绒靴尚称冷不已。众医以为，劳心太过，致伤心血，动心火，故血不能归经；心与肾不交，故阴火逆上，而水无以制之，故喘急不已；肾水原虚，更当火亢之，令孤阴愈不足，故足畏寒甚。投以四物及止血凉血，如犀角、地黄、黄柏、山栀、芩连、蒲黄、郁金、黑荆芥诸剂，而血愈涌甚；投以天王补心及大剂茯苓、远志、酸枣仁、圆眼诸药，而不寐如故。众医袖手，告技穷矣。其族兄庄一生邑庠生士，不行医，深究医理。含之自抱病来，时过视之，每谛审其证，复诊得其脉，左右寸关俱有力而数几七至，右关浮沉鼓指特甚，细寻之，复带滑，两寸并弦细而迟。乃语其亲兄敛之曰：失血之脉，当浮芤细弱，肾脉当沉滑有力，今反之。若作虚论，是病脉不应，不治必矣。但阴极似阳，脉虽强，久按之必无神。证宜漱水不欲咽而喜温，今并不然。以愚见乃阳盛格阴于下，为极热证，非虚火也。法当以大黄、玄明粉导阳明之气下降入阴；其关脉带滑，食不下咽，是气逆时强饮食，致血

与痰夹食滞不消，更须少加枳实，否则食闭阳明之气亦不能下。依此可活也。敛之以其言商之众医，悉咋舌称怪，谓此药一下咽，当洞泻立毙。又延一两日，势危甚，含之始自言：等死耳？吾甘以身听兄所为。一生乃用生大黄酒洗五钱、玄明粉五钱、枳实三分，欲入桂一分，众以盛夏不肯用，一生云：不用桂阳气无向导，后来难清楚耳。止以前三味，长流水一碗煎数沸，倾出，入小蓟汁二酒杯、童便半碗，和令亟服。服下片时许，不作泻而足已温，始去袜，亦不大喘，思饮食，乃啜温糜一瓯。自是血虽来，不大吐矣。第日夜不寐如昔。一生谓：此非心经诸药能愈。《甲乙经》曰：卫气不得入于阴，当留于阳，阳盛阴虚，故目不能瞑。此之谓也。治法饮以半夏汤一剂，阴阳已通，其卧立至。盖半夏得一阴之气而枯，所谓生于阳成于阴者，故能引阳气入于阴，而成于阴者为血分之药，意惟此可以治之。乃用夏枯草一两，作甘澜水煮服，复杯而卧立至，后血不复大吐，第日有数口不断，阳明脉仍洪数而实，不时齿痛咽痛口渴诸证杂见。乃于凉血止血剂中加石膏两许，更间服大黄、玄明粉，至一月后，始以大黄用韭汁浸，九蒸九晒，蜜丸，时间服百丸。两三月间大约用过生大黄十余两、石膏几三四斤、大黄丸复几十余两。阳明数实之脉始退，而血渐已。真奇证也。此后，乃纯用养阴之剂，兼服六味地黄丸无间，历半载几复故，但隔数日或痰中见血如米粒大一二点。含之欲速求愈，往润于诸医商之，谓：血脱后宜补气。令服参术数剂，复几致大发。仍用前法，更半年余，而后不复发矣。予初以为阴虚，治之不效，及一生用前法，予闻之，深叹其见之是也。临证有一时思维不到，不宜偏执己见，参合详审，以别几微，乃无误耳。

因载其案，以省后人云。

消 渴 证

湖州庠友张君时泰，辛酉正月骤发齿痛，十余日而愈。四月间焦劳过多，齿痛大发。医用石膏、知母等药投之，不效。用刀去齿间紫血，满口痛不可忍，齿俱动摇矣。至六七月间，饮食益多，小便如注，状如膏，肌肉尽削。至十一月，身不能起。冬末，用黄芪、地黄等药稍能起立，然善食易饥如故，小便如膏亦如故。今年二、三月愈甚，亦不服药，齿痛如故，当门二齿脱落，复加口渴，昼夜不止。此中、下二消证也。予为立后方，服未数剂而瘳。

麦门冬五两　五味子三钱　黄连三钱　芦根五两　黄芪五钱　怀生地黄六钱　天门冬一两

用缲丝汤十碗，煎两碗，不拘时服。

丸方于前药中加黄柏三两，牛膝五两，沙参六两，枸杞子四两，五味子六两，蜜丸。常服，遂不复发。

妇 人

治妇人血热经行先期。

枇杷叶一斤，蜜炙　白芍药半斤，酒浸切片，半生半炒　怀生地黄六两，酒洗　怀熟地黄四两　青蒿子五两，童便浸　五味子四两，蜜蒸　生甘草去皮，一两　山茱萸肉四两　黄柏四两，去皮切片，蜜拌炒　川续断酒洗，炒，四两　阿胶五两，蛤粉炒，无真者，鹿角胶代之，重汤酒化　杜仲去皮，三两，酥炙

细末，怀山药粉四两打糊，同炼蜜和丸如梧子大。每五钱，空心淡醋汤吞，饥时更进一服。忌白萝卜。

加减正元丹治妇人经不调无子。

香附一斤，同艾二两，醋浸二宿，分作四份，一份用盐水炒，一份酥炙，一份童便浸炒，一份和乳瓦上炒　当归身酒洗，五两　川芎二两　白芍药八两，酒浸切片，半生半炒　生地六两，酒洗　阿胶四两，蛤粉炒成珠，无则鹿角胶代之　枳壳三两，江西者良，半生半炒　艾二两，用浸香附醋打糊饼，晒干

为末，米醋煮，山药粉糊丸如梧子大。每四钱，空腹淡醋汤吞。忌白莱菔。

上八味，乃正元丹。后加减法也。加青蒿子三两，山茱萸肉三两，银柴胡一两，五味子三两，鳖甲醋炙如法，四两。如经调后觉经不行，恐有妊娠，即勿服。如后期，去青蒿子、银柴胡、鳖甲。

治血热经行先期，腰腹痛，发热。血热忌用芎、归，当用第一方。

正元丹中去香附，换入枇杷叶十两，蜜炙　杜仲去皮酥炙，三两　鹿角胶蛤粉炒，四两　麦门冬去心，四两　青蒿子　山茱萸肉　北五味子各三钱　银柴胡一两

治血虚经行后期。

白芍药六两，半生半熟　香附四两，童便浸炒　蕲艾叶一两五钱，如法　怀生地六两　麦门冬六两　杜仲三两，酥炙　橘红二两　枇杷叶六两　甘草一两五钱，半生半炒　白胶四两，蛤粉炒成珠研　川芎二两　青蒿子四两，童便浸风干　当归六两

用醋煮怀山药糊丸梧子大。每服五钱，白汤送下。

治血虚经行后期太甚，半边头疼。

当归身　白芍药各二钱五分　川芎一钱　甘菊花三钱　藁本一钱　怀生地二钱　荆芥穗八分　天门冬二钱　麦门冬三钱　炙甘草一钱五分

河水煎，临服加童便一小杯。

又　治经行后期太甚。

香附一斤，四制　怀生地五两　白芍药八两　枳壳二两　砂仁二两　阿胶四两　蕲艾二两，如法

为末，醋煮怀山药糊丸梧子大。每服四钱，空心淡醋汤下。

一方加怀熟地三两，川芎二两，去砂仁一味。俱神效。

治肾泄兼脾泄。

肉豆蔻粉裹煨，四两　北五味子四两　补骨脂如法制，二两半　白芍药二两半　砂仁一两半　甘草八钱　人参三两　吴茱萸汤泡去梗，三两

为末，山药粉糊丸如梧子大。空心，白汤下三钱至五钱。

治妇人肾泄无子。

肉豆蔻粉裹煨，四两　吴茱萸汤泡，二两五钱　补骨脂三两　五味子三两　人参一两　木香不见火，六钱　砂仁八钱

细末，山药粉糊丸如梧子大。每服三四钱，空腹白汤吞。

李博士本石内人，患痰嗽三年，骨立矣。经不行，诸医或以为积血，或以为血枯经闭。仲淳云：孕也。若行血则祸不旋踵，但分娩后恐不能全吉尔。已而果然。

安胎将堕欲死方

怀生地二两　酒炒砂仁末一两

水酒各二碗，煎一碗，分作二次服，立愈。此方出《本草》，予偶阅之，传一门人，试之如神。

保胎资生丸妊娠三月，阳明脉养胎。阳明脉衰，胎无所养，故胎堕也。服资生丸。

人参人乳浸，饭上蒸，烘干，三两　白术三两　白茯苓细末，水澄蒸，晒干，入人乳再蒸，晒干，一两半　广陈皮去白，略蒸，二两　山楂肉蒸，二两　甘草去皮蜜炙，五钱　怀山药切片炒，一两五钱　川黄连如法炒七次，三钱　薏苡仁炒三次，又方，一两半　白扁豆炒，一两半　白豆蔻仁不可见火，三钱五分　藿香叶不见火，五钱　莲肉去心炒，一两五钱　泽泻切片炒，三钱半　桔梗米泔浸，去芦蒸，五钱　芡实粉炒黄，一两五钱　麦芽炒研磨，取净面，一两

上药共十七味，如法修事，细末，炼蜜丸如弹子大，每丸重二钱。用白汤，或清米汤、橘皮汤、炒砂仁汤嚼化下。忌桃、李、雀、蛤、生冷。

治恶阻。即胎前呕吐。

橘红一钱　麦门冬二钱　人参一钱　木瓜二钱　竹茹一钱　枇杷叶三大片　藿香五分

下咽即验。

乌鳢鱼汤治妊娠腹胀满。顾仲穆子妇患此，数剂而安。

白茯苓二钱　白术炒，二钱五分　广橘红　木瓜　桑白皮如法蜜炙，各二钱　紫苏叶一钱　秦艽酒洗，三钱　生姜皮一钱五分

用大鳢鱼一枚，河水五碗，煎至三大碗，去鱼骨，滤清，始入前药，煎至一碗，服之，以愈为度。

治子悬。即胎上冲。

紫苏　橘红　麦门冬去心，各等分，

为细末。每服四钱，用枇杷叶三大片、竹茹一钱五分，煎汤调服。

治胎惊胎热，一受孕即宜预服。姚康成乃正服之神验。

木瓜一钱　天门冬　黄芪　白芍药各三钱　麦门冬五钱　鼠粘子一钱　金银花　甘菊花　石斛　怀生地各三钱　连翘一钱　炙甘草一钱　贝母二钱　砂仁一钱　人参一钱五分

河水二大碗，煎八分，食远温服。服至百帖，神效。

治小儿脐风撮口。孕时母服，可预解一切胎毒。

甘草二钱，生用　怀生地四钱　连翘二钱　黄连一钱，酒炒　玄参二钱　栝蒌根二钱　木通一钱　贝母二钱　牡丹皮一钱五分　金银花四钱　荆芥穗一钱　羚羊角磨汁入药汁中，二十匙，约五分

河水二盅，煎八分，空心饮时服。仲淳传自金华，嘱生试之，神验。

催生累验方

鱼鳔四钱，切碎，每块针刺，灯火上炙脆研

柞枝四两，蚕食者，一叶一刺者是，即凿子木，五月开白花不结子，其里纯白　白芷一钱五分　百草霜山家者良，一钱　千里马男子左足旧草鞋，烧灰存性，二钱

水酒各盅半，将柞枝、白芷煎浓至一碗，去渣滤清，入胶同煮化，调二末服之。以上调经、胎产诸方，仲淳手定。

琥珀丸专治妇人生产艰难，下胎衣，血晕服之即活。李玄白传，神验。

延胡索六钱　怀熟地八钱　当归身川续断酒洗炒　川芎各六钱　川牛膝　人参　沉香　乳香　没药去油，各五钱　真阿胶蛤粉炒，八钱　辰砂水飞　大附子　五味子各五钱　金钗石斛六钱　肉苁蓉八钱，酒洗　琥珀　珍珠上上者，各五钱

极细末，炼蜜丸如圆眼大，以好辰砂飞过为衣，蜡丸。

家宝丹马铭鞠传，不如李玄白方妙。

专治妇人产难，胎衣不下，血晕，胎死腹中及产后小腹痛如刀刺。兼治胎前、产后一切诸病，杂症诸气，中风，乳肿，血淋，胎孕不安。平时赤白带下，呕吐恶心，心气烦闷，经脉不调或不通，翻胃，饮食无味，面唇焦黑，手足顽麻，一切风痰俱效。高存之每年修合普施。

何首乌二两，取鲜者竹刀切片，晒干　川乌四两，先用湿纸包煨，去皮，留待草乌同煮　草乌四两，温水浸半日，洗去黑毛，刮去皮，与川乌同切厚片，将无灰酒和匀入砂器中，炭火慢煮，渐渐添酒，一日夜，以入口不麻为度　苍术四两，米泔浸一宿，去皮切片，酒炒　大当归二两，酒洗　白附子二两，去皮　麻黄去头节，滚汤泡去沫　桔梗炒　粉草炙　防风　白芷　川芎　人参　天麻　大茴香炒　荆芥炒　白术面炒，各四两　木香　血竭　细辛各一两

共极细末，蜜丸弹子大。每丸重二钱，酒化开，和童便下。如不能饮者，酒化开，白汤下。产后腹痛者，酒化开，益母汤下。更有男妇年久腹痛，诸药不效者，服两三丸即愈。室女经脉不通者，用

桃仁、苏木、红花、当归煎汤下。惟劳热有肺火者不宜服。

治横生。高存之试验。

益母草六两

酒煎浓汁，加童便一大杯。

治胞衣不下。高存之屡试验。

芒硝三钱

酒煎服。宜加牛膝、当归各五钱。然芒硝咸寒太甚，用时极宜斟酌。

产后调理方仲淳立。如产时恶露过多，无儿枕痛者，不可用此方。

当归身三钱　川芎一钱五分　生地二钱　赤芍药一钱五分　延胡索醋煮，二钱　牛膝五钱　蒲黄一钱五分　干姜炒黑，七分　肉桂七分，火盛者并夏月勿用　山楂肉三钱　五灵脂醋炒去沙，一钱　桃仁去皮尖　红花各八分　黑豆炒，一合　杜仲炒去丝，二钱　续断二钱　益母草五钱，瘀血行腹痛去之　泽兰叶一钱　荆芥穗一钱，炒

水煎，入童便服。过五七日，觉少腹已软无块，按之不痛，即将赤芍药、蒲黄、肉桂、五灵脂、桃仁、红花六味尽去之，另加白芍药三钱，麦门冬三钱，五味子七分。如虚汗，去荆芥、川芎，加枣仁五钱，惊悸亦加之；汗不止，加黄芪、人参各二钱；虚甚作喘，倍加人参、黄芪，倍麦门冬，去生地、当归、桃仁、红花；如脾胃弱不食、泄泻，加人参多少量人，肉果一钱五分，砂仁七分，橘红八分。腰痛无力是血虚，以鹿角胶五钱，酒浆化，空心温服。血晕及血不止，发热作渴，用童便一味，是产后圣药。

预防血晕神方古方。

将产，预将荆芥穗末三钱，童便、沸汤各一杯听用。儿一产下，即将前末同童便入汤调服，永无血晕之病。荆芥能引血归经也。虚脱者，人参五钱，干姜二钱，肉桂二钱；虚甚者，参至一两，加附子童便制过，一钱。夏月去姜、桂，附子之半。

治产后虚脱兼防血晕。予家素试之，神验。

人参一两　真苏子打碎，二两　鹿角胶五钱

水二碗，酒一碗，煎至一碗，加童便一杯，预煎，候产下即服。

治产后虚喘。

己丑，予妇产后五日，食冷物，怒伤脾作泄，乃微嗽。又三日，泄不止，手足冷，发喘，床亦动摇，神飞荡不守。一医以人参五钱，附子五分疗之，如故。加参、附，又不效。渐加至参三两、附子三钱，一剂霍然起。

于中甫夫人产后气喘，仲淳投以人参五钱，苏木五钱，麦门冬五钱，一剂愈。五日后，忽自汗无间，昼夜闻响声，及饮热茶汤，即汗遍体，投以人参五钱，黄芪五钱，加当归身、生地黄，二剂，不效，即令停药弥日。金坛俗忌未弥月不得诊视。仲淳遍检方书，至《证治要诀》治汗门内，有凡服固表药不效者，法当补心。汗者，心之液也。洒然曰：是已。于夫人素禀有火气，非不足也。产后阴血暴亡，心主血，故心无所养而病汗，亟以炒酸枣仁一两为君，生地黄、白芍药、麦门冬、五味子、枸杞、牛膝、杜仲、当归身、阿胶、牡蛎、龙眼肉大剂与之，至三十二剂，罔效。中甫惧曰：得无不起乎？或药应更改乎？仲淳曰：非也。吾前所以投参、芪不应而遽止之者，以参、芪为气分药，剂且大，其不应者，必与证不合也。兹得其情，复何惑乎？盖阴血者难成易亏者也，不可责效旦夕。仍投前剂，至四十二帖，忽得睡，汗渐收，睡愈熟。睡至四日夜，一醒霍然，颜色逾常。血足则色华也。

王善长夫人产后腿疼，不能行立，久之饮食不进，困惫之极。仲淳诊之曰：此脾阴不足之候。脾主四肢，阴不足故病下体。向所饮药虽多，皆苦燥之剂，不能益阴。用石斛、木瓜、牛膝、白芍药、酸枣仁为主；生地黄、甘枸杞、白茯苓、黄柏为臣；甘草、车前为使。投之一剂，辄效，四剂而起。昔人治病必求其本，非虚语也。

施灵修乃正，产后发寒热，咳嗽不止，因本元虚弱，误用姜、桂，势甚剧，数剂辄定。

鳖甲四钱　山楂肉五钱　橘红二钱　当归二钱　青蒿子二钱五分　白芍药四钱　牛膝四钱　杜仲二钱五分　枣仁八钱　远志肉一钱　麦门冬五钱　五味子一钱　生地黄四钱　茯神三钱　益母草五钱　竹叶三十片

偶伤风，加荆芥一钱，防风五分。咳嗽甚，加桑白皮三钱。有痰，加苏子、贝母各二钱。腰痛，加枸杞子五钱。瘀血未尽，加黑豆炒，一大把。脾胃不佳，去牛膝、生地、益母草。

丸方：鳖甲六两　牛膝酒蒸，六两　青蒿子四两　怀生地　白芍药　枣仁各六两　当归身　真阿胶重汤酒炖化入药，各四两　白茯苓六两　远志肉　杜仲各三两　麦门冬六两　五味子四两　枸杞子六两　怀山药切片，炒黄，四两　牡丹皮酒蒸，二两五钱　山茱萸肉四两　砂仁炒，二两　牡蛎粉火煅通红，淬入醋中。如此七次，研如飞面，三两

细末，炼蜜丸如梧子大。每五钱，空心白汤吞，饥时更进一服。

黄桂峰乃正，产后头疼，大便秘。用生料五积散一剂，不效。仲淳加归身一两，一服大便通，头疼立止。

张璇浦乃正，产六朝发狂，持刀杀人。阴血暴崩，肝虚火炎故也。仲淳令先饮童便一瓯，少止；再服龙齿、泽兰、生地、当归、牛膝、茯神、远志、酸枣仁大剂，仍加童便，顿服而止。

王六息乃正，产后惊悸，闻声辄死，

非用力抱持，则虚烦欲死，如是累月。仲淳曰：此心脾肝三经俱虚也。用人参、酸枣仁、茯神、远志、芍药、石斛、甘草、麦门冬、五味、丹砂为丸，以龙眼汤吞。弥月而愈。

贺函伯乃正，小产后阴血暴崩，作晕恶心，牙龈浮肿，喉咙作痛，日夜叫号不绝。仲淳曰：此证因失血过多，阴气暴亏，阳无所附，火空则发，故炎上，胸中觉烦热，所谓上盛下虚之候也。法当降气，气降则火自降矣。火降则气归元，而上焦不烦热，齿龈肿消，喉咙痛止，阳交于阴而诸病自已尔。

苏子研细，二钱五分　麦门冬去心，四钱　白芍药酒炒，四钱　青蒿子二钱五分　牛膝四钱　五味子打碎，五分　鳖甲　生地黄　甘枸杞各四钱　枇杷叶三大片　川续断二钱　酸枣仁炒爆研，五钱　橘红二钱

河水二盅半，煎一碗，加童便一大杯，郁金汁十二匙，空心服时，进童便一杯。

庄敛之次女，产后恶露未净，至夜发热，脾胃怯弱，腰腹大痛。时师谓产后气血俱虚，投以人参、当归诸补剂转剧。敛之深以为忧，恐其成蓐劳也。余诊视之，谓不数帖即痊矣，安用过虑？为疏一方：白芍药三钱，红曲二钱，山茱萸肉四钱，橘红一钱五分，麦门冬四钱，苏子二钱，车前子二钱，炙甘草八分，干葛一钱半，白扁豆三钱，杜仲三钱，牛膝五钱，黑豆八钱，泽兰一钱，青蒿子四钱。十剂而恶露净，发热已，腹痛亦止，但腰痛尚未尽除，而脾胃尚未健。更为改定一方：白芍药四钱，山楂肉三钱，橘红三钱，砂仁二钱，麦芽三钱，石斛三钱，莲肉四十粒，白扁豆三钱，杜仲二钱，五味子一钱，山茱萸肉二钱，炙甘草五分，沙参三钱，牛膝五钱。十余剂，脾胃亦佳，其病遂瘳。

调理丸方

怀生地　熟地各五两　麦门冬去心　甘枸杞去枯者及蒂，各六两　杜仲如法　川续断去芦，各五两　五味子三两　柏子仁如法，六两

酸枣仁炒爆研，六两　茯苓三两　青蒿子四两　山药五两，炒　山茱萸肉五两　牡丹皮阔而厚者，三两半　鹿角胶酒化入药，六两　橘红三两　砂仁炒，二两

细末，炼蜜和丸如梧子大。每服五钱，空心淡盐汤吞。忌食鲫鱼子、白莱菔。

治女人血崩。

人参　黄芪　麦门冬各三钱　五味子七分　杜仲　熟地　山茱萸各二钱　枸杞子三钱　续断一钱　荆芥穗八分，炒　阿胶二钱

河水煎，日进三服。

又丸方　黄芪二两，蜜炙　人参一两　熟地二两　白芍药一两五钱，酒浸切片，半生半炒　五味子　怀山药　续断酒洗　杜仲酥炙　柏子仁酒浸二宿，蒸洗如泥　青蒿子童便浸，阴干　麦门冬　酸枣仁各一两五钱，炒　鹿角胶三两，酒炖化

共末，将酒化鹿角胶、柏子仁泥，同炼蜜丸如梧子大。每服五钱，空心白汤下。

董龙山夫人患血崩，由于中年郁怒，诸医百药不效。用大剂参、芪，遍觅胎发百余丸，火煅，调入药服，久之，渐愈。火煅发，用小砂罐盐泥炼极熟，将发入罐中封固，阴干，以炭火围之，候黑烟将尽即起，若青烟出，发枯不可用矣。非细心人不可任，盖火候不可过也。

顾太学叔夏内人，舟中为火所惊，身热羸弱，几成瘵。群医误投参、芪，势危甚。仲淳以清肌安神之剂与之，戒以勿求速效。凡数十剂而安。

麦门冬二钱　鳖甲小便炙，三钱　青蒿子　银柴胡　桑白皮冬采，蜜炙，忌铁，各二钱　五味子一钱　枇杷叶二钱　白芍药一钱

生地黄酒洗，一钱　薏苡仁三钱

包海亭夫人，患腹痛连少腹上支心，日夜靡间，百药不效。仲淳诊其脉，两寸关俱伏，独两尺实大，按之愈甚。询知其起自暴怒，风木郁于地中。投以芎𧅄上，柴胡中，升麻下。下咽，嗳气数十声，痛立已，已而作喘。仲淳曰：是升之太骤也。以四磨汤与之，遂平。

甲申夏，旧妇因郁火，痰喘身热，手拳目张，半月不眠食。按其胃口不痛，诸医疑其虚也，或云中暑，百药试之，痰喘滋急。以皂角末嚏鼻通窍，痰上逆如沸。延杨石林诊视，请呕吐之。先大夫曰：病久矣，虚甚，可奈何？石林曰：经云：上部无脉，下部有脉，其人当吐，不吐则死。即以盐汤吞之，去白痰数碗，喘定。先大夫曰：何以药之？石林曰：吐即药也，待其熟寝，勿服药，以养胃气，夜半啜粥二碗。诘旦投六君子汤，数剂而起。石林者，里中博雅士，不行术而精方脉者也。

高存之夫人，患心口痛，一日忽大发，胸中有一物上升冲心，三妇人用力捺之不下，叫号欲绝。存之曾预求仲淳立此方，是日急煎服之。服一盏，冲上者立堕下，腹中作痛不升矣；再服，腹中痛者亦消。二日后，以病愈起洗沐，又忽作呕，头痛如劈。存之曰：此即前证，煎前药服之，立安。

白芍药酒炒，三钱　炙甘草五分　吴茱萸汤泡三次，八分　白茯苓二钱　延胡索醋煮切片，一钱　苏子炒研，一钱五分　橘红盐水润过，一钱二分　后加半夏一钱，姜汁拌炒，旋覆花一钱，木通七分，竹茹一钱。

予妇今春忽患心痛连下腹，如有物上下撞，痛不可忍，急以手重按之，痛稍定，按者稍松，即叫号。仲淳曰：此必血虚也。脉之果然。急投以白芍药五钱，炙

甘草七分，橘红三钱，砂仁炒，三钱，炒盐五分。二剂稍定。已又以牛黄苏合丸疏其气，嗳气数次，痛徐解。予问故。仲淳曰：白芍药、甘草治血虚之圣药也，因久郁气逆，故减甘草之半，仲景甲己化土之论详矣，诸医不解尔！炒盐者何？曰：心虚以炒盐补之，即水火既济之意也。予惧俗师概以痰火、食积疗心腹之痛，故疏其详如左。

昔年予过曲河，适王宇泰夫人病心口痛甚，日夜不眠，手摸之如火。予问用何药？曰：以大剂参、归补之，稍定，今尚未除也。曰：得无有火或气乎？宇泰曰：下陈皮及凉药少许，即胀闷欲死。非主人精医，未有不误者。予又存此公案，以告世之不识虚实而轻执方者。

梁溪一妇人，喉间如一物上下作梗，前后扳痛。服仲淳方二十剂，全愈。

番降香一钱　川通草五分，二味服三剂去之　苏子二钱　橘红二钱　枇杷叶三片　人参一钱　炙甘草七分　石菖蒲一钱　麦门冬三钱　甘菊花二钱　白芍药三钱　远志一钱　白豆蔻仁四分　木瓜二钱　石斛酒蒸，二钱　加芦根汁一盏同煎，入姜汁二匙。

梁溪一女子，头痛作呕，米饮不能下。仲淳云：因于血热，血虚火上炎。

麦门冬五钱　橘红二钱　枇杷叶三大片　苏子一钱五分　白芍药三钱　木瓜二钱　白茯苓二钱　甘菊花一钱五分　乌梅肉二枚　竹沥一杯　芦根汁半碗

一二剂呕止，头尚痛，加天门冬二钱，头痛少止，再加土茯苓二两，小黑豆一撮，全愈。

白带赤淋

妇人多忧思郁怒，损伤心脾，肝火时发，血走不归经，此所以多患赤白带也。白带多是脾虚，盖肝气郁则脾受伤，脾伤

则湿土之气下陷，是脾精不守，不能输为荣血，而下白滑之物矣，皆由风木郁于地中使然耳。法当开提肝气，补助脾元。宜以补中益气汤加酸枣仁、茯苓、山药、黄柏、苍术、麦冬之类，浓煎，不时饮之。再用六味丸中加牡蛎粉、海螵蛸、杜仲、牛膝，蜜丸，光大如豆。空心饥时吞下五六钱。阴虚火炽，加枸杞子、五味子、黄柏。

白带多属气虚。补气健脾，治法之要领也。带下如浓泔而臭秽特甚者，湿热甚也，且多有湿痰下坠者，宜苍术、白术、黄柏、黄芩、茯苓、车前子为主，佐以升提。带下如鸡子清者，脾肾虚极也，面色必不华，足胫必浮，腰腿必酸，宜五味子、八味丸，间用开脾养心之剂，如归脾汤之类。阴虚有火，宜六味丸中加五味子、菟丝子、车前子、黄柏。叔和云：崩中日久为白带，漏下多时骨水枯。盖言崩久血气虚脱，而白滑之物下不止耳。此症虽有血气寒热之分，要归总属于虚。

赤淋多因于心火肝火时炽不已，久而阴血渐虚，中气渐损，遂下赤矣。治宜养心为主，兼以和肝缓中，凉血清气。赤带久不止则血虚，宜胶艾四物汤加便煅牡蛎粉、酸枣仁、麦门冬。

标急而元气不甚惫者，先救其标。标急而元气衰剧者，则当本而标之也。

治白带。

蛇床子米泔淘取沉水者，蒸晒干，去皮炒，为细末　每一两，加枯白矾末五分，山茱萸肉、五味子、车前子米泔浸蒸、香附醋煮。各三钱。

细末，山药糊丸如梧子大。每四钱，空心淡醋汤吞，饥时再进一服。

后用四物汤加山茱萸、五味子、炒砂仁、白芍药、杜仲、黄柏、车前子各等分，鹿角胶醋化，丸如梧子大。每日空心白汤吞五钱，调理自除。

治老年白带。

黄柏去粗皮，切片蜜炒，四两　砂仁炒，二两　杜仲去皮切片，盐酒炒去丝，四两　川续断酒洗，二两　补骨脂酒浸，瓦上炒，三两　川芎二两　香附八两，醋浸二宿，晒干，分作四份，一份酥炙，一份童便炒，一份醋炒，一份盐水炒　蕲艾用浸香附醋炒，加山药粉煮作糊，拌艾，打成饼，晒干，一两五钱　山茱萸肉四两　白茯苓如法水澄，蒸，晒干，二两　白芍药酒浸，六两，半生半炒　鹿角胶醋化，五两　北五味蜜蒸，四两　车前子米泔浸蒸，晒干，二两　牡蛎粉火煅醋淬，研如飞面，三两

细末，和鹿角胶，丸如梧子大。空心淡姜汤送下五钱。

庶母因儿痘惊苦积劳，虚烦不得卧，心与胆虚怯，触事惊悸，百药不效。家弟长文，偶于友人许，闻兴化陈丹崖疗一女人甚奇，其症与母类，叩其方乃温胆汤也，试之数剂而效。

半夏七钱　竹茹　枳实各三钱　陈皮四钱半　白茯苓　炙甘草各二钱二分半

分二剂，姜枣煎服。外加酸枣仁五钱，后因虚极，加人参二钱。质之仲淳，曰：此必有痰而善饭者也。果然。

先安人因亡女，忽患腰痛，转侧艰苦，至不能张口受食。投以鹿角胶不效，以湿痰疗之亦不效。遍走使延仲淳，曰：此非肾虚也，如肾虚不能延至今日矣。用白芍药三钱，橘红二钱，白芷二钱，炙甘草一钱，香附童便浸炒，三钱，肉桂二钱，乳香、没药各七分半，灯芯同研细，临服下之。一剂，腰脱然，觉遍体疼。仲淳曰：愈矣。再煎滓服，立起。予骇问故。仲淳曰：此在《素问》木郁则达之，顾诸君不识尔！

姚公远内子病，延仲淳入诊，其继母乘便亦求诊。仲淳语伯道曰：妇病不足虑，嫂不救矣。闻者骇甚，曰：吴方新婚，亡大恙，何至是耶？予私叩之。仲淳

曰：脉弦数，真弱症也。不半岁，夜热咳嗽，势渐剧。仓皇延仲淳，疏方预之曰：此尽吾心尔！病不起矣。逾年医家百药杂试，竟夭。

瞿元立夫人，素清癯，不耐烦劳。一日谓仲淳曰：弟妇未生子而弱，烦兄为诊其故。次日仲淳往诊，得其脉弦细无神。赵文肃公问曰：兄从元立许来诊，其嫂得何脉？曰：今虽无恙，必不久矣。文肃顿足曰：天胡厄善人甚耶？此丙戌四月事也，至秋夫人殁。

祝氏妇年五十余，患中满腹胀，兼崩漏下虚。清上则下虚弥甚，清下则上胀弥甚。仲淳为立二方：以苏子、石斛、陈皮、知母、玄参、人参、白芍药治其上；以地榆、阿胶、木瓜、牛膝、杜仲、茜根、椿皮治其下。各为丸，分食前后服之，渐愈。

顾太学叔夏内人，患阴虚火证，彻夜不眠者两月，饮食俱废，形体日削，中外疑其必无救矣。予为之诊视，决其必无大害，第要多需时日耳。用大剂人参、枣仁、茯神、远志、生地、当归、五味、麦冬。因虚甚气怯，佐以琥珀、辰砂、金银器之类，约百余剂而瘳。后友人询其故，予谓此病虽属虚，幸脏腑无损，心经虽有火，幸不至烁肺，多服补阴收敛之剂，则水火自然升降，所云壮水制阳光正此耳。至于久病脉调，身不发热，岂有他虞哉？

太学朱方仲内人，禀赋极弱，兼之作劳善怒，内热怔忡，胆虚气怯，已三四年矣。壬申夏，忽发厥冒，痰气上升，则两目上窜，手足发搐，不省人事。初时一日一发，三四日后，则连发不止，日夜几百次，牛黄、竹沥，遍尝不效。予计已穷，意欲用参、附峻补，因其时常口渴，大便不通，不敢轻投。适一友至，极其赞决，谓非附不可。强用附子二钱，人参六钱，作一剂投下。午后进药，黄昏发大热，烦躁渴甚，不两日毙矣。此固非因附子而然，第证候决不宜用。侥幸之愈念漫试也。上二条附[1]。

---

[1]　上二条附：指二个医案天启本无。崇祯本始加

卷 之 三

幼科附：痘疹

小儿初生，即以粉草切片，三钱，江西淡豆豉三钱，入沸汤一碗，隔水煮干至一二小杯，以绵为乳，蘸药汁入儿口吮之，以尽为度。腹内有声，去胎粪数次，方饮乳。月内永无惊风诸病。

儿初生，不可剪脐带。三朝用面和水成薄饼，置儿腹，穿脐带于面上，将蕲艾火灸脐带近脐处，或三炷或五七炷。灸须下帐避风，灸毕，仍将脐带扎好，听其自脱。至七日方脱者，元气足也。髀儿九日方脱，其神甚旺。

凡儿生下，每日夜时，将清汤或苦茶蘸软绢，搅儿口内。如齿边有白点，即以指爪或细针挑破，取桑树内汁滤清涂之，永无惊风撮口之患。予家用前三方，儿月内并无殇者。

治撮口。

其症必先大便热。用生犀角及真羚羊角磨，和蜜汁饮之，有效。急则用大黄二钱，甘草二钱，煎服。

治月内啼。

以真牛黄、飞辰砂极细末，各五厘，涂儿舌上，立止。

治胎惊。仲淳定，有验。

人参　白芍药酒炒，各一两　白茯神　酸枣仁各一两五钱　炙甘草　远志肉甘草汁浸，蒸，晒干，各一两　真天竺黄另研如飞面　朱砂另研如法，各五钱　脐带新瓦上炙焦存性，另研细，三条　天麻　犀角　滑石末各一两

如有紫河车，加一具火烘干，研细，忌铁。

上天竺黄、朱砂、脐带另研外，余筛极细末，然后加入另研三味，再研和令极匀，用钩藤浓汁四两，和炼蜜半斤，捣和前药，每丸重一钱二分。饥时、临卧以灯芯、薄荷汤调化服，日可与二三服，或以钩藤汤煎浓化药更佳。如治急惊，本方去脐带、河车、人参，加白僵蚕蜜炙，六钱，全蝎六钱，牛黄一钱二分，琥珀一钱，胆星八钱，麝香三分。

治胎疟。家弟患此，服之神验。

人参三钱，虚甚疟久者，加至一两为止　白芍药三钱，酒炒　广陈皮二钱　鳖甲醋炙，二钱　麦门冬三钱　厚朴二钱　青皮七分，醋炒　山楂肉三钱

水二盅，煎八分，温服。脾胃不佳，加川黄连姜汁炒，一钱五分，真藿香五分，白豆蔻二分五厘，姜皮五分，竹叶三十片，白茯苓二钱。

治小儿痫症或惊风不止。黄孟芳幼患此症，久服效。

天竺黄五钱　酸枣仁二两　麦门冬去心，二两　人参一两　明天麻五钱　天门冬去心，一两　白茯神一两五钱　橘红七钱　远志肉甘草汁煮去骨，二两　白芍药酒浸，一两　钩藤五钱

细末，炼蜜和丸如弹子大，水飞极细朱砂为衣。每服一丸，灯芯汤或龙眼汤化下。又一方加紫河车一具，酒洗净煮烂或焙干为末，入前药中。

疳积散宋二怀传，累试神效。

治儿乳食不节，过饱伤脾，面黄腹大，小便浊如米泔，大便黄泄酸臭，皮毛枯索，甚而双目羞明生翳，形骸骨立，夜热昼凉等证，并用此方主之。

厚朴去皮切片，姜汁炒熟，净末，一两　广陈皮去白，净末，八钱　粉甘草去皮，炙，七钱，净　真芦荟明如漆，苦如胆，净末，七钱　芜荑真孔林大而多白衣者佳，去白衣壳，净末，五钱　青黛取颜料铺中浮碎花青，淘净研，二钱　百草霜取山庄人家锅底煤，二钱五分　旋覆花净末，一钱五分

匀和成剂。小儿每一岁用药一分，灯芯汤空心调服。服后病愈，再用肥儿丸调理。如脾气未实，用启脾丸，或大健脾丸。如疳气未尽，用陈皮一两，白木香三钱，白茯苓五钱，加平胃散三钱为末，陈皮汤调下。

肥儿丸

人参三钱　芜荑一两　使君子肉一两　白芍药一两　橘红八钱　黄连一两　甘草五钱　红曲七钱　麦芽七钱　砂仁五钱　白茯苓一两　山楂肉七钱　滑石一两　莲肉二两　扁豆一两　青黛一两

炼蜜丸弹子大。每服一丸，空心白汤化下。

治疳，泻痢见红白积者。

用前散子，加黄连姜汁土炒、肉豆蔻二味，灯心汤少入熟蜜调服。

治食积成疳。

用前散，砂仁汤调服。四方俱宋二怀传。

治小儿疳症，唇白或紫，腹大，面黄，发干上指。

施季泉有丸药如龙眼大，纳猪肝内，白酒煮之，止食肝，一剂而愈。其丸取出，尚可救人。方不传。儿辈累试之奇验，价亦廉。

治疳眼。

生鸡肝一具，不拘大小雌雄，二三岁者只用半具。外去衣，内去筋膜，研极细如面，入疳积散若干，调极匀，加熟白酒，厚薄相和，隔汤炖极热，空心服，或用甜酒，少加熟白汤调服，至眼开翳散乃止。

又方　白芙蓉花阴干，三四钱，听用，另以肉豆蔻不油不蛀，一枚，粉裹煨，真胡黄连五分，共细末，将赤雄鸡软肝去筋膜，入前药末，同研极细，丸如龙眼核大，白酒隔汤煮熟，空心与儿吃。其药约分三份，如儿小可再分作四份，儿大者可一二次顿服，立验。

治小儿走马牙疳百验方

冰片三分　黄连不犯铁　栝蒌为末　红褐子煅存性，研细　黄蚕茧壳煅存性，研，各五钱　明矾一钱五分，煅过，研　五谷虫要有尾者，瓦上煅过存性，研，二钱五分

各末，和匀再碾。连吹数次，立效。吹药时，先以米泔漱净。吹药后，仍以米泔漱净。

又将夜壶底内积垢取出，烧灰存性，研极细，敷牙根肿烂处，立愈。前方中加入，更效。

又将蜗牛连壳，煅灰存性，研极细末，吹患处，立愈。上二方俱施季泉传。

治小儿心口疼。仲淳定，非虫积作痛者，不宜用。

牵牛炒，八钱　白木香三钱　槟榔一两二钱　红曲炒，一两　甘草炙，三钱　橘红八钱　绿矾火煅红，以米醋淬入，另研如面，四钱

细末，粉糊和丸如梧子大。每四钱，白汤吞。终身不可食荞麦。

存之幼郎病内伤，大小便俱血。诸医竟用红花、桃仁，病愈甚。仲淳曰：桃仁之类，疏其瘀也，血且行，奈何又重伤之？伤则补之而已。以生地黄四钱，川续断及杜仲、牛膝等饮之，稍平，而腹痛不已。仲淳曰：是在《内经》强者气盈则愈，弱者着而成病。加人参二钱，一剂而愈。

月埠张氏儿十岁，自幼心痛，得于母气，不时发者，发时饮食不进，呻吟反复三四日。仲淳疏方，药入口即止。槟榔一钱，黑丑一钱，木香五分，使君子二钱，橘红二钱，白茯苓三钱，白芍药二钱，旋覆花二钱，猪苓一钱五分。

义兴杨纯父幼儿病寒热，势甚棘。诸医以为伤寒也，药之不效。仲淳曰：此必内伤。纯父不信，遍询乳媪及左右，并不知所以伤故。仲淳固问不已，偶一负薪者自外至，闻而讶曰：曩见郎君攀竹梢为戏，梢折坠地，伤或坐此乎？仲淳曰：信矣。投以活血导滞之剂，数服而起。仲淳尝言：古人先望、闻、问而后切，良有深意。世人以多问嘲医，医者含糊诊脉，以致两误，悲夫！

猴疳方

此胎毒湿热，从肛门或阴囊边红晕烂起，渐至皮肤，不结靥，不治必烂死。

生姜四两，鳗鱼一斤，共煮烂，取浓汁涂之。次用贝母灰存性，二钱五分，牛黄、冰片各一钱，共研细末敷之。如复发，用棉花子油一斤，大枫子肉、蛇床子、乳香、没药共四两，青黛一两。五味研细浸油内，青布盖口，以青钱压之，数日后，以鹅翎蘸油涂之。再用鳗骨灰君，牛黄、冰片各少许。共为末，敷之愈。

儿服末药

人中白煅　胡黄连　青黛各五分　辰砂三分　甘草二分　人参一分

共为末，蜜调服之。

乳母服药

当归　黄连　金银花　桔梗　连翘川芎　甘草　山栀　薄荷各等分

水煎服。以上三方，马铭鞠[1]传。

张守为幼郎，患痨疳，嗜食易饥，腹如蜘蛛，过数日一泻，泻则无度，面目黧黑，指节中亦几无剩肉矣。其母亦病，诊脉紧数，骨蒸劳热，大渴引饮，淋闭，腹大如鼓[2]。马铭鞠曰：儿病实母病也。用麦门冬、枇杷叶、怀生地、白芍药、青蒿、鳖甲之属以治母；用干蟾为君，加犀角、羚羊角、白芙蓉花、牛黄，每用分许，日入鸡肝内，饭上蒸服以治儿；再用滑石、白扁豆、白茯苓、车前子、山楂肉、五谷虫等分为末，拌人乳晒干七次，略入砂仁末，陈皮汤丸弹子大，日进两丸。不二十日，子母俱瘥。二方绝无药气，故儿喜吃之。

华叔蟾乃郎慢脾风，五六日愈。愈甫三四日，即过多饮食，连浴两宵，复痰壅沉迷，面目俱浮，胸腹肿满，呕吐，乳食不进，角弓反张，二便交秘。有欲进以牛黄丸者，马铭鞠曰：下咽死矣。此病后虚症也，然参且勿用。用麦门冬三钱，枇杷叶三片，贝母二钱五分，桑白皮一钱五分，杏仁一钱，藿香一钱，新鲜大糖球一枚，苍术用人乳汁炒三次，八分，橘红一钱二分，加灯芯煎，临服入姜汁。逾时小便随利，腹即宽而诸证悉退，尽剂竟愈。以此知婴儿病后不可不慎。即此儿半年后，下午连食冷鸭子二枚，午间又纵恣饮食，更余病发，上不吐，下不泻，胸腹胀满，目闭气喘，身热，按其胸腹则双手来护。马曰：食也。鸭子黄闭气，得水则化，今尚在胃口。急索大枣数枚，煎汤，入砂仁钱许以通其气。儿渴，顿饮碗许，气渐通，目开，手足亦渐流动。再煎饮之，夜半，吐泻交作，次日勿药而愈。

万中丞涵台患痰症，合琥珀丸，不用弃去。马铭鞠曰：此幼科绝胜药也。开缄，而琥珀清香之气，触鼻入脑，光莹可

---

[1]　当作司马铭鞠。下同。
[2]　腹大如鼓：天启本为"自产后已然"。崇祯本为空白，有"然"字。曹刻本为"此劳热於儿然"。

爱。取之，凡遇慢惊，投之神验。兼治小儿一切虚证。如华虚舟五郎，尪甚善哭，周岁中，每哭即气绝，绝而苏，一饭时许矣；至三岁外，其病日深，哭而绝，绝而苏，甚至经时。初或一月一发，后则频发，有日再发者。投以此药，人参圆眼汤下数丸，遂瘥。

琥珀丸方

琥珀三钱　天竺黄二钱　人参三钱　茯神二钱　粉甘草三钱　朱砂一钱五分　山药一两　胆星二钱　莲肉三钱

炼蜜丸，朱砂为衣。每服一钱。

庄敛之艰嗣，辛酉幸举一子，未及三月，乳妇不善抚养，盛暑中拥衾令卧，忽患丹毒，遍游四肢，渐延腹背。敛之仓皇来告，予曰：儿方数月，奈何苦之以药。急以犀角，绞鲜梨汁磨服。敛之问故，予曰：犀角能解心热，而梨汁更能豁痰，且味甘，则儿易服。别疏一方，用荆芥穗二钱半，鼠粘子二钱，怀生地四钱，牡丹皮一钱五分，玄参三钱，栝蒌根三钱，薄荷叶一钱，竹叶百片，麦门冬去心，四钱，生甘草三钱，连翘三钱，贝母去心，三钱，生蒲黄二钱。令煎与乳妇服之，乳汁即汤液矣。敛之依法治之，一日夜，赤者渐淡。再越日，丹尽退。后卒以乳妇不戒，患惊风而殇。

稀痘神方

金银花为末

糖调，不住服，有效。顾骧宇传。

又方　江右米以功传神方也。　赤豆小饭赤豆黑豆　绿豆　粉草各一两

为细末，用竹筒削去皮，两头留节，一头凿一孔，以药末入筒中，用杉木砧塞紧，黄蜡封固，外以小绳系之，投入腊月厕中，满一月，即取出，洗净风干。每药一两，配腊月梅花片三钱和匀；若得雪中梅花片落地者，不着人手以针刺取者更

妙。如急用，入纸封套内略烘即干。儿大者用一钱，小者用五分，俱以霜后丝瓜藤上小藤丝煎汤调，空腹服，汤宜多服。服后忌荤腥十二日，解出黑粪为验。一次可稀，三次不出。每年服一次。

又方娄江王相公传甚效。　菟丝子半斤，好酒浸二宿，煮干，去皮　黑玄参四两

为极细末，炼蜜丸如弹子大。每空心白汤调化一丸，日二次。

又方　加生地黄、麦门冬各四钱，犀角末一两。

又方　兔脑不去骨　兔肚不去粪　琐琐葡萄[1]五钱　白葡萄五钱

共炙，蜜丸。每一钱，白汤下。此侯少芝方。

又方丁见源比部传。　用白牛虱数百枚，焙燥和糖，令儿服之。服数次，有红点发出，此毒解之候也。不效，再服。先头面，次心坎，次腰肚，次四肢，以渐见点，痘必稀白。牛惟江北多，虱藏牛耳中，不多得。须多服方效。

痘症有二：一曰血热毒盛；一曰气虚毒盛。气虚者，可以徐补。血热毒甚者，势必亟，一发热便口渴，面赤，气喘，狂躁，谵语，此其证也。一见点即宜凉血解毒，急磨犀角汁多饮之，十可疗四五，稍迟难救矣。又有血热兼气虚者，初发先服凉血解毒之剂，五六朝后，可以并力补气助浆。唯初时不早凉血，则毒不解，毒不解，延至六七朝，势必以参、芪助浆，浆必不来，反滋毒火。又有血热毒盛似气虚者，初热放点，神思昏乱，足冷，痘色白如水窠，唯有唇肿，口渴，辨其火症，医者反以气虚治之，十无一生。

孙生东疗郑黄门子血热毒甚初起，急以犀角地黄汤疗之不效，至用白芍药八

———————
① 琐琐葡萄：葡萄之别种。

钱，一泄毒解，徐补收功。家弟玄箸一发热即谵语，唇肿，齿黑，痘欲出不出，医者以为发斑伤寒也。延仲淳、施季泉不至。予曰：事急矣。以生地八钱，白芍药五钱，黄芩、黄连各二钱，稍加发药。日三剂，势稍定，痘渐次出。医者曰：尔时宜发痘，奈何以凉剂遏之？予曰：解毒即所以发也。未几，季泉至，以予言为然，第减地黄、芍药之半，复于助浆中兼清凉之剂，九十朝浆足，卒伤一目。仲淳曰：使子之言尽行，则目亦可不眇矣。靥后方大便，此真血热症也。

松江黄绮云疗徐氏儿痘，儿幼遇冬月，痘不起，炽炭围炉，抱儿火边，以酒浆挹火，火气薰儿，痘立起。

又有痘而腰痛者，一医以人参芦三两煎汤饮之，一吐痘起，痛寻解。叩其故，曰：毒在下部，提之则上升而毒散矣。大抵痘家利吐，吐中便有散毒之义。

施季泉曰：凡成婚或破阳后，出痘而腰痛者，可疗。童子而腰痛，是先天之水不足也，不治。惊痘易治者，以毒由心经出，故轻，非因恐吓成惊，反易治也。其言甚有味，故存之。施君讳一中，住良渚，去杭州塘栖二十五里。

顾叔夏次郎，八岁出痘，因先腰痛，予断以不治。果殇。附。

一小儿初痘，血热甚。黄绮云用怀生地三两，浓煎顿饮。其痘紫色立转红。

臧玉涵次郎，年十六，因新婚兼酒食，忽感痘。诸医以为不可治。施季泉至，八日浆清，寒战咬牙，谵语，神思恍惚。诸医皆欲以保元汤大剂补之，季泉以为不然。改用犀角地黄汤，得脱痂，后忽呕吐，大便燥结，淹延一年，群医束手，告急仲淳。仲淳视其舌多裂之，曰：必当时未曾解阳明之热，故有是症。命以石膏一两，人参一两，麦门冬五钱，枇杷叶、橘红、竹沥、童便为佐。一剂即安。再进二剂，膈间如冷物隔定，父母俱谓必毙。仲淳曰：不妨，当以参汤投之。服两许，即思粥食，晚得大便，夙疾顿瘳。

治痘喘。

取白花地丁，以水煎服，止喘甚神。

治火痘毒盛遇火令。施季泉传。

白花地丁滤汁，和淡白酒浆，少服之立解。

治痘泄。

长儿痘，初热即泄，日数十行，见痘泄不止。时医以脾胃药止之，愈甚。施季泉曰：是在不治。予强之。曰：止泄不难。发药中加黄连二钱，黄芩一钱。一剂泄止，予喜甚。施君曰：非也，毒火太炽故泄，初泄时即以解利药乘热导之，或可望生，今迟矣。过四日即欲解毒，无及矣，坐视七日死。

臧玉涵幼儿，甫半周，身热一日即见痘。郡有专门知名者，延治之。云：树小花多，顶平脚塌根窠薄，百死一生之症也。五朝固辞去，药以保元汤为主，拟六朝多用人参加附子。疑虑间，施季泉忽至，曰：此险症。且诫云：必发痒异常，须看守严密。药用凉剂，与前治大别。七朝大发痒，作泻一日夜二十余行，或药水，或乳，或汤饮，俱倾注不变色，举家谓必无幸矣。季泉怡然自若。因强之用参，必不许，药内加炒黑黄连，泻止。十三朝复发痒，口渴唇燥，舌生白苔，又加炒黄连，白苔去，到底不用参。十九朝，季泉别。又诫曰：慎防痘疔、口疳。疔之发也，必在脑后枕骨间，当以收口膏药贴之，禁用掺药。口疳惟君家人中白散为妙。不数日发疔，口生疳如其言，治之辄效。季泉口授一家传秘方，治痘后余毒如神。

人参　白茯苓　金银花　犀角各三钱

甘草一钱五分 羚羊角一钱 珍珠八分

蜜丸。每服一钱，日二服。

一小儿痘泄，诸医以升涩之剂投之，不效。黄绮云至，以白芍药约三两余，酒炒，一剂即止。此脾虚有热故也。

治痘虚寒将行浆时作泄。若系火热泄者，不可用。

莲肉炒去心 一味为末，每末一两，加云南鸦片五分，研匀。儿大者用末五分，儿小者三分，白汤调下，立止。虚痒或虚烦躁不止，亦如之。

于中甫长郎痘，患血热兼气虚，先服解毒药，后毒尽作泄，日数次不止，痘平陷矣。仲淳以真鸦片五厘，加炒莲肉末五分，米饮调饮之，泄立止。王宇泰继以人参二两，黄芪三两，鹿茸三钱，煎服。补其元气，浆顿足。盖以先服解毒药，已多无余毒矣，故可补而无余证。

存之孙女痘后泄，以鸦片如法饮之不止。仲淳更以糯米、莲肉作糜，一瓯立愈。

一老医有孙，痘已脱痂，少腹胀，小水不通。众医以为痘后余毒，以利水解毒药投之愈胀。老医忽悟曰：痘后无实证，土坚则水清，脾虚下陷故也。用后方一服，立效。人参一两 大枣五枚 水姜五片

治痘后脾虚作泄，老人脾虚作泻亦甚效。

黄芪四两 人参四两 肉豆蔻二两 五味子四两 山茱萸肉四两 莲肉六两 白扁豆四两 白术三两

为细末，枣肉捣膏和丸如弹子大。每用一丸，姜汤磨化下。

一小儿痘已脱痂，初无他苦。一医视其目精无神带白，曰：不可为已。逾日亡。

治痘痂艰脱。血热又兼血虚，故艰脱也。尚宜保养，俟脱尽乃可见风。

人参一钱五分 白芍药酒炒，三钱 甘草炙，一钱 麦门冬去心，五钱 五味子六钱 怀生地四钱 金银花四钱

水煎，饥时服。

痘毒非元气壮实者，不可外治，大忌围敷药，戒之。

痘疳神效方

雄黄牛粪尖，烧灰存性，为末。每一钱，加冰片二分，研细，吹患处，立愈。

治痘后翻瘢。不拘上下部，肿烂淋漓者，俱效。

象牙末三钱 真珠末三钱 白僵蚕二钱，炒 孩儿茶一钱五分

为极细末，以济宁胭脂调敷，毒水如注，渐渐收口。

防痘伤目方吴季泉传自王府。

雌雄槟榔二枚，每枚用清水，粗碗上磨一百转，随将痘儿目闭者，以口津润开，用鸡毛蘸槟榔水拖眼梢三四次，其痘痂即落，永不伤目。

又方 用真济宁油胭脂涂眼腔周遭三四次，永不伤目，试之累验。

治痘后病目，兼治血热病目，而脾胃壮实者。

天门冬四两 麦门冬四两 枸杞子四两 甘草一两 生地黄八两 五味子二两五钱 甘菊花三两 玄参三两 地骨皮二两 白蒺藜炒去刺，五两 谷精草三两 木贼草三两 密蒙花二两 草决明二两 女贞实同黑豆九蒸九晒，六两 槐角四两 羚羊角三两

蜜丸。

梁溪一女子，痘后目痛，上白屑，不见物，服二十剂全愈。仲淳立。

谷精草二钱 草决明炒研，一钱五分 川黄连酒炒，一钱五分 怀生地二钱 川芎八分 甘草六分 白蒺藜炒研，一钱 柴胡七分 甘菊花二钱 石菖蒲一钱 木贼草一钱五分 玄参一钱五分 连翘一钱 麦门冬二钱

痧疹论并治法

痧疹者，手太阴肺、足阳明胃二经之火热，发而为病者也。小儿居多，大人亦时有之。殆时气瘟疫之类欤。其证类多咳嗽多嚏，眼中如泪，多泄泻，多痰，多热，多渴，多烦闷；甚则躁乱咽痛，唇焦神昏，是其候也。治法当以清凉发散为主。药用辛寒、甘寒、苦寒以升发之。惟忌酸收，最宜辛散。误施温补，祸不旋踵。辛散如荆芥穗、干葛、西河柳、石膏、麻黄、鼠粘子。清凉如玄参、栝蒌根、薄荷、竹叶、青黛。甘寒如麦门冬、生甘草、蔗浆。苦寒如黄芩、黄连、黄柏、贝母、连翘。皆应用之药也。量证轻重，制剂大小，中病则已，毋太过焉。

痧疹续论

痧疹乃肺胃热邪所致。初发时必咳嗽，宜清热透毒，不得止嗽。疹后咳嗽，但用贝母、栝蒌根、甘草、麦门冬、苦梗、玄参、薄荷，以清余热，消痰壅则自愈，慎勿用五味子等收敛之剂。多喘，喘者热邪壅于肺故也，慎勿用定喘药，惟应大剂竹叶石膏汤加西河柳两许，玄参、薄荷各二钱。如冬天寒甚，痧毒为寒气郁于内不得透出者，加蜜酒炒麻黄一剂立止。凡热势甚者，即用白虎汤加西河柳，切忌过用升麻，服之必喘。多泄泻，慎勿止泻，惟用黄连、升麻、干葛、甘草，则泻自止。疹家不忌泻，泻则阳明之邪热得解，是亦表里分消之义也。痧后泄泻及便脓血，皆由热邪内陷故也，大忌止涩，惟宜升散，仍用升麻、干葛、白芍药、甘草、白扁豆、黄连，便脓血则加滑石末，必自愈。痧后牙疳最危，外用雄黄牛粪尖，煅存性，研极细，加真片脑一分，研匀吹之；内用连翘、荆芥穗、玄参、干葛、升麻、黄连、甘草、生地黄，水煎，加生犀角汁二三十匙调服。缓则不可救药。痧后元气不复脾胃虚弱，宜用白芍药、炙甘草为君；莲肉、白扁豆、山药、青黛、麦门冬、龙眼肉为臣。多服必渐强，慎勿轻用参、术。痧后生疮不已，余热未尽故也。宜用金银花、连翘、荆芥穗、玄参、甘草、怀生地、鳖虱胡麻、黄连、木通，浓煎饮之良。

痧疹不宜依证施治，惟当治本。本者，手太阴、足阳明二经之邪热也。解其邪热，则诸证自退矣。

治痧疹发不出，喘嗽，烦闷，躁乱。

西河柳叶，风干，为细末。水调四钱，顿服，立定。此神秘方也。砂糖调服，兼可治疹后痢。去岁铭鞫救吴少海子及其侄，汤水不入矣，逐口强灌之而生。今岁张守为长郎初婚亦危矣，治之亦愈。皆仲淳法也。

又方仲淳立。 蝉退一钱 鼠粘子炒研，一钱五分 荆芥穗一钱 玄参二钱 甘草一钱 麦门冬去心，三钱 干葛一钱五分 薄荷叶一钱 知母蜜炙，一钱 西河柳五钱 竹叶三十片 甚者，加石膏五钱，冬米一撮。

又方 加三黄。

贺知忍少子病痧疹，家人不知，尚以肉饭与之。仲淳适至，惊曰：此痧症之极重者，何易视之？遂以西河柳两许，杂以玄参三钱，知母五钱，贝母三钱，麦门冬两许，石膏两半，竹叶七十片。二剂而痧尽现。遍体皆赤；连进四剂，薄暮矣。知忍曰：儿今无恙乎？仲淳曰：痧虽出尽，烦躁不止，尚不可保。再以石膏三两，知母一两，麦门冬三两，加黄芩、黄连、黄柏各五钱，西河柳一两，竹叶二百片。浓煎饮之，烦躁遂定而瘥。

冬月痧疹，因寒不得发透，喘渴闷乱，烦躁不定。用麻黄去节，汤泡过，以蜜酒拌炒，加一钱或七八分于治瘰药中，一服立透。药用干葛、麦门冬、贝母、前胡、荆芥、玄参、西河柳、甘草、知母。

治瘰后下积滞。仲淳立。

川黄连酒炒，一两　升麻七分　干葛八钱　甘草四钱　黄芩八钱　白芍药酒炒，八钱　滑石如法，一两

怀山药粉和丸。白汤吞三五钱。

治瘰后口疮。

雄黄牛粪尖一个，火煅过研细　明矾五分　冰片一分五厘　皮硝一钱　白硼砂三钱　铜青三分，能作痛，可去之

研细，以鹅翎管吹入患处。

治瘰后疟。仲淳立。

鳖甲如法，二钱　山楂肉三钱　橘红二钱五分　贝母三钱　竹叶五十片　炙甘草七分　麦门冬去心，三钱　知母一钱五分　白茯苓二钱　干葛一钱五分　柴胡一钱　如不渴，去知母。渴甚，加石膏五钱。

顾鸣六乃郎，禀赋素弱，年数岁，患脾虚证，饮食绝不沾唇，父母强之，终日不满稀粥半盂，形体倍削，鸣六深以为忧。予为之疏一丸方，以人参为君，茯苓、山药、橘红、白芍药、莲肉、扁豆为佐。更定一加味集灵膏相间服之。百日后，饮食顿加，半年肌体丰满。世人徒知香燥温补为治脾虚之法，而不知甘寒滋润益阴之有益于脾也。治病全在活法，不宜拘滞。附。

肿　毒

疔疽一切肿毒神方仲淳立，屡试神验。

生甘菊连根打碎，一两五钱　紫花地丁五钱　甘草水炙，三钱　鼠粘子炒研，一两五钱　栝蒌根二钱　贝母去心，三钱　金银花五钱　白芷一钱五分　怀生地三钱　白芨三钱　连翘二钱五分　五爪龙五钱，即茜草

先用夏枯草六两，河水六碗，煎三大碗，去渣，入前药，煎一碗，不拘时服。溃后加黄芪盐水炒，五钱，麦门冬五钱，五味子一钱。

秘传治痈疽诀

凡未发疽，大热作渴及愈后作渴，大小便秘，神昏，作呕，不食，不知痛，全犯者不治，腰痛者不治。清便自调，神思清爽，能食，知痛，不呕，夜能睡，微发热者，易治。

痈疽发热，作渴，不知痛，用黄芪君，麦门冬上，五味中，甘草下，煎汤服。大小便秘，用大黄下之。毒气攻心，神昏，作呕，不食，用护心托里散；绿豆粉上，朱砂中，乳香下，俱为极细末，和匀。每服三钱，白滚汤下。

围阴症疮疡。外势平而不起，色黑黯，其痛沉在肉里者，用此。

红药子四两　白芨一两五钱　白蔹一两五钱　乳香六钱　没药六钱　朱砂三钱　雄黄三钱　麝香一钱　冰片一钱　黑狗下颏一个，煅存性　豌豆粉一两

各另研为极细末，和匀，以醋蜜调敷，四围以极滚醋蘸润，兼可服。

围阳症疮疡。外势高肿散大，色红甚者带紫，但发亮鲜明，发热，大小便不利，用此。

大同碱以桑皮绵纸衬滚汤淋下，十分　加桑灰淋汁三分，下朱砂　雄黄　乳香　没药　冰片　白芨　白蔹　蟾酥俱中　麝香　牛黄俱下　明矾上　五倍子　大黄上上

各药另研为细末，待汁冷，和匀，入上好小口磁器罐中，口上用铅套套上，外以黄蜡封好，令固密听用。

灸痈疽药饼

夜明砂五钱　月经布灰存性，一钱　麝香三分　冰片三分　乳香一钱　没药一钱　明矾研细，一钱五分　雄黄一钱

荞麦面拌匀做薄饼，放疽头上，加大炷艾火灸之。先令病者吃些米饮，及托里等汤药。每灸至百壮，痛者灸至不痛，不痛者灸至痛，但得一爆，其疮立愈。元气弱者停一会再灸，镇日① 夜灸方好。

治发背及肿毒围药

腾黄② 二钱五分研细　五倍子末二两

米醋调，敷围。

治发背神方

一法：但用败龟板一味，去肋涂黄蜡，炙透，内服外敷。锡山保安寺僧秘诀也。有奇效。马铭鞠传。

又方　血竭一钱　雄黄一钱　没药五分　麝香五厘

研细末，用绵纸为捻，长一尺二寸，将药四五分，以真麻油润，燃着灯头，令病人避风处端坐，执燃者离疮四五分，自外而内徐徐照之，疮上微微觉热，即心神快爽，不可太过，恐伤好肉。初用三条，每日加一条，渐加七条；势消，每日减一条，直薰至红肿消尽为度。可贴太乙膏加琥珀，薰一次，随用敷药，日日如此。薰时将猪蹄汤掠去油，用新羊毛笔润汤，将敷药洗净始薰，薰罢用后敷药：车前子连根叶、豨莶草、金银花、五爪龙俱用鲜者，各等分，捣烂，加多年陈小粉，调敷四围红肿处，中留一孔，恐出脓。如疮口大，用葱叶滚水泡批开，去内涎水。拍熟贴之。如疮口久不合，恐流脓水，再以药敷之。

太乙膏方

玄参　白芷　生地　甘草　当归　血余多　大黄多

治背毒初起。由于郁者，远志一味可治。

远志肉甘草汁煮去骨，五钱　甘草一钱五分　甘菊花叶一两，鲜　贝母三钱　鲜忍冬藤五钱　紫花地丁五钱，鲜　连翘一钱　白芷三钱

托里败毒散

绵黄芪盐水炒，三钱，或五钱，或八钱，或一两　甘草节水炙，二钱可加至四五钱　赤芍药二钱　金银花三钱　茜草江西出细如灯芯者佳，三钱　何首乌鲜者，五钱　真白僵蚕炙研，六分　白芨二钱五分　皂角刺一钱　贝母去心，二钱　栝蒌根三钱　穿山甲土炒研，一钱　鼠粘子炒研，一钱　蝉退去翅爪，一钱

先用夏枯草五两，河水五大碗，煎三碗，入前药同煎，至一碗，不拘时服。阴症去后五味，加人参三钱，麦门冬五钱。

溃后服药

人参三钱　麦门冬五钱　绵黄芪蜜炒，五钱或一两　甘草炙，二钱　五味子蜜蒸，一钱　白芍药酒炒，三钱　金银花三钱　山药三钱，炒

水二盅，煎一盅。难得收口，加肉桂。胃气弱，加生姜三五片，大枣三枚。痈疽溃疡，忌术。肿疡，忌当归。

替针散

茧壳一个，煅存性，为末，酒调下。不可多服。

去烂肉方

用巴豆炒烟起，焦黑为度，碾极细末，敷上。去旧生新。

长肉方

用无人见处自死竹，蘸菜油烧，滴下油，用磁碟盛之。搽上即生肉，神验。

护膜矾蜡丸

白矾明亮者，研，二两　黄蜡一两，熔化提起，待稍冷，入矾末，不住手搅匀，加蜜五六钱和匀

众手丸如梧子大。蜡冷不能丸，以滚汤厔之便软。朱砂为衣。每二十丸，渐加至三四十丸，白汤或酒吞。此药护膜，防毒气内攻，未破即内消，已破即便合。一日之中，服百粒方有功。终始服过半斤，必万全。病愈后，服之尤佳。

---

① 镇日：犹整日。

② 腾黄：疑为"藤黄"。

又方 白矾生研末，四两 真黄蜡二两半

加炼蜜七八钱，朱砂研如飞面，水飞如法，六钱，搅匀，急须众手为丸如梧子大。每四钱，白酒吞。

治痈疽，对口，疔疮，发背一切无名恶肿毒。方名无敌大将军。

桑柴灰将柴另烧，取其炭火，置一大缸内，待其自化成白灰，取一斗，绵纸衬入淘箩内，清滚水淋下汁，磁缸盛贮，淋至汁味不苦涩咸则止，将汁入磁碗中，重汤厓浓如稀糊为度 茄杆烧灰淋制如前法，用一斗 矿灰即石灰，须柴烧者佳，一斗，淋汁如前法 三味熬调和匀，名三仙膏。亦可点痈疽之稍轻者。再和碱水熬膏一两，加入后开细药，则成全方。每三仙膏五两，真正自收蟾酥三钱五分，酒化令匀，梅花冰片二钱，真正牛黄一钱，珍珠二钱，三味俱研如飞面，透明雄黄二钱，明矾三钱，朱砂一钱五分，白硼砂二钱，八味另研如飞面方妙。真麝香须用当门子，即麝香最上乘者，一钱，碾匀，铜青一钱五分，硇砂二分五厘，火硝三钱，轻粉二钱，乳香二钱，打碎，人乳浸烂，研匀，没药一钱五分，制法同前。

各药研细末，和匀，再碾数千下，将前膏加入，搅得极匀，入磁罐内，罐须小口者妙，以乌金纸塞口，封以好黄蜡，勿令一毫气走。每遇毒，取少许涂其顶，干则以米醋和蜜少许润之。其毒黑血或毒水爆出，即时松解。切忌不可着在好肉上。或用荞麦面调。若系疔疮，加铁锈黄一分，研如面和入。多涂其顶，信宿①，其根烂出。内服紫金锭一锭，须内府者方效。若系痈疽等症，另服蜡矾丸及托里解毒之剂，此药有夺命之功，难以尽述。倘一时无许多好药，即制半料，亦救人无算矣。

治疔丸

蟾酥三钱 冰片一钱 麝香七分 真白僵蚕一钱五分 明矾三钱 牛黄一钱 朱砂一钱五分

黄白占②溶成油，须令软，冷定加

前药末和丸如麻子大。每七分，葱头白酒吞下，取汗。汗后即以半枝莲为君，连翘上、赤芍药、甘草、白芷、白蔹、金银花俱中、紫花地丁各五钱，生甘菊二两，河水二盅，煎一盅。下大黄，随病势加之，一滚即起，服后必行。然须察病人胃气壮者可用。行后方用败毒托里之药调理之，可不死矣。大抵治疗毒在急，急则毒气未走。若走黄多不可治。走黄后发狂咬人，便能发疗。汗下时其秽气触人，亦能发疗。宜谨避之。看疮疡疔毒须饮酒，以麻油涂鼻。

治疗膏金太初传，神验。

以透明松香、沥青各五钱，麻子肉二钱，如冬季加五分三味，大青石上以铁锤锤细，锤至前药粘在锤上，拈起如清水一般为度。又加飞丹一钱，再锤数百下，取收小磁杯内。如遇初起疔毒，以新青布照疗疮一般大小摊膏药贴之，痛即止。少顷，毒水渐渐流尽，疔根如灯芯一条拔出，仍用原旧膏贴上，至重者再换一膏药，全痊矣。摊膏药小磁杯，隔汤厓化，竹箸摊膏，约一文钱厚。

疗毒神验方

用陈年露天铁锈，碾如飞面，将金银簪脚挑破毒处一孔，纳铁锈末于内，仍将皮盖好。少顷，黑水流尽，中有白丝如细线，慢慢抽尽，此疔根也，尽即立愈。

又方 用甘菊花并根叶捣汁，以酒下之，立消。

顾圣符幼弟患髭疗，医者先用火针围药，肿胀至目与鼻俱隐入肉，牙关紧急。马铭鞠用患者耳垢、齿垢，刮手足指甲屑，和匀如豆大，放茶匙内，灯火上炙少许，取作丸，令洗净围药，将银簪挑开疗

---

① 信宿：两夜。

② 黄白占：黄、白蜂蜡。

头，抹入，外用绵纸一层，津湿覆之，痛立止。半日肿半消，目可开，次日，服仙方活命饮二剂愈。此法兼可治红丝疔。长洲华承溪，指节间患之，得此而痊。又云可治面白疔，未试也。此方传自道人。

顾博士伯钦内人，左耳患疔，时方孕。仲淳先以白药子末，鸡子清调涂腹上护胎；次以夏枯草、甘菊、贝母、忍冬、地丁之属，大剂饮之。一服痛止，疔立拔，胎亦无恙。白药子疗马病者也。

治耳边发肿连太阳，腮齿俱痛不可忍。

大黄一两　青木香三钱　姜黄三钱　槟榔三钱

为末，醋蜜调匀，贴患处，中留一孔出气。

治乳蛾。

芒硝研细，一钱五分　胆矾八分　雄黄八分　明矾八分

俱研细，和匀，吹入喉中。

又方　用蛤蟆草即土牛膝，叶如荔枝。捣汁，灌鼻内。右蛾灌左鼻内，左蛾灌右，一吐而愈。或急不及药，以针或芦管刺喉，令出黑血；复以蜒蚰加乌梅少许捣烂，取乱发裹箸上，涂前药，搅患处，去其腻痰则愈矣。蜒蚰不能卒办，梅雨时取贮磁瓶内，封固，久而不坏。

缠喉风方即喉痹，仲淳试过有验。

明矾三钱　巴豆去壳，七粒

溶矾，入巴豆，烧至矾枯，去巴豆，研细。吹入喉中，流出热涎，立开。

治喉癣内热。

贝母去心，三钱　鼠粘子酒炒研，二钱　玄参二钱五分　射干二钱，不辣者是　甘草二钱五分　栝蒌根二钱　怀生地三钱　白僵蚕一钱，略炒研　连翘二钱　竹叶二十片

水二盅，煎八分，饥时服。

倪仲昭患喉癣，邑中治喉者遍矣。喉渐渐腐去，饮食用粉面之烂者，必仰口而咽，每咽泣数行下。马铭鞠曰：此非风火毒也，若少年曾患霉疮乎？曰：未也。父母曾患霉疮乎？曰：然。愈三年而得我。铭鞠以为此必误服升药之故。凡患此疮者，中寒凉轻粉之毒，毒发于身。升药之毒，毒发于愈后所生子女，毒深者且延及于孙若甥。倘不以治结毒之法治之，必死。以甘桔汤为君，少入山豆根、草龙胆、射干，每剂用土茯苓半斤，浓煎，送下牛黄二分。半月而痊，竟不用吹药。既而询之，云：父母病时果服丸药而痊，痊后曾口碎，非升药而何？今医家恬然用之，不晓其中毒之深，故特明其说。

喉痹

雄黄　芒硝各一钱

研细，以鹅毛管吹少许，数吹立散。但待其肿甚而吹为妙。

又方　用半枝莲捣汁吃立散。其渣须藏于家中，勿令见风。

吹喉方治双蛾、单蛾神效。

火硝一钱五分　官硼砂五分　片脑三厘即冰片　雄黄一分，不用亦可

鹅管、芦管、银管共可盛吹前药，用三匙吹上喉，即吐痰涎愈。从鼻孔中吹入，亦效。

瘰疬丸方

贝母去心，二两　天花粉一两五钱　玄参一两五钱　甘草一两五钱　斑蝥占米炒去头足，听用　肥皂二斤，每一肥皂去核，入斑蝥四个，线缚蒸，取出，去斑蝥并肥皂皮筋，净肉十两

前药为末，共捣如泥，丸如梧子大。每服一钱，白滚汤吞。服后腹疼，勿虑，此药力追毒之故。

又方　取过冬青即荔枝草，正名天明精，五六枝，同鲫鱼入锅煮熟，去草及鱼，食汁数次，即愈。

朱文学瑗患疬，仲淳为灸肩井、肘尖

两穴各数壮而愈。

治瘰疬。回蒸膏，仲淳试之有效。

真芝麻油二斤　胎发四两，如无，以童男发洗净代之　穿山甲五钱　白矾飞过，一两　黄蜡四两　飞丹二两　松香六两　轻粉五钱研　乳香　没药各五钱，另研　燕窝泥朝北者，二两，微炒　五灵脂淘净，五钱　麝香另研，五钱　密陀僧五钱

将穿山甲、五灵脂煎数沸，下胎发熬溶，滤去渣，称净熟油二十四两，仍入锅内，下白矾，煎二三沸，下黄蜡、黄丹，煎一沸，下松香、官粉六两，再煎一沸，下燕土，如沉香色，滴水成珠，住火，方下乳香、没药，搅匀，少顷，下轻粉，桃柳枝搅，温可入手，然后投麝香搅匀，水浸去火毒七日。用贴瘰疬，未破者软，已溃者干。内服夏枯草汤。

夏枯草汤

金银花五钱　夏枯草二两　柴胡七分　贝母二钱　土茯苓白色者，二两　鼠粘子一钱，微炒　鳖虱胡麻仁二钱，微炒　酸枣仁二钱　栝蒌仁二钱，略炒　陈皮一钱　皂角子一钱　白芍药酒炒，一钱　当归身二钱　粉甘草一钱　荆芥穗一钱　连翘一钱五分　何首乌五钱　漏芦二钱

水煎，食后服。

又方　夏枯草　蛇苗草　紫背天葵　紫花地丁　金银花　九龙草

或汁者汁，或末者末，俱要以好酒调服。

又方藻星膏，兼治鱼口，一切等疮。

巴豆一两，炒黄色，复以纸条点火烧之，候黑色用　海藻二钱，炒　昆布一钱，炒，产海中　天南星一钱，切碎，醋浸二日，炒　升麻五分　天花粉五分，炒

各为极细末，以香油和成稀膏，用文火熬，候烧干，入巴豆。下巴豆后，略熬退火。冬月加巴豆五钱，南星一钱。夏月减南星五分，加天花粉一钱。

治热疖。廖宪副梦衡传。

黄梅水时，取新出虾蟆黑而细者是。置瓶内，木盖口，蜡封，埋地下，久化成清水，取出蘸抹之，兼可治疗疽。

治对口疖。试之神效。

鲜茄蒂七个　鲜何首乌轻重等分

水二盅，煎八分。一服出脓，再服收口。

又方　金银花一两，净　木槿树根皮一两，切片

酒水各一碗煎。食后服。面上疔，加白芷一钱，蒲公英即直下根。和黄蚬打烂，患处以真麻布包之，三日立愈。

梁溪一女子，颊下发一硬块而不痛，有似石瘿。仲淳疏方服十剂全消。

贝母去心，三钱　连翘二钱　鼠粘子酒炒研，一钱五分　栝蒌根二钱　金银花五钱　何首乌去皮，竹刀切片，三钱　白蔹二钱　苍耳子研细，一钱五分　生甘菊五钱　青木香一钱五分　紫花地丁五钱

先用夏枯草五两，河水五碗，煎至三碗，去渣，纳前药，同煎至一碗。

敷药方

南星三两　海藻　昆布　槟榔　姜黄　白蔹　猪牙皂角各一两

细末，醋调敷。

梁溪一妇人生疔臂上，服此半日，立出血脓愈。

连翘二钱　白芷二钱　甘菊一两　紫花地丁五钱　白蔹二钱　粉甘草三钱　金银花五钱　生地三钱　地榆四钱　皂角刺一钱　栝蒌根二钱　茜草三钱　鼠粘子一钱

治肺痈。马铭鞠传。

其法：用百年芥菜卤，久窖地中者，数匙，立起。此卤嘉兴府城中大家多藏之，目击神效。

又方　鱼腥草水煮，不住口食之。治肺痈吐脓血，神方也。正名蕺菜。兼治鱼

口。

又方　金丝荷叶捣汁，同生白酒数饮，立效。

乳癖乳痛方神验。

用活鲫鱼一个　山药一段，如鱼长

同捣汁，敷乳上，以纸盖之，立愈。

乳癖方张王屋屠后江孟修兄验过。

白芷一钱　雄鼠粪一钱

二种晒干为末，用好酒调服，必多饮，取一醺睡而愈。雄鼠粪，尖者是。

又方　顾文学又善内人，患左乳岩。仲淳立一方：夏枯草、蒲公英为君；金银花、漏芦为臣；贝母、橘叶、甘菊花、雄鼠粪、连翘、白芷、紫花地丁、山茨菇、炙甘草、栝蒌、茜根、陈皮、乳香、没药为佐使。另用夏枯草煎浓汁丸之。服斤许而消。三年后，右乳复患，用旧存余药服之，亦消。后以此方治数人，俱效。

里中妇沈姓者患乳疬，溃烂经年，不见脏腑一膜尔。马铭鞠用鼠粪三钱，土楝树子三钱，经霜者佳，川楝不用，俱煅存性，各取净末，和匀。每服三钱，酒下，间两日一服，痛即止，不数日脓尽收敛。此方传自江西贩糖客，因治祝氏喉症得之。

围药

白芨一两，研末，水调，敷乳癖处，候干，再以水润，二三次愈。

会脓散治腹中肿毒。

穿山甲炙　白僵蚕炒，去丝嘴　白芷各五钱　大黄二两　乳香　没药　五灵脂各五钱

为末。每服五钱，酒服。脓从大便出。幼者用三钱。

治胁痈。杜武服之，甚验。

金银花五钱　贝母二钱　皂角刺一钱五分　连翘一钱五分　穿山甲三钱　赤芍药三钱　白芷一钱五分　地榆五钱　甘草节一钱　当归二钱　夏枯草一两，煎汁和药复煎　鼠粘子一钱五分　紫花地丁一两　生甘菊花根二两

捣汁，和药内服。

一人患肠痈，伛偻，痛不能伸。有道人教以饮纯黄犬血二碗，和白酒服。其人遂饮至四碗，次日下脓血尽而瘳。

治便毒。仲淳亲试之甚验，加穿山甲，同患处者二片，土炒，引经更妙。

棉地榆四两，白酒三碗，煎一碗，空心服，虽有脓者亦愈。

又方　全蝎　生矾　贯众等分，为末，空心调下。

又方　棉地榆四两　粉甘草一两　金银花一两　白芷三钱　皂角刺二钱五分

水二盅，煎一盅。空心温服。

治下疳。

仲淳治数友，下疳用黄柏、官粉、腻粉、杏仁、珠末、冰片敷之，无不愈者。后去腻粉、杏仁，加黄芩，更以小大蓟、地骨皮汤洗净敷之，效更良。

又方　蝉退七分　真白僵蚕紫苏叶包蜜炙，七个　杏仁七粒，去皮尖　芭蕉根五钱，捣烂　独核肥皂仁七粒　雪里红一把，打烂　土茯苓白色者，去皮，二两　白藓皮一钱　牛膝二钱　黄柏一钱　木通七分　皂荚核七粒　薏苡仁二钱　连翘一钱　汉防己酒浸，六分　甘草节一钱　石斛三钱　柴胡六分　草薢二钱　地骨皮二钱

水三大碗煎。不拘时饥则服，日三服。气虚脾弱，加蜜炙黄芪三钱；血虚，加生地三钱。

又极秘神方治一切极痛下疳，仲淳屡用效。

鲜小蓟　鲜地骨皮各五两　煎浓汁浸之，不三四日即愈。

治蛀疳服药

珍珠生研细　牙末　牛黄　冰片各一钱　真白僵蚕　皂角各二钱　滴乳石一两，研细如飞面

细末。每服九厘，土茯苓汤吞下，以

干物压之。

蛀疳掺方

橄榄烧灰，研细末，掺上。

治痔疮出血过多。东垣名黑地黄丸。臧晋叔试之效。

怀生地一斤，酒洗净，用水煮，连汁磨为末，重汤熬成膏，听用　茅山苍术一斤，切片，用真麻油浸一日夜，去油，晒干为末　北五味半斤，晒干为末　炒黑干姜净末，八钱

用黑枣肉半斤去皮，入前药捣丸。空心白汤每服三钱。

治痔疮。归安陈汝良传。

用荔枝草，即天明精，一名地菘，煎汤洗，仍以草手搓软，塞患处。

治漏。

铅花四两，研如面　黄牛腮边合扇骨二两，酥炙燥为末　雄猪前脚扪二两，酥炙，为末　青黛二两　槐花二两　人中白煅过，五钱

将药总置阳城罐内，用铁油盏盐泥封好，置淘湿大米数粒于盏上，四面用火煅，以米熟为度。取出研细，炼蜜丸如梧子大。每五钱，空心、下午各进一服，淡盐汤吞。水白酒二杯，以猪蹄下酒，醋、紫苏略吃些亦可。

坐板疮方丁右武亲验有效。

松香五钱，研细　雄黄一钱，研细　如湿痒加苍术三钱。

各末，和匀，以绵纸包裹捻成纸捻二条，腊月猪油浸透，点火烧着，取滴下油搽上，立效。

治臀痈。

一人患臀痈，用五爪龙连枝捣汁酒漉服，日进四五次，脓从大便出，未成脓者内消。如有头，以渣敷上立散。治鱼口极效。

治下部火丹。马铭鞠传。

用蚕沙、山栀、黄连、黄芩、黄柏、大黄、寒水石，共末，水调敷上，立愈。切勿用芭蕉根。

又方　川黄连末，蜜和，鸡子清调敷。马铭鞠云：若遇抱头火丹，必砭去恶血方效。每用此法治人，其不肯砭者多误事。予家儿辈试之，甚验。

煎方　牛膝三钱　木瓜二钱　石斛三钱　生地五钱　连翘三钱　黄柏二钱　甘草一钱　金银花五钱　地榆三钱　茜草三钱　赤芍药二钱

水煎服。

治悬痈。一名鹳口疽，生在阴囊后谷道前，疗之不早，变为漏则难治矣。一仆试之，立消。

大粉甘草一斤，每根劈作四片或二片，用泉水二碗，轮流蘸炙，以水尽为度。切片。河水十碗，熬至一碗，空心服尽即愈。此孙真人方。

谈公武患跨马痈，外势不肿，毒内攻，脓多，疮口甚小，突出如指大一块，触之痛不可忍。多饮寒剂，外敷凉药，毒内攻，胃气俱损。铭鞠尽去围药，洗净疮口，但用一膏药以护其风，用大剂黄芪、山药、怀生地、白芷、牛膝、米仁、金银花，杂以健脾药。十余剂，脓尽；再数剂，肉长突出者平矣。后服六味丸斤许，精神始复。

江都尹奉籙乃尊，毙于腿痈。其子九岁亦患之，就医弥月，势渐甚。铭鞠按之坚如石，幸儿气厚，可内消。用牛膝、薏苡、地榆、生地、鼠粘子、金银花、连翘、粉草，皆仲淳常用法也。初剂加利药微利之，即稍宽。过两剂加汗药微汗之，势益宽。至数剂，取穿山甲末五钱，半入煎，半调药送下。儿善饮，令儿一醉，自此顿消，半月下地行矣。初一医欲开刀，遇铭鞠中止。凡外科宜以开刀为戒。

梁溪一男子生疖膝下，楚甚。仲淳适至，即于席间作剂服之，饮酒数杯，疖立破，出鲜血愈。连翘二钱　白芷二钱　粉甘草水炙，三钱　金银花五钱　牛膝三钱　怀

生地三钱　地榆四钱　皂角刺一钱　鼠粘子酒炒研，一钱。

陆封公养质患腿痈，疡医用忍冬花、角刺、连翘、白芷、贝母、天花粉、陈皮、乳香、没药，治之不效。仲淳即前方加棉地榆、炙甘草、紫花地丁，服三四剂愈。

治鹤膝风。一人患此五年，敷药三日即愈。王心涵传。

乳香　没药各一钱五分　地骨皮三钱　无名异五钱　麝香一分

各为末，用车前草捣汁，入老酒少许，调敷患处。

臁疮方章宇泰传，六郎乳母试之，神效。

松香一两　轻粉三钱　乳香五钱　细茶五钱

四味共打成膏，先将葱头、花椒煎浓汤，熏洗净，用布摊膏，厚贴患处，以绢缚定，黄水流尽，烂肉生肌。

又方曹和尚传。　松香四两　好韶粉二两

先将松香投入滚水中，一捞即起，另研如飞面，后加韶粉研匀，入真麻油，勿令太薄，调如极稠糊，用箸挑起，以不断丝为度，仍用极紧细松江布摊成膏，贴于疮上，将寸许阔绢条扎紧，勿使泄气，一日收紧三次，三日一换膏药，半月必愈。

臁疮久不愈方

黄占　白占　轻粉　韶粉

腊月猪板油、麻油各半化匀，调和前药，用薄油纸摊贴疮上。血风疮久不结痂亦妙。入芝麻油、乳香更妙。

足指疔毒。

生甘菊一两五钱　紫花地丁八钱　金银花藤一两　穿山甲三片，土炒研细　木瓜二钱　牛膝五钱　薏苡一两　生地五钱　连翘三钱　白及三钱　夏枯草六两

李行甫患霉疮，俗呼广疮。误用水银、番硵①等药搓五心，三日间舌烂、齿脱、喉溃，秽气满室，吐出腐肉如猪肝色，汤水不入，腹胀，二便不通。医皆谢去，独用治喉药吹喉，痰壅愈甚，痛难忍，几死。铭鞠按其腹不痛，虽胀满未坚，犹未及心，知水银毒入腹未深，法宜以铅收之。急用黑铅斤余，分作百余块，加大剂甘桔汤料，金银花、粉草各用四五两，水二三十碗，锅内浓煎，先取三四碗，入汤注中徐灌之，任其自流，逾时舌渐转动，口亦漱净，即令恣饮数盏。另取渣再煎，连前浓汁，频灌手足。次日二便去黑水无算，始安。方用吹口药，及败毒托里药数剂而愈。后贾仆有颜孝者，亦患霉疮，误用水银薰条，其证亦如行甫，即以前法治之，次日立起。

治霉疮。

猪胰脂二两　金银花二钱　皂角刺一钱　芭蕉根一两　雪里红五钱　五加皮二钱　土茯苓白色者，二两　皂荚子七粒，打碎　独核肥皂仁七粒，切片　白僵蚕炙，七分　木瓜一钱　白藓皮一钱　蝉退一钱　年久力衰者，加薏苡仁五钱，甘草节二钱，绵黄芪三钱，怀生地二钱，人参二钱。久不愈，加胡黄连三钱，胡麻仁二钱，全蝎七枚。

水三大碗，煎一碗，不拘时，饥则服。

又方　棉花子仁一味，研如泥，入细槐花末，和丸如绿豆大。每四钱，空心及饥时服。

治结毒。

独核肥皂仁七粒　千年矮即雪里红，一两　皂荚子七粒　甘草节一钱五分　木瓜一钱五分　蝉退一钱　青木香一钱　土茯苓白色者，二两　绵黄芪盐水炒，三钱　白僵蚕蜜炙炒研，七分　鳖虱胡麻仁炒研，三钱　白芷一钱　何首乌三钱　金银花三钱　连翘一钱

────────

① 番硵：即番硇。

水三大碗，煎一碗，不拘时，饥则服。

结毒丸方

钟乳石研如飞面，水飞，一两五钱　真牛黄研如飞面，三钱　珍珠研如飞面，四钱　猪牙皂角去皮膜，为极细末，七钱　桦皮灰存性，研如飞面，四钱　百草霜庄家锅底者佳，七钱

牛黄丸神效。

牛黄真者，研细，三钱　象牙末三钱　白僵蚕二钱　红铅二钱　冰片五分　明矾二钱

极细末，炼蜜丸如麻子大，每服五分。土茯苓白色者，木槌打碎，三两　砂锅内煮汁吞丸药，空心上下午饥时，日三次。

洗方

五倍子四两　地骨皮四两　皮硝五钱　甘草二两　苦参四两　葱头十个

河水煎浓汤一锅，于无风处，乘热蘸日浴三次。浴时先吃饱，或服煎药一帖。忌食茶、醋、牛肉、麸、河鲀、火酒。

掺方

粉霜一钱五分，甘草汁飞过　真冰片三分，另研

二味和匀，洗净掺上，立瘥。

浸酒方

防风　当归　羌活　白芷　白藓皮　五加皮　苍术　牛膝各二两　荆芥　薏苡　蔓荆子　木瓜　白蒺藜去刺，各一两　生地黄三两　乌梢蛇出吴江尹山方额者佳，一尾　好酒十斤，浸煮三炷香，卧时服丸亦可。

治头面结毒。

蕲艾去筋膜，一两　川椒去核，八钱　麻黄去节，二钱　川芎二钱　猪头天灵盖火煅存性，五钱　白茯苓二两

极细末，蒸饼丸如绿豆大，饭后白汤送下，每服三钱，服后二三日，疮口干燥不臭，是其效也。服至疮口平复方住。忌牛羊鱼腥、房欲。患久者宜间服十全大补汤十数剂。川椒出桃花洞者佳，嚼半粒口辣不能言者真。

又治结毒方，兼治积年虚劳痰火，健脾进食。

极末，一名十大功劳，一名猫儿残俗呼光苽栌，黑子者是。红子者名癞木，亦可用，取其叶，或泡汤，或为末，不住服。

谭公亮患结毒，医用五宝丹饵之，三年不效。仲淳云：五宝丹非完方也。无红铅、灵柴不能奏功。时无红铅，姑以松脂、铅粉，麻油调敷，应手而减。公亮先用乔伯圭所赠乳香膏，止痛生肌甚捷，及用此二味，功效弥良。乃知方药中病，不在珍贵之剂也。

又方　银朱三钱　轻粉二钱　白占三钱　黄占三钱

用麻油三两，先将二占化匀，调前药末，摊成膏贴之。戒房事，必效。

凡父母正患霉疮时育儿，鲜有免者。其证浑身破烂，自顶至踵，两目外几无完肤，日夜号泣，或吐或泻，似疟似惊，变态百出。父母不知，见有他证，别作治疗，十无一生。治法以牛黄为君，另加犀角、羚羊角、朱砂、冰、麝。和入土茯苓粉，生蜜调服，使儿日日利去恶毒。见有他证，随宜治之，母亦随宜用药，加以散毒剂，不住口服。其外，用大粉草、金银花为极细末二三升，破烂处洗净，大握敷之，半月后，方易神效敷药，再敷数日自愈。愈后一两月，当复发，再后两三月，当再复发，发渐轻，仍如法治之自愈。愈后或口角、眉角、或肛门，存三三余毒，不必治矣。其浑身或癣或疮，忽聚忽散，敷之便愈。大抵年余，始得除根。若母不禁口，或儿渐大不能禁口，有延至二三年者，然不毙足矣。胎中之毒，彻骨入髓，焉能旦夕除哉？马铭鞠传。

升药五灵散马铭鞠传。

胆矾治筋而滋肝，其色青，应东方木　辰砂养血而益心，其色赤，应南方火　雄黄长肉而补脾，其色黄，应中央土　明矾理脂膏而助肺，其色白，应西方金　磁石荣骨液而壮肾，其色黑，应北方水

此方见《焦氏笔乘》。喜其不用水银，制而用之，功效迟缓。后因加水银一两，与前五味等分和匀，入阳城罐内，打火三香取出，加敷药中，用之效如神。

神效敷药方马铭鞠传。

夜合花白者良，阴干　象皮用黄砂炒，候软切片，再炒候脆，方研　降香炒研　乳香　没药各去汗　血竭　孩儿茶湿纸包煨　花蕊石　五倍子色带红者良，半生半煨，各一两　白占八钱　珍珠五钱　冰片一钱

各极细末，方入白占，研匀，最后入冰片。如欲去腐，每两加五灵散二钱。欲生肌，每两加前散三分或五分。如治痘后脓水淋漓、下疳等疮，只加一二分。治汤火伤，每两加丝绵灰二钱，剔牙松牙煅存性，五六钱，韶粉煅黄，五六钱，或干掺，或香油调，一切外症俱效。

附海上单方：

里中有周七者，少年曾患毒左腋下，得一异方，用糯米炊饭，乘热入盐块夹葱管少许，捣极烂如膏，贴患处辄消。至中年，腰间忽生一毒，热如火，板硬，痛不可忍，伛偻局痀，自分必死，屡药不效，急思前方，如法贴之，未几，大便去粪如宿垢甚多，硬者渐软，数日而起。

杂　症

脑　漏

脑者诸阳之会，而为髓之海。其位高，其气清，忽下浊者，其变也。东垣云：上焦元气不足，则脑为之不满。经云：胆移热于脑为鼻渊。夫髓者至精之物，为水之属。脑者至阳之物，清气所居。今为浊气邪热所干，遂下臭浊之汁，是火能消物，脑有所伤也。治法先宜清肃上焦气道，继以镇坠心火，补养水源，此其大略耳。药多取夫辛凉者，辛为金而入肺，有清肃之义，故每用以引散上焦之邪，如薄荷、荆芥、甘菊、连翘、升麻、鼠粘、天麻之属。镇坠心火，补养水源，如犀角、人参、天冬、麦冬、五味、朱砂、甘草、山药、生地、茯苓、牡丹皮之属。然须兼理乎肺肝，盖鼻乃肺之窍，而为脑气宣通之路，又治乎上焦而行清肃之令。胆为春升少阳之气，与厥阴为表里，而上属于脑。戴人有云：胆与三焦寻火治。《内经》谓胆热所干，义亦明矣。理肺用桑皮、鼠粘、桔梗、二冬、花粉、竹沥。清肝胆以柴胡、白芍、羚羊、竹茹、枣仁、川芎。或者又谓世人多用辛温辛热之药取效。此义何居？盖辛热甘温，多能宣通发散，故病之微者亦能奏效耳。此后治劫法，非不易常经，明者察之。

头风神方沈观颐中丞传自一道人，子仆妇患此，痛甚欲自缢，服二剂，数年不发。

土茯苓忌铁，四两　金银花三钱　蔓荆子一钱　玄参八分　防风一钱　明天麻一钱　辛夷花五分　川芎五分　黑豆四十九粒　灯心二十根　芽茶五钱

河水、井水各一盅半，煎一盅服。

治半边头痛。属火证者用之妙。

大黄末三分　黄芩末一钱

二味和生白酒一碗，顿热调匀，服之即愈。

又方　用芝麻炒熟舂碎，乘热将好烧酒入磁器中，重汤热，入芝麻，扎紧，只用一葱管孔插入磁瓶口内，引鼻吸其气。左则熏左，右亦如之。虚寒用烧酒，虚热用好米醋代之。内服对病方药。

郁证

纪华山先生稚自负，数奇，更无子，时悒悒不快，渐至痞胀，四年肌肉尽削，自分死矣。姑苏张涟水诊而戏之曰：公哪需药，一第便当霍然。以当归六钱，韭菜子一两，香附童便炒，八钱下之。纪有难色，不得已，减其半。张曰：作二剂耶。一服，夜梦遗，举家恸哭。张拍案曰：吾正欲其通尔。仍以前半剂进，胸膈间若勇士猛力一拥，解黑粪数升，寻啜粥二碗。再明日，巾栉起见客矣。逾年，生一子，即表弟汝占也。

治筋骨疼甚，如夹板状，痛不可忍者。李景渠中丞传。

将骡子修下蹄爪，烧灰存性，研末，或酒、白汤调服立愈。

痫症方名补心宁志丸。

天竺黄另研如面，五钱　沉香另研如面，三钱　天门冬去心，酒洗蒸，二两　白芍药酒炒，三两　白茯神去心，四两　远志肉甘草汁浸蒸，二两　麦门冬去心，二两　炙甘草六钱　旋覆花一两五钱　真苏子研，一两　香附醋浸，晒干，童便拌，瓦上炒，三两　半夏姜汁拌，以明矾末少许同浸，二两　皂角荚不蛀者，去黑皮，酥炒，去子，取末，二两

为末，和匀，怀山药粉糊丸如豌豆大，朱砂一两研如法为衣。每服三钱，用竹沥点汤下。

风癫病神方

好生犀角四两，锉末，每用一两，加清水十碗，入砂锅内熬至一碗，滤净，再加水十碗，熬至二酒杯，加淡竹叶四两，水六碗，煎二碗，去渣，加犀角汁同服。尽四剂即愈。

治火上升，有痰留滞，喉间如有核，上法宜降气清火。

真苏子研，二钱　广橘红三钱　贝母三钱　栝蒌根三钱　白茯苓三钱　麦门冬五钱　白芍药三钱，酒炒　黑连翘一钱五分　黄柏蜜炙，一钱五分　五味子一钱，打碎

水煎，加竹沥服。

施灵修有一里人善酒，卧床褥者三年。灵修怜而索方于仲淳。仲淳亲诊之，知其酒病也。夫酒湿热之物，多饮者湿热之邪贯于阳明，湿热胜则下客于肾而为骨痿。昔人治痿病取阳明，以五味子为君，黄连为臣，麦门冬、干葛、白扁豆为佐服之。

治血痞沉香丸

沉香　血竭　辰砂各二钱五分　木香一钱三分　真麝香一钱三分　琥珀五分　当归尾二钱五分　牡丹皮二钱五分　延胡索一钱五分

为细末，用磁器煎甘草汤打糯米糊为丸。凡气痛，酒磨，葱汤亦可。产后血枯，酒磨服。

乌须神方

女贞实一斗　如法去皮，每斗用马料黑豆一斗，拣净，淘洗晒干，同蒸透，九蒸九晒。先将女贞实为末，加生姜自然汁三两，好川椒，去闭口者及蒂，为末，三两，同黑豆末和匀，蜜丸如梧子大。先食服四五钱，白汤或酒吞。

又方　将鳢肠草采鲜者二三十斤，捣汁，入九蒸九晒过女贞实末，再晒干，如前为丸亦佳。但服之腹痛作泄，不若椒末、姜汁为佳。蒸女贞实先将上好老酒浸一宿，次日用黑豆蒸，如此者九，以其性寒故也。更服八珍丸以实根本。

又方旧传女贞实、旱莲草二方试之甚验，苦于腹痛作泄，仲淳再为更定凉血兼理脾。　何首乌勿去皮，乌豆同牛膝蒸制如常法，最后用人乳浸晒三四十次，赤白各二斤　女贞实酒拌九蒸九晒，二斤　旱莲草熬膏，十二两　乌饭子膏即南烛枝子也，十二两　茅山术米泔浸蒸晒三次，去皮切片，十二两　真川椒红十二两，去白膜，闭口勿用　没石子十两

为细末，以旱莲草膏、乌饭子膏，同炼蜜和丸如梧子大。每五钱，空心饥时各一服，白汤吞。

碧霞丹治内障、外障、暴赤眼、眵泪、昏花、翳膜。

当归　没药各二钱　血竭　白丁香　硼砂　冰片　麝香各一钱　马牙硝　乳香各五分

俱极细末，比飞面更细三五倍，以川黄连去须切片三钱熬成膏子，和前药为丸如豆大，用铜绿一两五钱为衣。每用一丸，以新汲水半盏浸磁盒内，日洗五六次，一丸可洗七日。重者半月，轻者七日，迎风冷泪三日见效。贺知忍传。

洗眼方仲淳立，予亲试验。

皮硝一两　杏仁去皮尖　铜绿　明矾各三分　侧柏叶三钱　甘菊花三钱　桑白皮五钱

河水五碗，煎至二大碗，置铜盆内，洗眼及眉棱骨、两太阳，涕出即爽然矣。日夜不拘次数。一服冬可半月，夏十日。

牙痛方邓定宇先生传。

经霜西瓜皮，烧灰敷患处牙缝内，立效。

擦牙散章泰宇传。

石膏半斤，火煨熟　白蒺藜去刺，四两

为极细末，每日擦牙漱口。牙痛时频频擦之，立愈。

又方陈筠翁传自江阴，云旱莲草开红花者，与此地不类。旱莲草以青盐腌一二宿，晒干，为极细末，置磁罐内，擦牙，以沸汤漱口咽下。久久兼能乌须种子。

治胃火牙疼。

马蔺头叶，并放水沟内青苔，捣烂，以丝绵卷之。左齿痛塞左耳，右亦然。

治聋。王槐亭服之验。

白蒺藜炒去刺　为末，蜜丸，空心服。沈四明相公专服此方，延年益寿。

治耳中肿痛，或出水出脓。

金丝荷叶即名虎耳草。捣汁，滴入耳中。如有脓，可加枯矾末及干胭脂末各少许。

又方　用鲜薄荷叶同蜗牛捣汁，滴耳中，亦妙。

顾奉常女，臂患紫云风。仲淳用豨莶、苍耳、雄黄末之，醇漆为丸。或疑漆有毒，竞沮之。然竟以此药收功。制漆用生蟹黄搅和，可化作水入药。

豨莶丸　治烂风及风疹作痒，如神。

豨莶草取末，调吞，治瘫痪甚验。初时以人参、苏木等分熬膏，和酒吞，伤损皆除。曾有八十老人试过。五七九月采，近根处剥开，有小虫一条，能治小儿疳症。

解牛肉毒。

取虾蟆一只，置滚酒内数沸，去虾蟆，饮酒，一吐即愈。

又方马铭鞠传。用甘菊花连根叶捣烂，和酒服，一两碗，立愈。

治疝气痛方顾冲吾司马传，表兄李瀛洲试之，神验。

六味地黄丸古方。加北五味三两　肉桂二两，味甘者真　枸杞子去蒂，四两　车前子米泔浸蒸，三两

将糯米一斗炊饭，乘热下白酒药，并前药料和匀，如常制白酒法，三两日后，浆来，用上好镜面烧酒五十斤，连酒浆并糟入大瓮内，泥封固，一月开，去糟滤清，酒味甘香异常。空心或饥时随量饮，饮多不渴。

疝攻上作痛秘方陈敬泉亲验。

牛蒡子根，有叶时用根叶，捣烂绞汁，和好酒服之，覆被出汗，永不发。

木肾方

用豆田中菟丝子草一名黄丝草，煎浓汤洗之，时以手搓之，随消。

治便红或因酒毒发者。南昌邓思济传。

先用川黄连去须，切片，酒炒　细末，一服三钱，空心白酒调下。忌荤腥一日。服连末后，必腹痛去血愈多，复用白芍药

一两，白术五钱，甘草三钱，同炒，拣开。先用白芍药煎汤服，腹痛自止；后以白术、甘草同煎服，遂愈。又一法：以粳米三分，糯米七分，煮粥，空腹服，遂愈。此无他，补胃气则阳明调，所以便红自除也。

肠风

黄芪蜜炙，三钱　白芍药酒炒，三钱　炙甘草一钱　麦门冬去心，五钱　生地酒洗，四钱　当归酒洗，二钱　荆芥一钱，炒　白芷一钱　柴胡五分　地榆酒洗，三钱　人参一钱　五味子八分，去枯者，打碎，蜜蒸

河水二盅，煎八分，空腹饥时服。

治肠风。因饮酒过多得之者，效甚。

专服北五味，打碎，蜜蒸，为细末，蜜丸。每清晨服三钱，服至半年。因味酸甚，服后喉中觉吞酸，加熟地黄等分为丸。服久，肠风顿止。

治绲犬伤。

野葡萄根，捣汁，酒服。

治蜈蚣伤。

用旧竹箸，火中将头上烧黑，取下少许，研细，敷患处，立愈。

又方马铭鞠传。　一法：取蜒蝣涂上，其痛立止，屡试神验。

治蛇伤。

雄黄　雌黄等分　极细末。先以白芷磨菜油，调涂患处，以温火熏之，滴尽黄水为度，水出肿渐消。

又方　明矾　麝香　二味为末，掺上，以艾灸之，随灸随消。

又方　慎火草即墙头草，色绿极脆。捣汁，同酒饮；一面捣敷咬伤处：立愈。

一妇人于壁上取鸡翎卷耳，适蜈蚣生子在翎上，带入耳中，生小蜈蚣，穿脑内，且痛且痒，百药莫效。梦神人传一方，令炒鸡肉，热置一器内，留一小孔，盖上，令病者以耳受之，鸡气薰入，蜈蚣悉攒鸡肉上，其病立愈。

跌打秘方

用露天粪窖中砖瓦块多年者，或碗架浊水长流处砖瓦块，火煅红，研极细。跌打伤者，酒调服五分，立愈。未打服之可不痛。不宜多服，令人骨软。

金疮并跌打破损出血方

炼过云母粉，菜油调敷，立止痛，更不作脓。

金疮止血方

真番降香紫糖色者真，切如豆大，炒略焦，研，再炒　五味子一两

二味共研，敷上。

又方　旧毡帽檐，烧灰，敷上。旧网巾灰，亦好。

金石汤火跌损方

用花蕊石旧家有用为几上小屏风者。取三钱，为极细末，真麻油调敷患处。当日者立愈，隔日敷之痛轻，易收口。亦治产后瘀血攻心血晕，神丹。

桃花散　治跌损、刀伤、狗咬、烂脚。

用陈年风化石灰一官升，锦纹大黄一两，焙燥研末，并石灰炒桃花色存性，真麻油调敷患处。当日敷之更妙。

火伤兼治汤泡方

大松树皮　川大黄　二味等分，为细末，生桐油调敷，立愈。

又方　用大黄一味，为细末，砂糖调敷，立愈。

火烧烂神方

将好煮酒一二瓮，入浴缸内，令患者浸酒中。极重不死。

又方　用鼠初生者，以真麻油浸之，入磁瓶内封固。患者将油搽上痛处，即愈。

汤火神验方

猪毛煅存性，研细末，加轻粉、白硼

砂少许，麻油调和敷之，立效，无斑痕。

治水淹。出《说海》。

凡遇溺水者，视其心坎尚温，以圆器覆地，下置门一扇于上，令溺者仰卧，以鸭血灌之口中，或大小便出水，即苏。

临杖预服药湖州司狱司内杖单神效。

胎元①一个，煅存性　黑犬对前脚上边顶骨一副，酥炙存性　川麻皮煅存性　麝香五分　乳香　没药各五钱

炼蜜丸如梧子大。每服三钱，酒吞。

杖后煎剂

红花　红曲各一钱　延胡索　牛膝各三钱　牡丹皮　五灵脂　赤芍药　番降香各二钱　炙甘草七分　桃仁七分　肉桂五分

水酒煎。若伤重出虚汗，加参、芪。

杖丹

风化石灰君　真番降香末上　半夏末上　黄芩　黄连　黄柏　大黄俱中

为细末，麻油调敷患处。

杖丹散血

龙须草二两　大黄三两　二味为末，用麻油一斤，煎大黄焦色，滤净去渣，加后药：樟脑一两五钱　麝香四钱　冰片四钱　降香末一两　乳香　没药各五钱　自然铜烧红醋淬九次，研细如烟，六钱

共熬成膏药，先划碎杖处，用软帛摊成膏，扎于杖处，蒸熟热韭菜熨之，黑血出尽愈。

杖丹长肉

腊月猪油一斤　白占　黄占各二两　黄连四两

以猪油熬黄连转焦色，去渣，下占熬。敷上，帛扎紧自愈。

汤洗

用葱头煮烂，揩洗杖疮伤。

治杖夹神方

狗胎封固煅，五分　远年粪缸内瓦片醋淬七次，二钱　雄黄一分　朱砂一分　木香五分　麝香三厘

细末和匀，用芊芊活最能活血。捣烂绞汁和丸，金箔为衣。酒磨下。

杖伤丸方

乳香　没药　血竭　孩儿茶　自然铜煅　川木鳖　人中白　孩儿胎如无，以狗胎代之，倍加　地龙　土木鳖　无名异

为细末，炼蜜丸如梧子大。杖过，酒服百丸。

杖癣方

水银五分　轻粉　乳香　象牙末各一钱　细茶二钱　木香五分　麝少许

为细末，鸡子、黄蜡、羊油调搽。

杖丹

如遇打击，即将松香四两溶化，又将葱一握，捣入松香内，搅匀，摊一膏药贴患处，外以绵帛掩上扎定，五六日愈。

又方朱南溪传。　杖伤及跌磕者，用落得打草似孩儿菊，对节生枝。不拘多少，捣烂，酒服。如伏天杖伤出蛆，真麻油浇之立尽。

附海上单方：

癫犬咬方

先用蓑衣草扎住患处两头，以众人热小便捻洗去血水；次用胡桃壳半个，以本人热粪装满盖患处，艾火灸七壮。如本人不欲大便，傍人者亦可。急取斑蝥七个，去头足并翅，酒洗，和湿糯米，铜杓内炒米熟为度，随将二物研成细末，加六一散三两，分作七服。每清晨一服，白滚汤调下。本人头顶心必有红发一根，要不时寻觅拔去。

刘襟湖验过癫犬咬方

防风五钱　黑牵牛三钱　雄黄三钱　斑蝥一钱，占米炒　真麝香三分　锦纹大黄三钱

上为末，温滚水调下，空心每日服二钱。先将斑蝥去头翅足，一两，和白粘米

_____

① 胎元：胎之别称，即流产之胎儿。

半升，共炒，去斑蝥，食米二撮许，后服前药。其斑蝥即合入前药内，服一料后，斑蝥不可用。外加雄黄一钱，或蜜或米粉丸药，再服，即间二三日服亦可，每服三分。茄子茄地切不可践食，即茄浆水亦须忌之；二三年后，不必忌也。此刘友自患癫犬咬，三日内即服此方，小便下血块有形，得以全愈。有一人患犬咬，六日服此方，小便下血块，竟似犬状，亦终不救矣。然刘友所伤，不曾破皮，或毒轻而得愈，总不如前方历试屡验。且犬咬之毒，入心经则以益元散为引经之药，甚为有理。山乡一时无处买药，多畜斑蝥，预制益元散以救人，大是恩德。

治酒疸。

用苜蓿煎汤，渐饮之愈。

治刀疮。

化尸场取烧过人骨不化者更佳。研细末，敷刀疮患处，立愈。

治小儿疳症方

用天南竺煎汤饮，神效。以上二方，俱冯权奇传。

治蛔结丸方

胡黄连八钱　白芍药一两五钱　槟榔八钱　粉草五钱　广陈皮二两　肉豆蔻不油不蛀者，五钱　史君子肉五钱

为细末，白糖调服。

卷 之 四

炮 炙 大 法

按雷公炮制法有十七：曰炮，曰爁，曰煿，曰炙，曰煨，曰炒，曰煅，曰炼，曰制，曰度，曰飞，曰伏，曰镑，曰揉，曰膴，曰曝，曰露是也。用者宜如法各尽其宜。

水 部

雨水 立春节雨水。梅雨水：芒种后逢壬为入梅，小暑后逢壬为出梅。液雨水：立冬后十日为入液，至小雪为出液。得雨谓之液雨。

冬霜 凡收霜以鸡羽扫之瓶中，密封阴处，久亦不坏。

腊雪 用净瓶收净雪，筑实，密封瓶口，置于阴室中，不见日色。春雪有虫，水亦便败，所以不收。

神水 五月五日午时有雨，急伐竹竿，中必有神水，沥取为药。

半天河 此竹篱头水及空树穴中水也。

流水 千里水，东流水，二水皆堪荡涤邪秽，煎煮汤液。劳水即扬泛水，张仲景谓之甘澜水。用流水二斗，置大盆中，以杓高扬之千万遍，有沸珠相逐，乃取煎药。盖水性本盐而体重，劳之则甘而轻，取其不助肾气而益脾胃也。虞抟《医学正传》云：甘澜水甘温而性柔，故烹伤寒阴证等药用之。顺流水性顺而下流，故治下焦腰膝之证及通利大小便之药用之。急流水，湍上峻急之水，其性急速而下达，故通二便，风痹之药用之。逆流水，洄澜之水，其性逆而倒上，故发吐痰饮之药用之也。

井泉水 反酌而倾曰倒流。出磁末放曰无根。无时初出曰新汲。将旦首汲曰井华。

地浆 此掘黄土地作坎，深三尺，以新汲水沃入搅浊，少顷，取清用之。

热汤 须百沸者佳。若半沸者，饮之反伤元气，作胀。

生熟汤 以新汲水、百沸汤合一盏，和匀，故曰生熟。今人谓之阴阳水。

菊潭水 山涧两岸，有天生甘菊花，其下流泉是也。

浆水 浆酢也，炊粟米热，投冷水中，浸五六日，味酢，生白花，色类浆，故名。若浸至败者，害人。

米泔水 即淘米汁也。

缫丝汤 以磁瓶收，密封，埋净土地中，任经数年，久而愈妙。

火 部

桑柴火 凡一切补药诸膏，宜此火煎之。

炭火 栎炭火，宜煅炼一切金石药。硼炭火，宜烹煎焙炙百药丸散。

芦火竹火 宜煎一切滋补药。

凡服汤药，虽品物专精，修治如法，而煎药者卤莽造次，水火不良，火候失度，则药亦无功。观夫茶味之美恶，饭味之甘癞，皆系于水火烹饪之得失，即可推矣。是以煎药须用小心老成人，以深罐密封，新水活火，先武后文，如法服之，未有不效者。火用陈芦枯竹，取其不强，不损药力也。

土　部

黄土　三尺以上曰粪，三尺以下曰土。凡用当去上恶物，勿令入客水。

东壁土　此屋之东壁上土尔。当取东壁之东边，谓常先见日光，刮取用之。

伏龙肝　凡使勿误用灶下土。其伏龙肝是十年已来，灶额内火气积久，自结如赤色石中黄，其形貌八棱。取得后细研，以滑石水飞过两遍，令干，用熟绢裹，却取子时安于旧额内一伏时，重研了用。

墨　陈久而料精者入药，新而粗者不堪。

百草霜　此乃灶额及烟炉中墨烟也。其质轻细，故谓之霜。山庄人家者良。

梁上尘　须去烟火远，高堂殿上者，拂下筛用之。一云：凡用倒挂尘，烧令烟尽，筛取末，入药。雷氏所说，似是梁上灰尘，今人不见用。

金　部

金银铜铁　凡使只可浑安在药中，借气生药力而已。勿入药服，能消人脂。

赤铜屑　即打铜落下屑也。或以红铜火煅水淬，亦自落下，以水淘净，用好酒入砂锅内，炒见火星，取研末用。

自然铜　生出铜处，方圆不定，色青黄如铜。凡使用甘草汤煮一伏时，至明漉出，摊令干，入臼中捣了，重筛过，以醋浸一宿，至明用六一混泥瓷盒子盛二升，文武火养三日夜，才干，用盖盖了，火煅两伏时，去土，研如粉用。凡修事五两，

以醋两镒为度。今人只以火煅醋淬七次，研细水飞过用。一云：制后半年方可入药，否则杀人。

铜青　生熟铜皆有，青则铜之精华。大者即空绿，以次空青也。铜青则是铜器上绿色者，淘洗用之。近时人以醋制铜生绿，取收晒干货之。

铅　凡用以铁铫熔化，泻瓦上，滤去渣脚。如此数次，收用。其黑锡灰，则以铅沙取黑灰。白锡灰不入药。

铅霜　以铅打成钱，穿成串，瓦盆盛生醋，以串横盆中，离醋三寸，仍以瓦盆覆之，置阴处，候生霜刷下，仍合住。

铅丹　即黄丹也。生铅一味火煅，研成细末，水飞过用。今货者多以盐消砂石杂之。凡用以水漂去消盐，飞去砂石，澄干，微火炒紫色，地上去火毒，入药。

密陀僧　凡使捣细安磁埚中，重纸袋盛柳蛀末焙之，次下东流水浸满，火煮一伏时，去柳末纸袋，取用。近人以煎银垆底代之，误矣。垆底能消炼一切衣帛，焉可服耶？如无真者，勿用。制狼毒。

古文钱　周秦汉五代者方可用。以火煅微红，淬醋中六七次用。入目者磨用，入散者用胡桃研成粉。

铁锈　此铁上赤衣也。刮下用。

石　部

丹砂　即朱砂也。有数种：硫砂如拳许大，或重一镒[1]，有十四面，面如镜，若遇阴沉天雨，既镜面上有红浆汗出。有梅柏砂如梅子许大，夜有光生，照见一室。有白庭砂如帝珠子许大，面上有小星现。有神座砂，又有金座砂、玉座砂，不经丹灶，服之而自延寿命。次有辰锦砂、芙蓉砂、箭镞砂。已上有九种，皆可入

---

① 镒（yì逸）：古代重量单位，二十两或二十四两。

药。用丹砂入药，只宜生用，慎勿升炼。一经火炼，饵之杀人。研须万遍，要若轻尘，以磁石吸去铁气。恶磁石。畏盐水、车前、石韦、皂荚、决明、瞿麦、南星、乌头、地榆、桑椹、紫河车、地丁、马鞭草、地骨皮、阴地厥、白附子。忌诸血。

云母　凡使色黄黑者，厚而顽。赤色者，经妇人手把者，并不中用。须要光莹如冰色者为上。凡修事一斤，先用小地胆草、紫背天葵、生甘草、地黄汁各一镒，干细锉，湿者取汁了。于磁埚中，安云母于诸药了，下天池水三镒，著火煮，煮七日夜，水火勿令失度，其云母自然成碧玉浆在锅底，却以天池水猛投其中，将物搅之，浮如埚涎者即去之。如此三度，淘净了，取沉香一两捣作末，以天池水煎沉香汤二升，以末分为三度，再淘云母浆尽日中晒，任用之。泽泻为之使。恶徐长卿、羊血。畏鮀甲、矾石、东流水、百草上露、茅屋漏水。制汞。伏丹砂。

石钟乳　凡使勿用头粗厚并尾大者，为孔公石不用。色黑及经大火烧过，并久在地上收者，曾经药物制者，并不得用。须要鲜明薄而有光润者，似鹅翎管子为上，有长五六寸者。凡修事法，以五香水煮过一伏时，然后漉出，又别用甘草、紫背天葵汁渍，再煮一伏时。凡八两钟乳，用沉香、零陵、藿香、甘松、白茅各一两，以水先煮过一度了，第二度方用甘草等二味各二两再煮了，漉出拭干，缓火烘之，然后入臼杵如粉，筛过，却入钵中，令有力少壮者三两人不停研，三日夜勿歇，然后用水飞澄了，以绢笼之，于日中晒令干，又入钵中研二万遍后，以磁盒子藏贮用之。蛇床为之使。恶牡丹、玄石、牡蒙、人参、二术。忌羊血。畏紫石英、蘘草、韭实、独蒜、胡葱、胡荽、麦门冬、猫儿眼草。

矾石　生用解毒，煅用生肌。甘草为之使。恶牡蛎。畏麻黄、红心灰藋。

芒硝　水飞过，用五重纸滴去脚，于铫中干之，方入乳钵研如粉，任用。芒硝是朴硝中炼出形似麦芒者，号曰芒硝。火为之使。恶苦参、苦菜。畏女菀、杏仁、竹叶。

滑石　以刀刮去浮面黄者，研如粉，以牡丹皮同煮一伏时出，去牡丹皮，取滑石，却用东流水淘，飞去下脚七次，于日中晒干方用。白如凝脂，软滑者良。石韦为之使。恶曾青。制雄黄。

赤石脂　研如粉，新汲水飞过三度，晒干用，亦有火煅水飞者。恶大黄、松脂。畏芫花、豉汁。畏黄芩、大黄、官桂。

白石英　可煮汁用，张仲景只令煖咀，不为细末。恶马目毒公①。

紫石英　煮汁用，或火烧醋淬为末，傅毒。长石为之使。得茯苓、人参、芍药，主心中结气。得天雄、菖蒲，主霍乱。恶鮀甲、黄连、麦句姜。畏扁青、附子及酒。

炉甘石　以炭火煅红，童便淬七次，水洗净，研粉，水飞过晒用。

绿矾　火煅通红，淬入米醋中，烘干研如飞粉。畏醋。

雄黄　取透明色鲜红质嫩者，研如飞尘，水飞数次。畏南星、地黄、茵苣、地榆、黄芩、白芷、当归、地锦、苦参、五加皮、紫河车、五叶藤、鹅肠草、鹅不食草、圆桑叶、猬脂。

石硫黄　研如飞尘，用以杀虫行血。曾青、石亭脂为之使。畏细辛、朴硝、铁、醋、黑锡、猪肉、鸭汁、余甘子、桑灰、益母、天盐、车前、黄柏、石韦、荞

————

① 马目毒公：鬼臼之别名。

麦、独帚、地骨皮、地榆、蛇床、蓖麻、菟丝、蚕沙、紫河车、波棱、桑白皮、马鞭草。

食盐　凡盐多以矾、消、石灰之类杂之，入药须用水化，澄去脚滓，煎炼白色，乃良。漏芦为之使。

水银　凡使草中取者，并旧朱漆中者，经别药制过者，在尸过者，半生半死者，俱勿用。在朱砂中产出者，其色微红。收得后，用葫芦收，免遗失。先以紫背天葵，并夜交藤自然汁，二味同煮一伏时，其毒自退。若修十两，用前二味汁各七镒，和合煮足为度。畏磁石、砒石、黑铅、硫黄、大枣、蜀椒、紫河车、松脂、松叶、荷叶、谷精草、金星草、萱草、夏枯草、莨菪子、雁来红、马蹄香、独脚莲、水慈菇、瓦松、忍冬。

水银粉　凡水银一斤，用明矾、焰硝、皂矾、食盐各二两，同一处研，以不见汞星为度，用乌磁盆二个，以药铺盆内，上用一盆合定，以盐泥、石膏、蜜、醋调封盆口，勿令泄气。下盆底用铁钉三脚支住四五寸高，用炭火先文后武蒸半日，次日冷定，轻轻取起，上盆则轻粉尽腾其上，以鹅翎扫下听用。此乃真正轻粉，生肌立效。市肆多搀寒水石、银母石、石膏，焉得有用乎？黄连、土茯苓、陈酱、黑铅、铁浆，可制其毒。

戎盐　即青盐。温水洗去尘土净，晒干，入药。

石膏　雪白有墙壁者真，即市之寒水石也。石白中捣成粉，以密绢罗过，生甘草水飞过了，水澄令干，重研。用之作散者煅熟，入煎剂半生半熟。鸡子为之使。畏铁。恶莽草、巴豆、马目毒公。

磁石　欲验者，一斤磁石，四面只吸铁一斤者，此名延年沙；四面只吸得铁八两者，号曰续采石；四面只吸得五两已来

者，号曰磁石。修事一斤，用五花皮[1]一镒，地榆一镒，故绵十五两，三件并细锉，以槌于石上碎作二三十块子，将磁石于磁瓶中，下草药，以东流水煮三日夜，然后漉出拭干，以布裹之，向大石上再槌，令细了，却入乳钵中研细如尘，以水沉飞过了，又研如粉用之。柴胡为之使。杀铁毒、消金。恶牡丹、莽草。畏黄石脂。伏丹砂、养汞，去铜晕。

阳起石　用火煅透红，研极细如面。桑螵蛸为之使。恶泽泻、雷丸、菌桂、石葵、蛇蜕皮。畏菟丝子。忌羊血。

玛瑙　犬肉内煮之，火煅红，醋淬用。试玛瑙法，以研木不热者为真。

石灰　凡使用醋浸一宿，漉出待干，下火煅，令腥秽之气出，用瓶盛著，密盖放冷，拭上灰令净，细研用。去锡晕。制三黄、硇砂、消石。

砒霜　凡使用小磁瓶子盛，后入紫背天葵、石龙芮二味，三件便下火煅，从巳至申，便用甘草水浸，从申至子，出拭干，入瓶盛，于火中煅，别研三万下用之。一法：每砒霜一两打碎，用明矾一两为末，盖砒上，贮罐中，入明火一煅，以枯矾为度。砒之悍气随烟而去，驻形于矾中者，庶几无大毒，用之不伤也。用砒霜即用矾霜是也，似简便。畏绿豆、冷水、青盐、鹤顶草、消石、蒜、水蓼、常山、益母、独帚木律、菖蒲、二角酸、鹅不食草、波棱、莴苣，皆能伏砒。

礞石　与火硝相半，入阳成罐封固，煅存性，研如飞尘，入药。得焰硝良。

花乳石　出陕华诸郡，色正黄，形之大小方圆无定。凡入丸散，以罐固济，顶火煅过，出火毒，研细水飞，晒干用。

蓬砂　即硼砂也。白如明矾者良，研

---

[1] 五花皮：即五加皮。

如飞尘。畏知母、芸苔、紫苏、甑带、何首乌、鹅不食草。

草　部

人参　色微黄，皮薄，滋润明亮，阔而独株，味甘，回味不苦者良。去芦。茯苓、马蔺为之使。恶卤咸、溲疏。畏五灵脂。

天门冬　劈破去心用，柳木甑烧柳木柴蒸一伏时，洒酒令遍，更添火蒸，出曝。地黄、贝母、垣衣为之使。忌鲤鱼。畏曾青、浮萍。制雄黄、硇砂。

麦门冬　产杭州苋桥细白而皱者良。水洗去心，大抵一斤须减去五六两。凡入汤液，或以水润去心，或以瓦焙乘热去心。若入丸散，须瓦焙熟，即于风中吹冷，如此三四次即易燥，且不损药力。或以汤浸捣膏，和药亦可。滋补药则以酒浸擂之。地黄、车前为之使。恶款冬、苦芙、苦瓠。畏苦参、青蘘、木耳。伏石钟乳。

甘草　须去头尾尖处。头尾吐人。截作三寸长，劈破作六七片，以磁器盛之。用浸蒸从巳至午，出曝干，或用清水蘸炙，或切片用蜜水拌炒。如泻火，生用。术、苦参、干漆为之使。恶远志。忌猪肉。

生地黄　大如大指坚实者佳。酒洗晒干，以手擘之有声为度。好酒拌匀，置磁瓮内包固，重汤煮一昼夜，胜于蒸者，名熟地黄。生者酒洗用。得酒、麦门冬、姜汁、缩砂良。恶贝母。畏芜荑。忌葱、蒜、萝卜、诸血。制地黄勿犯铜铁器，令人肾消，并白发。男损荣，女损卫也。

菖蒲　勿用泥菖、夏菖。其二件相似，如竹根鞭形，黑气秽味，腥不堪用。石上生者，根条嫩黄坚硬节稠，长一寸有九节者是真也。用铜刀刮上黄黑硬节皮一

重了，用嫩桑枝条相拌蒸，出曝干。秦皮、秦艽为之使。恶麻黄、地胆。忌饧糖、羊血、铁器。

黄连　非真川黄连不效。折之中有孔，色如赤金者良。去须切片，分开粗细，各置姜汁拌透，用绵纸衬，先用山黄土炒干研细，再炒至将红，以连片隔纸放上炒干，再加姜汁，切不可用水。纸焦易新者，如是九次为度。赤痢用湿槐花拌炒上法，入痢药中。至于治本脏之火则生用之。治肝胆之实火则以猪胆汁浸炒。治肝胆之虚火则以醋浸炒。治上焦之火则以酒炒。治中焦之火则以姜汁炒。治下焦之火则以盐水或朴硝炒。治气分湿热之火则以茱萸汤浸炒。治血分块中伏火则以干漆水炒。诸法不独为之导引，盖辛热能制其苦寒，咸寒能制其燥性，在用者详酌之。黄芩、龙骨、理石为之使。忌猪肉，畏牛膝、款冬。恶冷水、菊花、玄参、白僵蚕、白藓、芫花。

胡黄连　似干柳枝，心黑外黄，折之尘出如烟者真。忌恶同黄连。忌铁。

菊花　真者味甘色黄，单瓣光心。去蒂用。术、枸杞根、桑根白皮、青蘘叶为之使。

白术　米泔浸，去油者，山黄土裹蒸晒九次，洗净去皮，切片晒干。防风、地榆为之使。忌桃、李、雀肉、菘菜、青鱼。

苍术　出茅山，细而带糖香味甘者真。米泔浸洗极净，刮去皮，拌黑豆蒸，又拌蜜酒蒸，又拌人乳透蒸，凡三次，蒸时须烘晒极干，气方透。忌同白术。

菟丝子　米泔淘洗极净，略晒，拣去稗草子，磨五六次，酒浸一宿，慢火煮干，木槌去壳。一法：用酒煮一昼夜，捣作饼，晒干，然后复研方细。一法：以白纸条同研方细。薯蓣、松脂为之使。得酒

良。恶礜菌。

牛膝　酒浸蒸，曝干，形长二尺五寸已上者方佳。蜀地及怀庆产者良。恶萤火、龟甲、陆英。畏白前，忌牛肉。

茺蔚子　花红者良。忌铁。制三黄、砒石。

柴胡　凡使茎长软，皮赤，黄髭须，出在平州平县，即今银州银县也。西畔生处，有白鹤绿鹤，于此飞翔，是柴胡香直上云间。若有过往，闻者皆气爽。此种治骨蒸，不入发表药。去髭并头。勿令犯火，立便无效也。半夏为之使。恶皂荚。畏女菀、藜芦。

前胡　切开白色者良。水洗，用竹刀刮去苍黑皮并髭土了，细锉，以甜竹沥浸令润，日中晒干用。使、恶、畏同柴胡。

独活、羌活　细锉，拌淫羊藿，蒸二日后曝干，去淫羊藿用，免烦人心。此服食家治法。寻常去皮或焙用尔。蠡实为之使。

升麻　绿色者良。治滞下，用醋拌炒。

车前子　自收玄色者良。卖家多以葶苈子代充，不可不辨。使叶勿使蕊茎。入补益药中，用米泔淘净。入利水，治泄泻药，炒为末用。常山为之使。

木香　形如枯骨，油重者良。忌见火。入煎药磨汁，内熟汤中服。若实大肠，宜面煨熟用。

薯蓣　补益药及脾胃中熟用，外科生用。切用铜刀。紫芝为之使。恶甘遂。

萎蕤　凡使勿用黄精并钩吻。二物相似，萎蕤上有须毛，茎斑叶尖处有小黄点为不同。采得以竹刀刮去节皮，洗净，以蜜水浸一宿，蒸了，焙干用。畏卤咸。

薏苡仁　颗小，色青味甘，用糯米炒，咬着粘人齿。凡一两以糯米一两同炒，令糯米熟，去糯米，取使。或以盐汤煮过亦得。一法：滚汤泡三次，去油，蒸气，日干用。

泽泻　不油不蛀者良。细锉，酒浸一宿，漉出曝干用。一法：米泔浸，去毛蒸，或捣碎焙。畏海蛤、文蛤。忌铁。

远志　去心。若不去心，服之令人闷。去心了，用熟甘草汤浸一宿，漉出，曝干用之。得茯苓、龙骨、冬葵子良。畏真珠、飞廉、藜芦、齐蛤。

龙胆草　甘草汤中浸一宿，至明漉出，曝干用，勿空腹饵之，令人溺不禁。贯众、赤小豆为之使。恶地黄、防葵。

细辛　拣去双叶，服之害人。洗净去泥沙。曾青、草根为之使。忌生菜、狸肉。恶黄芪、狼毒、山茱萸。畏滑石、消石。

石斛　长而中实，味不苦者真。去头土了，用酒浸一宿，漉出，于日中曝干，却用酥蒸，从巳至酉，却徐徐焙干用。石斛、锁阳，涩丈夫元气。如斯修事，服满一镒，永不骨痛。暂使酒蒸用。服饵当如法。陆英为之使。恶凝水石、巴豆。畏雷丸。

巴戟天　去心，川枸杞子汤浸一宿，待稍软漉出，却用酒浸一伏时；又漉出，用菊花同煎，令焦黄，去菊花，用布拭令干用。今法惟以酒浸一宿，锉焙入药。若急用，只以温水浸软去心也。覆盆子为之使。恶雷丸、丹参、朝生。

菴䕡子　煮汁作饮，为末作散，俱可。荆子、薏苡为之使。

芎藭　形块重实，色白者良。白芷为之使。畏黄连。伏雌黄。

刺蒺藜　净拣择了，蒸从午至酉出，日干，于木臼中舂，令皮上刺尽，用酒拌，再蒸，从午至酉出，日干用。一法：炒研去刺为末，如入煎药，临时调服，不入汤煎。乌头为之使。

沙苑蒺藜 绿色，形如腰子，细而香，如天池茶者真，即同州多伪者。或炒或酒浆拌蒸，亦不入汤药。

黄芪 软如绵，直而细，中有菊心，味甘者良。补气药中蜜炙用，疮疡药中盐水炒用，俱去皮。茯苓为之使。恶白鲜、龟甲。

肉苁蓉 肥大者良。用清酒浸一宿，至明，以棕刷去上沙土净甲尽，劈破中心，去白膜一重，如竹丝草样是。此能隔人心前气不散，令人上气不出。凡使用先须酒浸并刷草了，却蒸，从午至酉出，又用酥炙得所。忌铁。

防风 实而润，头节坚者良。去芦，并叉头叉尾者。形弯者令人吐，勿用。畏草薢。恶干姜、藜芦、白敛、芫花。

蒲黄 自采者真，勿用松黄并黄蒿。其二件全似，只是味粗及吐人。凡欲蒲黄，须隔三重纸焙令色黄，蒸半日，却焙令干用之妙。行血生用，止血炒用。

续断 皱皮黄色，折之烟尘起者良。用酒浸一伏时，捶碎去筋，焙干用。地黄为之使。恶雷丸。

漏芦 枯黑如漆，味不苦酸者真。细锉，拌生甘草相对，蒸从巳至申，去甘草，拣净用。连翘为之使。

天名精 一名过冬青，即荔枝草，吴人又呼为天麻地菘。擂汁服。垣衣、地黄为之使。

决明子 炒研。蓍实为之使。恶大麻子。

丹参 去芦。卖家多染色，须辨之。畏盐水。

茜根 勿用赤柳草根，真似茜根，只是滋味涩，不入药中用。若服，令人患内瘴眼，速服甘草水解之。凡使用铜刀于槐砧上锉，日干。勿犯铁并铅。畏鼠姑。制雄黄。

五味子 辽东者佳。去枯者，铜刀劈作两片，用蜜浸蒸，从巳至申，或晒或烘炒。苁蓉为之使。恶葳蕤。胜乌头。

忍冬 花四月，采藤叶不拘时，采俱阴干，不见日火。

蛇床子 凡使须用浓盐汁、百部煎浓汁，二味同浸三伏时，漉出日干，却用生地黄汁相拌蒸，从午至亥，日干用。恶牡丹、贝母、巴豆。伏硫黄。

茵陈蒿 须用叶有八角者。采得阴干，去根，细锉用。勿令犯火。山茵陈俗呼为帝钟茵陈，即八角也。伏硇砂。

沙参 去芦。白实味甘者良。恶防己。

王不留行 拌湿蒸之，从巳至未，以浆水浸一宿，焙干用。

干姜 马湖者良。微炒。若治产后血虚发热及止血俱炒黑；温中炮用；散寒邪、理肺气、止呕生用。秦椒为之使。恶黄芩、黄连、天鼠粪。杀半夏、南星、莨菪毒。

生姜 不宜使熟，宜捣绞汁，待药煎成倾入，方不失生字之义。如入药煎乃熟姜，非生姜矣。使、恶、杀同干姜。

苍耳实 蒸用，或炒熟，捣去刺用。忌猪肉、马肉、米泔。

葛根 雪白多粉者良。

葛花 消酒煎饮。

栝蒌仁 捣碎，用粗纸压去油。

苦参 先须用糯米浓泔汁浸一宿，上有腥秽气，并在水面上浮，并须重重淘过，即蒸从巳至申出，曝干细锉用之，不入汤药。玄参为之使。恶贝母、漏芦、菟丝子。伏汞、雌黄、焰硝。

当归 色白味甘者良。去尘并头尖硬处一分已来，洗净，酒浸一宿。若要破血，即使头一节硬实处；若要止痛止血，即用尾。若一概用，不如不使，服食无效，单使妙也。恶濛茹、湿面。制雄黄。畏菖蒲、生姜、海藻、牡蒙。

麻黄 陈久者良。去节并沫，若不尽，服之令人闷。用夹刀剪去节并头，槐砧上用铜刀细锉，煎三四十沸，竹片掠去上沫尽，漉出熬干用之。厚朴、白薇为之使。恶辛夷、石苇。

白芍药 以竹刀刮去粗皮并头上了，锉之，将蜜水拌蒸，从巳至未，曝干用之。今人多以酒浸蒸切片，或用炒亦良。须丸。乌药、没药为之使。恶石斛、芒硝。

赤芍药 制度并使、恶，同白芍药。

瞿麦 只用蕊壳，不用茎叶。若一时使，即空心，令人气咽，小便不禁。凡欲用先须以堇竹沥浸一伏时。漉出，晒干用。牡丹、蘘草为之使。恶螵蛸。伏丹砂。

玄参 墨黑者良。用蒲草重重相隔，入甑蒸两伏时后，出干，勿令犯铜铁，饵之噎人喉，丧人目。拣去蒲草尽了用之。一法，用酒洗去尘土，切片，晒干用。恶黄芪、干姜、大枣、山茱萸。

秦艽 凡使秦并艽，须于脚文处认取。左文列为秦，即治疾。右文列为艽，即发脚气。凡用秦艽，以布拭上黄白毛尽，然后用童便浸一宿，至明出，日干用。菖蒲为之使。畏牛乳。

百合 白花者良。酒拌蒸。

知母 皮黄肉白者良，于槐砧上细锉，焙干，木臼杵捣。一法：去毛蜜炙，勿令犯铁器。得黄柏及酒良。伏蓬砂、盐。

贝母 黄白轻松者良。先于柳木炭中炮令黄，劈破去内口鼻上有米许大者心一小颗，后拌糯米，于铫上同炒，待米黄熟，然后去米。取出其中有独颗团不作两片无皱者，号曰丹龙精，不入药用；若误

服，令人筋脉不收，用黄精、小蓝汁合服，立愈。厚朴、白薇为之使。恶桃花。畏秦艽、莽草、矾石。

白芷 白色不蛀者良。当归为之使。恶旋覆花。制雄黄、硫黄。

淫羊藿 细锉，用羊脂相对拌炒过，待羊脂尽为度。每修事一斤，用羊脂四两为度也。薯蓣、紫芝为之使。得酒良。

黄芩 入肺经，用枯芩，去腐，酒浸切炒；入大肠或安胎等，俱用子芩，酒浸切炒。龙骨、山茱萸为之使。恶葱实。畏丹砂、牡丹、藜芦。

狗脊 凡修事火燎去毛，细锉了，酒拌蒸，从巳至申出，曝干用。萆薢为之使。恶莎草、败酱。

茅根 洗净捣烂。勿用露根。

紫菀 用东流水淘洗令净，用蜜浸一宿，火上焙干用。凡修事一两，用蜜二分。款冬为之使。恶天雄、藁本、雷丸、远志、瞿麦。畏茵陈。

紫草 真者方佳。须用蜡水蒸之，待水干，取去头并两畔髭，细锉用。每修事紫草一斤，用蜡三两，于铛中熔净，便投蜡水作汤用。

通草 即木通也。有紫、白二色，紫者皮厚味辛，白者皮薄味淡，二者皆能通利。

藁本 去芦，水洗切。恶濛茹。畏青葙子。

石苇 背有黄毛，须拭极净，羊脂拌炒焦黄色。滑石、杏仁、射干为之使。得菖蒲良。制丹砂、矾石。

萆薢 其根细长浅白者真。酒浸一宿，焙干。忌铁。薏苡为之使。畏前胡、柴胡、牡蛎、大黄、葵根。

土茯苓 忌铁、茶。

白薇 用糯米泔汁浸一宿，至明取出，去髭了，于槐砧上细锉，蒸从巳至申

出用。夏月浸二时许。恶黄芪、干姜、大枣、山茱萸、大黄、大戟、干漆。

大青　处处有之。三四月采茎阴干。

艾叶　产蕲州者良。入药用新，灸火用陈。苦酒、香附为之使。

恶实　一名鼠粘子，一名牛蒡子，一名大力子。用酒拌蒸，待上有薄白霜重出，却用布拭去，然后焙干，捣如粉用。

水萍　紫背浮萍，七月采之，拣净，以竹筛摊晒，下置水一盆映之，即易干也。

王瓜　根能吐下。子生用润心肺，治黄病；炒用治肺痿吐血、肠风泻血、赤白痢、反胃吐食。取汁制雄汞。

地榆　切之如绵者良。酒洗。得发良。恶麦门冬。伏丹砂、雄黄、硫黄。

大小蓟根　消肿捣汁，止血烧灰存性。

海藻　凡使先须用生乌豆，并紫背天葵和海藻，三件同蒸一伏时，候日干用之。近人但洗净咸味，焙干用。反甘草。

泽兰　凡使先要别识雄雌，其形不同。大泽兰形叶皆圆，根青黄，能生血调气，与小泽兰迥别。采得后，看叶上斑，根须尖，茎方。此药能破血通久积。凡修事大小泽兰须细锉之，用绢袋盛，悬于屋南畔角上，令干用。防己为之使。

昆布　凡使先用弊甑箄同煮，去咸味，焙细锉用。每修事一斤，用甑箄十个，用昆布细锉，二味各一处，下东流水，从巳至亥，水旋添勿令少。

防己　凡使勿使木条，以其木条已黄腥皮皱，上有丁足子不堪用。凡使防己，要心花文黄色者，然后细锉，车前草根相对，同蒸半日后出，取去车前草根，细锉用之。一法：用酒洗切。殷蘗为之使。恶细辛。畏萆薢、女菀、卤咸。杀雄黄、硝石毒。

天麻　透明者良。天麻十两，用蒺藜子一镒，缓火熬焦，熟后，便先安置天麻十两于瓶中，上用火熬过蒺藜子盖，内外便用三重纸盖并系，从巳至未时又出蒺藜子，再入熬炒，准前安天麻瓶内，用炒了蒺藜子于中，依前盖，又隔一伏时，后出。如此七遍，瓶盛出后，用布拭上气汗，用刀劈焙之，细锉单捣。一法：面裹煨透切。

阿魏　凡使各有讹伪，有三验。第一验，将半铢安于铜器中一宿，至明沾阿魏处，白如银汞，无赤色。第二验，将一铢置于五疰草自然汁中一夜，至明如鲜血色。第三验，将一铢安于柚树上，树立干，便是真。色黑者力微，黄溏者力上。凡使先于净钵中研如粉了，然酒器上衣[①]过，任入药用。

香薷　八九月开花，着穗时采之，去根留叶，阴干，勿令犯火。服至十两，一生不得食白山桃也。

百部根　去心皮，用酒浸一宿，漉出，焙干细锉用。

款冬花　花未舒者良。去梗蒂，甘草水浸一时，晒干用。杏仁为之使。得紫菀良。恶玄参、皂荚、消石。畏贝母、麻黄、辛夷、黄芩、黄芪、连翘、青葙。

红蓝花　自种者真。得酒良。

牡丹皮　凡使采得后日干，用铜刀劈破，去骨了，细锉如大豆许，用清酒拌蒸，从巳至未出，日干用。润而厚者良。忌蒜、胡荽。伏砒。畏菟丝子、贝母、大黄。

三棱　去毛，米醋浸一日，切片炒，或煮熟焙干，入药乃良。

青黛　水飞去脚，缘中有石灰，入服饵药中，宜飞净用。一法：用青布浸汁代

---

① 衣（yì 意）：用香熏。

之。

郁金 色赤似姜黄、蝉肚者良。置生鸡血中化成水者真。磨汁临服入药。

芦荟 上有青竹文斑，并光腻，味极苦，勿便和众药捣。此药先捣成粉，待众药末出，然后入药中。

延胡索 产茅山溪陵涧，粒粒金黄色者良。醋煮切。

肉豆蔻 不油、不蛀、不皱皮者佳。糯米作粉，使热汤搜裹豆蔻于苴灰中炮，待米团子焦黄熟，然后出，去米粉用。勿令犯铜铁。

白豆蔻 药煎成，方炒研入，一二沸即起。入丸待诸药细末后，方入，勿隔宿。

砂仁 略炒，吹去衣，研用。入汤、丸法同白豆蔻。得白檀香、豆蔻为使，入肺。得人参、益智为使，入脾。得黄柏、茯苓为使，入肾。得赤、白石脂为使，入大小肠。得诃子、白芜荑、鳖甲良。

补骨脂 即破故纸。形圆实色黑者良。此药性本太燥，每用酒浸一宿后，漉出，浮者去之，却用东流水浸三日夜，却蒸，从巳至申出，日干用。忌铁。得胡桃、胡麻良。恶甘草。忌诸血、芸台。

蓬莪茂 凡使于砂盆中用醋磨令尽，然后于火畔吸令干，重筛过用。一法：火炮，醋浸煨，切。得酒醋良。

白前 用生甘草水浸一伏时后，漉出，去头须了，焙干，任入药中用。

荠苨 解百药毒。生捣汁服，或末煮，俱可。

白药子 末用。

香附 细者佳。去毛，以水洗净，拣去砂石，于石白内捣去皮，用童便浸透，晒捣用。或以酒、醋、酥、盐水、姜汁浸，俱瓦上焙干。得芎䓖、苍术、醋、童子小便良。忌铁。

鳢肠 即旱莲草。性太寒，宜熬膏用，须日色中。忌铁。

使君子 慢煨香熟用。或云：七生七煨食亦良。忌饮热茶，犯之即泻。

翦草 治肺热吐血有神。旧出婺州，今产宁州。

附子 底平，有九角，如铁色，一个重一两，即是气全堪用。修事十两，于文武火中炮令皱，折者去之，用刀刮上孕子，并去底尖，微细劈破，于屋下午地上掘一坑，可深一尺，安于中一宿，至明取出，焙干，用麸炒。欲炮者，灰火勿用杂木火，只用柳木最多。若阴制，使即生去尖皮底，薄切，用东流水并黑豆浸五日夜，然后漉出，于日中曝令干用。凡使须阴制去皮尖了，每十两用生乌豆五两，东流水六升。一云：此物性太烈，古方用火炮，不若用童便煮透尤良。地胆为之使。得蜀椒、食盐，下达命门。恶蜈蚣、豉汁。畏防风、甘草、人参、黄芪、绿豆、乌韭、童溲、犀角。

半夏 陈久者良。若修事四两，用捣了白芥子末二两，头醋六两，二味搅令浊，将半夏投中洗三遍，用之。半夏上有巢涎，若洗不净，令人气逆，肝气怒满。若入治痰饮药，用白矾汤入姜汁浸透洗净用，无白星为度。造曲法：用半夏不拘多少，将滚汤泡过宿捣烂，每一斗入生姜一斤，同捣之作饼子，用干稻秆或粟麦秆楹之如楹曲法，干久用。射干、柴胡为之使。恶皂荚、海藻、饴糖、羊血。畏生姜、干姜、秦皮、龟甲、雄黄。

大黄 细切，内文如水旋，斑紧。重锉，蒸从巳至未，晒干，又用蜡水蒸，从未至亥。如此蒸七度，却酒薄蜜水再蒸一伏时，其大黄譬如乌膏样，于日中晒干用之为妙。下药酒浸一时，煮二三沸即服。黄芩为之使。恶干漆。忌冷水。

桔梗　味苦而有心者良。凡使去头上尖硬二三分已来，并两畔附枝子，于槐砧上细锉，用百合水浸一伏时，漉出，缓火熬令干用。每修事四两，用生百合五分捣作膏，投于水中浸。一法：用米泔浸一宿，微焙用。节皮为之使。畏白芨、龙胆、龙眼。忌猪肉。伏砒。

草蒿　即青蒿。叶细而香，自采佳，阴干。凡使唯中为妙，到膝即仰，到腰即俯。使子勿使叶，使根勿使茎。四件若同使，翻然成瘤疾。采得叶不计多少，用童溺浸七日七夜后，漉出晒干。伏硫黄。

旋覆花　去裹花蕊壳皮并蒂，蒸从巳至午，晒干用。

射干　不辣者良。米泔水浸一宿，漉出，然后用堇竹叶煮，从午至亥，漉出，日干用之。

常山　如鸡骨者良。春使茎叶，夏秋冬使根。酒浸一宿，至明漉出，日干熬捣，少用。勿令老人、久病者服之，切忌。畏玉札。忌葱、菘菜。伏砒石。

甘遂　用生甘草汤、小荠苨自然汁，二味搅浸三日，其水如墨汁，更漉出，用东流水淘六七次，令水清为度，漉出，于土器中熬令脆用之。一法：面包煨熟，去面。瓜蒂为之使。恶远志。

白蔹　生取根，捣烂可傅痈肿。代赭为之使。

白芨　水洗切。紫石英为之使。恶理石。畏杏仁、李核仁。

贯众　洗净，切片炒。䕮菌、赤小豆为之使。伏石钟乳。

何首乌　冬至后采者良，入春则芽而中空矣。北人以膺种欺人，香气不能混也。临用勿去皮，以苦竹刀切，米泔浸经宿，同豆九蒸九晒，木杵臼捣之，勿犯铁器。茯苓为之使。忌葱、蒜、萝卜、诸血、无鳞鱼。

威灵仙　去芦，酒洗。忌茶、面汤。

牵牛子　即草金零。入水中淘，浮者去之，取沉者晒干拌酒，蒸从巳至未，晒干。临用舂去黑皮用之。黑者力速。磨取头末入药。得干姜、青木香良。

蓖麻子　形似巴豆，节节有黄黑斑点。凡使先须和皮用盐汤煮半日，去皮取子，研过用。忌炒。伏丹砂、粉霜。

天南星　陈久松白者良。滚汤明矾或姜汁拌和泡用。一用泡过者为末，入腊月黑牛胆中阴干用。蜀漆为之使。得火、牛胆良。恶莽草。畏附子、干姜、防风、生姜。伏雄黄、丹砂、焰硝。

豨莶　方赤茎者良。采叶阴干，醇酒拌，九蒸九晒。忌铁。

苎根　此物大能补阴而行滞血。方药以其目前贱物，多不用。

白头翁　花、子、茎、叶同。蠡实为之使。得酒良。

芦根　逆水生，并黄泡肥厚味甘者良。露根勿用。去须节并赤黄皮，用其汁，消痰开胃，下气除热，解一切食物、鱼虾、河鲀毒。

马兜铃　凡使采得后去叶并蔓了，用生绢袋盛于东屋角畔悬，令干了，劈作片，取向里子，去革膜，并令净，用子。勿令去革膜不尽。用之并皮炒入药。

仙茅　刮上皮于槐砧上，用铜刀切豆许大，却用生稀布袋盛，于乌豆水中浸一宿，取出，用酒湿拌了，蒸从巳至亥，取出曝干。勿犯铁斑、人须鬓。禁食牛乳及黑牛肉。

刘寄奴　凡使去梗，以布拭上薄壳皮令净，拌酒蒸，从巳至申出，曝干用之。茎、叶、花、子皆可用。

骨碎补　生江南，根着树石上。采得，用铜刀刮去上黄赤毛尽，便细切，用蜜拌令润，架柳甑蒸一日后出，曝干用。

一法：去毛，细切后，用生蜜拌蒸，从巳至亥。

连翘 黑而闭口者良。去蒂根，研。

续随子 凡用去壳取色白者，以纸包压去油，取霜用。

山豆根 或末，或研，或噙咽。

白附子 竹节者良。炮去皮。得火良。

预知子 去皮，研服。

木贼草 去节，童便浸一宿，焙干。

蒲公英 自采鲜者，入汤药煎，入丸末，傅疮毒捣烂用。

谷精草 土瓜为之使。忌铁。伏汞砂。

夏枯草 土瓜为之使。忌铁。伏汞砂。

山慈菇根 出浙江处州府遂昌县洪山地方。市中无真者。形光无毛，本草注中云有毛，误也。

灯芯草 蒸熟，待干。折取中心白穰燃灯者，是为熟草；不蒸者，生干剥取为生草。入药用之最难研，以粳米粉浆染过，晒干研末，入水澄之，浮者是灯芯也。晒干用。

海金沙 或丸，或散。沙及草，俱可入药。

萱草根 晒干为末，或用水煎、酒煎、研汁，皆可服。

藿香 自种者良。揉之如脿香气者真。薄荷香者非也。

络石 凡采得后，用粗布揩叶上茎、蔓上毛了，用熟甘草水浸一伏时，出，切，日干任用。杜仲、牡丹为之使。恶铁落。畏贝母、菖蒲。杀孽毒。

木　部

桂 凡使勿薄者，要紫色厚者，去上粗皮，取心中味辛者，使每斤大厚紫桂，只取得五两。取有味厚处生用。如末用，即重密熟绢并纸裹，勿令犯风。其州土只有桂草，原无桂心。用桂草煮丹阳木皮，遂成桂心。凡用即单捣用之。得人参、甘草、麦门冬、大黄、黄芩，调中益气；得柴胡、紫石英、干地黄，疗吐逆。忌生葱、石脂。

桂枝 即桂之枝条轻薄者。

槐实 凡采得后，去单子并五子者，只取两子三子者。凡使用铜槌槌之令破，用乌牛乳浸一宿，蒸过用。景天为之使。

槐花 未开时采收。陈久者良。入药拣净，酒浸微炒。若止血炒黑。

枸杞根 即地骨皮。凡使根掘得后，用东流水浸，以物刷上土了，待干，破去心，用热甘草汤浸一宿，然后焙干用。其根若似物命形状者上。春食叶，夏食子，秋食根并子也。制硫黄、丹砂。

枸杞子 去蒂及枯者，酒润一夜，捣烂入药。

柏实 去油者，酒拌蒸，另捣如泥，或蒸熟曝烈，舂取仁，炒研入药。瓜子、牡蛎、桂为之使。畏菊花、羊蹄、诸石及面曲。伏砒硝。

柏叶 向月令采之：春东、夏南、秋西、冬北。使、畏、伏同实。

茯苓 坚白者良。去皮捣为末，于水盆中搅三次，将浊浮者去之，是茯苓筋。若误服之，令人眼中瞳子并黑睛点小，兼有盲目，切记。如飞澄净，晒干，人乳拌蒸用。赤茯苓则不必飞也。使、恶、畏、忌同茯神。

茯神 去皮木用。马蒙为之使。得甘草、防风、芍药、麦门冬、紫石英，疗五脏。恶白蔹。畏地榆、秦艽、牡蒙、龟甲、雄黄。忌米醋及酸物。

琥珀 凡用红松脂石珀、水珀、花珀、物象珀、驮珀、琥珀。红松脂如琥珀，只是浊太脆文横。水珀多无红，色如浅黄，多粗皮皱。石珀如石重，色黄不堪用。花珀文似新马尾松心文，一路赤，一路黄。物象珀其内自有物命动，此使有神妙。驮珀其珀是众珀之长，故号曰驮珀。琥珀如血色，于布上拭，吸得芥子者真也。大率以轻而透明者为佳。入药中用水调侧柏子末，安于磁锅子中，安琥珀于末中了，下火煮，从巳至申，别有异光，别捣如粉，重筛用。一法：用细布包，内豆腐锅中煮之，然后灰火略煨过。入目制用，安心神生用。

酸枣　粒粒粗匆碎皮者良。炒爆研细，入药如砂仁法。勿隔宿。恶防己。

黄柏木　即黄柏也。凡使用刀削上粗皮了，用生蜜水浸半日，漉出晒干，用蜜涂，文武火炙，炙令尽为度。凡修事五两，用蜜三两。一法：用盐酒拌炒褐色。恶干漆。伏硫黄。

楮实　凡使采得后，用水浸三日，将物搅旋，投水浮者去之，晒干用酒浸一伏时了，便蒸从巳至亥出，焙令干用之。

松脂　凡用以胡葱同煮二十沸，入冷水揉扯数十次，晒干用。

降真香　以番舶来者，色较红，香气甜而不辣，用之入药，殊胜。色深紫者，不良。

茗苦茶　入清头目药，用苦茶；消食下气，用佳茗。

南烛　茎叶捣汁，渍米炊饭；子入涩精补益药用。

干漆　火煅黑烟起尽，存性，研如飞尘。半夏为之使。畏鸡子、紫苏、杉木、漆姑草、蟹。忌油脂。

五加皮　五叶者是。剥皮去骨，阴干。远志为之使。畏玄参、蛇皮。

蔓荆实　凡使去蒂子下白膜一重，用酒浸一伏时后，蒸从巳至未出，晒用。一法：炒，捶碎用。恶乌头、石膏。

辛夷　凡用去粗皮，拭上白赤毛了，去心，即以芭蕉水浸一宿，漉出，用浆水煮过，从巳至未出，焙干用。若治眼目中患，即一时去皮用向里实者。芎䓖为之使。恶五石脂。畏菖蒲、黄连、蒲黄、石膏、黄环。

桑上寄生　凡使在树上自然生独枝树是也。采得后，用铜刀和根枝茎细锉，阴干了用。忌火。

杜仲　极厚者良。削去粗皮，每一斤用酥一两，蜜三两，和涂，火炙，以尽为度。一法：用酒炒断丝，以渐取屑，方不焦。恶玄参、蛇蜕皮。

女贞实　按：本草女贞实与冬青似是而非也。女贞叶长四五寸，子黑。冬青叶团，子微红。俱霜后采，阴干，去粗皮，内更有细皮，实白色。酒拌黑豆，同蒸九次。

枫香脂　凡用以齑水煮二十沸，入冷水中，揉扯数十次，晒干用。

蕤仁　凡使汤浸去皮尖，擘作两片，用芒硝、木通草二味，和蕤仁同水煮一伏时后，漉出，去诸般药，取蕤仁研成膏，任加减入药中。使每修事四两，用芒硝一两，木通草七两。一法：去衣，绵纸包，研去油用。

丁香　凡使有雄雌：雄果小，雌果大，似枣核。方中多使雌力大，膏煎中用雄。若欲使雄，须去下盖乳子，发人背痈也。入煎药为末调入，或将好投入一二沸即倾。畏郁金。忌火。

沉香　凡使须要不枯，色黑润者良。如觜角硬重，沉于水下为上也；半沉者次也。入散中用，须候众药出，即入伴和用之；入煎磨汁。忌见火。

乳香　圆小光明者良。古方以灯芯同研，或以糯米数粒同研，或以人指甲二三片同研，或以乳钵坐热水中乳之。云皆易细，总不如研细和入乳略蒸，再研匀，晒干，研如飞尘为妙。药将沉下，一二沸即起，勿多煮。

没药　透明者良。制同乳香法。

金樱子　熬膏服，或和药。霜降后采金樱子不拘多少，以粗器微捣，去毛刺净，复捣破去子，约有一斗，用水二斗煮之一饭时，漉起清汁。又入白水煮之，又漉起，又入白水煮。三次之后，其渣淡而无味，去之，止将净汁复以细密绢滤过，净锅熬之如饴，乃止，收贮磁褊中，坐凉水内一宿用。服之大能固精。《良方》二仙丹，即此膏加入芡实粉。

桑根白皮　自采入土东行者，或竹刀或铜刀刮去黄粗皮，手析成丝，拌蜜，瓦上炙。根浮土上者杀人。桂心、续断、麻子为之使。忌铁器。

桑叶　煎汤、研汁、为末，俱可。经霜者另取，洗眼用。

淡竹叶　飏竹叶，别有用。

竹沥　用取新鲜飏竹，锯尺许，中留节，两头去节，劈两开，不拘多少，用砖二块架定，竹两头出砖二寸许，各以磁盘置于下，候沥滴其中，用烈火熏逼，则两头髎髎滴沥于盘中，竹将自燃，沥便尽矣。就将滴过沥竹为薪，又架新竹于砖上，如前烧逼，任取多少。淡竹、飏竹、苦竹、慈竹，惟四种各有沥堪用。姜汁为之使。

竹皮茹　取极鲜竹刮皮，磋去外硬青勿用。止淡竹、飏竹、苦竹堪用，余不入药。

吴茱萸　凡使先去叶核并杂物了，用大盆一口，使盐水洗一百转，自然无涎，日干，任入丸散中用。修事十两，用盐二两，研作末，投东流水四斗中，分作一百度洗，别有大效。若用醋煮，即先沸醋三十余沸，后入茱萸，待醋尽，晒干。每用十两，使醋一镒为度。蓼实为之使。恶丹参、消石、白垩。畏紫石英。

槟榔　凡使取外存坐稳心文如流水，碎破内文如锦纹者妙。半白半黑，并心虚者，不入药用。凡使须别槟与榔。头圆身形矮毗者是榔；身形尖紫文粗者是槟。槟力小，榔力大。欲使先以刀刮去底，细切。勿经火，恐无力效。若熟使，不如不用。

栀子　凡使勿用颗大者，号曰伏尸栀子，无力。须要如雀脑并须长有九路赤色者上。凡使先去皮须了，取九棱者，仁以甘草水浸一宿，漉出，焙干，捣晒，如赤金末用。大率治上焦、中焦连壳用；下焦去壳洗去黄浆炒用。治血病炒黑用。

骐竻竭　凡使勿用海母血，真似骐竻竭，只是味盐并腥气。骐竻竭味微盐甘似栀子气是也。欲使先研作粉，重筛过，丸散膏中任使用，勿与众药同捣，化作飞尘也。得密陀僧良。

龙脑香　即冰片也。形似白松脂，作杉木气，明净者善。久经风日，或如雀屎者不佳。今人多以樟脑身打乱之，不可不辨也。云：合糯—作粳米炭、相思子贮之，则不耗。膏主耳聋。

芜荑　炒去壳，气嗅如信者真。

枳壳　凡使勿使枳实，缘性效不同。若使枳壳，取辛苦腥，并有隙油，能消一切瞽。要陈久年深者为上。用时先去瓤，以麸炒过，待麸黑焦遂出，用布拭上焦黑，然后单捣如粉用。产江右者良。

枳实　色黑，陈久者良。去穰，麸炒黄色。

厚朴　凡使要用紫色有油，质厚者良。去粗皮，用酥炙过。每修一斤，用酥四两，炙了，细锉用。若汤饮下，使自然姜汁八两，炙一斤为度。干姜为之使。

恶泽泻、消石、寒水石。忌豆。

山茱萸　凡使勿用雀儿酥，真似山茱萸，只是核八棱，不入药。用圆而红润肉厚者佳。酒拌，砂锅上蒸，去核了一斤，取肉皮用，只秤成四两已来。凡蒸药用柳木甑去水八九寸，水不泛上。余悉准此。蓼实为之使。恶桔梗、防风、防己。

胡桐泪　形似黄矾而坚实，有夹烂木者。木泪乃树脂流出者，其状如膏油。石泪乃脂入土石间者，其状成块，以其得卤斥之气，故入药为胜。伏砒石。

猪苓　用铜刀刮去粗皮一重，薄切，下东流水浸一夜，至明漉出，细切，蒸一日出，晒干用。一云：猪苓取其行湿，生用更佳。

乌药　连珠者良。洗净切。

龙眼　生者沸汤瀹过，食不动脾。

安息香　或烧薰，或末服。

仙人杖　此是笋欲成时立死者。色黑如漆，五六月收之。

海桐皮　酒浸服，亦可入煎。

五倍子　或生或炒，俱为末入药。

大腹　劈去垢黑，用温水洗净，再用黑豆汁洗，方可用。日干。此树鸩鸟多栖之，遗屎在皮上不净，恐有毒。今人用之不制，大误。

天竺黄　轻者真。伏粉霜。

密蒙花　凡使先拣令净，用酒浸一宿，漉出候干，却拌蜜令润，蒸从卯至酉出，日干。如此拌蒸三度，又却日干用。每修事一两，用酒八两浸，待色变，用蜜半两蒸为度。此原名水锦花。

巴豆　凡使巴之与豆及刚子，须在仔细认，勿误用杀人。巴颗小紧实，色黄。豆颗有三棱，黑色。刚子颗小似枣核，两头尖。巴与豆即用，刚子勿使。凡修事巴豆，敲碎去油净，用白绢袋包，甘草水煮，焙干，或研膏用。每修事一两，以

酒、麻油各七合尽为度。为疮疡敷药，须炒黑存性，能去瘀肉，生新肉有神。芫花为之使。得火良。恶蘘草、牵牛。畏大黄、藜芦、黄连、芦笋、酱豉、豆汁、冷水。

蜀椒　一名南椒。凡使须去目及闭口者不用。其椒子先须酒拌令湿，蒸从巳至午，放冷密盖，除下火，四畔无气后，取出，便入磁器中盛，勿令伤风用也。杏仁为之使。得盐良。畏款冬花、防风、附子、雄黄、囊吾、冷水、麻仁浆。

皂荚　凡使须要赤腻肥并不蛀者，用新汲水浸一宿，用铜刀削上粗皮，用酥反覆炙，酥尽为度，取出槌之，去子捣筛。皂荚一两，酥二分。子收得拣取圆满坚硬皮不蛀者，用瓶盛，下水，于火畔煮，待炮熟，剥去硬皮一重了，取向里白嫩肉两片，去黄，其黄消人肾气。将白两片，用铜刀细切，于日中干用。一法：面裹煨，去核。柏实为之使。恶麦门冬。畏空青、人参、苦参。伏丹砂、粉霜、硫黄、硇砂。

诃子　本名诃梨勒。凡使勿用毗梨勒、罨梨勒、榔精勒、杂路勒。若诃梨勒，文只有六路。或多或少，并是杂路勒、毗路勒，个个毗、杂路勒皆圆。露文或八路至十三路，号曰榔精勒，多涩不入用。凡修事先于酒内浸，然后蒸一伏时。其诃梨勒以刀削路，细锉，焙干用之。

赤柽柳　治痧疹圣药也。得之毒自出，可不死。

楝实　凡采得后，晒干，酒拌浸，令湿蒸，待上皮软，剥去皮，取肉去核，勿单用。其核槌碎，用浆水煮一伏时了用。如使肉即不使核，使核即不使肉。茴香为之使。

椿木　椿木根，凡使不近西头者上，及不用其叶，只用根。采出，拌生葱蒸半

日，出生葱，细锉，用袋盛挂屋南畔，阴干用，偏利溺涩也。一法：用根皮漂净，酒拌炒。

无食子 凡使勿令犯铜铁，并被火惊者。颗小文细，上无矮米者妙，用浆水于砂盆中，或硬石上研令尽，却焙干研了用，勿捣，能为黑犀色。

雷丸 赤色者杀人，取肉白者用甘草水浸一宿，铜刀刮上黑皮，破作四五片，又用甘草汤浸一宿后，蒸从巳至未出，日干，却以酒拌如前，从巳至未蒸，日干用。一法：用苍术汤泡去皮切。厚朴、芫花、蓄根、荔实为之使。恶葛根。

苏方木 红润者良。凡使去粗皮并节了。若有中心文横如紫角者，号曰木中尊，色甚致，倍常百等，须细锉了重捣，拌细条梅枝蒸，从巳至申出，阴干用。

胡椒 凡使只用内无皱壳者。用方大汉椒使壳，胡椒使子。每修炼了，于石槽中碾碎成粉用。

益智子 去壳炒，临用研。

桦木皮 主诸黄疸，浓煮汁饮之良。

榧实 同鹅肉食，生断节风。又上壅人皮，反绿豆，能杀人。忌火气。

木鳖子 入药，去油者。

柞木子 能开交骨，所以催生有神。

棕榈子 入药烧灰用，不可绝过即是。煅存性，研如飞尘。散瘀止血之神药也。

木槿 入药炒用。取汁度丝，使得易落。

果 部

果蔻 俗名草果者是也。去蒂并内里子后，取皮同茱萸于锅中缓炒，待茱萸微黄黑，即去茱萸，取草豆蔻皮及子杵用之。

莲肉 去心勿去皮，分作两片，每片

分作四小块，瓦上焙焦色。一法：每一斤用獭猪肚一个，盛贮煮熟，捣焙用之。得茯苓、山药、白术、枸杞子良。

荷鼻 采荷叶近蒂者是。畏桐油。伏白银、硫黄。

橘皮 真广陈皮猪鬃纹，香气异常。去白时不可浸于水中，止以滚汤手蘸三次，轻轻刮去白，要极净。

橘核 以新瓦焙香，去壳取仁，研碎入药。

青皮 以汤浸去瓢，切片醋拌，瓦炒过用。

大枣 去核，有齿病、疳病、虫䘌人及小儿不宜食。忌与葱同食，令人五脏不和。与鱼同食，令人腰腹痛。

栗 日中曝干食，下气补益。火煨去汗亦佳。生食有木气，不补益人。蒸炒熟食壅气。凡患风人及小儿不可食。解羊肉膻。

覆盆子 凡使用东流水淘去黄叶并皮蒂尽。子用酒拌蒸一宿，以东流水淘两遍，晒干，方用为妙也。

鸡头实 凡用蒸熟，烈日晒裂取仁，亦可春取粉用。入涩精药，有连壳用者。一云：芡实一斗，以防风四两煎汤浸过用，且经久不坏。

乌梅 去核微炒用。造法：取青梅篮盛于突[①]上熏黑。若以稻灰淋汁润湿蒸过，则肥泽不蠹。忌猪肉。

木瓜 产宣州者真，即彼处多以小梨充之。勿令犯铁，用铜刀削去硬皮并子，薄切，于日中晒，却用黄牛乳汁拌蒸，从巳至未。其木瓜如膏煎，却于日中摊晒干用也。今止去穰槌碎用。

柿 不用火烘日晒，采青者收置器中，自然红熟，涩味尽去而甘。不可与蟹

---

① 突：烟囱

同食，作泻。惟木香磨汁饮可解。

柿霜 用大柿去皮捻遍，日晒夜露，至干，内瓮中，待生白霜，乃取出。市者多伪，不入药。

乌芋 即荸荠也。能消瘴气。

枇杷叶 凡使采得后，称湿者一叶重一两，干者三叶重一两，是气足堪用，以粗布拭上毛令尽，用甘草汤洗一遍，却用绵再拭极净，每一两以酥一分炙之，酥尽为度。如治肺病，以蜜水涂炙。治胃病，以姜汁涂炙。此物治咳嗽，如去毛不尽，反令人嗽也。

甘蔗 榨浆饮，消渴解酒，痧疹最宜。

桃仁 七月采之，去皮尖及双仁者。麸炒研如泥，或烧存性用，此破血行瘀血之要药也。雷公法：用白术、乌豆二味，和桃仁同于篱垿子中煮一伏时后，漉出，用手擘作两片，其心黄如金色，任用之。行血宜连皮尖生用。香附为之使。

桃花 三月三日采，阴干之。勿使千叶者，能使人鼻衄不止，目黄。凡用拣令净，以绢袋盛于檐下悬令干，去尘用。

桃枭 是千叶桃花结子在树上不落者，于十一月内采得。一云：正月采之，中实者良。凡修事以酒拌蒸，从巳至未，焙干，以铜刀切焙取肉用。一法：捣碎炒。若止血，炒黑存性。

杏仁 五月采之，以汤浸去皮尖及双仁者，麸炒研用。治风寒肺病药中，亦有连皮尖用者，取其发散也。

梨子 消热痰，加牛黄末，疗小儿风疾痰涌有神。解热毒，久服不患痈疽。

橄榄 中河豚毒，煮汁服，或生嚼。

山楂 水润蒸，去核，净肉用。

米 谷 部

胡麻 凡修事以水淘，浮者去之，沉者漉出，令干，以酒拌蒸，从巳至亥，出摊晒干，于臼中春令粗皮一重尽，拌小豆相对，同炒小豆熟，即出去小豆用之。蒸不熟，令人发落。与茯苓相宜。

麻子 极难去壳，取帛包置沸汤中浸，至冷出之，垂井中一夜，用令着水，次日，日中曝干，就新瓦上殊去壳，簸扬取仁，粒粒皆完。畏牡蛎、白茯苓、白薇。

饴糖 糯米作者入药，粟米者次之。余但可食耳。

生大豆 或捣，或煮汁，或炒屑，各有用。得前胡、乌喙、杏仁、牡蛎、诸胆汁良。恶五参、龙胆、豆黄屑。忌猪肉。小儿以炒豆猪肉同食，必壅气致死，十有八九。十岁以上不畏也。

赤小豆 法同大豆。合鱼醋食，成消渴。

大豆黄卷 或研烂绞汁，或炒为末，用黑大豆为魁，牙生五寸长，便干之，名为黄卷。一法：壬癸日以井华水浸大豆，候生芽取皮，阴干用。得前胡、杏子、牡蛎、乌喙、天雄、鼠屎，共蜜和良。恶海藻、龙胆。

酒 人为火燎，以陈酒浸之，止痛，拔出火毒，令人不死。

粟米 即小米，陈者良。与杏仁同食，令人吐泻。

秫米 小儿病人，不宜多食。

粳米 陈者下气，病人宜之。

蘖米 凡谷皆可生蘖，有粟、黍、谷、麦、豆诸蘖。皆水浸胀，候生芽，曝干去须，取其中米炒研面用。其功皆主消导。粟蘖、稻蘖、矿麦蘖，各有用。

春杵头细糠 凡谷皆有糠，粳稻粟秫者胜。北方多用杵，南方多用碓，入药并用。丹家云：糠火炼物，力倍于常。

小麦 浮者止汗。须拣净焙用。

麦麸　性凉。用炒诸药。

荞麦　压丹石毒。作面和猪羊肉热食，不过八九顿，即患热风，须眉脱落，还生亦希。泾汾以北多此疾。又不可合黄鱼食。家常多犯，故特拈著。

曲　凡使须陈久者，捣作末，后掘地坑深二尺，用物裹内坑中，至一宿，明出焙干用。

神曲　五月五日，六月六日，或三伏日，为诸神集会之辰，故名神曲。如过此日造者非也。法用白虎白面一百斤，勾陈苍耳自然汁三升，腾蛇青蓼自然汁四升，青龙青蒿自然汁三升，玄武杏仁四升，泡去皮尖，捣烂入面，朱雀赤小豆三升，煮熟去皮，同捣烂，和面一处匀，一如造酒曲法，以麻叶或楮叶包罨如造酱黄法，待生黄衣，晒收之。凡用，须火炒黄，以助土气。陈久者良。

扁豆　紫花者良。炒去壳，打碎。解酒、河豚鱼、一切草木毒，生嚼及煮汁饮。

淡豆豉　出江西者良。黑豆性平，作豉则温，即经蒸罨，故能升能散。得葱则发汗，得盐则能吐，得酒则治风，得薤则治痢，得蒜则止血，炒熟则又能止汗。

红曲　亦出江西。陈久者良。吹净炒研用。

绿豆　生研绞汁，或煮食。用之宜连皮，去皮则令人少壅气，当是皮寒肉平故也。圆小绿者佳。反榧子壳。忌鲤鱼、酢。解金石、砒霜、一切草木诸毒，连皮生研水服。

醋　米造陈者良。醋酒为用，无所不入，故制药多用之。服茯苓、丹参，不可食醋。

酱　豆作者良，麦作者不用。以久久为佳。又有肉酱、鱼酱，皆呼为醢，不入药用。

罂子粟　用热水泡软，擘去筋膜，切成丝，用蜜水或米醋拌，微炒，晒干用。忌蒜、醋、胡椒。

菜　部

瓜蒂　凡使勿用白瓜蒂，要采取青绿色瓜，待瓜气足，其瓜蒂自然落在蔓茎上。采得未用时，使栟栟叶裹于东墙有风处，挂令吹干用。

白冬瓜　此物经霜后，皮上白如粉涂，故云白冬瓜也。被霜后，取置经年，破取核，水洗燥，去壳擂仁用。一用皮肉捣绞汁服。

白芥子　研用。

莱菔　生食、熟食俱可。治久脾泄，百药不效，煮食经年，无不效者。但不可与地黄同食，多食动气。惟生姜能制其毒。伏硇砂。

莱菔子　炒研能消食。性峻利，伤人真气，勿久服。

黄蜀葵花　疮家要药。作末及浸油俱可。

葱头　取根白一二寸，连须用，洗净。忌蜜及常山。

韭　绞生汁饮。其子入药，拣净蒸熟，曝干，簸去黑皮，炒黄研用。忌蜜及牛肉。伏石钟乳、乳香。

荆芥　陈者良。去梗取穗。若用止血，须炒黑。

苏子　自收方真，市者俱伪。略炒，研极细，煎成药，投入二三沸即倾。

紫苏　两面俱紫，自种者真。

薄荷　产苏州龙脑者良。

苦瓠　即苦壶芦也。凡用，须细理莹净无黡翳者乃佳，不尔有毒。

马齿苋　凡使勿用叶大者，不是马齿苋，亦无水银。忌与鳖同食，食之俱变成鳖，啮人腹，至不可治。

蕺菜　治肺痈。俗名鱼腥草。生阴处。

木耳　桑槐树上生者良。煮羹食。有用罐盛，大火内煅去烟，存性，为末，入药。

人　部

发髲　凡使是男子年可二十以来，无疾患，颜貌红白，于顶心剪下者发是。凡使丸散膏中，先用苦参水浸一宿，漉出，入瓶子，以火煅之，令通赤，放冷研用。

人乳汁　白而不腥者良。

人牙齿　入药，烧用。

人粪　宜用绝干者，捣末，沸汤沃服之。一名金汁，埋地中，年久者良。

人溺　肥白无病童子，味不咸，雪白者良。

人中白　溺器中者良。火煅研。

裈裆　取中裈近阴处。男用女，女用男。或取汁，或烧灰服。

天灵盖　凡用，弥腐烂者佳。有一片如三指阔者，取得用苢灰火罨一夜，待腥秽气尽，却用童便于磁锅中煮一伏时，漉出，于屋下掘得一坑深一尺，置骨于中一伏时，其药魂归神妙。阳人使阴，阴人使阳。男骨色不赤，女骨色赤，以此别之。一法：同檀香汤洗过，酥炙用，或烧存性用。

紫河车　置酒内覆者男胎也。首胎重十五两以上。先将酒洗数次，血水方尽，用银簪脚剔去筋膜，封固银锅内，加酒重汤煮一昼夜，或文武火焙干。一法：米泔浸净，入猪肚中，蒸烂捣膏，入药。忌犯铁。

兽　部

龙骨　骨细纹广者是雌，骨粗纹狭者是雄。骨五色者上，白色者中，黑色者次。黄色者稍得经落不净之处，并妇人采得者不用。洗净，搏研如粉，极细，方入药，其效始神。但是丈夫服，空心益肾药中安置，图龙骨气入肾脏中也，雷公所云生用法也。一法：用酒浸一宿，焙干研粉，水飞三度用。如急用，以酒煮焙干。或云：凡入药，须水飞晒干，每斤用黑豆一斗，蒸一伏时，晒干用。否则着人肠胃，晚年作热也。得人参、牛黄、黑豆良。畏石膏、铁。忌鱼。

龙齿　捣碎，入丸，煅研。得、畏、忌同龙骨。

麝香　其香有三等：一者名遗香，是麝子脐闭满，其麝自于石上用蹄尖挥脐落处，一里草木不生并焦黄，人若收得此香，价与明珠同也。二名脐香，采得甚堪用。三名心结香，被犬兽惊，心破了，因兹狂走，杂诸群中，遂乱投水，被人收得，擘破见心流在脾结作一个干血块，可隔山涧早闻之香，是香中之次也。凡使麝香，并用子日开之，方用细研筛用之也。当门子良。凡用，另研。忌大蒜。

牛黄　凡使有四件：第一件是生神黄，赚得者。次有角黄，是取之者。又有心黄，是病死后，识者剥之，劈破取心，其黄在心中，如浓黄酱汁，采得便投于水中，黄沾水复便如碎蒺藜子许，如豆者，硬如帝珠子。次有肝黄，其牛身上光眼如血色，多玩弄好照水，自有夜光恐惧人，或有人别采之。凡用，须先单捣细末如尘，却绢裹，又用黄嫩牛皮裹，安于井面上，去水三四尺以来一宿，至明方取用之。人参为之使。得牡丹、菖蒲，利耳目。恶龙骨、龙胆、地黄、黄山、蜚蠊。畏牛膝、干漆。

象牙　刮取屑，细研用。

鹿角胶　自煎者良。酒化服为上。或

用麦门冬、橘红、砂仁，煎汤化服，入丸用酒或水炖化和蜜，或炒成珠亦得。得火良。畏大黄。

阿胶 油绿色光明可鉴者真。凡使先于猪脂内浸一宿，至明出，于柳木火上炙，待炮了，可研用，只以蛤粉炒成珠用为便。薯蓣为之使。得火良。畏大黄。

白马茎 凡收，当取银色无病白马，春月游牝时，力势正强者。生取阴干百日用。一法：以铜刀破作七片，将生羊血拌蒸半日，晒干，以粗布去毛及干血，挫碎用。

鹿茸 须茄茸如琥珀红润者良。凡使先以天灵盖作末，然后锯解鹿茸作片子，以好羊脂拌天灵盖末涂之于鹿茸上，慢火炙之，令内外黄脆了，如褐色，用鹿皮一片裹之，安室上一宿，其药魂归也，至明则以慢火焙之令脆，方捣作末用之。每五两鹿茸，用羊脂三两，炙尽为度。茸中有小白虫，视之不见，入人鼻必为额虫，药不及也，切不可以鼻嗅。麻勃为之使。

牛胆 腊月黄牛、青牛者良。

牡狗阴茎 六月上伏日，取阴干百日，切片，酥拌炒。

羚羊角 带黄色者，角弯中深锐紧小，有挂痕者真，耳边听之集集鸣者良。凡修事勿令单用，不复有验，须要不折原对，以绳缚之，将铁锉子锉之，旋旋取用，勿令犯风。锉末尽处，须二重纸裹，恐力散也。锉得了，即单捣，捣尽，背风头重筛过，然后入药中用，免刮人肠也。一说：密裹藏怀中取出捣，易碎。

犀角 凡使以黑如漆，黄如粟，上下相透，云头雨脚分明者为上。次用乌黑肌粗皱折裂光润者良。近人多巧伪，药染汤煮，无所不至，须辨之。凡修治锉其屑，入白中捣令细，再入钵中研万匝，方入药中用之。一说：入人怀内一宿，易碎，或

磨汁入药用。松脂、升麻为之使。恶雷丸、臀菌、乌头、乌喙。忌盐。妊妇勿服，能消胎气。

虎骨 胫骨良，头颈骨俱可用。色黄者佳，雄虎者胜。药箭射杀者不可入药，其毒浸渍骨血间，能伤人也。制法：并槌碎，去髓涂酥，或酒或醋，各随方法，炭火炙黄，入药。

猪悬蹄 古方有用左蹄甲者，有后蹄甲者。酒浸半日，炙焦用。

猪四足 母猪者良。

猪胆 阴干，汁亦可和药。

猪肚 猪水畜而胃属土，故方药用之补虚，以胃治胃也。

麋角 煎胶与鹿角胶同法。取霜：用角水浸七日，刮去皮，锉屑，以银瓶盛牛乳浸一日，乳耗再加，至不耗乃止，用油纸密封瓶口，别用大麦铺锅中，三寸上安置，再以麦四周填满，入水浸一伏时，水耗旋加，待屑软如面，取出焙，研成霜用。

狐阴茎 炙为末，酒服。

獭肝 炙脆，研。诸畜肝叶，皆有定数，惟獭肝一月一叶，十二月十二叶，其间又有退叶，用之须见形乃可验，不尔多伪也。

檀肉 膏油入膏药中，拔湿如神。赵府膏药中用之。

膃肭脐 此物多伪。海中有兽，号曰水乌龙，海人采得杀之，取肾，药中修合恐有误。其物自殊，有一对，其有两重薄皮，裹丸气肉核，皮上自有肉黄毛三茎，其一穴年年阴湿，常如新，兼将于睡着犬，蹑足置于犬头，其蓦惊如狂，即是真也。用酒浸一宿后，以布裹，微微火上炙令青，细锉，单捣用也。以汉椒、樟脑同收则不坏。

禽　部

雄雀屎　凡使勿用雀儿粪，其雀儿口黄未经淫者，粪名雀苏，不入药。雄屎两头尖圆者是。凡采得，先去两畔有附子生者勿用，钵中研如粉，煎甘草汤浸一宿，倾上清甘草水尽，焙干任用。日华子云：凡鸟左翼掩右者是雄，其屎头尖挺直。

伏翼　凡使要重一斤者，先拭去肉上毛，及去爪肠，留肉翅并嘴脚，以好酒浸一宿取出，以黄精自然汁五两，涂炙至尽，炙干用。一法：止煅存性，近世用者多煅存性耳。苋云实为之使。

天鼠屎　即伏翼粪。方言名天鼠尔，一名夜明砂。凡采得以水淘去灰土恶气，取细砂晒干，焙用。其砂乃蚊蚋眼也。恶白敛、白薇。

虫　鱼　部

石蜜　凡炼蜜只得十二两半是数，若火少火过，并用不得。凡炼蜜每斤入水四两，银石器内，以桑柴火慢炼，掠去浮沫，至滴水成珠不散乃用，谓之水火炼法。又法：以器盛置重汤中煮一日，候滴水不散，取用，更不伤火。

蜜蜡　蜡乃蜜脾底也。取蜜后，炼过滤入水中，候凝取之，色黄者名黄蜡；煎炼极净，色白者名白蜡。一说：新则白，久则黄，非也。与今时所用虫造白蜡不同。恶芫花、齐蛤。

牡蛎　左顾者良。东流水入盐一两煮一伏时后，入火中烧令通赤，然后入钵中研如粉用。一法：火煅醋淬七次，研极细，如飞面。贝母为之使，得甘草、牛膝、远志、蛇床子良。恶麻黄、辛夷、吴茱萸。伏硇砂。

真珠　于臼中捣令细，以绢罗重重筛过，却便研二万下了用，不细则伤人脏腑。凡使要不伤破及钻透者可用也。一法：入豆腐内蒸易碎。入目生用，不用蒸，依上法为是。

玳瑁　入药生用，以其性味全也。既经阳火即不堪用，与生熟犀角义同。

桑螵蛸　凡使勿用诸杂树上生者，不入药中。用须桑树畔枝上者，采得去核子，用沸浆水浸淘七遍，令水遍沸，于磁锅中熬令干用。勿乱别修事，却无效也。得龙骨止精。畏旋覆花、戴椹。

石决明　即真珠母也。七九孔者良。先去上粗皮，用盐并东流水，于大磁器中煮一伏时了，漉出拭干，捣为末，研如粉，更用东流水于磁器中如此淘之三度，待干，再研一万匝，方入药中用。凡修事五两，以盐半两。取则服之十两，永不得食山桃，令人丧目也。

海蛤　此即鲜蛤子。雁食后粪中出有文彩者为文蛤，无文彩者为海蛤。乡人多将海岸边烂蛤壳，被风涛打磨莹滑者，伪作之。凡修事一两，于浆水中煮一伏时后，却以地骨皮、柏叶各二两，又煮一伏时后，于东流水中淘三遍，拭干细捣，研如粉用。蜀漆为之使。畏狗胆、甘遂、芫花。

文蛤　修事法同海蛤。

蠡鱼　俗名乌鱼，亦名黑鱼。诸鱼中惟此胆甘可食。

鲫鱼　子不与猪肉同食。同砂糖食生疳虫。同芥菜食成肿疾。同猪肝、鸡肉、雉肉、鹿肉、猴肉食生痈疽。同麦门冬食害人。

猬皮　作猪蹄者妙，鼠脚者次。炙脆研用。

露蜂房　治痈肿醋水调涂，治疮煎洗，入药炙用。恶干姜、丹参、黄芩、芍药、牡蛎。

蝉蜕　用沸汤洗净泥，去土头足翅

用，攻毒全用。

乌贼鱼骨　凡使要上文顺浑，用血卤作水浸，并煮一伏时了，漉出，于屋下掘一地坑，可盛得前件乌贼鱼骨多少，先烧坑子，去炭灰了，盛药一宿，至明取出用之，其效倍多。恶白及、白蔹、附子。

原蚕蛾　炒，去翅足用。

蚕退　近世医家多用蚕退纸，而东方诸医用蚕欲老眠起所蜕皮，虽二者之用各殊，然东人所用者为正。用之当微炒。

白僵蚕　凡使除丝绵并子尽，以糯米泔浸一宿，待蚕桑涎出如蜗牛涎浮于水面上，然后漉出，微火焙干，以布净拭蚕上黄肉毛，并黑口甲了，单捣筛如粉用也。白而直折开如沥青色者佳。恶桔梗、茯苓、茯神、萆薢、桑螵蛸。

蛞蝓　即蜒蚰也。畏盐。

蜗牛　此即负壳蜒蚰也。生研服，入药炒用。畏盐。

䗪虫　即俗名地鳖也。生人家墙壁下土中湿处。治伤寒损续绝及消疟母，为必须之药也。能行瘀血。畏皂荚、菖蒲、屋游。

青鱼胆　鲜者可煮服，干者用醋及水磨用。

鳖甲　七九肋者良。醋炙透焦，研细，再拌醋，瓦上焙干，再研如飞面。恶矾石、理石。

蝎　形紧小者良。酒洗净，炙干研。

蟾酥　端午日取虾蟆眉脂。其法：取大虾蟆，用蛤蜊壳未离带者合虾蟆眉上，用力一捻，则酥出于壳内，收在油明纸上，干收贮用。虾蟆放去而酥复生，乃活。

鼠粪　牡鼠者良。其粪两头尖。

蚺蛇胆　人多以猪胆、虎胆伪为之。试法：剔取粟许，着净水中，浮游水上，回旋行走者为真，伪者亦走但迟耳。其径沉者诸胆血也。勿多着，亦沉散也。

蛇蜕　凡使勿用青、黄、苍色者，要用白如银色者。凡欲使先于屋下以地掘一坑，可深一尺二寸，安蛇皮于中一宿，至卯时出，用醋浸一时，于火上炙干，用之。得火良。畏磁石及酒。

白颈蚯蚓　凡使收得后，用糯米水浸一宿，至明漉出，以无灰酒浸一日，至夜漉出，晒令干后，细切，取蜀椒并糯米及切了蚯蚓三件同熬之，待糯米熟，去米、椒了，拣净用之。凡修事二两，糯米一分，椒一分为准。畏葱、盐。

蜈蚣　凡使勿用千足虫，真似，只是头上有白肉，面并嘴尖。若误用，并闻着腥臭气入顶致死。凡治蜈蚣，先以蜈蚣木末，不然，用柳蛀末于土器中，炒令木末焦黑后，去木末了，用竹刀刮去足甲了用。蜈蚣木不知是何木也？今人惟以火炙去头足用，或去尾足，以薄荷叶火煨用之。畏蛞蝓、蜘蛛、白盐、鸡屎、桑白皮。

蛤蚧　凡使须认雄雌。若雄为蛤，皮粗口大，身小尾粗。雌为蚧，口尖身大，尾粗。男服雌，女服雄。凡修事服之，其毒在眼，须去眼，及去甲上尾上腹上肉毛，以酒浸，方干，用纸两重，于火上缓隔纸焙炙，待两重纸干焦透后，去纸取蛤蚧，磁器中盛，于东舍角畔悬一宿取用，力可十倍。勿伤尾，效在尾也。一云：只含少许，急奔百步不喘者真。

水蛭　极难修制，须细锉后，用微火炒令色黄，乃熟。不尔，入腹生子，为害。一法：采得以飏竹筒盛，待干，用米泔浸一夜，曝干，展其身看，腹中有子皆去之，以冬猪脂煎令焦黄，然后用。畏石灰、食盐。

斑蝥　入药除翼足，以糯米拌，炒米黄黑色，去米取用。生用吐泻人。一法：

用麸炒过，醋煮用。马刀为之使。畏巴豆、丹参、空青。恶肤青、甘草、豆花。斑蝥、芫青、亭长、地胆之毒，靛汁、黄连、黑豆、葱、茶，皆能解之。

白花蛇 一云：去头尾各一尺，有大毒不可用，只用中段。一云：黔蛇长大，故头尾可去一尺；蕲蛇止可头尾各去三寸，亦有单用头尾者。大蛇一条，只得净肉四两而已，久留易蛀，惟以汤浸去头骨，取肉炙过，密封藏之，十年亦不坏也。其骨刺须远弃之，伤人，毒与生者同也。凡酒浸，春秋三宿，夏一宿，冬五宿，取出，炭火焙干，如此三次，以砂瓶盛，埋地中一宿出。得酒良。

乌蛇 制同上法。

蜣螂 五月五日，取蒸藏之，临用当炙，勿置水中，令人吐。

五灵脂 此是寒号虫粪也。此物多夹砂石，绝难修治。凡用研为细末，以酒淘飞，澄去砂脚，日干，醋拌炒。恶人参。

穿山甲 正名鲮鲤。或炮，或烧，或酥炙，醋炙，童便炙，或油煎，土炒，蛤粉炒，当各随本方。未有生用者。仍以尾甲乃力胜。

予见今之时师，童而习之，俱药性隐括骈语，守为家珍，而于《神农本草》及先贤炮炙法，一切高文大牍，竟未尝梦见。临证用药，方产之真赝莫别，修事之轨则全乖。欲以攻病，譬如克敌致胜，责效于不练之卒。至病者，甘以七尺之躯，往往听其尝试，良可悯也！先生曰：子言诚然，因检目前尝用诸药品，悉按雷公炮炙，去其迂阔难遵者，而裁以己法；其无雷公者，则自为阐发，以益前人所未逮。凡诸使制解伏，并反忌恶畏等，附系其下。庶病家考用，一览狢然，兼可质医师之误，其所稗益，功岂鲜哉！旧笔记所刻止九十余种，今广至四百三十九种，一一

皆先生口授，而予手录之。其间删繁举要，补阙拾遗，句字之出入必严，点画之几微必审，稿凡四易，始付杀青。予窃有微劳焉！

延陵庄继光谨识

用药凡例

药剂丸、散、汤、膏，各有所宜，不得违制。

药有宜丸宜散者，宜水煎者，宜酒渍者，宜煎膏者，亦有一物兼宜者，亦有不可入汤、酒者，并随药性，不可过越。汤者荡也，煎成清汁是也，去大病用之。散者散也，研成细末是也，去急病用之。膏者熬成稠膏也。液者捣鲜药而绞自然真汁是也。丸者缓也，作成圆粒也，不能速去病，舒缓而治之也。渍酒者，以酒浸药也。有宜酒浸以助其力，如当归、地黄、黄柏、知母，阴寒之气味，假酒力而行气血也。有用药细锉如法，煮酒密封，早晚频饮，以行经络，或补或攻，渐以取效是也。

凡诸汤用酒，临熟加之。

细末者，不循经络，止去胃中及脏腑之积，及治肺疾咳嗽为宜。气味厚者白汤调，气味薄者煎之和渣服。丸药去下部之病者，极大而光且圆；治中焦者次之；治上焦者极小。面糊丸，取其迟化，直至下焦。或酒或醋，取其收敛。如半夏、南星欲去湿者，以生姜汁稀糊丸，取其易化也。汤泡蒸饼又易化，滴水尤易化。炼蜜丸者，取其迟化而气循经络也。蜡丸者，取其难化而迟取效也。

凡修丸药，用蜜只用蜜，用饧只用饧，勿交杂用。且如丸药，用蜡取其能固护药之气味，势力全备，以过关膈而作效也。今若投蜜相和，虽易为丸，然下咽亦

易散化，如何得到脏中？若其更有毒药，则便与人作病，岂徒无益，而又害之，全非用蜡之本意。

凡炼蜜，皆先掠去沫，令熬色微黄，试水不散，再熬二三沸。每用蜜一斤，加清水一酒杯，又熬一二沸。作丸则收潮气，而不粘成块也。

冬月炼蜜成时，要加二杯水为妙。《衍义》云：每蜜一斤，只炼得十二两，是其度数也。和药末，要乘极滚蜜和之臼内，用捣千百杵，自然软熟，容易作条，好丸也。

凡丸散药，亦先细切曝燥，乃捣之。有各捣者，有合捣者。其润湿之药，如天门冬、地黄辈，皆先切曝之独捣，或以新瓦慢火炕燥，退冷捣之，则为细末。若入众药，随以和之，少停回润，则和之不均也。又湿药燥，皆大蚀耗，当先增分两，待燥称之乃准。其汤酒中，不须如此。

凡合丸药，用密绢令细。若筛散药，尤宜精细。若捣丸，必于臼中捣数百过，色理和同为佳。

凡药浸酒，皆须切细，生绢袋盛，乃入酒密封，随寒暑日数，视其浓烈，便可漉出，不须待酒尽也。渣则曝燥微捣，更渍饮之，亦可散服之。

凡合膏，或以醋，或酒，或水，或油，须令淹浸密覆。至煮膏时，当三上三下，以泄其热势，令药味得出，上之使匝匝沸，下之要沸静良久，乃上之，如有韭白在中者，以两段渐焦黄为度，如有白芷、附子者，亦令小黄为度。绞膏要以新布，若是可服之膏滓，亦可以酒煮饮之，可磨之膏渣，亦宜以敷患处，此盖欲兼尽其药力也。

凡汤酒膏中用诸石药，皆细捣之，以新绢裹之，内中。《衍义》云：石药入散，如钟乳粉之属，用水研乳极细，必要二三日乃已，以水漂澄，极细方可服耳，岂但捣细以绢裹之为例耳。

凡煎膏中有脂，先须揭去革膜子，方可用之。如猪脂勿令经水，腊月者尤佳。

凡膏中有雄黄、朱砂辈，皆当令研如面，俟膏毕，乃投入，以物杖搅之；不尔，沉聚在下不匀也。

凡草药烧灰为末，如荷叶、柏、茅根、蓟根、十灰散之类，必烧焦枯，用器盖覆以存性。若如烧燃柴薪，煅成死灰，性亦不存而罔效矣。

凡诸膏腻药，如桃仁、麻仁辈，皆另捣如膏，乃以内成散中，旋次下臼，合研令消散。

煎 药 则 例

凡煎汤剂，必先以主治之为君药，先煮数沸，然后下余药，文火缓缓熬之得所，勿揭盖，连罐取起坐凉水中，候温热服之，庶气味不泄。若据乘热揭封倾出，则气泄而性不全矣。煎时不宜烈火，其汤腾沸，耗蚀而速涸，药性未尽出，而气味不纯。人家多有此病，而反责药不效，咎将谁归？

发汗药，先煎麻黄二三沸，后入余药同煎。

止汗药，先煎桂枝二三沸，后下众药同煎。

和解药，先煎柴胡，后下众药。至于温药先煎干姜，行血药①先煎桃仁，利水药先煎猪苓，止泻药先煎白术、茯苓，止渴药先煎天花粉、干葛，去湿药先煎苍术、防己，去黄药先煎茵陈，呕吐药先煎半夏、生姜，风药先煎防风、羌活，暑药先煎香薷，热药先煎黄连。凡诸治剂，必有主治为君之药，俱宜先煎，则效自奏

---

① 药：原本脱。今据文例补。

也。

凡汤中用麻黄，先另煮二三沸，掠去上沫，更益水如本数，乃内余剂；不尔，令人烦。

凡用大黄，不须细锉，先以酒浸令淹浃，密覆一宿，明日煮汤，临熟乃内汤中，煮二三沸便起，则势力猛，易得快利。丸药中微蒸之，恐寒伤胃也。

凡汤中用阿胶、饴糖、芒硝，皆须待汤熟，起去渣，只内净汁中煮二三沸，熔化尽，仍倾盏内服。

凡汤中用完物，如干枣、莲子、乌梅仁、决明子、青葙、蔓荆、萝卜、芥、苏、韭等子，皆劈破研碎入煎，方得味出；若不碎，如米之在谷，虽煮之终日，米岂能出哉？至若桃、杏等仁，皆用汤泡去皮尖及双仁者，或捣如泥，或炒黄色用，或生用，俱可。

凡用砂仁、豆蔻、丁香之类，皆须打碎，迟后入药，煎数沸即起；不尔，久久煎之，其香气消散也，是以效少。

凡汤中用犀角、羚羊角，一概末如粉，临服内汤中，后入药。一法：生磨汁入药，亦通。

凡用沉香、木香、乳、没一切香末药味，须研极细，待汤熟，先倾汁小盏调香末，服讫，然后尽饮汤药。

凡煎汤药，初欲微火令小沸，其水数依方多少。大略药二十两，用水一斗，煮四升，以此为准。然利汤欲生，少水而多取汁；补汤欲熟，多水而少取汁。服汤宜小沸，热则易下，冷则呕涌。

凡汤液，一切宜用山泉之甘冽者，次则长流河水，井水不用。

服药次序

病在胸隔以上者，先食后服药。病在心腹已下者，先服药而后食。病在四肢血脉及下部者，宜空腹而在旦。在头目骨髓者，宜饱满而在夜。虽食前、食后，亦停少顷，然后服药，食不宜与药并行，则药力稍为混滞故也。《汤液》云：药气与食气不欲相逢，食气稍消则服药，药气稍消则进食，所谓食先食后，盖有义在其中也。又有酒服者，饮服者，冷服者，暖服者。服汤有疏有数者，煮汤有生有熟者，各有次第，并宜详审而勿略焉！

清热汤宜凉服，如三黄汤之类。消暑药宜冷服，如香薷饮之类。散寒药宜热服，如麻黄汤之类。温中药宜熟而热，补中药皆然。利下药宜生而温，如承气汤之类。

病在上者，不厌频而少。病在下者，不厌顿而多。少服则滋荣于上，多服则峻补于下。

凡云分再服、三服者，要令势力相及，并视人之强弱羸瘦，病之轻重，为之进退增减，不必局于方说，则活泼泼地也。又云牷时，周时也，从今旦至明旦。亦有止一宿者。

服药禁忌

服柴胡，忌牛肉。

服茯苓，忌醋。

服黄连、桔梗，忌猪肉。

服乳石，忌参、术。犯者死。

服丹石，不可食蛤蜊，腹中结痛。

服大黄、巴豆同剂，反不泻人。

服皂矾，忌荞麦面。

服天门冬，忌鲤鱼。

服牡丹皮，忌胡荽。

服常山，忌葱。

服半夏、菖蒲，忌饴糖、羊肉。

服白术、苍术，忌雀、蛤肉、青鱼、鲊、胡荽、大蒜、桃、李。

服鳖甲，忌苋菜，马齿苋尤甚。

服商陆，忌犬肉。

服地黄，忌萝卜。

服细辛，忌生菜。

服甘草，忌菘菜。

服粟壳，忌醋。

服芫花、甘遂，忌盐，忌甘草。

服荆芥，忌驴马肉、黄颡鱼。

服柿蒂，忌蟹。犯者木香汤能解。

服巴豆，忌芦笋。

服牛膝，忌牛肉、牛乳。

服蜜及蜜煎果食，忌鱼鲊。

服藜芦，忌狐狸肉。

若疮毒未愈，不可食生姜、鸡子。犯之则肉长突出作块而白。

凡服药，不可杂食肥猪、犬肉、油腻、羹脍、腥臊、陈臭诸物。

凡服药，不可多食生蒜、胡荽、生葱、诸果、诸滑滞之物。

凡服药，不可见死尸、产妇、淹秽等事。

妊 娠 服 禁

蚖班水蛭及虻虫，乌头附子配天雄，葛根水银并巴豆，牛膝薏苡与蜈蚣，三棱代赭芫花射，大戟蛇蜕黄雌雄，牙硝芒硝牡丹桂，槐花牵牛皂角同，半夏南星与通草，瞿麦干姜桃仁通，硇砂干漆蟹甲瓜，地胆茅根都不中。

妊娠禁忌前歌所列药品未尽，特为拈附。

乌喙	侧子	藜芦	薇衔	厚朴	槐
实	亐根	蔺茹	茜根	赤箭	菖草	鬼
箭	红花	苏木	麦麹	葵子	常山	锡
粉	硇砂	砒石	硫黄	石蚕	芫青	斑
蝥	蜘蛛	蝼蛄	衣鱼	蜥蜴	飞生	鼺
虫	樗鸡	蚱蝉	蛴螬	猬皮	牛黄	兔
肉	犬肉	马肉	驴肉	羊肝	鲤鱼	虾
蟆	羊踯躅	葛上亭长	鳅	笋	龟	鳖

生姜　小蒜　雀肉　马刀

六　陈

枳壳陈皮并半夏，茱萸狼毒及麻黄，六般之药宜陈久，入用方知功效良。

十 八 反

本草明言十八反，逐一从头说与君。人参芍药与沙参，细辛玄参与紫参，苦参丹参并前药，一见藜芦便杀人。白及白蔹并半夏，瓜蒌贝母五般真，莫见乌头与乌喙，逢之一反疾如神。大戟芫花并海藻，甘遂以上反甘草，若还吐蛊用翻肠，寻常犯之都不好。蜜蜡莫与葱相睹，石决明休见云母，藜芦莫使酒来浸，人若犯之都是苦。

当禁不禁犯禁必死

张子和云：病肿胀既平，当节饮食，忌盐、血、房室。犯禁者病再作，乃死不救。

病痨嗽，忌房室、膏粱。犯者死。

伤寒之后，忌荤肉、房事。犯之者不救。

水肿之后，忌油盐。

病脾胃伤者，节饮食。

滑泻之后，忌油腻。此数者决不可轻犯也。

时病新差，食蒜、鲙者，病发必致大困。

时病新愈，食犬、羊肉者，必作骨蒸热。

时病新愈，食生枣及羊肉，必作膈上热蒸。

时病新愈，食生菜，令人颜色终身不平复。

病人新愈，饮酒、食韭，病必复作。

不必忌而忌之过

张子和曰：脏毒、酒毒、下血、呕血等症，如妇人三十已下血闭，及六七月间血痢，妇初得孕择食者，已上皆不禁口。

凡久病之人，胃气虚弱者，忽思荤茹，亦当少少与之，图引浆水谷气入胃，此权变之道也。若专以淡粥责之，则病不悦而食减不进，胃气所以难复，病所以难痊。此忌之之过也。智者通之。

《广笔记》跋

予髫年受业王损翁、于如翁两先生门下耳。缪仲淳先生名如轰雷，然间从两先生问艺，得一望见颜色，心窃向慕之，日屈首家塾，徒深景仰。迨辛亥岁，始奉先君命，修子侄礼，拜领先生教诲。每过吾邑，予必造谒先生，虽应酬旁午，未尝不进而与谈。甲寅，先君病作，诸医竟云外感，力主表散，禁绝饮食，历半月而势危。先生侨寓长兴闻之，三日夜驰至，审证视脉，顿足大叫，云：误矣。尊公病系内伤，法宜平补，兼进佳肴名酒，今反用表散夺食，迁延日久，脾气将绝，奈何？急疏方服之，五日后，药病不应，叹谓：势不救矣。潸然涕下而别。丁巳夏，予忽遭家变患奇疴，百药罔效，自分必死，但恨慈亲在堂，不克子职，而膝下尚杳然。庄仲子一线，竟如飞尘朝露，倏焉幻灭耳。适先生至，见予羸瘦，怜悯特甚。呈以所服方约数十，览而频蹙曰：药苟中病，一方足矣。安用多为？医者不得要领，补泻妄施，故致困顿如此。细加诊视，为定汤液方，一月沉疴竟剂遂安，三剂若失。予病已后，鸠形鹄面，相知见者，辄相顾错愕，虑其叵测。先生复制常服丸方，祝予守服几三年，神理始复。孰使予脱鬼录得存视，息于两间者，先生再造之恩，其敢谖哉？辛酉先生卜居吾邑，所居与吾舍仅隔数武，得朝夕过从。壬戌先生以交知递逝，感伤成病家居，然四方就医索方者屡盈案积，力疾手疏，一切制度，纤微必悉。一方成，指腕若脱，予心恻焉。偶忆长兴丁长儒先生，曾为刻《先醒斋笔记》，首载药品炮炙大法，凡交知以方告者，止疏药品分两，旁书如法二字，令病家按本考治。但药品太简，苦于未备，乃与康文初谋之，曷不求先生再为增益，付之剞劂，为德无量，且免手疏之劳乎。遂相与合请之。时方严冬，先生新病甫痊，日曝背南窗下。文初及予每伸赫唬，辄吮墨挥毫，为拈数则。有时意所独得，笔楮偶懒，则娓娓口述，命予两人授之管城。诸医案及方，大率一仍旧本，而所加者约十至三，至药品炮炙法，则视旧所增，不啻四倍，而法更详核焉，阅五月余方竣事。因商之季弟妝之，捐资刻行，虽然此特先生武库一班耳。先生尚有《神农本草疏》版锲于金陵而未完，汤药料简稿始加，草创而未竟。予决欲从史先生卒业，二书次第刊布，庶医学如杲日中天，读书明理之士，必不为盲师所障；更使海内知先生一生心血耗费于此，用功勤而为学博。其名播遐迩，非耳食也。第予识之先生，实由王于两师。追思三先生当年聚首时，掀髯奋袂，上下古今，肝肠意气，相视莫逆。予谫劣无似，每不加鄙夷，得从旁以承绪论。今先生年逾七十，神检高映，议论环伟，岿然如鲁灵光，而两师竟骑箕仙逝，言念音容俨然如对，不胜泰山梁木之感云。

天启三年癸亥暮春祓禊[①] 日通家子庄继光顿首拜识

---

① 祓禊（fúxì 弗系）：古代习俗。每年上旬巳日到水滨洗濯，以除凶去垢，谓之"祓禊"。

缪希雍医学学术思想研究

缪希雍医学学术思想研究

一、缪希雍生平

缪希雍，字仲淳，号慕台，别号觉休居士，其书斋名还读斋。约生于明嘉靖三十五年（1546），卒于天启七年（1627）。明代海虞（今江苏常熟）人，曾侨居浙江长兴，后迁江苏金坛而终，葬常熟虞山东麓（阳羡山中）。

缪氏父名"尚志"，当过称为"别驾"的小官，在缪氏8岁时谢世，家道中落，亲朋四散。缪氏孤贫刻砺，设馆授徒，裹足读书。缪氏体质绵弱，性复疏憨，本不堪尘累，年方弱冠，值门户衰冷，世累纠缠，以是多见愤激碍膺之事十常八九，自此数婴疾病。17岁时，患疟疾久不愈，遍检方书，自治而瘥。遂搜集医方，精求药道，遇有会心处，辄札记之，用存利济。缪氏壮岁周览吴会，薄游七闽，历齐鲁燕赵之墟，纵观乎都会之大，返策秣陵，浮江西，上云梦，溯三湘而入豫章，寻师访友，到处为医，缁流羽客，樵叟村竖，相与垂盼睐，披肝胆，虚心采访，搜罗秘方，往往得秘授，悟真诀。

缪氏天禀异资，自负岐黄之诀，谛仲景、东垣以上，能见极洞垣，技参游刃。其以布衣游宇内，以医名世凡四十年，医经经方靡不讨论贯穿，而尤精于本草之学。闻人急患难，修然许诺，七尺可捐，千里必赴。其行侠仗义，视金璧如尘土，被尊为古田光、鲁仲连之流。为人疏方，

辄奇中。其所诊视及刀匕汤液，与俗医左，俗医不能解，辄谤，而缪氏意所独到，坚执不移，至俗医相顾却走，其仍然意气闲定自若，察脉审证，四顾踟蹰，又甚细、甚虚、甚小心，往往生死人，攘臂自快，而不索谢。上自明公卿，下至皂田院乞儿，直平等视，声称籍甚公卿间。王侯将相，争以厚币相迎，故索方者日益相知，录其方递相传试，靡不奇验。缪氏与王肯堂而立之年初识，相得甚欢。缪氏用酸枣仁补血，王洒然大省；缪氏荐服资生丸，王大善之，并使其先恭余龄葆摄；缪氏治鼻塞案，王氏收载于《证治准绳》中；王氏治夫人心口痛，缪氏称赏不已；缪氏患发热，王氏明审，起良友于沉疴。缪王二人共商治愈痘毒和寒热案，成为一时佳话。缪氏驯届耳顺，良友凋丧，交知递逝，百念灰冷，感伤成病家居，但四方就医索方者屡盈案积。缪氏带病力疾手疏，一切制度，纤微必悉，一方成而指腕若脱，其高尚医德，可见一斑。缪氏从不以医自恃，他撰写"祝医五则"，对医生提出了五点要求。第一，业作医师，为人司命，见彼苦恼，当兴悯悲，详检方书，精求药道，谛察深思，务期协中。常子思维，药不对病，病不对机，二旨或乖，则下咽不返。人命至重，冥报难逃。勿为一时衣食，自贻莫忏之罪于千百韧。第二，凡为医师，当先读书。文理不通，动成窒碍。读书穷理，本之身心，验之事物，战战兢兢，求中于道。造次之际，罔敢或肆

者也。第三，凡为医师先当识药，宜习修事，必期躬亲，勿图苟且。第四，凡作医师，宜先虚怀，必假问学，广博难量。第五，医师当勤求道术，以物济命，纵有功效，任其自酬，勿责厚报。等心施治，勿轻贫贱。应患道术不精，而不应患取金不多。更不应舍其本业，专事旁求，假宠贵人，翼其口吻，以希世重。他仰愿来学，俯从吾祝，则进乎道而不囿于技矣。

缪氏禀性豪爽，志存经世，电目戟髯，如世人所图羽人剑客。谈古今国事成败、兵家胜负，风发云涌，大声殷然，欲坏墙屋。曾从紫柏老人学佛，常和族兄缪昌期到东林书院听东林诸士讲学，与高攀龙等东林诸士过从甚密，参与反宦官斗争，抨击朝政。万历年间，徐贞明建东京水田之策，即出自缪氏的建议；戚继光欲藉南兵愿农者以实屯，缪氏提出应当辟召南人善种田者，量能授官最实效。当时豪士、湖北应山杨涟始官常熟知县，即先向缪氏求教，缪氏推荐隐湖大富翁毛清开发水利，传授种植经验，还怂恿毛晋拜钱谦益为师，建藏书楼，高价收买宋元古本，造佳纸以印刷出版书籍。足见缪氏娴熟经济的才能。天启中，魏忠贤捕杀东林党人，阉党王绍徽作《点将录》献于魏忠贤，将东林诸人比以《水浒传》晁盖、宋江等108名天罡地煞，称缪氏为神医安道全。缪昌期因东林党祸牵而死于狱中，缪仲淳亦被通缉，因避杀身之祸，而迁居金坛。思佐一二同好略展蕴抱，而际会多屯一时。先辈非负望沦殁，则触忌沉废，因此壮业未伸，良筹莫吐。在与好友钱谦益饮酒时，慷慨陈词，传称上医医国，三代而下，诸葛之医蜀、王猛之医秦，由此其选也。以宋言之，熙宁之法，成方以治病者也；元祐之政，执古方以治病者也。绍述之小人，不诊视病状，何如强以乌头、

狼毒之剂，则见其立毙而已矣。子有医国之责，今将谓何？钱谦益不能对。缪氏酒后耳热，仰天叫呼，痛饮沾醉乃罢。晚年卜筑金沙，寄托轩岐，研究方药，聊以抒拯厄扶危之本怀。

缪氏少善病，长嗜方技，僻耽药妙，殚一生精力，发千古神圣之奥，虽年逾七十，为使其所著，试用于世，有广来学，以济群生，不辞新病甫痊，对《笔记》进行修订。缪氏日曝背南窗下，辄呒墨挥毫，为拈数则；有时意所独到，笔楮偶懒，就娓娓口述，其神检高映，议论环伟，岿然如鲁灵光。天启七年卒于金坛，由亲友百余人挽灵车归葬常熟。其墓在常熟北门外虞山东麓破山寺东南。

缪氏儿子早夭。亲炙门人为李枝（季虬）。继承缪氏之学的有顾澄先、庄继光（敛之）、康浤（文初）、周维墀（仲甫）、徐鹏（仲鹏）、张应遴（选卿）、荣之迁、马瑞伯等。除此之外，还一传青瑶轩主人刘默（默生），再传刘紫谷、叶其辉。

二、缪希雍著作版本源流

（一）《先醒斋医学广笔记》版本

又名《还读斋医方汇编》，初版名《先醒斋笔记》。

1. 明万历四十一年癸丑（1613年）刻本：扉页题有：金沙缪仲淳先生手定 苕溪丁长孺先生订辑 先醒斋笔记 附痘科异治 本斋藏版。首页为癸丑春日曲肱道人丁元荐题行书"先醒斋笔记自叙"。半页10行，每行20字，花口，单鱼尾，四周单栏，版框高23cm，宽13.9cm，口中间按目录顺序，在鱼尾上方分别刻有"广笔记"、"炮炙大法"和"用药凡例"，鱼尾下分别刻有"中风"、"寒"、"暑"等子目和该类的页数。正文先列"炮炙法"

和"用药凡例",然后分列中风、寒、暑病证内容。中风前有《先醒斋笔记》书名,下双行注为:应禁忌炮制临用细查前法,凡汤服切用长流水或少泉甘冽之。次为正文。书凡四册,未标明卷数,无目录。第四册起为"痘科异治"。

2. 明天启二年壬戌(1622 年)京口大成堂刊本

3. 明天启三年癸亥(1623 年)刻本(简称天启本):首页为缪氏于天启二年仲冬既望的行书自序,次为癸丑(1613 年)春日曲肱道人丁元荐行书题序,其次为《广笔记》目录。半页 10 行,每行 20 字,花口,单鱼尾,四周双栏,版框高 21.5cm,宽 15cm,口中间按目录顺序,在鱼尾上方分别刻有"广笔记"、"炮炙大法"和"用药凡例",鱼尾下分别刻有"中风"、"寒"、"暑"等子目和该类的页数。书凡二册,未标明卷数。中风条前刻有:广笔记 故鄞丁元荐长孺甫集校 延陵庄绥光皦之甫增次。余条前仅有《广笔记》书名。"炮炙大法"前有药物部种目录,后附"用药凡例"。在末尾有庄继光《广笔记跋》一篇,为天启三年癸亥暮春所写。文中说,丁长孺先生"曾刻《先醒斋笔记》,首载药品炮炙大法"。上海图书馆藏本为六册,未分卷。

3. 明天启五年乙丑(1625 年)刊本。

4. 明崇祯十五年壬午(1642 年)虞山李枝刊本(简称崇祯本):首页为李枝于崇祯十五年夏的行书序文,次为匠体癸丑(1613 年)春日曲肱道人丁元荐题序,其次为缪氏天启二年岁次壬戌仲冬既望之匠体自序。崇祯本将"用药凡例"列前,然后为《广笔记》目录,与目录所列顺序不符。将妇人条列在下册,与天启本相校,可能为装订时之误。半页 10 行,每

行 20 字,花口,单鱼尾,左右双栏,版框高 21cm,宽 14.9cm,口中间按目录顺序,在鱼尾上方分别刻有"用药凡例"、"广笔记"和"炮炙大法",鱼尾下分别刻有"中风"、"寒"、"暑"等子目和该类的页数。书凡二册,未标明卷数。中风条前刻有:先醒斋笔记 吴兴丁元荐长孺甫辑 海虞李枝季虬甫参订。余条前仅有《先醒斋笔记》书名。"炮炙大法"前有所载药物的部种目录。正文前有:海虞缪希雍仲淳甫定 延陵庄继光敛之甫校。与天启本相校,天启本书后有庄继光之跋,崇祯本无。天启本中无赵景之太史、湖广张仲虎和太学许韬美三个医案,崇祯本则将三案均列在虚弱条后,《四库全书》本与之同,和今诸本不同。天启本吐血条后有庄含之案,而万历本、崇祯本均无,《四库全书》本和今诸本亦无。是否为非缪氏案而削之,待考。崇祯本在痢疾条后增加了时行疫痢一证;在妇人条后增加顾太学叔夏内人、太学朱方仲内人二个医案。个别字句之出入,可见本书中注。

5. 崇祯十五年(1642 年)三槐堂刻本:卷首标有"慈溪耕余楼冯氏辨斋藏书",为李枝和"江阴司训庄继光刻之以行"。此书被辑入《还读斋医方汇编》中。

6. 明崇祯十五年壬午(1642 年)刻本

7. 明崇祯十五年壬午(1642 年)抄本

8. 明崇祯刻本

9. 明庄氏刻本

10. 明刻本

11. 清康熙抄本

12. 清道光十一年辛卯(1831 年)武林涵古堂刻本

13. 清光绪二十一年乙未(1895 年)抄本

14．清种德堂刻本

15．清刻本

16．清抄本

17．1919 年缪曾湛校刻本

18．日本刻本

19．1919 年海琴居士抄本

20．1919 年缘野书堂抄

21．1919 年上海集古阁石印本：书扉页刻有中华民国八年孟春月上海集古阁石印曹炳章，明缪仲醇先生原著 后学曹炳章先生校刻 医学广笔记 鸳湖顾麂题。首页刻有：明东吴缪希雍仲淳原著 明吴兴丁元荐长孺甫辑 明海虞李枝季虬甫参订后学鄞县曹炳章赤电校刊。半页 15 行，每行 36 字，花口，单鱼尾，左右双栏，版框高 16.3cm，宽 11·2cm，口中间按目录顺序，在鱼尾上方刻有"广笔记"和"炮炙大法"，鱼尾下分别刻有"序"、"卷数"、"中风"等子目和该类的页数。书凡四卷。第四卷"炮炙大法"下有：海虞缪希雍仲淳甫订 延陵庄继光敛之甫效 鄞县曹炳章赤电校刊。

22．1919 年常熟承古堂铅印本

23．科技卫生出版社（上海）1958 年刊本（简称上海本）：首页为李枝序，次为丁元荐序，次为缪氏自序。目录与天启本、崇祯本所载基本相同，其中将脾胃与泄泻交换，将炮炙大法的子目录提前。分为四卷。此本为 32 开竖排铅印本，有句读，无校注说明。正文前有：先醒斋医学广笔记 明 东吴 缪希雍仲淳 著。正文内容与崇祯本同。

24．1959 年上海科技出版社铅印本

25．江苏科技出版社 1983 年刊本（江苏本）：为王新华校注。此本采用明天启二年壬戌京口大成堂刻本为底本，其目录重新进行了整理，使之与文中大小标题一致。分为四卷。全文加用新式标点符号，对文中明显错别字，则径予订正，对较难懂的语词和较生疏的药物等，适当加以注释。此本为 32 开横排铅印本。

26．中国中医药出版社 1998 年本：为盛燕江校注。此本以明天启二年京口大成堂本、明崇祯十五年虞山李枝刊本为主校本，并参照江苏本核校而成。全书采用简体横排、现代标点，对底本中的明显错字、古今字、通假字予以径改，异体字除药名外一律律正，费解的字句、生僻药名予以诠释。此本为 32 开铅印本。

27．见《四库全书》：全书以《先醒斋广笔记》收入，前有"提要"和缪希雍天启二年自序。书凡三卷。卷二自幼科起，卷三为炮炙大法和用药凡例。

（二）《本草经疏》版本

又名《神农本草经经疏》

1．明天启五年乙丑（1625）毛氏绿君亭刻本（简称明刻本）：首页为天启乙丑暮春海虞遗民缪希雍题于吴江舟次、吴兴晚学姚凝之书的行书"梓行《本草疏》题辞"，次为缪氏匠体自序和通家子顾澄先谨识的"凡例"。其次为目录。卷一正文前有：东吴缪希雍仲淳甫著 同邑门人李枝参订。半页 8 行，每行 17 字，无界格，版心为白口，下刻绿君亭。四周单栏，版框高 20.6cm，宽 13.4cm。书凡三十卷。

2．清光绪十七年辛卯（1891 年）池阳周学海校刻《周氏医学丛书》本（简称周刻本）：书扉页刻有：福慧双修馆藏版光绪辛卯仲冬池阳周氏校刻本 先醒斋医学广笔记 宣统三年秋十月海昌朱兆华题。半页 11 行，每行 21 字，花口，单鱼尾，左右双栏，版框高 16.2cm，宽 11.7cm，口中间按目录顺序，在鱼尾上方刻有"本草经疏"，鱼尾下分别刻有"总目"、"卷数"等子目和该类的页数。书凡三十卷，十四本。

3．清蕴古堂刻本

4．吴郡大来堂刻本

5．据明天启五年毛氏绿君亭刻本抄本

6．1980 年江苏广陵古籍出版社据池阳周氏校刻本影印

7．见《周氏医学丛书》

8．见《方药集义阐微》

9．江苏科技出版社《吴中医籍》本：

10．中国中医药出版社 1998 年本：为夏魁周校注。此本以明刻本为底本，以周刻本为主校本。以所引原著作为参校为成。全书改繁体竖排为简体横排，尽量保持底本原貌，不作冗繁校注。凡底本与校本有异，而文义均通者，悉依底本，不分注；底本于义不通者，以校本改，并出注说明。凡属异体字、古今字、繁简字、通假字，一律予以径改。

（三）《本草单方》版本

1．明崇祯六年癸酉（1633 年）华阴堂刻本：首页为明崇祯六年夏五曲阿吴履中行书题序，其次为崇祯六年十二月虞山老民钱谦益行书叙序，再次为云间通家子康 撰述的《本草摘方引例》。卷首为目录。正文前有：海虞缪希雍仲淳甫选 延陵庄继光敛之 云间康 文初甫 延陵于顺玉执候甫全汇。半页 10 行，每行 22 字，花口，单鱼尾，四周双栏，版框高 18.8cm，宽 13.2cm，口中间按目录顺序，在鱼尾上方分别刻有"序""本草单方"和"卒中暴厥"等症类，鱼尾下分别刻有卷次和该类页数。书凡六册十九卷。

2．清顺治刻本

3．中医古籍出版社 1994 年影印本：该本据中国中医研究院图书馆藏明崇祯六年（1633 年）华阴堂刻本影印。该本为海内外现存的孤善本。

（四）《炮炙大法》版本

1．明末庄继光校刻本

2．见《先醒斋医学广笔记》附

3．1956 年人民卫生出版社影印本

（五）《医学传心》版本

清道光四年甲申（1824 年）百本菊花斋刻本：为清孙佑慎修补述。

三、缪希雍学术思想

缪氏的学术成就在三个方面最为突出：

（一）外感热病的研究

缪氏十分重视外感热病的研究。他认为此病是"关于死生之大病"，虽张仲景著有《伤寒论》，为后世医家所宗，然循至今时，千有余年，不仅时气变异，方土有殊。且古今之人禀赋有别，故宜"师其意，变而通之，以从时也，如是则法不终穷矣。"在这一思想指导之下，缪氏对外感热病的论治提出了新的见解。

1．邪气侵入的途径　外感病邪侵入人体的途径，历代医家大都遵循《内经》"风雨寒暑循毫毛而入腠理"的训律，进行临床实践和发挥总结。缪氏则另辟蹊径，认为口鼻为肺胃之门户，伤寒温疫，必经口鼻而入，且发病多在阳明。他说："伤寒温疫三阳证中，往往多带阳明者，以手阳明经属大肠，与肺为表里，同开窍于鼻；足阳明经属胃，与脾为表里，同开窍于口。凡邪气之入，必从口鼻，故兼阳明证者独多。"缪氏又根据《内经》和《伤寒论》之旨，提出"阳明多气多血，津液所聚而荫养百脉，故阳明以津液为本"的观点，主张热病以固护津液为要。

2．外感伤寒的性质　缪氏认为，外感伤寒六经中，以热证居多。不只三阳多

为热证，就是由三阳传入三阴者，"虽云阴分，病属于热"。由于六经热证易于伤津耗液，继而伤阳致变，故缪氏又指出，"治热病先防亡阴，继防亡阳"，"寒邪直入阴经，此必元气素虚之人，活在极北高寒之地"，开始才有阴寒之证。缪氏的见解，既宗刘完素"六经传受，皆是热证"之说，但又不抛弃张仲景病入三阴有寒有热之律。缪氏这里所说的伤寒，实是温热病，并非冬月正伤寒，他说"凡外感必头痛，其疼也不问昼夜。探其舌本，必从喉咙内干出于外，多兼烦躁"。若外感风寒在表，必口中和而不烦躁，此见烦躁，则为邪热入里伤津之象；其头痛不止，多是毒火充斥的缘故。这种病证，多在温热病中出现，伤寒热病易于热化，以热证居多，则是缪氏的主要见解之一。

3. 伤寒六经的辨治　缪氏的伤寒六经辨治，也不囿于前人的窠臼，而有所创新。其既守仲景之法，又有变通，用药亦因时因地而制宜。如对太阳之治，就不用麻桂之剂，而易之以羌活汤（羌活、葛根、杏仁、前胡）加减。其用羌活为君，祛风散寒除湿，以适应江南之地，从无刚劲之风，而多有湿热之患的特点；如系太阳阳明证，则在羌活汤中加生石膏、知母、麦冬，大剂与之。阳明证有经、腑等证之别，缪氏对正阳阳明的胃家实，则从经证治之，宜急解其表，用大剂竹叶石膏汤与之；若表证已罢，邪结于里，则用调胃承气或小承气下之。少阳之治，则一本仲景之法，用小柴胡汤加减。对三阳合病，脉大上关上，但欲眠，目合则有汗，药用百合、麦冬、炙甘草、知母、竹叶、栝蒌根、鳖甲、白芍。显而易见，其用药注重养阴生津，而有别于白虎汤，发展了仲景之说。至于三阴之病，其传经属热，宜清热、通下、和里，不能误用芒硝妄下

而伐真阴；直中属寒，宜温补以接阳；当阳回寒退，即以平补之剂调之，勿过用桂附，以防其毒。

4. 春温夏热病的辨治　缪氏认为冬伤于寒，至春则变为春温，大都头疼发热，或渴或不渴，三阳证俱，治用辛温，佐以辛寒，以解表邪。太阳宜羌活汤；阳明宜白虎汤，无汗不呕者间用葛根汤；少阳往来寒热等证出现，不可用汗、吐、下三法，只宜用和解之小柴胡汤。渴者，去半夏，加栝蒌；耳聋热盛者，去人参，加麦冬、知母、栝蒌根；渴亦加之。至夏变为热病，其表证大约与春温相同，但热比于温则邪气更烈。此病解表用白虎汤、竹叶石膏汤。有太阳证则加羌活，有少阳证则加柴胡、黄芩，如发斑则加玄参、栀子、桔梗、鼠粘、连翘、大青、小青和青黛，并须大剂与之。春温、夏热二证，若邪已结内，宜按察病位。若邪结中焦，便硬，用小承气汤、调胃承气汤下之；若邪结下焦，少腹坚痛，始用大承气汤下之。

5. 外感热病的辨治特点

（1）重视阳明，善用清法：缪氏认为，外感热病以阳明或兼阳明证者独多，故应注重阳明辨治。阳明又有经、腑之别殊，缪氏则尤重阳明经证。认为："如病人自觉烦躁，喜就清凉，不喜就热，兼口渴，是即欲传入阳明也。"而身热、渴、咽干、鼻干、呕或干呕、舌干、脉洪实，更属阳明之证。缪氏善用辛凉、甘寒清气之法，尤擅用石膏。临床常取仲景白虎汤、竹叶石膏汤方，并提出解表用白虎汤的论点。认为石膏辛能解肌，甘能缓热；大寒而兼辛甘，则能除大热。由于其清肺胃之火，两具清里解表之功，每以为君。缪氏用石膏，多以生用打碎入煎，剂量一般在一两二钱以上，重者一次有达四两者，甚至有一日夜进十五两五钱者。同时

还佐以麦冬、竹叶、知母等甘寒之品，助石膏以清热，兼取生津润燥除烦之效，再和粳米、甘草、人参等顾护胃气，为清阳明热邪的重要方剂。

在太阳、少阳证热重而兼口渴、脉实等证时，缪氏亦必参合清法。如太阳证见口渴、鼻干，即以辛平发散之剂加石膏、麦冬、知母大剂与之；至于温病、温疫等病，因邪气更烈，故"解表用白虎汤、有太阳证则加羌活，有少阳证则加柴胡、黄芩。"对于治疗暑病，"白虎汤是其本方"。疟疾见阳明热重者，亦在白虎汤、竹叶石膏汤之中加减。白虎汤原为清阳明经热的著名方剂。在缪氏之前，一般多用于表证消失之后，而仲淳则认为石膏兼有解表的作用，虽表证未解在所不忌，同时还应用于其他多种病证。这就为后世医家应用石膏开了又一法门。

（2）固护津液，慎于汗下：在外感热病的治疗中，注意固护津液是缪氏的另一特长。尤其对阳明病的治疗，在清热的同时，尤当重于保津，故缪氏虽运用竹叶石膏汤，却不用其中温燥劫阴的半夏。至于苦寒之品，即恐其苦燥伤阳，又虑其损伤胃气，使津液亏耗而难复，亦往往慎用。

同时，缪氏还慎用汗、下二法，恐汗则津泄，下则津脱，若非见适应之证，不可轻投。缪氏指出："近代医师卤莽，既不明伤寒治法，又不识杂证类伤寒，往往妄投汗下之药，以致虚人元气，变证丛生。元气本虚之人，未有不因之而毙者矣。戒之哉！汗下之药，焉可尝试也？"如对于太阳证的治疗，其自制辛平解表的羌活汤，而不用麻黄汤、桂枝汤，正是为了避免过汗伤津之虞。缪氏对于下法，则更为审慎。如阳明发狂、弃衣而走、登高而歌者，缪氏认为，便不结者，当清不当下，主以大剂石膏、知母、麦冬、大青

叶、甘草等药治之。即使是阳明腑实可下之证，缪氏亦采取前人的试探之法，用小承气汤试之。若不行，则换大承气汤，并注意勿大其剂。若大便不硬者，慎勿轻下。对于热病后，津液未回，大便不通的患者，缪氏则处以甘蔗汁、梨汁、兼多饮麦冬汤等，生津通便。这对后世医家所设增水行舟之法，不无启示。

（3）强调速逐热邪：缪氏根据伤寒易于热化的特点，强调速逐热邪，也是治疗外感热病的辨治特点之一。他说："邪在三阳，法宜速逐，迟则胃烂发斑；或传入于里，则属三阴邪热炽者，令阴水枯竭，于法不治矣。此治之后时之过也。"在这里，缪氏提出了速逐的两个理由。其一，热邪传变迅速，易犯营血。"胃烂发斑"，就是阳明热极，气血沸腾之象。其二，温为热邪，易耗竭阴液，故应速逐之，以阻止病邪深入营血及劫夺阴液。

总之，缪氏治疗外感热病善用清法、固护津液、速逐热邪的见解，在整个中医学外感热病论治的发展过程中，起有承前启后的作用，尤其对清代温病学说和学派的形成都产生了深远的影响。

如对太阳病之治，除冬月即病之中风证仍一桂枝汤外，他另自订的轻清解表羌活汤，为温病初起的治疗开辟了新的法门。对阳明经证的治疗，取白虎汤加以化裁而为竹叶石膏汤清热透邪护津，成为温病治疗的常用方剂。吴鞠通的减味竹叶石膏汤，就是仿此而制。缪氏重视清热保津，善用辛凉甘寒清气治法，慎用汗下，对温病清热养阴大法的形成，影响颇深，吴鞠通治上焦主以辛凉、治中焦擅长甘寒诸方，治下焦主以咸寒，如益胃汤、五汁饮、玉竹麦冬汤等，虽大多出自叶桂医案，却导源于缪氏的笔记。

缪氏清气治法尤重石膏的经验，明末

清季得到了广泛的运用。清代余霖认为，热邪为无形之毒热，非重用石膏不能清。余氏治疫疹所创拟的清瘟败毒散，就是以重用石膏为其特点。纪晓岚先生在《阅微草堂笔记》中记述，乾隆癸丑春夏间，京中大疫。以张景岳治法治之十死八九，以吴又可治方治之，亦不甚验。而桐城医士余霖，以重剂石膏，应手而瘥，活人无算。其考喜用石膏者，莫过于缪仲淳，且不知何以取效如此。吴鞠通以为是何足奇，在《医医病书》中谈到他治西人李姓布贾之病，用石膏每剂八两，渐加至一斤。早晚各服一剂，每剂煮成六碗，一时服一碗。鏖战十数日之久，邪之大势方解，继清余邪，石膏每剂仍用四两，六七帖后，方能脉静身凉。他多类似，不能尽述。顾松园《医镜》则说："石膏能取死回生，少则难消。"近人张锡纯重用石膏治疗热病，1958年河北石家庄市医生用大剂量石膏治疗"乙脑"，足以说明与缪氏的经验是一脉相承的。

（二）杂病治疗的经验和成就

1. 发展脾胃论治　缪氏认为："谷气者，譬国家之饷道也。饷道一绝，则万众立散。胃气一败，百药难施。"因此，"治阴阳诸虚病，皆当以保护胃气为急。"从这一论述，可以看出，保护脾胃，是缪氏对杂证治疗的一大特点。即如中风、中暑、泻利、滞下，乃至胎前、产后、疔肿、痈疽、痘疮、瘀疹，他都无不注重对脾胃的调理。

缪氏论治脾胃突出之处在于发展了前人之说，而能够区别阴阳。其一，他对脾肾关系较为重视，指出："夫脾胃受纳水谷，必藉肾间真阳之气熏蒸鼓动，然后能腐熟而消化之，肾脏一虚，阳火不应，此乃先天之真气，丹溪所谓人非此火不能有生者也。治宜益火之源，当以四神丸加人

参、沉香，甚者加熟附、茴香、川椒。"他曾自制脾肾双补丸健脾益肾，和四神丸相比，则更加全面妥贴，常为后人所运用和效法。其二，也是最重要的一点，缪氏对脾阴问题提出了新的观点。他认为，如饮食不进、食不能消、腹胀、肢痿等证，不能仅责之脾气虚，而其往往是"脾阴不足之候"。缪氏说："世人徒知香燥温补为治脾虚之法，而不知甘寒滋润益阴之有益于脾也。"如他曾治一妇人，产后腿疼、不能行立、饮食不进之，就认为是"脾阴不足之候。脾主四肢，阴不足故病下体。"案中虽对脾阴不足之症状论述欠详，但却指出了以"甘凉滋润"、酸甘化阴，为治脾阴虚的大法。

缪氏调理脾胃，有三个特点：第一，调理胃气，注重甘润清灵。常用人参、白扁豆、山药、莲肉、橘红、茯苓、炙甘草、大枣或枣仁、石斛、沙参、麦冬、白芍、砂仁、麦芽等，随宜配伍。第二，补脾阴，主张酸甘柔润。常用石斛、木瓜、牛膝、白芍药、酸枣仁为君，以生地黄、甘枸杞、白茯苓、黄柏为臣，甘草、车前为使。第三，治脾不忘调肝。对肝脾不和者，多用白芍、木瓜、沙参、麦冬、石斛柔润之品缓肝益脾，使肝气平而脾自健。他又嘱咐病人戒暴怒而和肝气，以促进脾病的尽快恢复。第四，注意益火以燠土。当脾胃虚及肾阳时，则用脾肾双补丸培补脾肾，补火暖土。方用菟丝子、五味子、巴戟天、补骨脂温补肾阳，又配人参、莲肉、山药健脾，肉豆蔻、橘红、砂仁和中理气，和调脾胃。

缪氏治脾胃之法几乎为叶天士所全盘接受。叶氏治久病虚损疾患，推崇甘药理虚原则，以甘温和甘寒两法来治疗诸般虚损病证，形成了自己独特的柔润滋养的用药风格，这正是叶氏继承了缪氏用药精髓

发挥而成的。叶氏倡言胃阴，以沙参、麦冬、扁豆、玉竹、甘草等甘凉养胃，实是受缪氏的启示。缪氏阐明的脾阴说是对藏象学说的重大发展，而叶氏论述的胃阴说则是在缪氏影响下的进一步完善。吴澄的《不居集》中专立"论补脾阴法"，认为古方理脾健胃多偏补胃中之阳，而不及脾中之阴。对脾阴虚者甘温补土不可持，故新定补脾阴一法，并另立补脾阴新方。其中理脾正方治食少泄泻，痰嗽失血，遗精等证，方由人参、河车、白芍、山药、扁豆、茯苓、橘红、甘草、莲肉、荷叶、老米组成。吴氏认为补脾阴宜选用忠厚和平之品补土生金、燥润合宜，使补脾阴与补脾阳两不相碍，寓疏散于补托之中，藉补托于疏散之外，使立法于无过之地。

总之，缪氏对脾胃调理，注重甘润清灵或酸甘柔润，"甘寒滋润益阴之有益于脾也"，着意制肝实脾或益火燠土，既补充了李杲脾胃学说的不足，发展了脏象学说，而且对叶桂提出胃阴说以很大的影响，促进了调理脾胃方法的成熟和完善。

近年对脾阴的研究颇多，并提出了脾阴的辨证论治方法以及同胃阴虚的鉴别要点。如何新慧氏认为脾的生理作用全赖脾阴和脾阳的相互协调和相互依存，脾阴不足可使脾的功能发生障碍，临床上常见有不思饮食，食后脘痞不舒和喜按，消瘦，面色萎黄，大便溏薄，便次增多等，或口唇干燥，低热不退，舌质偏红或红绛，苔剥或光，脉细软或濡等症，当属脾阴亏损，法当滋补。但补脾阴不能用纯补，宜补而不燥，滋而不腻，行而不滞之平补之品，如山药、扁豆、苡仁、石斛、玉竹、莲肉等药，而参苓白术散就是平补脾阴的代表方。何氏还提出补脾阴当顾及益脾气和兼顾其他脏腑，并须缓调收功。另外，沈斌氏等初步提出了脾阴虚和胃阴虚的鉴别要点和治法上的区别，有待于进一步研究。

2. 治气治血三法　缪氏论治气血，各立三法，简明扼要，颇为实用。

(1) 治气三法：缪氏认为，"天地之间，动静云为者，无非气也；人身之内，转运升降者，亦气也。"故视气机之升降顺调与否为"病之枢要"，"升降乃治法之大机"。"盖气分之病，不出三端，治之之法及所主药物，皆不可混滥也，误则使病转剧。世多不察，故表出之。"所谓三法，即补气、破气和降气调气。气虚宜补之，如人参、黄芪、羊肉、小麦、糯米之属。实则宜破，破者损也，如少壮人暴怒气壅之类，药如青皮、枳实、枳壳、槟榔、厚朴、牵牛等。气逆宜调，气升宜降，如呕吐、呃逆、咳喘、痰饮、血证等，无论虚实，均有气逆、气升之乱，故降气调气之法，虚实皆可参佐。降气者，即下气也。虚则气升，故法宜降。其药之轻者，如紫苏子、橘皮、麦门冬、枇杷叶、芦根汁、甘蔗；其重者，如番降香、郁金、槟榔之属。调者，和也。逆则宜和，和则调也。其药如木香、沉香、白豆蔻、缩砂、香附、乌药之属。

在缪氏之前，李杲阐脾胃气虚、清阳不升之义；朱震亨述阴阳比和，复有阴升阳降、阳有余阴不足、气有余便是火之论。缪氏则综李朱之说，进一步阐发气机失降的问题。缪氏治火气上炎，首重下气。对阴血亏耗，阳气偏亢所致的虚火升浮，则参用降气之法，认为，气降则火自降，火降则气归元，阳交于阴，而诸病自已。缪氏善用降气，巧在常伍以甘凉濡润之剂，与养阴之法并进，以避免苦寒降气戕伐胃气、又易伤津液之弊。其治法可归纳为：润肺降气法，常用枇杷叶、苏子、麦冬、梨汁、橘皮；清降肺胃法，常用芦根、甘蔗汁、枇杷叶、橘皮、枳壳、苏子、石斛；降逆止呕法，常用竹茹、麦冬、枇杷叶、芦根；降气平肝法，常用苏子、菊花、降香、郁金、白芍；滋阴降火法，常用枇杷叶、麦冬、玄参、白芍、童便、牛膝；降气豁痰法，常用枇杷叶、苏子、竹茹；降气凉血法，常用生地、麦冬、酸枣仁、枇杷叶；补气降气法，常用枇杷叶、苏子、人参。缪氏长于运用枇杷叶和苏叶，特别是用枇杷叶他尤有心得，认为其禀天地清寒之气，四时不凋，气薄味厚，阳中之阴。入手太阴、足阳明经，降也。其性凉善下气，气下则火不上升，而胃自安。对于呕吐不止、妇人产口干、男子消渴、肺热咳嗽、喘息气急、脚气上冲，皆取其下气之功，气下火降则诸证悉愈。

缪氏常用甘凉濡润之药清肺降逆，善用苏子、枇杷叶调降气机，被后世也泛用于治疗咳嗽、痰饮、哮喘、噎膈、恶阻、子悬等病证。如后世常用的苏子降气汤、三子养亲汤，以及喻昌之清燥救肺汤、王孟英之杜劳膏方，均取法于此。缪氏施用降法，除降气以降火，清降肺胃气机外，还涉及肝气上逆诸证。王旭高以香附、郁金、苏梗、青皮、橘叶疏肝理气，别辟新法；张锡纯综合肝肺胃气诸逆，独创治冲气上冲证治，以参赭镇气汤为代表方。这是对缪氏降气法新的发挥。

（2）治血三法：缪氏说："盖血为营阴也，有形可见，有色可察，有证可审者也。病既不同，药亦各异。治之之法，要在合宜。倘失其宜，为厉不浅差剧之门，可不谨乎？"因此，缪氏拟立补血、清血凉血及通血三法。"血虚补之"，虚则发热、内热，法宜甘寒、甘平、酸寒、酸温，以益荣血。其药为熟地黄、白芍药、牛膝、炙甘草、酸枣仁、龙眼肉、鹿角

胶、肉苁蓉、甘枸杞子、甘菊花、人乳等。"血热宜清之、凉之"，热则为痈肿疮疖、为鼻衄、为齿衄、为牙龈肿，为舌上出血、为舌肿、为血崩、为赤淋、为月事先期、为热入血室、为赤游丹、为眼暴赤痛。法宜酸寒、苦寒、咸寒、辛凉，以除实热。其药为童便、牡丹皮、赤芍药、生地黄、黄芩、犀角、地榆、大小蓟、茜草、黄连、山栀、大黄、青黛、天门冬、玄参、荆芥等。"血瘀宜通之"，瘀必发热发黄、作痛作肿，及作块结块癥积，法宜辛温、辛热、辛平、辛寒、甘温以入血通行，佐以咸寒软坚。其药为当归、红花、桃仁、苏木、桂、五灵脂、蒲黄、姜黄、郁金、京三棱、延胡索、花蕊石、没药、䗪虫、干漆、自然铜、韭汁、童便、牡蛎、芒硝等，皆可选用。

3. 独创吐血三要法　缪氏治疗吐血的三药法，即"宜行血，不宜止血"；"宜补肝，不宜伐肝"；"宜降气，不宜降火"。这是"见血休治血"的发挥和具体运用。

吐血是虚损的主证之一，还多见于阴虚内热之人。在明代治疗吐血有两种偏向，一则专用寒凉，药如芩、连、山栀黄柏、知母和四物之类，往往伤脾作泄，以致不救；一则专用人参温补，使热更伤肺，阴火愈炽，咳嗽更甚。这显然不适宜于阴虚之证的辨治。缪氏主张治阴虚内热，"法当用甘寒，不当用苦寒"，其目的是为了既能滋养阴血，又能扶持脾土，使阴血渐生，虚火渐降。

（1）宜行血，不宜止血：缪氏认为，血不能循经络者，是气血上壅也。壅者宜行，逆者宜降，运用行血的方法，使得血行经络，则无溢出、上壅之虞，不用止血药而血自止，郁金有调气行血之功，而为治吐血的圣药。若见出血即行止血，或有见效者，但其副作用亦可能每随而至，非

仅气上壅未除，而更增加寒凝止遏，则血必凝滞，脉道不利；若郁而化热，使胃气逆而反复吐血、发热、恶食，病日痼矣。因失血多源于血乱不得循经，见血止血虽可收效于暂时，然而每致瘀滞，瘀血不去，则新血不生，血液不得归经而常复溢出。出血行血，似乎大悖常理，实为大禹治水之意，而可免鲧之筑堤之误，有因势利导，不止血自止之妙。此条治则对出血而不畅，或脏毒下血、肠风下血、产后恶露不尽，以全身弥漫性出血等尤为适宜。对慢性出血，或出血量少、色不鲜艳而连绵不断者，可加入活血药为参佐之法。对气火太盛或气不摄血引起之大出血，一般则忌用活血药，或血止后酌情用之。

（2）宜补肝，不宜伐肝：缪氏认为，肝为将军之官，主藏血。吐血者，肝失其职也。养肝则肝气平，而血也有所归。伐之则肝虚不能藏血，血愈不止矣。肝有疏泄之功，调节血运。出血证多是因肝阴不足，肝阳偏亢，气血逆乱，使肝藏血失职所致。缪氏常用生地、牛膝、枸杞、芍药、鳖甲、山茱萸、炙甘草等，方如六味地黄丸，酸甘化阴，养阴制阳。此法适用于阴虚内热，气火亢盛的吐血证。

（3）宜降气，不宜降火：由于气有余便是火，气升火升。气降火即降，火降气亦不上升，血随气行则无上溢之患矣。同时，降火必用寒凉之剂，苦寒最易伤中，胃气伤则化源告竭，脾气伤则统摄无权，血不归经，后患无穷。缪氏主张用白芍、炙甘草制肝，用枇杷叶、麦冬、薄荷、橘红、贝母清肺，用薏苡仁、怀山药养脾，用韭菜、番降香、真苏子下气，用青蒿、鳖甲、银柴胡、牡丹皮、地骨皮补阴清热，用酸枣仁炒研、白茯神养心，用山茱萸、枸杞子补肾。此方把制肝清肺、养脾补肾、下气、补阴清热诸法合于一处，标本兼顾，不止血，不降火，不伐肝，而累试累验。说明其立法之精确，用药之周到巧妙。"然阴无骤补之法，非多服药不效。"亦是缪氏的经验之谈。

缪氏治吐血的三要法，是其宝贵的临床经验，虽为吐血而设，实具有普遍意义。他的医案中就用三法于多种出血之证。不过，吐血三要法各有一定的适用范围，须结合病情斟酌选用或综合运用。总之，缪氏治吐血三要法，采取活血以使血归经、养阴以制亢阳、降气以使火降的治疗原则，具有治病求本、标本兼顾之义。

缪氏的"吐血三要法"，对后世也颇有影响。喻昌云："仲淳先生善以轻药疗人重病，治血三要法，尤为精当。"邵新甫在《临证指南医案》的按语中说："若嗔怒而动及肝阳，血随气逆者，用缪氏气为血帅法，如苏子、郁金、桑叶、丹皮、降香、川贝之类也。"叶天士在其治疗吐血、咳血医案中多处提到"当用仲淳法"，"仲淳吐血三要云，降气不必降火"。何炫在《何氏虚劳心法》中说："况虚劳失血，的系阴虚，当从仲淳方论为主。"程杏轩将《四库全书》对缪氏的评价和"吐血三要法"收入其所著的《医述》中。唐宗海在《血证论》中提出治血证，要"降其肺气，顺其胃气，纳其肾气，气下则血下，血止气亦平复"。"止血之法虽多，而总莫先于降气。"其对实证以大黄降气泄火，降肺气用苏子、枳壳、葶苈、杏仁等，降胃气用木香、降香、沉香、莱菔子等，降肝气用香橼、佛手、广香等，降冲气腾龙骨、牡蛎、白芍等，降肾气用海蛤粉、蛤蚧等，并对血证忌用""升散动气"，都是对缪氏"吐血三要法"的发挥。

4.倡内虚暗风之说　缪氏接受了前人中风有真假内外之论，在河间将息失宜、水不制火和丹溪湿热相火、中痰中气等学说的基础上，提出了"内虚暗风"之说。他认为，由于天地之风气有异、人之所禀不同，加上东南之处，"其地绝无刚猛之风，而多湿热之气"，故真中风者较少。虽然也常有猝然僵仆等证的发生，但并非真中风。盖由东南之人，质多柔脆，往往多热多痰。真阴既亏，内热弥甚，煎熬津液，凝结为痰，壅塞气道，不得通利，热极生风，将发之前多有口干舌苦，大便闭涩，小便短赤等内热之候，既发则猝然僵仆，或不省人事，或言语謇涩，或口眼歪斜，或半身不遂，……确系阴阳两虚，而阴虚者为多。与外来风邪迥别，"故称之为"内虚暗风"。对于"内虚暗风"的治疗，法当清热、顺气、开痰以救其标，次当治本，阴虚益血，阳虚益气，气血两虚则气血兼补，久以持之。缪氏还指出："治痰先清火，清火先养阴。最忌燥剂，尤不可误用治真中风之风燥药，否则祸福反掌。"对于用药，缪氏主张清热用天冬、麦门冬、甘菊花、白芍药、白茯苓、瓜蒌根、童便；顺气用紫苏子枇杷叶、橘红、郁金；开痰用贝母、白芥子、竹沥、荆沥、瓜蒌仁等；治本养阴则用天门冬、甘菊花、怀生地、当归身、白芍药、枸杞子、麦门冬、五味子、牛膝、人乳、白胶、黄柏、白蒺藜等，补阳则用人参、黄芪、鹿茸、大枣等。

缪氏的"内虚暗风"说，已经脱出唐人温散外风和当时温补培元之窠臼，独辟蹊径。后世虽有虚风、肝风之说，但不出缪氏"内虚暗风"之论的范围。《临证指南医案·中风门》也大多宗此而治，且颇获效验。俞震在《古今医案按·类中风》中则称缪氏之法有"另制机杼"之妙，可补刘、李张所未备。《医学碎金录·中风》则称缪氏用药"一派甘寒之品，虽无近效，而阴虚内热之人，诚可持也，不可因

其平淡而息之。"

5.治疗麻疹的经验　缪氏对麻疹的病机和诊治亦有其独到之处。

（1）麻疹的病机：缪氏认为："疹疹者，手太阴肺、足阳明胃二经之火热发而为病者也。小儿居多，大人亦时有之。殆时气瘟疫之类欤！其证类多咳嗽多嚏，眼中如泪，多泄泻，多痰、多热、多渴、多烦闷，甚则躁乱咽痛，唇焦神昏，是候也。"缪氏把麻疹视作时病瘟疫的同类，认为其基本病机为肺胃二经之火热，是其独到的认识和创见。

（2）麻疹的治疗：缪氏治疗麻疹重视清凉发散。他认为："疹疹不宜依证施治，惟当治本。本者，手太阴、足阳明二经之邪热也。解其邪热，则诸证自退"。"治法当以清凉发散为主，药用辛寒、甘寒、苦寒以发之。惟忌酸收，最宜辛散，误施温补，祸不旋踵。"辛散药如荆芥、葛根、西河柳、石膏、麻黄、牛蒡子；清凉药如玄参、栝楼根、薄荷、竹叶、青黛；甘寒药如麦门冬、生甘草、蔗浆；苦寒药如黄芩、黄连、黄柏、贝母、连翘。

（3）治疗麻疹的经验：麻疹初发咳嗽，宜清热宣透，不得止嗽。疹后咳嗽，但用贝母、栝楼根、甘草、麦冬、苦桔梗、玄参、薄荷以清余热、消痰壅。慎勿用五味子等收敛之剂。多喘，为热邪壅于肺，应用大剂竹叶石膏汤加西河柳、玄参、薄荷等，慎勿用定喘药；若冬天寒甚，疹毒为寒气郁于内，不得透出者，加蜜酒炒麻黄；凡热势甚者，即用白虎汤加西河柳，切忌过用升麻，服之必喘。多泄泻，慎勿止泻，惟用黄连、升麻、干葛、甘草，则泻自止。缪氏特别指出，"疹家不忌泻，泻则阳明之邪热得解，是亦表里分消之义也。"对于疹后泄泻及便脓血，缪氏认为，皆由热邪内陷故也，大忌止

涩，惟宜升散，仍用升麻、干葛、白芍药、甘草、白扁豆、黄连治之；便脓血则加滑石末，必自愈。对于疹后牙疳，缪氏认为最是危候，须外用雄黄牛粪尖煅存性，研极细，加真片脑一分，研匀吹之；内则急服连翘、荆芥穗、玄参、干葛、升麻、黄连、甘草、生地黄、犀角汁，缓则不可救药。疹后若生疮不已，是余热未尽也，宜服银花、连翘、荆芥、玄参、甘草、怀生地、鳖虱胡麻、黄连、木通。若疹后脾胃虚弱，元气不复，宜用白芍、炙甘草为君，莲肉、白扁豆、山药、青黛、麦冬、龙眼肉为臣，多服必渐强壮。慎勿轻用参术。

从上述可知，缪氏对麻疹的诊治，确有独到的见解和经验，很值得借鉴。

6. 性病治疗发微　缪氏在其著作中，对性病的的论治病因病机的认识和治疗经验，亦有可法之处。

(1) 提出胎传梅毒，探讨梅毒病机。明代著名医家薛己在《外科发挥》和《外科枢要》等书中仅记述了对杨梅疮的辨治，同时注意到"亦有传染而患"。李时珍在《本草纲目》说，"杨梅疮，古方不载，亦无病者。近时起于岭表，传及四方。"到了缪氏所处时代，梅毒已成了社会之一大危证。他也认识到，"近有好淫之人，多病梅毒"，并认为"凡父母正患霉疮时育儿，鲜有免者。"这一认识，可谓"胎传梅毒"说的可贵先声。

对于梅毒的病机，缪氏"此疾始由毒气干于阳明而发，加以轻粉燥烈，久而水衰，肝挟相火来凌脾土。土属湿，主肌肉，湿热郁蓄于肌肉，故发为痈肿，甚则拘挛。"

(2) 吸取马铭鞠经验，记述梅毒的诊疗。缪氏从实践中总结出诊疗梅毒的三点经验：

其一，记述婴儿先天性梅毒的症状。"其证浑身破烂，自顶至踵，两目外几无完肤。日夜号泣，或吐或泻，似疟似惊，变态百出。""胎中之毒，彻骨入髓。""父母不知，见有他证，别作治疗，十无一生。"

其二，注意母子双治。缪氏认为，在对患儿随宜治之的同时，其"母亦随宜用药，加以散毒剂，不住口服。"

其三，采取内外合治，以搜风解毒、败毒散毒。缪氏运用中医理论，内服解毒去湿、凉血散结药物，外用解毒消肿、收湿化腐、止痛生肌药物，收到了扫除余毒、促进愈合的效果。在《先醒斋医学广笔记》中有 5 例较完整的病案，其中 4 例为内外合治，1 例为单纯用外敷药取效；书中还收录验方 32 首，其中 10 首为外用药。在《本草单方》一书中，缪氏单设杨梅疮一类，载方 36 首，其中外用方 24 首。缪氏赞赏两首外用方，一是马铭鞠传《焦氏笔乘》之升药五灵散（胆矾、辰砂、雄黄、明矾、磁石等）；二是自己屡用甚效的下疳极秘方（鲜小蓟、鲜地骨皮），今天应用是否仍有效验，是否可以治疗艾滋病，有待研讨。

7. 其他杂病治验　在《先醒斋医学广笔记》中，除上述病证的治验外，还收载有缪氏治疗疟、痢、泄泻、虚弱、消渴、白带、赤淋、肿毒、脑漏等的验案和效方。如治痢，创滞下如金丸，着重用黄连，并随证加减，立意清新；治臂痛，用六味地黄丸加味；治嗳气不止，用生麦散加味；治白带，主张开提肝气、补助脾气，以补中益气汤与六味地黄丸先后加减运用，亦是别有法门；治疗疽，自拟疗疽一切肿毒神方，屡试神验。又如重用酸枣仁，治产后多汗失眠；五积散加当归身，治产后头痛便秘；单味肉苁蓉煎服治老年便秘等，也反映了缪氏遣方用药之谙熟精湛。

缪氏治病，长于保护脾胃、兼顾气血、喜用润剂，得到了世人的首肯和效法。这一特点，虽然喻昌不以为然，但他对缪氏用药风格的归纳，却是十分贴切。喻氏在《医门法律·燥门》中说："缪仲醇治病，所用者，无非四君、四物、二冬、二母、沙参、玄参、黄芪、山药、苏子、橘红、桑叶、枇杷叶、杏仁、枣仁、扁豆、莲心、瓜蒌、五味、升、葛、柴、前、芩、连、栀、柏、滑石、石膏、菊花、枸杞、牛膝、续断、薏苡、木瓜、胡麻、首乌、豆豉、霜梅、胶饴之属，千方一律，不过选择于此。增入对证一二味，自成一家。识者称其不尽用方书所载，投之辄效，盖独开门户者也。又有称其精于本草，择用五六十种无过之药，屡获奇验，无以多为者。"黄履素在《折肱漫录》中说："王宇泰先生及缪慕台用药，五味子甚多，"也可见当时传颂之一斑。

值得一提的是，缪氏对疾病的诊断也很重视，尝云："古人先望闻问而后切，良有深意。世人以多问嘲医，医者含糊诊脉，以致两误，悲夫！"缪氏为病人检查"甚细甚虚甚小心"，因此而有所发现。在缪氏为梁兴王兴甫查体时，令仰卧，以指按至心口下偏右，病人大叫。遂用丸药一服，次日下黑物数块如铁丸。该病人因偶食牛肉而发病，呕出作碧色，小便一滴如赤茶，大便闭，颇似胆石性胆囊炎的征象，检查方法和莫菲氏胆囊压痛征相似，所触之处，恰当胆囊区。限于历史条件，其诊为"停食发症"，但这一胆囊触诊法，比莫菲氏要早大约三百年。

另外，还收集了不少他人所传的验方、单方，大都具有良效。除收录在《先醒斋医学广笔记》和《神农本草经经疏》

外，缪氏还在晚年编撰一部单方、验方集——《本草单方》，虽然这部方书流传甚少，知之者不多，但其收罗之广，载方之多，也足以说明他治病多奇中之所在和"俾病者按方施治，以瘳疾苦的用心，也可供临床医生借鉴参考。在《本草单方》中，缪氏记述了内、外、妇、儿等科病证199种，引用以《本草纲目》为主的医著400余种，选方四千多首，其中还包括缪氏自拟的许多效方。比如治疗肺痈用白酒浆炖鱼腥草，用乌鳢与白术、茯苓、橘皮煮食治妇人血崩，治吐血用桃奴烧存性与棕皮灰、蒲黄、朱砂、京墨同研，都是缪氏自记的自传秘方。

（三）对本草学的贡献

1. 系统论述药物理论和临证运用 缪氏少善病，长嗜方伎，僻耽药妙，常检讨《图经》，求其本意，积累既久，恍然有会心处，辄札记之，历三十余年，遂成《本草经疏》一书。此书的内容，是"据经以疏义，缘义以致用，参互以尽其长，简误以防其失，而复详列病忌药忌，以别其微，条析诸药，应病分门，以究其用，刊定七方十剂，以定其法，阐发五脏苦欲补泻，以畅其神，著论三十余首，以通古今之变。"《白田杂著》记载前辈评云："《经疏》出而《本草》亡，非过论也。"清代吴世铠撷其精要，并作了适当的调整和增补，撰成《本草经疏辑要》。清代周学海氏在重刻的序文中甚加称赞，谓"前明海虞缪氏，殚精于此数十年，而成《经疏》一书，独于前人之言能推阐而纠正之，可谓攻苦有志之士。""缪氏之书，本于《神农》，参于《别录》，以后诸家取之不可谓不广，择之不可谓不慎。其为疏也，字梳句栉，贯穿透彻，朴实详尽，不涉元渺，不为肤浮，而又考之成方，以尽其变，附之简误，以知其忌，持论允而条理明，后来注本草者，盖莫能逾其范围矣"。书中载药凡 493 味，在每药之下，都分经、疏、主治参互及简误等几项，是本书别具风格之处。其特点和成就大致有以下四个方面。

（1）阐发药性，详尽朴实。缪氏撰文"原本药性气味生成指归"，论述了药物气味性的来源及其关系，所谓"物之生也必禀乎天，其成也必资乎地。天布令，主发生，寒热温凉，四时之气行焉，阳也；地凝质，主成物，酸苦辛咸赶淡，五行之味滋焉，阴也。"故"物有味，必有气，有气斯有性，自然之道也。"明确论述药物气、味、性的区别和联系，颇具新义。缪氏进一步指出："药有五味，中含四气，因气味而成性，合气味及性而论，前为差别，本自多途"，可见药性之差别，关键是因其气味有厚薄多少，单用互兼之异，故同一苦寒也，黄芩则燥，天冬则润，芦荟能消，黄柏能补，黄连止泻。足见缪氏对药性的论述，不涉元渺，详尽朴实，提纲挈领，言要不繁，补充了《本草经》之不足。

（2）疏注药物，实用易稽。《本草经疏》所疏注的药物，多系临证常用之品，所谓"治疗之必不可缺，暨近地所产，得以睹记者，备为具疏"，"余非必用之药，及罕识难致者，存而不论"。可见，缪氏是以裨补实用、采用易稽为著述立言之旨。在注疏的形式上，则不拘一格，"或先经而阐义，或随文而畅旨，或断章以相比，或因源以导流，或从末而会本，或根性以知非"，然其要则一，期在发明经旨，有广来学。比如疏"人参"曰："人参得土中清阳之气，禀春生少阳之令而生，故味甘微寒而无毒。气味均齐，不厚不薄，升多于降。洁古谓，其气味俱薄，浮而升，阳中之阳也。又曰，阳中微阴，盖亦

指其生长真元之气而言欤！《神农》微寒，《别录》微温，二义相蒙，世鲜解者。盖微寒者，春之寒也；微温者，亦春之温也。《神农》直指所禀，故曰微寒；《别录》兼言其功用，故又曰微温。既云微矣，寒不甚寒，则近于温；温不甚温，则近于寒。故知寒温虽别，言微则一也。以言乎天，则得其生生升发之气；以言乎地，则得其清阳至和之精。状类人形，上应瑶光，故能回阳气于垂绝，却虚邪于俄倾，功魁群草，力等九丹矣。其主治也则补五脏。盖五脏虽有五，以言乎生气之流通则一也，益真气则五脏皆补矣。其曰安精神，定魂魄，止惊悸，开心益智者，以心藏神，肝藏魂，肺藏魄，肾藏精与志，脾藏意与智故也。心肾虚，则精神不安矣；肝肺虚，则魂魄不定矣。惊悸者，心脾二经之病也。心脾虚，则惊悸。心脾之气强，则心窍通利，能思而智益深矣。邪气之所以久留而不去者无他，真气虚则不能敌，故留连而不解也。兹得补而真元充实，则邪自不能容。譬诸君子当阳，则小人自退。清阳之气下陷，则耳目不聪明。兼之目得血而能视，阳生阴长，故明目。真气内虚，故肠胃中冷，气旺阳回学不冷矣。心腹鼓痛者，心脾虚故也，二脏得补，其痛自止，所谓按之快然者是也。故经曰，可按者虚也，不可按者实也。不可按者勿用。胸胁逆满者，气不归元也，得补则气实而归元也。脾胃俱虚，则物停滞而邪客之，故霍乱吐逆也。补助脾胃之元气，则二证自除。调中者，脾治中焦，脾得补则中自调矣。消渴者，津液不足之候也。气回则津液生，津液生则渴自止矣。通血脉者，血不自行，气壮则行，故通血脉。破坚积者，真气不足则不能健行而磨物，日积月累遂成坚积。譬夫磨管纳物无力则不转，不转则停积矣。脾主消化，真

阳之气回则脾强而能消，何坚积之不磨哉？令人不忘者，心主记，脾主思。心脾二脏之精气满，则能虑而不忘矣。久服轻身延年者，纯阳则充举，气积则身轻，五脏皆实，延年可知矣。斯皆致本之论也。"缪氏从药物的气、味、性出发，联系中医理论和经典著作，对《本经》所述药物的功用，和阴阳五行、气血津液、脏象生理病理及临床运用恰到好处地结合，论述贴切，幽隐可显，确实把药学理论提高到了一个新的高度，是一部高水平的中药理论参考书。

缪氏不仅善于深入浅出地阐发经典的秘旨，而且每每自出杼机，独出心裁，吸取新知，启示后人。如疏麦冬曰："麦门冬在天则禀春阳之生生之气，在地则正感清和稼穑之甘。《本经》甘平，平者，冲和而淡也。《别录》微寒，著春德矣。入足阳明兼入手少阴、太阴，实阳明之正药。"清代医家王孟英在《重庆堂随笔》中说："缪氏《经疏》知麦冬为胃经正药，《寓意草》始言脾胃异治，叶氏大畅厥旨，谓胃为阳土，宜用寒凉，俾后人得所遵循，故洄溪、润安皆深折服也。"可见缪氏从药物学角度倡甘凉养胃之法，对后世大有启示和影响。再如疏"山楂"曰："观其能消食积，行瘀血，则其气非冷矣"，畅述己见，纠正《本经》"气冷"之说。再如，青黛的疏注，"外国蓝靛之英华也"，"波斯国来及太原产者胜"。说明缪氏对外来药的运用亦了如指掌。

（3）采掇诸家，主治参互。缪氏认为，"今夫病，譬犹兵焉。料敌出奇者，将之谋也；破军杀贼者，士之力也。审度病机者，医之智也；攻邪伐病者，药之能也。"由于"七情弥厚，五欲弥深，精气既亏，六淫易入，内外胶固，病情殊古"，所以，医生"须合众药之长，而又善护其

短，乃能苏凋瘵而起沉疴。"他希望医生对药物能"参互旁通，彼此兼济，以尽其才"，以"共收平定之工，期无夭枉之患。"比如在论述石膏之主治参互时说："仲景白虎汤，专解阳明邪热。其证头痛壮热，口渴烦躁，鼻干，目眴眴不得眠，畏人声、木声，畏火。若劳役人病此，元气先虚者，可加人参，名人参白虎汤。发斑阳毒盛者，白虎汤加竹叶、麦门冬。以石膏为君，自一两至四两；麦门冬亦如之，知母自七钱至二两，竹叶自百片至四百片，粳米自一大撮至四大撮；甚则更加黄连、黄芩，名三黄石膏汤，自一剂至四剂。妇人妊娠病此者，亦同。伤寒汗后，烦热不解，竹叶石膏汤主之。小儿痧疹发热，口渴唇焦，咳嗽多嚏，或多痰，或作泄，竹叶石膏汤加赤柽木枝两许，贝母、栝楼根各二三钱主之。发斑亦同。甚则加三黄。疟疾头痛，壮热多汗，发渴，亦用竹叶石膏汤二三剂主之。虚者加人参，后随证施治。中暑用白虎汤，虚者加人参。太阳中暍。亦用竹叶石膏汤。胃家实热，或嘈杂，消渴善饥，齿痛，皆须竹叶石膏汤主之。"若非有高深的理论水平和丰富的实践经验，是难以写出这些深切体会的。再看缪氏在《先醒斋医学广笔记》的时气伤寒门中，列举案例十四个，其用方竟然一半出入于白虎汤，可见对石膏、白虎汤和竹叶石膏汤运用之得心应手，又反证出《本草经疏》的临床指导意义之高。

缪氏历三十余年，遂成此《本草经疏》，其所览阅之书籍，虽未见记述，但从每味药的主治参互中可以看到其搜罗之广，用意之勤。例如在枸杞的主治参互中，缪氏引用了《千金方》、《经验方》、《瑞竹堂方》、《龙木论》、《肘后方》、《圣惠方》、《摄生方》、《简便方》、《兰室秘藏》、《卫生宝鉴》、《永类方》、《唐慎微本

草》、《闺阁事宜》、《十便良方》等十四种方书，共 21 个内服外治方。这项内容，较之以前本草方书中的"附方"，有了大的改进，不仅有助于后人参阅对照，选择运用，而且还有助于启发临证思维。

（4）简误指归，利而罔害。缪氏认为，夫药石禀天地偏至之气者也。虽醇和依懿，号称上药，然所禀既偏，所至必独脱也。用违其性之宜，贼偏重之害，势所必至。故凡有益于阳虚者，必不利乎阴；有利于阴虚者，必不利乎阳，能治燥者，必不宜于湿；能治湿者，必不宜于燥。能破散者，不可以治虚，能收敛者，不可以治实。升不可以止升，降不可以疗降。寒有时而不宜于热，热有时而不宜于寒。古人半夏有三禁，谓渴家、汗家、血家；仲景呕家忌甘，酒家亦忌甘。王好古论肺热，忌人参之属。诸如此类，莫可胜数。苟昧斯旨，吉凶贸焉。人命至重，冥报难逃；医为司命，其不可不深思详察也哉？故作"简误"，以防其失。这一点是缪氏对药物学理论的最突出的贡献。事实确是如此，人参、黄芪固然为上药，但用违其性之宜，则偏重之害，势所必至。更何况其他药物。所以对一药之用，能够知长知短，兼明利弊，就可以知药善任，恰如分际，疗效肯定就会提高。例如人参的"简误"，就说明了这一点。"人参论其功能之广，俱如《本经》所说。信非虚语。第其性亦有所不宜，世之录其长者，或遗其短；摘其瑕者，或弃其瑜。是以或当用而后时，或非宜而妄投，不蒙其利，徒见其害。二者之误，其失则一，遂使良药不见信于世。粗工互胜其口说，惜哉！岂知人参本补五脏真阳之气者也。若夫虚羸尫怯，劳役饥饱所伤，努力失血以致阳气短乏，陷入阴分，发热倦怠，四肢无力；或中热伤暑，暑伤气，无气以动；或呕吐泄泻，霍乱转筋，胃弱不能食，脾虚不磨食；或真阳衰少，肾气乏绝，阳道不举，完谷不化，下利清水，中风失音，产后气喘，小儿慢惊，吐泻不止，痘后气虚，溃疡长肉等证，投之靡不立效。惟不利于肺家有热咳嗽，吐痰吐血，衄血齿衄，内热骨蒸，劳瘵阴虚火升动之候。盖肺者，华盖之脏也，位乎上，象天属金，喜清肃而恶烦热，真气无亏则宁谧清静，以受生气之熏蒸而朝百脉。苟纵恣情欲，亏损真阴，火空则发，热起于下，炎烁于上，则肺先受之。火乃肺之贼邪，邪气胜则实，实则肺热郁结为痰，喉痒而发嗽，血热妄行，溢出上窍。王好古所谓肺热还肺是已。又有痧疹初发，身虽热而斑点未形；伤寒始作，形证未定而械热方炽。若误投之，鲜克免者。斯皆实实之害，非药可解。经曰，实实虚虚，损不足而益有余，如是者，医杀之耳。可不戒哉？可不慎哉？"

又如柴胡一味，《本经》云："久服轻身，明目益精"。缪氏则认为："柴胡性升发而发散，病人虚而气升者，忌之；呕吐及阴虚火炽炎上者，法所同忌；疟非少阳经者，勿入。治疟必用柴胡，其说甚误。不可久服，亦无益精明目之理，尽信书则不如无书，此之谓也。"

再如黄芪一味，缪氏"简误"曰："黄芪功能实表，有表邪者勿用；能助气，气实者勿用；能内塞补不足，胸膈气闭闷、肠胃有积滞者，勿用；能补阳，阳盛阴虚者忌之；上焦热甚，下焦虚寒者忌之；病人多怒，肝气不和者勿服；痘疮血分热盛者禁用。"

缪氏的这种"简误"，以往的本草书很少这样郑重提出，缪氏确实开创了一个好的先例。诚如赵学敏在《本草纲目拾遗》中所说："阅缪氏经疏一编，知简误，实为李氏（指李时珍）之功臣"。

总之，缪氏以立足临床、注重实用为著书宗旨，博览群书，参以心得，写成《神农本草经经疏》，在本草学的研究上取得了卓越的成就。从药理而言，可以说是空前的一部巨著，如果和李时珍的《本草纲目》相比，《本草纲目》以品种齐备、部类系属采治的鉴定和功用的综述为其特点，而《本草经疏》则以挈要撷英，述功录验，条分缕析，言简意赅为其长处。《本草经疏》的问世，使我国的本草学的理论和临床发展到了一个新的阶段。

2. 全面总结炮制大法　缪氏所著的"炮炙大法"，是继《雷公炮炙论》之后的又一部炮制专著。其最早刊登在《先醒斋笔记》中，是缪氏应庄继光之请而口述，复经庄氏整理而成。当时之医生，临证用药，方产之真赝莫别，修事之轨则全乖。欲于攻病，譬如克敌制胜，责效于不练之卒。至病者，甘以七尺之躯，往往听其尝试，良可悯也。缪氏因检尝用诸药品，悉按雷公炮炙，去其迂阔难遵者，而裁以己法；其无雷公者，则自为阐发，以益前人所未逮。凡诸使制解伏，并反忌恶畏等，附系其下。庶病家考用，一览了然，兼可质之医师之误。

"炮炙大法"按药物类别，分为水部、火部、土部、金部、石部、草部、木部、果部、米谷部、菜部、人部、兽部、禽部和虫鱼部共 14 部，载药 439 种。其中简明扼要叙述了每味药的炮制方法，也包括各药的出处、采集、优劣鉴别、炮制辅料、炮制过程、贮藏方法等，对部分药物还阐述了炮制前后药性的变化和不同治疗效果。在"用药凡例"中，缪氏还对药物的炮制原则、煎药、都药的方法等进行了较为详细的说明。其突出之处，大致有以下四个方面：

（1）发展中药炮制分类：经过历代医家的实践，中药的炮制法不断得到积累和充实，到了明代已步入兴盛阶段。"炮炙大法"开卷即说："按雷公炮炙法有十七，曰炮、曰爁煿、曰 、曰炙、曰煨、曰炒、曰煅、曰炼、曰制、曰度、曰飞、曰伏、曰镑、曰揉、曰馺、曰曝、曰露是也。用者宜如法，各尽其宜。"其中爁、煿、煨、度、伏、镑、揉、露等炮制方法在《雷公炮炙论》中未见记载。这就说明缪氏在前人的基础上，又补充了当时药物加工的新经验，难能可贵。

（2）完善炮制工艺：缪氏把《雷公炮炙论》中迂阔难遵者弃去，增添了当时的炮制方法。如白芍药"今人多以酒浸蒸切片，或炒用亦良。"砂仁"略炒，吹去衣。"这就说明了明代末年时的中药炮制工艺，已经达到了较完善的水平。缪氏总结的炮制工艺大致有以下三个方面：

①药物的净选。"炮炙大法"非常重视入药部位的选择，对多余的部分一概去之。如"百部根去心皮"，款冬花"去梗蒂"，三棱"去毛"；远志"去心，若不去心，服之令人闷"。其次，杂质也应及时去除，如青黛"水飞去脚，缘中有石灰"；丹砂"研须万遍，药若轻尘，以磁石吸去铁气"。这样，就更有利于发挥疗效，减少毒副作用。

②药物的切制。缪氏根据入药部位、性质，以及在不同组方中的应用，须采取不同的求制方法，并加以说明。如茵陈蒿"须用叶有八角者，采得阴干，去根，细锉用，勿令犯火。"现代研究证明，茵陈蒿中含有挥发性有效成分，如果加热处理便会减少药物中挥发成分的含量，所以，缪氏记录的切制方法是科学的。缪氏认为，对于生姜，不宜使熟，而宜捣汁，待药煎成倾入，放不失生字之义。如入**药煎**

成熟姜，非生姜矣。可谓巧思妙想。又如黄连"去须切片，分开粗细，各置姜汁拌透，用绵纸衬，先用山黄土炒干研细，再炒至将红，以连片隔纸放上炒干，再加姜汁，切不可用水。"时至今日仍在沿用这种"润"法或不用水处理法，黄连中有效成分小檗碱为水溶性生物碱，因此，在切制中黄连就不宜加水浸泡，这种切制方法是合理的科学的。

③药物的炮制。"炮炙大法"是从实践中总结出来的一整套比较规范的炮制经验，对许多植物药、动物药、和矿物药的炮制方法，至今仍然在沿用。缪氏提出炮制要适度，如大蓟"止血烧炭存性"，芦火竹火项下"火候失度，则药亦无功"。采用多种辅料进行炮制，如酒、醋、蜜、盐、油及各种药汁等，以增加功效或减少毒副作用。同种药物采用不同的辅料炮制，产生不同的疗效，在"炮制大法"中亦有精辟的论述，如黄芩"入肺经，用苦芩去腐，醋浸切炒；入大肠或安胎等，俱用子芩，酒浸切炒"。黄连治"赤痢，用湿槐花拌炒"。"治肝胆之实火，则以猪胆汁浸炒；治肝胆之虚火，则以醋浸炒；治上焦火，则以酒炒；治中焦火，则以姜汁炒；治下焦火，则以盐水或朴消炒；治气分湿热之火，则以茱萸汤浸炒；治血分块中伏火，则以干漆水炒。诸法不独为导引，盖辛热能制其苦寒，咸寒能制其燥性，在用者详酌之。"又如黄芪，"补气药中蜜炙用，疮疡药中盐水炒"。

（3）有毒药的炮制。缪氏对一些有毒药也有一定的认识。如朱砂是一种含汞化合物，尽管采用各种不同的炮制方法，朱砂中所含对人体有害的游离汞和可溶性盐的量，仍然是相当高的，缪氏认为，"用丹砂入药，只宜生用，慎勿升炼。一经火炼，饵之杀人。研须万遍，要若轻尘，以

磁石吸去铁气。"他指出丹砂入药须生用、忌火，加工须精细，说明对其毒性有一定的了解。

（4）药物炒炭存性。缪氏还注意到"炒炭存性"的问题。药物炒炭存性，一般都具有止血的作；如炒得失度，则会大大减低止血的效果。在"凡例"中，缪氏强调指出："凡草药烧炭为末，如荷叶、柏、茅根、蓟根、十灰散之类，必烧焦枯用器盖覆，以存性。若如烧燃柴薪，煅成死灰，性也不存，而罔效矣。"比如血余炭，缪氏认为"火煅发，用小砂罐盐泥炼极熟，将发入罐中封固，阴干，以炭火围之，后黑烟将尽即起。若青烟出，发枯不可用矣。非细心人不可任，盖火候不可过也。"据研究，头发含胱胺酸，是角蛋白的一种，此外还含脂类，煅后能加速血凝，其止血作用可能与其中含有钙离有关。若无此成分，则凝血时间延长。

3.详细记述药剂加工方法 缪氏特列出"用药凡例"一节，详细记述了中药各种制剂的加工的细则，认为"药剂丸、散、汤、膏，各有所宜，不得违制。"

（1）正确运用药剂。缪氏引用《本经》所说，药有宜丸宜散者、宜水煎者、宜酒渍者、宜煎膏者，宜有一物兼宜者，亦有不可入汤、酒者，并随药性，不可过越。缪氏解释说，汤者，荡也，煎成清汁是也，去大病用之。散者，散也，研成细末是也，去急病用之。膏者，熬成稠膏也。液者捣鲜药而绞自然真汁是也。丸者缓也，作成圆粒也，不能速去病，舒缓而治之也。缪氏还记述了修丸药、炼蜜、合膏等方法，十分实用。

（2）正确的煎药则例。缪氏指出，要掌握煎药的火候、下药的先后和煎药的时间。他说："凡煎汤剂，必先以主治之为君药，先煮数沸，然后下余药，文火缓缓

熬之得所，勿揭盖，连罐取起，坐凉水中，候温热服之，庶气味不泄。""煎时不宜烈火，其汤腾沸，耗蚀而速涸，药性未尽出。而气味不纯。人家多有此病，而反责药不效，咎将谁归？""凡诸治剂，必有主治为君之药，俱宜先煎，则效自奏也。"比如发汗药，先煎麻黄二三沸，后入余药同煎。止汗药，先煎桂枝二三沸，后下众药同煎。和解药，先煎柴胡，后下众药。至于温药，先煎干姜。行血药，先煎桃仁。利水药，先煎茯苓。止泻药，先煎白术、茯苓。止渴药，先煎天花粉、干葛。去湿药先煎苍术、防己。去黄药，先煎茵陈。呕吐药，先煎半夏、生姜。风药，先煎防风、羌活。暑药，先煎香薷。热药，先煎黄连。又如芳香药，缪氏非常注重芳香药挥发成分的保存，采用"后下"法，以减少挥发油的耗损和分解。他说："凡用砂仁、豆蔻、丁香之类，皆须打碎，迟后入药，数沸即起。不尔，久久煎之，其香气消散也，是以效少。"对于胶类药的煎煮，也十分讲究。他说："凡汤中用阿胶、饴糖、芒硝皆须待汤熟，起去渣，只纳净汁中煮二、三沸，溶化尽，乃倾盏内服"。缪氏指出，对于种子、果实则要破碎入煎，才能使有效成分析出。他说："凡汤中用完物，如干枣、莲子、乌梅、决明子、青葙、蔓荆、萝卜、芥、苏、韭

菜子，皆劈破入煎，方得味出。若不碎，如米之在谷，虽煮之终日，米岂能出哉？"

总之，缪氏的"炮炙大法"是缪氏在继承前人基础上，又充实了作者的实践经验，对中药的炮制、制剂、鉴定、贮藏等都作了较全面的论述，为我国中医药学理论的充实和完善作出了卓越的贡献，特别是为中药炮制史写下了新的一章。

缪氏对伤寒热病的论治，对后世温病学说的形成影响很大；在脾胃及滋阴学说方面的新的阐述，促进了脾胃学说的完善；其丰富的杂病治疗经验，影响所及，至今不衰；其对本草学方面的成就，"简而易守，医门之津筏也"。《四库全书》将缪氏和张介宾相比较说："希雍与张介宾同时，介宾守法度，而希雍能变化；介宾尚温补，而希雍颇用寒凉，亦若易水、河间，各为门径，然实各有所大得力。"缪氏之学的主流是属于寒凉一派，其赏用石膏，兼以甘柔养阴，但有时又很轻灵，处处顾及脾胃，盖源于金元刘朱之学，又多自己的发挥，只有见多识广，又能巧思，才能达到如此境界。特别值得提出的是，从薛己以下，至孙一奎、张介、赵献可等，大兴温补之风，而缪氏能独树一帜，开创新局面，提出新见解，获得新成就，活跃了当时的学术气氛，促进了中医药学的发展，是值得赞赏的。

附：缪希雍医学研究论文题录
（1950—1997 年）

1. 缪廷杰．明代医家缪仲淳及其本草经疏．上海中医药杂志　1957；(8)：16
2. 卢浩然．对缪希雍、吴鞠通有关麻疹用药的体会．广东医学　1965；(1)：35
3. 江一平．续论缪仲淳学术见解（附生卒年考）．江苏中医　1965；(4)：33～36
4. 褚玄仁．缪仲淳学术经验简介．中医杂志　1980；(2)：4～7
5. 姜达岐．缪仲淳运用石膏、黄连的经验．上海中医药杂志　1982；(7)：24
6. 黄永昌．缪仲淳治气经验简介．浙江中医学院学报　1983；(1)：21～22
7. 缪希雍、何裕民．养阴护液之圭臬．上海中医药杂志　1983；(5)：36～37
8. 陆伟彬，等．缪仲淳外科学术经验琐谈．黑龙江中医药　1984；(6)：39～41
9. 褚玄仁，等．缪仲淳对伤寒学说的贡献．江苏中医杂志　1984；5 (5)：7～8
10. 缪仲淳先生诸药治例．浙江中医杂志　1984；19 (10)：407～410，455～458
11. 黄永昌．缪仲淳用药经验琐谈．湖北中医杂志　1984；(4)：34～35
12. 仲润生．缪仲淳吐血三要法析．江苏中医杂志　1985；6 (11)：10～12
13. 衡少白．缪希雍"治血三法"的启示．上海中医药杂志　1985；(8)：21
14. 贺志炎、江一平、胡明灿．论《缪仲淳医案》之可法处．浙江中医学院学报　1985；9 (1)：
    46～47
15. 陈济中、刘灿康．缪仲淳治血三法评析．上海中医药杂志　1986；(4)：42～43
16. 朱伟常．缪仲淳与王肯堂的学术交流纪事一二．江苏中医杂志　1986；7 (1)：40～41
17. 李则藩．缪仲淳治疗吐血三要法疑义析．江苏中医杂志　1986；7 (4)：31～33
18. 方凡．司马铭鞠非缪仲淳授业师．中医药信息　1986；(4)：37～38
19. 朱祥麟．评缪仲淳"吐血三要法"．陕西中医　1987；(4)：190
20. 张志远．明代名医缪希雍传．南京中医学院学报　1987；(4)：60～62
21. 褚玄仁、王天如．缪仲淳脾阴学说研讨．江苏中医杂志　1987；(8)：33～35
22. 谢光．"脾无滋法"辨——兼析缪仲淳滋养脾阴法．甘肃中医学院学报　1987；(4)：35～37
23. 壮健、江一平．《神农本草经疏》及其学术成就简介．北京中医　1987；(2)：11～13
24. 黄煌．明代名医缪希雍的学说与经验简介．新中医　1987；19 (6)：50～52
25. 壮健．拯危定倾显功力——缪希雍急症验案偶谈．上海中医药杂志　1987；(5)：36～37
26. 钱天雷．"吐血三要法"浅识．安徽中医学院学报　1988；7 (4)：7～9
27. 卢祥之．从缪仲淳治阳明病一案谈起．北京中医学院学报　1988；11 (4)：47
28. 潘华信．集灵方对滋阴学术发展的影响．浙江中医杂志　1988；23 (4)：171～173
29. 陆文彬．缪仲淳《医学广笔记》学习经验述要．浙江中医学院学报　1988；12 (2)：35～36
30. 周锡龙、江一平．缪希雍《炮炙大法》初探．中药通报　1988；13 (4)：20～22
31. 王天如、褚玄如．对《明代名医缪希雍传》中几点史料辨正．南京中医学院学报　1988；(2)
    ：50～51
32. 王占瑛、马鸿雯．降气降火各有所宜——评缪氏治吐血三诀之一．成都中医学院学报　1988；
    11 (3)：14　6
33. 李培生．缪仲淳吐血三要法小议．中医杂志　1988；29 (12)：64

34．谢亚强．"吐血三要法"刍谈．四川中医　1989；7（8）：9～10

35．江一平．缪仲淳事迹考辨．浙江中医杂志　1990；25（9）：427

36．王天如、褚玄仁．《缪仲淳事迹考辨》异议．浙江中医杂志　1991；26（4）：173～174

37．阎昭君．缪希雍性病治疗法微．四川中医　1991；9（9）：6～7

38．倪秀琴、连维真．缪仲淳吐血要法并非为吐血而设．福建中医药　1992；23（1）：55

39．张清华、刘成基．《炮炙大法》评述．中药材　1992；15（3）：46～47

40．褚玄仁、李顺保．缪仲淳创立胆囊触诊法．中华医史杂志　1993；23（3）：174

41．王新智．缪希雍脾胃论治思想探析．安徽中医学院学报　1996；15（4）：3～4

42．阎昭君、岳彩雷、朱莉．缪仲淳顺势治则初探．四川中医　1996；14（2）：1～2

43．虞胜清．缪希雍脾胃观及其临床应用探讨．1998；29（3）：53～53